U0349361

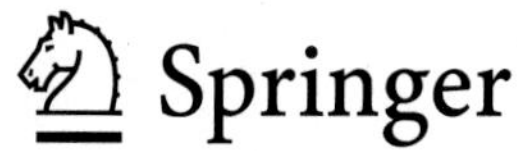

Basics in Primary Knee Arthroplasty

人工膝关节置换术
基本原理与核心技术

主编 ◎ [德] 罗兰·贝克尔（Roland Becker）

[瑞士] 迈克尔·T. 赫尔施曼（Michael T. Hirschmann）

[荷] 南恩·P. 科特（Nanne P. Kort）

主审 ◎ 王 岩 蒋 青

主译 ◎ 张国强 倪 明 王渭君

科学技术文献出版社
SCIENTIFIC AND TECHNICAL DOCUMENTATION PRESS

·北京·

图书在版编目（CIP）数据

人工膝关节置换术：基本原理与核心技术 /（德）罗兰·贝克尔 (Roland Becker),（瑞士）迈克尔·T. 赫尔施曼 (Michael T. Hirschmann),（荷）南恩·P. 科特 (Nanne P. Kort) 主编；张国强，倪明，王渭君主译. 北京：科学技术文献出版社，2024. 12. -- ISBN 978-7-5235-2012-3

Ⅰ. R687.4

中国国家版本馆 CIP 数据核字第 2024ZA1957 号

著作权合同登记号 图字：01-2024-5412
First published in English under the title
Basics in Primary Knee Arthroplasty
edited by Roland Becker, Michael T. Hirschmann and Nanne P. Kort

人工膝关节置换术——基本原理与核心技术

策划编辑：张　蓉　责任编辑：张　蓉　史钰颖　责任校对：张　微　责任出版：张志平

出 版 者　科学技术文献出版社
地　　址　北京市复兴路15号　邮编 100038
编 务 部　（010）58882938，58882087（传真）
发 行 部　（010）58882868，58882870（传真）
邮 购 部　（010）58882873
官方网址　www.stdp.com.cn
发 行 者　科学技术文献出版社发行　全国各地新华书店经销
印 刷 者　北京地大彩印有限公司
版　　次　2024年12月第1版　2024年12月第1次印刷
开　　本　889 × 1194　1/16
字　　数　833千
印　　张　27.75
书　　号　ISBN 978-7-5235-2012-3
定　　价　398.00元

主译简介

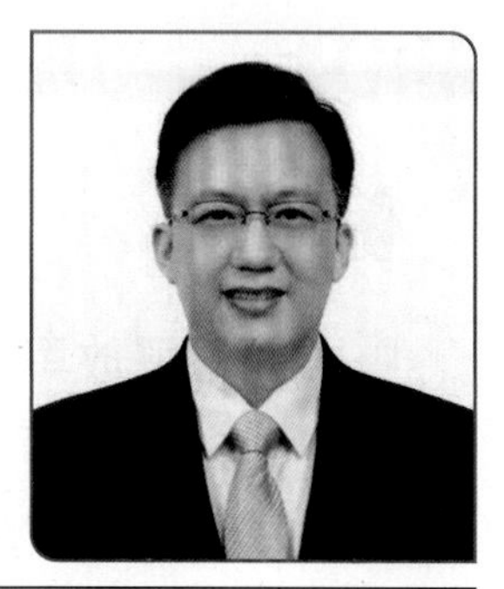

张国强

中国人民解放军总医院第四医学中心骨科医学部关节外科副主任，主任医师、教授、博士生导师。

【专业特长】

在股骨头坏死、髋关节发育不良、强直性脊柱炎、晚期类风湿及膝关节疾患行关节置换术方面积累了丰富的临床经验，并对此进行了多项技术改进，提出并实施了高性能关节置换的新理念，特别是在复杂初次置换及翻修手术领域。率先开展人工智能与机器人技术在髋、膝关节置换领域的应用，并开发了智能化的围手术期管理平台，实现了髋、膝关节置换手术的规范化管理。

【社会任职】

现任中华医学会骨科学分会青年委员会关节学组副组长、中国医师协会骨科医师分会委员、中国医师培训学院骨科专业学院秘书长。

【工作经历】

2013 年，作为访问学者前往美国斯坦福大学医学院，并荣获美国髋关节协会颁发的 Rothman-Ranawat Travelling Fellowship。在此期间，曾在北美地区的 12 家医院进行访问交流。

【学术成果】

作为第一负责人承担科技部重点研发计划课题 2 项，国家自然科学基金面上项目 1 项，北京市课题 2 项，军队课题 2 项；获国家科技进步奖一等奖 1 项，军队科学技术进步奖一等奖 1 项，中华医学科技奖一等奖 1 项，中国人民解放军总医院院级医疗成果一等奖 3 项；以第一 / 通讯作者发表论文 60 篇，其中 SCI 收录论文 37 篇，JCR 2 区以上 9 篇；获国际发明专利 4 项，国家发明专利 11 项，实用新型专利 3 项，外观设计专利 1 项，软件著作权 1 项，设计关节内侧复原技术并研发相应的关节假体，取得日本、韩国专利国际申请，获三类医疗器械许可证及 CE 认证；先后主编、主译出版了《强直性脊柱炎脊柱与关节畸形手术学》《成人髋关节置换术（第 3 版）》《坎贝尔骨科学》等多部著作。

主译简介

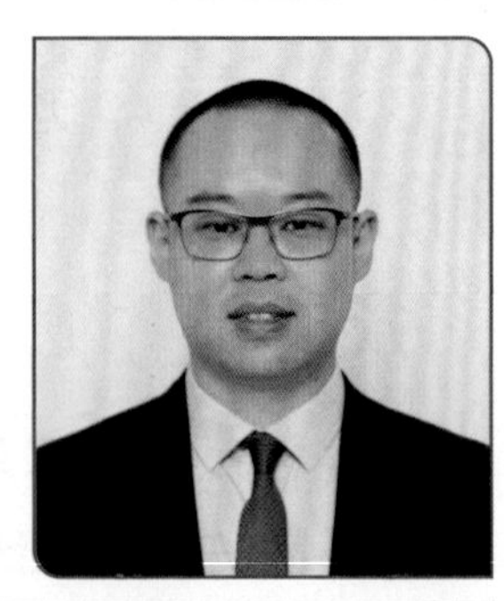

倪明

中国人民解放军总医院第四医学中心骨科医学部关节外科副主任医师、副教授、硕士生导师，中国人民解放军总医院医学博士、香港中文大学医学博士。

【专业特长】

在股骨头坏死、强直性脊柱炎关节强直、先天性髋关节发育不良、成人先天性髋关节脱位、类风湿性关节炎，以及各种髋、膝关节骨关节炎的关节置换手术治疗方面经验丰富；在人工髋、膝关节置换术后感染、松动、脱位及骨折等并发症的诊断、处理流程及翻修手术治疗方面积累了丰富的经验。

【工作经历】

曾先后赴香港玛丽医院骨科、德国汉堡 ENDO CLINIC（欧洲最大的关节置换中心）、德国柏林夏里特医学院骨科学习人工关节置换及翻修技术。在国内率先参与并开展了多项临床新技术和新业务，包括假体周围感染的人工智能辅助诊断、机器人及计算机导航辅助关节置换手术、3D 打印技术辅助关节置换及翻修手术，以及人工关节置换数据库的建立和应用等。

【学术成果】

作为课题负责人承担国家自然科学基金项目 1 项，军队青年科学基金项目 1 项，北京市课题 4 项，解放军总医院课题 1 项；获中华医学科技奖一等奖 1 项，军队科技进步奖一等奖 1 项，中国人民解放军总医院科技进步一等奖 2 项；以第一作者或通信作者发表 SCI 收录论文 20 余篇，JCR 2 区以上 6 篇；获国际发明专利 1 项，国家发明专利 14 项，实用新型专利 20 项，软件著作权 1 项；先后参与出版了《假体周围感染国际共识》《坎贝尔骨科手术学》《老年骨科学》，以及 *Surgical Treatment of Ankylosing Spondylitis Deformity* 等多部著作。

主译简介

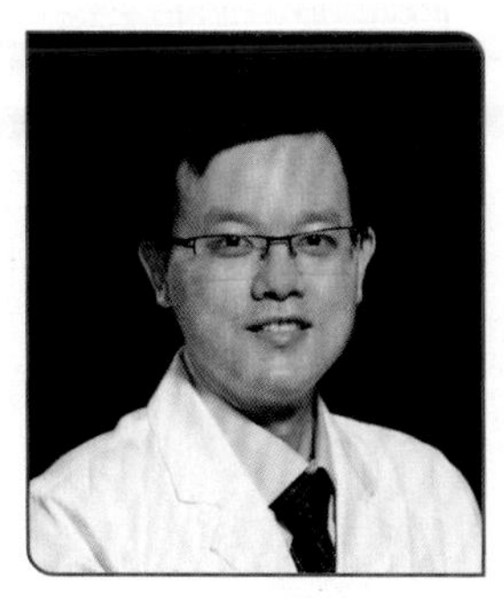

王渭君

南京大学医学院附属鼓楼医院主任医师、副教授、硕士研究生导师，香港中文大学博士，南京大学博士后。

【社会任职】

现任中国骨科菁英会关节专业委员；中国医师协会骨科医师分会人工关节感染学组、青年委员会膝关节学组委员；中国老年医学学会骨与关节分会委员；江苏省医师协会骨科医师分会关节镜外科学组副组长兼秘书。Orthopaedics Surgery 编委。

【专业特长】

擅长髋、膝关节置换术后假体周围感染的诊断与治疗；髋、膝关节的翻修手术；膝关节疾病的阶梯化治疗；复杂髋、膝关节的初次置换术。

【学术成果】

主持包括国家自然科学基金在内的国家、省、市课题 10 项；发表 SCI 收录论文 16 篇、中文论著 20 余篇；研究及临床工作获得南京市卫生健康委员会新技术引进奖等；江苏省“六大人才高峰”高层次人才及南京市卫生健康委员会杰出青年人才。

译者名单

主　审：王　岩　蒋　青

主　译：张国强　倪　明　王渭君

副主译：任　鹏　耿　磊　冀全博　郑清源　陶　冶

译者名单（按姓氏笔画排序）：

王一鸣　中国人民解放军总医院第四医学中心骨科医学部关节外科

王　涛　中山大学附属第六医院关节外科 / 运动医学科

付　君　中国人民解放军总医院第四医学中心骨科医学部关节外科

冯泽宇　中国人民解放军总医院第四医学中心骨科医学部关节外科

吕一村　中国人民解放军总医院第四医学中心骨科医学部关节外科

刘　特　中国人民解放军总医院第四医学中心骨科医学部关节外科

刘　浩　中国人民解放军总医院第四医学中心骨科医学部关节外科

许嘉政　中国人民解放军总医院第四医学中心骨科医学部关节外科

孙明辉　南京大学医学院附属鼓楼医院运动医学与成人重建外科

孙薇薇　中国人民解放军总医院第一医学中心麻醉科

李亮亮　中国人民解放军总医院第四医学中心骨科医学部关节外科

李祖希　南京大学医学院附属鼓楼医院运动医学与成人重建外科

李强强　南京大学医学院附属鼓楼医院运动医学与成人重建外科

杨　帆　中国人民解放军总医院第四医学中心骨科医学部关节外科

杨剑锋　中国人民解放军总医院第四医学中心骨科医学部关节外科

吴　博　中国人民解放军总医院第四医学中心骨科医学部关节外科

辛　鹏　中国人民解放军总医院第四医学中心骨科医学部关节外科

宋　凯　南京大学医学院附属鼓楼医院运动医学与成人重建外科

周　盛　南京大学医学院附属鼓楼医院运动医学与成人重建外科

赵润凯　中国人民解放军总医院第四医学中心骨科医学部关节外科
胡瀚文　中国人民解放军总医院第四医学中心骨科医学部关节外科
姚　尧　南京大学医学院附属鼓楼医院运动医学与成人重建外科
耿宗洁　中国人民解放军总医院第四医学中心骨科医学部关节外科
徐兴全　南京大学医学院附属鼓楼医院运动医学与成人重建外科
徐　驰　中国人民解放军总医院第四医学中心骨科医学部关节外科
彭海文　中国人民解放军总医院第四医学中心骨科医学部关节外科
程　龙　中国人民解放军总医院第四医学中心骨科医学部关节外科
鲍正远　南京大学医学院附属鼓楼医院运动医学与成人重建外科

中文版序言一

膝关节置换术自其诞生至今，已走过几十年的发展历程。从最初的简单设计到如今的高度个性化、精准化，每一次技术革新都凝聚着无数医学专家与工程人员的心血与智慧。作为关节外科领域的核心手术之一，膝关节置换术以其显著的疗效和较高的安全性，成为治疗严重膝关节疾病（如骨关节炎、类风湿性关节炎等）的首选方案。同时，随着科技的日益进步和医疗设备的不断更新换代，膝关节置换术也在不断地向智能化、微创化方向发展。此外，运动学对位的理念也日益绽放光芒，渐入人心，人们期待更长期的随访结果来进一步论证。我们相信，未来这些新理念、新技术和新设备将为业界带来更多的惊喜和突破。

作为一名在关节外科领域耕耘多年的医者，我深知膝关节置换术在现代医学中的重要地位，以及其对改善患者生活质量所起到的决定性作用，它是一门软硬组织兼顾、生物与机械磨合、稳定与运动协调、即时与长久对话的艺术，其理论哲学甚至可为整个肢体重建领域提供有益营养。然而，技术的日益精进并不意味着操作的简单化。相反，随着手术要求的不断提高，对医生的理论素养、手术技巧及术后管理能力都提出了更为严格的要求。

我非常欣悦地获知，学界经典著作——*Basics in Primary Knee Arthroplasty*的中文译本《人工膝关节置换术——基本原理与核心技术》不久将与广大的国内关节外科同行们会面。本书原著由国际知名关节外科专家撰写，内容涵盖了膝关节置换术的几乎所有关键环节，从术前评估、手术规划、技术操作到术后康复、并发症处理，包括各类假体、工具、操作技术之间的适用范围、优缺点等，都进行了详尽而深入的阐述。本书在介绍传统手术技术的同时，也关注并介绍了一些新兴技术与设备在膝关节置换术中的应用前景。作者们凭借丰富的临床经验和深厚的学术造诣，将复杂的理念原则和手术过程拆解为易于理解的知识点，使得即便是初学者也能迅速掌握该技术的核心要领。

本书的问世，不仅是对膝关节置换基础理论与技术的一次全面、系统的梳理，更是对全球关节外科领域智慧结晶的一次精彩呈现。翻阅译稿，我深深体会到翻译专家们对学术严谨细致的追求。团队力求保持原著的准确性和权威性，以期将这部书的精髓信息全面、准确地呈现给读者。我们希望，这本译著能够成为广大关节外科医师、骨科研究生及相关医疗人员手中的一本实用工具书，不仅能够帮助他们在手术技术上获得提升，更能在临床思维和手术理念上得到启发。

最后，我由衷感谢所有为这部书的翻译、出版付出辛勤努力的同事和朋友们！正是你们的无私奉献和精益求精，才使得这部译著得以顺利问世，奉献给国内学术同行。希望这本书能够成为广大骨科医师、医学生，尤其是年轻一代足下一块坚实的垫脚石，助力他们在该领域的临床实践中取得更加瞩目的进步和辉煌的成绩！故乐为之序。

唐佩福

中国人民解放军总医院第四医学中心骨科医学部

中文版序言二

这是一本可增进您对膝关节置换手术理解的书籍，其中汇集了膝关节置换术中最全面的知识与见解，是值得每一位关节外科医师仔细研读的珍贵宝藏。本书详尽解析了膝关节置换手术的诸多核心技术，涵盖手术相关的基础知识、术前诊断及围手术期的患者管理等内容。

膝关节置换手术是20世纪医学领域中最具革命性和成功性的外科手术之一，伴随着新技术、新理念的持续引入，该手术也朝着更精确、更安全和患者术后康复效果更好的方向发展。成功的膝关节置换手术要求医师团队具备扎实的膝关节解剖结构及生物力学知识，熟练掌握围手术期的患者管理和康复理念，能够熟练运用个性化的关节置换器械，并精通计算机导航、机器人辅助手术等新技术。

本书深入探讨了手术中实现假体精确植入的方法、膝关节骨与软组织平衡的要点，以及针对疑难病例特异性的手术设计。同时，还为读者提供了详尽的循证指南和专家经验。通过阅读本书，外科医师能够获取解决复杂手术问题的方法，有效避免潜在并发症的发生，并在必要时迅速应对突发情况。

外科手术是一门艺术，它不仅要求术者的技术娴熟，更重要的是能够准确判断并处理患者的需求。本书为读者们提供了前沿的技术理念和实践中的宝贵经验，帮助外科医师在手术台上做到胸有成竹、技艺精湛。

本书将成为您手术生涯中的重要伙伴，助您提升技能，为更多患者带来福音。

王坤正

西安交通大学第二附属医院骨科中心

中文版前言

人工膝关节置换术作为20世纪骨科领域最具革命性的技术之一，历经数十年发展，已成为改善终末期膝关节疾病患者生活质量的核心治疗手段。随着精准医学理念的推进和智能技术的革新，这一领域正不断突破传统边界，朝着更个体化、更安全高效的方向迈进。然而，无论技术如何迭代，扎实的理论基础始终是外科医师应对复杂临床挑战的基石。

《人工膝关节置换术——基本原理与核心技术》的原著 *Basics in Primary Knee Arthroplasty* 由德国 Roland Becker 教授、瑞士 Michael T. Hirschmann 教授及荷兰 Nanne P. Kort 教授联袂编写，三位学者不仅是欧洲膝关节外科领域的领军人物，更是国际公认的学术权威。他们以卓越的临床经验为依托，系统梳理了膝关节置换术的解剖学、生物力学、手术策略及围术期管理等核心知识，既涵盖经典理论的深度解析，又融入机器人导航、3D 规划、个性化假体设计等前沿技术的实践应用。书中特别强调"技术服务于思维"的理念——无论计算机辅助如何精准，外科医师对膝关节生物力学的深刻理解、对软组织平衡的精细把控，以及对患者个体化需求的敏锐洞察，始终是手术成功的关键。

Basics in Primary Knee Arthroplasty 中文译本的诞生，凝聚了国内关节外科领域众多专家的智慧与心血。主译团队由中国人民解放军总医院第四医学中心张国强教授、倪明教授及南京大学医学院附属鼓楼医院王渭君教授领衔，他们兼具丰富的临床经验与学术造诣，在人工智能辅助关节置换、复杂翻修手术及围术期管理等领域贡献卓著。翻译过程中，团队严格遵循"信、达、雅"的原则，既忠实于原著精髓，又兼顾中文表达的流畅性与专业性。此外，书中涉及的解剖术语、手术步骤及学术概念均经过反复校审，确保与国内临床实践无缝衔接。

本书的独特价值在于其"知行合一"的架构。从自然膝关节的生物力学分析到假体设计的工程学原理，从术前精准评估到术后康复管理，全书以循证医学为纲，穿插大量专家经验与临床案例。例如，针对"机械轴对线"与"运动学对线"的争议，书中通过详实的数据对比与生物力学模型，为读者提供科学的决策依据；对于假体周围感染、韧带失衡等并发症，则从预防策略到处理流程层层剖析，帮助医师构建系统化的临床思维。尤为值得一提的是，全书聚焦数字化技术的革新，深入探讨 3D 打印、导航系统及智能辅助技术的应用场景，为中国医师拥抱技术革命提供了前瞻性视角。

当前，中国关节外科正处于高速发展期，手术量逐年攀升，患者对疗效的期待亦不断提高。然而，区域医疗水平的不均衡、复杂病例的增多及术后并发症的防控，仍是亟待突破的瓶颈。*Basics in Primary Knee Arthroplasty* 的引入，恰为国内同行提供了与国际接轨的理论框架与实践指南。无论是初入领域的青年医师，还是经验丰富的资深专家，均可从中汲取营养——前者能系统构建知识体系，避免陷入“重技术、轻基础”的误区；后者则可透过国际视角，重新审视经典术式的优化空间，探索个性化治疗的更多可能。

展望未来，人工智能与机器人技术必将深度融入骨科临床，但外科医师的决策能力与人文关怀永远不可替代。正如原著所述：“手术是一门艺术，现在如此，将来亦然。”希望本书能成为广大关节外科医师案头常备的“智慧伙伴”，助力更多患者重获无痛且自由行走的人生。

衷心感谢科学技术文献出版社的精心策划，以及所有参与翻译、审校工作的同仁。愿此书为中国关节外科的高质量发展注入新动能，推动“健康中国”愿景的早日实现。

张国强　倪明　王渭君

2024 年 12 月于北京

原书序言

本书对全膝关节置换术各方面内容的理解，堪称真正的宝藏。

为了能够正确地进行手术和处理意外，掌握相关理论知识是必不可少的。

膝关节置换手术不仅依赖于医师的手术技巧，还离不开优质而可靠的工具、计算机辅助技术或机器人技术的支持。然而，最重要的是医师对膝关节手术有着深入而全面的理解。膝关节假体的正确放置不是简单地用金属植入物和聚乙烯衬垫替换磨损的关节面，它还必须与整个下肢和韧带结构相融合。因此，膝关节外科医师必须具备扎实的骨骼和软组织解剖学、功能学及整个膝关节生物力学的基础知识，尤其要深刻理解并借鉴 Werner Muller 的研究成果。

尽管工具的重要性显而易见，但它们并不会削弱精心构建的逻辑论证的说服力。疑问逐渐转化为明确的问题，而信任则超越了犹豫，成为主导。在得到有力支持的选择面前，实际采用的方法和由此产生的确定性占据了主导地位。工具、计算机，甚至机器人，确实能够增强外科医师的手术技能。然而，它们终究无法替代人类大脑所具备的复杂性和思维能力。

对于骨关节炎导致的膝关节疼痛和活动受限患者，膝关节置换已成为最常见的治疗方法。在关注初次膝关节置换术成功的同时，选择进行部分关节置换还是全关节置换是一个经过深思熟虑的决定，它取决于多个方面的因素。如果“怎么做”是成功的关键之一，那么“给谁做”“何时做”在本书中也并没有被忽视。这些细节可以防止并发症的发生。

本书也让我们意识到评估的重要性。使用当前的数据并且开发新的、更敏感和更特异的参数仍然是未来取得进展的关键之一。

在欧洲或者其他各洲，无论是年轻的还是经验丰富的外科医师，每年都要进行几十例或几百例膝关节手术，基础的理论知识对治疗的成功至关重要，从而可以使患者获得最大的满意度。

如今，新型手术工具和数字辅助技术使得传统膝关节外科医师的手术精准度和手术质量得以提高，这些已经影响并将继续影响几代人：人类在精益求精和无私奉献的精神驱动下，通过深思熟虑的规划和基础知识的滋养，使知识传承得以持续不断。

本书由三位顶级外科医师——Roland Becker、Michael T. Hirschmann 和 Nanne P. Kort 编写，他们对膝关节手术充满热情，成功地将技术或技术知识与易于理解的手术完美结合，并将欧洲乃至国际上最优秀的外科医师聚集在一起。

Lyon, France　　Philippe Neyret

原书前言

膝关节置换术一直是20世纪最具挑战性的创新技术之一，该手术可保持患者膝关节的活动能力，并改善他们的生活质量。

尽管膝关节置换术取得了独特的成功，但在正确选择适应证、了解患者并发症、对位理念、辅助技术及手术技巧等方面，仍有待进一步提升。手术本身是实现膝关节置换术最佳效果的关键一环。诸如患者特异性器械、患者特异性膝关节置换术和机器人技术等新技术，无疑为膝关节外科医师提供了有力支持，但对全膝关节置换术基础知识的深入理解仍然至关重要。技术并不能取代外科医师的能力和技能，而只能帮助提高假体位置的精准度和可靠性。手术是一门艺术，现在如此，将来亦然。有些外科医师比其他人更有才华，就如在职业运动中，稳定的训练将提高运动员的技能。但是，了解膝关节置换术的基本原理有助于避免陷入困境，而一旦陷入困境，这些原则也有助于摆脱困境。

全膝关节置换术的基础工作甚至在手术前就已开始。外科医师需要确定合适的患者，因为并非每个患有膝关节骨关节炎的患者都适合行膝关节置换术。细致的诊断流程和路径将有助于确定哪些患者需要手术，并解答关于假体的类型、部分或全部，以及限制程度等问题。外科医师不仅要了解患者特定的膝关节形态，还要了解病理情况，以便为每个患者制订手术方案。

膝关节置换术是一种骨外科手术，这意味着假体要准确地植入到骨组织上。它还是一种软组织手术，因为伤害性感觉和本体感觉起源于软组织，如韧带和关节囊。适当的韧带平衡在X线片上几乎难以察觉，但它对于良好的膝关节功能至关重要。

本书涵盖了与膝关节置换术相关的所有方面，并结合了卓越的导向医学和循证医学。对膝关节置换术相关问题进行循证分析，对于为我们的临床实践确定最具科学依据的指南至关重要。同时，从长期在外科手术实践中积累了丰富经验的专家那里获得的精湛的导向医学知识也非常有帮助。一些提示和技巧有助于解决外科医师在临床中时常遇到、有时甚至意想不到的难题。

希望您会喜欢阅读我们这本具有全面膝关节置换术基础知识的书。

Brandenburg an der Havel, Germany — Roland Becker
Bruderholz, Switzerland — Michael T. Hirschmann
Roosteren, The Netherlands — Nanne P. Kort

目录

第 1 章

自然膝关节的人体测量学

Christopher L. McCrum, S. Joseph de Groot, Justin W. Arner,
Robert Smirgelski 和 Volker Musahl

要 点

- 膝关节被认为是一个铰链式的可活动关节，也允许一定的旋转，它包括股骨和胫骨之间的骨性关节，以及髌骨和股骨之间的髌股关节。
- 膝关节的稳定性是由前、后交叉韧带，内、外侧副韧带，后内侧和后外侧角结构，关节囊，以及周围肌肉的动态作用来维持。
- 本章旨在讨论这一复杂关节的人体测量学，以及对全膝关节置换术的影响。

1.1 概述

从最基本的角度来讲，膝关节是一个由股骨和胫骨，以及股骨和髌骨之间的可活动的骨性关节。尽管它的骨骼结构相对简单，但其不仅可以屈曲和伸直，而且还可以内旋、外旋、内收、外展和平移。为充分了解全膝关节置换术（total knee arthroplasty，TKA）的复杂性，我们需要对膝关节的骨性解剖有一个很好的了解。对膝关节人体测量学的深刻理解将在未来设计出更个性化、更贴合的 TKA。除骨骼结构外，关节松紧度和稳定性是由前、后交叉韧带，内、外侧副韧带，后内侧和后外侧角结构，关节囊等多种结构，以及周围肌肉的动态作用共同维持的。

1.2 股骨远端

股骨远端为内侧髁和外侧髁。内、外侧髁是股骨的骨骺端，与胫骨和髌骨相连。两髁后方光滑、圆润，便于运动；下方平整，便于与胫骨关节连接。内侧髁呈凸形，宽度为 25 ~ 32 mm；外侧髁也呈凸形，宽度为 25 ~ 31 mm。在后方，髁间切迹有助于区分内、外侧髁，并分别为前内侧壁和后外侧壁上的前、后交叉韧带提供空间和附着点。在前交叉韧带（anterior cruciate ligament，ACL）损伤中，髁间窝解剖结构已被广泛研究，它在了解膝关节的整体解剖结构及男女之间的差异方面发挥着重要作用。例如，女性髁间窝的平均宽度为（16 ± 2）mm，较窄，而男性髁间窝的平均宽度为（19.3 ± 2.3）mm。髁间窝的宽度大小不等，一般为 18 ~ 21 mm。髁间切迹宽度的增加并不意味着前交叉韧带尺寸的增粗，然而，它确实与胫骨和股骨上更大的起止点有关。尽管男性和女性在髁间窝大小和个体之间存在差异，但左、右膝的髁间窝大小之间存在很强烈的对称关系。

在前方，内、外侧髁汇聚形成滑车沟，这是一条 3.7 ~ 4.3 mm 的浅沟，当膝关节屈伸活动时，髌骨在滑车沟上滑动。滑车沟呈“V”字形，平均角度为 148° ~ 151°，其外侧比内侧长。这种结构可防止髌骨的外侧半脱位。

与股骨髁相邻的其他重要结构是内、外上髁，它们是股骨远端内、外侧小的骨性突起。内、外上髁分别是内侧副韧带（medial collateral ligament，MCL）和外侧副韧带（lateral collateral ligament，LCL）的附着点。内上髁距股骨关节面近端平均距离为 29 mm，距股骨关节面前方 28.2 mm，而外侧髁距股骨关节面近端平均距离为 24 mm，距关节面前方 24.4 mm。

> **小结**
>
> - 股骨内、外侧髁为凸形，宽度分别为25 ~ 32 mm和25 ~ 31 mm。
> - 滑车沟呈“V”字形，平均角度为148° ~ 151°，沟的外侧比内侧长，以防髌骨外侧半脱位。
> - 内、外上髁分别是内、外侧副韧带的附着点。

内、外侧髁不仅作为手术中的标志点，通过通髁线（transepicondylar axis，TEA）定位关节线，而且在术前也被用来帮助确定股骨的旋转轴及股骨后方截骨的大致位置。TEA 比测量股骨旋转的其他指标 [如 Whiteside 线或后髁连线（posterior condylar axis，PCA）] 更好（表 1.1）。

表 1.1　3 条标志线在 TKA 中产生屈曲间隙对称性的可靠性

术中方法	膝关节在屈曲时浮动范围为 3°内的百分比
Whiteside 线	83%
PCA	70%
TEA	90%

引自 Olcott and Scott（Olcott, C.W., Scott, R.D., 2000）。

TEA 被认为是膝关节的功能轴，但由于其在术中和术者变异度较大，PCA 也可以作为 TEA 的替代选择。特别是与 TEA 相比，PCA 在术中非常容易辨认。研究表明，与 TEA 相比，PCA 平均内旋 3°（表 1.2）。PCA 可以在术中被识别，股骨远端截骨时外旋 3°，以便形成屈曲间隙矩形截骨。但是，在使用 PCA 时必须仔细测量，因为它可以在 0° ~ 10° 的内旋范围内变化。因此，在术前仔细评估 PCA 是非常重要的，以防低估或高估内旋程度，确保能够形成屈曲间隙矩形截骨。

表 1.2　PCA、TEA、Whiteside 线之间的夹角（用外旋角度表示）

角度°	平均值	标准差	范围
TEA	2.89	3.25	-2.23 ~ 7.86
Whiteside 线	4.77	2.80	-2.09 ~ 12.20

引自 Loures et al.（Loures et al. 2015）。

Whiteside 线也可用于评估 TKA 股骨的旋转。它由一条从滑车沟最深处到髁间切迹中心的线组成。Whiteside 线和 TEA 一样，在术中可能难以确定，并可能导致股骨过度旋转，造成更严重的内翻畸形。股骨和胫骨的旋转至关重要，已被证明对假体的成功植入至关重要，特别是对于髌骨。

小结

- 在TKA中，TEA、Whiteside线和PCA都用于确定股骨的旋转轴线。
- TEA用于评估膝关节旋转轴线，术前用于帮助确定股骨的旋转，以及股骨后方截骨的大致位置。
- TEA在术中和术者之间的变异度较大，但在产生屈曲间隙对称性方面显示出最可靠的性能。

除内上髁外，膝关节内侧还有内收肌和腓肠肌结节，分别与大收肌和腓肠肌内侧相连。内收肌结节在内上髁近端约 12.5 mm，远端约 8 mm，而腓肠肌结节在内上髁远端约 14 mm，近端约 6 mm（图 1.1）。在外侧，腓侧副韧带的附着点位于外上髁的近端 1.4 mm 和远端 3.1 mm，腓肠肌外侧结节平均在外上髁的近端和远端 17.2 mm（图 1.2）。

1.3 髌骨

了解髌骨的解剖对 TKA 至关重要，其是导致并发症和手术失败最常见的原因之一。

髌骨是一个三角形的籽骨，上方与股四头肌肌腱连接，下方与髌腱连接，三角形的顶点指向下方。髌骨有内侧和外侧两个面，分别与股骨的内侧和外

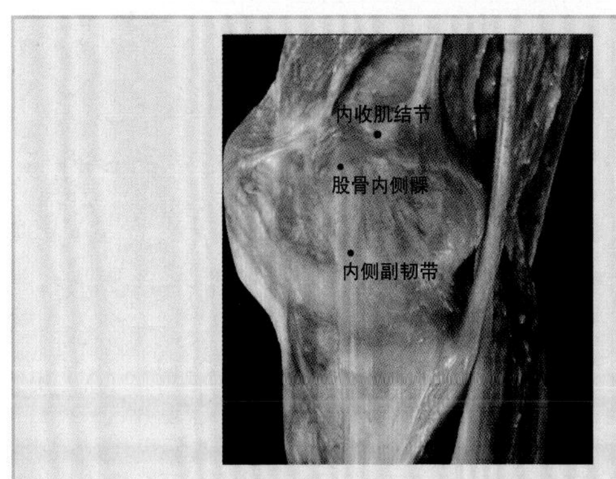

软组织结构，内侧副韧带，股骨内侧髁，内收肌结节

图 1.1　膝关节内侧切面

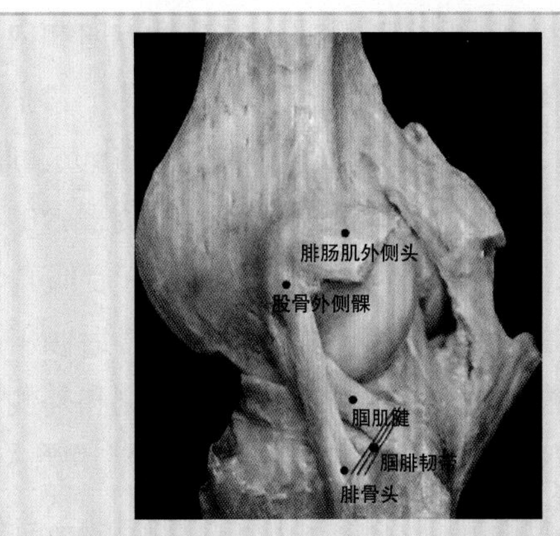

主要的后外侧角静力稳定结构包括外侧副韧带、腘腓韧带（popliteofibular ligament，PFL）和腘肌腱

图 1.2　膝关节侧位

侧髁相连。外侧关节面＞内侧关节面，外侧平均宽度为 27.5 mm，而内侧关节平均宽度为 20.5 mm。造成这种差异的原因是股骨外侧髁＞内侧髁，因此，髌骨的外侧面须更大才能容纳。尽管内侧关节尺寸较小，但内侧关节比外侧关节更厚，平均厚度：男性内侧为 19 mm，女性内侧为 18 mm，而男性外侧为 18.4 mm，女性外侧为 16.7 mm。

髌骨厚度也很重要，因为它对髌骨置换过程中应该截除多少骨至关重要。男性的髌骨往往比女性的更厚，男性髌骨的厚度平均为 25.3 mm，而女性的为 22.5 mm。男性的髌骨也更宽，平均宽度为 50.3 mm，而女性的为 43.5 mm。男性髌骨的高度也更长，平均长度为 38.6 mm，女性为 33.9 mm。尽管女性的髌骨在高度、宽度和厚度上较小，但她们的宽 / 高比率与男性几乎相同。

小结

- 髌骨是TKA中最常见的并发症原因之一。
- 由于股骨外侧髁较大，髌骨外侧关节面＞内侧关节面。
- 男性的髌骨往往比女性的更厚，其平均厚度分别为25.3 mm和22.5 mm。

1.4 胫骨近端和半月板

胫骨的关节面由一个凸起的外侧部分和一个凹陷的内侧部分组成。胫骨内侧平台在前后方向和内外方向上均＞外侧平台。在前后方向上，内侧平台平均为45 ~ 78 mm，而外侧平台平均为41 ~ 48 mm。此外，内侧平台的面积为1.4 ~ 1.9 cm^2，而外侧平台的面积为1.25 ~ 1.67 cm^2（图1.3）。胫骨具有后倾角，这对膝关节的屈曲和稳定性至关重要。胫骨后倾斜度越大，膝关节屈曲的能力越强。坡度在内侧和外侧是不同的，内侧平均为4.6° ~ 8.2°，外侧平均为5°。女性的后倾斜度高于男性，内侧平均为8.6°，外侧平均为8°。在TKA中进行胫骨截骨时，胫骨后倾也是需要考虑的重要因素，因为角度的减小会导致后交叉韧带（posterior cruciate ligament，PCL）上的应力增加及膝关节屈曲的减少。

小结

- 胫骨由凸出的外侧间室和凹陷的内侧间室组成。
- 胫骨后倾角度对膝关节屈曲和稳定性至关重要。
- 胫骨后倾角度越大，膝关节的屈曲能力越强。
- 在胫骨截骨过程中，胫骨后倾角度的减小会导致PCL上的应力增加及膝关节屈曲角度的损失。

髁间区位于内、外侧髁之间，是ACL和PCL，以及内侧和外侧半月板的附着点。髁间区是由内侧和外侧的髁间隆起形成的，即内侧髁的最外侧和外侧髁的最内侧隆起形成的骨隆起。髁间区域从前到后平均长43 ~ 49 mm，然而，它的大小内侧与外侧不同，因为其前面比后面宽。髁间区的前方是前髁间窝，是ACL的附着点，从内到外平均为22 ~ 25 mm。PCL附着于较小的后髁间窝内，由内向外平均为6.5 ~ 7.5 mm。

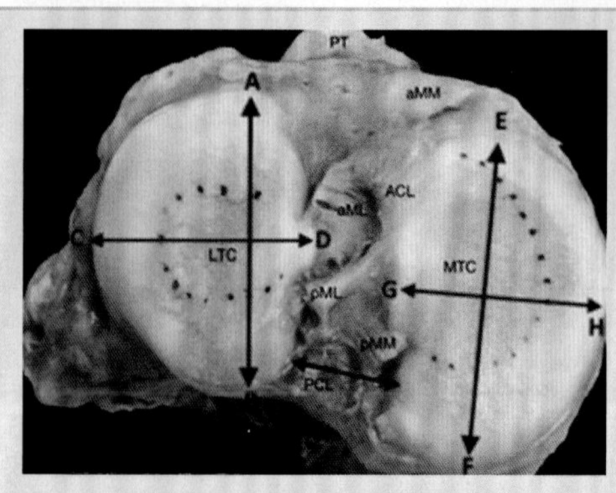

AB和CD：矢状面和冠状面测量内侧髁上关节面；EF和GH：矢状面和冠状面测量外侧髁上关节面。ACL：前交叉韧带；PCL：后交叉韧带；LTC：胫骨平台外侧；MTC：胫骨平台内侧；pML：髌骨中外侧轴长度

图1.3 胫骨近端上面观及相关测量

内侧半月板和外侧半月板覆盖内侧和外侧胫骨平台。它们是“C”形的纤维软骨，主要由水和胶原蛋白组成，使得凹陷的股骨髁和相对平坦的胫骨平台表面之间能够保持平滑的连接（图1.4）。

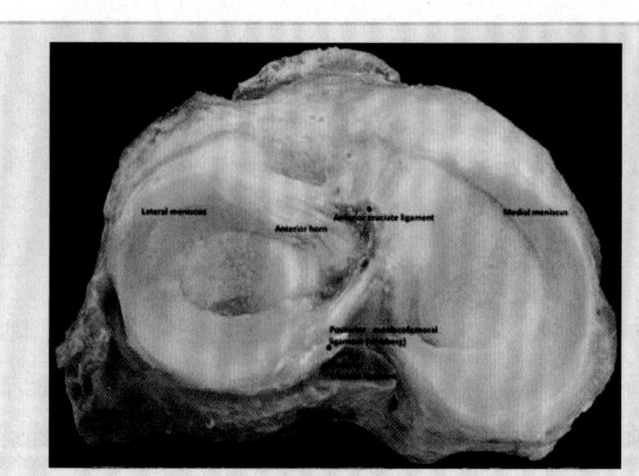

译者注：原书图片字迹模糊，望读者谅解

图1.4 ACL胫骨止点位置与外侧半月板前角等相关标志，以及它们与止点位置的关系

内侧半月板覆盖了大约60%的内侧关节表面。前角较薄，附着在ACL附着点前方的胫骨上，非常接近髁间窝。后角比前角厚，附着在PCL的附着点前方，内侧半月板在外周与关节囊相连。内侧半月板的活动度比外侧半月板小，因为内侧半月板常与胫骨外侧髁间区域和内侧副韧带浅层相连接。

外侧半月板比内侧半月板更均匀地呈“C”形，尽管面积较小，但覆盖了80%的外侧关节表面。外侧半月板比内侧半月板更灵活，前角附着在ACL附着点附近的髁间窝上，后角附着在PCL和股骨内侧髁上。半月板-股骨后韧带（Wrisberg韧带）位于后方，

而半月板 - 股骨前韧带（Humphrey 韧带）位于 PCL 的前面，两者都作为外侧半月板的后角与股骨内侧髁的锚点。

小结

- 髁间区是ACL和PCL，以及内侧和外侧半月板的附着点。
- 半月板是由纤维软骨组成的“C”形软骨，主要由水和胶原蛋白组成，使凹形股骨髁和相对平坦的胫骨平台之间有一个平滑的连接。
- 内侧半月板的活动性比外侧半月板小，最常见的原因是外侧有骨性附着，内侧有内侧副韧带浅层。

1.5 韧带结构

◆ 1.5.1 前交叉韧带

ACL 主要限制胫骨前移，也为膝关节提供了旋转稳定性。该结构从胚胎发育早期就分为两个不同的功能束：基于每束的走行可以分为前内侧束（anteromedial bundle，AMB）和后外侧束（posterolateral bundle，PLB）。这些束分别被滑膜组织覆盖，滑膜组织也将 AMB 和 PLB 分开。

虽然经典的 AMB 在屈曲时紧绷，PLB 在伸直时被拉紧，但在体内这种关系是非等距的，且更复杂。最近的证据表明，PLB 在完全伸直时是紧绷的，在中段屈曲时松弛 5 ~ 6 mm，在屈曲超过 90° 时再次紧绷，而 AMB 在整个屈伸弧线上相对紧绷，在整个运动过程中只有 2 ~ 3 mm 的长度变化。

ACL 的胫骨附着点也称为胫骨髁间棘，位于胫骨平台髁间隆起的前方和中间（图 1.4）。ACL 的纤维包括直接纤维和间接纤维，在附着点呈扇形展开，并且该区域大约是 ACL 股骨附着部位的 1.2 倍大小。ACL AMB 的最前侧位于外侧半月板前缘的水平，与半月板间韧带的后侧结合。相对于胫骨髁间棘内侧，AMB 中心距离胫骨内侧棘尖峰约（8.6 ± 1.0）mm，PLB 中心距离胫骨内侧棘尖峰约（1.4 ± 0.7）mm。ACL 位于髁间窝顶部的 PCL 附着体的最前端约 7 mm 处。ACL 胫骨附着点的面积约（136 ± 33）mm^2，平均长度为（18.1 ± 2.8）mm，宽度为（10.7 ± 1.9）mm。AMB 的长度为 7.9 ~ 12.0 mm，宽度为 8.2 ~ 15.3 mm，而 PLB 的长度为 6.3 ~ 10.0 mm，宽度为 5.4 ~ 11.4 mm。

ACL 的股骨止点与髁间棘外侧的几个重要骨性标志有关。ACL 的起止点位于外侧髁间棘的后方，也被称为 resident’s ridge，AMB 和 PLB 被沿前后方向的外侧棘分开。AMB 附着在股骨髁间窝内的后方和上方，而 PLB 则更靠前下方（图 1.5）。股骨止点面积约为（113 ± 27）mm^2。AMB 的长度为 6 ~ 12 mm，宽度为 6 ~ 10 mm，而 PLB 的长度为 4 ~ 10 mm，宽度为 4 ~ 10 mm。

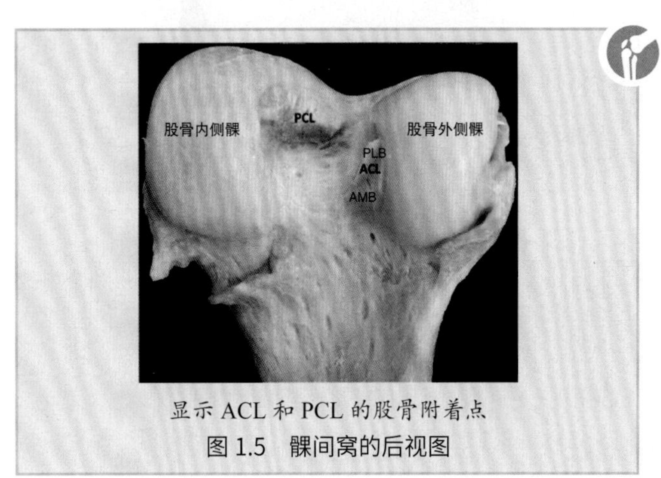

显示 ACL 和 PCL 的股骨附着点

图 1.5　髁间窝的后视图

ACL 的解剖结构因股骨和胫骨的附着点和走行的不同而不同，形似沙漏。ACL 止点部位的体积可达中间部位的 3.5 倍。ACL 的附着点体积已经在体内进行了评估，个体之间存在差异。一般来说，相对于胫骨附着点，股骨附着点大约是其大小的 70%，中间走行部位的体积大约是其大小的 50%。

小结

- ACL呈“沙漏状”，由AMB和PLB组成。
- AMB屈曲时紧张，PLB伸直时紧张。
- ACL的胫骨附着点位于胫骨平台的前部和髁间隆起之间。
- ACL的股骨附着点位于外侧髁间脊的后方。

◆ 1.5.2 后交叉韧带

PCL 主要限制胫骨后移，也是外旋、外翻和内翻应力的次要约束结构。PCL 由两个功能束组成：前外侧束（anterolateral bundle，ALB）和后内侧束（posteromedial bundle，PMB，图 1.6）。PCL 的 ALB

是横断面积较大的束，屈曲时紧张，伸直时相对松弛。PMB较小，伸直时紧绷，屈曲时相对松弛（表1.3）。虽然不同部分的张力随膝关节屈曲角度的不同而不同，但生物力学研究表明，这些束可以协同工作，以保证膝关节的稳定性。

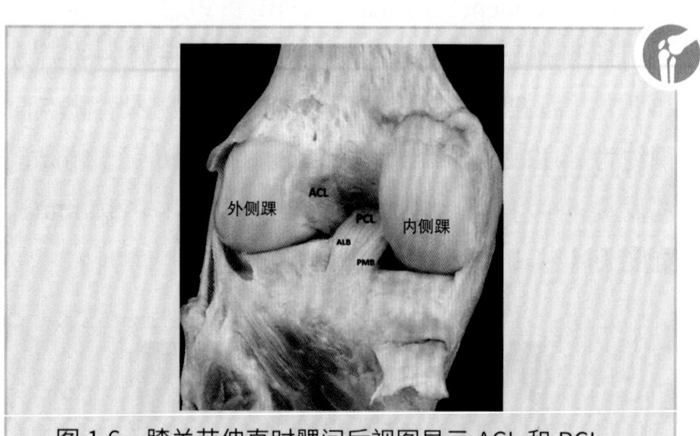

图1.6 膝关节伸直时髁间后视图显示ACL和PCL，以及PCL的ALB、PMB的关系

表1.3 PCL的解剖与功能

起点	股骨内侧髁关节缘
止点	胫骨髁间棘后方
作用	限制外旋、外翻、内翻
组成	ALB和PMB
不同束的作用	ALB：较大，屈曲时紧绷/伸直时松弛
	PMB：较小，伸直时紧绷/屈曲时松弛

PCL从股骨内侧髁关节缘的前内侧延伸至胫骨后角的后侧（图1.6）。每个束约占胫骨和股骨附着点的50%。与ACL非常相似，PCL的粗细在附着点和中间走行部位之间有所不同。附着点大约是中间走行部位的3倍粗，中间走行部位为12.2 ~ 13.0 mm。PCL的平均长度约为38 mm。

PCL在股骨上的附着点一直延伸至关节表面，不同个体间有不同的形状（图1.5）。已有的报告为椭圆形、半圆形、半月形或1/4椭圆形。PCL在股骨上的附着点面积为128.0 ~ 232.2 mm^2（图1.7）。在膝关节侧位片上，ALB的中心位于Blumensaat线从后向前62%处，Blumensaat线到膝关节关节面16%处。PMB位于Blumensaat线从后向前约51%处，在Blumensaat线上与膝关节关节面之间的后方约35%处。术中观察，ALB中心距髁间窝近端关节软骨1.5 mm，距关节软骨远端7.9 mm；PMB中心距近端关节软骨5.8 mm，距关节软骨远端边缘8.6 mm，两者相距约12.1 mm。ALB和PMB之间有一个小的“脊”从近端向远端延伸，将ALB和PMB分开。

> **小结**
> - PCL是胫骨后移的主要约束结构，也是外旋、外翻和内翻应力的次要约束结构。
> - PCL由两个功能束组成：ALB和PMB。
> - PCL的ALB较大，屈曲时紧绷，而PMB较小，伸直时紧绷。

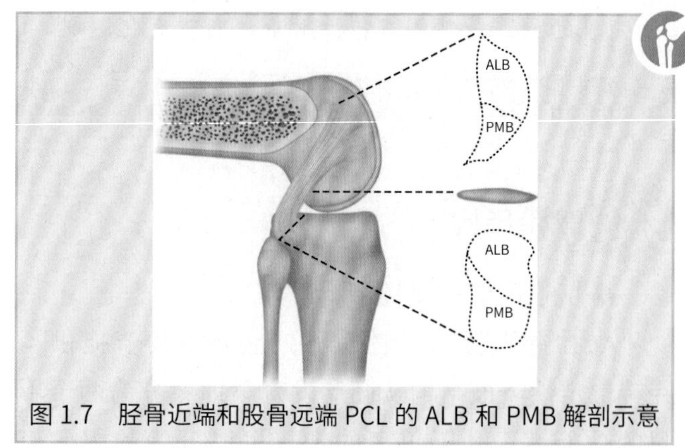

图1.7 胫骨近端和股骨远端PCL的ALB和PMB解剖示意

在胫骨侧，胫骨的附着点＞股骨的附着点，面积为153.0 ~ 243.9 mm^2。据报告，该附着点的前外侧面积为46.7 ~ 93.1mm^2，后内侧面积为62.0 ~ 150.8 mm^2。该范围的高值可能是由于纳入或排除了该韧带的间接纤维；低值可能主要代表每束的直接纤维，它们彼此之间没有显著差异，因此包括了所有纤维。PCL止于胫骨平台中间的后髁间窝，ALB附着于髁间的上外侧面，而PMB附着于髁间的下内侧面。

在手术中，PCL附近的后方位置紧邻腘动脉（图1.8）。这些结构之间的关系根据膝关节屈曲角度的不同而不同，膝关节屈曲角度的增加与到动脉的距离呈正相关。在轴向平面上，在屈曲0°时动脉距PCL 3 ~ 10 mm，屈曲45°时距PCL 2 ~ 11 mm，屈曲60°时距PCL 4 ~ 13 mm，屈曲90°时距PCL 4 ~ 16 mm，屈曲100°时距PCL 5 ~ 15 mm。在矢状面上，屈曲0°时腘动脉距PCL 3 ~ 11 mm，屈曲45°时距PCL 4 ~ 10 mm，屈曲60°时距PCL 4 ~ 13 mm，屈曲90°时距PCL 2 ~ 15 mm，屈曲100°时距PCL 6 ~ 18 mm。

小结

- ALB中心位于距髁间窝近端关节软骨1.5 mm，距远端关节软骨7.9 mm；PMB中心位于距髁间窝近端关节软骨5.8 mm，距远端关节软骨边缘8.6 mm。
- 在胫骨侧，PCL附着于胫骨平台之间的后髁间窝，ALB附着于髁间棘上外侧面，而PMB附着于髁间棘下内侧面。

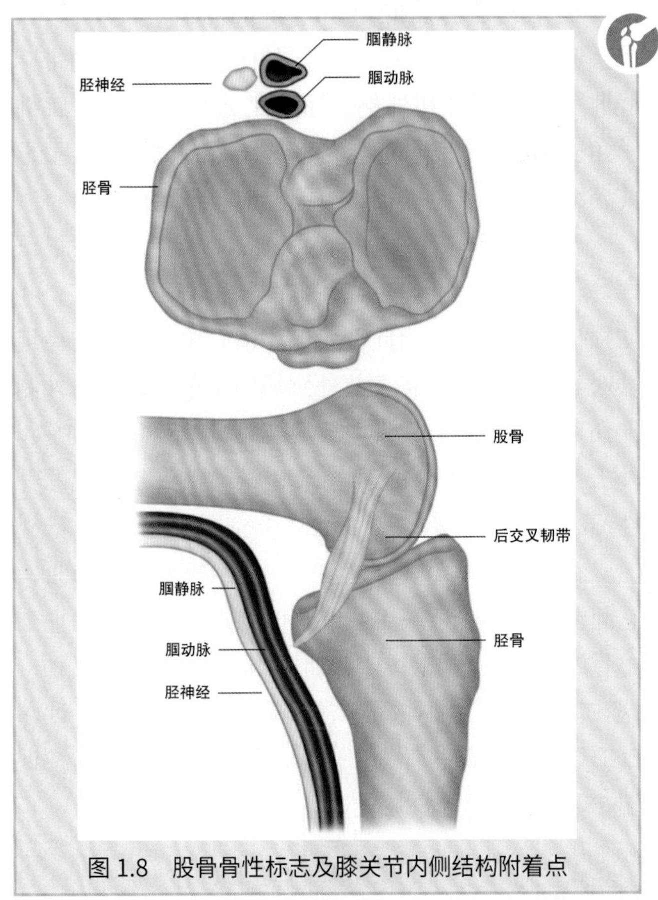

图 1.8　股骨骨性标志及膝关节内侧结构附着点

◆ 1.5.3　膝关节内侧结构

膝关节内侧结构在 TKA 入路显露时容易受损，在 TKA 术中也可能部分或完全松解。

膝关节内侧结构主要用于抵抗外翻应力。为内侧提供主要稳定性的三个最重要的结构是内侧副韧带浅层（superficial medial collateral ligament，sMCL）、后斜韧带（posterior oblique ligament，POL）和内侧副韧带深层（deep medial collateral ligament，dMCL）。其他结构在髌骨力线和稳定性也起着重要作用，主要是内侧髌股韧带（medial patellofemoral ligament，MPFL）。其他结构包括 POL、大收肌腱（adductor magnus tendon，AMT）、内侧腘绳肌腱（鹅足）、股内侧斜肌（vastus medialis obliquus muscle，VMO）和腓肠肌内侧头（medial gastrocnemius tendon，MGT）。

内上髁是股骨内侧髁上的一个重要标志，是最前方和最远端的隆起（图 1.1）。内侧髁连线正好在内侧上髁的近端和后方，由一条细长的骨脊组成，内收肌结节位于其远端边缘。内上髁位于结节前缘 12.6 mm 和 8.3 mm 处。还有一个较难识别的骨性突起是腓肠肌结节，它位于内收肌结节的远端和后方，毗邻一个小的骨凹陷，这与腓肠肌内侧头的实际止点相邻。这三个骨性突起的位置对于了解软组织附着位置及其作用至关重要。

sMCL 的长度为 10 ~ 12 cm，是膝关节内侧最大的结构，在膝关节置换术中对其加以保护至关重要。它附着于股骨内侧髁近端 3.2 mm 和后方 4.8 mm 处的一个小凹陷中，分两部分与胫骨相连。远端附着在距关节线 6 cm 处，近端附着在半膜肌腱上方的软组织上。如果该结构受损，就必须使用限制性假体。

小结

- 膝关节内侧结构抵抗外翻应力，其中三个最重要的稳定结构是sMCL、dMCL深层和POL。
- sMCL长10 ~ 12 cm，附着于股骨内侧上髁的近端和后方的一个小凹陷上。
- 在胫骨侧，附着在距关节线约6 cm处，位于半膜肌腱上方的软组织中。
- 如果内侧结构（译者注：代指sMCL）损伤，就必须使用限制性假体。

dMCL 实际上是关节囊在 sMCL 深处的增厚部分（图 1.9）。它由半月板胫骨和半月板股骨两部分组成，前者较粗、较短，附着在关节线远端 3.2 mm 处；后者较细、较长，附着在距关节线近端 15.7 mm 处。

如前所述，内侧也存在其他次级稳定结构。POL 实际上是起源于半膜肌腱的三条肌腱带，在 sMCL 后面呈扇形张开，帮助支持后内侧关节囊，并附着在膝关节内侧的许多软组织结构上（图 1.9）。AMT 位于内收肌结节的后方和近端，并与腓肠肌内侧头、后内

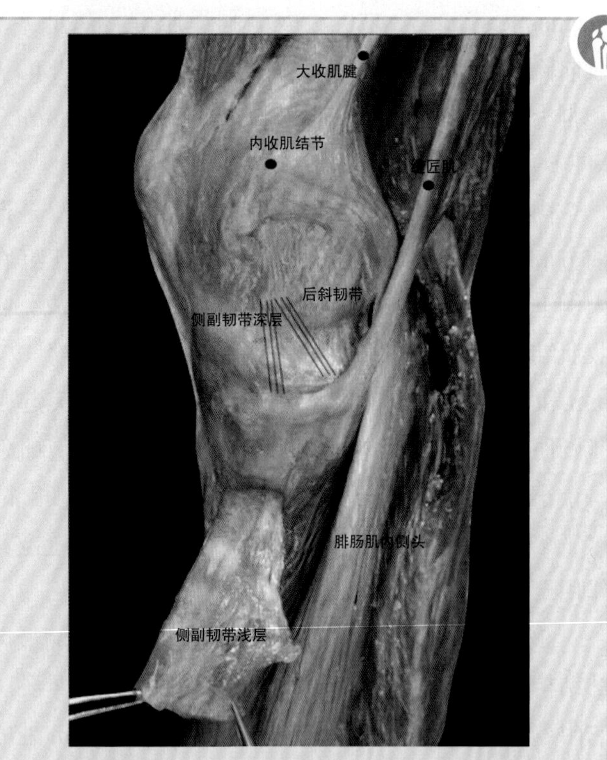

包括内侧副韧带浅层、后斜韧带、内侧副韧带深层、大收肌腱、内收肌结节、腓肠肌内侧头、缝匠肌

图 1.9　内侧副韧带附着点

侧关节囊和股内侧斜肌相连。MPFL 起源于内收肌结节的前方和远端，呈扇形横行至髌骨内侧。

鹅足肌腱从近端到远端分别由缝匠肌、股薄肌和半腱肌组成，它们附着在胫骨近端的前内侧面。半膜肌更靠后，附着于胫骨内侧髁后内侧的水平沟槽内，在胫骨截骨时，尤其是在翻修术中，这是一个重要的标志。POL 也是这一结构的重要组成部分。腓肠肌内侧头附着在腓肠肌结节的近端和后方（图 1.9），也附着在 POL 上。最后，股内侧斜肌起源于 AMT 和内收肌，还附着在 MPFL 上，清楚地表明它在稳定髌骨方面发挥作用。

隐神经是股神经的一个分支，走行于股薄肌和半腱肌之间，它主要分为隐支和髌下支。髌下支很重要，因为它支配小腿近端前外侧和膝前的感觉神经。它走行多样，通常是穿过缝匠肌，然后向远端和前方走行，水平穿过髌腱。

膝内上动脉和膝内下动脉位于膝关节内侧，它们分别在髌骨上方和下方于外侧动脉交通。膝上动脉在股四头肌肌腱前方与内侧动脉交通，膝下动脉在髌韧带后面的脂肪垫内与内侧动脉交通。

> **小结**
>
> - dMCL是sMCL在关节囊向深处的增厚部分。
> - POL由半膜肌腱的三条肌腱带组成，它帮助支撑后内侧关节囊。
> - 鹅足肌腱由缝匠肌、股薄肌和半腱肌组成，它们附着在胫骨近端的前内侧面。

◆ 1.5.4　膝关节外侧结构

膝关节外侧结构主要用于抵抗内翻力。其他重要的外侧结构还有髂胫束（iliotibial band，ITB）、股二头肌的长头和短头、腓肠肌外侧肌腱、腓骨韧带、胫腓骨近端韧带和外侧半月板的冠状韧带。从解剖学角度了解并评估腓总神经和膝下外侧动脉也至关重要，因为这些结构的损伤可能会造成严重后果。

膝关节外侧骨性解剖对于了解软组织关系很重要。天然胫骨的凸起表面使外侧膝关节不太稳定，并使损伤难以愈合。因此，术前评估膝关节外侧的稳定性对于排除以前的膝关节外侧损伤很重要，因为外侧损伤可能导致终末期骨关节炎，需要进行膝关节置换。外上髁、腘窝沟、Gerdy 结节和腓骨小头是关键的骨性标志。

在膝关节外侧静态稳定结构中最重要的是 LCL，它起源于外上髁近端 1.4 mm 和后方 3.1 mm 处的一个小骨凹陷。这实际上位于腘肌腱附着点的近端和后方，这在韧带重建手术中是非常重要的（图 1.10）。远端 LCL 附着于外侧腓骨头，位于前缘后方 8.2 mm，距近端 28.4 mm，呈小凹陷。

> **小结**
>
> - 膝关节外侧的骨性标志包括外上髁、腘窝沟、Gerdy结节和腓骨小头。
> - LCL是膝关节外侧最重要的静态稳定结构，起源于外上髁的近端和后方，附着于外侧腓骨头。

腘肌起源于股骨外侧，位于腘窝沟处股骨外侧髁关节软骨的后方。肌腱向后下走行，在腘窝裂孔处离开关节，然后向内延伸，广泛地插入胫骨后部。如果膝关节外侧间隙较紧，可在 TKA 中松解腘肌腱。腘窝裂孔由三束肌腱连接到半月板组成。腘腓韧带有两个分支，连接于腓骨后头部。

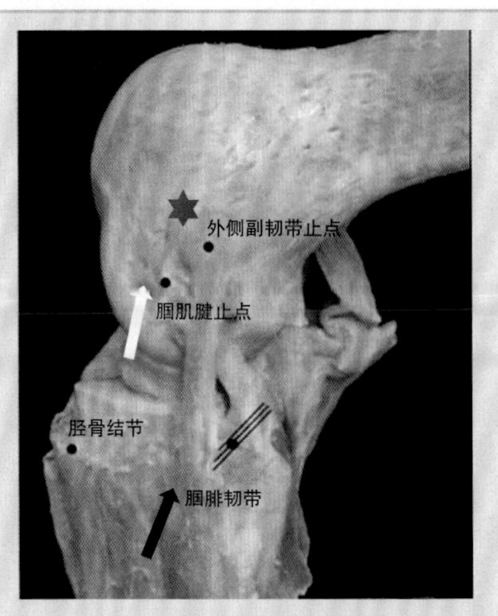

a. 髂胫束的中间、深层和关节囊层。与 Kaplan 纤维（kaplan fbers，KF）相比，外侧肌间隔（intermuscular septum，IS）的纤维排列方式明显不同。星号显示 Kaplan 纤维的纤维束，止于外侧上髁。Kaplan 纤维与膝上动脉分支接近（白色箭头）；b. 随着髂胫束浅层（superfcial iliotibial band，sITB）进一步向后方延伸将髂胫束深层（黑色箭头）与前外侧关节囊之间钝性分离，可以看到关节囊骨层（黑色箭头）

图 1.10　膝关节外侧的稳定结构

（引自 Herbst et al. “The anterolateral complex of the knee：a pictorial essay. Herbst E, Albers M, Burnham JM, Shaikh HS, Naendrup JH, Fu FH, Musahl V. Knee Surg Sports Traumatol Arthrosc. 2017 Apr;25(4): 1009–1014”）

髂胫束是从骨盆发出的宽阔筋膜，附着于 Gerdy 结节的前外侧。如果 TKA 的外侧太紧，那么首先采用拉花（开多个小切口）的方法松解或延长髂胫束，其次要考虑的是腘肌腱。髂胫束延续到髌骨，附着于腓肠肌外侧、股二头肌短头，以及胫骨更靠后方的前外侧韧带。股二头肌的长头有一个前臂，它附着在 LCL 外侧的腓骨头上，直臂附着在腓骨茎突的外侧。股二头肌短头有许多远端附着点，包括直臂、前臂、二头肌腱长头、后外侧关节囊、前外侧韧带和外侧腱膜相延续。臂连接于腓骨头，位于茎突和远端 LCL 附着点之间，而前臂则连接于 Gerdy 结节 1 cm 处。

腓肠肌外侧肌腱中有一个筋膜，连接到股骨上髁，附着于 LCL 和腓骨长肌腱（peroneus longus tendon，PLT）的后方。前侧和后侧的胫腓关节韧带构成了胫腓骨近端的关节，从而使附着在腓骨上的结构更加稳定。外侧半月板的冠状韧带是后外侧关节囊的一部分，连接外侧半月板和胫骨外侧的软骨表面，而另一部分与 PCL 相邻。

腓总神经非常重要，它沿着股二头肌走行，于腓骨颈处分为腓浅神经和腓深神经。神经松解术通常是在该区域实施，目的是降低术后继发肿胀所致足下垂的风险。如果 TKA 术后存在足下垂或其他感觉、运动问题，应弯曲膝关节以减少神经紧张，并拆除加压敷料。术后血肿也可能压迫神经，这一点应予以考虑。

膝关节外侧区域的主要血管是膝外侧下动脉，该动脉来自腘动脉，位于腘腓韧带的后方，沿前关节囊走行。应在膝关节外侧手术中识别这条动脉，因为一旦损伤会导致手术后血肿。

小结

- 如果膝关节外侧紧张，首先拉花松解或延长髂胫束。
- 如果膝关节仍然紧张，可以继续松解腘肌腱。
- 腓总神经沿股二头肌和腓骨头周围分支，分成腓浅神经和腓深神经，损伤该神经可导致足下垂。

要点回顾

- 膝关节是一个由胫股关节和髌股关节组成的可活动关节。
- 膝关节的骨性解剖在稳定性中起着重要作用，了解特定的骨骼关系是正确治疗膝关节疾病的关键。
- 膝关节的稳定性还受到软组织结构的影响，包括前、后交叉韧带，内、外侧副韧带，后内侧和后外侧角结构，关节囊和周围肌肉组织的动态作用。
- 了解这些软组织结构及神经和血管结构的解剖关系对于安全和适当平衡的膝关节置换是必不可少的。

参考文献

扫码查看

第 2 章

自然膝关节的运动学

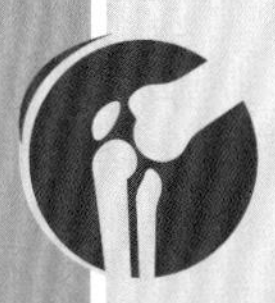

Ryan J. Reynolds, Aude Michelet, Jacobus H. Müller 和 Mo Saffarini

要 点

- 运动学是物理学的一个分支，它关注绝对或相对空间中的运动，而不考虑驱动力或阻力。
- 膝关节运动学主要由 ACL、PCL、MCL 和 LCL 4 个韧带决定。
- 在过去的 20 年里，不同的学者报告了不同的运动学模式，这可能归因于膝关节标本、成像、参考轴和负载条件的异质性。
- 胫股关节是一个双髁改良铰链式关节，同时表现出旋转和线性运动的能力，因此在动态活动中允许多达 6 个自由度，其旋转中心位于胫股关节内侧间室。
- 髌骨的主要生物力学功能是通过增加伸膝装置的杠杆力臂来提高股四头肌的效率。
- 当在外力作用下，且没有过度的旋转或位移，以及周围韧带在其弹性范围内时，膝关节被认为是稳定的。
- 不同活动所需的膝关节屈曲程度差异很大，如步行屈曲 67°，爬楼梯屈曲 83°，坐下和下楼梯屈曲 90°，系鞋带屈曲 106°，下蹲屈曲 130°。
- 需要清楚地了解膝关节不同结构之间的相互关系及其在膝关节运动学中的作用，才能更好地满足患者的功能需求。

2.1 概述

膝关节具有多种重要功能，包括维持体重、传递运动时的力量，以及在步态过程中保持动量守恒。对它所支撑的负载而言，膝关节是最不稳定的关节。其固有的损伤易感性主要归因于关节表面之间的形合度欠佳，部分是因为其形合度的稳定在很大程度上依赖于周围的软组织。

运动学是物理学的一个分支，它关注绝对或相对空间中的运动，而不考虑它们的驱动力或阻力。在其最简单的形式中，膝关节可以表示为一个简单的铰链，它被允许围绕单个内外侧轴进行单纯屈曲和伸展，但活动自由度具有局限性。膝关节实际上是一个双髁改良铰链式关节，表现出旋转和线性运动的能力。因此，在动态活动中允许 6 个自由度存在：3 个旋转（屈曲 - 伸展、外旋 - 内旋、内翻 - 外翻）和 3 个平移（前后、内外和压缩 - 牵张，图 2.1）。

> **小结**
>
> 简言之，膝关节可以表示为一个简单的铰链，它允许围绕单个内侧轴进行单纯屈曲和伸展，因此自由度具有局限性。实际上，膝关节是一个双髁铰链关节，并表现出旋转和线性运动，从而允许多达6个自由度的活动。

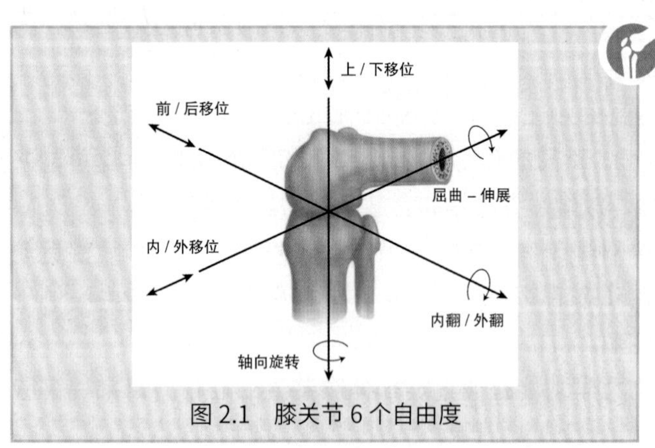

图 2.1　膝关节 6 个自由度

了解膝关节运动学对临床医师和外科医师来说至关重要，不仅有助于帮助患者恢复病变或受伤膝关节的正常功能，还有助于诊断和了解膝关节的病变和损伤。膝关节运动学知识对生物医学工程师和运动学专家同样重要，特别是那些参与设计或评估手术假体和韧带重建、半月板修复、骨畸形矫正，以及部分或全部膝关节置换术的人员。

在本章中，笔者从不同的角度分析了自然膝关节的运动学。首先是对膝运动的解剖结构和关节几何形状进行了一些提示；其次是详细描述了在不同活动中的生理模式；最后是回顾了个体、性别、年龄和种族之间的运动学差异。笔者试图平衡简单和复杂的分析，涵盖以往和近期的文献，以清晰、简洁的术语对运动模式进行阐述。在本章中，读者应牢记，膝关节内的不同运动模式是相互依赖的，并且与下肢相邻关节的运动和负荷密切相关，尤其是髋关节和踝关节。

> **小结**
>
> 膝关节是一个双髁改良铰链式关节，并表现出旋转和线性运动的能力，因此在动态活动中允许6个自由度的方向，即3个旋转（屈曲-伸展、外旋-内旋、内翻-外翻）和3个平移（前后、内外侧和上/下移位）。

2.2 生理学

膝关节由 4 块骨头和 3 个关节间室组成：a. 内侧胫股间室（股骨内侧髁和胫骨平台内侧）；b. 外侧胫股间室（股骨外侧髁和胫骨平台外侧）；c. 髌股间室（髌骨背侧和股骨滑车，延伸到股骨髁远端）。外侧胫股间室不如内侧胫股间室稳定，但它具有更大的活动性，可用于增加膝关节的活动范围并允许内外旋转。内侧和外侧胫股间室的关节面不一致，因此，它们的接触区域受到限制，但可通过屈曲而发生变化。半月板增加了胫股关节的接触面积，从而降低了接触压力，并改善了膝关节的形合度。当膝关节伸直时，髌股关节间室与内侧和外侧胫股关节间室不一致，但随着髌骨进入滑车沟并开始传递超过前 20° 屈曲的载荷，它们之间开始变得更加匹配。

膝关节还包括 4 个韧带，通过其黏弹性和本体感受应力功能来确保膝关节的稳定性，从而防止关节损伤。韧带包括 ACL、PCL、MCL、LCL。ACL 起源于股骨髁间切迹，并略微向前插入胫骨平台中心，它的主要功能是防止胫骨过度前移。PCL 也起源于股骨髁间切迹，并向后插入胫骨平台中心，它的主要功能是在膝关节屈曲期间诱导股骨后滚，从而增加运动范围。PCL 还可抑制胫骨的后移，尤其是在没有承重的情况下。在没有承重的情况下，ACL 抵抗 86% 的前向力，而 PCL 抵抗 95% 的后向力。MCL 连接股骨和胫骨的内侧边缘，而 LCL 连接股骨和腓骨的外侧边缘。MCL 和 LCL 与关节囊一起也有助于外翻 - 内翻扭转的稳定性。许多肌腱（腓肠肌肌腱、腘绳肌腱、髌腱等）连接屈肌和伸肌，从而控制膝关节运动并提供动态稳定性。除外部负荷和肌肉力量之外，膝关节表面的几何形状连同其肌腱和韧带的配置，是膝关节运动学的主要决定因素。即使这些解剖结构中的任何一个发生最轻微的破坏或变形，也可能导致运动学异常，由此可能阻止对个体基本功能造成进一步的损伤或伤害。

小结

- 膝关节包括3个间室：a.内侧胫股间室（股骨内侧髁和胫骨平台内侧）；b.外侧胫股间室（股骨外侧髁和胫骨平台外侧）；c.髌股间室（髌骨背侧和股骨滑车，延伸到股骨髁远端）。
- ACL和PCL共同参与膝关节的连接。韧带的弹性和柔韧性起到本体感受应力传感器的作用，有助于防止关节损伤。除了外部负荷和肌肉力量，膝关节表面的几何形状连同其肌腱和韧带的配置，是膝关节运动学的主要决定因素。

与踝关节和腕关节不同，踝关节和腕关节允许围绕前后（anteroposterior，AP）轴（内翻和外翻）和内外侧（mediolateral，ML）轴（背屈 / 跖屈）进行相当大的旋转，或者髋关节和肩关节允许围绕所有关节自由旋转 3 个轴（外展 / 内收、屈曲 / 伸展和内旋 / 外旋），膝关节和肘关节的主要运动学功能仅限于围绕内外侧轴旋转（屈曲 - 伸展）。这种过度简化的类比不能掩盖膝关节内辅助旋转和线性运动的重要性，这些运动有助于在不同的负载情况下稳定膝关节，并在需要时使其运动范围最大化。

与四足动物相比，人类的双足姿势使膝关节承受的负荷增加了一倍，并大大降低了它们的稳定性。因此，如果股骨和胫骨受到相反的力或力矩，膝关节极易发生 ACL 损伤，从而导致过度的内翻 - 外翻、内旋 - 外旋，甚至前后平移。然而，持续的肌肉反射和韧带张力弥补了其固有的不稳定性，并经常防止跌倒和脱位。事实上，神经肌肉训练可以降低这些风险，并使关节能够以更高的稳定性进行移动。

膝关节的运动学可分为胫股（tibiofemoral，TF）关节运动学（将内侧和外侧间室分组）和髌股（patellofemoral，PF）关节运动学。前者在骨科和运动医学文献中得到了很好的研究和记录。尽管已经对后者进行了一系列的体内和体外研究，但对髌股关节运动学的了解较少，描述也存在不一致性。有趣的是，胫股关节和髌股关节会根据膝关节的屈曲角度表现出不同程度的旋转松弛，并且两个关节均会在需要时锁定它们的旋转位置以确保稳定性。胫股关节在完全伸展和 10° 屈曲之间会锁定在刚性旋转位置，但在 30° 和 140° 屈曲之间会获得相当大的旋转松弛性（股骨向外旋转）。相反，髌股关节在完全伸展和 20° 屈曲之间较为松弛，但在 30° 和 140° 屈曲之间，髌骨会牢固地锁定在滑车槽内。在 20° 和 30° 屈曲之间，旋转锁定与松弛性看似偶然地出现反转，这是膝关节生理学的一个重要方面，对于防止不同骨骼之间的半脱位或脱位至关重要。

小结

- 膝关节运动学可分为内侧、外侧胫股间室和髌股关节运动学。
- 胫股关节在完全伸直和20° 屈曲之间旋转较牢固，但在30° 和140° 屈曲之间获得了相当大的旋转松弛性。相反，髌股关节在完全伸直和20° 屈曲之间松弛，在30° ～140° 屈曲之间，髌骨牢固地锁定在滑车沟内。

2.3 下肢动力学

在详细研究胫股关节和髌股关节的运动学之前，重要的是要了解膝关节的主要载荷情况，并考虑到身体的重量和运动是由整个下肢支撑和控制的，而膝关节只是其中的一个关节。

膝关节通过将其重量分布在内侧胫股间室和外侧胫股间室来支撑身体。这些间室中的接触应力被半月板减弱，这有助于将载荷更均匀地分布在更大的表面积上。此外，尽管膝关节的稳定性主要取决于关节周围的软组织（韧带和肌腱及其各自的肌肉），胫骨后倾和半月板也有助于膝关节的前后稳定性。

重要的是，膝关节是身体运动链的一个组成部分，由脊柱、髋关节、膝关节和踝关节组成，以控制下肢运动。运动链模型指身体是一个由相互依赖的节段组成的相连系统，通常按近端到远端的顺序工作，以有效的方式实现所需的运动。运动链的近端和远端节段对膝关节运动学有相当大的影响，但在此不讨论这些因素。

小结

运动链模型指的是身体是一个由相互依赖的节段组成的相连系统，通常按近端到远端的顺序工作，以有效的方式实现所需的运动。

◆ 2.3.1 胫股关节运动学

膝关节的运动主要是铰链运动，随着腘绳肌的收缩而屈曲，并随着股四头肌的收缩而伸直。在屈伸过程中，股骨髁在胫骨平台上滑动和滚动。旋转和线性运动的程度由腘绳肌和股四头肌的收缩决定，并受到不同屈曲角度下 ACL 和 PCL 内张力的限制。在屈曲过程中，股骨相对于胫骨的后移和胫骨相对于股骨的前移，分别称为“股骨后滚”和“胫骨前滚”，在屈曲中段（30° ~ 120°）时最为明显，对于实现高屈曲（超过 120°）至关重要。此外，股骨髁的不对称会导致外侧间室内更多的后滚和内侧间室内更多的滑动，这导致胫股关节内发生内外旋转。当膝关节从30° 屈曲延伸到末端伸直时，胫骨相对于股骨的外旋也称为“螺旋归位机制”，这有助于上述股骨和胫骨在伸直时的稳定。

膝关节运动学的第一项研究可以追溯到 19 世纪初。Weber 对尸体标本进行了直接的研究，并将股骨在胫骨平台上的内侧运动描述为“摇篮式”。从那时起，几位研究人员通过定量体外尸体研究和体内成像分析证实了这些观察结果。随着计算机断层扫描（computed tomography，CT）和磁共振成像（magnetic resonance imaging，MRI）技术的进步，能够量化不同屈曲角度和不同负载情况下的胫股位移。最近对胫股关节运动学的研究使用矢状面和横断面中的二维（two-dimensional，2D）坐标来说明股骨和胫骨的相对位置。

小结

在屈曲过程中股骨相对于胫骨的后移（或前移）称为“股骨后滚”（或“胫骨前移”）。它在屈曲中段（30° ~120°）期间最为明显，对于实现高屈曲（超过120°）至关重要。当膝关节从30° 屈曲延伸到末端伸直时，胫骨相对于股骨的外旋被称为“螺旋归位机制”，并有助于上述股骨和胫骨在伸直时的稳定。

2.3.1.1 矢状面

矢状面有助于在各种屈曲角度对膝关节进行可视化，包括“股骨后滚”和髌骨位置，但不能说明螺旋归位机制。该视角可以分析膝关节的屈伸运动，通常分为 3 个弧：a.“旋回弧”（0° ~ 30°）；b.“功能性弧”（30° ~ 120°）；c.“被动弧”（120° ~ 160°），其中 0° 对应完全伸直（图 2.2）。因此，当膝关节接近完全伸直时，股骨相对于胫骨的明显旋转被称为旋回弧：股骨外侧髁继续向前平移，而股骨内侧髁表现出最小的前移，因此充当“内轴”。功能性弧是肌肉活动和关节反作用力最大的范围：股骨在屈曲期间继续相对于胫骨旋转，但速度要慢得多。“被动弧”之所以如此命名，是因为它不能通过肌肉收缩达到，而是需要体重或外力来诱导屈曲。在屈曲的最末端，外侧向后平移到半脱位点（图 2.3）。如果没有这种平移，深度屈曲将是不可能的或痛苦的。Frankel 等是最早将屈伸轴描述为移动的“瞬时旋转中心”的人员之一。笔者使用真正的侧位 X 线展示了在正常膝关节上瞬时旋转中心如何通过半圆形路径移动（图 2.4）。几位笔者在此模型的基础上确定了不同角度屈伸轴的精确位置。基于“瞬时旋转中心”研究的局限性包括缺乏一致的坐标系、仅在 2D 中定义屈伸轴，以及无法进行连续测量等。

小结

矢状面表征分析膝关节的屈伸运动通常分为3个弧：a.“旋回弧”（0° ~30°）；b.“功能性弧”（30° ~120°）；c.“被动弧”（120° ~160°），其中0° 对应完全伸直。真正的侧位X线片显示膝关节瞬时旋转中心通过半圆形路径移动。

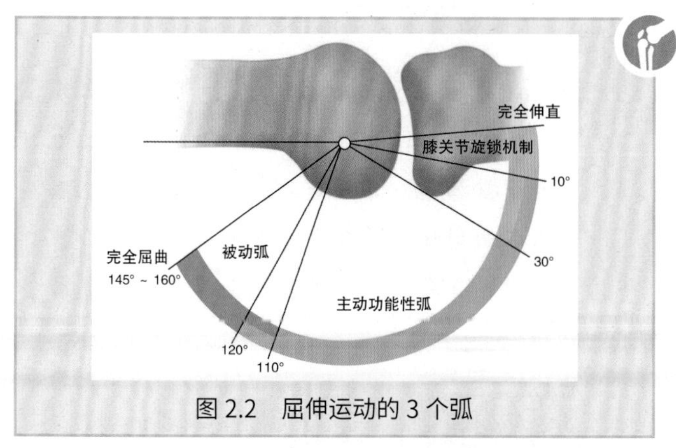

图 2.2　屈伸运动的 3 个弧

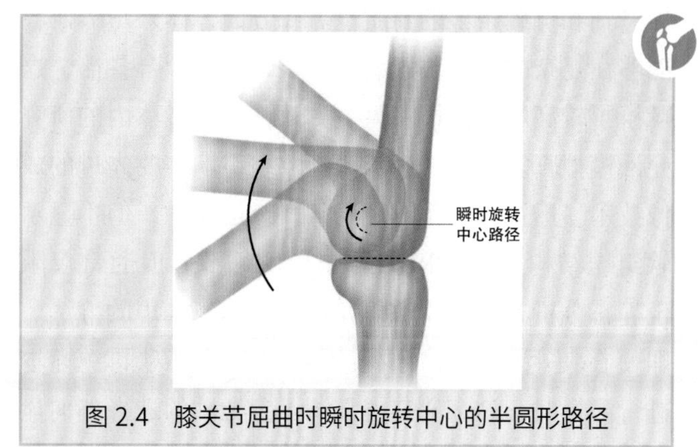

图 2.4　膝关节屈曲时瞬时旋转中心的半圆形路径

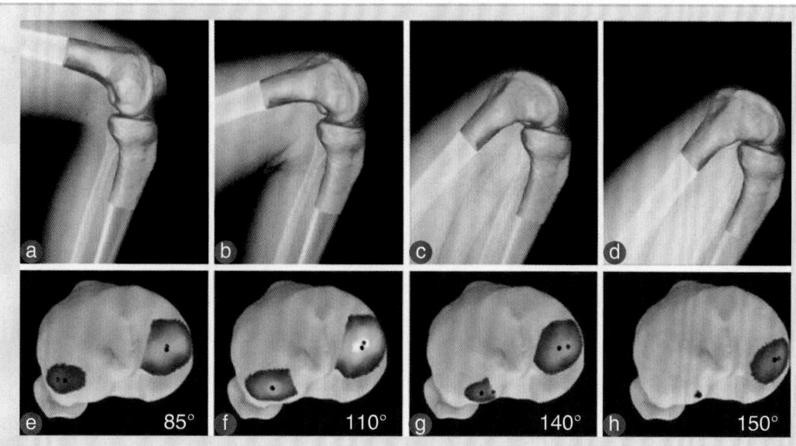

a、e.85° 屈曲时的胫股接触模式；b、f.110° 屈曲时的胫股接触模式；c、g.140° 屈曲时的胫股接触模式；d、h.150° 屈曲时的胫股接触模式

图 2.3　不同屈曲角度下胫股骨的接触模式
（引自 Hamai et al.）

2.3.1.2　横断面

横断面有助于说明股骨后滚和螺旋归位机制，但需要将连接胫股内侧和外侧接触点或股骨髁投影中心的线叠加在胫骨表面上，绘制为屈曲角度的函数。这允许在屈曲期间同时显示股骨后滚和螺旋归位旋转（图 2.5）。Tanifugi 等报告在完全伸直到 140° 屈曲的过程中，内侧髁沿胫骨平台平移超过 20%（占 AP 尺寸的 40% ~ 60%），而外侧髁沿胫骨平台平移超过 60%（占 AP 尺寸的 30% ~ 90%）。大多数其他研究都认为膝关节屈曲会引起胫骨相对于股骨的旋转。在完全伸直时，胫骨最多外旋 23°，而在完全屈曲时，胫骨最多内旋 12°。他们还认为，将膝关节屈曲至 120° 会导致股骨外侧髁最多向后平移 45 mm，股骨内侧髁最多向后平移 30 mm。尽管存在相当大的差异，但大多数学者同意股骨内侧髁具有相对稳定的位置。相比之下，Feng 等和 Pinskerova 等观察到股骨内侧髁的一些初始前移，然后逐渐后移。在高屈曲（超过 120°）时，Hamai 等报告了一个矛盾的“外轴”，而 Johal 等强调内、外侧髁具有相等的后移。这些结果取决于实验的实施方式，包括是否施加轴向载荷，以及膝关节是在被动状态下屈曲还是在股四头肌收缩下屈曲。高屈曲运动学也可根据活动而变化。

在过去的 20 年中，不同的研究人员报告了不同的运动学模式，这可归因于膝关节标本、成像方式、

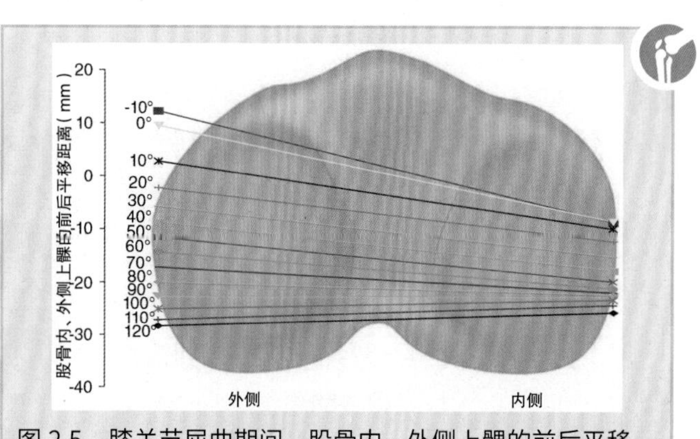

图 2.5　膝关节屈曲期间，股骨内、外侧上髁的前后平移，投影在胫骨参考系统的横向平面上

参考轴和负载条件的异质性。一方面，体外尸体研究能够在复杂的实验装置或光学跟踪器中拟合骨骼，这赋予了较高的准确性；另一方面，在患者体内的研究允许模拟真实负荷的自然肌肉收缩，但需要先进的成像技术。透视可以实时观察膝关节运动学，但不显示软组织结构，而 MRI 提供出色的细节，但通常仅限于静态分析，只有少数研究描述了动态采集的方法。即使在使用相同的成像技术和加载条件对同一标本进行测量时，许多研究也强调了参考轴的选择如何显著改变研究结果。例如，Tanifugi 等报告，当使用几何中心轴（geometric center axis，GCA）时，屈曲期间的股骨旋转约为 26°，使用临床通髁线（clinical transepicondylar axis，cTEA）时约为 17°。他们进一步表明，虽然 GCA 和 cTEA 在外侧提供大致相似的测量值，但它们在内侧有显著差异，因为这两个轴在屈曲期间具有不同的起始位置和路径（图 2.6）。Feng 等发现了类似的结果，但强调在内侧，使用 cTEA 或 GCA 揭示了内侧髁在其后向平移之前的一些前向平移。Victor 等说明了腘绳肌和股四头肌内收缩对胫股关节平移和旋转的显著影响，这可以根据负载条件减弱或逆转。胫股关节运动学的可变性取决于周围软组织所允许的灵活性，这些软组织在某些边界内提供了多个运动路径。

小结

- 横断面有助于说明股骨后滚和螺旋归位机制，但需要将连接胫股内侧和外侧接触点或股骨髁投影中心的线叠加在胫骨表面上，绘制为屈曲角度的函数。膝关节屈曲导致胫骨相对于股骨旋转，在完全伸直时，胫骨最多外旋23°，而在完全屈曲时，胫骨最多内旋12°。
- 在过去的20年中，多位学者报告了不同的运动学模式，这可归因于膝关节标本、成像方式、参考轴和负载条件的异质性。

◆ 2.3.2 髌股关节运动学

髌骨的主要生物力学功能是通过增加伸膝装置的力臂来提高股四头肌的效率（图 2.7）。髌骨通过使髌腱远离胫股接触点来完成，从而在膝关节伸直过程中增加股四头肌的优势。髌骨相对于胫股关节的位置和方向决定了伸膝装置的力臂，并影响所需的股四头肌力、关节反作用力，以及与膝关节股骨滑车和股骨髁的接触。髌骨轨迹是指在膝关节屈曲过程中，髌骨相对于滑车沟的运动轨迹。尽管髌骨有 6 个自由度，但需重点关注的是髌骨移位、髌骨高度和髌骨倾斜

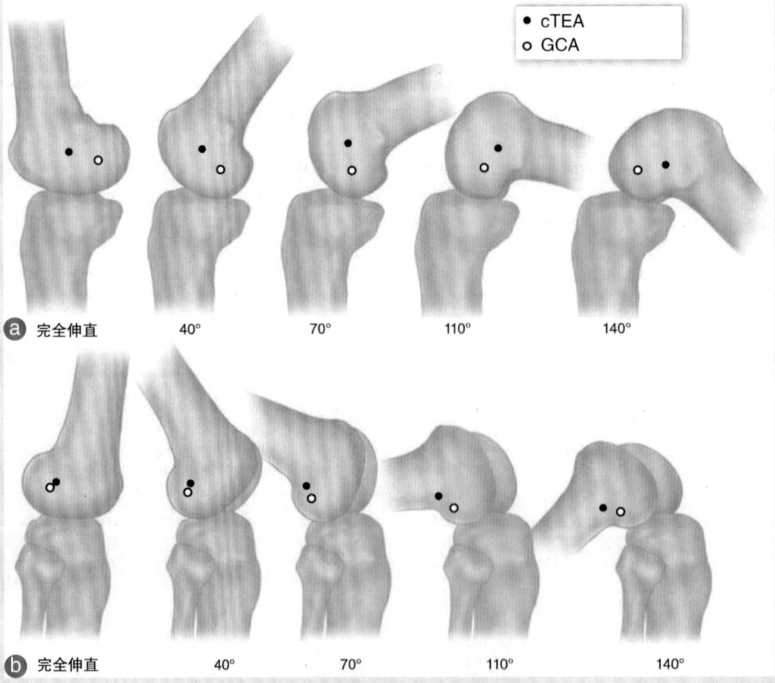

• cTEA
○ GCA

ⓐ 完全伸直　40°　70°　110°　140°

ⓑ 完全伸直　40°　70°　110°　140°

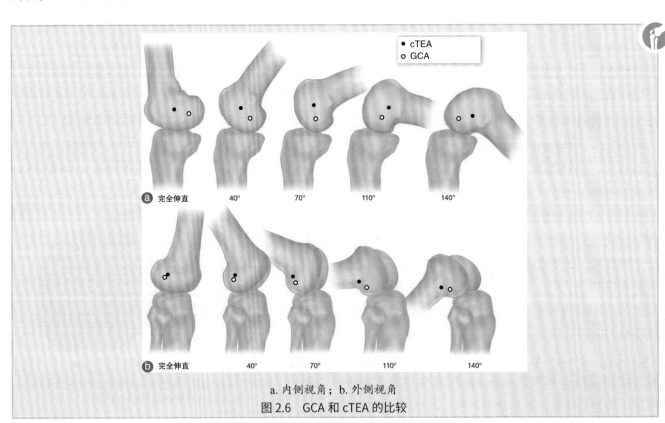

a. 内侧视角；b. 外侧视角

图 2.6　GCA 和 cTEA 的比较

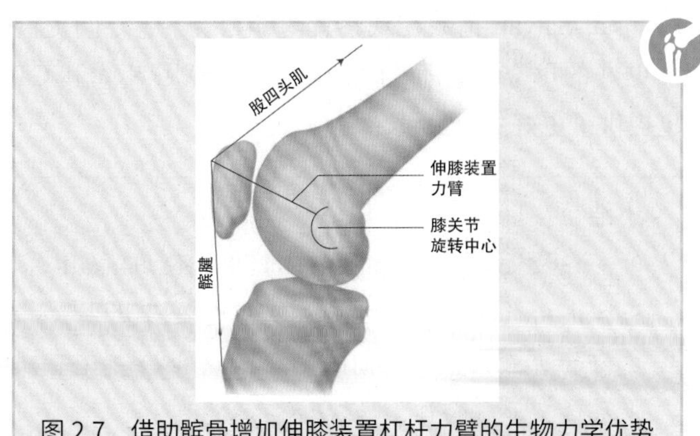

图 2.7　借助髌骨增加伸膝装置杠杆力臂的生物力学优势

度（图 2.8）。关于髌骨轨迹的研究共识在很大程度上受到应用坐标系、参考点和实验方案不一致的影响。

小结

- 髌骨的主要生物力学功能是通过增加伸膝装置的力臂来提高股四头肌的效率。
- 虽然髌骨有6个自由度，但需要着重关注的是髌骨移位、髌骨高度和髌骨倾斜度。

2.3.2.1　髌骨轨迹

在完全伸直时，胫骨结节上的髌腱远端附着点相对于滑车沟处于外侧位置，但髌骨与滑车沟并不完全匹配。股四头肌肌腱和髌腱之间形成的角度称为Q角，并导致完全伸直的髌骨产生向外侧拉力（图 2.9）。这种侧向力受到股内侧肌、内侧髌股韧带和外侧滑车关节的对抗。随着膝关节开始屈曲，胫骨相对于股骨向内旋转，从而减小 Q 角，并且髌骨从外侧进入滑车沟。

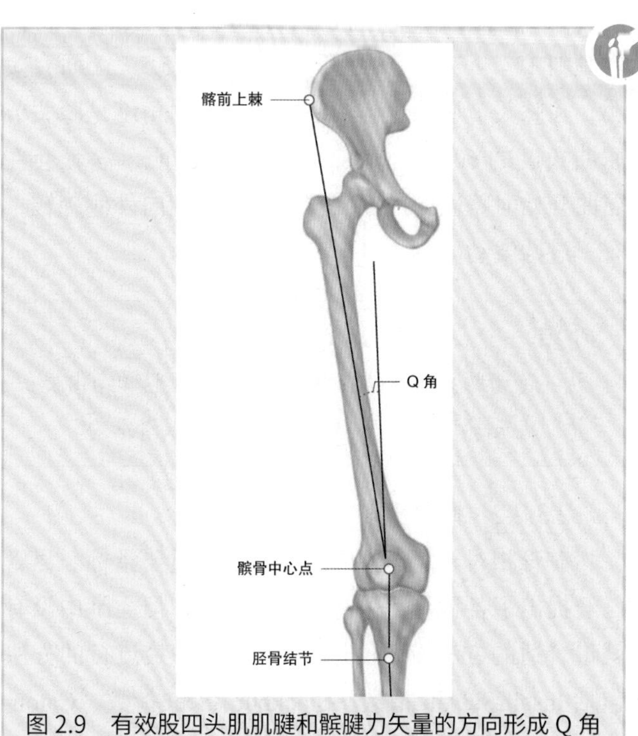

图 2.9　有效股四头肌肌腱和髌腱力矢量的方向形成 Q 角

第
2
章

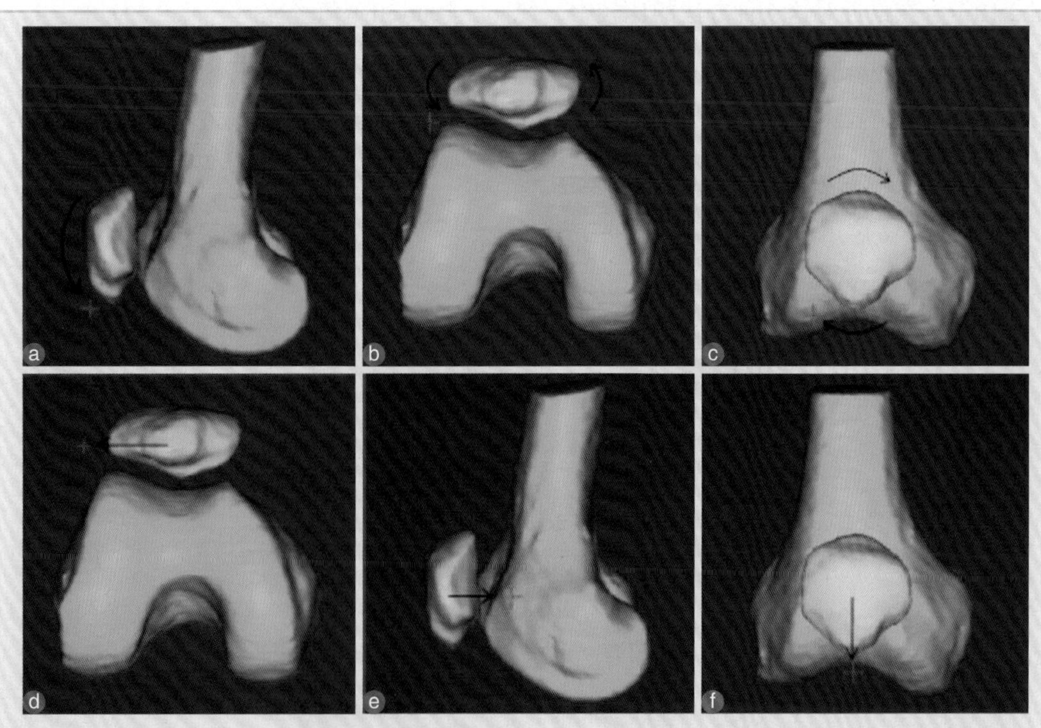

a. 屈伸；b. 倾斜；c. 旋转；d. 内侧 - 外侧移位；e. 前后平移；f. 近端 - 远端平移

图 2.8　右膝关节髌骨的 6 个自由度

（引自 Yu et al.）

与滑车接合后，髌骨在膝关节屈曲 10° ～ 30° 时向内侧移动，然后再次向外侧移动。一些研究表明，在膝关节屈曲角度超过 80° 时，髌骨会向内侧移动。但由于很少有研究考虑深屈曲，因此屈曲超过 90° 的数据较为有限。髌骨近端 - 远端和前后移位的临床诊断和处理尚无指导意见，因此，对这两个自由度的研究很少。在完全伸直和屈曲 90° 之间，髌骨将向内倾斜 1° ～ 3° ，向外倾斜 1.0° ～ 15.5° 。研究表明，在膝关节屈曲过程中，髌骨的屈曲角度是膝关节屈曲角度的 60% ～ 70%。研究结果表明，髌骨会在屈曲开始时略微向内侧旋转，之后长期向外侧旋转，有一过性波动。

小结

随着膝关节开始屈曲，胫骨相对于股骨向内旋转，从而减小Q角，并且髌骨从外侧进入滑车沟。

2.3.2.2 髌骨高度

髌骨相对于滑车沟的高度是一项重要指标。尽管已经提出了各种量化髌骨高度的方法，但文献中没有就最合适的方法或阈值达成共识。5 种最流行的方法包括 Insall-Salvati 指数、Blackburn-Peel 指数、Caton-Deschamps 指数、改良 Insall-Salvati 指数和髌骨滑车指数（图 2.10）。在最近对这 5 种方法的比较中，使用 Insall-Salvati 指数在观察者内部和观察者之间提供了更好的可靠性，而与 MRI 相比，使用 X 线和 CT 也提供了更好的可靠性。

小结

在最近对这5种方法的比较中，使用Insall-Salvati指数在观察者内部和观察者之间提供了更好的可靠性，而与MRI相比，使用X线和CT也提供了更好的可靠性。

2.3.2.3 胫骨结节 - 滑车沟距离

胫骨结节 - 滑车沟距离（tibial tubercle - trochlear groove distance，TT-TG）是测量滑车沟上最深点和髌腱止点在胫骨结节上的中心位置沿内外径的值（图 2.11）。TT-TG 的测量最初是使用 CT 扫描定义的，但文献也描述了 MRI 的使用方法。尽管文献中报告的值显示出高度的变异性，但普遍认为超过 15 ～ 20 mm 的值是病理性的。众所周知，TT-TG 也会在屈曲角度和承重条件之间变化。在最近的一项系统回顾和荟萃分析中，比较了 CT 或 MRI 测量的 TT-TG，结果表明 TT-TG 是区分有无髌骨不稳定患者的可靠测量方法。然而，在 CT 上测量的 TT-TG 明显＞在 MRI 上测量的 TT-TG，这表明应该使用不同的截断（cut-off）值。

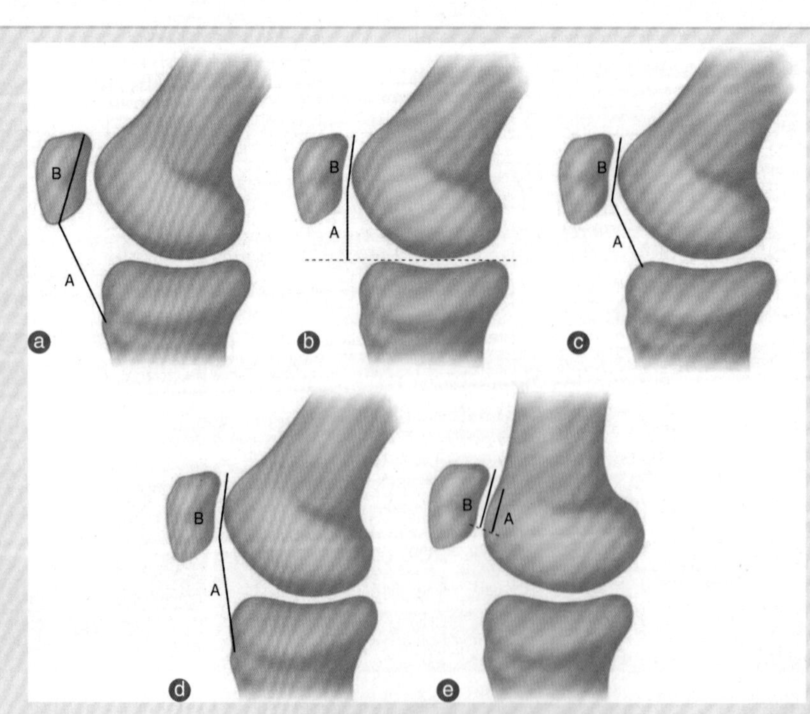

a.Insall-Salvati 指数；b.Blackburn–Peel 指数；c.Caton–Deschamps 指数；d. 改良 Insall-Salvati 指数；e. 髌骨滑车指数

图 2.10 髌骨高度的测量值 =A/B

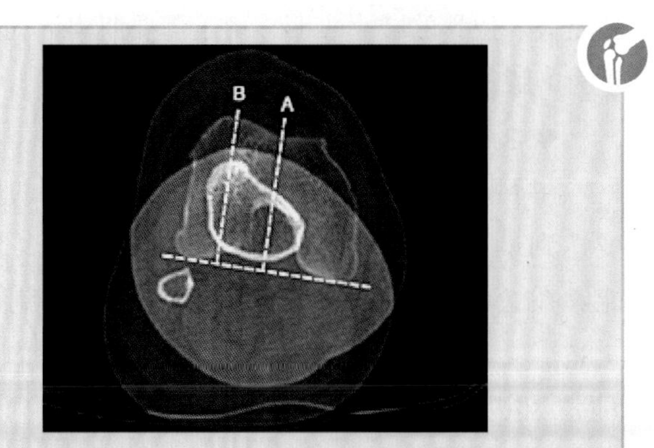

第一个层面（A）通过滑车沟的最近端部分，切口形似罗马拱门；第二个层面（B）通过胫骨结节的最近端部分。这两个参考点垂直于双髁线投影。它们投影之间的距离是 TT-TG 值

图 2.11　TT-TG 是通过两个叠加的 CT 切片进行测量的

◆ 2.3.3　稳定性

由于其关节面的形合度较差，膝关节相对于它所承受的负载而言是一个相对不稳定的关节。因为它在很大程度上依赖软组织来保持连贯性，所以膝关节很容易受伤，尤其是 ACL 的撕裂。为了预防或修复损伤，必须了解膝关节稳定性的力学机制。Brantigan、Voshell 及 Abbott 等在他们开创性的观察性研究中介绍了松弛和稳定性的一般概念，描述了膝关节韧带在屈曲时的松弛和收紧，施加剪切或扭矩载荷时的延伸，以及相互作用的承载面对韧带长度的影响。当外力作用时，膝关节被认为是稳定的，没有主观上的过度旋转或移位，并且周围的韧带在其弹性范围内。膝关节的稳定性可以根据膝关节的松弛度来量化，通过测量向股骨或胫骨施加力（或扭矩）时相对于中立位置的位移（前侧 - 后侧、内侧 - 外侧、内旋 - 外旋）或旋转来评估。在最近的一项研究中，Marouane 等表明，中立位置取决于胫骨后倾角，并且因个体而异。总体松弛度由向一个方向施加力，然后在返回中立位后向相反方向施加力时的净位移量决定。

实验室研究则集中于不同结构在提供稳定性方面的主要作用。Girgis 等和 Furman 等研究了交叉韧带的解剖结构，以了解它们抑制前后剪切力的能力，并确定了每个交叉韧带的两条带（或主要束）在不同的屈曲角度松弛或紧绷的情况。他们采用选择性切除韧带的方法，即一次切除一条韧带，并在每次切除后测试膝关节。通过施加力，他们确定了每个膝关节韧带对膝关节总体稳定性的相对贡献。他们研究发现，当前内侧束被切断时，前向平移增加最多，随着后外侧束和内侧副韧带的切断，进一步的平移增加。该研究还强调，当膝关节处于伸直状态时，ACL 限制了内外旋转和过度伸直。最后，他们发现在屈曲过程中，有一些纤维会拉伸和收缩，而其他纤维保持恒定的长度。在诊断软组织损伤的背景下，这些发现得到了其他几项关于膝关节稳定性研究的证实。

这些早期研究的一个局限性是膝关节没有像通常在日常活动中那样受到轴向载荷。此后，Wang 和 Walker 表明，载荷显著降低了旋转松弛度，并归因于关节表面之间的几何相互作用。随后，他们通过对使用选择性切除韧带和半月板的研究，进一步探讨了前后和旋转松弛度，以揭示它们在承重状态下对膝盖稳定性的有限作用。膝关节在负荷下的稳定性在很大程度上可以通过“上坡机制”来解释，在这种机制中，股骨在位移或旋转时会分散胫骨的应力。这可以在股骨内侧髁上看到，主要原因是在承受剪切力时，其必须从内侧胫骨间室的凹陷中爬出，而外侧髁则位于外侧胫骨间室的平坦或凸面上。

临床研究证实了膝关节负重时松弛度的降低。Markolf 等观察到，当患者肌肉紧张时，AP 松弛度降低了 50%。Markolf 等后来发现，当在承重（925 N）的无约束解剖离体膝关节中，AP 松弛度仅减少了 30%。因此，这些研究仅强调了肌肉收缩对膝关节稳定性的贡献，以及 ACL、半月板和软骨内的损伤。

小结

当外力作用时，膝关节被认为是稳定的，没有主观上的过度旋转或移位，并且周围的韧带在其弹性范围内。膝关节的稳定性可以根据膝关节的松弛度来量化，通过测量向股骨或胫骨施加力（或扭矩）时相对于中立位置的位移（前侧-后侧、内侧-外侧、内旋-外旋）或旋转来评估。

2.4　不同活动时的膝关节运动学

不同活动所需的膝关节屈曲程度差异很大：步行时为 67°，爬楼梯时为 83°，坐下和下楼梯时为 90°，系鞋带时为 106°，下蹲时为 130°。在这些活动中，膝盖在每个屈曲角度所承受的负荷也有所不

同，在此期间，自然膝关节具有不同程度的形合度和稳定性。许多学者研究了膝关节运动学在不同的常见活动中是如何变化的。他们的观察报告在本节的其余部分有所阐述。

◆ 2.4.1 步行

步行，也称为“步态”，有两个主要阶段：站立阶段和摆动阶段。站立阶段是脚着地的时候，摆动阶段是脚在空中的时候。每个阶段都可以用多个部分来描述。站立阶段包括初始接触、负重、中间站立、最终站立和摆动前阶段。摆动阶段包括初始摆动、中间摆动和末端摆动。末端摆动以站立期的初始接触部分结束。在站立阶段，膝关节屈曲受限＜10°，而在摆动阶段，膝关节屈曲高达55°（图 2.12）。

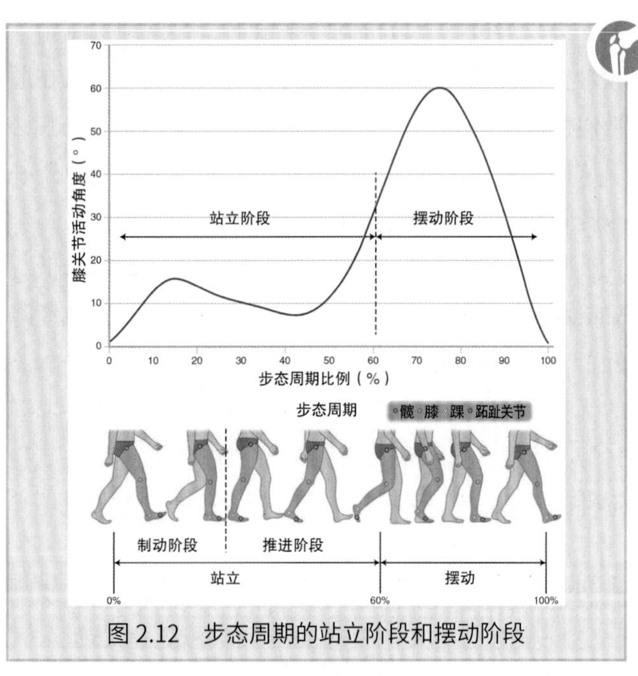

图 2.12 步态周期的站立阶段和摆动阶段

◆ 2.4.2 爬楼梯和下楼梯

爬楼梯时，膝关节的最大屈曲角度的范围为79°～97°，最小屈曲角度为17°，内旋高达15°。下楼梯时，内侧髁向前平移约3 mm，外侧髁向后平移约7 mm。弯曲的膝关节和移动的体重会在内侧引起轻微的反常（前）运动。与步态相似，当外侧髁向后移动时，外侧髁的大部分平移似乎发生在足跟触地到站立期的66%（平均3.9 mm）。

◆ 2.4.3 坐下和站立

坐下具有特定的膝关节运动学特征。最大屈曲角度略高于90°（94°～97°），最小屈曲角度是膝关节略微屈曲（6°～8°）。与从椅子上站起来（0.5~5.9 mm）相比，坐下到椅子上时（3~9 mm）股骨内侧髁的位移更大。位移的减小表明，由于需要肌肉活动来克服重力，膝盖的稳定性得到了增强。

◆ 2.4.4 下蹲、弓步和跪姿

在下蹲、弓步和跪姿过程中，膝关节的屈曲程度达到最大。Hamai 等让健康人进行弓步，使单膝能够在 X 线上显示，从功能弧的中段屈曲到被动弧（85°～150°）。他们的研究评估了胫股内、外侧间室，以及股骨外翻旋转。在屈曲范围内，内侧向前位移约3 mm，然后向后位移约4 mm，而外侧始终向后位移约8 mm。膝关节从15°外旋到30°，并从1°的轻微内翻旋转到5°的外翻旋转。

◆ 2.4.5 垂直落差跳跃（vertical drop jump，VDJ）

ACL 状态测试的其中之一是进行 VDJ。受试者从30 cm高的盒子跳到地板上。通过观察膝关节的内外侧运动来评估 ACL 的状态。Krosshaug 等和 Leppanen 等都详细介绍了 VDJ。Krosshaug 等评估了一组女性手球和足球运动员，Leppanen 评估了男性和女性的板球和篮球运动员。Krosshaug 等报告表明，VDJ 无法确定 ACL 损伤的风险，与损伤风险相关的唯一因素是膝关节内侧位移。在所有参与者中，观察到有新的 ACL 损伤的患者平均膝关节内侧位移为2.7 cm，而没有受伤的患者为2.2 cm。其他运动学数据之间的差异微不足道，因此可以预测在初始接触时会看到大约2°的外翻，并且在进行 VDJ 时会看到90°的膝关节屈曲。

◆ 2.4.6 运动

大多数膝关节手术发生在运动损伤之后。与通常报告的运动相比，膝关节和身体会经历更多动态和激进的运动。Steiner 等发现，虽然打90 min篮球或跑10 km会使膝关节的松弛度增加约20%，但深蹲对AP的松弛度几乎没有影响。同样，与板球运动员相比，篮球运动员在跳跃着陆后外翻松弛度更大（分别为-3 mm和-1 mm）。

Murakami 等利用以10 Hz参数拍摄的单平面射线照片评估了5名健康男性在高尔夫挥杆过程中的膝关节运动学。他们发现，在高尔夫挥杆过程中，后膝关节的旋转幅度（平均26°）明显＞前膝关节（平均18°）。有趣的是，左、右膝关节的外旋基本上呈现出镜像关系，左膝外旋，右膝内旋，反之亦然。

> **小结**
>
> 不同活动所需的膝关节屈曲程度差异很大：步行时为67°，爬楼梯时为83°，坐下和下楼梯时为90°，系鞋带时为106°，下蹲时为130°。

2.5 个体之间、性别、年龄和种族差异

Komistek 是最早强调屈曲过程中，股骨内、外侧髁上 AP 平移存在显著个体差异的学者之一。从那时起，大量研究调查了跨性别、年龄组和种族的膝关节运动学的潜在变化。

◆ 2.5.1　性别差异

关于男性和女性膝关节运动学是否存在有意义的差异存在一些争议。然而，值得注意的是，两性之间在下肢运动学和肌肉控制方面已存在差异。例如，Leppanen 等发现，无论体育活动如何，男性膝关节控制能力（75%）的比例都高于女性（21%），男性膝关节的内翻峰值为 3.4°，而女性膝关节的外翻峰值为 7.5°。Sheu 等在一项测试侧切动作的研究中发现，在进入侧切动作时，男性比女性具有更大的屈曲度。这种差异可以解释女性对 ACL 损伤的敏感性更高。Mendiguchia 等观察到，在进行运动动作时，女性的内收和内旋程度会增加。值得注意的是，膝关节运动学不仅取决于膝关节，还取决于控制下肢运动的运动链，以及脊柱、髋关节和踝关节的动力学链。因此，理解膝关节运动学需要对下肢有一个系统的认识，同时考虑膝关节的近端和远端因素。例如，与男性相比，女性脊柱和髋关节屈曲角度的改变、更多的脊柱侧向位移和更大的脊柱运动范围，这些差异有助于解释她们 ACL 损伤风险增加的原因。

> **小结**
>
> 两性之间存在下肢运动学和肌肉控制的差异。

◆ 2.5.2　年龄变化

年龄会增加患骨关节炎的风险，并降低肌肉力量，这两者都会改变膝关节运动学。此外，骨关节炎的推荐治疗方法通常是 TKA。因此，比较健康膝关节与 TKA 膝关节功能的研究对老年患者尤为重要。

从本质上讲，衰老通常会减慢膝关节的运动，并使膝关节处于轻微的内翻状态，这两个因素都会导致相邻关节需要更多的运动来完成一项任务。在一项针对 22 例年龄在 21 ~ 75 岁的患者的研究中，Fukagawa 等发现外翻角和下蹲时间随着年龄的增长而显著增加，并且最大屈曲度发生在步态周期的后期。同样，Hortobágyi 等报告称，老年患者（平均 77 岁）在步态期间做了更多的髋关节活动和较少的踝关节活动。

> **小结**
>
> 年龄会增加患骨关节炎的风险，并降低肌肉力量，这两者都会改变膝关节运动学特征。

◆ 2.5.3　种族差异

在一项针对日本和高加索血统的健康人研究中，Leszko 等评估了性别或种族对膝关节运动学的影响是否更大。他们发现，与高加索女性相比，高加索男性的最大屈曲度有限（分别为 146° 和 152°），而日本男性和女性的屈曲度相似（分别为 151° 和 153°）。作者还发现，与其他三组相比，高加索男性的膝关节位置更靠后，因此内 - 外旋程度也更小。在另一项比较需要 TKA 的中国、马来西亚和印度患者的研究中，Siow 等发现每个种族的术前运动范围存在微小但显著的差异。

> **要点回顾**
>
> 明确理解膝关节不同结构之间的相互关系及其在膝关节运动学中的作用是值得认可的。基于这一认识，可以期待新的康复方案、手术技术和治疗方案将会被开发出来，以便更好地满足患者的功能需求。通过运动学获得更好功能的假设仍未实现，主要是由于坐标参考系的不一致、测量技术的差异，以及实验方案的不一致。需要更多的指南如国际生物力学学会（International Society of Biomechanics，ISB）对联合坐标系的建议，才能减少不同运动学研究之间的变异性。

参考文献

扫码查看

第 3 章

部分和全膝关节置换术后的膝关节运动学

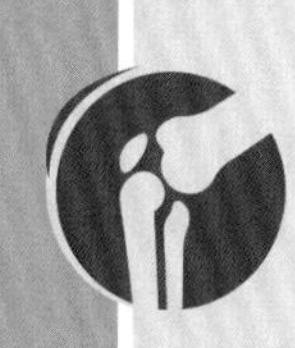

Carlos Meheux, Kevin Park, Shuyang Han, Farhang Alaee,
Adam M. Freedhand 和 Philip C. Noble

要 点

- ACL 的缺失，如在后交叉韧带保留型（cruciate-retaining，CR）TKA 中，允许股骨在伸膝运动时更多的向后移动。屈曲时，股骨在后滚之前可能会向前反向移动。当这种“反向运动”发生时，股四头肌效率降低，膝关节的活动范围也会减小。
- 后稳定型（posterior-stabilized，PS）TKA 的运动学由立柱和凸轮结构的几何形状和位置决定，在膝关节屈曲 60° ~ 90° 时，出现类似于完整 PCL 的方式使股骨向后移位。
- 有些 TKA 设计有一个“深碟形”的胫骨垫片，在内侧（“内轴”TKA）、外侧（“外轴”TKA）或内侧和外侧（“超形合”TKA），符合股骨髁的形态。与 CR 和 PS 设计相比，这类设计为股骨假体前移提供了阻力，并增加了膝关节的前后稳定性。

3.1 关节置换术后膝关节运动学的研究方法

许多研究描述了TKA术后膝关节在被动运动（如屈伸）和功能活动（如步行、下蹲、弓步和爬楼梯）中的运动学。在这些研究中，胫骨、股骨和（或）髌骨的相对位移和旋转来自不同的设置条件，通常采用尸体标本进行实验，运动分析在步态实验室进行，或采用体内成像方式［例如，无线电立体摄影测量分析（radio stereophotogrammetric analyses，RSA）、准动态MRI测试或视频透视］。

每种方法都有一些局限性。施加关节载荷的动力装置无法再现体内的动态运动，因此尸体研究不能模拟体内条件。使用RSA进行的研究通常在非负重条件下进行，并且是准动态的。步态分析也存在一些局限性。几项研究评估了步态实验室报告的运动学测量的准确性，由于皮肤标记和下层骨结构之间的运动，传统的基于标记的方法在平面外旋转和平移测量中会受到显著误差的影响。视频透视也被用于研究自然膝关节和膝关节假体的运动学。在受试者进行各种活动的同时，可以在体内、承重和完全动态条件下完成荧光运动学研究。透视研究得到的2D图像与正常或膝关节假体的三维（three-dimensiond，3D）模型相匹配，从而准确测量体内膝关节的运动学。

3.2 全膝关节置换的运动学

TKA假体有不同的设计理念。CR设计保留PCL，设计用凸轮-立柱结构代替PCL，内轴设计用高度适形（球窝形）关节稳定内侧间室，同时允许外侧髁的平移。还开发了前、后交叉韧带保留设计，即保留前后交叉韧带型（bicruciate-retaining，BCR）的膝关节假体设计。

不同的膝关节假体垫片嵌入锁定机制也决定了膝关节运动学，包括活动平台、固定平台和深盘形（超形合）设计。定义TKA运动学涉及多个参数，而对于哪种人工膝关节设计能最好地恢复自然膝关节的运动学，目前还没有普遍的共识。例如，允许更少内翻/外翻角度的设计在侧副韧带受伤或功能不全的情况下可能是有利的。有些全膝关节假体设计侧重于PCL的作用（图3.4）。CR TKA设计，旨在保留PCL，术后膝关节运动学呈现出该韧带、侧副韧带和假体的共同作用。其他膝关节假体在没有PCL时发挥作用，具有引导胫骨相对于股骨运动的力学特征。这些设计被称为PS或PCL替代假体（图3.1）。多项研究评估了这两种设计，并报告了每种设计的优缺点。

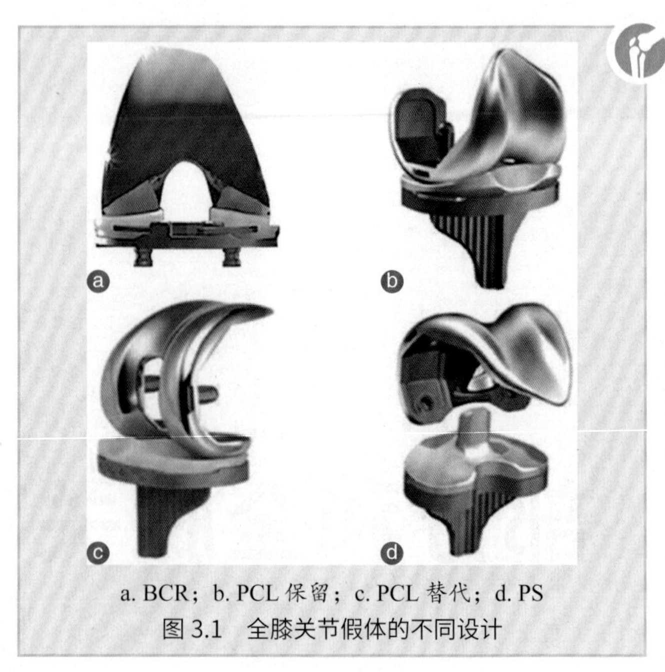

a. BCR；b. PCL保留；c. PCL替代；d. PS

图3.1 全膝关节假体的不同设计

◆ 3.2.1 交叉韧带保留型TKA设计

在CR TKA假体设计中，PCL被保留，理论上，这可以增加对膝关节屈曲的控制，以及由于韧带内存在压力感受器而保留本体感觉。由于PCL保留，CR设计被认为类似于自然膝关节的运动学。CR假体设计已经从提供最小内在限制的平面对平面关节演变为具有形合度更高的设计，可以引导股骨-胫骨运动，尤其是屈曲时的胫骨内旋。为此，有文献报告，在接受PCL保留的TKA术后3年与正常对照组相比，TKA患者的膝关节前后稳定性与正常对照组相似，而接受PS TKA患者的膝关节前后稳定性显著降低。虽然CR膝关节中保留PCL的目的是减少术后由于胫骨的过度后移，并有助于膝关节深屈时股骨后滚，但ACL功能的丧失导致股骨在伸直时向后移动。在屈曲时，股骨可能会随着屈曲程度的增加而向前滑动，从而通过胫骨后侧和股骨的过早撞击来限制膝关节的活动范围（图3.2，图3.3）。这种相对平移减少了股四头肌力量，增加了稳定膝关节所需的肌肉力量，并通过增加关节面的负荷加速了聚乙烯（polyethylene，PE）磨损。

许多CR设计的聚乙烯胫骨垫片前缘高度降低，以限制股骨内侧髁的前移，就像正常膝关节的“前方延伸部分”。从理论上讲，膝关节屈曲时，CR TKA 中 PCL 保留会促使股骨在胫骨上的后向平移（“股骨后滚”），从而提高伸膝装置的机械力学效率。Banks 和 Hodge 在一项 TKA 患者在爬楼梯期间的 X 线视频透视研究中报告，63% 的 CR 假体患者在屈曲时表现出外侧为轴的旋转，这对应于内侧股骨髁的前向滑动。

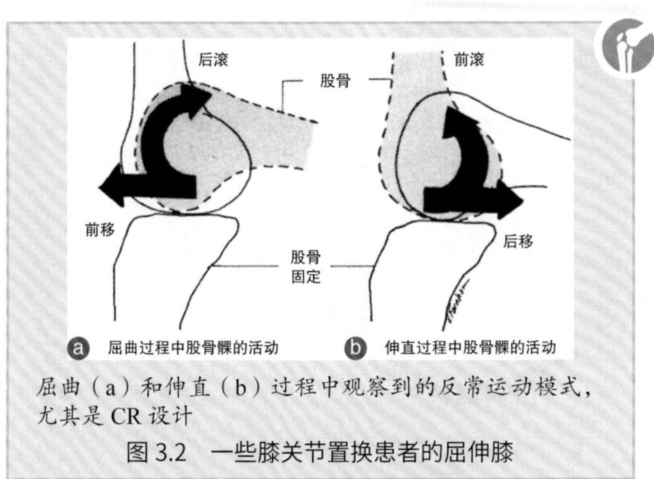

屈曲（a）和伸直（b）过程中观察到的反常运动模式，尤其是 CR 设计

图 3.2　一些膝关节置换患者的屈伸膝

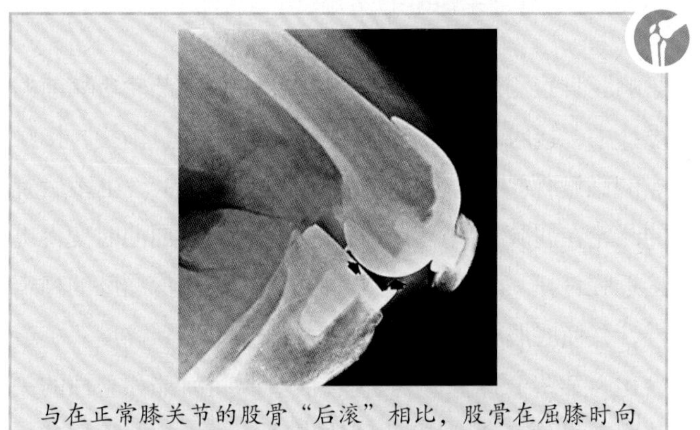

与在正常膝关节的股骨“后滚”相比，股骨在屈膝时向前平移。股骨假体的前缘紧靠胫骨垫片的前唇

图 3.3　PCL 功能丧失的 CR TKA 术后矢状面 X 线片

在 TKA 术后膝关节最大屈曲度方面，Yamakado 等报告，CR TKA 术后平均随访时间为 7.1 年，膝关节的活动度从术前的 124° 减少到 112° ，而 IIshi 等平均随访时间为 9.8 年，发现对侧 PS 与 CR 膝关节置换术后的中位关节活动度没有差异（均为 115° ）。在一项透视研究中发现，在单腿膝关节深屈时，CR TKA 膝关节最大屈曲度为 98° ，部分患者屈曲无法超过 70° 。此外，CR TKA 膝关节不能重现正常膝关节的运动学，因为胫骨 - 股骨接触点在屈曲开始时位于胫骨中线后方，然后在屈曲时向前平移。由于 CR TKA 术后膝关节的活动范围受股骨后髁偏距的影响，后髁截骨过多可能导致胫骨后表面和股骨之间过早撞击，从而影响股骨屈曲末段。然而，TKA 术后股骨后髁偏距与膝关节最大屈曲度之间的关系仍存在争议。此外，其他几个变量（例如胫骨后倾、假体设计、手术后 PCL 的功能）也可能对获得的屈曲度有影响。

◆ 3.2.2　后稳定型 TKA 设计

PS 设计的潜在好处包括可预测的恢复膝关节运动学、改善活动度、因关节面更匹配而减少聚乙烯磨损、更容易矫正严重畸形，以及更容易实现韧带平衡。PS 膝关节设计有胫骨立柱和凸轮结构，可在屈曲时促使股骨相对于胫骨向后平移。这是通过具有凸轮形截面的轴来实现的，该轴连接股骨假体的髁间窝，并与胫骨垫片的立柱接合，立柱位于胫骨垫片表面内侧 - 外侧中线上（图 3.4）。

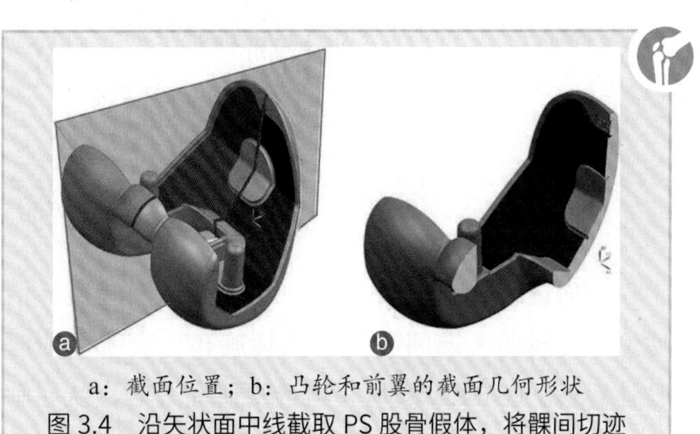

a：截面位置；b：凸轮和前翼的截面几何形状

图 3.4　沿矢状面中线截取 PS 股骨假体，将髁间切迹一分为二

多个设计参数会影响不同后凸轮设计的机械功能，从而影响 PS 膝关节置换术的运动学。立柱和凸轮的形状（包括凸轮半径和立柱深度）及其在 TKA 内的 AP 位置主要决定：衔接时的膝关节屈曲角度及从撞击到最大屈曲发生的股骨后滚幅度（图 3.5）。其他设计变量包括立柱的尺寸（即其高度、宽度和深度）和撞击点的位置，决定了凸轮 - 立柱结构的强度、刚度和稳定性。在大多数设计中，凸轮和立柱在膝关节屈曲 60° ~ 90° 的角度接合。因此，膝关节屈曲角度 $< 60°$ 时的关节稳定性依赖于软组织平衡，这在 CR TKA 和 PS TKA 设计中是相似的。当屈曲角度超过 90° 时，PS 膝关节显著后移并更接近自然膝关节的运动学。PS TKA 术后膝关节假体的凸轮接触应力近似于完整膝关节中 PCL 所承受的载荷，在关节运动时仍有一些差异（图 3.6）。

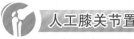

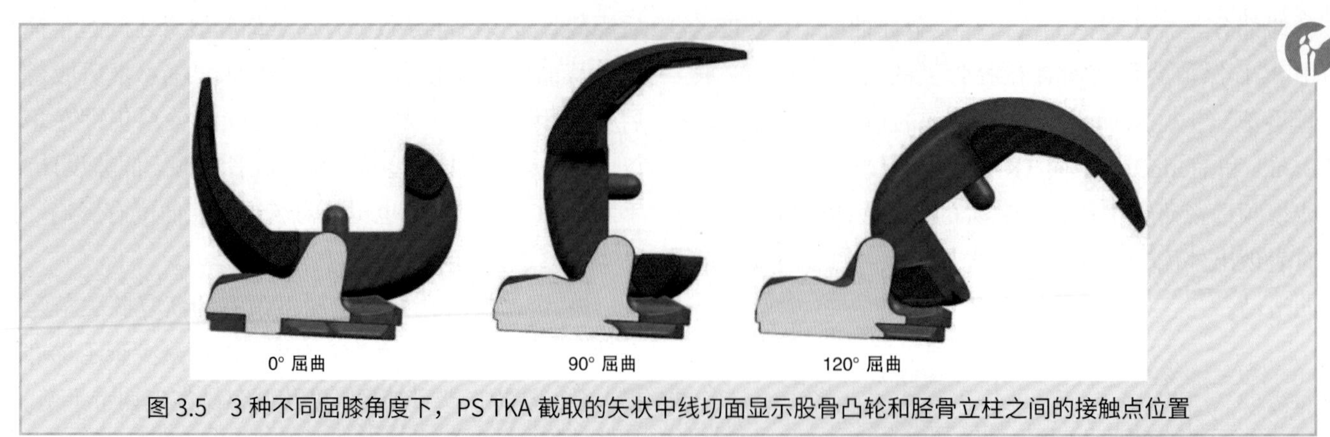

图 3.5　3 种不同屈膝角度下，PS TKA 截取的矢状中线切面显示股骨凸轮和胫骨立柱之间的接触点位置

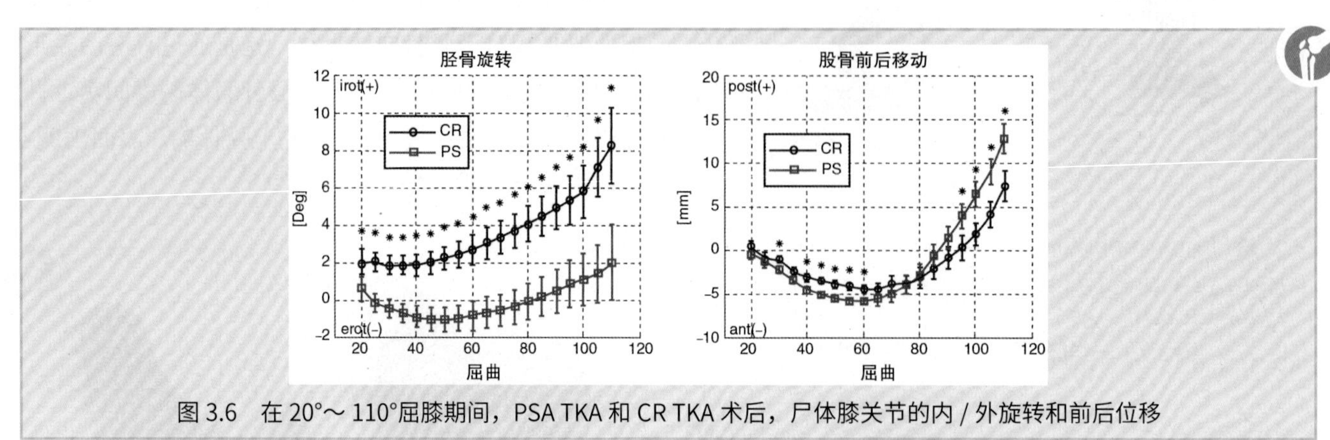

图 3.6　在 20°～ 110°屈膝期间，PSA TKA 和 CR TKA 术后，尸体膝关节的内 / 外旋转和前后位移

一项透视研究表明，75% 的 PS 假体在爬楼梯活动（70°屈曲）期间围绕内侧轴旋转，表明屈曲时股骨后移。PS TKA 的另一项透视研究表明，从屈膝 80°～ 120°出现股骨后髁后移，屈膝超过 120°则为股骨前移。采用 PS 设计的假体可以更轻松地平衡韧带，因为关节间隙的牵张会在侧副韧带中产生张力，而不会出现 PCL 斜向拉伸应力。与 CR TKA 相比，通过凸轮 - 立柱关节机械强制通常导致 PS 膝关节的股骨后滚更大，但内旋更少。PS TKA 的运动范围通常也＞ CR 假体。Maruyama 等研究了 20 例接受双侧 TKA 的患者，在平均 30 个月的随访中，发现 PS 膝关节的屈曲度明显＞ CR 膝关节（131° *vs.* 122°）。Yoshiya 等也报告了类似的差异（131° ±12° *vs.* 121° ±16°）。此外，负重条件下，PS 膝关节没有出现股骨前移，而在 30°～ 60°的 CR 膝关节出现了股骨前移。Harato 等对 99 例 CR 和 93 例 PS TKA 的患者进行了至少 5 年的随访，得到同样的结论。Kolisek 等研究发现，与之前的研究结果相反，在平均随访 60 个月时，CR 膝关节（45 例）的平均活动范围比 PS 膝关节（46 例）高 7°。

PS 膝关节假体的凸轮和立柱具有不同的形状和位置，它们在股骨相对胫骨运动时进行引导或限制，也会影响胫骨聚乙烯垫片的形合度和磨损。在凸轮更靠前的设计中，接触发生在较小的屈膝角度，一旦衔接，接触点的高度保持在立柱的中间部分（图 3.7）。更多后置的凸轮在屈膝后期产生后接触，接触点在屈曲时变得更接近胫骨托，随着屈曲度的增加，提高了深屈膝的稳定性，并使胫股脱位所需的垂直距离（“跳跃高度”）最大化。某些 PS 膝关节假体在股骨髁间前部和立柱的关节面上设计有吻合面，以引导胫骨 - 股骨的伸膝运动。

在功能活动时，横断面上立柱的形状也会影响关节运动学。横断面为矩形的立柱会限制股骨假体的旋转，具体取决于立柱的整体宽度和凸轮的尺寸。在胫骨 - 股骨旋转过程中，凸轮立柱载荷集中在立柱的拐角处，导致局部变形、磨损，在某些情况下，还会导致疲劳断裂。另外，如果立柱设计成圆柱形，则对内旋或外旋的限制较小，对立柱的磨损较小，并且更多地依赖软组织来获得旋转稳定性。众所周知，立柱的高度会影响 TKA 术后的运动学。位置更靠前的高立柱设计会接触髌骨下缘，这种现象称为立柱髌骨冲突，它会限制深度屈曲并导致疼痛，因为当立柱接触髌骨时，增加了立柱顶部与髌骨撞击的风险。

某些凸轮设计有不对称的几何形状，包括不同的

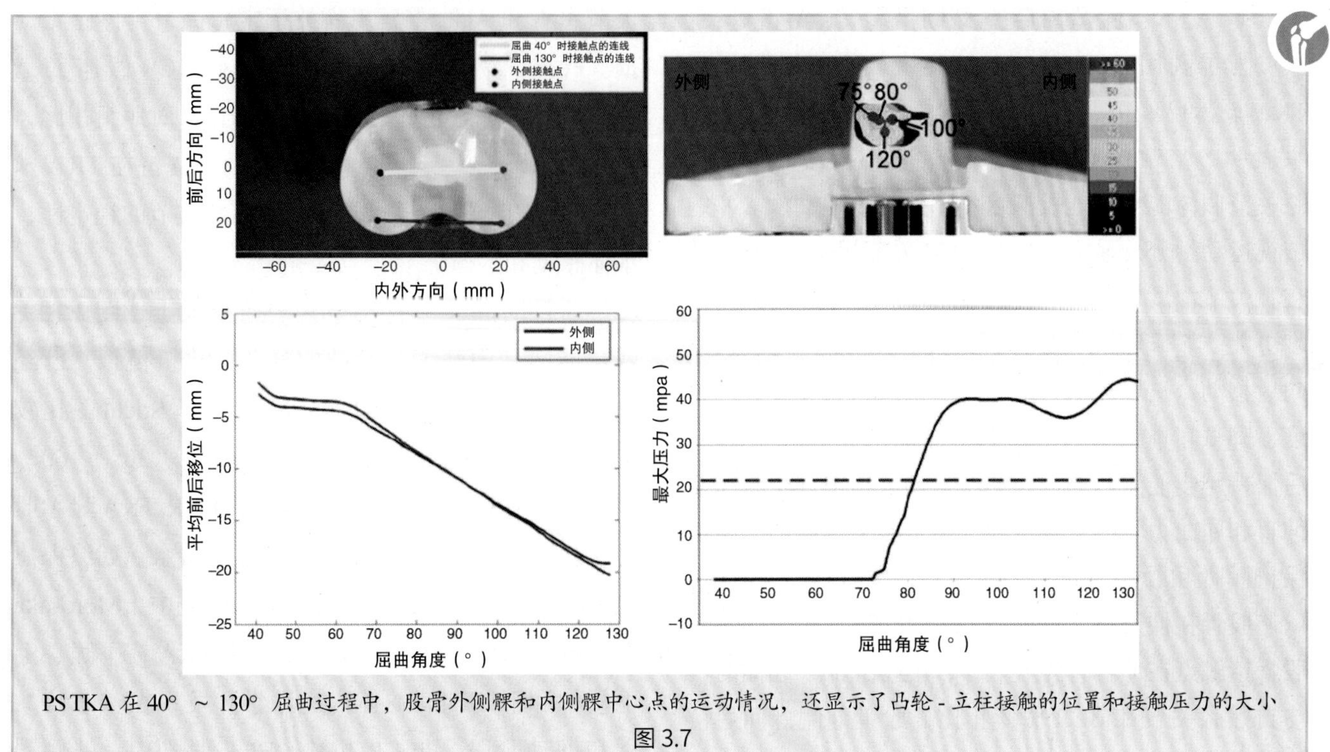

PS TKA 在 40° ～ 130° 屈曲过程中，股骨外侧髁和内侧髁中心点的运动情况，还显示了凸轮 - 立柱接触的位置和接触压力的大小

图 3.7

内侧和外侧直径。在这些设计中，凸轮的内侧与外侧相比具有相对较小的直径，以便在屈膝过程中引导内旋。外侧凸轮的直径越大，股骨外侧髁越向后推以促进后滚，而内侧凸轮的直径越小，股骨内侧髁就越保持在中心位置，滑移越多。

在 PS 设计中，在屈膝过程中，立柱接触凸轮导致后移，由此产生的应力转移到骨假体界面。从理论上讲，这种额外的约束可能会增加该设计下无菌性松动的发生率。此外，PS 设计需要更多的截骨，以便为股骨上的凸轮留出空间。股骨骨量丢失和假体约束的增加可能会增加无菌性松动的风险。然而，有多项研究比较了 PS TKA 与 CR TKA 的生存率，显示无菌性松动的结果相似。

◆ 3.2.3　内轴设计

TKA 的“内轴”设计介于双侧高形合度（ultra congruent, UC）和 CR 之间，具有高形合度的内侧间室，类似于球窝关节，以及形合度不高的外侧间室，允许不受限制的股骨后滚（图 3.8）。这种设计的前后稳定性源于聚乙烯垫片内侧间室的凸起前唇。膝关节屈曲时，只允许股骨外侧髁向后移位。影像学结果显示，内轴 CR 假体患者在膝关节屈曲时，股骨后部平移伴随着股骨外侧髁的滚动和滑动。尸体研究还表明，内轴膝关节的内侧前后运动较少，外侧前后运动较多，这与自然膝关节相似。此外，伸直所需的股四头肌力量没有差异。Bae 等证实，内轴 TKA 与 PCL 保留或不保留技术相比较的结果没有临床差异，并建议在软组织难以平衡的情况下牺牲 PCL。

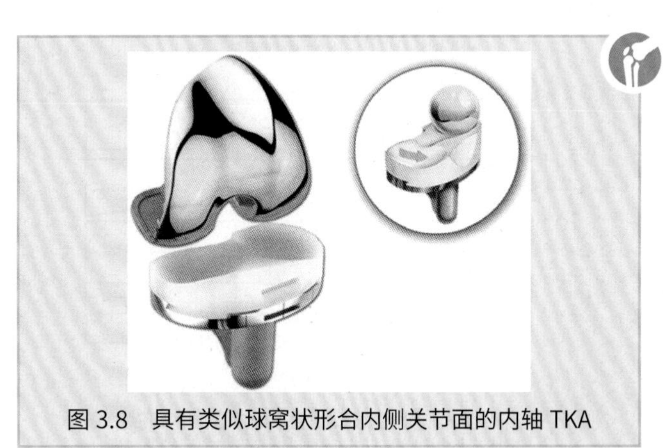

图 3.8　具有类似球窝状形合内侧关节面的内轴 TKA

◆ 3.2.4　外轴设计

另一种 TKA 设计是“外轴”膝关节，即在单间室内具有顺应关节的设计，类似于内轴膝关节，但内侧和外侧关节相反。在外轴设计中，外侧间室具有“球窝”结构，而内侧髁可自由向后平移。这种设计概念是在运动学研究的基础上发展起来的，运动学研究证明了失去 ACL 后，膝关节的旋转中心从内侧向外侧转移。外侧间室的形合度提供前后稳定性，而形合度不高的内侧间室允许股骨回滚和平移。与其他固定平台、CR TKA 和 PS TKA 设计相比，这种组合允许使用更宽的内侧髁，从而增加胫股接触面积，并减少接触应力。

◆ 3.2.5 保留前后交叉韧带型 TKA 设计

为了利用 ACL 和 PCL 的稳定效果，保留 BCR TKA 设计已经被开发出来。体外和早期体内试验结果表明，与常规 CR TKA 或 PS TKA 相比，BCR 的膝关节假体能更好地模拟自然膝关节的运动学。X 线透视运动学分析显示，与 BCR 膝关节相比，CR 假体在膝关节深度屈曲时的接触点更靠后，前后方向松弛度更大。当不保留 ACL 时，股骨的停留点（中立位置）向后移动，这增加了终末屈曲度，但增大了伸膝的难度，降低了髌股关节的效率。如果患者要在 TKA 术后保持跑步能力，那么在动态运动过程中维持膝关节伸直和屈曲力学的正常生理平衡是至关重要的。通过保持髌骨和胫骨之间的生理关系，维持 ACL 功能可以使股骨在伸展时向前移动。在 CR TKA 术后，胫骨 - 股骨接触点在伸直时向后位移，并且在 60° 屈曲时，与自然膝关节和 BCR 假体相比，股骨外侧髁向后位移更多（图 3.9）。

ACL 的缺失也可能导致本体感觉丧失。报告表明，当膝关节伸直时，ACL 和关节囊机械感受器的反应最大，主要是这些感受器的本体感觉敏感度最高。平衡测试表明，与健康对照组相比，ACL 缺失的膝关节患者和 ACL 重建患者的正常膝关节本体感觉受损。Fuchs 等评估了 15 例接受单侧 BCR 假体 TKA 患者的本体感觉，并与对侧肢体和正常对照组相比，平衡测试没有差异。这些发现有助于支持在 TKA 术中保留 ACL，从而最大限度地提高膝关节的稳定性、本体感觉和平衡。

通过对膝关节置换患者的透视检查（图 3.10）及功能活动中膝关节运动的复杂计算机模拟，已经确定了 BCR 假体 TKA 的运动学特征。Stiehl 等比较了两种设计（BCR 与常规 CR）在 0°、30°、60° 和 90° 屈曲时的膝关节屈曲运动。BCR TKA 显示股骨逐渐后滚和有限的前后平移，股骨接触点始终保持在矢状中线后方。在一项透视成像研究中，Moro-oka 等比较了保留 PCL 的 TKA 与 BCR TKA 在下跪、上下楼梯和下蹲期间的体内运动学，发现在步态的站立和摆动阶段，与 CR 相比，BCR 股骨内、外侧髁的后向平移更大。此外，在深度屈曲和膝关节屈曲 30° ~ 70° 时，使用 BCR 假体的患者股骨外侧髁后移距离增加了 6 mm（图 3.11）。

图 3.9 体内试验比较 BCR TKA 与 CR TKA 在膝关节深度屈曲时股骨外侧髁的平均前后位置

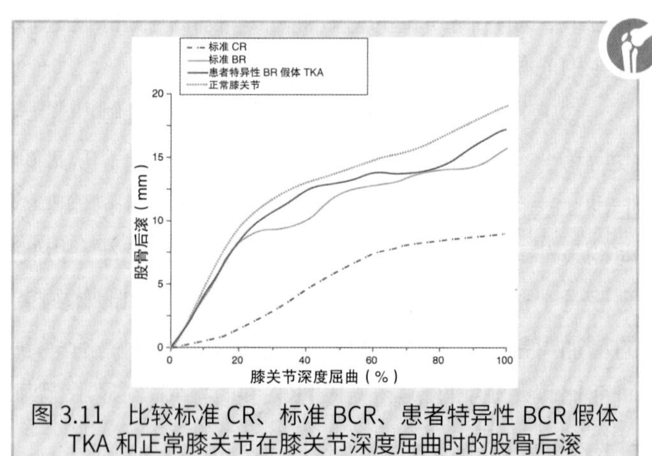

图 3.11 比较标准 CR、标准 BCR、患者特异性 BCR 假体 TKA 和正常膝关节在膝关节深度屈曲时的股骨后滚

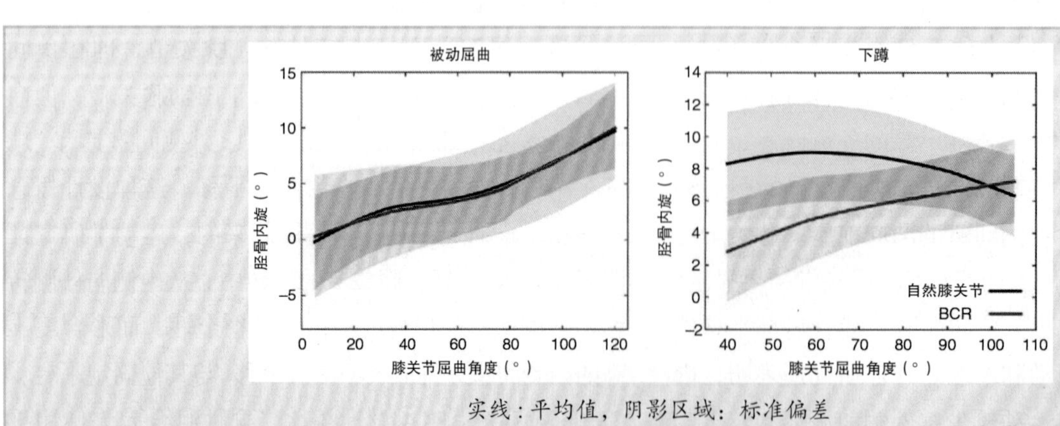

实线：平均值，阴影区域：标准偏差

图 3.10 被动屈曲和下蹲期间，在自然膝关节和 BCR 假体条件下，胫骨内旋膝关节屈曲角度的变化

◆ 3.2.6　TKA 中的固定和活动平台设计

两种主要失效机制对 TKA 的耐用性提出了挑战：一方面是聚乙烯垫片的磨损和氧化；另一方面是胫骨托或股骨假体的无菌性松动。通过减少关节活动过程中产生的峰值应力，主要是通过最大限度地增加接触面积，从而增加胫骨 - 股骨界面的形合度，可以减少假体的磨损和机械故障。早期的膝关节假体设计采用了这种方法，即牺牲十字韧带，膝关节软组织提供的约束力由关节面承担，随后转移到股骨和胫骨假体的固定界面和支撑骨。在相当大比例的不可接受的病例中，最终导致无菌性松动，继而出现过早机械性失效。为了最大限度地减少向假体 - 骨界面的负载转移，新的设计采用不太一致的圆形对平面或平面对平面的几何形状。这导致假体界面真实接触面积减少，接触应力急剧增加，从而导致聚乙烯垫片磨损和磨损引起的过早机械性失效。当聚乙烯垫片用 γ 射线辐射灭菌后储存在透气包装中时，这一问题尤其常见。

在综合考虑平衡形合度和应力峰值的新假体设计出现之前，引入了“胫骨活动平台垫片”（图 3.12）。这些垫片有几种不同的设计，它们的活动性不同：

（1）“旋转平台”设计允许胫骨聚乙烯垫片围绕胫骨的中心轴自由旋转；

（2）“半月板平台”假体试图通过内侧和外侧平台的独立运动来模仿自然半月板；

（3）“前后滑动和旋转”设计允许垫片沿 AP 方向移动，并围绕胫骨的中心轴进行旋转。

活动平台设计的基本优点是两个关节面可以提供关节运动的独立界面。因此，衬垫上表面可以被设计为与股骨假体紧密贴合，而下表面可以允许模拟正常膝关节运动学所需的所有内旋和外旋。通过这种方式，可以增加关节表面之间的接触面积，显著减少接触应力和聚乙烯磨损，同时保护假体 - 骨骼界面免受重复过载的影响。尽管有这些潜在的好处，但 TKA 活动平台比固定平台存在长期优势的证据仍然缺乏。

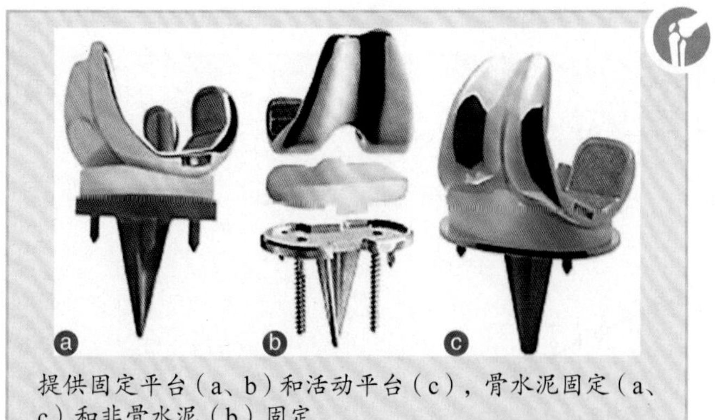

提供固定平台（a、b）和活动平台（c），骨水泥固定（a、c）和非骨水泥（b）固定

图 3.12　一款 TKA 假体设计

◆ 3.2.7　高形合度假体设计

在已发表的研究中，评估了双侧 TKA 患者使用不同程度胫股形合度假体的相对性能。研究表明，TKA 术后患者对膝关节功能的满意度主要与胫骨 - 股骨在抵抗前后平移方面的稳定性有关。膝关节单侧（内轴或外轴 TKA）或 UC 假体的出现证实了这一结论。

一种胫骨垫片设计是“深盘”或“超形合”设计，这是许多 TKA 设计的一种选择，可在胫骨垫片与股骨内侧髁或外侧踝之间提供更大的吻合度。UC 垫片设计的特点是前唇抬高和负重面更深，以防屈曲期间股骨髁前半脱位。一个附加的好处是增加了胫骨 - 股骨的接触面积，尤其是在膝关节伸直时。这可能减少磨损和增加膝关节的稳定性，但这可能以减少深屈曲时的股骨后滚和后方撞击为代价，并降低了最大屈膝度。一项研究比较了活动平台 PS UC 垫片和标准活动平台 PS 垫片，UC TKA 中股骨假体的前向平移从膝关节屈曲的 80° 增加到 120° 。此外，与使用 PS 设计的患者相比，使用 UC 垫片的患者股骨反向内旋从 40° 减少到 120° 。

3.3　膝单髁置换的运动学

◆ 3.3.1　概述

膝单髁置换术（unicompartmental knee arthroplasty，UKA）是一种用人工关节替换胫骨 - 股骨间室中的单个间室的外科手术，同时保留 ACL 和 PCL。UKA 的主要目标是缓解疼痛、改善功能和矫正下肢力线。该手术适用于膝关节疼痛性局限性关节炎或单间室骨坏死的患者。很多文献提出，与 TKA 相比，UKA 具有更好的生理功能和更快的恢复效果。此外，最近在假体设计、衬垫材料、快速恢复方案、手术技术和患者选择标准方面的创新都使得 UKA 在临床实践中重新兴起。

UKA 的目标是通过用与截骨和磨损软骨厚度相匹配的假体替换病变的关节腔，以此重建胫股关节。在轻度骨性畸形的情况下，该手术使关节在整个运动范围内保持平衡，并恢复“自然”运动学，尽管假体的具体运动模式可能因患者而异。虽然，有报告表明与 TKA 相比，UKA 术后的翻修率更高，且与患者的年龄和性别无关（Australian Joint Arthroplasty Registry, 2017 Annual Report），但 UKA 仍具有一些优势：失血减少、恢复更快、患者满意度更高、切口更小、保留骨量、易于翻修、活动度更大和降低术后再入院率。此外，只要 UKA 以正确的对线方式安放假体，恢复正常的运动学，可能会减缓膝关节非病变区关节退变的进展。

◆ 3.3.2 UKA 的运动学

UKA 术后，患者的膝关节运动学比 TKA 更接近自然膝关节。在一项对比研究中，Laurencian 等报告，与 TKA 术后平均仅增加 5° 的活动度相比，UKA 术后膝关节的活动度提高了 17° （106° ～ 123° ）。尸体研究显示，UKA 的胫骨旋转（15° ～ 30° ）和股骨后滚模式与自然膝关节相似。这主要是因为交叉韧带被保留，并且手术一个间室（通常是外侧间室）是完整的。此外，UKA 患者的步行速度（2.2 m/s）明显快于 TKA 患者的步行速度（1.6 m/s）。UKA 与 TKA 相比，报告的结果和功能评分改善的情况是一致的。

虽然许多假设切除半月板和胫骨平台部分截骨预计会增加膝关节的活动度，从而改变关节运动学，但 UKA 术后保留了许多自然膝关节运动的特征，包括屈膝时股骨后滚和内轴 / 扣锁机制（图 3.13）。然而，与正常膝关节相比，UKA 无法完全恢复正常的步态模式，表现为步行速度和节奏明显变慢，步幅变短（图 3.14）。

髌腱角（patellar tendon angle，PTA）是用于评估膝关节矢状面运动学的一个参数，它是髌腱和胫骨纵轴之间形成的角度。PTA 随膝关节屈曲而变化，同时受股骨在胫骨上的前后位移和髌骨矢状面倾斜角度的影响（图 3.15）。

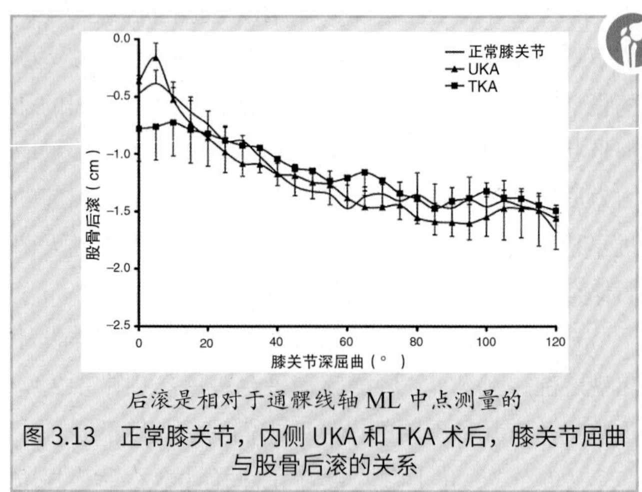

后滚是相对于通髁线轴 ML 中点测量的

图 3.13　正常膝关节，内侧 UKA 和 TKA 术后，膝关节屈曲与股骨后滚的关系

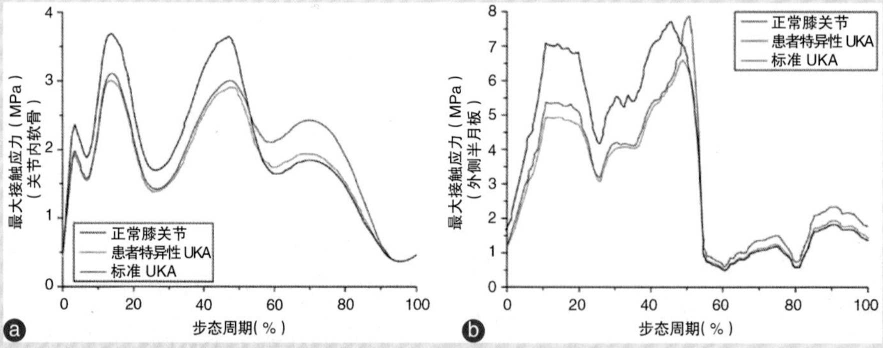

a. 外侧间室关节软骨上的最大接触应力；b. 外侧半月板接触应力：正常膝关节、患者特异性 UKA、标准 UKA

图 3.14

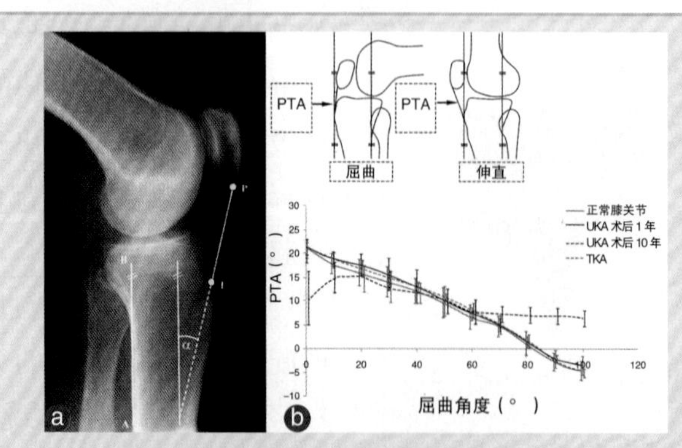

a. PTA，是由髌腱和胫骨纵轴之间的夹角；b. PTA 随着膝关节屈曲角度的变化

图 3.15

PTA 作为膝关节运动学指标的实用性源于其在矢状面透视视频分析中的易用性，以及在屈膝过程中对膝关节内 / 外旋转的相对不敏感。在自然膝关节中，髌腱从髌骨后下端延伸至胫骨结节，在伸膝末端呈约 20°，随着膝关节屈曲呈线性下降，直到当膝关节屈曲达到约 75° 时，髌腱和胫骨干平行。UKA（尤其是牛津活动平台 UKA）患者的 PTA 值已被证明与正常完整的膝关节相同，这主要是由于当交叉韧带保留时，胫骨在股骨上的 AP 位置正常。此外，Price 等证明，UKA 术后这种等效性在术后 10 年内保持不变。

尽管有“平均”运动学数值，但不同学者报告了 UKA 术后膝关节运动学存在相当大的差异，可能是源于手术技术、假体设计和个体解剖结构的差异。Akizuki 等在他们自己的研究人群中报告了很大的差异。研究发现，70% 的 UKA 假体在屈膝过程中经历了反常旋转。此外，多项体外研究表明，UKA 表现出类似生理正常状态的矢状面运动学，但在体内观察到膝关节的异常运动，最常见的是在 30° 或 60° 屈曲时股骨前移。而且，在外侧 UKA 中，随着膝关节屈曲的增加，股骨外侧髁的移动最小，而不是像正常膝关节那样向后移动。这可能是由于许多体外研究并未评估正常负重条件下的膝关节功能，尽管已知在体内非负重和负重关节运动学之间本来就存在差异。

◆ 3.3.3　活动平台 *vs.* 固定平台 UKA

UKA 与 TKA 假体一样，分为活动平台（mobile-bearing，MB）和固定平台（fixed-bearing，FB，图 3.16）。由于 MB 垫片与胫骨托之间的关节可以调节股骨在屈曲时的 AP 移位，因此聚乙烯垫片与股骨假体之间的形合度较高。相比之下，在 FB 设计中，关节形合度较低，当屈膝时，股骨髁可能会向后移动。FB 设计的关节表面上存在较高的接触应力，增加了聚乙烯磨损的风险。相比之下，球形 MB 的高形合度可最大限度地减少接触应力，从而可能消除磨损，并提高假体在位率。垫片脱位是 MB 设计失败的主要原因，而聚乙烯磨损和无菌性松动是 FB 设计失败的主要原因。

过去的研究已经注意到，在关节运动学方面，内侧 UKA 的 MB 和 FB 设计没有差异，特别是股骨前移和内旋，临床结果如同牛津膝关节评分没有差异（图 3.17）。

此外，与 MB 相比，FB 在术后 2 年表现出更大的移位［（0.30 ± 0.22）mm *vs.*（0.17 ± 0.09）mm，*P*=0.04］。然而，由于外侧副韧带在屈曲时的松弛度增加，所以不推荐使用 MB 来更换外侧间室。这使得胫股关节外侧间室在屈曲时 AP 平移更大，并可能导致聚乙烯垫片脱位。

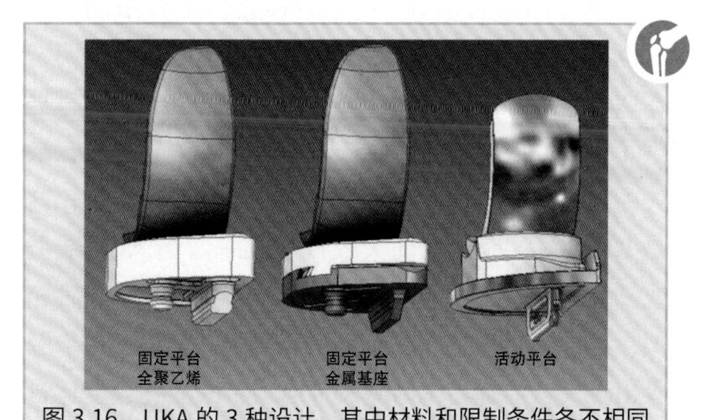

图 3.16　UKA 的 3 种设计，其中材料和限制条件各不相同

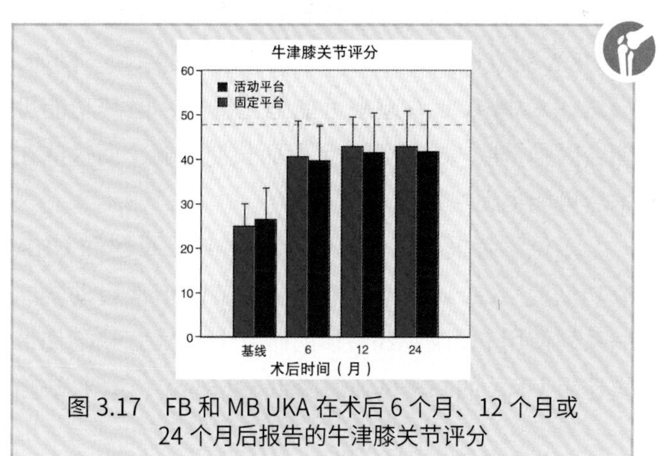

图 3.17　FB 和 MB UKA 在术后 6 个月、12 个月或 24 个月后报告的牛津膝关节评分

◆ 3.3.4　内侧 *vs.* 外侧 UKA

尸体体外测试和临床研究对比了内侧与外侧 UKA 的运动学，结果相互矛盾。Wada 及其同事报告了成对尸体胫骨内侧和外侧 UKA 前后胫骨内旋的测量值。所有测量均在非负重条件下使用外科导航系统进行。结果差异很大，尤其是在内侧 UKR 之后，但内侧和外侧 UKR 都相当接近地恢复了屈曲时胫骨旋转的“扣锁”模式，尽管在外侧 UKA 之前和之后都看到了反向旋转。Argenson 等报告了 20 例患者体内膝关节运动学的数据，其中 17 例为内侧 UKA，3 例为外侧 UKA。在这项研究中，内侧 UKA 复制了屈曲时自然膝关节 AP 平移的模式，但内 / 外旋明显减少。他们还观察到屈膝时股骨反向前移和膝关节完全伸直时股骨在胫骨上后移。与他们研究对象的自然膝关节运动学相比，约一半（53%）的病例在伸直时存在前侧胫股关节接触。3 例外侧 UKA 患者的运动学变化

比内侧 UKA 患者更大。

◆ 3.3.5 UKA 中 ACL 的重要性

在 UKA 术后，ACL 在维持令人满意的膝关节运动学方面的功能先前已在尸体和临床研究中得到证实。ACL 为胫骨前移 / 股骨后移提供主要限制，同时也能辅助稳定防止胫骨旋转。一些尸体研究表明，在 ACL 完整的情况下，UKA 与自然膝关节相比，提供了相似的 AP 稳定性和轴向旋转。然而，ACL 缺失的 UKA 可能导致不良假体生存率和假体松动，这是 UKA 术后最常见的失败机制之一。当 ACL 缺失或功能缺陷时，内侧 UKA 的运动学与 TKA 术后相似，在低屈曲角度（30° ~ 60° ）下股骨相对于胫骨出现反常前移，术后膝关节运动学的变异程度比自然膝关节更高，以及假体界面上接触位置更广泛。ACL 的亚临床缺陷或功能不全可能是多个体内和体外 UKA 研究中报告膝关节运动学差异的原因。例如，虽然在术中 ACL 看起来可能是完整的，但其功能可能会因骨赘嵌入或医源性手段而长期减弱，而这些在术后可能也无法识别。

多位学者报告，可以通过联合 ACL 重建和 UKA 成功恢复 ACL 缺陷型关节炎膝关节的正常运动学。一系列使用 FB 或 MB 假体的研究中，ACL 缺陷韧带重建组 UKA 的翻修率显著降低（2.8%），ACL 缺陷未重建组 UKA 的翻修率为 12.3%。虽然 ACL 缺陷一直是膝关节关节炎 UKA 的经典禁忌证，但由于 UKA 的优势，一些学者主张将 UKA/ACL 重建作为 TKA 的替代方案。此外，Engh 和 Boissonneault 等报告，ACL 缺陷行 UKA 和 ACL 完整行 UKA 之间的生存率没有差异。然而这些研究的随访时间相对较短，分别为 6 年和 5 年。总之，与 TKA 相比，UKA 具有完整和功能良好的 ACL 膝关节运动学与正常膝关节更类似，且具有更好的预后评分和更快的功能恢复。但在 UKA 患者中也可以发现异常的运动模式，这些可归因于 ACL 功能不全或手术 / 技术错误。导航和机器人辅助手术等技术的进步可以提高 UKA 的可重复性，并改善 UKA 的功能结果和假体生存率。

参考文献

扫码查看

第 4 章

全膝关节置换术后膝关节负荷

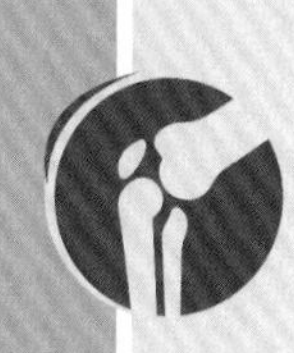

P. Moewis, A. Trepczynski, A. Bender, G. N. Duda 和 P. Damm

要 点

- 原则上，所有外力，例如，地面反作用力、体重、足部和腿部的肌肉力量，都作用在膝关节上。身体作用在关节上的力（胫股接触力、肌肉和软组织产生的力）与外部负荷相平衡。
- 大多数功能活动，合力通常是体重的 220% ~ 350%。如果受试者在单腿站立期间失去平衡，则会出现共同收缩的影响，合力＞体重的 550%。
- 膝内翻的内收力矩最高（$-M_y$），因此负荷向内转移。膝外翻的外展力矩最高（$+M_y$），负荷向外转移。内 / 外翻可能会进一步影响内、外侧剪切应力（F_x）。轴向力线内 / 外翻和轴向应力（F_z）之间无明显相关性。
- 髌股力可以达到胫股力的水平（300% 体重以上），即使身体的重量直接由胫股关节支撑，而髌股力只是肌肉动作的结果。在膝关节高屈曲的活动中，髌股的峰值力甚至超过胫股的峰值力。这表明只有考虑到胫股和髌股关节之间的相互作用，才能充分了解膝关节的体内负荷条件。
- 超过 3° ~ 5° 的对线不良会增加聚乙烯垫片磨损及假体松动的风险。
- 膝关节内 / 外侧应力的分布受肢体支撑和整体下肢力线的影响。力量分布在活动中发生变化。
- 整体下肢力线是膝关节受力分布的一个关键因素，TKA 会改变下肢力线。对于整体胫股力线来说，“固有内翻”的实际趋势应被重新考虑，因为在观察病例中监测到的结果是内侧应力比增加。

4.1 概述

TKA 是一种广泛使用且成功的外科手术方法，它可以缓解大多数患者的疼痛并恢复功能。尽管有报告称 TKA 术后患者的满意度很高（15 年后高达 89%），但仍有大量患者对结果不满意。

非生理运动学、手术技术、软组织平衡和假体几何形状被认为是这些患者不满意的常见原因。

通常认为作用于关节内应力发挥了相关作用，导致未达到满意的疗效。因此，更详细地了解 TKA 后作用于膝关节的体内负荷将有助于判断这些力和力矩是否与功能缺陷或术后疼痛有关。此外，这些理论知识对于术前计划和术中假体放置至关重要，其中术后物理治疗对关节负荷的影响最大。

4.2 技术能力：如何在体内测量膝关节负荷

◆ 4.2.1 胫骨托设计

有学者开发了一种测量精度为 3% 的遥感监测胫骨托来测量体内的膝关节负荷。胫骨托由两块板组成，两板之间有一个小间隙。近端板具有胫骨必备的聚乙烯垫片锁定界面，远端板通过骨水泥固定在胫骨截骨面上。该设计是一种交叉韧带替代假体，与经过验证的 TKA 系统（INNEX，Zimmer GmbH，Winterthur，Switzerland）兼容。在此基础上，使用标准的高形合度胫骨垫片、股骨假体和手术器械，与固定的底板结合使用。所有电子器件和应力测量装置都位于胫骨托龙骨杆的空腔中。聚醚醚酮（polyetheretherketone，PEEK）帽用于保护电子元件免受机械损坏。为避免结缔组织向内生长，沿胫骨托的周边使用塑料密封（图 4.1a）。

◆ 4.2.2 坐标系和命名法

坐标系的原点（图 4.1b）位于聚乙烯垫片最低部分的水平位置。力的组成部分 F_x、F_y 和 F_z 分别作用于外侧、前方和上方。在平衡胫骨旋转之后，力矩 M_x、M_y 和 M_z 分别作用于矢状面、冠状面和水平面（图 4.1b）。因此，力矩分为屈曲 / 伸展力矩 =$+M_x/-M_x$，外展 / 内收力矩 =$+M_y/-M_y$，以及外旋 / 内旋力矩 =$+M_z/-M_z$。峰值力以体重百分比（%BW）表示，峰值力矩以体重百分比乘以米（%BWm）表示。

4.3 日常生活活动中的体内负荷

原则上，所有外力，如地面反作用力、质量和脚及小腿的加速力，都作用于膝关节。作用于关节的力（胫股接触力、肌肉力量和软组织结构中的力）抵消了这些外部载荷。此外，由外力引起的“静力矩”被肌肉、软组织、接触力和摩擦力所产生的力矩抵消。

步态分析和肌肉骨骼模型是分析肌肉和关节接触力的常用方法。然而，报告的力和力矩变异较大。为了更深入地了解肌肉和接触力的作用，以及外侧髁和内侧髁的应力分布，我们分析了一些日常活动：a. 双

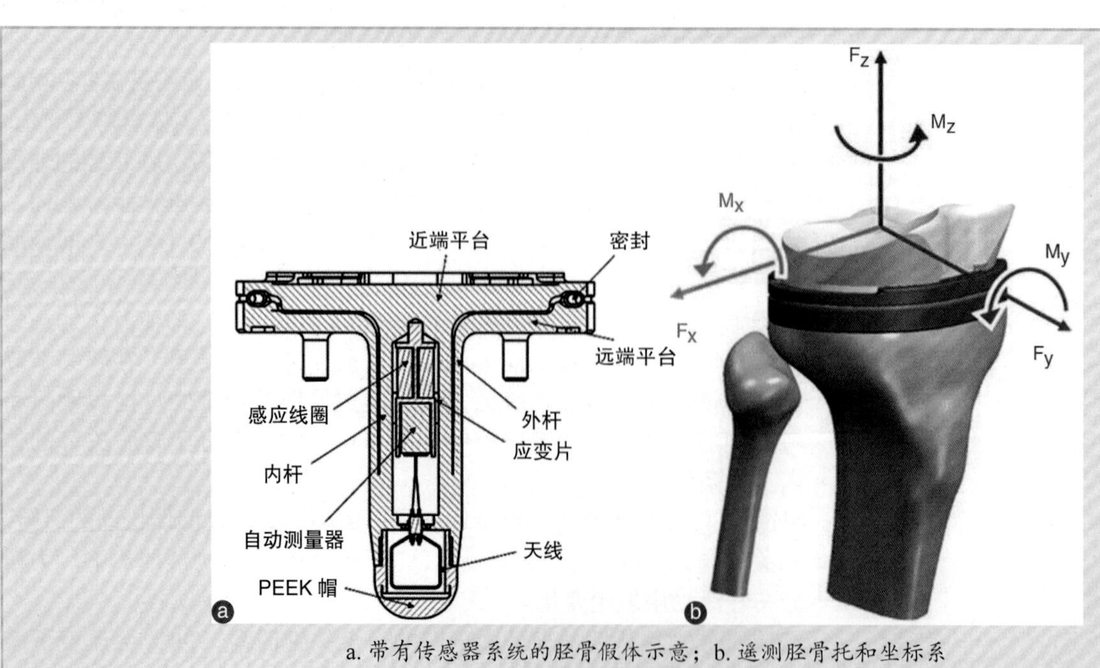

a. 带有传感器系统的胫骨假体示意；b. 遥测胫骨托和坐标系

图 4.1 胫骨托设计

腿站立（2LegSt，平均负荷分布）；b. 坐下（SitD，座椅高度为 45 cm，无扶手）；c. 站立（StUp，座椅高度为 45 cm，无扶手支撑）；d. 膝关节屈曲（KneeB，自选屈曲角度）；e. 单腿站立（1LegSt，对侧脚尖不着地或轻微点地）；f. 水平行走（LevWalk，在水平地面上选择舒适的速度）；g. 上楼梯（AscSt，楼梯高度为 20 cm，无扶手支撑）；h. 下楼梯（DesSt，楼梯高度为 20 cm，无扶手支撑）。

◆ 4.3.1　观察到的峰值荷载

4.3.1.1　合力 F

在 2LegSt 期间测量了 107% BW 的最小峰值合力。在 SitD 期间，最小合力峰值高出 2 倍（225% BW）。StUp、KneeB、1LegSt 和 LevWalk 产生的力大致相同（246% ~ 261% BW）。最大合力出现在 AscSt（316% BW）和 DesSt（346% BW，图 4.2a）期间。

小结

膝关节的负重在上下楼梯时超过了体重的 300%重量。

4.3.1.2　剪切力

水平面剪切力比轴向力 F_z 小 10 ~ 20 倍。最大的剪切力 F_x 和 F_y 出现在 LevWalk、AscSt 和 DesSt 期间。内侧剪切力（$-F_x$）介于 -1% ~ -18% BW，外侧剪切力（$+F_x$）介于 1% ~ 16% BW。LevWalk（-26% BW）、AscSt（-32% BW）和 DesSt（-34% BW）的后向剪切力 -Fy 最高（图 4.2a）。

4.3.1.3　屈 - 伸力矩

在矢状面上，观察到高屈曲力矩 $+M_x$（0.53% ~ 3.16% BWm），伸直力矩 $-M_x$ 较小（-0.14% ~ -0.44% BWm）。屈曲力矩 $+M_x$ 在 DesSt （3.16% BWm）期间最高，其次是 AscSt（2.29% BWm）、LevWalk（1.92% BWm）和 1LegSt（1.81% BWm）。在高屈曲和双腿活动期间发生稍低的屈曲力矩：StUp（1.24% BWm）、SitD（1.35% BWm）和 KneeB（1.39% BWm，图 4.2b）。

4.3.1.4　外展 - 内收力矩

在冠状面上，外展力矩（$+M_y$）在 KneeB（1.61% BWm）期间最高，其次是 StUp（1.39% BWm）、AscSt（1.26% BWm）、DesSt（1.04% BWm）、SitD（1.14% BWm）和 LevWalk（1.0% BWm）。在包括临时单腿站立在内的所有活动中都存在高内收力矩（$-M_y$）。AscSt/DesSt 时的力矩为 -2.58%/-2.57%

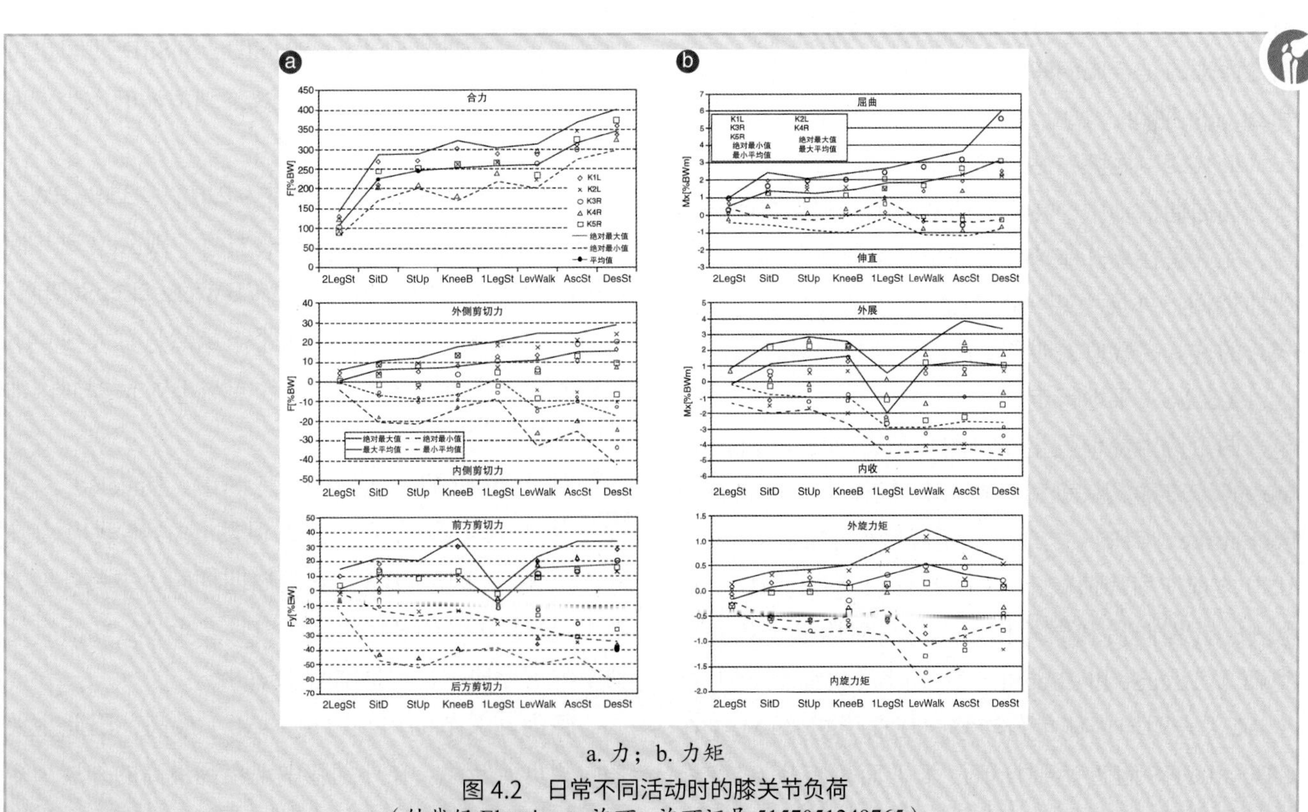

a. 力；b. 力矩

图 4.2　日常不同活动时的膝关节负荷

（转载经 Elseviewer 许可 - 许可证号 5157051249765）

BWm。在 1LegSt/LevWalk 期间，测量到稍高的力矩值为 -2.88%/-2.91% BWm。在 StUp（-0.97% BWm）、KneeB（-0.91% BWm）和 SitD（-0.77% BWm）期间力矩较小（图 4.2b）。

> **小结**
>
> LevWalk、KneeB、StUp和AscSt和DesSt时出现高外展力矩。1LegSt时出现高内收力矩。

4.3.1.5 外旋 - 内旋力矩

LevWalk 显示出最高的旋转力矩。它们通常从站立初期的 0.53% BWm 变为站立后期的 -1.1% BWm。AscSt 导致高内旋力矩 $-M_z$ 为 -0.92%BWm。对于所有其他活动，内旋力矩 $-M_z$ 介于 -0.22% ~ -0.66% BWm。外旋力矩 $+M_z$ 通常较小，达到 0.07% 和 0.53%BWm（图 4.2b）。

◆ 4.3.2 负荷模式

4.3.2.1 双 / 单腿站立模式

从 2LegSt 更改为 1LegSt 导致轴向应力 $-F_z$ 大约增加了 2.5 倍，内收力矩 $-M_y$ 和屈曲力矩 $+M_x$ 增加。这可以很好地了解肌肉力量对体内膝关节负荷的影响。在 1LegSt 期间，整个体重将转移到膝关节，这需要比 2LegSt 有更多的肌肉活动来平衡身体。因此，随之而来的是合成的膝关节负荷明显增加。在 1LegSt 和 2LegSt 期间，剪切力 F_x 和 F_y 仍然很小。

4.3.2.2 屈膝、站立和坐下

高屈曲活动中，在高屈曲的瞬间达到最高的峰值力，尤其是在离开座椅之后和坐到座椅上之前。在高屈曲期间，外展力矩 $+M_y$ 及屈曲力矩 $+M_x$ 都很高。$+M_y$ 的这些高数值表明负载向外侧间室明显转移。

4.3.2.3 平地行走

两个应力峰值发生在对侧脚趾离地(contralateral toe-off，CTO）瞬间和对侧脚跟触地（contralateral heel strike，CHS）之前。在足跟触地（heel strike，HS）之前应力峰值较小。在 CTO 时，小的剪切力 $-F_y$ 和 $+F_x$ 分别向后和向外作用。与高屈曲活动相比，类似于 1LegSt 和 2LegSt，站立时冠状面内收力矩（$-M_y$）表明向内侧负荷转移。屈曲力矩（$+M_x$）在 CTO 和 CHS 附近达到峰值。水平面扭矩从 CTO 处的外旋力矩（$+M_z$）转变为 CHS 处明显的内旋力矩（$-M_z$，图 4.3）。

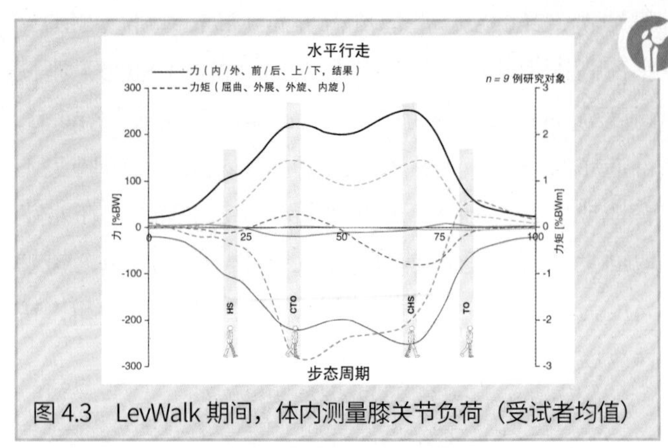

图 4.3 LevWalk 期间，体内测量膝关节负荷（受试者均值）

4.3.2.4 上 / 下楼梯

峰值力发生在 CTO 及对侧楼梯接触(contralateral stair contact，CSC）期间或之后不久。在冠状面上，内收力矩（$-M_y$）作用于 CTO 和 CSC 之间，外展力矩（$+M_y$）作用于 CSC 之后。M_y 的两个峰值出现在 CTO 和 CSC 之后。M_y 的标志性变化表明最初主要的力由内侧间室向外侧间室转移。在 AscSt 和 DesSt 期间，主要内旋力矩 $-M_z$ 作用于胫骨。

◆ 4.3.3 力的方向

总的来说，在所有活动中，与轴向垂直应力相比，剪切力 F_x 和 F_y 的值都相当小，导致合力几乎垂直作用在胫骨平台上。当合力较高时尤为明显，令人惊讶的是，在高屈曲活动 KneeB、StUp 和 SitD 期间也可出现这种情况。在冠状面，仅观察到活动的微小方向差异。

对于大多数活动，合力通常为 220% ~ 350% BW。如果受试者在 1LegSt 期间失去平衡，则会出现共同收缩的影响，导致力量超过 550% BW。在 2LegSt 期间，关节应力也高于要求的静态水平。虽然只有大约 44% BW 来支撑双腿的重量，但另外 60% BW 需要肌肉活动来维持平衡。

对于高屈曲活动（StUp、SitD、KneeB），尽管身体由两个膝关节支撑，但测量的典型应力在 210% BW ~ 260% BW。在高屈曲期间，主要外展力矩（$+M_y$）发生在冠状面，而内收力矩 $-M_y$ 在所有活动中占主导地位，包括临时 1LegSt。

膝内翻关节的内收力矩（$-M_y$）最高，因此主要是内侧负荷转移。在外翻膝中观察到最高的外展力矩 $+M_y$ 和横向转移。内翻 / 外翻力线可能会影响内外剪切应力 F_x。轴向力线和轴向力(F_z)之间无明显相关性。

小结

内翻膝关节的内收力矩最高，外翻膝关节的外展力矩最高。

4.4 具他影响因素：膝关节高屈曲时的髌股关节接触

髌股关节在膝关节功能中发挥着至关重要的作用，尤其是在爬楼梯或坐下起立时，这些活动需要大量的股四头肌力量。体外试验提高了对髌股关节主动和被动结构之间负荷分担的关键机制的理解，但对在膝关节高屈曲活动中髌股关节在体内实际受力的了解仍然有限。

为了了解髌股关节应力，对两名受试者进行步态分析，使用前文所提及的遥测膝关节植入物，测量步行、爬楼梯、坐下起立和下蹲过程中的应力。根据术后 CT 扫描和基于可见人体数据集的参考肌肉模型创建了下肢骨骼和肌肉的患者特异性肌肉骨骼模型。根据平面和关节运动学，确定每一帧肌肉附着的位置，以及肌肉路径的通过点，从而计算关节处的肌肉杠杆臂。平面和关节运动学、惯性参数及地面反作用力等参数输入，产生脚踝、膝和髋关节的平面间合力矩和应力。从文献中收集每块肌肉的生理横断面积（physiological cross-sectional area，PCSA），并以患者的体重为参考调整其大小。肌肉力量被添加到来自逆动态的平面间合力以确定关节总接触力。髌股接触力定义为股四头肌和髌腱作用在髌骨上所有力的矢量和。对 46 次试验进行了分析（每位患者 23 次：行走 12 次、爬楼梯 7 次、坐立到站 18 次、蹲起 9 次）。

两名患者每次活动时，体内测量的胫股应力峰值平均为从步行期间的 2.9 BW 到爬楼梯时的 3.4 BW（图 4.4）。当坐下站起时，应力峰值期出现在膝关节屈曲角度分别为 90.3° ±3.5° 和 89.4° ±0.8° 时；当爬楼梯时，两名患者应力峰值期出现在膝关节屈曲角度分别为 48.2° ±1.8° 和 45.0° ±2.9° 时；当蹲下时，应力峰值期出现在膝关节屈曲角度分别为 93.5° ±5.2° 和 89.0° ±5.5° 时。模型预测的最终胫股接触力通常与两个患者所有活动的体内测量数据非常一致（平均误差为 14%），这增加了预测髌股应力的可信度。

在膝关节屈曲约 18° 行走期间，髌股峰值接触力＜1 BW。从屈膝到伸膝活动中发现了相当大的髌股力：爬楼梯时为 2.8 BW（屈曲 53°），坐立时为 3.1 BW（屈曲 90°），下蹲时为 3.2 BW（屈曲 94°）。在步行和爬楼梯时，髌股力峰值比胫股力峰值小 74% 和 16%，坐下起立和下蹲活动时，髌股力比胫股接触力分别高约 3% 和 5%。

结果表明，即使身体的重量直接由胫股关节支撑，髌股力也可以达到胫股力（3 BW 以上）的水平，而髌股力仅是肌肉作用的结果。在膝关节高屈曲的活动中，峰值髌股力甚至超过了胫股力。这表明只有综合考虑到胫股和髌股关节之间的相互作用，才能充分了解膝关节的体内负荷情况。

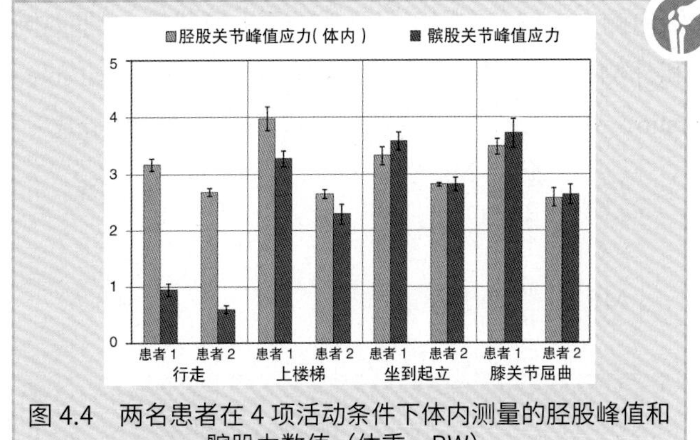

图 4.4　两名患者在 4 项活动条件下体内测量的胫股峰值和髌股力数值（体重，BW）
（Trepczynski et al 2012，©2011 骨科研究协会，转载经 John Wiley and Sons 许可－许可证号 5147630383935）

4.5 内外侧力分布：由下肢力线导致活动中膝关节应力内外侧的变化

胫股力线与膝关节骨关节炎的进展及 TKA 术后的假体生存率直接相关。在中立位力线中，静态机械轴穿过膝关节中心。在内翻或外翻畸形中，机械轴向内侧或外侧移动，增加了通过相应间室的负荷。超过 3° ~ 5° 的力线不良与胫骨聚乙烯垫片的磨损及松动的风险有关。一般来说，健康成年人下肢力线存在轻微内翻，有人假设，在 TKA 术后恢复这种“固有内翻”可能是理想的术后力线。也已证明，静态力线不能反映关节在动态负重活动期间所承受的载荷。

为了对这一问题有更深入的了解，通过日常活动来确定膝关节内外侧力的分布，以评估腿的静态力线是否可以用来评估静态和动态负重活动中的内外应力的分布。活动分为“单腿”（步行、单腿站立、上下楼梯和慢跑），“双腿”支撑（屈膝、站立、坐下和骑自行车）。

> **小结**
>
> 超过3°～5° 的力线不良与胫骨聚乙烯垫片的磨损风险有关。

◆ 4.5.1　内侧应力和内侧应力比值的测定

由内侧和外侧间室传递轴向力 $-F_z$，由内侧（F_{med}）和外侧（F_{lat}）轴向力分量的总和组成（图 4.5）。F_{med} 和 F_{lat} 在向下方作用时数值为正，F_z 在向上方作用时为正：

$$-F_z = F_{med} + F_{lat} \tag{4.1}$$

F_{med} 是使用外展 / 内收力矩 M_y 计算的，M_y 是由沿内侧方向偏心作用于胫骨的轴向力引起的，l 是内侧和外侧股骨髁之间的距离。内侧应力比（medial force ratio，MR）表示通过内侧间室传递轴向力的百分比：

$$F_{med} = \frac{-F_z}{2} - \frac{M_y}{l} \tag{4.2}$$

$$MR = \frac{F_{med}}{-F_z} \times 100 \tag{4.3}$$

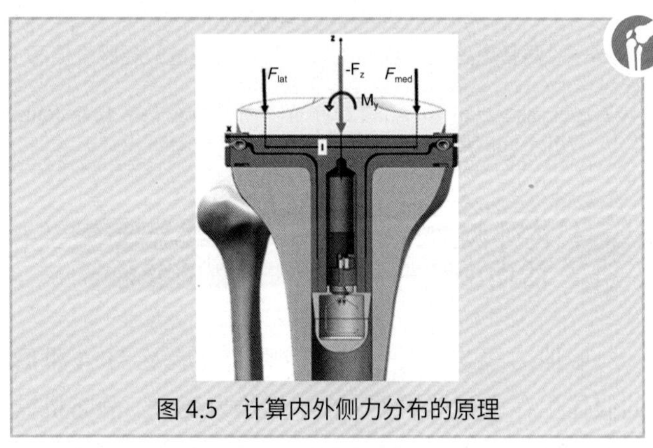

图 4.5　计算内外侧力分布的原理

◆ 4.5.2　静态下肢力线的测定

使用站立位下肢全长前后位 X 线片分析术前和术后冠状面下肢力线。使用股骨（股骨头中心到胫骨平台中心）和胫骨（胫骨平台中心到距骨中心）的机械轴确定髋 - 膝 - 踝（Hip-Knee-Ankle，HKA）角。正中力线表示为 0°，正值和负值分别表示内翻和外翻。

◆ 4.5.3　内侧应力比（MR）和内侧股胫应力（F_{med}）的变化

MR 在活动时有变化，不活动时本身也有变化。在单腿站立期间，观察到轴向力向内侧间室移动（图 4.6）。另外也观察到，双腿着地时外侧应力的平移。一般来说，F_{med} 的峰值与 F_{res}（应力的向量和）的峰值同时发生或接近，但最高的 MR 值并不总是出现在 F_{res} 最大值处。在单腿活动中，观察到最高的 MR 值（高达 88%）。相比之下，多数双腿活动的 MR < 50%。

在所有活动中，膝关节屈曲角度越高，内外侧受力分布越均匀。MR 值为 0 或 100%，分别代表内侧髁和外侧髁跳脱（lift-off），在所有分析试验中均未观察到。

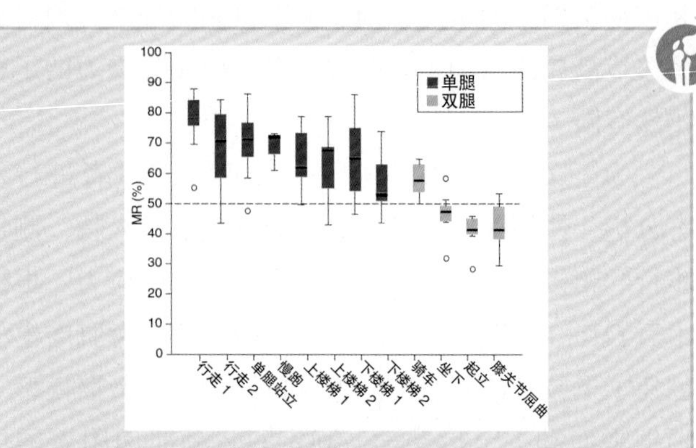

合力峰值时测量的数值，横线：中值；方框：25%～75%。这一范围超出 1.5 倍四分位数范围的数据被绘制为异常值

图 4.6　日常生活中各种活动的 MR 箱线图

（转载经 British Editorial Society of Bone & Joint Surgery 许可 - 许可证号 1150663-1）

◆ 4.5.4　静态单腿站立时下肢力线对 MR 和 F_{med} 的影响

在单腿站立静态负重活动期间，HKA 角是 MR 强有力的预测指标。内翻的患者轴向力偏内侧（更大的 MR），而外翻患者偏外侧。对于中立位力线（HKA 角 =0°），线性回归分析表明 MR 为 63%。虽然 HKA 角和 F_{med} 之间的相关性仍具有统计学意义，但相关性不太明显。

◆ 4.5.5　动态负重过程中下肢力线对 MR 和 F_{med} 的影响

在单腿动态活动中，观察到 HKA 角和 MR 存在显著相关性（图 4.7）。在双腿活动中，HKA 角与 MR 或 F_{med} 之间无显著相关性。

膝关节的内外侧力分布受肢体支撑与下肢力线的影响，在不同的活动中发生变化。因此，MR 不能简单地通过数值来研究，要区分不同的情况。在静态单

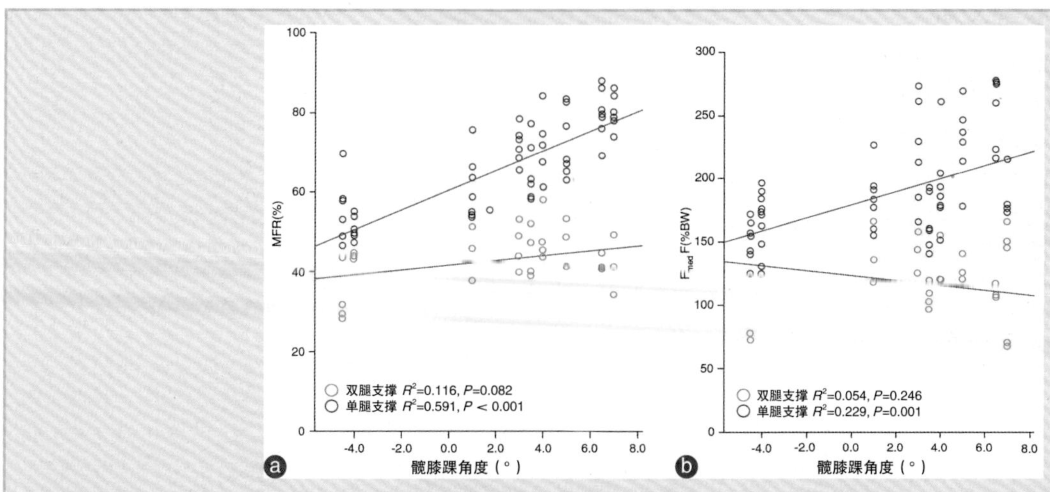

在单腿支撑（行走、上楼梯、下楼梯）和双腿支撑（站立、坐下、屈膝）的动态日常活动中，HKA 角与 MR（a）或内侧应力大小（b）的线性回归分析给出了 Pearson 的相关系数（% BW）

图 4.7

（转载经 British Editorial Society of Bone & Joint Surgery 许可 - 许可号为 1150663-1）

腿站立和动态单腿支撑的条件下，发现 HKA 角是内外侧应力分布强有力的预测因素，内翻畸形导致内侧间室负荷增加。然而，下肢力线与内侧接触力的大小之间几乎没有相关性。这说明其他未测量的变量，例如，关节稳定性或肌肉状态，以及肌肉协同收缩水平，可能在关节应力中发挥着重要作用。

在 TKA 的手术计划中，大多数的目的是恢复中立的胫股骨力线，使下肢力线通过膝关节中心。研究表明，下肢力线一般有轻微内翻，32% 的男性和 17% 的女性有 3° 或更多的内翻力线。这些发现引发了关于 TKA 是否需要恢复"固有内翻"改善 TKA 术后功能的持续争论。我们对遥测患者的分析表明，胫股骨力线与内外侧应力分布之间存在明显相关，内翻导致 MR 值增大。同样对于只有 3° 内翻的 HKA 角，可以预测 MR 为 70% ~ 80%。为了防止 TKA 术后出现高 MR，应避免术后内翻力线不良。另外，3° ~ 4° 的轻微外翻导致应力均匀分布。因此，临床结果表明，内侧和外侧间室的聚乙烯磨损分别随着内翻和外翻的加重而增加。在 3° 外翻力线时，内、外两个间室的聚乙烯磨损最小。

结果表明，内外侧力分布取决于胫股骨力线，并且在不同的负重活动之间及同一活动的不同阶段均有所不同。总体而言，下肢力线是膝关节受力分布的关键因素，在 TKA 术后，力线同样影响应力分布。由于在手术治疗患者观察队列中监测到 MR 增大，应重新考虑恢复下肢力线"固有内翻"的实际趋势。

要点回顾

- TKA是一种广泛使用且非常成功的外科手术方法，它可以缓解膝关节退变患者的疼痛并恢复其功能。尽管有报告称患者的满意度很高，但仍有大量患者对治疗结果不满意。此类报告的不满意结果通常与机械力学因素有关。使用器械安装的膝关节置换假体，我们能够分析在多个活动过程中产生的体内力，并将其作为指标分析TKA术后产生的膝关节负荷进行：对于大多数分析活动，作用在关节上的力为220% BW ~ 350% BW。因此，共同收缩的影响会导致超过550%BW的力。髌股关节在需要大量股四头肌收缩的膝关节功能中也起着至关重要的作用。这些肌肉收缩力量达到了胫股应力的水平。另外，在膝关节高屈曲活动中，应力峰值超过了胫股应力。
- 超过3° ~ 5° 的对线不良增加了胫骨聚乙烯垫片磨损与胫骨假体松动的风险。研究表明，内翻/外翻对线，以及所进行的活动直接影响内外侧剪切力。膝关节的内外侧力分布受肢体支撑及下肢力线的影响，并且在整个活动过程中并不是恒定的。因此，不能将内侧应力比规定为一个具体的数值。一般而言，下肢力线是膝关节受力分布的主要关键因素之一，并影响TKA的结果。因此，应重新考虑术后恢复整体下肢力线"固有内翻"的实际趋势，同时应特别注意内侧应力比增加的情况。

参考文献

扫码查看

第 5 章

膝单髁置换术的最佳适应证

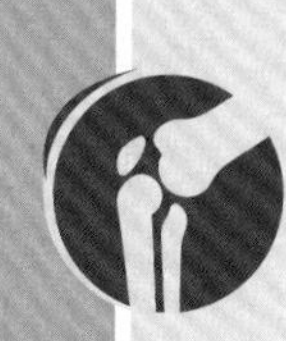

Michael Clarius

要 点

- 膝单髁置换术的经典和最佳适应证是膝关节内侧或外侧间室单纯骨对骨的骨关节炎（osteoarthritis，OA），伴有全层软骨丧失、完整的侧副韧带、完整的交叉韧带，以及被动可矫正的内翻或外翻畸形的膝关节。
- 由于良好的临床结果和即时的疼痛缓解，股骨内侧髁缺血性坏死也是膝单髁置换术一个很好的适应证。
- 髌股关节的微小退行性变是可接受的。更严重的髌骨外侧 OA 会导致较差的结果，因此应将其视为排除标准。
- 禁忌证是炎性关节炎，因为这种疾病会影响整个膝关节。既往做过胫骨高位截骨或股骨远端截骨的患者不应接受膝单髁置换术，因为非手术侧会因承重过大而导致手术效果显著不佳。

5.1 概述

膝单髁置换术（UKA）已成为治疗膝 OA 的一种非常成功的替代方法。然而，在很大程度上治疗的成功取决于仔细选择适合该手术的患者。需要回答的相关问题：我们如何识别这些患者？

3 个不同的标准对于 UKA 的适应证很重要。

（1）患者的主观症状和主诉。

（2）客观的临床查体。

（3）放射学检查结果。

5.2 UKA 在胫股关节内侧 OA 中的适应证

UKA 的典型适应证是单间室 OA，主要位于内侧，股骨和胫骨侧软骨严重磨损，导致骨对骨的接触。其他区域的软骨不受影响，韧带（特别是交叉韧带）在功能上应保持完整。患者经历了保守治疗失败，症状足够严重，就可以进行这种手术。

典型前内侧 OA 的膝关节表现为胫骨平台前内侧的骨缺损和股骨内侧髁的严重软骨缺损。临床上，这些患者表现为内翻畸形，并抱怨站立和行走时疼痛，而坐着时疼痛减轻（图 5.1）。当前交叉韧带功能完整时，胫骨内后侧和股骨内侧髁后侧的软骨也是完整的。当股骨内侧髁背侧与胫骨背侧平台的完整软骨在屈膝 90° 连接时，内翻畸形在屈膝时得到纠正，并防止内侧副韧带挛缩。通常，这些膝关节不能完全伸直，但屈曲畸形很少超过 10°，主要是由前交叉韧带胫骨切迹处的骨赘和后关节囊挛缩引起的。屈曲挛缩超过 15° 被认为是禁忌证，因为内侧 OA 磨损太靠前，可能会损伤交叉韧带。

相反，5° ~ 15° 的内翻畸形在完全伸直且没有矫正的可能时，后关节囊和后方骨赘会妨碍手术。屈膝 20° 时，内翻可纠正，后关节囊松弛；屈膝 90° 时，内翻可自行纠正。前内侧 OA 膝内翻主要是伸直间隙的问题（图 5.2）。

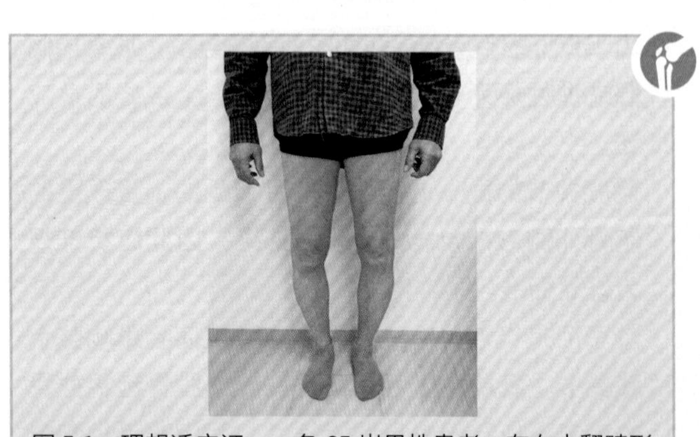
图 5.1 理想适应证：一名 65 岁男性患者，存在内翻畸形和双膝内侧 OA 疼痛

小结

膝关节前内侧OA主要是伸直间隙的问题。

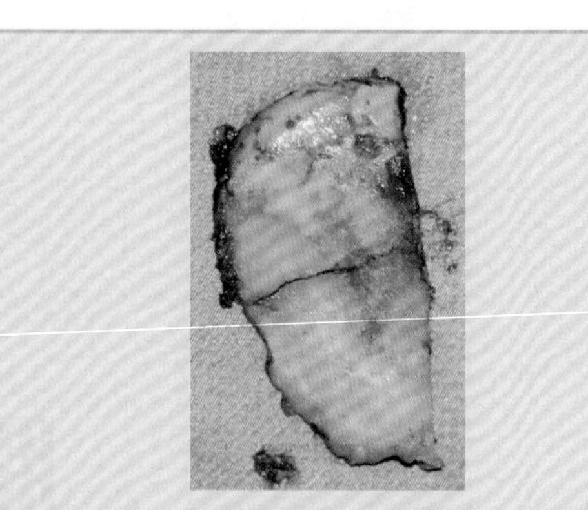
显示典型的膝关节前内侧 OA，胫骨前内侧部分有深沟和暴露的软骨下骨，但胫骨后侧的软骨完整

图 5.2 切除的左膝内侧胫骨平台

疾病的严重程度可以通过负重正位 X 线片（图 5.3）或 30° ~ 45° 屈曲位正位片（Rosenberg 视图）来确定。我们建议进行常规侧位片和内翻及外翻应力正位 X 线片检查以确认前内侧 OA 的诊断（图 5.4，图 5.5），该技术简单且可重复。对于内翻和外翻应力正位 X 线片，患者仰卧在 X 线片检查床上，膝关节下方有一个支撑物，使其屈曲 20°。X 线与垂直方向呈 10° 对齐，并施加 15 kPa 的内翻或外翻应力。

内翻应力 X 线片证实了全层软骨磨损和内侧的骨与骨接触，外翻应力 X 线片显示关节内的内翻畸形是可矫正的，也证明外侧关节软骨的厚度正常。只要外侧关节间隙的软骨厚度完好，股骨外侧髁或外侧胫骨平台的骨赘就可以忽略。

小结

建议使用内翻和外翻应力位正位X线片来正确评估关节的空间形态。

患者的股骨和（或）胫骨部分软骨厚度丢失不是一个好的手术指征，因为临床结果和翻修率明显更差，因此，我们不推荐这些患者接受 UKA 手术。

由于出色的临床结果和即时的疼痛缓解，无论是自发性的还是之前手术干预后出现的股骨内侧或外侧髁的缺血性坏死，都是UKA的另一个非常好的适应证。

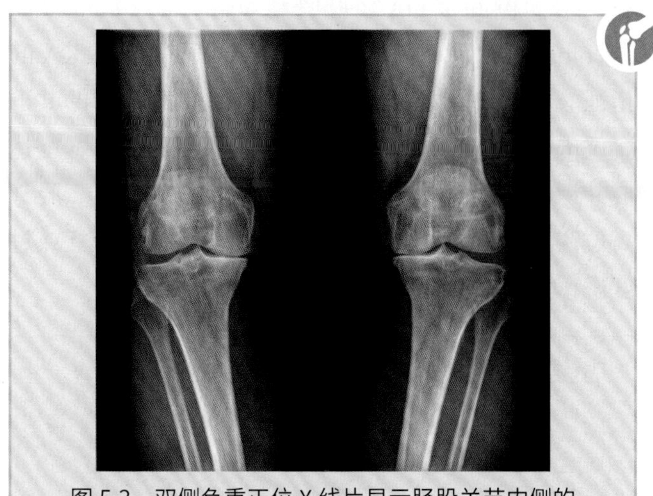

图 5.3　双侧负重正位 X 线片显示胫股关节内侧的骨对骨接触

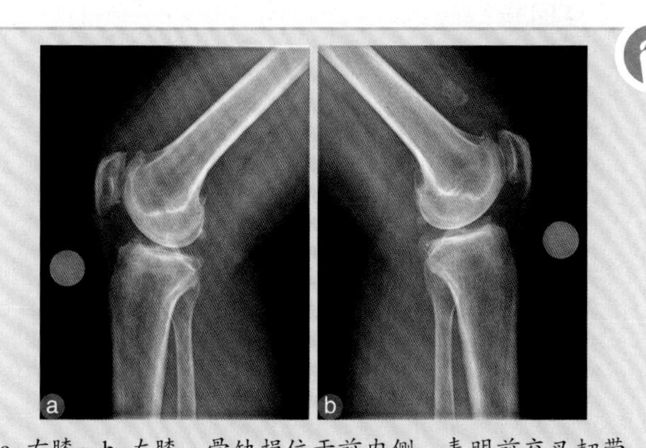

a. 右膝；b. 左膝。骨缺损位于前内侧，表明前交叉韧带完好无损，如侧位 X 线片所示。前交叉韧带止点处的大骨赘会阻止膝关节完全伸直

图 5.4

5.3 胫股关节外侧 OA 的适应证

外侧单间室 OA 是 UKA 的良好适应证。 然而，正常解剖和外侧间室的病理病变是完全不同的。膝关节外侧间室 OA 相对少见，占所有单间室 OA 的不到 10%。这些患者大多是女性。屈曲挛缩畸形不太常见，有时可见过伸。外翻畸形通常可以被动矫正。这些患者中的许多人都有开放或关节镜下半月板切除的病史。软骨和骨缺损通常在外侧胫骨平台中央而不在前部，股骨侧常常累及后外侧髁。放射学诊断仍然是一个挑战，因为常规的 X 线片看起来近乎正常。由于所描述的病理改变，骨对骨的接触通常见于膝关节屈曲 30° ~ 40° 的外翻应力位。在外翻应力下，相同位置的临床检查显示由于骨对骨接触导致捻发音，提示外侧 OA 严重。

小结

膝关节外侧OA在膝关节屈曲30° ~40° 时进行诊断。

MRI 是显示软骨缺损和骨组织病变的重要诊断工具。然而，MRI 尚未被证实可以确定 UKA 的适应证或禁忌证。因此，对于确定 UKA 的最佳适应证人选并没有特别的帮助。

Kozinn 和 Scott 的文献经常被引用为 UKA 适应证和禁忌证的“金标准”，但他们在 30 年前给出的一些建议并非基于证据。现在已经存在足够的证据表明肥胖、年龄较小或较大和软骨钙化病不再是 UKA 的禁忌证。

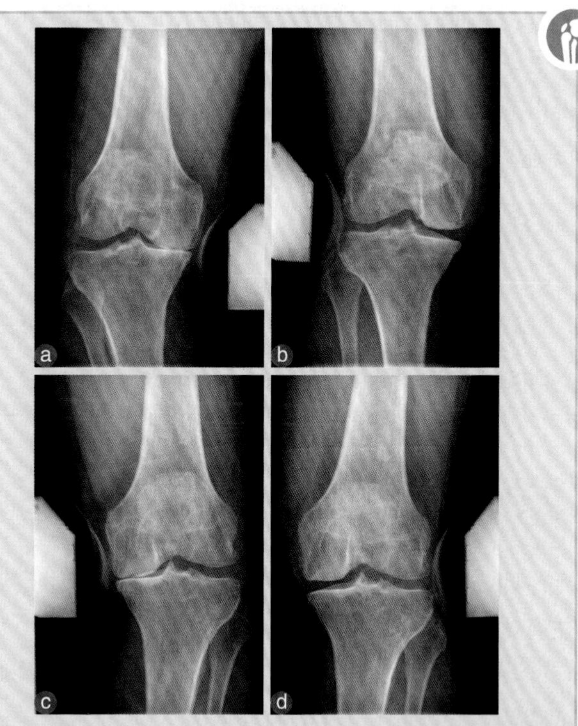

使用 Telos® 设备检查左、右膝的内翻和外翻应力位 X 线片，以确认内侧（a，c）间室对 OA 的诊断，以及在外翻应力位（b，d）中可矫正的内翻畸形。外侧间室应在外翻应力下显示完整的关节间隙，表明外侧髁和胫骨的全层软骨完好

图 5.5　内翻和外翻应力位 X 线片诊断前内侧 OA

5.4 髌股关节 OA 对 UKA 适应证的影响

髌骨轴位片提供了有关髌股关节的信息（图 5.6）。过去，许多学者将髌股关节 OA 列入了 UKA 的禁忌

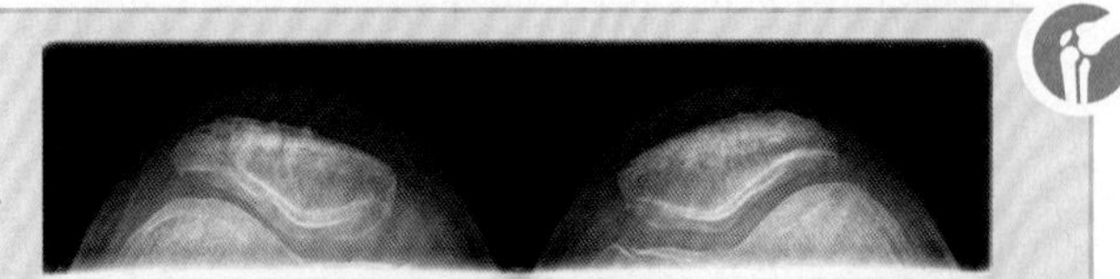
图 5.6 髌骨轴位片显示髌骨或髌股关节没有明显的退行性病变

证列表，而其他人则完全忽略了髌股关节的状态。在一次共识会议上，有人指出，在外侧关节面和（或）外侧滑车内出现全层软骨缺损，并伴有烧灼感、沟槽，无论是否存在外侧髌骨半脱位，都是 UKA 的禁忌证。而髌股关节的所有其他情况都是可以接受的，不作为禁忌证。在存在膝关节前内侧 OA 的情况下，髌股骨室通常伴有软骨软化、纤维化和侵蚀。这些病变主要位于髌骨内侧关节面和股骨滑车的对应关节面。为什么可以忽略这些病变的解释很简单。膝内翻倾向于使髌股内侧关节面过载，最常见的受损表面和骨赘会在膝关节屈曲时撞击内侧关节面。在内侧间室 UKA 手术后，内翻畸形得到矫正，因此髌股关节内侧关节面得以减压。矫正内翻畸形可以减轻髌股内侧关节面的负荷，并去除可能引起临床症状的骨赘。

小结

外侧关节面和（或）外侧滑车内的全层软骨磨损，伴有烧灼感、沟槽，伴或不伴外侧髌骨半脱位，被认为是UKA的禁忌证。

5.5 禁忌证

UKA 的禁忌证是炎症性疾病、关节不稳定或既往有矫正截骨术史。

炎症性疾病被认为是一种全身性关节病，影响整个膝关节，因此是 UKA 的禁忌证。

侧副韧带和（或）交叉韧带复合体损伤引起的膝关节不稳定是 UKA 的禁忌证。在某些情况下，可能忽略前交叉韧带缺失，可以考虑前交叉韧带重建联合 UKA。

既往的关节外畸形矫形手术史被认为是 UKA 的禁忌证，因为它们会导致负荷转移到未受累及侧，并引起过度负荷，从而可能导致 OA 的发生。膝关节内侧间室 OA 经胫骨高位截骨术（high tibial osteotomy，HTO）后矫正不足的患者可能是 UKA 的指征。然而，由 6 名经验丰富的外科医师参加的共识会议未能就胫骨高位截骨术后矫正不足的具体程度达成共识。两位学者指出，在矫正不足的情况下，胫骨高位截骨术可能并非禁忌证。共识一致认为中立或过度矫正是绝对的禁忌证。

小结

UKA的禁忌证是炎症性关节病，关节不稳定或既往有矫正截骨术史。

要点回顾

- UKA是治疗胫股关节单纯内侧或外侧OA的理想手术方法。髌骨内侧关节面的微小病变是可接受的。
- 对于UKA而言，膝关节的稳定性至关重要，这要求侧副韧带和交叉韧带保持完整。前交叉韧带缺失是UKA的禁忌证，但在某些情况下，可以通过联合手术（UKA联合前交叉韧带重建术）来解决这一问题。
- 炎症性疾病或既往有截骨矫形术史是UKA的禁忌证。

参考文献

扫码查看

第 6 章

髌股关节置换术的最佳适应证

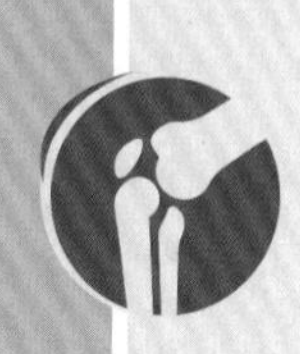

Stefano Pasqualotto, Marco Valoroso, Giuseppe La Barbera
和 David Dejour

要 点

- 髌股关节骨关节炎是一种比较常见的疾病，在年龄＞ 30 岁的膝关节疼痛患者中，有 39% 的患者可被诊断为此病。
- 患者的相关危险因素是女性和年龄，然而体重指数（body mass index，BMI）的增高在髌股关节骨关节炎患者中经常发生，但并不被认为是一个特定的危险因素。
- 髌股关节骨关节炎已经确定了 4 种不同的病因：原发性骨关节炎、继发于髌股关节不稳定易感因素的骨关节炎、创伤后骨关节炎、继发于软骨钙化病或风湿性疾病的骨关节炎。
- 膝关节相关的危险因素包括滑车和髌骨发育不良，而髌骨高度和下肢对线不良对髌股关节骨关节炎发病机制的影响仍存在争议。
- 股四头肌和臀肌、髋关节外展肌、腘绳肌和髂胫束也被认为与髌股关节应力增加的发生有关。
- 保守治疗应始终是首选，而对于轻度到中度关节炎，非手术治疗是一个有效的替代治疗方案。
- 重度单纯性髌股关节骨关节炎导致的致残性疼痛和膝关节功能严重下降是髌股关节置换术（patellofemoral arthroplasty，PA）的最佳适应证。
- 髌股关节置换术的理想患者为非肥胖患者，年龄＜ 60 岁，继发于髌股关节不稳定或滑车发育不良的严重单纯性髌股关节骨关节炎。
- 如果单纯性髌股关节骨关节炎与髌股不稳定的易感因素相关，髌股关节置换的目的是消除骨关节炎和纠正易感因素，正如“menu à la carte”描述的客观髌股不稳定。

6.1 概述

虽然髌股关节置换是髌股关节终末期疾病合乎逻辑的治疗方法，但对于许多膝关节外科医师来讲，它仍是有争议的选择。尽管 1955 年 McKeever 第一次成功地尝试使用钴铬钼合金假体来进行髌骨表面置换，随后 Blazina 的第一次髌骨滑车置换也取得了良好的结果，但外科医师对髌股关节置换的热情一直起伏不定。与全膝关节置换术相比，第一代髌股置换的疗效被认为是不可预测和不一致的。特别是现有设计的缺点、假体正确定位困难，以及未能正确处理潜在的病理问题是缺乏信心的主要原因。

最近人们对髌股关节置换术重新产生了兴趣，并且越来越多的人认为髌股关节置换术在治疗髌股关节终末期骨关节炎中占有良好的地位。近年来，微创手术的趋势及选择性单间室置换手术的复兴已经引起了骨科行业对髌股关节假体改进的重视，使其更符合解剖学设计。同时，对髌股关节生物力学和病理生理学有了更深入的了解，对髌股关节置换术的适应证有了更准确的定义。与其他外科手术一样，髌股关节置换术临床疗效的成功取决于合适的患者选择和适应证，以及良好的手术技术和术后护理。

小结

对髌股关节生物力学和病理生理学的更深入的理解，使得对髌股关节置换术的适应证有了更准确的定义，并重新引起了人们对髌股关节置换术的兴趣。

6.2 流行病学数据

流行病学研究报告显示，髌股关节骨关节炎患者中无症状者占 25%，而在 30 岁以上存在膝关节疼痛的人群中，髌股关节骨关节炎的发病率增加到 39%。

与股胫关节骨关节炎一样，髌股关节骨关节炎主要发生在女性（72%）中，51% 的患者在 46 岁时开始出现双侧症状。考虑到其他危险因素，尽管 BMI 与该类关节炎没有统计学关联，但仍有 38% 的髌股关节骨性关节炎患者超重，其中 29% 为肥胖。

小结

在30岁以上存在膝关节疼痛的人群中，髌股关节骨关节炎的患病率约为39%。女性、老年人和超重患者的发病率较高。

6.3 髌股关节骨关节炎的病因学

髌股关节骨关节炎有以下 4 种不同的病因。

（1）原发性髌股关节骨关节炎。

（2）继发于髌股关节不稳定易感因素的髌股关节骨关节炎。

（3）创伤后髌股关节骨关节炎。

（4）继发于软骨钙化或其他风湿性疾病的髌股关节骨关节炎。

小结

髌股关节骨关节炎已经确定了4种不同的病因：原发性髌股关节骨关节炎、继发于髌股关节不稳定易感因素的髌股关节骨关节炎、创伤后髌股关节骨关节炎、继发于软骨钙化或其他风湿性疾病的髌股关节骨关节炎。

◆ 6.3.1 原发性髌股关节骨关节炎

原发性髌股关节骨关节炎患者（49%）包括没有任何骨科病史，特别是没有任何髌骨脱位病史的患者（图 6.1）。这种骨关节炎通常是双侧的，女性患病率更高，平均手术年龄为 58 岁。在较长一段时间内患者的耐受性较好，患者可以在平坦的地面上正常行走，而在不平坦的地面上行走、上下楼梯和陡峭的斜

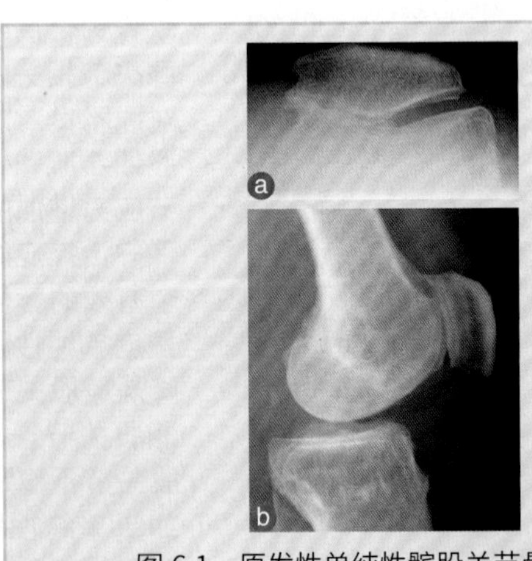

图 6.1 原发性单纯性髌股关节骨关节炎

坡则越来越难适应。此外，患者可能会抱怨有不稳定感，通常是由于疼痛刺激引起的反射性股四头肌抑制。膝关节屈曲时的捕捉感和绞锁感是髌骨骨赘撞击滑车外侧面和滑车上的骨刺造成的。

从放射学角度来看，通常双膝受累。髌骨轴位片显示关节间隙变窄，髌骨外侧小关节面与滑车之间的骨接触和髌骨半脱位，主要是由于软骨磨损，而不是因为伸膝装置对线不良。骨赘通常在髌骨的外侧边缘和滑车上。侧位 X 线片显示滑车近端有骨赘，髌股关节软骨下硬化，关节间隙狭窄。

小结

原发性髌股关节骨关节炎往往是双侧的，通常在很长一段时间内耐受性良好。症状一般包括上下楼梯的进行性障碍，伴有捕捉感和绞锁感，以及不稳定感。

◆ 6.3.2　继发于髌股关节不稳定易感因素的髌股关节骨关节炎

在有症状髌骨脱位病史的患者中，髌股关节骨关节炎的患病率约为 33%（图 6.2）。与原发性髌股关节骨关节炎相比，该组患者略年轻，手术时的平均年龄为 54 岁。文献报告，在有症状髌骨不稳定病史的患者中，患有髌股关节骨关节炎的比例不等，为 8% ~ 53%。对有症状髌骨不稳定患者髌股关节生物力学和解剖异常的深入了解，可以对骨关节炎病变的病因进行一些推断。

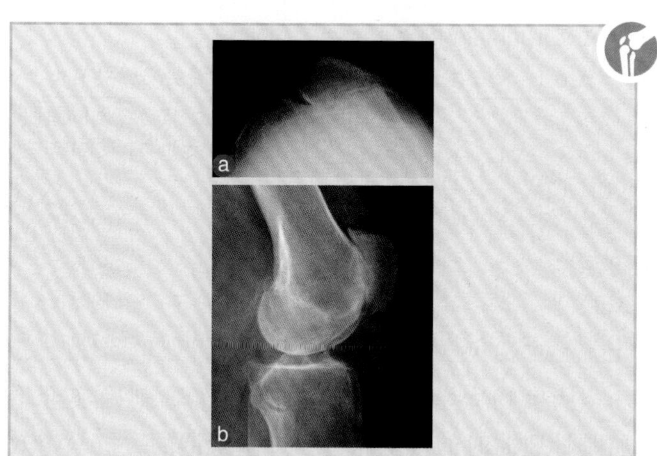

图 6.2　继发于髌股关节不稳定的单纯性髌股关节骨关节炎

6.3.2.1　脱位

复发性髌股关节外侧脱位被认为是髌股关节骨关节炎发生的重要危险因素。

每当髌骨脱位时，髌骨软骨可能发生损伤，有时会产生小关节骨折。滑车外侧甚至外侧髁也可发现软骨损伤，形成镜像样损伤。

6.3.2.2　伸膝装置对位不良

伸膝装置对位不良是由于胫骨结节与滑车沟最深处之间的（水平方向）距离增加，且增加了作用在髌骨上的脱位力（图 6.3）。在伸膝装置对位不良的情况下，髌骨和股骨滑车的外侧面会产生不对称的压力峰值。

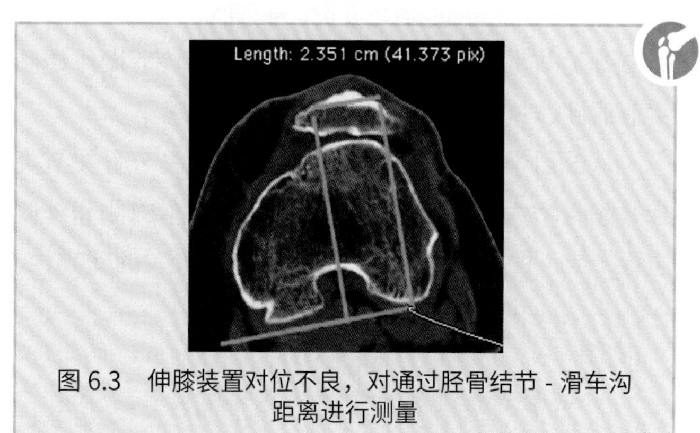

图 6.3　伸膝装置对位不良，对通过胫骨结节 - 滑车沟距离进行测量

6.3.2.3　髌骨和滑车之间缺乏匹配度

滑车发育不良和髌骨发育不良（在较小程度上）可能是两关节面之间缺乏匹配度，使得髌股关节不稳定。这种情况下，有两个因素可能导致骨关节炎。

（1）根据 Dejour 分型，滑车突出为较高级别（B 型或 D 型）的发育不良，当膝关节屈曲时导致髌骨和股骨滑车之间发生撞击，并增加膝关节屈曲时髌股关节的接触压力。3 级和 4 级（kissing）的软骨病变，通常涉及整个髌骨，是骨关节炎的前兆。

（2）滑车关节面不对称，见于 C 型和 D 型滑车发育不良，导致髌骨永久倾斜，从而加剧了髌股关节接触应力分布的不平衡。

因此，每当年轻患者出现髌股关节骨关节炎时，应详细调查任何脱位的发作，并深入分析 X 线片，以寻找任何可能导致髌骨不稳定的解剖异常。滑车发育不良被定义为最常见的易感因素，滑车发育不良的级别与髌股关节骨关节炎的严重程度存在相关性。

小结

继发于髌股关节不稳定易感因素的髌股关节骨关节炎通常见于年轻患者。危险因素包括滑车和髌骨不匹配、伸膝装置对位不良，以及既往数次脱位，其中高级别的滑车发育不良是最重要的易感因素。

◆ 6.3.3 创伤后髌股关节骨关节炎（9%）

创伤后髌股关节骨关节炎患者（9%）指既往有髌骨骨折的患者。髌骨骨折占所有骨折的 0.7% ~ 1.0%，通常远期发生髌股关节骨关节炎。可能促进髌股关节骨关节炎发展的因素与骨折机制和事故类型有关。髌骨直接受到冲击，导致粉碎性骨折，是骨关节炎的众所周知的一个来源。同样，骨折的不佳治疗，如复位不理想、间隙＞ 2 mm 和（或）残余关节面不连续＞ 1 mm，都可能导致骨关节炎。髌骨骨折后发生髌股关节骨关节炎的另外两个危险因素是麻醉下操作使膝关节僵硬，这会导致弥漫性软骨损伤和感染。

从放射学角度来看，尽管广泛髌股关节骨关节炎合并髌骨增大（髌骨增大导致其超出滑车内侧和外侧边缘）是一种常见的情况，但其表现有很大的变异性。

> **小结**
>
> 创伤后髌股关节骨关节炎常发生于髌骨骨折后。粉碎性骨折和治疗不佳是该类关节炎发生的危险因素，其典型的X线征象是股骨增大。

◆ 6.3.4 继发于软骨钙化或其他风湿性疾病的髌股关节骨关节炎（9%）

这种情况的病理生理学意味着微晶体沉积，在关节内，通常是二水焦磷酸钙（cium pyrophosphate dihydrate, CPPD）。软骨钙化症是一种代谢性关节疾病，它可能影响身体的任何关节，尤其是膝关节。在髌股关节中，软骨钙化症可能以类似骨关节炎的形式发生，但往往以破坏性的形式发生。临床表现为自发性浆液性积液，其频率和严重程度不断增加。否则，体征和症状与原发性髌股关节骨关节炎相同。

从放射学角度来看，双膝一般都有影响。首先，X 线征象表现为沿关节线全部或部分呈细线状的钙沉积，或在髌骨软骨中呈密度明显的钙沉积；其次，随着疾病的进展，髌骨整体变薄，外侧关节面受累较多。股骨滑车也被磨损甚至破坏，导致髌骨半脱位（图 6.4）。关节表面呈锯齿状和不规则状，这是软骨钙化病与原发性骨关节炎的区别。

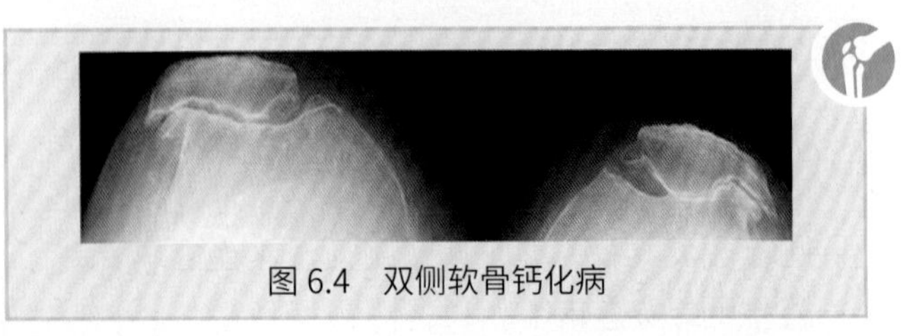

图 6.4 双侧软骨钙化病

> **小结**
>
> 继发于软骨钙化症的髌股关节骨关节炎与CPPD微晶沉积有关。这种类型的关节炎的特点是自发的浆液性积液和沿关节线的线性钙沉积，可进展为髌骨变薄和滑车侵蚀，导致髌骨半脱位。

6.4 髌股关节骨关节炎的易感因素

准确的影像学分析是确认髌股关节骨关节炎发生解剖学危险因素的重要步骤。

◆ 6.4.1 滑车发育不良

滑车发育不良是髌股关节骨关节炎发生的最重要的危险因素。在髌股关节骨关节炎患者中，78% 的滑车发育不良伴有交叉征。交叉征表示滑车与股外侧髁汇合，在膝关节正常发育的情况下，股骨滑车的线与股骨髁线仍然是分开的，并位于股骨髁的投影后方。96% 有症状的髌骨脱位患者都存在滑车发育不良，同时，它仅在 3% 的对照组中存在。这些数据表明滑车发育不良是髌股关节骨关节炎发生的一个危险因素，滑车发育不良的严重程度与关节炎的严重程度也存在直接的相关性（表 6.1，图 6.5）。多项研究也证实了这一点，通过对髌股关节的 MRI 图像分析，滑车发育不良患者的软骨缺损和髌股关节磨损更严重，髌骨软骨体积更小，证实了滑车发育不良是髌股关节骨关节炎发生的危险因素。

表 6.1 滑车发育不良分型与单纯性髌股关节骨关节炎

	原发性髌股关节骨关节炎		骨关节炎继发的髌股关节骨关节炎	
发育正常	44	27%	6	5%
A 型	58	35%	35	29%
B 型	24	14%	44	36%
C 型	21	13%	16	13%
D 型	19	11%	20	17%

从生物力学的角度来看，滑车骨刺确实会增加髌骨屈曲时的接触压力，产生所谓的“抗马奎效应”，而不对称的滑车关节面会导致髌股关节运动学不平衡，伴随永久性髌骨向外侧滑移。与此一致的是，最近一项模拟滑车畸形的尸体研究显示，与正常解剖相比，滑车发育不良的髌股关节，尤其是 Dejour 分

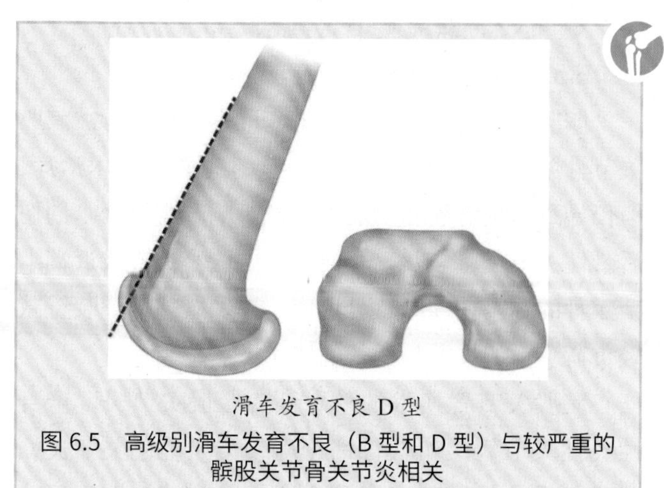

图 6.5　高级别滑车发育不良（B 型和 D 型）与较严重的髌股关节骨关节炎相关

型的 B 型和 D 型，表现为内旋增加，伴随髌骨向外侧倾斜和平移、接触压力增加、接触面积降低、稳定性降低。这一发现可以解释不同类型滑车发育不良的短期影响（轨迹不良、压力增加和不稳定）和长期影响（骨关节炎）。

◆ 6.4.2　髌骨发育不良

髌骨发育不良是髌股关节骨关节炎发生的另一个重要危险因素。42% 继发于不稳定的髌股关节骨关节炎患者存在 Wiberg 分型的Ⅱ型髌骨发育不良。滑车发育不良和髌骨发育不良之间存在显著的关系，这是髌股关节发育不良的大体特征。

◆ 6.4.3　其他因素

髌骨高度是发生髌股关节骨关节炎的一个决定因素，这仍是一个有争议的问题。虽然一些学者没有发现高位髌骨与发生髌股关节骨关节炎的高风险之间有任何关联，但其他一些学者报告高位髌骨与增加髌股关节软骨损伤相关。此外，一项最近的生物力学研究显示，髌股关节接触应力随着膝关节屈曲度的增加而逐渐增加，直到股四头肌肌腱与股骨滑车接触，诱导负荷分担。高位髌骨会延迟这种接触，直到更高程度的屈曲，增加髌股最大接触力和压力，而低位髌骨的存在显著增加了膝关节伸直时的接触压力。

股骨和胫骨旋转对髌股关节骨关节炎发病机制的影响仍有争议。Dejour 和 Allain 在一项 CT 平扫研究中没有发现这些参数与关节炎之间的显著相关性，但其他生物力学研究揭示了胫骨外旋如何增加髌骨向外侧移位和倾斜，从而增加了髌股关节外侧室的接触压力。

下肢对线对髌股关节骨关节炎的影响也是一个有争议的问题。在文献中，一些研究报告外翻膝与髌股关节外侧骨关节炎的发生率增加相关，而其他学者没有发现下肢冠状面对线不良与髌股关节骨关节炎风险增加之间的显著相关性。

股四头肌、外展肌、臀肌、腘绳肌和髂胫束也以不同的方式参与了髌股关节应力增加的成因。Hart 等注意到髌股关节骨关节炎患者的股内侧肌和股直肌横断面积显著减小，这表明产生应力的能力降低。这些发现也得到了其他研究报告的支持，这些研究报告称，髌股关节骨关节炎患者走楼梯时股四头肌力量下降，外侧软骨损伤和骨髓损伤与股四头肌无力呈正相关，而强健的股四头肌可起到保护作用。

对髌股关节骨关节炎患者臀肌的分析显示，与健康对照组相比，该人群在行走平路和下楼梯时臀中肌和臀小肌的力量值较低。另外，髌股关节骨关节炎患者还表现出髋关节外展肌力量显著降低，这可能是股骨内旋增加导致髌骨在滑车沟内向外侧横向位移增加的原因。

腘绳肌和髂胫束过紧对髌股关节生物力学有负面影响。紧绷的腘绳肌确实会导致髌股关节外侧软骨过载，特别是在伴有伸膝装置对位不良的患者中。在一项由 16 名健康男性参与的研究中，腘绳肌紧绷的人在做深蹲任务时表现出更大的髌股关节外侧间室关节应力，髌股关节内侧间室接触面积显著减小。

髂胫束也会影响髌股关节的运动学。髂胫束过紧确实会加重髌骨向外侧倾斜和外侧平移，以及胫骨外旋，增加髌股关节接触压力。

小结

髌股关节骨关节炎的易感因素是滑车和（或）髌骨发育不良，而髌骨高度、下肢轴位和冠状面对位不良的影响仍存在争议。另外，股四头肌和臀肌、髋外展肌、腘绳肌和髂胫束也被认为是与髌股关节应力增加有关。

6.5　治疗效果

◆ 6.5.1　非手术治疗

保守治疗应始终作为第一选择。这种方法通常是将髌股关节骨关节炎的非手术治疗方式和引起髌骨疼痛的保守治疗相结合。引起髌骨疼痛的情况包括紧绷的外侧支持带、股内侧肌发育不良和核心肌力不足等。症状可以通过这些措施来缓解：超重患者可通过减轻体重来缓解症状，也可以通过调整活动方式来缓解症状，如避免跑步、下蹲等活动和限制爬楼梯，还可以通过加强股四头肌肌力、水中康复锻炼、佩戴支具，以及使用非甾体类抗炎药（nonsteroidal antiinflammatory drugs，NSAIDs）、硫酸氨基葡萄糖和关节润滑剂来缓解症状。然而，在晚期关节炎的治疗中，这些非手术治疗方案并没有取得很好的效果，尤其是在长期疗效方面。

> **小结**
>
> 非手术治疗通常为首选的治疗方案，包括减肥；避免症状加重的活动，如跑步、下蹲、爬楼梯；促进股四头肌和核心肌肉力量的加强和拉伸，以及水中康复锻炼。

◆ 6.5.2 非关节置换手术治疗

非关节置换手术治疗是一种有效的治疗方法，特别是对于轻度至中度的关节炎。

在没有解剖异常的原发性髌股关节骨关节炎的情况下，软组织重新对位手术的结果还没有充分的研究。髌骨外侧支持带松解已广泛应用于伴有外侧支持带紧绷或挛缩和外侧髌骨倾斜相关的外侧髌股关节疼痛。然而，这种手术在缓解疼痛方面的效果很难预测。对骨组织进行操作的手术中，胫骨结节截骨术是一种可选择的方法，其目的是纠正伸膝装置对位不良，实施内移或前内侧移位。

另一种治疗轻度到中度髌股关节骨关节炎的有效方法是部分外侧小关节面切除术，切除髌骨外侧缘 1.0 ~ 1.5 cm，包括骨赘。部分外侧小关节面切除术用于外侧单纯性髌股关节骨关节炎，在髌骨倾斜的情况下可以进行外侧松解，或进行内旋手术，如内侧紧缩或 Insall 近端重新对位手术。

> **小结**
>
> 非关节置换手术治疗适用于非手术治疗失败的轻度到中度关节炎患者。胫骨结节内移或前内移可达到纠正伸膝装置对位不良的目的，降低髌股关节压力，而部分外侧小关节面切除术是治疗单纯性髌股关节外侧关节炎较好的方法。

◆ 6.5.3 髌股关节置换术

6.5.3.1 适应证和禁忌证

髌股关节置换术的最佳适应证是单纯退行性髌股关节骨关节炎，虽然已经过 3 ~ 6 个月的非手术治疗，但仍导致持续疼痛和功能限制，影响日常活动。创伤后骨性关节炎，累及整个滑车、内侧小关节或近端半个髌骨的弥漫性 3 级软骨退变，以及既往伸膝装置减轻负荷手术的失败是额外的适应证。

髌股关节置换术的禁忌证为胫股关节炎、全身性炎性关节病，如软骨钙化病或类风湿性关节炎、肥胖、复杂的局部疼痛综合征，以及精神性疼痛。此外，严重的冠状面胫股畸形（外翻 > 3° 或内翻 > 5°）、半月板手术史、固定屈曲挛缩 > 10°、屈曲受限（< 120°），以及低位髌骨也不适应于髌股关节置换术。

在接诊和检查髌股关节骨关节炎患者时，必须寻找可能对临床结果和失败率产生不利影响的因素。病因本身是对手术疗效的影响因素。多项研究报告，与继发于髌股不稳的髌股关节骨关节炎相比，在原发性髌股关节骨关节炎中，由于股胫关节骨关节炎的进展导致其失败率明显更高。

考虑到患者的危险因素，肥胖与较差的术后功能改善和患者满意度相关，胫股关节炎的进展导致了较高的失败率。另外，滑车发育不良被认为是胫股关节骨关节炎进展的保护因素。文献中的一些研究表明，在存在滑车发育不良的情况下，髌股关节骨关节炎与胫股关节骨关节炎进展较慢显著相关，并且对这些患者进行髌股关节置换术与较高的术后疗效评分相关。

最后，据报告，既往多次行膝关节手术会对髌股关节置换术的疗效产生不利影响，增加僵硬的风险及术后手法松解和关节纤维化清创的需求。

> **小结**
>
> 髌股关节置换术的最佳适应证是继发于髌股关节不稳定易感因素的重度单纯性髌股关节骨关节炎，严重影响60岁以下非肥胖患者的日常活动。

6.5.3.2 技术考量

当面对髌股关节骨关节炎时，可能会遇到两种解剖情况：第一种情况是在正常髌股解剖的情况下发生髌股关节骨关节炎；第二种情况是髌股关节骨关节炎与髌股关节发育不良相关。

(1) 髌股关节骨关节炎无发育不良：髌股关节置换术是重度单纯性髌股关节骨关节炎最好的治疗选择。在没有解剖异常的情况下，关节置换术不需要联合其他手术，如胫骨结节截骨。

(2) 髌股关节骨关节炎伴发育不良：由于髌股关节发育不良尚未得到纠正，髌股关节的不稳定持续存在，并伴有外侧支持带的慢性挛缩和内侧支持带的松弛。这种情况下，部分或全关节置换术（total joint arthroplasty，TJA）是一种有趣的解决方案，因为它可以同时矫正滑车和髌骨发育不良。因此，滑车截骨髌股关节置换术的应用可以通过去除滑车表面的骨赘和增生来矫正滑车发育不良，通过设置假体的内外侧和旋转定位来矫正伸膝装置对位不良。因此，在不对胫骨结节进行任何手术的情况下，通过外置股骨假体可减少胫骨结节 - 滑车沟距离（图 6.6）。

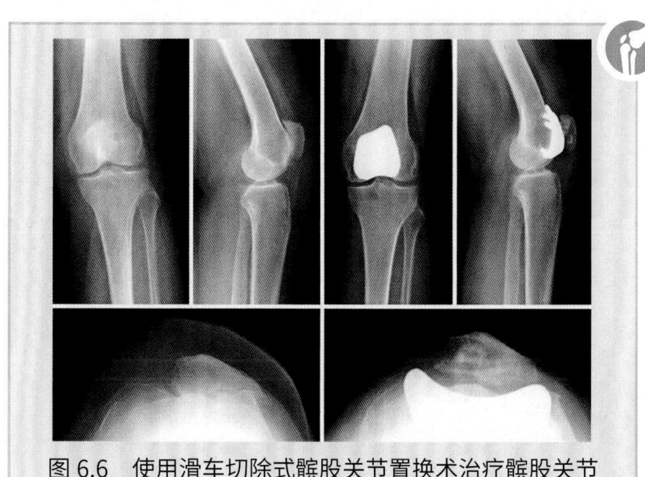

图 6.6　使用滑车切除式髌股关节置换术治疗髌股关节骨关节炎，矫正滑车发育不良和伸膝装置对位不良

关于髌骨矫正，为了降低髌骨骨折的风险，必须保留可接受的髌骨厚度，至少为 13 ~ 14 mm。如果髌骨假体尺寸略小，可以通过将假体放置在原髌骨的最远端或最近端，以此来矫正髌骨高位和髌骨低位，通过调整髌骨假体的内外侧位置来纠正对位不良。在髌骨表面置换过程中，外侧松解并不总是必要的，因为通常外侧骨赘去除就已足够，因为这样切除了部分外侧髌骨，对髌股外侧间室进行了减压。

小结

对于继发于髌股不稳定或与髌股不稳定易感因素相关的髌股关节骨关节炎，髌股关节置换术的目的不仅是治疗关节炎，也实施了“金属滑车置换术”，以此纠正滑车发育不良和伸膝装置对位不良。

要点回顾

更好地理解髌股关节病变的病理生理学已促使大家对髌股关节置换术再次产生了兴趣。为了减少失败率，必须非常仔细地选择患者。髌股关节置换术的最佳适应证是继发于存在髌股关节不稳定易感因素、60岁以下严重影响日常活动的非肥胖重度单纯性髌股关节骨关节炎患者。在存在髌股不稳定易感因素的情况下，髌股关节置换术的目的不仅是治疗关节炎，而且是进行“金属滑车置换术”来纠正滑车发育不良和伸膝装置对位不良。

参考文献

扫码查看

第 7 章

髌股关节联合膝单髁置换术的最佳适应证

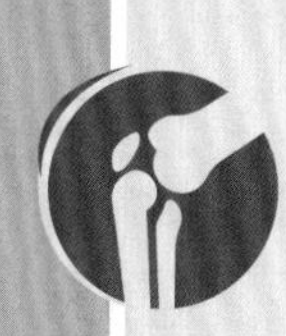

Johannes Beckmann 和 Malin Meier

要 点

- 双髁膝关节置换术（bicondylar knee arthroplasty, BKA）是髌股关节置换术和 UKA 的结合，技术上要求很高，因为它需要具有两者的经验。
- 这是一个很有前景的解决方案，特别是对患有双间室骨关节炎的年轻活跃患者。患者的选择至关重要，但对技术和正确的膝关节平衡而言，手术操作的准确性也是至关重要的。
- 描述好理想的患者或适应证是最重要的。

7.1 概述

传统的 TKA 仍然是治疗终末期膝关节退行性改变最常见的方法，即使是与患有单间室或双间室病变相关也是如此。虽然，文献中广泛报告 TKA 可以提供可靠和持久的结果，但患者的满意度并不总能达到预期：20% 的 TKA 患者（年轻患者高达 30%）对手术干预不满意，这支持了一种观点，即必须考虑新的概念和当今替代 TKA 的手术解决方案，利用新设计的假体提供的技术可能性，这些假体已显示出优于老款假体的结果。在单间室或双间室骨关节炎患者中，TKA 手术治疗是很常见的。这可能被认为是一种矫枉过正，因为三间室骨关节炎仅发生在30%的患者中，而 30% ~ 60% 的患者患有双间室骨关节炎。

BKA 并不经常进行，因为外科医师更倾向于进行 TKA。在双间室骨关节炎患者中行 TKA 手术，需要牺牲一个健康的间室和交叉韧带。这种方法与关节置换术中保存完整解剖结构的理念相悖。此外，已经表明牺牲未受影响的间室和至少一个或两个交叉韧带会导致膝关节运动学和步态的改变。

> **小结**
>
> 高达60%的TKA患者患有双间室骨关节炎。在那些TKA患者中，需要牺牲一个健康的间室和一个或两个交叉韧带，这可能是不必要的。

7.2 髌股关节联合内侧膝单髁置换术

膝关节部分间室骨关节炎可采用部分表面置换治疗，如单间室、双侧单间室、单间室或单间室联合 PFA，保护了交叉韧带，并实现了最大限度的骨保留，特别是对年轻患者而言。

对于内侧或外侧间室的膝关节骨关节炎，UKA 是一个广泛接受的手术选择。然而，骨关节炎通常从内侧（较少从外侧）胫股间室发展到髌股间室，导致 UKA 后髌股关节骨关节炎的进展：尽管髌股关节内侧软骨病变似乎耐受良好，但外侧软骨病变可能对内侧 UKA 的结局产生负面影响。Berger 等发现髌股关节炎是 UKA 中主要的失败原因。因此，BKA 作为 UKA 和 PFA 的结合，似乎是一种适当的补救措施（图 7.1）。

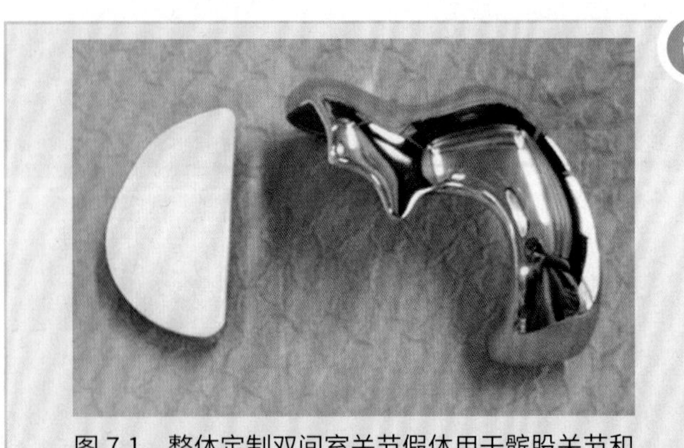

图 7.1　整体定制双间室关节假体用于髌股关节和股胫内侧间室关节置换

> **小结**
>
> 膝骨关节炎通常从内侧（较少从外侧）胫股间室进展到髌股间室。髌股关节骨关节炎可能是UKA的一种失败原因。BKA作为UKA和PFA的结合似乎是一种适当的补救措施。

另外，仅仅依靠关节登记系统数据很难证明在膝关节置换术中结合两种手术（UKA 和 PFA）是合理的，与 TKA 相比，这两种手术都失败得更早（图 7.2）。

以往使用的假体（特别是整体式）因效果不佳和部分令人失望的高翻修率而备受争议。然而，评估 BKA 手术的生存率是困难的，特别是年轻患者由于手术创伤小和保留关节原有的韧带结构等原因而选择这种假体。那些持续活动量大的患者由于松动、骨折和正常磨损等增加了需要翻修的风险。

> **小结**
>
> BKA对手术技术有一定的要求，因为它需要对PFA和UKA两种手术都有丰富的经验。

较新的解决方案（一体式或组配式 / 两片式）显示了非常有前景的结果，可与 TKA（图 7.2，图 7.3）相媲美。甚至有研究认为 BKA 在功能和生物力学方面优于 TKA。由于保存完整的交叉韧带，BKA 有助于恢复正常的膝关节运动学和步态运动学。其他一些学者发现，与 TKA 相比，BKA 具有更好的活动度，

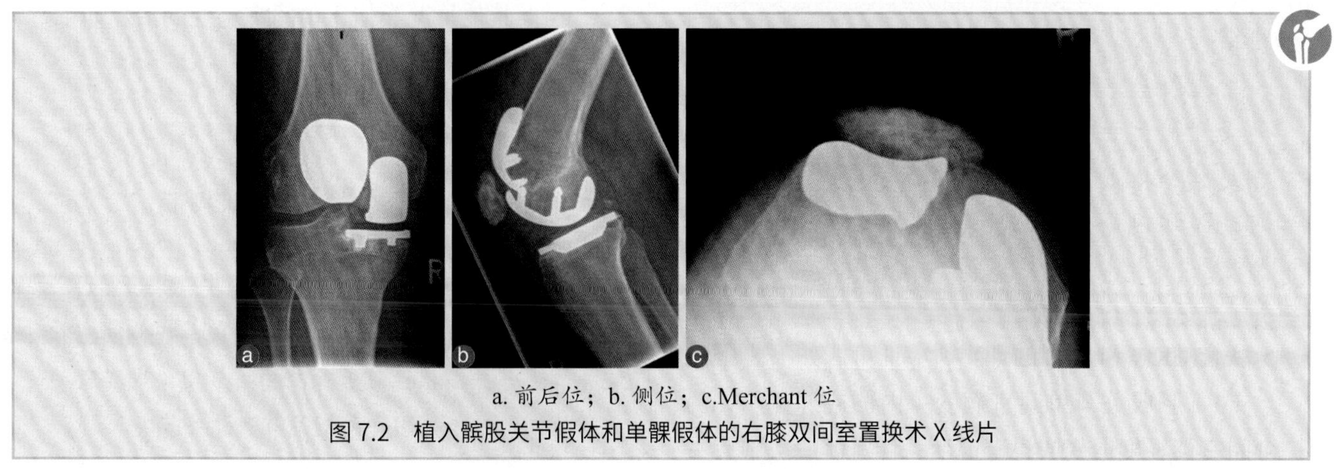

a. 前后位；b. 侧位；c.Merchant 位

图 7.2　植入髌股关节假体和单髁假体的右膝双间室置换术 X 线片

这可能是由于保留了前交叉韧带，通过提供一种保护机制来防止有限的屈曲，从而减少了僵硬。一项研究表明，BKA 术后膝关节运动学与对侧未受影响的肢体和健康对照组的运动学在很大程度上是相同的［尽管存在术前运动模式保留和（或）剩余代偿的差异］。另一项研究比较了 BKA 和 TKA 之间的临床评分，如膝关节协会评分（knee society clinical rating system，KSS）、膝关节损伤和骨关节炎预后评分（knee injury and osteoarthritis outcome score，KOOS）及日常生活活动，发现 BKA 组比 TKA 组有更大的活动范围，而在短期的临床和功能评分中没有发现显著差异。

由于 BKA 的骨保留特点，BKA 是一个有吸引力的解决方案，特别是对于年轻患者，他们承担着未来需要翻修的高风险。此外，交叉韧带的保留对于年轻和活跃的患者至关重要，因为这些结构在本体感觉和正常的膝关节运动学中发挥着重要作用。

小结

BKA似乎比TKA有一定的优势。它的骨和韧带保留特点使BKA对特别年轻且活跃的患者具有吸引力。

尽管新的标准化 BKA 显示出良好的功能结果，但仍有较高的翻修率，这可能是由于技术复杂，但也可能是由于假体的型号缺乏多样性，无法覆盖患者个体解剖结构的多样性。最近，人们对患者个体化膝关节置换的兴趣越来越大。很明显，在膝关节解剖结构个体差异显著的人群中，使用固定几何形状的假体很难实现膝关节置换的最佳适应性和解剖一致性。另外，随着活动度的增加和患者满意度的提高，个性化假体显示出非常有希望的结果。Wang 等的研究报告，在步行速度、峰值伸膝力矩和力量方面显示 BKA 有良好的效果，而且个性化的 BKA 与正常健康膝关节之间没有显著差异。但是，仍需等待长期数据来进一步验证。

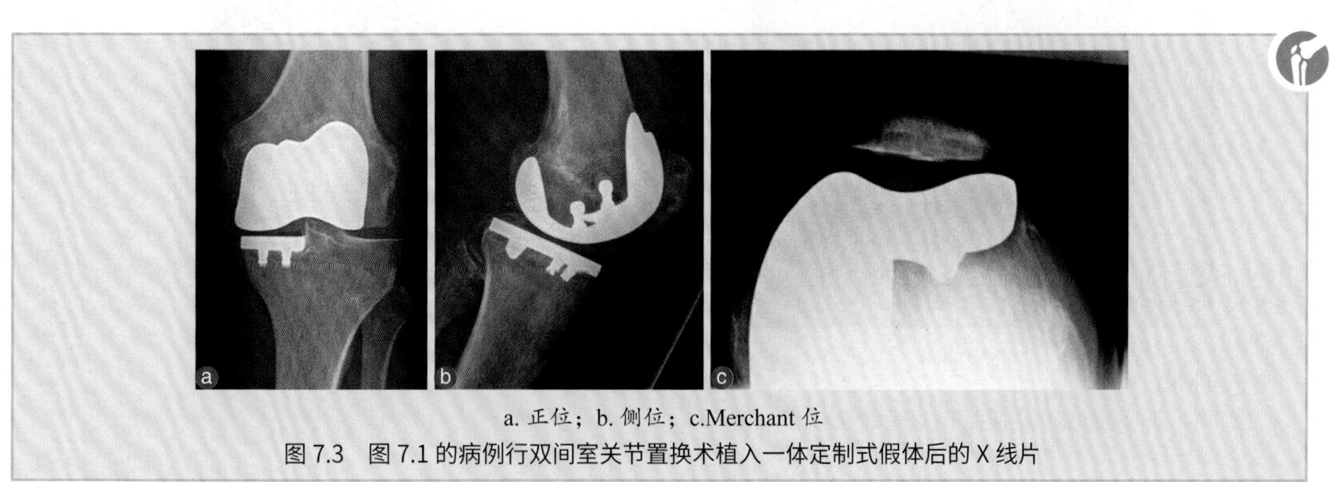

a. 正位；b. 侧位；c.Merchant 位

图 7.3　图 7.1 的病例行双间室关节置换术植入一体定制式假体后的 X 线片

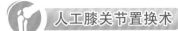

小结

高翻修率可能是由于技术复杂，但也可能是由于假体的型号缺乏多样性。在膝关节解剖结构个体差异显著的人群中，个性化假体可能是实现最佳匹配性和解剖一致性的解决方案。

联合 UKA 和 PFA 的理想适应证可能如下。

（1）胫股关节单间室病变（内侧或外侧），另一个间室仅轻度退变或没有退变，伴有髌股关节骨关节炎，有明显的主观和客观临床症状（髌股关节疼痛的阳性体征，图 7.4a ~ 图 7.4d）。

（2）髌骨外侧关节面骨关节炎，即使症状轻微甚至不明显，与胫股单间室病变（例如胫股关节内侧关节炎合并髌骨外侧关节面骨关节炎）同时存在（图 7.4a、图 7.4c、图 7.4d）。

（3）关节内疾病（由退行性疾病引起的关节线变窄）而非关节外疾病（如胫骨畸形）导致的下肢解剖轴畸形，由于髌骨对线不良导致髌股关节明显不匹配，但与下肢机械轴和解剖轴的偏移无关。胫股关节内侧间室的骨关节炎与膝关节内翻力线有关。这种畸形可以通过 UKA 手术来矫正。然而，矫正胫股关节内侧间室骨关节炎合并髌股关节外侧关节面骨关节炎患者的内翻畸形会进一步使髌骨向股骨髁外侧转移，从而加重髌股关节外侧关节面骨关节炎。

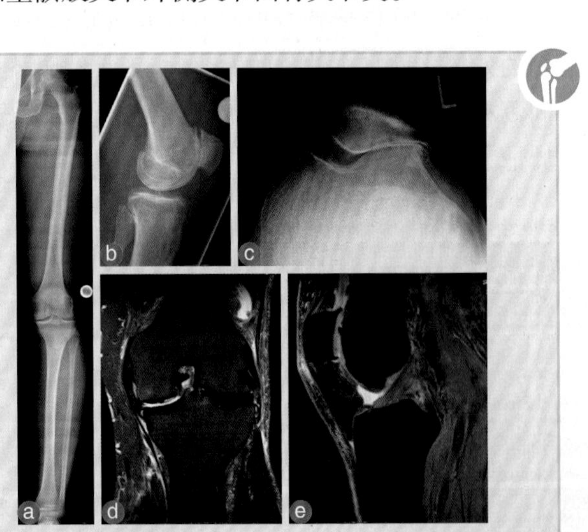

a. 下肢负重位；b. 侧位；c.Merchant 位；d、e. 冠状面和矢状面 MRI

图 7.4　双间室病变（胫股关节内侧和髌股关节外侧关节面），胫股关节外侧间室完好的患者

（4）其他情况类似于单间室病变的治疗如下。

1）内翻 / 外翻畸形＜ 10°。

2）屈曲挛缩＜ 10°。

3）活动度＞ 90°。

4）完整的前交叉韧带和后交叉韧带。

小结

BKA的理想适应证包括胫股关节内侧间室骨关节炎合并症状性髌骨外侧骨关节炎（或胫股关节外侧间室合并髌骨内侧关节面骨关节炎）。

典型的禁忌证如下。

（1）3 个间室全部受累。

（2）胫骨向外侧突出。

（3）不稳定的情况（非胫股狭窄关节张开的情况）。

（4）相对有争议的因素：类风湿性关节炎、BMI、对抗性的运动或繁重的体力活动。

要点回顾

BKA是一个有希望的解决方案，特别是对年轻、活跃的双间室骨关节炎患者。这种方法可以保持更自然的运动学。但患者的选择是一个关键因素，禁忌证也不得不考虑。另外，需要长期的数据来证实BKA或TKA是否有更好的结果。

参考文献

扫码查看

第 8 章

全膝关节置换术的最佳适应证

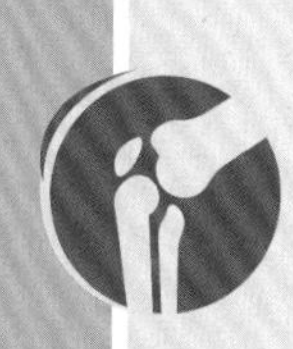

Mahmut Enes Kayaalp 和 Roland Becker

要 点

- 疼痛、膝关节功能和生活质量下降是全膝关节置换术最常见的原因。
- OA 的程度与疼痛和膝关节功能没有良好的相关性。
- 良好的肌肉力量和功能可以缓解膝关节 OA 引发的疼痛和残疾。
- 目前尚不清楚肌肉力量的改善对患者症状的影响。
- TKA 的适应证仍然是一个非常个体化的决定过程，它基于患者的症状和期望，以及 OA 放射学征象的严重程度。

8.1 概述

在接受 TKA 患者中，OA 的严重程度和病史有很大的差异。有些患者在日常生活中能够适应这些因疼痛导致的活动限制，而有些患者则不能适应活动受限及疼痛就会要求手术。大多数手术适应证的标准主要考虑 3 个方面：疼痛、功能和放射学改变，前提是疼痛不能通过保守治疗得到控制。疼痛和功能没有明确规定的阈值。而对于放射学改变，根据 Kellgren-Lawrence 分级，只有英国骨科协会的适应证标准给出了≥Ⅲ级的阈值。然而，这些标准是基于低级别证据（Ⅳ级）制定的。OA 引起的疼痛和功能受限是 TKA 的主要适应证标准。

> **小结**
>
> 疼痛和功能受限是TKA的主要适应证标准。

考虑手术前应进行保守治疗。既往的研究结果已经表明，保守治疗可以缓解 OA 患者的疼痛，并改善其功能。膝关节的 X 线片包括负重位下肢全长片、Rosenberg 位、侧位片和髌骨轴位片都应该定期拍摄，以便获得关于膝关节 3 个间室退变程度和膝关节整体对线情况的主要信息。当使用 Rosenberg 位时，更容易发现膝关节内侧或外侧间隙的狭窄（图 8.1，图 8.2）。了解关节内和关节外的畸形非常重要。有时，应力位的 X 线片可以更好地提供有关对侧间室异常开口导致的软骨缺损和侧副韧带功能不全的信息。

> **小结**
>
> 负重位X线片对于正确评估关节间隙很重要。

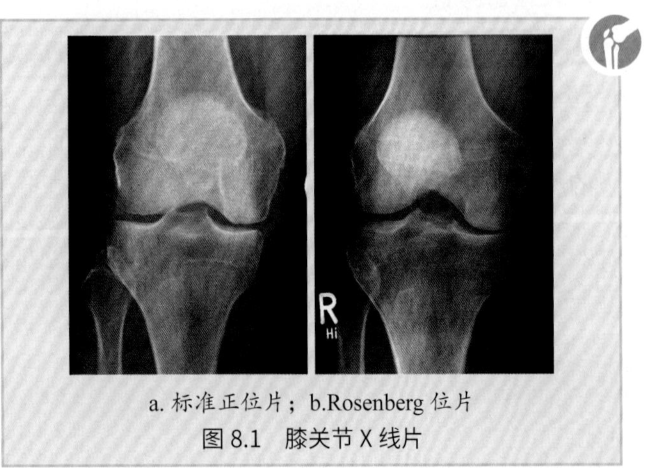

a. 标准正位片；b.Rosenberg 位片

图 8.1　膝关节 X 线片

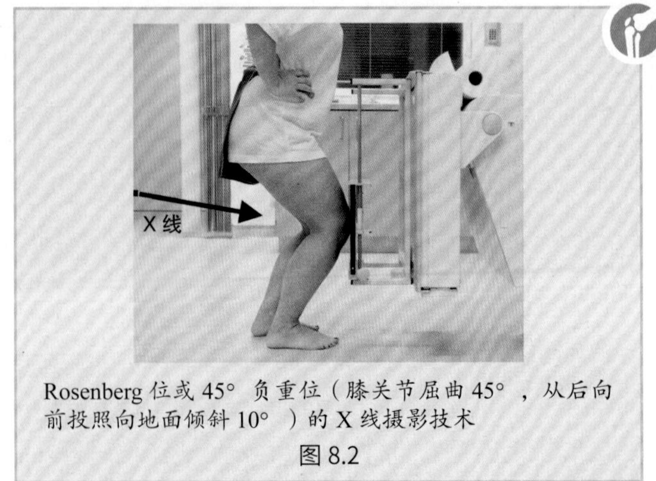

Rosenberg 位或 45° 负重位（膝关节屈曲 45°，从后向前投照向地面倾斜 10°）的 X 线摄影技术

图 8.2

X 线片提供了额外的信息，强调了 TKA 的临床适应证。Kellgren-Lawrence 分级是目前最被广泛接受的 OA 影像学评估分类标准。该分类已于 2011 年进行了修改，更多地考虑了骨赘旁关节间隙变窄的进展。

TKA 的最佳适应证是 TKA 术后成功的主要挑战之一。许多研究表明，最佳结果并不仅仅取决于良好的手术技术，还包括正确的假体位置，以及完美的韧带平衡和准确的膝关节对线。尽管这些与手术相关的因素非常重要，但除此之外，与患者相关的因素也同样重要。

作为一名膝关节外科医师，应该以寻求完美的适应证为目标。然而，在现实生活中，人们必须对心目中的理想患者做出许多妥协。

8.2 TKA 的适应证

来自欧洲不同国家的 6 份关于 TKA 适应证的指南如下。

（1）德国骨科和矫形外科学会的 S2 指南。

（2）英国骨科协会的指南。

（3）英国国家护理和健康卓越研究所。

（4）新西兰指南。

（5）国际骨关节炎研究学会。

（6）欧洲风湿病联盟。

所有指南都显示Ⅳ级证据，并基于以下标准：疼痛、功能放射学改变和其他标准，如生活质量和功能丧失，或畸形的进展。德国骨科和矫形外科学会为“科学医学协会工作组”（Working Group of Scientifc Medical Societies）发布了关于 TKA 适应证的 S2 指南。由 20 名专家组成的小组参与了这一指南的制定。

所有参与者在 5 个主要标准和 13 个附加标准上 100% 的一致意见。

TKA 的主要适应证标准如下。

（1）膝关节疼痛。

（2）膝关节破坏（OA 和骨坏死）。

（3）保守治疗失败。

（4）与膝关节病理过程直接相关的生活质量降低。

（5）心理紧张。

疼痛、功能障碍和生活质量下降是 TKA 最常见的适应证标准。然而，关节不适和疼痛具有较高的变异性。OA 的症状与 X 线片展示的膝关节退行性改变严重程度之间的相关性较弱。对文献的系统综述显示，存在膝关节疼痛的患者中，15% ~ 76% 的患者存在膝关节 OA 的放射影像学改变。具有膝关节 OA 放射影像学改变的患者主诉膝关节疼痛占 15% ~ 81%。据报告，软骨体积减小与膝关节疼痛之间存在关联。虽然一些研究表明，Kellgren-Lawrence 分级的增加与纽约特种外科医院（Hospital for Special Surgery，HSS）评分的下降之间存在正相关性，但其他研究则没有类似结论。当关节间隙开始逐渐变窄时，膝关节症状逐渐增加，但据报告，症状的严重程度与骨赘的生长之间没有相关性。因此，在患者的临床评估过程中，应将影像学改变视为一种附加信息。

结构损伤程度与疼痛之间相关性差的原因之一是中枢神经系统和周围神经系统发生的神经可塑性变化，这可能会影响患者的疼痛体验。

除了关节本身的退变，肌肉力量对临床症状也有直接影响。膝关节屈伸强度较低表明 OA 患者的肌肉功能和力量的降低。较大的髋外展肌力量与髌股关节和胫股关节外侧软骨损伤进展的风险降低，以及坐位起立力量降低的结果相关。

肌肉力量的改善并不意味着功能的改善。例如，股四头肌肌力增加 15%，对男性患者的行走速度和坐位站立的表现没有影响。因此，目前尚不清楚肌肉力量需要改善到什么程度才能表现出症状的改善。股四头肌无力与 OA 发病率增加相关，但与不同性别人群 OA 的进展无关。总之，强大的肌肉力量可以预防膝关节影像学上的退行性改变。

然而，保守治疗的持续时间尚不清楚，其取决于 OA 的症状和严重程度。预先康复和运动训练并不能改善 TKA 术后功能和疼痛的结果。

小结

术前训练和康复不能改善TKA术后的功能和疼痛。

Bedson 等在分析了文献后提出了 3 个特殊原因来解释为什么影像学结果和症状之间会出现不一致。第一，可能没有足够不同位置的 X 线片来评估放射学影像与疼痛之间的关联，因此，一套适当的 X 线片是必不可少的；第二，疼痛等级和影像学改变对于评估两者之间的关联有重要影响；第三，研究人群的特性很重要。膝关节疼痛和放射学影像的改变程度可能受年龄、种族和其他特征的影响（图 8.3）。

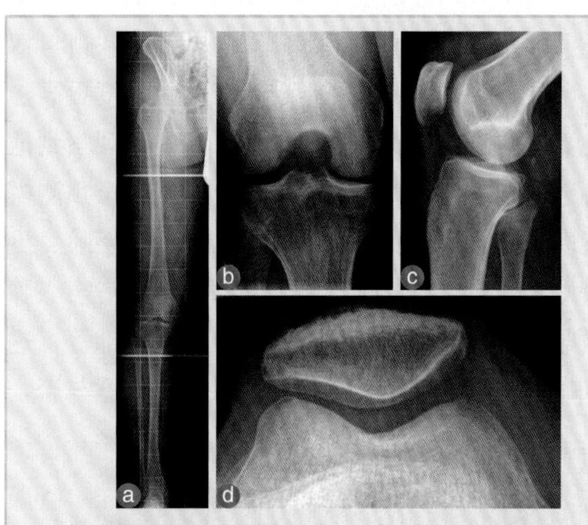

a. 负重位双下肢全长正位片；b.Rosenberg 位；c. 侧位；d.Berchants 位。有时还包括应力位放射学检查，这对内外侧不稳定的情况是有帮助的

图 8.3　一系列标准的放射学检查

最近进行了一项文献综述，以寻找 TKA 的循证医学适应证。笔者的结论是，需要更系统的综述来探索以下问题。

（1）TKA 的治疗目标是什么？

（2）为谁衡量治疗目标？

（3）如何衡量治疗目标？

（4）除 TKA 的 5 个主要适应证标准外，其他标准可能有助于决策过程。

1）步行距离的限制。

2）长时间站立的限制。

3）上下楼梯的限制。

4）畸形。

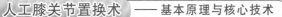

5）关节不稳定。

6）活动范围的限制。

7）股四头肌力量减弱。

8）坐下、下跪或个人卫生方面的困难。

9）需要他人给予帮忙。

10）家务劳动困难。

11）使用公共交通设施遇到的困难。

12）在参与社会生活、专业工作和体育活动方面受到限制。

8.3 TKA 术后结局预测

对患者选择 TKA 的预测因素进行了分析。笔者发现年龄、膝关节伸直功能和日常生活活动量表（KOS-ADLS）可以显著预测患者是否愿意接受 TKA 手术。性别、BMI、膝关节屈曲度、单侧与双侧 OA 等因素对决策无显著影响。在僵硬程度更高、疼痛程度更低、生活质量也更差的患者中，观察到他们的满意度较低。基于这一发现，开发了一个预测模型，该模型包含了 10 个问题，涉及性别、年龄、疼痛、膝关节僵硬、膝关节运动时的磨削或咔嗒声、膝关节感觉、对膝关节问题的认识和焦虑或抑郁等，这 10 个问题建立了预测模型，以预测患者的满意与否。

小结

必须在手术前分析患者对手术的预期，而行TKA时必须考虑患者的心理因素。

将术后 3 个月的早期满意率与 12 个月的满意率进行比较。术前满意组和不满意组之间没有差异。在术后 12 个月的随访中，术前不满意组的疼痛评分、SF-12 评分和牛津膝关节评分显著降低，但任何评分均无改善。年龄、BMI、性别、住院时间和诊断等人口统计学参数对结果没有任何影响。

基于骨关节炎指数（WOMAC）评分引入了初步预测规则。从所有潜在预测因素中确定了从基线 WOMAC 中抽取的 5 个问题，如下。

（1）脱袜子困难。

（2）进出厕所。

（3）完成轻度家务劳动时的表现。

（4）从床上站起来。

（5）醒来后晨僵的程度。

要点回顾

- 为了明确一名患者是否适合行TKA，应考虑尽可能多的方面。
- 5个主要适应证标准：疼痛、根据Kellgren-Lawrence分级标准达到Ⅲ～Ⅳ级的OA、保守治疗失败、生活质量下降和心理压力。
- 必要时应考虑进行额外检查，包括咨询精神科或疼痛科专家。
- 保守治疗应为首选。但在某些情况下，需要立即进行手术。

参考文献

扫码查看

第 9 章

局部表面置换假体

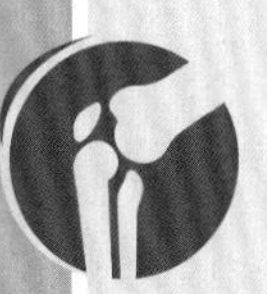

Martin Lind

要 点

- 中年患者的局部软骨损伤可以通过局部表面置换假体进行治疗。
- 目前存在两种膝关节假体系统：Arthrosurface® 的 HemiCAP® 假体和 Episurf® 的 Episealer® 假体。两种假体系统都使用合金金属帽来代替受伤的软骨，但软骨下骨的固定原理不同。对于股骨髁和髌骨滑车的损伤，两种系统都有不同尺寸的假体。
- 关于使用表面置换假体治疗后临床结果的文献有限。
- 对于 HemiCAP® 假体，病例系列研究已经表明，股骨型和滑车型两种假体类型均能在短期内有效减轻症状并改善膝关节功能。然而，使用部分表面置换假体的患者，未来转变为传统关节置换的再手术率很高，对于最终发展为更广泛的骨关节炎且伴有症状的软骨病变的中年患者，表面置换假体植入术可能应被视为一种临时的手术治疗。

9.1 概述

对于有症状的、单纯的、局部的、全层的股骨软骨缺损的中年活跃患者，由于软骨愈合能力差和经常出现致残症状，因此治疗是一个挑战。这种软骨损伤也可以发展为骨关节炎。骨髓刺激和软骨细胞移植等生物治疗方法受患者年龄的影响，并且随着患者年龄的增加，生物治疗的效果逐渐不太理想。由于只有有限的膝关节区域有明显的软骨损失，因此通常不适合对这些患者使用全膝关节置换术和膝单髁置换术。通常对这些患者采用非手术治疗方式，包括物理治疗、减肥、应用镇痛药和调整生活方式，但非手术治疗在某些情况下会无效或随着时间的推移使效果不显著。这些情况下，使用表面置换假体进行手术治疗是一种可能的选择。

中年患者的单纯性股骨髁软骨损伤可通过多种方式进行治疗，包括调整生活方式、减肥、物理治疗、药物治疗或应用各种软骨修复技术（如微骨折技术、软骨细胞移植或骨软骨移植）等非手术治疗。如果出现下肢力线不良，可以使用截骨矫正术来减轻受影响的软骨。对于单纯性的髌股关节骨关节炎，许多外科医师更喜欢全膝关节置换术而不是髌股关节置换术，以实现可预测的临床结果。目前关于单纯性髌股关节置换术的问题是关节外科医师对其认识较少，并且缺乏长期随访结果的证据，以及使用该方案的成功率未知。为了克服某些软骨病变的治疗差距，基于微创的、解剖学的、关节保留的髌股关节表面置换假体可能会提供在该领域取得成功所需的一些解决方案。

对于年轻且活跃的患者，为了处理有症状的单纯性软骨病变，将手术重建区域限制在软骨缺损区域是有意义的。在此背景下，逐渐出现了仅解决软骨缺损的小型假体。在膝关节中，假体已被研发用来解决髌股关节和股骨髁的软骨损伤。随着时间的推移，此类假体被赋予了许多名称，如表面置换植入物、表面关节置换、嵌入式假体表面置换和单髁假体。在本章中，将采用“单髁假体”或“表面置换假体”作为术语。

本章将介绍目前市场上的假体、表面置换假体的潜在适应证、植入手术技术及使用表面置换假体后的临床结果。

9.2 膝关节表面置换假体类型

◆ 9.2.1 HemiCAP® 假体

HemiCAP® 局部股骨髁表面置换假体（Arthrosurface Inc., Franklin, MA, USA）于 2003 年推出，用于治疗股骨髁全层软骨损伤，同时设计了股骨髁和滑车假体。该假体由一个骨固定部件和一个通过莫氏锥度连接的关节部件组成。固定组件是一个空心松质骨螺钉，其末端由钛合金制成（图 9.1）。关节圆顶形部件有两种直径，即 15 mm 和 20 mm，它们有各种凸面尺寸，以匹配植入部位的曲率。该关节假体表面是钴铬钼合金，底部带有钛等离子喷涂，用于促进骨向内生长。

对于较大的髁软骨缺损，采用双圆形假体（UniCAP®）；对于滑车缺损，采用两种凹形假体：髌股假体和大曲面假体（图 9.1，表 9.1）。

> **小结**
>
> 治疗股骨髁或滑车缺损处15～20 mm大小的局部缺损。

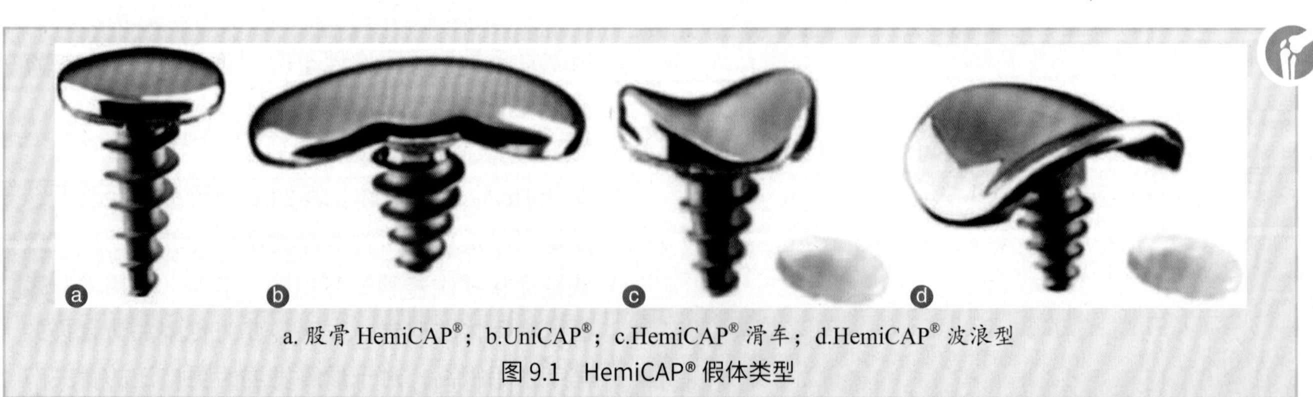

a. 股骨 HemiCAP®；b.UniCAP®；c.HemiCAP® 滑车；d.HemiCAP® 波浪型

图 9.1 HemiCAP® 假体类型

表 9.1　膝关节表面置换假体

厂家	股骨髁	大号股骨髁	滑车	大号滑车
Arthrosurface®	HemiCAP®（15 和 20 mm）	UniCAP®	髌股 HemiCAP®	髌股 HemiCAP® XL（wave®）
Episurf®	单面 Episealer®（12 ~ 20mm）	双面 Episealer®（宽 15 ~ 25 mm，长 23 ~ 35 mm）	单滑车 Episealer®（20 ~ 29 mm）	

◆ 9.2.2　Episealer® 假体

Episealer® 假体的特殊之处在于它的独特设计较为适合患者的髁解剖结构。在 3D-MRI 上评估软骨和骨损伤以进行最佳计划。Episealer® 假体是一种具有两个功能的一体式设计：一处是帽部，位于软骨下骨床内，以生理方式加压，将软骨边缘与患者的健康软骨结合；另一处是立柱，可提供初始稳定性并压入软骨下皮质，从而实现稳定的固定和术后快速恢复。

还可以针对股骨内侧髁、股骨外侧髁和股骨滑车内的缺损生产 Episealer® 假体。Episealer® 产品线包括 3 种假体的类型，即用于股骨髁缺损的单面 Episealer®、用于大股骨髁病变的双面 Episealer® 和用于滑车病变的单滑车 Episealer®（表 9.1，图 9.2）。

9.3　使用表面置换假体的适应证

股骨表面置换假体的适应证是股骨髁或滑车的症状性局灶性软骨和骨软骨缺损，这些标准的非手术治疗措施已经无效，如物理治疗、减肥、调整生活方式和药物治疗（图 9.3）。由于骨软骨病变或既往软骨修复方法失败，如微骨折或软骨细胞移植，病变可能是创伤性和退行性的。而面对剥脱性骨软骨炎或膝关节自发性骨坏死的软骨病变，软骨下骨病变应局限在 3 ~ 4 mm，以便有足够的软骨下骨支撑表面置换假体。患者的年龄是一个关键问题。在 35 岁以下的年轻患者中，因其具有良好的生物软骨修复愈合潜力，应推荐使用此类治疗方法。在 65 岁以上的老年患者中，传统的关节置换术治疗具有一致和良好的临床结果，关节置换术翻修风险有限，应采用传统的关节置换术。如出现症状性韧带损伤，应辅以重建。如果出现冠状面轴偏移，如外翻或内翻畸形，则应通过手术截骨来纠正。这适用于外翻或内翻偏离负重轴 5° 以上的患者。

选择单纯表面置换假体治疗的禁忌证如下：非局限性的软骨病变或广泛的骨关节炎，胫骨软骨病变达到 3 ~ 4 级，半月板次全切除术损失超过 75%。在这些患者中，极有可能对股骨软骨病变的治疗没有足够的效果。

> **小结**
>
> 部分表面置换假体治疗的适应证如下。
>
> - 股骨髁或滑车的局灶性软骨和骨软骨缺损伴有明显的疼痛症状，且非手术治疗措施均已失败。
> - 年龄为35 ~ 65岁。

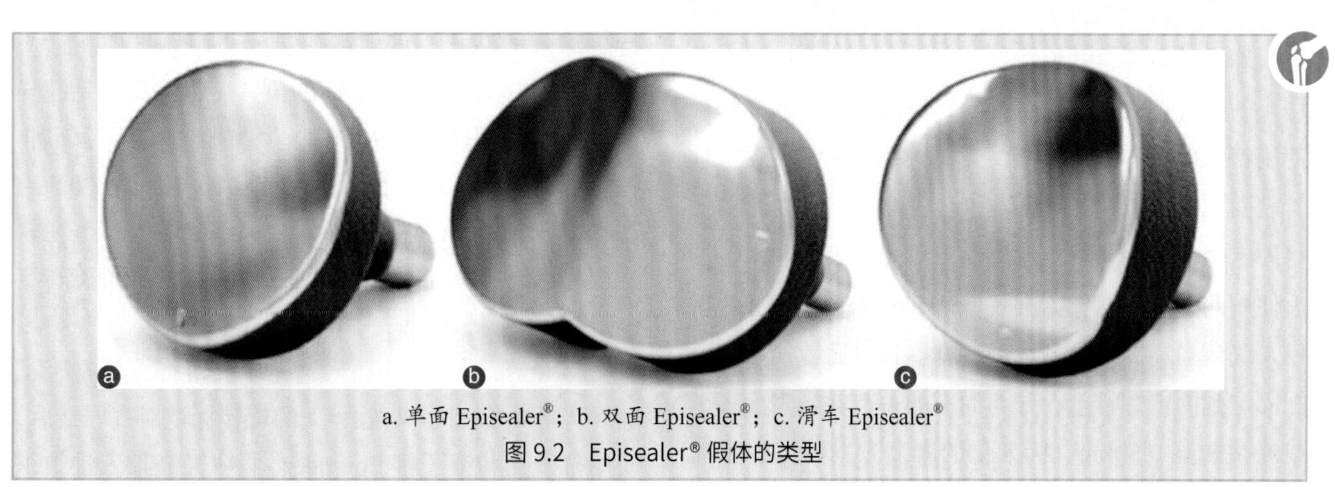

a. 单面 Episealer®；b. 双面 Episealer®；c. 滑车 Episealer®

图 9.2　Episealer® 假体的类型

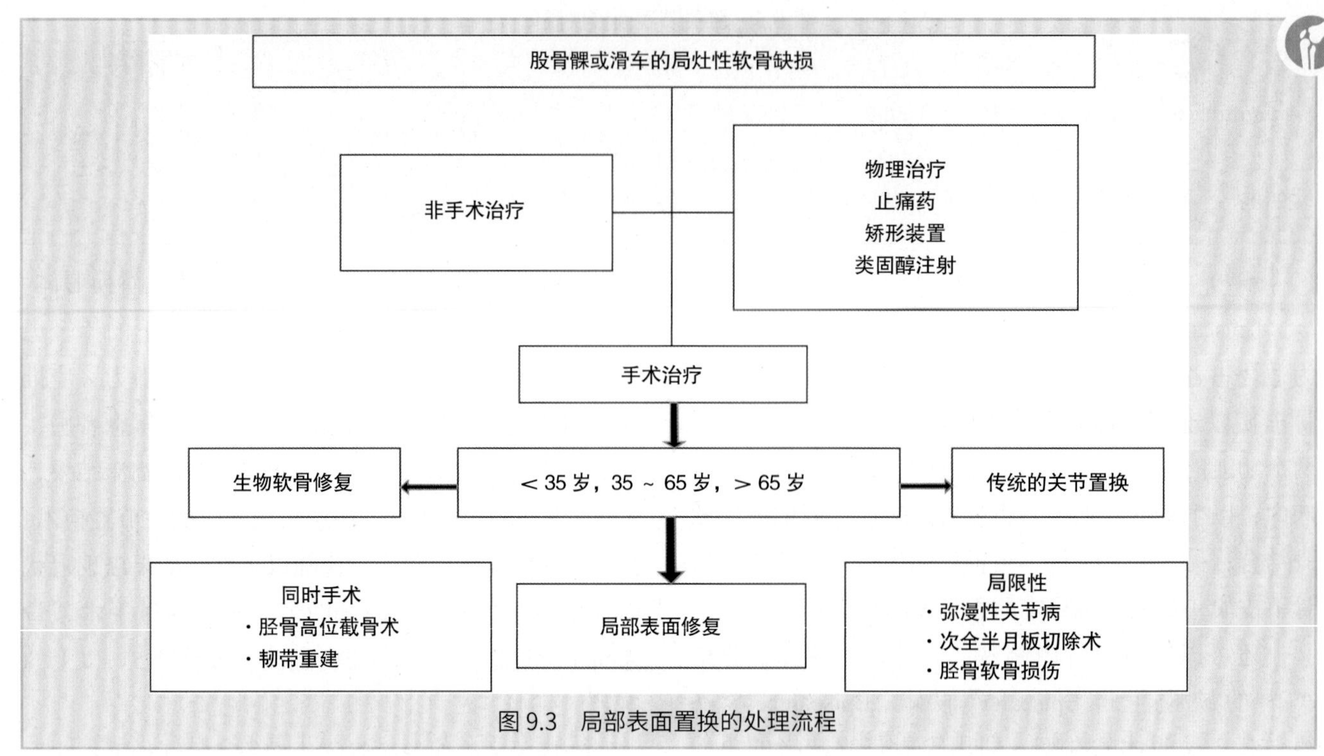

图 9.3　局部表面置换的处理流程

小结

禁忌证如下。

- 非局灶性软骨损伤。
- 骨关节炎。
- 胫骨软骨损伤。
- 半月板丢失超过75%

9.4 手术技术

◆ 9.4.1　HemiCAP® 假体

该技术由标准关节镜检查开始，以确定软骨的状态、确认适应证，并治疗任何伴随的关节内病变。使用小的髌旁切口显露软骨损伤，并测量软骨的损伤。使用特殊的中心钻导向器将克氏针垂直放置在关节软骨表面的中心位置。通过克氏针对固定螺钉进行扩孔。将固定螺钉植入骨内，用测绘仪器测量表面曲率，然后使用匹配的表面铰刀准备嵌入式假体骨床。通过试模来确认与周围软骨的精确贴合。将表面置换假体压配固定到固定螺钉上，并与周围的关节软骨表面齐平或略微凹陷 0.5 mm。标准化的康复方案可以在术后立即开始自由活动。术后 2 周内，要求患者部分负重，之后允许完全负重。

◆ 9.4.2　Episealer® 假体

通过一个小的髌旁切口检查软骨缺损。关节囊切口可以向股肌下方延伸，以适应钻孔导向器（Epiguide）。根据 MRI 制定规划图，钻孔导板与软骨病灶齐平放置，并用手术钉固定在股骨髁上（图 9.4a）。

钻孔导板上放置了一个钻孔导向器（图 9.4b）。钻孔导向器用于软骨预截骨和第一个钻孔步骤。截骨导板用于在钻孔前预切软骨，方法是将截骨导板顺时针旋转一圈，将其略微向下推（图 9.4c）。然后，使用钻孔导板执行第一个钻孔步骤（图 9.4d）。移除钻孔套筒并插入调整套筒，用于钻孔至最终的软骨下深度（图 9.4e）。调整套筒用于以 0.2 mm 为增量进行更深入的钻孔，直到钻孔深度与假体试模相适应（图 9.4f）。记下调整套筒的位置后，将其从钻孔导板上取下。使用足够的冲洗液清除钻孔中的所有碎屑。将假体试模顶部定位在相邻关节软骨表面下方 0.5 ~ 1 mm 处后，钻孔完成（图 9.4g）。使用无菌笔在软骨边缘标记近端方向，该标记对于假体的正确旋转定位是必要的。

将 Episealer® 假体插入钻孔中。检查旋转是否正确后，将 Episealer® 与软骨上的旋转标记对齐。最后，使用打击器和锤子将 Episealer® 假体轻轻敲入骨组织（图 9.4h）。当完全就位时，上表面应低于相邻关节软骨表面 0.5 ~ 1 mm。

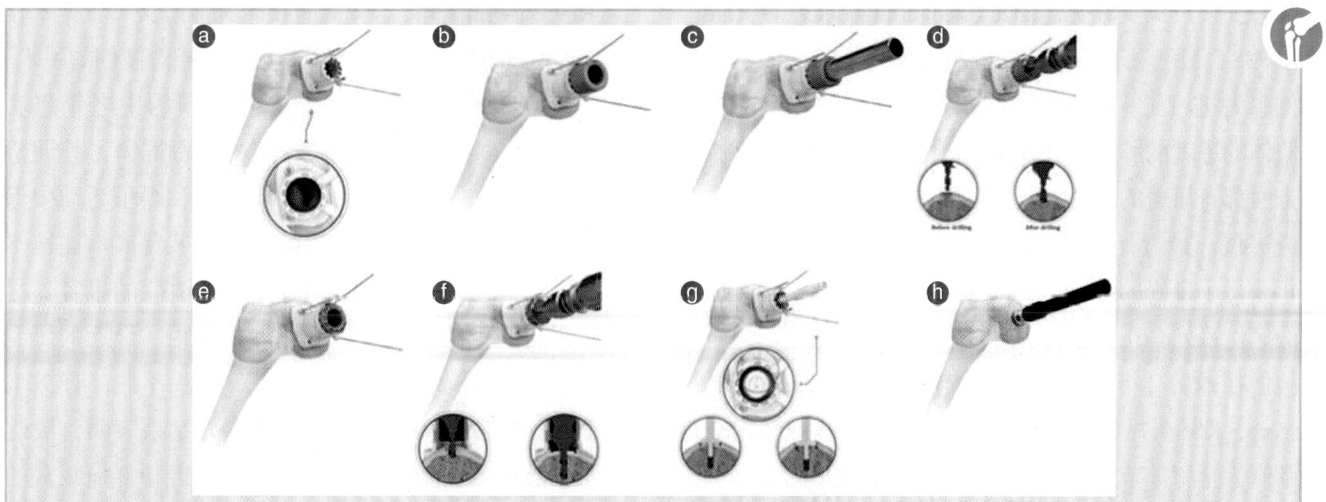

a.Epiguide 的定位和固定；b.Epiguide 上的钻孔套筒；c.Epicut 用于在钻孔前预截软骨；d. 使用 Epidrill 执行第一个钻孔步骤；e. 取下钻孔套筒并插入调整套筒，用于钻孔至最终的软骨下深度；f. 调整套筒用于以 0.2 mm 为增量进行更深入的钻孔，直到钻孔深度与假体试模（Epidummy）相适应；g. 将 Epidummy 顶部定位在相邻关节软骨表面下方 0.5 ~ 1 mm 处后，钻孔完成；h. 使用 Epimandrel 和锤子将 Episealer® 假体轻轻敲入骨组织

图 9.4　Episealer® 假体植入的手术技术

9.5　表面置换假体的生物学反应

生物力学研究表明，HemiCAP® 假体不会增加对表面软骨的有害负荷。在已有的动物研究中测试了对股骨表面置换假体的生物学反应，其中对 HemiCAP® 假体在山羊模型中进行了研究。将假体插入股骨内侧髁，对侧关节作为对照。4 周后恢复正常负重，可进行全方位活动。假体植入后 14 周进行的关节镜检查显示中度滑膜炎症，但没有出现胫骨平台缺损或半月板损伤。通常，在边缘可以看到滑膜过度生长和固定锚点内良好的骨长入。X 线检查未发现假体植入失败、松动或严重退行性改变的证据。组织学分析显示，术后 1 年，所有标本中都有新的骨小梁与假体结合。

已在绵羊模型中研究了 Episealer® 假体的骨整合，该假体具有促进骨长入的羟基磷灰石涂层。结果显示，在 6 个月和 12 个月的随访中，超过 90% 的骨长入假体界面均与股骨髁结合。Episeale® 假体的有限元分析表明，假体应放置在自然软骨表面下方略微凹陷的位置，以避免损坏周围的软骨。这一发现也在绵羊模型中得到证实，在 12 个月的随访中，表面置换假体凹陷 0.5mm 不会对周围软骨产生显著的损伤。

9.6　临床结果

◆ 9.6.1　病例系列（表 9.2）

迄今为止，关于临床结果和失败率的证据有限。文献主要包括小样本病例系列和短期随访研究。对于小尺寸软骨病变的股骨髁表面假体置换术，以下研究提供了临床结果数据。

Bollars 等研究了 27 例采用 HemiCAP® 假体治疗的患者，随访 34 个月。特种外科医院评分（hospital for special surgery，HSS）评分从 61 分提高到 86 分。

表 9.2　表面置换假体治疗软骨损伤后的病例系列临床结果

作者（年份）	假体名称	病例数量（例）	随访时间	结果
Bollars（2011）	HemiCap®	27	34 个月	改善 HSS 评分：61 ~ 86 分
Becher（2011）	HemiCap®	21	5 年	改善 KOOS 疼痛：51 ~ 78 分　SF-36 评分：15 ~ 47
Laursen（2015）	HemiCap®	61	2 年 PROM 7 年翻修率	改善 KSS（54 ~ 91）翻修率 24%
Laursen（2016）	UniCap®	64	2 年 PROM 7 年翻修率	改善 KSS（49 ~ 88）翻修率 50%
Laursen（2016）	HemiCap® wave	18	2 年 PROM 6 年翻修率	改善 KSS（49 ~ 88）翻修率 28%
Patel A（2017）	HemiCap® wave	16	24 个月	改善 KOOS Tegner 评分：1.5 ~ 40 分　SF-36 评分：15 ~ 47

注：HSS：特种外科医院；KOOS：骨关节炎结局评分；SF-36：健康调查简表 36 条；PROM：患者报告的结果测量；KSS：膝关节协会评分

膝骨关节炎结局评分（knee osteoarthritis outcome score，KOOS）与已发表的正常人群数据相当。Becher 等对 21 例患者进行了平均 5.3 年的随访。这些使用 HemiCAP® 假体的患者的膝关节在 KOOS、膝关节功能和生活质量方面都有显著的改善。此外，随访 5 年内未发现骨关节炎进展。最近，该研究队列中的 2 个病例在手术后 12 年获得了良好的结果。Laursen 和 Lind 提出了迄今最大的病例系列（61 例患者），并随访了这些病例长达 7 年。他们在术后 2 年内表现出膝关节协会评分（knee society score，KSS）显著改善，疼痛评分降低，失败率定义是翻修为全膝关节置换术，术后 7 年的失败率为 25%。

对于使用 UniCAP® 假体治疗更大及退变更严重的缺损，Laursen 等对 64 例患者进行了 7 年的随访，并在术后 2 年内表现为 KSS 显著改善和疼痛评分降低。然而，失败率定义是翻修为 TKA，术后 7 年的失败率为 50%。

对于滑车软骨损伤，Wave® 假体已在两个病例队列中进行了研究。Laursen 对 18 例患者进行了为期 6 年的随访，结果在术后 2 年内表现为 KSS 显著改善和疼痛评分降低。失败率定义是翻修为全膝关节置换术，术后 7 年的失败率为 28%。Patel 等的一项研究评估了 16 例髌股软骨损伤患者，平均随访 24 个月，他们发现患者的主观症状水平和生活质量有所改善。迄今为止，还没有研究显示联合髁和滑车表面置换植入术患者的临床结果。总体而言，用表面置换假体治疗膝关节软骨损伤显示出良好的早期临床结果，可减轻疼痛并改善膝关节功能。

◆ 9.6.2　表面置换假体治疗后的失败率

表面置换假体治疗后的失败率较高，为 24% ~ 50%。这些患者需要再次手术，翻修成某种类型的膝关节置换。国家膝关节置换登记中心的数据也已证实再翻修为全膝关节置换术的手术率很高。澳大利亚关节置换登记中心的翻修率为 28%。在这些数据中，有 50% 的原因是骨关节炎疾病进展。这可能表明，在许多情况下，早期退行性改变的软骨病理是一种进行性状况，尽管进行了局部表面置换假体的治疗，骨关节炎的发展依旧是不可避免的。

9.7 讨论

在过去的 10 年中，使用表面置换假体治疗有症状的局灶性软骨缺损已被引入作为一种治疗方式。假体可用于股骨髁和滑车。与单髁置换术和髌股关节置换术相比，这些假体具有不同的尺寸，可提供相对微创的手术。

有症状的早期骨关节炎软骨缺损的中老年患者（35 ~ 65 岁）是一类要求较高的患者群体，其期望在日常生活中无疼痛活动，并在工作和娱乐活动中保持较高的活动水平。由于传统的膝关节置换术往往不被提供给只有局灶性和早期骨关节炎改变的患者，尽管通常有严重的症状，却存在治疗差距。最近的研究估计，在美国有症状的膝骨关节炎患者中，有 20% 属于治疗空白。多个病例研究的良好结果表明，股骨表面置换在临床上具有相关的功能改善和疼痛减轻的作用，这表明对于 35 ~ 65 岁的局灶性股骨髁软骨病变患者，股骨表面置换治疗可预测疗效。由于退行性软骨病变在 7 年内会有 23% ~ 50% 的患者需要进行翻修手术，所以重要的是，要告知患者治疗的主要目的是暂时缓解疼痛和改善功能，而不是早期退行性软骨病变的永久解决方案。仔细确定适应证和患者的选择是至关重要的。该假体应仅用于患有单纯性深部软骨损伤的年轻患者，不适用于广泛退行性改变的膝关节生物学修复。由于软骨下骨质量不足，很可能不适合使用再表面化植入物治疗深层骨软骨病变，如陈旧性骨软骨病或骨坏死。

目前没有关于使用股骨髁表面置换假体的长期随访数据。另外，只有来自关节登记系统的有限数据可以阐明该种治疗的失败情况。虽然短期和中期结果看起来有希望，但这些需要通过更大的患者队列来证实，以便更好地确定股骨髁表面置换假体何时可以达到预期良好的结果。

要点回顾

当非手术治疗失败时，金属股骨髁表面置换假体可用于治疗位于股骨髁和滑车的症状性局灶性关节软骨缺损。

参考文献

扫码查看

第 10 章

膝关节置换术前的患者评估

Michael Salzmann 和 Roland Becker

要 点

- TKA 前对患者的评估：①患者特殊病史；②一般病史，以确定伴随基础疾病及既往的营养不良；③临床检查，包括神经系统和血管状况；④影像学评估；⑤社会评估。
- 需要经常与心脏医学专家及老年医学专家密切合作。
- 为 TKA 手术患者进行最佳准备至关重要，以最大限度地降低手术相关并发症的风险。

10.1 概述

肌肉骨骼疾病在全世界的医疗护理中的发病频率中位居第三。部分或TKA属于并发症风险较高的干预措施，特别是在伤口愈合、感染和心血管问题方面。年龄在50岁以下和70岁以上、充血性心力衰竭（*OR*=1.64）、糖尿病，（*OR*=1.19）、贫血（*OR*=1.19）、肾功能衰竭（*OR*=1.33）和慢性阻塞性肺疾病［（chronic obstructive pulmonary disease，COPD），*OR*=1.29］，以上因素与30天内的再入院率增加有关。如果在手术前对患者进行详细的评估，并发症的风险可以最小化。术前应该将患者的一般医疗状况调整到最好的状态。

膝关节置换术意味着择期手术，需要尽可能降低并发症的风险。德国人的预期寿命从1995年的76.4岁增加到2016年的80.6岁。患者对日常生活质量的要求更高。这些可能部分解释了关节置换术患者数量增加的原因。然而，伴随的基础疾病很可能对临床结果产生显著的负面影响。

我们的目标是在手术前尽可能多地去了解关于患者医疗状况的信息。应准确了解患者的社会地位和需求，以便能够推荐最佳的个体化治疗方案。

10.2 患者评估

患者评估包括: ①膝关节专科病史; ②一般病史; ③临床检查; ④影像学评估; ⑤社会评估。

◆ 10.2.1 膝关节专科病史

疼痛是患者就诊的主要原因。白天和活动时的疼痛是典型的骨关节炎症状。患者还报告存在晨僵，下床后的前几步会疼痛；相反，夜间疼痛是膝关节滑膜炎的特点，通常伴有积液。这些患者在日常活动中较少出现疼痛，这一信息很重要，特别是对保守治疗而言。注射类固醇与非甾体类抗炎镇痛药结合使用可能有助于治疗滑膜炎。文献显示，关节置换术前，在关节内注射类固醇并不会增加感染的风险。然而，Marsland等指出大部分的研究似乎样本量不足，并且存在选择偏倚的风险。最近一项基于国家关节登记中心的研究表明，膝关节置换术前3个月内注射类固醇与关节周围感染率的增加有关。TKA前6个月内的关节镜手术操作对关节置换早期感染没有影响。

> **小结**
>
> 建议在关节置换术前3个月内不要注射类固醇，因为会增加感染的风险。

既往的手术（如胫骨高位截骨术或股骨远端截骨术）可能对膝关节置换术后的结果有影响。法国骨科和创伤学会的一项多中心分析显示，胫骨近端内侧开口楔形截骨术后的TKA患者在术后早期的并发症发生率略高，晚期并发症如假体松动或感染在闭合截骨组中更常见。另一项基于计算机模型的研究使用了40例患者的数据集，结果表明，与开放截骨组相比，闭合截骨组胫骨假体更靠近皮质骨。在TKA之前，无论是进行开放截骨术还是闭合截骨术，均不影响任何临床结果。

对文献的系统回顾没有发现临床结果的差异，但指出闭合截骨术后的TKA显示出更多的外科问题。

> **小结**
>
> 与开放楔形截骨术后的TKA相比，闭合楔形截骨术后的TKA似乎更需要得到手术技术上的关注。

膝关节置换术前的感染一直是一个被重点关注的方面。TKA后有发生关节周围感染（periarticular joint infection，PJI）的潜在风险。当对手术前的情况不确定时，应进行微生物学检查。

◆ 10.2.2 一般病史

为了发现手术的潜在风险和并发症，了解患者的病史是非常重要的。最常见的是伴随基础疾病，包括糖尿病、贫血、心血管疾病、肾功能衰竭、神经系统疾病、营养不良和肥胖。

美国麻醉医师学会（American Society of Anesthesiologists，ASA）将患者分为Ⅰ组至Ⅴ组。

ASA体能状态（PS）分类系统：最后于2014年10月15日由ASA批准（表10.1）。

手术前应分析表10.2所列的血液参数。

表 10.1　ASA PS 分类系统

ASA PS 分级	定义	示例（包括但不限于）
ASA Ⅰ	正常健康的患者	健康、不吸烟、不饮酒或少量饮酒
ASA Ⅱ	患有轻度全身疾病的患者	轻度疾病，无实质性功能限制。示例包括（但不限于）：目前吸烟者、社交饮酒者、孕妇、肥胖者（30 kg/m^2 ＜ BMI ＜ 40 kg/m^2）、控制良好的糖尿病 / 高血压和轻度肺部疾病患者
ASA Ⅲ	患有严重系统性疾病的患者	实质性功能限制，一种或多种中重度疾病。示例包括（但不限于）：糖尿病或高血压控制不良、慢性阻塞性肺疾病、病态肥胖（BMI ≥ 40 kg/m^2）、活动性肝炎、酒精依赖或滥用、植入起搏器、射血分数中度降低、定期透析的终末期肾病、胎龄＜ 60 周的早产儿后顶区测量值异常、心肌梗死、咳嗽变异性哮喘、短暂性脑缺血发作或冠心病 / 支架病史（＞ 3 个月）
ASA Ⅳ	患有严重系统性疾病、对生命构成持续威胁的患者	示例包括（但不限于）：最近（＜ 3 个月）的心肌梗死、咳嗽变异性哮喘、短暂性脑缺血发作或冠心病 / 植入支架、持续的心脏缺血或严重的瓣膜功能障碍、射血分数严重降低、败血症、弥散性血管内凝血、急性呼吸系统疾病或终末期肾病未进行定期透析
ASA Ⅴ	如果不动手术，预计无法存活的垂死患者	示例包括（但不限于）：腹 / 胸动脉瘤破裂、大面积创伤、颅内出血伴肿块效应、严重心脏病或多器官 / 系统功能障碍引起的肠缺血
ASA Ⅵ	已宣布脑死亡的患者，其器官正被切除用于器官捐献	

表 10.2　血液参数

参数	参考值
血红蛋白	男性：13 ~ 17 g/dL 女性：10 ~ 16 g/dL
血细胞比容	男性：0.4 ~ 0.6 女性：0.35 ~ 0.48
白细胞	（3.5 ~ 10.0）× 10^9/L
平均血小板体积	7.2 ~ 11.7 fL
平均红细胞体积	男性：76 ~ 102 fL 女性：78 ~ 102 fL
钠	135 ~ 147 mmol/L
钾	3.5 ~ 5.0 mmol/L
氯离子	95 ~ 105 mmol/L
肾小球滤过率	90 mL/（min·1.73m^2）
糖化血红蛋白	28 ~ 38 mmol/mol
C- 反应蛋白	＜ 5 mg/L
转铁蛋白	190 ~ 360 mg/dL
铁蛋白	男性：12 ~ 300 μg/L 女性：27 ~ 650 μg/L

10.2.2.1　糖尿病

糖尿病对 TKA 术后的临床结果有直接影响。一项系统的文献回顾报告了糖尿病患者 TKA 术后 PJI（*OR*=1.61）、深静脉血栓（*OR*=2.57）、假体骨折（*OR*=1.89）和无菌性松动（*OR*=9.36）的风险增加。在一项配对研究中发现，在 1 年和 10 年的随访后，KSS 的下肢功能评分较低。在整个随访期间，关节活动度较低。对比有控制和无控制的糖尿病患者，未控制糖尿病的患者住院时间更长，心血管事件或肺炎、出血和感染事件更多。

需要胰岛素或口服降糖药的患者和高血糖患者发生 PJI 的风险显著升高。调整 BMI、麻醉 ASA 分级和手术时间后，这种影响减弱。糖化血红蛋白和 PJI 之间没有相关性。然而，其他研究报告了糖化血红蛋白水平升高的患者 PJI 和伤口并发症的发生率增加。

> **小结**
>
> 糖尿病和糖化血红蛋白水平升高会增加TKA术后并发症的风险，并导致功能恢复较差。

糖化血红蛋白水平可作为预测指标。当血糖水平＞ 200 mg/L 或糖化血红蛋白＞ 7% 时，未控制糖尿病的患者应受到关注。这些患者需要对糖尿病的治疗进行优化。

> **小结**
>
> 手术前糖化血红蛋白水平应低于8%。

10.2.2.2　贫血

贫血是指红细胞数量减少的血液状况。骨科手术术前贫血的发生率为 7% ~ 35%。一项观察性研究表明，14% 等待择期骨科手术的患者存在贫血，85.7% 在手术后贫血。

根据世界卫生组织的建议，当女性患者的血红蛋白水平低于 12 g/L，男性患者的血红蛋白水平低于 13 g/L 时，就需考虑贫血。估算 TKA 手术期间血红蛋白平均损失约为 3.8 g/dL。

无症状的胃和十二指肠病变的患病率分别为 78% 和 26%，可能导致潜在的贫血。术前贫血与术后并发症的发病率和死亡率增加有关。术后 30 天内的输血率和再次入院率有所增加。

术前贫血可由以下原因引起。

（1）红细胞生成减少（红系干细胞增殖和分化紊乱）。

（2）红细胞破坏加剧（红细胞寿命缩短）。

（3）出血引起红细胞丢失（如胃肠道出血）。

输血替代品促进网络为骨科患者术前贫血的评估和管理制定了实用指南（图 10.1）。

缺铁和慢性疾病引起的贫血是术前贫血的主要原因。贫血应使用促红细胞生成素并结合静脉补铁治疗。根据 Cochrane 分析，输注红细胞应限制血红蛋白的浓度低于 7 g/dL 或 8 g/dL。

一项共识声明建议可能面临术后贫血的患者接受静脉注射铁剂，然而，支持该建议的证据等级较低。

> **小结**
>
> 为了诊断和充分治疗贫血患者，应在进行关节置换术前测量离子和铁蛋白。

10.2.2.3 心血管疾病

高血压、慢性缺血性心脏病、存在心肌梗死病史、支架植入和心律失常是 TKA 患者最常见的心血管并

手术前 2 ~ 4 周对患者进行评估

血红蛋白、红细胞压积、铁蛋白

- 血红蛋白 > 12 g/L，铁蛋白低 → （1）口服铁蛋白 4 周；（2）铁蛋白静滴（200 mg 铁蛋白静滴或 40 000 单位的皮下注射或静滴）
- 正常
- 血红蛋白 < 12 g/L，铁储备
  - 铁蛋白 < 30 μg/L +/− 转铁蛋白饱和度 < 20% → 转诊至胃内科医师的恶性肿瘤? → （1）口服铁蛋白 4 周；（2）铁蛋白静滴（200 mg 铁蛋白静滴或 40 000 单位的皮下注射或静滴） → 慢性病贫血
  - 铁蛋白：30 ~ 100 μg/L +/− 转铁蛋白饱和度 < 20% → 排除缺铁 → （1）口服铁蛋白 4 周；（2）铁蛋白静滴（200 mg 铁蛋白静滴或 40 000 单位的皮下注射或静滴）
  - 铁蛋白 > 100 μg/L +/− 转铁蛋白饱和度 < 20% → 血清肌肾小球滤过率
    - 异常 → 慢性肾脏疾病 → 转诊至肾病医师
    - 正常 → 维生素 B_{12} 和（或）叶酸
      - 正常 → 慢性病贫血 → 促红素刺激疗法［10 000 单位红细胞生成刺激剂（ESA）皮下注射或静滴］
      - 低 → 维生素 B_{12} 和（或）叶酸

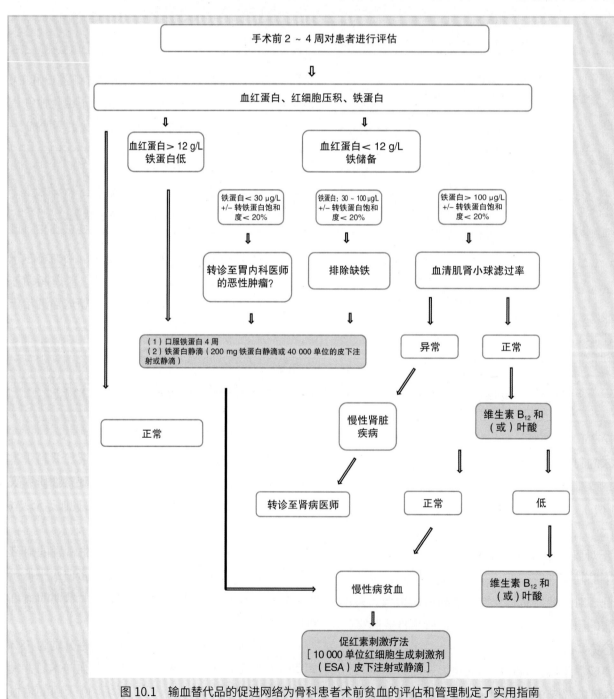

图 10.1 输血替代品的促进网络为骨科患者术前贫血的评估和管理制定了实用指南

发症。TKA 术后发生心脏并发症的风险为 0.33%。80 岁以上（*OR*=27.95）、接受过药物治疗的高血压（*OR*=4.74）和心脏病病史（*OR*=4.46）是 TKA 术后发生心脏并发症的最重要预测因素。文献的系统综述和荟萃分析表明，心脏病增加了手术部位感染（*OR*=1.92）、短期死亡率（*OR*=2.9）和再次入院（*OR*=1.6）的风险。

为了提高现有心脏危险因素对非心脏手术的预测能力，美国心脏病学会和美国心脏协会发布了指南，介绍了一种简单的关节置换术心脏风险指数，该指数基于高血压、心脏病诊断和 80 岁或以上的预测因素，范围为 0 ~ 3。研究人员在该指数和术后心脏并发症之间已经看到了很强的相关性。如果有一个因素是符合标准的，*OR* 显示为 2.2；在 3 个因素均符合标准的情况下，*OR* 增加到了 11.19。

患者在 TKA 术后发生脑血管意外的风险为 0.08%。75 岁以上患者的独立危险因素为胰岛素依赖型糖尿病（*OR*=3.08）、高血压（*OR*=2.71）、短暂性脑缺血发作史（*OR*=2.83）、呼吸困难（*OR*=2.51）和手术时间超过 180 min。

10.2.2.4　慢性肾病（chronic renal disease，CRD）

据估计，慢性肾病的患病率在成人糖尿病患者中为 35%，在 60 岁以上的个体中超过 40%。慢性肾病患者发生浅表部位感染的风险增加 1.9 倍（95% *CI*：1.1 ~ 3.5），90 天内再次入院的风险增加 1.3 倍（*CI*：1.1 ~ 1.6），在调整混杂变量后，任何时间点的死亡率增加 1.5 倍（*CI*：1.2 ~ 1.8）。

肾功能随着年龄增长而变化，一项横断面研究显示，30 ~ 92 岁患者的肾功能持续下降。

术前肾功能评估应包括肌酐浓度和肾小球滤过率。

10.2.2.5　神经系统疾病

手术前应进行下肢神经系统评估，以排除腰椎疾病。Oswestry 功能障碍指数（oswestry disability index，ODI）是一种有效的工具，用于感知 10 种不同日常活动中的功能障碍水平。计划进行 TKA 的患者中，有临床意义的腰痛症状的患病率为 16%。外科医师应该意识到，慢性腰痛患者 TKA 术后的功能恢复结果更差。

膝关节骨关节炎和腰痛患者的髋内收和屈曲模式不对称性增加。膝关节疼痛可能是由 L_3 或 L_4 神经根病变引起的，股四头肌萎缩是由 L_4 神经根病变引起的。

10.2.2.6　类风湿性关节炎（rheumatoid arthritis，RA）

美国风湿病学会和美国髋膝关节外科医师协会发布了风湿性疾病患者的围手术期管理指南。

80% 的患者颈椎受累，在手术台上给患者摆体位时，需要考虑到这一点。这些患者应考虑在手术前进行 X 线检查。必须评估关节的肿胀和损伤情况。

根据国家关节登记中心数据库，与骨关节炎患者相比，类风湿性关节炎、银屑病性关节炎和强直性脊柱炎患者在接受 TKA 后，围手术期并发症的发生率更高（如感染、全身并发症和 TKA 术后 90 天再次入院率）。在中期和长期随访后，这些患者的翻修率也有所增加，远期翻修 *OR* 为 2.5。

在 90 天死亡率或血栓形成方面没有发现差异。与骨关节炎患者相比，类风湿性关节炎患者因感染引起的翻修率明显更高。

围手术期应继续使用甲氨蝶呤。一项前瞻性随机研究显示，停止治疗时的感染率为 15%，而用甲氨蝶呤继续治疗时的感染率为 2%。

骨量不足、严重畸形和屈曲挛缩可能会提高假体的限制性。大多数患者表现为严重外翻畸形和内侧副韧带拉伸。据报告，当使用保留后交叉韧带的假体时，不稳定的风险更高。

10.2.2.7　营养不良

营养不良是一种营养失调的状态，其中不同程度的营养过剩或营养不足及炎症活动导致身体成分发生变化，功能和结果下降。营养不良可以通过营养平衡、身体成分（肌肉质量）、炎症活动（血浆白蛋白和 C-反应蛋白）、肌肉耐力和力量来评估。

一项对 600 例膝关节翻修术的分析显示，38% 的患者存在营养不良。营养不良通常会导致伤口愈合不良和渗出时间延长。

营养不良还会导致总蛋白、白蛋白、维生素 B_1、维生素 B_{12} 和维生素 D 的减少。

维生素对身体的生物功能很重要（表 10.3）。

表 10.3　维生素对身体的生物功能的重要性

	参考值	功能
总血浆蛋白	60 g/L	· 产生并维持有效渗透压 · 脂质、维生素、类固醇激素和矿物质的运输 · 免疫系统的功能
人血白蛋白	35 ～ 55 g/L（60%）	· 类固醇、脂肪酸和甲状腺激素的载体蛋白 · 维持有效渗透压
维生素 B_1	2.5 ～ 7.5 μg/dL	· 对碳水化合物代谢的影响 · 对甲状腺功能产生重要影响 · 对神经功能产生重要影响
维生素 B_{12}	200 ～ 900 pg/mL	· 红细胞的再生和形成 · 对神经功能产生重要影响 · 改善食欲
维生素 D（维生素 D_3）	20 ～ 70 ng/mL	· 提高钙的吸收
锌元素		· 基本示踪元素 · 羟基化催化剂 · 在信号通路中充当信使 · 对读取 DNA 序列产生重要影响
硒元素	60 ～ 150 ng/mL	· 示踪元素 · 必需的微量元素 · 抗氧化剂减少的辅助因素

营养不良可能导致：身体成分的改变、免疫功能障碍、体力下降、心功能下降、肺功能下降、内脏蛋白质合成减少、淡漠及抑郁。

小结

营养不良不仅在老年患者中经常被低估，在肥胖患者中也是如此。

10.2.2.8　肥胖

BMI 为 25 ～ 30 kg/m^2 被定义为超重，当 BMI 超过 30 kg/m^2 时被定义为肥胖。根据世界卫生组织的报告，有 39% 的 18 岁及以上的女性和男性超重。据估计，2013 年超过 20 亿人超重，其中 6.71 亿人肥胖。肥胖是骨关节炎、心血管疾病和 2 型糖尿病发病的重要危险因素。超重和肥胖会增加 40% ～ 100% 的手术风险。

在一项前瞻性配对研究中，BMI 超过 40 kg/m^2 的患者与一组 BMI $<$ 30 kg/m^2 的非肥胖患者配对。根据 KSS，肥胖组预后较差，透光线的发生率较高（29% *vs.* 7%），并发症的发生率较高（32% *vs.* 0），生存率较低。有人建议肥胖患者进行 TKA 前应该减肥。肥胖患者早期感染（*OR*=1.3）、深部感染（*OR*=2.38）、伤口裂开和泌尿生殖系统感染的风险较高。

10.2.2.9　吸烟

世界人口吸烟率的中位数为 17.8%（3% ～ 70%）。

吸烟者发生伤口并发症的风险更高（*OR*=1.47），吸烟导致血管收缩而使血流量减少高达 40%。据报告，较高的组织乳酸水平、长期的组织酸中毒增加了感染的风险，缺氧促进细菌在组织中的定植。吸烟还会影响伤口愈合和重塑，抑制成纤维细胞趋化、迁移和增殖。Ⅰ型胶原蛋白和Ⅲ型胶原蛋白的产生减少。

吸烟还会导致翻修手术的风险增加。由于吸烟，骨愈合受到的影响类似于伤口愈合。骨折后畸形愈合的可能性约为 37%，骨折愈合的时间明显延长。吸烟与骨密度下降有关，可能是由于改变了钙调节激素的代谢，减少了钙的吸收而间接发生的。RANK-RANKL-OPG 系统的改变抑制了成骨细胞样细胞的增殖和分化，促进了破骨细胞的形成和活化。

小结

注意吸烟者伤口愈合及骨愈合不良的情况。

10.2.2.10　酗酒

酗酒是 TKA 后不良结果的独立危险因素。据报告，酗酒会增加手术相关并发症（*OR*=1.334）和一般医疗并发症（*OR*=1.3）。

酗酒是继慢性肺病、抑郁症、肾病、偏瘫或截瘫、肥胖之后，TKA 术后早期翻修最重要的独立危险因素之一。

10.2.2.11　抑郁症

患者满意度应被视为 TKA 成功与否的主要指标。患者满意度受手术相关因素和患者相关因素的影响。疼痛、心理健康和情绪作用对患者的预后有显著影响。进行 Logistic 回归分析以确定可能影响患者满意度的因素。抑郁、糖尿病、腰痛、西安大略和麦克马斯特大学骨关节炎指数（Western Ontario and McMaster Universities Osteoarthritis Index，WOMAC）和 SF-12 量表中的生理和心理评分对患者满意度会产生负面影响。最近介绍了一种临床预测模型，术前牛津膝关节评分低、肥胖和患者报告的焦虑或抑郁与最差结果相关。临床因素，如术前身体状况恶化、存在其他影响活动度的情况及膝关节镜手术病史，均会导致负面结果，Hanusch 等也报告了类似的发现，他们还报告了患有抑郁症和焦虑症的患者在术后 6 周和 1 年的膝关节评分更差。研究还表明，TKA 可能会在术后 6 周和 1 年改善焦虑和抑郁评分。手术 7 年后，评分略有下降，但仍明显优于手术前。

> **小结**
>
> 进行TKA前需要仔细评估患者的心理状态。

10.2.2.12　泌尿系感染

进行 TKA 前常规进行尿液分析。大肠杆菌是泌尿系感染最常见的病原菌。应将症状性感染与无症状感染区分开。无症状尿路感染的患病率为 3% ~ 5%，尿路感染（urinary tract infection，UTI）在假体周围感染发病中的作用仍有争议。虽然一些学者指出尿路感染和 PJI 之间有直接联系，但其他人没有显示出任何联系。Weale 等的研究报告了 5% 的无症状尿路感染患者出现了 PJI，而在无尿路感染患者中出现 PJI 的概率仅为 0.61%。对 7 例 PJI 患者进行研究，仅在 1 例患者体内发现了关节液和泌尿系相同的病原菌。

笔者得出结论，尿路感染和 PJI 之间的关系可能并不成立。基于这些发现，建议有症状的尿路感染患者，如排尿困难、尿急、尿频和每毫升尿液中细菌数超过 1×10^3 个的患者应接受治疗，并应推迟手术。如果患者无症状，即使每毫升尿液中存在 1×10^3 个细菌，也无须推迟手术，但应在手术后给予常规疗程的抗生素治疗。

TKA 前的常规尿液分析是否有益一直受到质疑。最近的研究表明，无症状的尿路感染不需要延迟手术。

◆ 10.2.3　临床检查

临床检查是手术前评估患者的最关键部分，例如，决定是否应行部分或全膝关节置换术主要取决于患者症状和临床表现。假体的限制性取决于临床查体中的膝关节不稳定程度。临床查体应分为 4 个部分：①视诊；②触诊；③活动度的检查；④特殊检查。

10.2.3.1　视诊

通过观察下肢来评估膝关节，将收到有关膝关节对线、肌肉萎缩、关节内和（或）关节外肿胀、瘢痕和一般皮肤状况的信息。股四头肌严重萎缩表明膝关节或髋关节功能受损。腰椎的情况也需要考虑在内。第 4 腰椎神经根的神经根性病变可引起股四头肌萎缩。

10.2.3.2　触诊

触诊非常重要。可能会在触诊过程中发现肿胀，这些肿胀可能是固定的，也可能是移动的。既往手术的瘢痕也可以固定或移动，从而影响到皮下的骨骼，特别是在因创伤性关节炎需要 TKA 的患者中，需要非常仔细地评估软组织。我们应该在内侧或外侧关节线上寻找压痛点，特别是当患者仅抱怨内侧或外侧关节线疼痛时，可以考虑单纯内翻或外翻性骨关节炎。

髌骨的纵向和横向运动将提供有关髌骨活动性的信息。膝关节运动时髌骨后出现捻发音，通常是典型的髌股关节骨关节炎，不一定会有疼痛。

10.2.3.3　活动度的检查

活动度的评估包括伸直和屈曲挛缩。中立位零度法非常有用，因为记录结果非常清楚。当人直立时，所有关节都被定义为零位。中立位零度法提供 3 个数字：伸直范围 - 零位 - 屈曲范围。零位是指关节的生理位置。

例如：

（1）膝关节屈伸角度 100°-0°-0°：意味着屈曲 100°，无须伸直即可实现零位。

（2）膝关节屈伸角度 90°-20°-0°：意味着屈曲为 90°，零位为 20°，因为患者无法完全伸直到达零位。

10.2.3.4　特殊检查

特殊检查具体包括评估前后和内外侧稳定性。Lachmann 试验是最敏感的检查前交叉韧带功能的试验，需要在膝关节弯曲至 20° 时检查。前、后抽屉试验提供了当膝关节屈曲到 90° 时检查前后稳定性的信息。胫骨平台相对于股骨远端髁的间隙变化是识别前后平移增加的良好标志。

膝关节的内外侧稳定性不仅应在完全伸展时检查，而且应在膝关节屈曲 10° 和 45° 时检查。完全伸展时的内外侧稳定性主要由后囊膜提供，其次由外侧副韧带提供。膝关节弯曲 10° 时可以评估副韧带的功能。外侧有 2 mm 的间隙是正常的，相反，内侧间隙＞ 2 mm 则是不正常的。

除了膝关节，踝关节和髋关节的评估也很重要。疼痛的根源可能来自其他两个关节。当膝关节负重 X 线片仅出现轻微的骨关节炎改变时，这一点尤其需要考虑。

> **小结**
>
> 在临床查体期间，应始终保持检查方法的一致性。

◆ 10.2.4 影像学评估

应拍摄一系列标准的影像学图片，以便进行适当的术前计划，包括表10.4所列内容。

表10.4 影像学检查

影像学检查	信息
全腿长负重位X线片	以髋、膝和踝的中心为参考点，评估下肢的机械和解剖对齐情况
侧位	关于滑车沟的信息，以识别发育不良和关于股骨髁后偏移的信息
髌骨轴位（Merchant位）	根据Wiberg提供的有关髌股间室、髌骨轨迹和髌骨形状的信息
髌股关节负重位（Baldini位）	患者半蹲位时的髌股轴向负重视图
内翻和外翻应力X线片	使用Telos®仪器测量内侧和外侧副韧带稳定性的信息

参考文献

扫码查看

第11章

拟行全膝关节置换术患者的心血管系统基础疾病

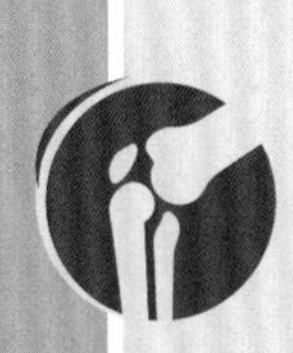

Oliver Ritter

要 点

- 术前评估应考虑患者（老年患者）人口统计学的变化。
- 风险评估应与标准化风险评分一起进行，高危患者的基本评估必须包括患者病史、心电图、超声心动图和生物标志物。
- 由于心血管疾病患者常患有多种疾病，除了进行心血管评估，还需要对肺和肾功能进行一般评估。这在心力衰竭患者中尤为重要，因为心力衰竭是一种涉及所有其他器官的综合征。
- 在失代偿性心力衰竭的情况下，应推迟择期外科手术，以避免不必要的并发症。

11.1 概述

手术创伤的病理生理反应由组织损伤决定，可能诱发交感神经和副交感神经失衡。通常，健康的身体对这种情况的耐受性良好，但心肌耗氧量会增加。在既往有心血管或肺部疾病的患者中，可能会引发严重的副作用或先前稳定病情的恶化。外科手术还会导致血栓形成和纤维蛋白溶解因子平衡的改变，可能导致心血管血栓形成或血栓栓塞事件的增加。

11.2 风险指数

评估风险指数可以预判围手术期的并发症，并帮助外科医师进行决策，因此，它们是患者评估、医师判断心脏评估必要性、额外药物治疗及心血管不良事件潜在风险的有用工具。风险评分或多或少客观地概述了外科手术对既往有心血管疾病患者的不良影响，可用于对患者进行宣教和获得患者的知情同意，例如，Lee 心脏风险指数用于预测一系列术后并发症，包括心肌梗死、肺水肿、心室颤动（室颤）或心搏骤停和完全性心脏传导阻滞。然而，与大多数其他风险指数一样，它也是在几十年前被提出的。此后，发生了重大变化，目前对心血管疾病的治疗和手术患者的围手术期管理也发生了彻底的变化。在美国外科医师协会国家外科手术质量改进项目的基础上，开发了一种新颖且目前广泛使用的预测模型。主要终点事件是术中或术后心肌梗死及术后 30 天内发生的心搏骤停，明确了不良心血管事件的 5 个独立预测因素：手术类型、功能状态、肌酐升高、ASA 等级和年龄。值得注意的是，该风险指数评分的计算较少关注既往存在的心血管合并症，而是更多地关注患者的一般状况。当然，对于心脏疾病患者的手术决策不应仅基于风险预测因子，但这些指标有助于识别高危患者。

11.3 心脏生物标志物

生物标志物可用于评估心肌缺血或左心室（left ventricular，LV）功能障碍。心肌肌钙蛋白是诊断心肌细胞损伤和坏死（即缺血）的首选标志物，因为它们具有高敏感性和组织特异性。然而，肌钙蛋白的升高需要结合临床，高血压、心力衰竭、快速型心律失常或肾功能衰竭也可导致肌钙蛋白显著升高。

N- 末端脑钠肽前体（N-terminal pro-brain natriuretic peptide，NT-proBNP）在心肌细胞中产生，是心肌壁应激增加的产物。NT-proBNP 水平升高有助于心血管死亡率、复发性失代偿性心力衰竭、再入院和重大非心血管手术后心脏事件的诊断和预后判断。但是，由于目前缺乏使用术前生物标志物的对照试验数据，欧洲心脏病学会（European Society of Cardiology，ESC）不建议在围手术期筛查中常规使用,除非有临床指征。

11.4 心脏疾病的无创检查

◆ 11.4.1 心电图

12 导联心电图是一种确立已久的标准技术，建议将其作为拟手术患者术前风险评估的基本部分。它能提供易于获取的重要预后信息，可预测长期临床疗效，独立于直接的临床发现。然而，对于既往有心肌缺血的患者，心电图可能是非特异性的，所有发现的问题都需要解释，如束支传导阻滞或起搏器心电图。

◆ 11.4.2 超声心动图

对无异常的心脏术前评估不推荐进行常规超声心动图检查，但对于手术风险高的无症状患者或疑似心脏疾病患者，可进行超声心动图检查，以获取患者心脏方面的更多信息，尤其需要注意的是中度至重度二尖瓣反流或晚期主动脉瓣狭窄与重大心血管事件的发生相关。

◆ 11.4.3 缺血性心脏病无创检查

对于关节疾病导致运动能力受限的患者，可选择核灌注成像评估的药物负荷试验或负荷超声心动图检查。在这些患者中，药物负荷是身体活动能力测试的既定替代方案。最近有研究报告了心肌缺血程度的预测价值。在该分析中，可逆性心肌缺血程度占心肌总量 20% ~ 50% 的患者风险增加。

尽管冠心病可能存在于大量需要膝关节置换的患者中，尤其是老年人群中，但术前冠状动脉（冠脉）造影和血管重建的适应证与其他任何患者的常规适应证应该一致。进行冠脉造影不仅仅是为了择期外科手术。

> **小结**
>
> 患者的病史、体格检查、风险指数、生物标志物和心电图是心血管疾病患者术前评估的基本检查。超声心动图检查、负荷试验或心导管检查术仅适用于高危患者或怀疑为晚期心脏病的患者。

11.5 进行抗血小板药物治疗或抗凝治疗患者的围手术期管理

◆ 11.5.1　阿司匹林

关于围手术期使用阿司匹林的讨论是有争议的。一项包含 49 590 例患者的大型荟萃分析比较了阿司匹林的围手术期停药与出血风险，结果发现阿司匹林治疗的出血风险增加了 50%。另外，在阿司匹林治疗过程中，服药依从性差使重大心脏不良事件的风险增加了 2 倍。

总之，在需要手术的患者中，继续使用低剂量阿司匹林（＜ 100 mg，1 次 / 天）应基于权衡出血风险与血栓形成并发症的个体化决策，其中还应包括询问心脏不良事件发生的时间顺序。

> **小结**
>
> 继续使用阿司匹林可使出血风险增加50%，使重大心脏不良事件的风险增至3倍。

◆ 11.5.2　双联抗血小板治疗（dual antiplatelet therapy，DAPT）

大约 20% 的冠状动脉支架植入患者在支架植入后 5 年内须行非心脏手术，因此，围手术期的 DAPT 问题至关重要。除其他因素外，支架内血栓形成的概率还取决于支架植入的位置，因此，对近期冠状动脉支架植入术后患者抗血小板方案的相应管理最好在相应学科之间进行讨论。为了降低手术部位出血的风险，现行的 ESC 指南建议尽可能推迟择期手术，并在停用 P2Y12 抑制剂（氯吡格雷、普拉格雷和替格瑞洛）后进行手术，但不停用阿司匹林。虽然在单纯球囊血管成形术后早期进行的非心脏手术与心脏事件的风险增加无关，但既往的支架植入术改变了风险。

冠状动脉支架植入术后数周内未进行 DAPT 手术引起的致死率为 20%。裸金属支架（bare metal stent，BMS）植入后择期手术应推迟至少 4 周。

> **小结**
>
> 冠状动脉支架植入术后应避免中断DAPT至少4周。

P2Y12 抑制剂可以暂时停药，但阿司匹林应在整个围手术期持续使用。了解所使用的支架类型对于准确评估血栓形成的风险非常重要。对于第一代药物洗脱支架（drug eluting stents，DES），需要延长 DAPT（阿司匹林加氯吡格雷）12 个月。对于第二代和第三代药物洗脱支架，根据当前可用的数据，建议使用 DAPT 6 个月。然而，最新一代佐他莫司洗脱支架和依维莫司洗脱支架的观察性数据表明，更短的 DAPT 持续时间可能就已足够。

为了总结这个高度动态和发展领域的现有知识，建议稳定型冠状动脉疾病患者在裸金属支架植入后至少给予 1 个月的 DAPT，对于新一代药物洗脱支架植入后给予 6 个月的 DAPT。对于急性冠脉综合征患者的 DAPT 疗程，无论是使用裸金属支架还是使用药物洗脱支架，建议长达 1 年。这些患者的急诊外科手术应在具备全天候导管介入能力的医院进行，一旦患者新发血栓形成事件可以得到紧急处理。对于须行急诊手术的患者，ESC 指南指出，除非血栓形成的风险较高，否则建议在手术前停用氯吡格雷和替格瑞洛 5 天，停用普拉格雷 7 天，但个人的决策是可取的。

对于支架内血栓形成风险非常高的患者，可以选择使用静脉注射可逆糖蛋白抑制剂进行桥接。与口服药物相比，这些药物对血小板功能的抑制更高。从临床角度来看，如果可能，应在 48 h 内继续 DAPT。

> **小结**
>
> 应在手术后48 h内继续DAPT。

11.6 抗凝治疗患者的围手术期管理

对于血栓栓塞风险高［即 CHA_2DS_2-VASc 评分 ≥ 4 的心房颤动（房颤）、使用机械人工心脏瓣膜、新植入生物人工心脏瓣膜、近 3 个月内进行二尖瓣修补术、近期深静脉血栓形成或肺动脉血栓栓塞，即易栓症］的抗凝治疗患者，即使短时间停止抗凝治疗也可能有害。上述这些患者需要桥接治疗。由于药物半衰期短，接受直接新型口服抗凝剂（novel oral anticoagulants，NOAC）治疗的患者，在大多数情况下，术前不需要进行桥接。一般而言，如果假定存在高出血风险，NOAC术前停药时间为2个药物半衰期，最多不超过4个药物半衰期。由于NOAC与维生素K拮抗剂相比起效快，因此可以延迟治疗1～2天。在某些情况下（近期深静脉血栓形成），预防剂量的抗凝剂可能就已足够。与接受DAPT的患者决策类似，强烈建议外科医师和心脏病专家进行团队决策，尤其是对于需要三联疗法（抗凝剂加DAPT）的患者（图11.1）。

> **小结**
>
> 在接受DAPT或三联疗法（DAPT+抗凝剂）的患者中，停用一种或几种药物取决于各自的适应证（急性或稳定情况），进一步取决于冠状动脉支架的类型、长度、大小和部位及栓塞风险的程度。

◆ 11.6.1 慢性心力衰竭

心力衰竭的诊断取决于心力衰竭的症状和临床体征，以及左心室功能减退（其定义是射血分数降低或舒张功能障碍）。术前评估应包括体格检查、心电图、生物标志物、利尿钠肽、胸部X线片和超声心动图。由于在术中和术后即刻需要定期进行大量输液，应特别注意患者的容量状态，如外周水肿或肺水肿。

左心室射血分数降低至35%以下是术后心脏不良事件的有力预测因素。相反，射血分数保留型心力衰竭（heart failure with preserved ejection fraction，HF-pEF）对围手术期并发症的发病率和术后死亡率的预后影响尚不清楚。最近一项针对外科手术患者的试验发现，对照HF-pEF与射血分数降低型心力衰竭（heart failure with reduced ejection fraction，HF-rEF）之间的不良事件差异无统计学意义。由于缺乏对照试验研究结果，建议HF-pEF和HF-rEF患者的围手术期管理保持一致，要点是一般临床状态、容量超负荷和利尿钠肽水平。特别需要注意的是在两组患者中，利尿钠肽的初始术前水平与围手术期严重不良事件呈正相关。

对于按计划进行中危或高危手术的心力衰竭患者，必须使用超声心动图和（或）利尿钠肽评估左心室功能。应遵循当前心力衰竭治疗指南，必要时优化治疗，同时优化β受体阻滞剂、血管紧张素转换酶抑制剂、血管紧张素Ⅱ受体阻滞剂、盐皮质激素拮抗剂和利尿剂的最佳剂量。

◆ 11.6.2 高血压

如果高血压患者血压控制不佳或检测到以前未发现的终末器官损害，推迟手术有时是必要的。对于血压仅中度升高的患者，推迟外科手术以优化降压治疗并无益处。在整个围手术期应持续使用降压药物。在

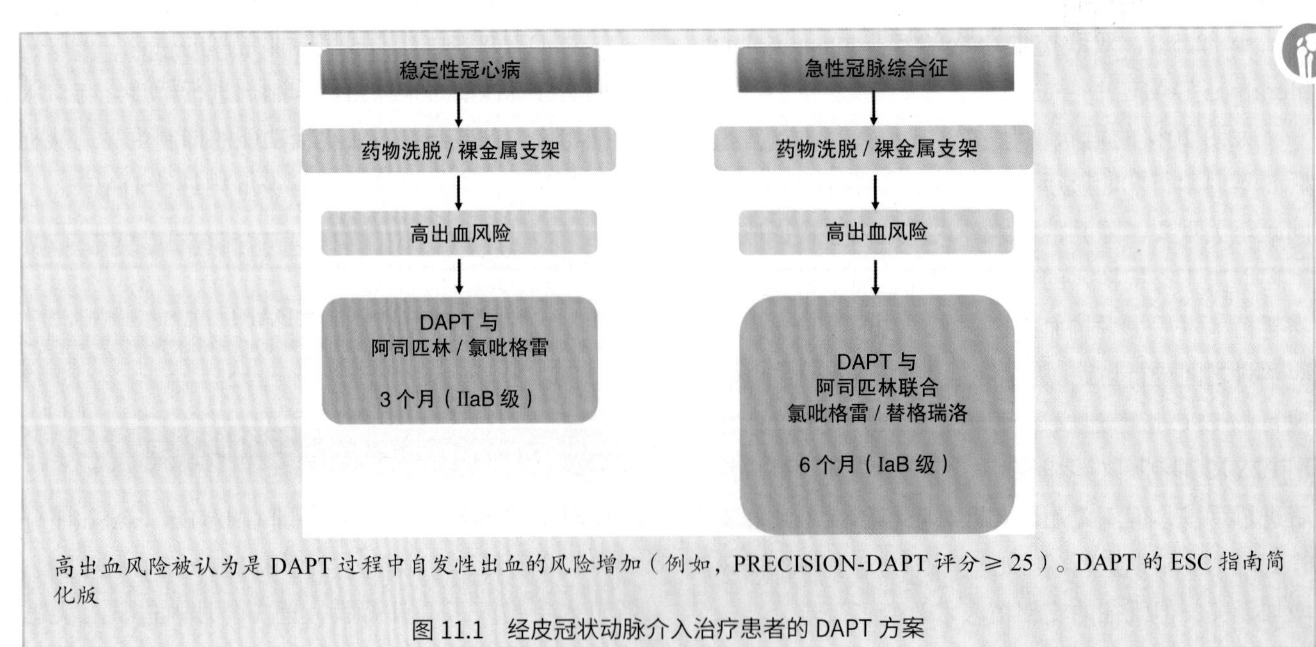

高出血风险被认为是DAPT过程中自发性出血的风险增加（例如，PRECISION-DAPT评分≥25）。DAPT的ESC指南简化版

图11.1 经皮冠状动脉介入治疗患者的DAPT方案

高血压严重或控制不佳的患者中，应权衡推迟手术以优化药物治疗的可能益处与推迟手术的风险和潜在危害。显然，没有明显证据表明任何特殊类型的降压药物可以控制血压。如果存在冠状动脉疾病，β 受体阻滞剂是首选药物。

◆ 11.6.3　瓣膜病

无论是在血流动力学缺陷方面，还是在受影响的患者数量方面，与围手术期问题最相关的心脏瓣膜疾病是主动脉瓣狭窄和继发性二尖瓣反流。

◆ 11.6.4　主动脉瓣狭窄

临床决策取决于主动脉瓣狭窄患者的症状。对于有症状的患者，择期行膝关节手术前应考虑瓣膜置换术。如果患者不符合瓣膜置换术的条件，无论是由于与严重合并症相关的高风险，还是由于患者拒绝接受瓣膜置换术，仅在必要时才进行膝关节置换术。对于高危或存在开胸主动脉瓣置换术禁忌证的患者，经导管主动脉瓣植入术可能是膝关节手术前的合理治疗选择。对于无症状患者，低等至中等风险的手术可以安全进行。如果不清楚，可以通过运动负荷试验来判断有无症状。高危患者在有创血流动力学监测下进行择期手术可能是一种选择，否则，应首选主动脉瓣置换术。

◆ 11.6.5　继发性二尖瓣反流

左心室重塑后有时会出现继发性二尖瓣反流，这是由结构正常的瓣膜下结构扩张引起的。这类患者术前应根据继发性二尖瓣反流的推荐进行评估，并最终进行特异性治疗。如果这是由缺血性心脏病引起的，则必须评估心导管介入的适应证。由于继发性二尖瓣反流因容量负荷情况而异，因此必须特别注意术前容量状态和心律的评估。

◆ 11.6.6　有人工心脏瓣膜的患者

有人工心脏瓣膜的患者在无明显风险的情况下可进行膝关节置换术，这意味着没有瓣膜功能障碍或心力衰竭的证据。临床实践中的主要问题是需要修改抗凝治疗方案。通常，口服抗凝剂可以暂时用治疗剂量的普通肝素或低分子量肝素替代。对于用主动脉机械瓣膜的患者，在特定患者中，短期停用抗凝治疗可能是一种选择，但这应与心脏病专家会诊商量决定。

◆ 11.6.7　感染性心内膜炎的预防

抗生素预防的适应证仅限于接受牙科护理的高危患者。不建议对非牙科手术进行系统性抗生素预防治疗。只有在感染的情况下进行有创操作时，才需要抗生素治疗。

◆ 11.6.8　心律失常

心律失常是发病和死亡的重要原因，在围手术期更是如此。结构性心脏病患者心律失常的机制已明确，但是，手术患者短暂性病理生理失衡的影响有时会加重既往控制良好的心律失常，因此，有心律失常病史的患者在考虑任何手术之前，应由心脏病专家进行检查。常见的心律失常（如心房颤动和室性心动过速）通常提示潜在的结构性心脏疾病，建议立即进行心脏评估，包括超声心动图检查。围手术期心房颤动管理的主要基本原则通常是控制心率。根据 ESC 心房颤动管理指南中的建议，β 受体阻滞剂和钙通道阻滞剂（维拉帕米、地尔硫䓬）是控制心率的首选药物。

> **小结**
>
> 心律失常患者应在考虑手术前转诊至心脏病专家。

在心力衰竭患者中，胺碘酮可用作一线药物，因为洋地黄有时在肾上腺素能状态（如手术）中的效果较差。β 受体阻滞剂已被证明可加速术后重症监护病房中的患者心律向窦性心律的转化。抗凝治疗必须基于个体临床情况。

◆ 11.6.9　使用起搏器 / 埋藏式心脏转复除颤器患者的围手术期管理

如果采取适当的预防措施，使用永久性起搏器的患者可以安全地进行手术。术中使用单极电刀有重大风险，因为单极电刀的电刺激可能会抑制起搏器的“需求”模式，或者可能重新编程起搏器。

> **小结**
>
> 对于植入起搏器或除颤器的患者，术中不要使用单极电刀。

这些问题可以通过使用双极电刀和正确放置电路接地板来避免或使危害最小化。让单极电刀设备远离起搏器，在术中短暂使用，并尽可能使用低频单极电刀，这样也可以减少干扰。对于依赖起搏器的患者，应将起搏器设置为非同步或非感知模式。在手术室中最容易做到的方法是在起搏器上方的皮肤上放置磁铁。基础心律不稳定的患者应在手术后进行起搏器程控，以确保合适的编程和感知起搏阈值。

由于术中电刀产生电流的影响，也可能干扰埋藏式心脏转复除颤器（implantable cardioverter defbrillators，ICD）的功能。ICD 卒中功能（或心动过速检测模式）应在手术期间关闭，并在出院前的恢复阶段打开。ICD 的除颤器功能可以通过在 ICD 上方皮肤上放置磁铁来暂时停用。当设备停用时，应立即使用外部除颤器，且必须持续监测患者。

小结

对使用起搏器或心脏复律/除颤器的患者，不再严格禁止MRI检查，但应与心脏病专家商议进行决策。

如果此类患者考虑进行 MRI，则应进行全面的患者特异性风险 - 获益分析，特别关注可用的潜在替代成像方法。长期以来，MRI 一直被认为是心血管植入电子设备患者的一般禁忌证，因为磁共振（MR）周围环境与电子设备的相互作用会导致严重并发症甚至死亡的风险。在过去的 10 年中，人们对导致这种可能危及生命的并发症的潜在机制有了更深入的理解，并且技术也有了进步，使越来越多的使用起搏器和 ICD 患者能够安全地接受 MRI 检查。随着“MR 条件性”设备成为新的护理标准，使用起搏器和 ICD 患者的MRI检查已被纳入至今天的临床常规检查中。

然而，如果可能，应仔细遵循这些设备的具体预防措施和规范，以免新的 MR 技术可能引发的患者风险，并进一步增加适应证和患者数量。不同的制造商为 MRI 兼容性提供了不同的解决方案，如“全身扫描”“禁区”或编程功能。尽管 2013 年欧洲心脏病学会在关于心脏起搏的指南中也提到了一些措施，但进一步的建议并非基于官方提供的指南，而是依赖大量基础研究、临床研究和（或）专家意见的结果。

◆ 11.6.10 卒中

最近对接受非心脏手术患者进行的一项分析报告称，围手术期卒中的发病率为 0.1%。围手术期卒中通常是心源性的，心房颤动是基础疾病。抗凝剂的停用和手术损伤组织引起的凝血酶和纤维蛋白水平升高可能引发血栓形成。其他病因罕见，但围手术期卒中也可能由空气、脂肪或反常栓塞引起。

为了降低围手术期卒中的风险，应尽可能在整个围手术期继续抗凝治疗。如果不可行，应尽量缩短抗凝治疗暂停的时间。

应询问接受手术的患者是否既往有神经系统症状。如果发现阳性体征，则必须进行术前神经学科会诊。对于有症状的颈动脉疾病患者，应先进行血运重建。颈动脉疾病患者的冠状动脉疾病发病率也较高，因此，应继续使用他汀类药物、阿司匹林和 β 受体阻滞剂，且维持血压稳定。

◆ 11.6.11 外周动脉疾病

外周动脉疾病患者在其他血管间室中通常也有明显的动脉粥样硬化改变。引人注目的是，在未诊断为冠状动脉疾病的患者中，外周动脉疾病与围手术期心肌梗死事件发生率的增加有关，因此，外周动脉疾病必须被视为外科手术复杂化的危险因素。在这些患者中，必须根据患者的病史来评估缺血性心脏病。所有外周动脉疾病患者应使用与治疗冠状动脉疾病类似的他汀类药物和血小板抑制剂。术前应控制好血压，但由于存在肢体缺血或至少是灌注压显著降低的风险，不建议在手术前开始使用 β 受体阻滞剂。

11.7 肺部疾病

最常见的肺部疾病是慢性阻塞性肺疾病，而肺动脉高压（pulmonary artery hypertension，PAH）是一种相当罕见的疾病，但术中伴发的并发症最多。慢性阻塞性肺疾病是不可治愈的，其特征是气道阻塞和（或）肺气肿。对于择期手术的慢性阻塞性肺疾病患者，术前治疗的目标是优化肺功能和减少术后呼吸系统的并发症，这包括有关胸部物理治疗和肺扩张运动的说明。吸入性 β_2 受体激动剂和抗胆碱能药物应持续应用到手术当天。某些情况下，可以考虑使用全身性类固醇药物。发生急性肺部感染时，应给予抗生素至少 10 天，如果可能，应推迟手术。

肺动脉高压的特征是存在毛细血管前肺动脉高压。肺动脉高压包括具有相似临床表现的不同形式。术前平均肺动脉压为 30 mmHg，相关的围手术期心肺并发症的发生率为 38%，死亡率为 7%。高危患者的干预措施应由多学科肺动脉高压小组制订。接受肺动脉高压特异性治疗的患者可以继续使用这些药物，但可能需要暂时转换为静脉注射和（或）雾化治疗。由于死亡率最高的阶段是术后，建议监测至少持续 24 h。如果术后右心衰竭进展，建议使用多巴酚丁胺进行正性肌力支持。

小结

肺动脉高压是一种罕见的疾病，但伴有高发病率和死亡率。在外科手术过程中密切进行血流动力学监测应是强制性的。

参考文献

扫码查看

第 12 章

患者对全膝关节置换术的期望值

Holger Haas 和 Christian D. Weber

要 点

- 术前患者预期对 TKA 术后的结果有重要影响。
- 许多接受 TKA 的患者对疼痛减轻、功能恢复或恢复时间有过于乐观或不切实际的预期。
- 为了达到现实的预期，外科医师应该评估患者的个体情况，并指导或纠正其可调整的预期。
- 全面的患者教育、建立信任的沟通和共享决策（shared decision-making，SDM）模式在管理患者预期方面仍然是有帮助的方法，并起关键作用。

12.1 患者对全膝关节置换术的预期是什么

TKA 彻底改变了症状严重的膝关节骨关节炎患者的治疗。事实上，在过去的几十年里，TKA 改善了功能结果和生活质量，提高了患者满意度。

患者寻求并期望在择期 TKA 术后，其症状和疼痛得到缓解，同时使身体和心理状态得到改善。

然而，只有 75% ~ 89% 的 TKA 患者对最终结果真正满意。大多数研究表明，与全髋关节置换术（total hip arthroplasty，THA）相比，初次 TKA 术后满意的患者数量较少。

近期研究发现患者术前预期对 TKA 的术后预后有重要影响，提示不满意可能与期望未得到满足有关。此外，患者满意度的降低也可能导致医疗事故索赔的增加。

人们为了预测 TKA 术后的不满意度，研究了许多变量。Bourne 等发现，只有 81% 的患者对他们的初次 TKA 满意，而患者不满意的最重要因素是期望未得到满足（风险高出 10.7 倍）。相比之下，WOMAC 评分或需要再次住院的主要并发症（风险增加 1.9 倍）的影响要低得多。

小结

大多数外科医师都面临着患者预期的问题，因为许多患者对疼痛减轻、功能改善或恢复时间有过于乐观或不切实际的期望。

实际上，患者的预期可能来自多个渠道，包括患者的社交网络，与普通医师、骨科医师或其他医疗保健专业人员的互动，这些渠道也可能涉及假体制造公司散布的营销信息。在寻求手术建议之前，患者可能会接受一些误导信息和直接面向患者的市场营销。

小结

为了达到患者的预期和防止其不满，外科医师应评估患者的个体化特征，引导其改变预期，并因此开展全面的术前患者教育措施。

患者教育在年轻患者中尤其重要，因为 55 岁以下的 TKA 患者要求更高，不满意的风险更高，在不严重的骨关节炎（KL1/KL2）患者中高达 59%。

最近的研究强调，外科医师和 TKA 患者之间需要进行现实的教育和真诚的互动，以便让患者对 TKA 术后的结果有一个合理预期。在这种情况下，建立良好的沟通仍然是最关键的步骤，可以达到或超过患者的期望，并使 TKA 患者术后满意。

小结

“共享决策”的概念继续发展，成为家长式模式的替代方案。共享决策包括分享临床信息和责任，从而增加患者参与感。

Vogl 等提出了一种个体化的风险评估方法，以支持共享决策，并预测健康状态和满意度阈值。

这一有趣的概念需要进一步的科学评估，特别是在各种文化和民族环境中的应用。

此外，评估和解决心理问题可能对患者满意度和结果有重大影响，可能比术前物理治疗或手术入路的选择更相关。

在患者准备 TKA 时，建立信任的沟通和获得适当的预期至关重要，因为术前患者的预期是患者对手术结果满意度和对术后医嘱依从性的决定因素。

12.2 评估和管理预期——预测满意度

历史上，关节置换术的成功是通过关节置换登记系统的假体生存率、包括活动度（ROM）在内的临床分析和影像学评估来衡量的。所有这些参数都没有充分考虑到患者的观点。

在过去的几十年里，无法评估患者的观点（如生活质量、功能能力、疼痛）导致了对患者报告结局测量(patientreported outcome measures，PROMs)的关注。如今，一些关节登记中心已经开始纳入 PROMs。在目前的文献中，越来越多的人认为患者的期望值和满意度是 TKA 术后以患者为中心的质量衡量指标。

Lange 等进行了一项 Delphi 共识研究，以确定患者的治疗目标，并将这些项目用于以患者为中心的教育和决策。当超过 70% 的参与者达成共识并投票支持特定目标时，研究者定义了主要的治疗目标（表 12.1）。

当采用 PROMs（表 12.2）和满意度作为 TKA 成功的结果衡量标准时，外科医师必须知道内在和外在因素，并在手术前与患者沟通。

表 12.1　择期 TKA 术后的主要治疗目标

症状减轻：疼痛减轻、稳定性改善
功能改善：改善身体功能、增加 ROM 和步行距离、提升爬楼梯的能力、增强体力活动
生活质量的改善
预防和安全问题：预防继发性损伤、延长假体生存时间

表 12.2　常见的 TKA 患者报告的结局指标

牛津膝关节评分（OKS）
膝关节学会评分（KSS）
膝关节创伤和关节炎结果评分（KOOS）
西安大略和麦克马斯特大学骨关节炎指数（WOMAC）
视觉模拟评分（VAS 评分）
EuroQol-5D 评分（EQ-5D）

患者的期望和满意度是多样化的，并受年龄、社会经济因素、性别和种族的影响。Mancuso 等开发并验证了一项评估患者期望的调查问卷，作者将缓解疼痛、改善行走能力和重返运动列为高度评价的期望。

Weiss 等研究了哪些功能活动对膝关节置换术患者是重要的。最普遍的活动包括伸展和力量锻炼，以及下跪动作和园艺活动。

当然，患者的预期具有高度可变性，与年龄有关，并可能随着时间的推移而变化。为了评估个体期望，我们提出了目标达成量表（goal attainment scale，GAS），并在年轻的 TKA 患者中进行了研究。需要进一步的研究来阐明 GAS 是否为评估和提高患者满意度的有效方法。

Schilling 等调查了 488 名 TKA 患者，以确定 TKA 的质量调整生命年（quality-adjusted life years，QALYs）长期获益的预测因素。有严重的膝关节骨关节炎和术前生活质量较差但无并发症（如肥胖）的患者有可能获得良好的长期 QALY 结果。有充分的证据表明，同侧膝关节无严重骨关节炎是关节置换术后不良结果的预测因素（表 12.3）。

表 12.3　术前检查中的警示信号[a]

早期（轻度 / 中度）骨关节炎
抑郁或心理障碍
肥胖（BMI ≥ 27 kg/m^2 或≥ 30 kg/m^2）
高 Charlson 合并症指数
术前 KSS 或 WOMAC 评分较差
疼痛灾难化
55 岁以下
下腰痛
使用阿片类药物
糖尿病

[a] 术前难以改善或改善机会少的危险因素。

Peres-da-Silva 等分析了与患者满意度相关的因素，结果显示男性患者、非裔美国人，以及社会经济地位较低、住院时间较短的患者在膝关节置换术后的满意度较高。

Van Onsem 等提出了一种新的患者满意度预测模型，该模型允许外科医师评估手术的个体风险和收益，并帮助患者作出选择。该模型还包括精神共病因素，如抑郁和焦虑。作者推荐了 10 个简单但全面的问题，这些问题能够实现 97% 的敏感度和 93% 的阳性预测值。

Eymard 等描述了影响 TKA 术后“遗忘膝”获得的变量。作者分析了一项前瞻性队列研究，包括 423 名患者中的 510 例 TKA，随访（76.6 ± 28.5）个月，证实了抑郁症的负面影响。

另一个与 TKA 术后不良预后相关的因素被认为是疼痛灾难化。Feldman 等评估了 316 名患者的社会经济地位、疼痛、功能和疼痛灾难化之间的关系。研究人员发现，高等教育与较低的疼痛认知水平之间存在显著关系，这反映了更好的心理健康水平或应对能力。

作为一种不利的应对机制，已被广泛描述为腰椎管狭窄症患者手术后结局难以预测的一种现象，而且这种人格特征也可能影响相当多的 TKA 患者。Burns 等进行了一项系统回顾研究，分析了疼痛灾难化是 TKA 术后慢性疼痛的危险因素。作者确定了 6 项前瞻性纵向研究，均采用中小型样本。总之，该综述提供了中等水平的证据，表明疼痛灾难化是 TKA 术后慢性疼痛的独立预测因素。

Lewis 等在他们的系统回顾和荟萃分析中纳入了来自 32 项研究中的近 30 000 名患者。他们确定疼痛灾难化、心理健康、术前膝关节疼痛和其他部位疼痛是 TKA 术后持续性疼痛的最强预测因素。

Staibano 和他的合著者们通过一项前瞻性队列研究评估了腰痛对髋关节和膝关节置换术患者的影响。作者建议对于伴有腰痛的 TKA 患者，这可能会对 TKA 的预后产生不利影响。Clement 等将腰痛作为 TKA 预后较差和不满意的独立预测因素。

另外，评估 TKA 患者时必须谨慎对待阿片类药物的使用，因为这会增加术后第一年进行翻修手术的风险。

小结

成功的TKA仍然是复杂的，涉及患者的正确选择（表12.4）、适应证和假体、详细的临床和影像学检查、细致的术前计划、手术技术、跨学科的围手术期管理和康复方案。

表 12.4 患者安全协议

正确选择患者
设置适当的患者预期
避免可预防的并发症
手术操作规范
使用术前和术后临床路径

成功的围手术期管理是以良好的对线来成功实施手术，因为它涉及对患者预期的评估和指导，这些期望值往往要求很高，以预测过度乐观的结果和确保满意度。因此，应与患者讨论预测不良结果的内在和外在因素，并尽可能在术前进行优化。

小结

对患者期望过高而引起的不满，我们最重要的手段仍然是与潜在的TKA患者进行深入且诚恳的沟通，并在适用的情况下，使用共享决策的概念。

要点回顾

为了确定与术后满意度相冲突的其他问题（如精神问题、疼痛灾难化、腰痛、使用阿片类药物等），应该询问患者是否有“膝关节疼痛之外的任何问题”。在这种情况下，当TKA患者咨询时，许多潜在的问题（表12.3）很容易被识别。获得TKA知情同意的外科医师必须熟悉疼痛缓解和功能恢复的现实可行水平、潜在的陷阱，并需要教育患者，以便在TKA术前建立切合实际的预期。

参考文献

扫码查看

第 13 章

部分膝关节置换术的基本原则

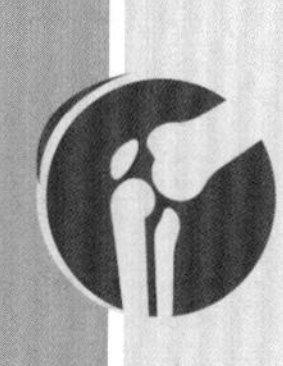

Justin Cobb

要 点

- 内侧和外侧单间室骨关节炎的病理改变是不同的。
- 在膝单髁置换术之前，应考虑 5 个关键点：

①内侧间室的软骨和骨丢失；

②外侧间室的软骨和骨丢失；

③韧带的完整性；

④软组织松弛；

⑤髌股关节。

- 准确的规划和假体的放置位置非常重要，尤其是关节线和胫骨平台后倾需要保留。
- 必须区分 UKA 中的切除术与表面重建术。
- 在 UKA 中，可以分为活动平台和固定平台，以及全聚乙烯和金属底座的单髁假体。
- 介绍了内侧和外侧 UKA 的手术技巧。

13.1 概述——人类学和部分膝关节置换术

作为双足站立，双下肢交替运动的人类，我们独特的生活方式对我们的膝关节提出了特殊的要求，特别是我们需要能够进行两种不同的活动，即站立和蹲下，每种情况都会导致不同的磨损模式，可通过部分膝关节置换术进行恢复。

站立需要在伸直或接近伸直时保持稳定，这种稳定的姿势可通过轻微过伸来实现。此时，身体的重量位于机械轴的前方，随着前交叉韧带（ACL）和双半月板冠状韧带的张力增加，伸直受到限制。内侧半月板冠状韧带的失效会导致半月板挤压，使内侧间室的边缘负荷和失控磨损，并向后缓慢发展，从而导致胫骨和股骨进行性内侧半脱位。胫骨平台外侧髁间棘的阻隔导致其容易受损，因此会侵蚀股骨髁，进而导致 ACL 异常平移，并引发疲劳失效，最终导致膝关节失去软组织限制。如果内侧关节线的高度恢复，则恢复了伸直的稳定性，即使是实质性的内侧平移也可以被纠正（图 13.1）。

外侧半月板在伸直时不受牵拉，但在深屈时则会出现这种情况。半月板股骨韧带限制股骨外侧髁后下半脱位。当扭转或弯曲时，外侧半月板活动能力的丧失将导致不稳定，这进一步引发了边缘载荷和软骨表面的失控磨损。在这些病例中可以看到进行性的屈曲外翻，磨损瘢痕向前缓慢进展。恢复外侧关节线的高度可恢复屈曲时的稳定性，使患者恢复敏捷性和活动度。

内翻膝、膝关节中立位和外翻膝的骨形态不同。股骨远端外侧角（lateral distal femoral angle，LDFA）从内翻膝的（89° ±1°）减小到中立位的（88° ±1°），而外翻膝时最小，为（85° ±1°）。胫骨近端内侧角（medial proximal tibial angle，MPTA）即使在外翻膝（89° ±1°）也处于轻微内翻状态，在膝关节（88° ±2°）时略微内翻，而内翻膝则更为倾斜（85° ±2°），如图 13.2 所示。内翻膝也显示股骨前倾角较小，股骨内侧髁的伸直关节面较大。

> **小结**
>
> 内翻膝和外翻膝的骨形态不同。

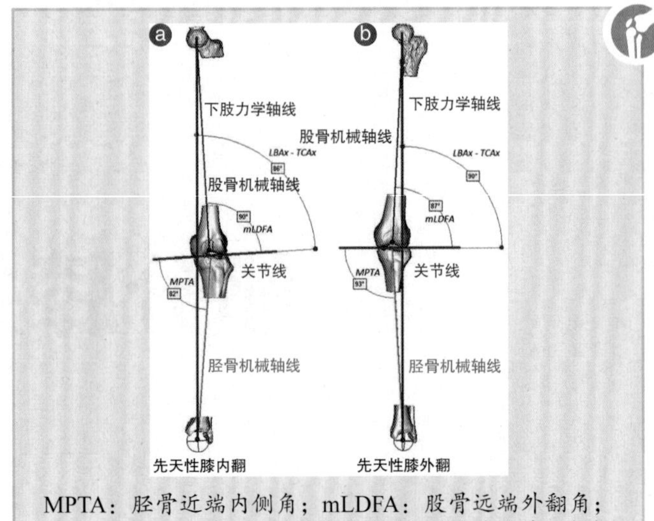

MPTA：胫骨近端内侧角；mLDFA：股骨远端外翻角；LBAx-TCAx：股骨远端关节线与下肢机械力线的外侧夹角

图 13.2 内翻膝和外翻膝之间的角度差异

（引自 Anthony Leong PhD thesis Imperial College 2016.）

13.2 适应证

◆ 13.2.1 内侧胫股关节骨关节炎

内侧 UKA 的主要适应证是内翻膝继发于半月板异常的骨关节炎。在这种情况下，UKA 旨在重建膝关节，使关节运动学保持半月板失效之前的状态，因此，关节线残留内翻，机械轴的内翻有所保留（图 13.3）。

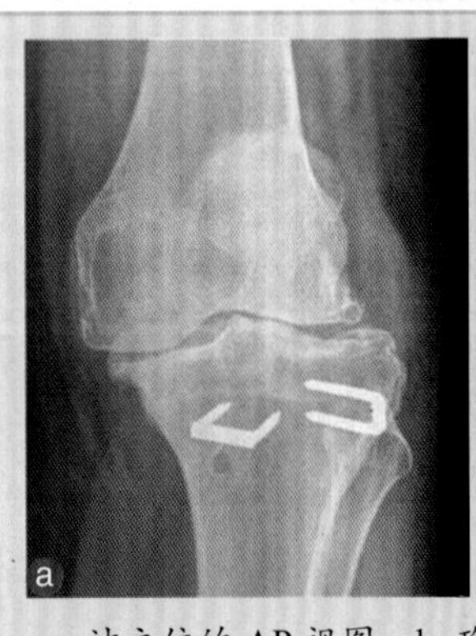

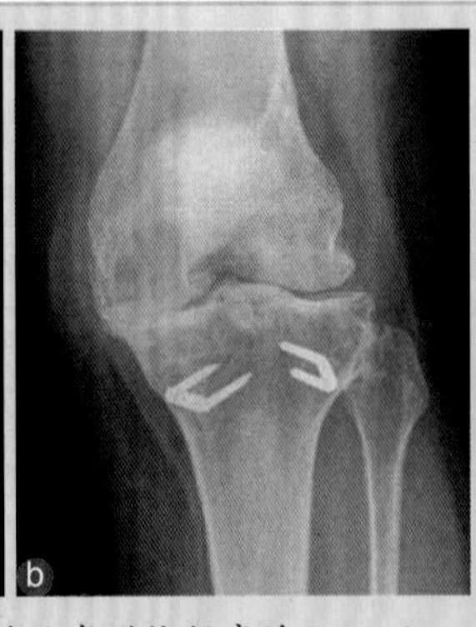

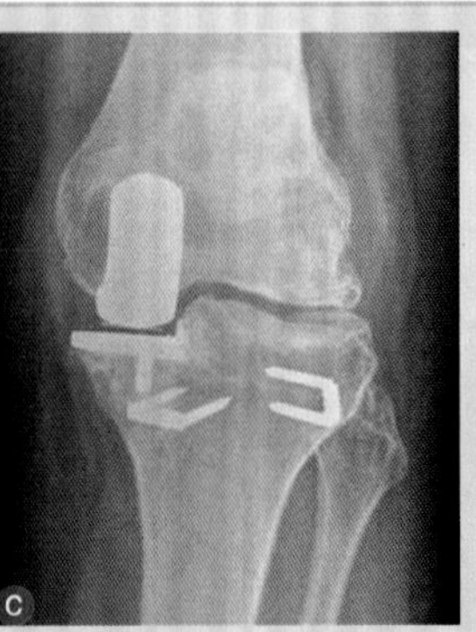

a. 站立位的 AP 视图；b. 确认半脱位程度的 Rosenberg 视图；c. 术后 4 年的视图

图 13.1 重度骨关节炎患者股骨内侧半脱位

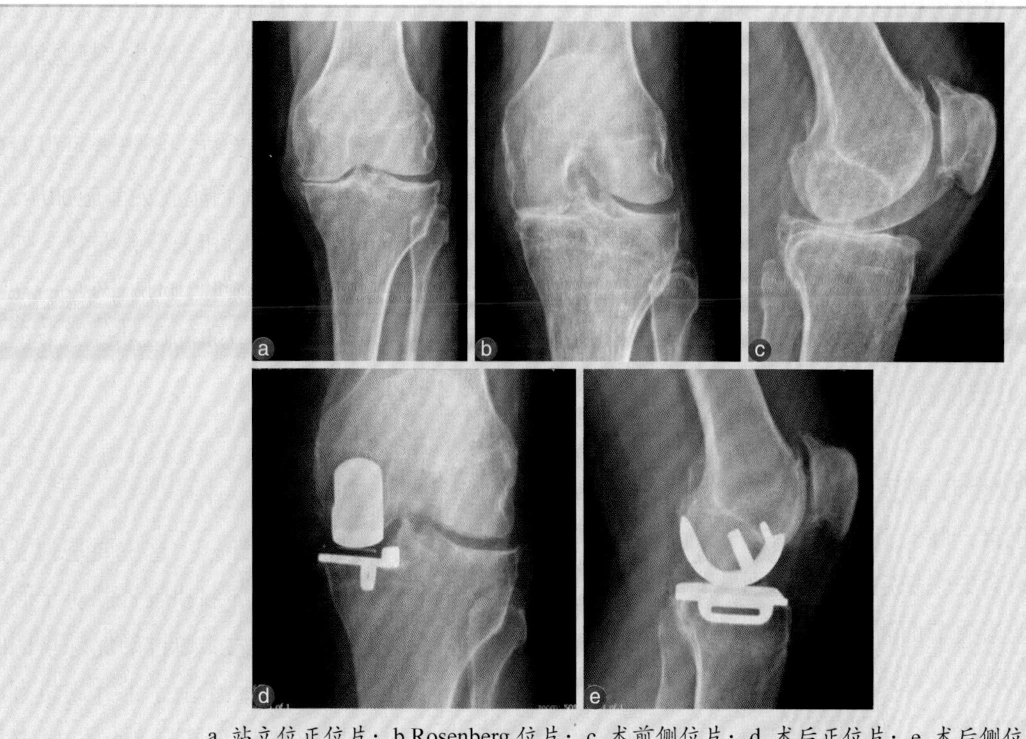

a. 站立位正位片；b.Rosenberg 位片；c. 术前侧位片；d. 术后正位片；e. 术后侧位片

图 13.3

小结

UKA术后关节运动学无变化。机械轴稍微保留内翻。

对于没有不稳定症状的老年患者或需求较低的患者，在 ACL 缺失的情况下也可以使用 UKA。通常，在老年患者中，僵硬是常见的，而不稳定是一种不常见的症状。据报告，骨关节炎程度的增加与前后松弛度的降低之间存在直接的相关性，因此，只要膝关节处于内翻状态，外侧间室就不太可能恶化，缺乏 ACL 也很少成为问题。

膝关节前内侧骨关节炎的主要症状是疼痛，内侧感觉疼痛。走路时情况更糟，走下台阶或斜坡时情况更严重。对于主要诊断为前内侧关节病的患者，也可能感觉到前方和外侧的疼痛。疼痛的模式是关键因素：疼痛应该在负重活动中产生，并且与所涉及的负荷有明确的关系，即增加活动会导致更大的疼痛感觉。半月板损伤可能是一个离散的事件，可能在几十年前被报告为运动损伤，或者是无损伤的慢性疲劳磨损。

小结

ACL功能的缺乏不是UKA的禁忌证。

◆ 13.2.2　外侧胫股关节骨关节炎

外侧胫股关节骨关节炎有完全不同的症状。外侧胫股关节骨关节炎常见于又高又瘦的群体中（无论男女），随着肢体越长，Q 角自然减小，外侧间室承受更大的负荷。1° ～ 3° 的外翻畸形显示外侧胫股骨骨关节炎（*OR*=2.5）显著增加。

外侧胫股关节骨关节炎的主要症状与屈曲时膝关节难以加载力量有关，尤其是在下楼梯和斜坡时，而在平地上散步通常不是问题。这些症状可能是因为外翻性骨关节炎常与髌股关节骨关节炎同时发生。内侧或外侧小关节都会受到影响。因此，包括步行和骑自行车在内的许多直线运动都不会受到影响，但打网球或跳交谊舞、滑雪和骑车所必需的扭转和转弯功能却存在问题。患者通常对疼痛抱怨太多，更多的是对膝关节不能使用的抱怨。疼痛通常发生在外侧，也可以在臀部感觉到。

小结

外翻膝骨关节炎患者屈曲症状多于伸直症状。

笔者不清楚这种涉及近端的疼痛是否是实际的髋关节疼痛，这可能是步态过程中的运动学异常引起的。站立阶段髋关节屈曲减少可能导致负荷增加。无论如何，如果髋关节正常，患者可以不用担心，在进行外侧 UKA 术后，疼痛会消失。

> **小结**
> 外翻膝骨关节炎更多见于髌股关节骨关节炎。

13.3 查体要点

单髁置换术的膝关节检查应考虑以下几个重要因素。

◆ 13.3.1 内侧软骨和骨丢失的程度

如果半月板仍然正常，膝关节可能会在外翻应力作用下稍微张开，但不会失去稳定性。释放外翻应力后，内侧间室将闭合。当关节面碰在一起时，不应发出骨性的沉闷声。一旦膝关节稳定性丧失，可以在释放外翻应力时检测到异常声音，股骨髁和胫骨平台出现磨损瘢痕，会感觉不适。轻微的内翻应力会导致半月板残余受到挤压，伴有关节线压痛，通常可触及内侧骨赘。在轻微内翻的情况下，轻轻弯曲和伸直膝盖时，也可以感觉到骨对骨的摩擦。

应留意任何完全伸直的缺失，以及骨赘的存在。所谓的“固定”内翻应在 30° 的屈曲角度进行检查，轻微的外翻应力通常可以纠正所有畸形，除了最严重的固定畸形。

◆ 13.3.2 外侧软骨和骨丢失的程度

当应力导致膝关节外翻时，可以对外侧半月板进行触诊。当伸直的膝关节在轻微外翻中弯曲时，完整的半月板不会被挤压突出。重要的是，如果存在外侧疼痛，检查者应注意疼痛是否在内翻应力下再次出现，确认这是与内侧骨关节炎相关的髂胫束张力性疼痛。或者，当伴有半月板挤压和骨对骨时，外翻应力压迫外侧间室时感到的疼痛证实了外侧骨关节炎的存在。

◆ 13.3.3 软组织袖套是否完好

对于部分膝关节置换术的成功，软组织袖套的完整性是很重要的。当胫骨和股骨的假体材料丢失导致临床和放射学上均可见假性半脱位时，可能需要对此进行检查。

从正位片和侧位片来看，松弛度是我们研究的关键特征。松弛检查应在中立状态下进行，并对内翻畸形进行矫正。当膝关节处于中立位置时，通常会观察到更大程度的前后（AP）移动。然而，当内翻通过轻度的外翻得到纠正时，这种情况会减少，甚至消失。

◆ 13.3.4 髌股关节捻发音

从屈曲开始，缓慢伸直膝关节，检查者可以对外侧髌股关节施加压力，然后对内侧髌股关节施加压力。进行此操作时，可能会发现疼痛和关节骨对骨。如果是这样，确定髌骨的哪一个面受到影响是非常重要的。在内翻膝关节中，髌骨外侧关节面的严重骨关节炎比内侧关节面更值得关注。

13.4 手术计划

手术前，需要合理的手术计划。这主要是为了确定假体的最佳尺寸，确认胫骨平台和股骨髁对于假体尺寸范围来说既不过小也不过大。通过确保外科医师能够预判术中可能出现的情况，术前手术计划将有助于手术的实施。即使是 X 线片，站立正位、应力位和侧位片（图 13.3a ~ 图 13.3c）也有助于评估胫骨内翻和关节内骨质磨损的程度，从而了解胫骨截骨所需的内翻角度和需要截骨的厚度，以确保能够容纳最小的承重厚度，同时确保假体尽可能位于最硬的软骨下骨上。

胫骨假体的后倾和股骨假体的屈曲角度也应根据侧位片进行规划。对手术团队来说，比较计划的假体位置和术中达到的实际结果是必要的（图 13.3d，图 13.3e）。假体解剖学位置的微小变化可能会对临床结果和假体生存率产生影响。胫骨假体倾斜≥ 5° 和后倾变化≥ 2° 会降低 UKA 术后的假体生存率。对于体型较小的人来说，通常需要保留更大的后倾，以确保软组织张力均匀。

ACL 缺失或受损并非 UKA 的完全禁忌证（图 13.4a ~ 图 13.4c），减小胫骨假体的后倾可能是更好的方法。长期 ACL 缺失可通过侧位片上可见的胫骨前移位来证实（图 13.4d）。这种移位可能通过术中关节线的恢复得到显著纠正（图 13.4e）。

两个假体的冠状面平移也应在术前被处理。胫骨矢状面截骨的目的是最大限度地覆盖骨组织，而股骨矢状面对线的目的是确保股骨假体位于胫骨假体的中间。在内翻膝关节中，股骨假体可能需要在髁突上偏外侧，因为胫骨有向外侧半脱位的趋势，但通过恢复关节线高度无法完全纠正（图 13.5）。一旦关节高度

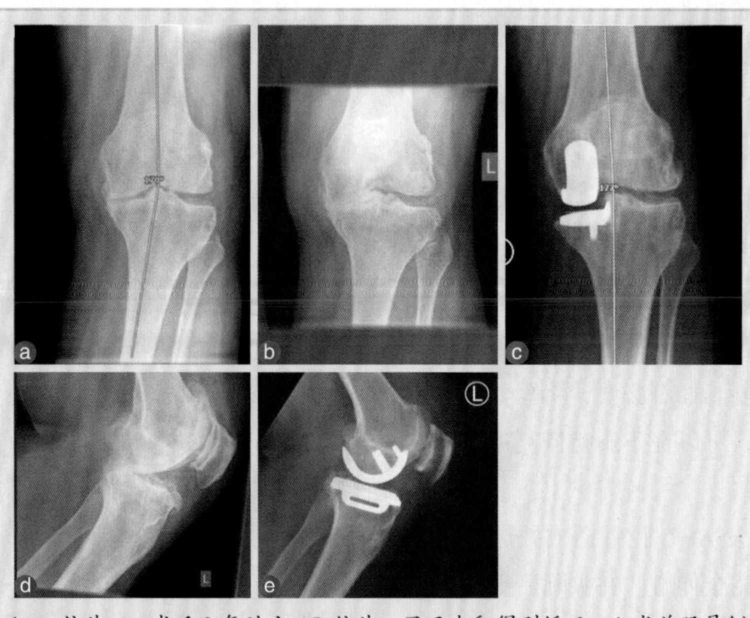

a. 站立 AP 位片；b.Rosenberg 位片；c. 术后 3 年站立 AP 位片，显示内翻得到矫正；d. 术前股骨侧位片显示胫骨显著前移；e. 术后 3 年显示胫股关系已恢复

图 13.4　ACL 断裂 30 年后内侧关节病变

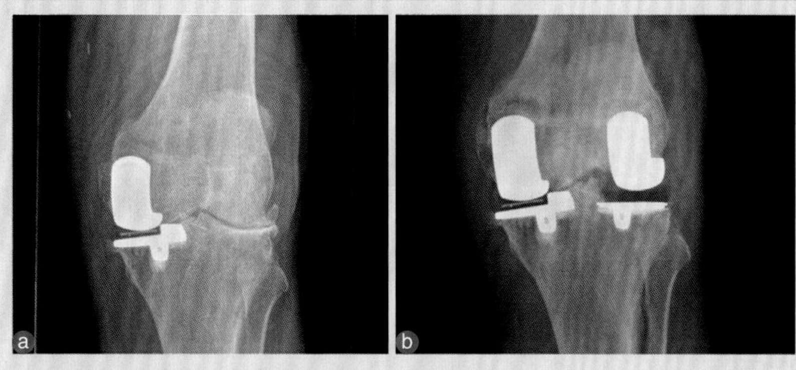

a. 术前，显示内侧 UKA 固定良好和外侧间室骨关节炎，注意固定良好的胫骨假体下方的长期应力遮挡；b. 术后，显示外侧间室 UKA 恢复了患者的自然生理内翻状态

图 13.5　患者内侧 UKA 术后 19 年，外侧间室骨关节炎

恢复，术中必须最后注意这一因素。在外翻膝关节中，也会出现同样的趋势，因此股骨假体必须尽可能偏外侧放置，避免影响腘肌腱。

手术计划的最后一个要素是器械的特殊性。根据界面的设计特点，胫骨假体的内翻后倾必须与股骨假体的冠状面和轴向旋转相匹配。球面的股骨假体位于完全匹配高度形合的半月板衬垫上，不需要从中立位进行任何调整，而凸轮型股骨假体可能需要旋转几度，以确保线性接触，而不是点接触。

基于 MRI 或 CT 的 3D 手术计划有助于规划过程。3D 手术计划的最大吸引力在于似乎增加了手术的复杂性，它可以在术前记录几乎所有的变量（图 13.3d，图 13.3e），减少术中操作，并按照预期顺序确认术前测量结果。最好的例子是胫骨截骨或"biscuit"，它可以进行 3D 打印和消毒，然后可以将截骨的确切形状和大小与计划的进行比较，确认截骨在各个角度都是足够的。如果进行 3D 规划，应认真考虑使用患者个性化截骨导板（patient-specific instrumentation，PSI）。

最近的研究着眼于内侧 UKA 的运动学对线。在运动学对线和标准对线之间，未发现假体匹配有显著差异。然而，股骨假体在外翻时多为 4°（内翻 1°～外翻 7°），胫骨假体在内翻时多为 2.9°（内翻 8°～0°）。

13.5 手术技术技巧

在开始 UKA 之前，有必要与手术团队一起练习使用器械。当按顺序进行操作时，步骤变得简单。可能需要额外几分钟的时间来进行广泛的骨赘去除、谨慎的胫骨截骨，当然也需要进行骨水泥固定。当计划一个手术操作清单时，包括整个器械的组装和拆卸，每个 UKA 分配的时间不应超过 1 h，通常 4 h 是半天手术清单上的直接手术时间。

◆ 13.5.1 内侧 UKA

切口位于髌骨内侧边缘，垂直向下至胫骨结节水平上方。此切口可以很容易地向近端延伸，但不会有任何临床意义或延迟恢复。如有必要，将髌骨上极处的股内侧肌劈开几厘米，可以在不影响恢复速度的情况下进入关节腔。

清除切迹中的骨赘及 ACL 胫骨插入处周围的骨赘，将有助于使膝关节完全伸直。在去除后部骨赘之前，可能无法实现完全屈曲，但此刻应能轻松屈曲至 100°，仅需在重力之外进行轻微屈曲。内侧磨损的程度在膝关节屈曲 30° 时最能被评估，牵开器处于原位，软组织没有张力，外科医师可以确认骨关节炎导致的骨和软骨损失量。尽可能多地保留骨组织是一项重要原则。

通常先进行胫骨截骨（胫骨优先技术），但股骨优先选择也是一个很好的选择（股骨优先技术）。

如果采用胫骨优先技术，应依次处理内翻 / 外翻、伸直 / 屈曲、内旋 / 外旋等各个自由度。

13.5.1.1 胫骨内翻角度

术前须检查内翻角度，术中须重复测量。对于内翻膝，内翻角度为 3° ~ 5° 是正常的。即使是外翻膝，内翻为 1° ~ 3° 也是正常的。垂直于胫骨长轴的中立位角度是不正常的，尤其是在内侧（图 13.1）。患者将面临不必要的胫骨假体下沉风险，因为这将截到胫骨正中间的骨，而胫骨中部的骨硬度明显低于骨界面的其余部分。

13.5.1.2 胫骨后倾角度

这是针对器械和患者的。外科医师的目的是恢复自然关节线，除非减小后倾以补偿交叉韧带缺失，或增加后倾以补偿过度伸直。

13.5.1.3 轴向旋转

很难精确定义膝关节前部。膝关节屈曲轴相当可靠，应用于第一次截骨。对于球面对平面的设计，胫骨旋转并不重要，而对于半月板衬垫的膝关节更需要注意，以确保衬垫不受中心的限制。

13.5.1.4 截骨深度

根据骨磨损量和器械的最小截骨厚度，尽量减小截骨深度。胫骨假体金属背面的最小厚度通常为 8 mm，但因假体不同而不同。

13.5.1.5 内移

矢状面截骨应尽可能靠近胫骨棘。如果没有对髁突进行骨赘修剪及对脂肪垫和髌骨的修整，这将是比较难实现的。在此阶段，稍微伸直膝关节可能会有所帮助。

考虑这 5 个要素后，将胫骨夹具固定到位。如果有任何疑问，先做一个浅表的截骨。如果骨组织比较坚硬，可能需要冲洗，但如果是在坚硬的软骨下骨中进行非常保守的截骨，则第二次甚至第三次截骨都不是问题。另一种选择是在较软的骨组织上进行较深的截骨，这可能是胫骨下沉或骨折导致早期失败的原因。

检查胫骨的深度和形状。根据其形状，可能需要进行调整。通常，可以调整轴向旋转，并进行更偏外侧的矢状截骨，以避免假体突出。

用胫骨假体试模固定股骨。到目前为止，膝关节可以在完全伸直和 100° 弯曲范围内自由活动，这是股骨准备所必需的，股骨夹具放置在膝关节上，以确保在屈曲时移除足够的骨量。在内侧骨关节炎中，股骨髁的后软骨表面被保留下来，因此它可以用作确保屈曲轴恢复的基准点。

屈曲间隙对线的选择是基于术前分析和计划，包括器械的选择。如果使用固定平台假体，可能需要稍微旋转截骨导板。然后评估伸直间隙，并将其与计划上的预期差距进行比较。在内侧骨关节炎中，由于磨损，伸直间隙总是大于屈曲间隙，而在手术后，情况正好相反，屈曲间隙将比伸展间隙大 1 mm，这是本质上的情况。同样，如果使用固定平台假体，可能需要截骨导板的细微旋转和平移，而对于活动平台，中立位对线就已足够。

小结

内侧骨关节炎伸直间隙始终大于屈曲间隙，而在UKA术后则相反，屈曲间隙将比伸直间隙大1 mm。

常见的错误包括：如果一个身材高大的患者髌骨过大，将股骨截骨导板定位过于偏内侧，以及在屈曲间隙截骨时未能考虑充分屈曲膝关节。如果屈曲间隙的截骨角度＞90°，则不会造成任何伤害；如果屈曲间隙的截骨角度＜90°，则会导致平衡伸直间隙的问题。

可以通过多种方式微调屈伸间隙之间的平衡。理想情况下，在完全伸直时，整个膝关节都是舒适的。ACL 处于紧张状态，内侧和外侧半月板都处于紧张状态，其冠状韧带处于轻微紧张状态。在这个完全伸直的位置，整个膝关节分担负荷。当膝关节在外翻和内翻之间摆动时，即使在完全伸直时，也会感觉到一些松弛，但通常＜1 mm。在平衡内侧 UKA 时，完全伸直应使关节舒适，而在胫骨和股骨两侧的骨痂 - 骨赘检查可能会导致骨性撞击（图 13.3a，图 13.3b）。在屈曲时，不应出现由器械引起的阻挡。术前分析和规划将显示存在后方骨赘，可能需要从股骨髁上移除后骨赘，以实现完全、无冲击的屈曲。在最后的骨准备后，可能需要从后关节囊隐窝中去除游离体，或仅仅是大块钙化的内侧半月板残余物，以尽量减少屈曲时的限制。

◆ 13.5.2　外侧 UKA

外侧间室的手术入路与内侧间室大致相似，但在几个重要方面有所不同。切口开始于髌骨外侧边缘顶部，膝盖弯曲 90°，在 Gerdy 结节和胫骨结节之间的中间向远端延伸至关节线远端 20 mm。深部解剖从远端开始，打开髌腱外侧缘的深筋膜，可以清楚地看到和感觉到。该线性解剖向近端延伸至距髌骨下外侧边缘 5 mm 处。在这个层面上，远端筋膜需要松解，然后在闭合中重新缝合。从这一点开始，切开深筋膜，在髌骨侧留下一个 3 ~ 5 mm 的正常股四头肌延伸袖口，以确保易于缝合。切口沿肌腱线近端进行，进入股外侧肌底部，分离肌腱和肌肉。此时，它通过关节囊深入关节腔，直至下外侧边缘。此时，深筋膜向外侧收缩，允许在 Hoffa 脂肪垫和滑膜之间进行尖锐剥离，有效切割股骨髁的关节边缘，然后通过半月板残端放射状进入胫骨平台。

柯赫尔氏钳可以很方便地抓住半月板并将其提起，以便在与 ACL 连接处从下方完全切除。这种前方深部继续向远端剥离脂肪垫，使髌骨向内侧半脱位。从下方插入的霍曼牵开器，正好位于股骨外侧髁的内侧，当它向外侧牵开时包含脂肪垫。在伸直 45° 时，髌骨应能轻易半脱位，以便仔细检查髌股关节和股骨内侧髁。此时应小心地从滑车周围（必要时包括滑车内侧）及髌骨周围和切迹移除骨赘，确保完全伸直时没有骨块阻挡。

屈曲膝关节，摆成“4”字形。在这个阶段，可以安全地切除半月板后角残余物，并非常小心地保留腘肌腱。在这个位置可以很好地看到胫骨平台，然后连接胫骨截骨导板。与内侧一样，胫骨截骨需要充分恢复关节线和最小厚度的胫骨假体，以确保保留最坚硬的软骨下骨。对每个患者在正确的方向上进行截骨，通常为内翻 1° 或 2°。切勿将胫骨后倾截骨截成外翻，然后取出胫骨“biscuit”并进行检查。在外侧，常见的错误是矢状面切口太偏外侧，这可能是由于髌腱和脂肪垫的插入。可以通过将腿摆成“4”字形位置，脚放在手术台上，膝关节悬空，将膝关节伸直至 45° 左右来解决此问题，这将缓解伸膝装置的紧张，允许外科医师将髌骨向内侧半脱位。

> **小结**
>
> 切勿将胫骨后倾截骨截成外翻。

在确保整个外侧间室有足够深度的截骨，且矢状面截骨没有外旋后，进行股骨准备。可以摆“4”字形或者中立位。髌骨通常阻碍股骨对线导向器，因此需要在髓内杆或霍曼牵开器的辅助下，将髌骨半脱位。股骨假体的对线方式与内侧 UKA 的对线方式非常相似，只是假体应位于髁突外侧，而非中央。

与内侧 UKA 一样，在进行外侧 UKA 时，从股骨屈曲关节面切除最佳的骨是必要的，这是磨损最大的部位，而远端延伸关节面可能仍有全层厚度的软骨（由正常站立 AP 的放射学结果支持，但在 Lyon-Schuss 视图中软骨面缺失），因此，必须注意充分降低伸直高度，以确保在没有张力的情况下完全延伸。当膝关节在屈曲状态内翻时，应比伸直时多至少 2 mm 的间隙。此外，在完全伸直时应至少有 1 mm 的开口，无论是在高屈曲时还是伸直时，假体边缘之间都不存在冲突。在一些器械范围内，长期外翻的膝关节的左右径可能比假体左右径范围更宽，因此矢状切口可能更偏外侧，从而使胫骨假体能够放置在股骨下方。

> **小结**
> UKA后的伸直间隙应留有1 mm的开口。

◆ 13.5.3 切口闭合

经过最终的撞击检查，最终假体会通过撞击或骨水泥固定的方式就位。

无论是内侧还是外侧，脂肪垫重新恢复到原有位置时，确保深屈和完全伸直时没有卡压。

对于比较原始的器械，可能需要减小脂肪垫的大小，以适应胫骨假体的前翼缘。然后用可吸收缝线缝合深筋膜，用带刺可吸收缝线和胶水常规缝合脂肪和皮肤。

◆ 13.5.4 术后管理

标准化的术后护理至关重要，应考虑以下要点。

（1）保持敷料闭合。除非绝对必要，否则不要更换。

（2）疼痛允许时进行活动。

（3）前几周无须进行广泛的物理治疗。如果手术台上有一个完整的活动范围，手术后也能如此。

（4）膝关节在第一个月内有过度锻炼的风险。虽然可以负重，但保护是必要的，避免过载至关重要，因此，前 3 周至少用一个助行器，双侧手术时至少用两个助行器。

（5）血栓栓塞预防，必须为每个患者定制。对于包括大多数 UKA 患者在内的低风险患者，1 个月内每天服用 1 片阿司匹林就已足够。

13.6 膝关节双间室置换术

对于那些认为 TKA 的风险大于益处的患者，骨关节炎的双间室置换术可能是一种选择。最常见的是，在第一个 UKA 的基础上添加第二个 UKA 是一种适当且及时的干预。

将外侧 UKA 添加到内侧 UKA 并不是一个技术问题。皮肤切口可以比常规位置稍偏外侧一些，但手术操作过程与常规外侧 UKA 完全相同，唯一需要注意的是应仔细操作，以确保患者恢复自然对线。由于膝关节本质上是内翻的，如果希望避免更大的手术，应通过外侧 UKA 将其恢复为内翻状态（图 13.5）。

将内侧 UKA 添加到外侧 UKA 也不是问题。一个热衷于网球的运动员经历外侧 UKA 术后可能会获得许多年的良好结果，可能 10 年后才会出现内侧骨关节炎。如果外侧 UKA 矫正过度，或者内侧半月板已经受伤，那么这可能会来得更快。只需执行标准的内侧 UKA，即可添加内侧 UKA，而不会影响主要技术。

在内侧或外侧 UKA 上增加髌股关节置换术（PFJ）：同样，这应被视为常规的初级 PFJ 关节成形术。无需对你的主要技术妥协，可从你喜欢的任何一侧接近髌骨。一般来说，若是外翻膝，最好从外侧入路，PFJ 可以通过外侧髌股入路轻松实现，延伸至股外侧肌，保留股直肌肌腱。

双间室 UKA 的指征要明确。典型的患者会因过度使用关节（如滑雪）或平台骨折而患骨关节炎。内侧在伸直时也有骨关节炎，但交叉韧带是正常的，髌股关节间室也是正常的。对于仍想参加体育运动的患者，直接进行 TKA 是没有吸引力的。在检查中，伸直时内侧有明显的关节炎，屈曲时外侧有明显的关节炎。在这些患者中，仅矫正一侧会导致另一侧骨关节炎，因此双 UKA 值得考虑。从技术上讲，该步骤完全符合预期——只需在两侧执行主要步骤即可。使用正中切口，不使用止血带，首先，在受影响较大的一侧使用保留脂肪垫的方法；其次，在受影响较小的一侧使用保留脂肪垫的方法。切开第二侧时，脂肪垫正常出血，证实存在足够的侧支循环。最后的技术要点是再次将膝关节恢复到患病前的对线。对于创伤后有一段时间出现外翻的患者，他们是自然内翻，这种纠正似乎有些过度。同意患者对衬垫高度进行后续微调，并使用可以简单更换的假体。

初次单髁 PFJ：该手术应为一小部分患者保留。大多数胫股关节骨关节炎患者最好采用内侧或外侧 UKA 的小手术，而无须进行任何髌股关节手术。对于一小部分患有原发性股关节骨关节炎和近期内侧或外侧骨关节炎的患者，这是一个很好的选择。再次强调，关键的适应证是膝关节基本运动良好，交叉韧带似乎令人满意，以及患者希望避免进行大规模且不可逆转的 TKA 手术。UKA-PFJ 的方法由胫股关节的疾病决定。使用内侧或外侧入路，常规进行 UKA，然后在假体试模安装后进行 PFJ。只有矮小的人的股骨和滑车假体之间才有冲突的风险，当进行外侧 UKA-PFJ 时，确保股骨外侧假体位于股骨外侧髁的外周位置，以及当进行内侧 UKA-PFJ 时，确保滑车假体充分位于外侧位置，这是完全可以避免的。PFJ 假体的选择由外科医师决定，然而，具有中间棘的纽扣型髌骨具有一定的吸引力，因为它在完全屈曲和完全伸直时为髌股关节提供了更多的稳定性。UKA-PFJ 的主动活动范围远大于 TKA，因为两个交叉韧带都是完整的，所以会遇到较小的不稳定，有更大的活动范围。

> **小结**
>
> 某些情况下，当其他间室的骨关节炎进展时，可以考虑进行一期间室重建，或者在必要时进行分期重建。然而，只有当所有假体都正确定位时，才应该考虑这一点。

13.7 术后护理

在任何类型的膝关节置换术后，术后的恢复都是要按部就班地进行：尤其是胫骨必须愈合，并且使内翻的膝关节保持轻微内翻，这个界面上的负荷可能是至关重要的。负重应是渐进的，并受到疼痛的限制。由于交叉韧带完好无损，关节运动学得以保留，因此，由于活动范围不足而需要在麻醉下进行操作的风险确实很小，并且不需要施加压力来促进早期关节活动。康复理疗师会鼓励更快康复，但这是不可取的，前 3 ~ 4 周必须使用助行器。

> **要点回顾**
>
> - LDFA和MPTA在内翻膝和外翻膝之间有所不同。内翻畸形主要以LDFA受影响为主，外翻畸形的主要表现为胫骨侧的改变。
> - 股骨胫骨内侧或外侧的单纯性骨关节炎是UKA的理想适应证。
> - 内翻和胫骨后倾角、轴向旋转、截骨深度和内侧平移对于正确放置胫骨假体至关重要。膝外侧UKA应在胫骨进行保守截骨。伸直间隙在完全伸直时应存在1 mm的开口。
> - 屈曲间隙应比伸直间隙大1 ~ 2 mm。

参考文献

扫码查看

第 14 章

全膝关节置换术的原则

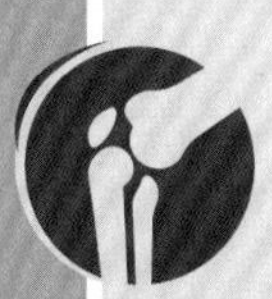

David J. Weir, Roland Becker 和 David J. Deehan

要 点

- 现代膝关节假体由金属股骨、钴铬钼合金胫骨和中间的高密度低分子量聚乙烯衬垫组成。
- 假体通过骨水泥（聚甲基丙烯酸甲酯）、非骨水泥或与非骨水泥的金属表面涂层（多孔或羟基磷灰石）混合方式与骨组织通过压配固定。
- 关节间隙的聚乙烯衬垫可以是固定平台或活动平台。

14.1 概述

TKA 现已成为治疗终末期膝关节骨关节炎的成熟疗法，主要目的是减轻疼痛，次要目的是改善功能和矫正畸形。John Insall 开创了现代 TKA 时代，主要适应证仍然是进行性静息痛，但恢复外翻膝的力线也将恢复功能，防止进行性畸形。主要禁忌证包括近期出现的关节败血症、神经病变性关节病，对依从性差的患者应谨慎手术。

> **小结**
>
> TKA的目标：减轻疼痛、改善功能、矫正畸形。

14.2 患者选择

TKA 并非没有风险，需要患者进行积极的康复锻炼。预期和结果不匹配是手术效果不佳的主要原因。患者在决定手术前应经过多次咨询，以有机会讨论相关问题，并接受各种相关专业人士的教育，即肌肉骨骼物理治疗师、职业治疗师、关节置换护理专家、病房护士。所有患者都应进行预评估、术前教育，并获得在线和纸质信息资源。术前应记录膝关节评分，最好在患者知情同意下纳入当地和国家关节登记中心。

> **小结**
>
> 预期和结果不匹配是手术效果不佳的原因之一。

14.3 假体的选择

可供医师选择的假体种类很多，最主要的原则是合适。膝关节表面置换可以是部分的，也可以是全部的。假体与宿主骨的固定方式多种多样，常用的为骨水泥或非骨水泥固定。不同的假体其限制程度不同。最后，界面可以是固定平台或者活动平台。骨水泥固定仍然是金属假体与骨固定的主要方式。压配式假体与截骨面完美结合有助于发挥骨水泥作为灌浆的作用，从而降低界面应力并优化载荷传递。在英国的临床应用中，非骨水泥型膝关节置换术仍占少数，但非骨水泥型膝关节置换术在翻修时恢复更快，失血更少。先前提到的“骨水泥病”是历史性的，在当代实践中不再发生。膝关节本身存在不同程度的固有限制结构，大多数初次 TKA 将使用后交叉韧带（PCL）保留型假体，这有助于保留 PCL 的性能并优化股骨后滚（图 14.1）。从后稳定型到半限制型膝关节假体，通过聚乙烯衬垫中央立柱的变化，来增加假体的限制程度（图 14.2）。在存在内侧副韧带缺陷的情况下，外科医师应考虑使用铰链式限制型假体。然而，某些医师认为，增加限制可能会缩短假体的寿命。活动平台技术具有减少剪切力传递和提高形合度并减少聚乙烯磨损的潜力。临床结果并不确定，但许多人认为，随着限制的增加，活动平台技术可能会减少负载并提高假体的生存率。

14.4 聚乙烯

所有聚乙烯材料都应在真空中灭菌并密封，以降

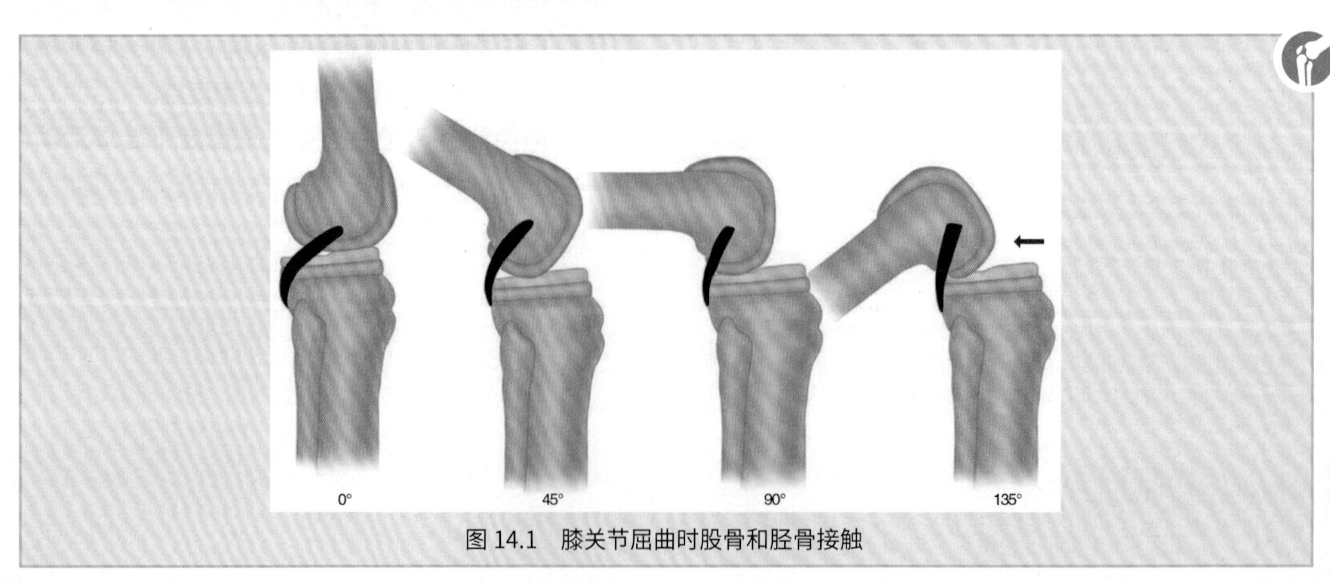

图 14.1 膝关节屈曲时股骨和胫骨接触

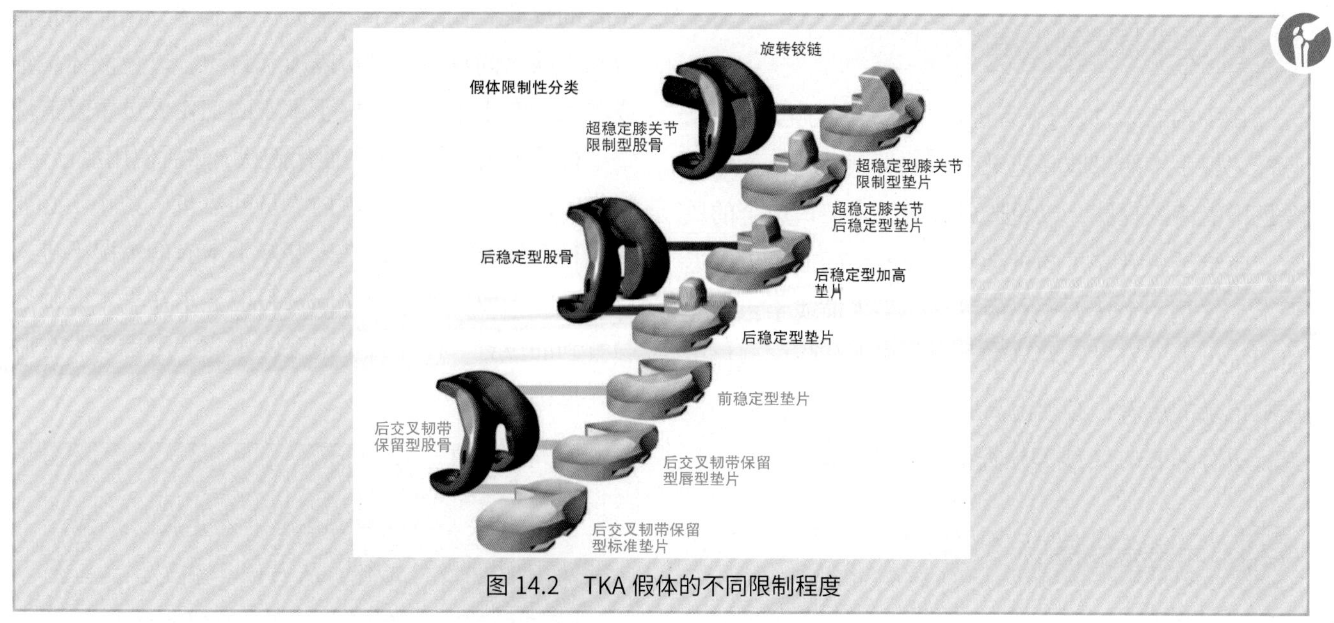

图 14.2　TKA 假体的不同限制程度

低自由基引起的开裂而导致早期脆性破坏的风险。这种失败通常发生在植入后 7 ~ 10 年。较新的技术，如高交联聚乙烯（X3 或 XLPE），似乎对生存率的影响很小。高交联聚乙烯减少了磨损，但增加了残留自由基的数量。有人认为，聚乙烯中维生素 E 的注入可以进一步稳定高交联聚乙烯，从而减少磨损。如果使用固定平台，选择衬垫的中心原则是确保衬垫和胫骨金属假体之间的正确锁定和固定，并且衬垫尺寸应与股骨假体相匹配。

14.5 知情同意和术前患者教育

知情同意的过程不是一个单一的事件，而是应包括对手术和非手术治疗方案选择的临床讨论、预先安排的患者教育课程，以便了解有关住院和康复的信息。此类预定课程通常由专业护士带领，通过网站、小册子来提供信息，并和患者直观讨论拟定的手术治疗方案的风险和益处，如今这些都是强制性的。知情同意的内容必须涉及讨论所有可用的手术和非手术治疗方案、记录对手术的讨论、住院时间、预期结果和时间安排等。应参考已公布的结果（地方和国家）数据。临床医师有义务概述和记录对可能发生的并发症的讨论，如疼痛、瘢痕敏感性、活动度丢失、恢复缓慢、病假时间长、血栓形成、肺栓塞（pulmonary embolism，PE）、神经和血管损伤及可能的长期后遗症等。对于膝外翻畸形，具体讨论应集中在腓总神经损伤导致足下垂的风险上，因为这可能是永久性的。还应提醒患者，内侧副韧带功能不全是自然病程中导致疾病 / 畸形进展和关节不稳定的原因之一。

14.6 术前物理治疗

物理治疗最好在术前阶段开始，这可以让患者在身体和精神上为手术后的强化康复做好准备。必须确定患者的社会环境，以便确定出院和康复的障碍，从而尽早将患者转诊至其他医疗保健专业机构，如需要进行职业治疗和社会服务，建议和教育很重要，这些旨在让患者更好地了解膝关节置换术和术后过程，包括强调患者参与手术准备和术后护理的重要性。教会患者术后进行锻炼也很重要，包括如何拄着拐杖走路，这使治疗师有机会与患者建立融洽的关系，并获得患者的信任，但这种工作的作用仍然存在争议。使用预康复计划，发现 KSS 和功能评分在术前有所改善，但在术后 12 个月未发现显著差异。

小结

手术前物理治疗可能会改善术后报告的膝关节功能，但资源有限，并且与手术前关节炎病理的持续时间和类型有关。

第
14
章

14.7 手术日术前小结

在手术当天，应与患者进行详细的病历记录回顾。应标记拟手术的患肢并记录手术的类型，手术标记的颜色不能渗入皮肤，以免造成影响手术切口愈合的风险。应给予患者充足的机会提出任何疑问或考虑推迟手术，这是一个让人安心的机会。手术前或手术中应使用抗生素，对那些有过敏史和在患者特定区域提供过敏记录的患者，必须由高职称外科医师进行最终检查。所有必要的 X 线等检查都应该被准备好。

14.8 手术室环境

良好的手术室环境有助于安全、清洁、高效地进行手术，同时对患者或手术人员的压力最小。这是一种团队方法，应在手术前进行正式的世界卫生组织检查表核查（图 14.3）。

所有 TKA 均应在垂直层流的清洁空气环境中进行，并在麻醉诱导前至少正确使用 30 min 抗生素。在麻醉室进行患肢铺单之前，应使用氯己定彻底清洗患者的皮肤。如果使用大腿高位止血带，则应对止血带和皮肤之间缝隙处进行隔离和封闭，以免液体聚集或渗入。在手术室由穿好手术衣的工作人员重复清洗整个待手术的患肢，应先使用碘伏，然后使用氯己定。任何时候都应限制手术室内人员的数量，禁止不必要的通行，任何个人不得在未穿好手术衣的情况下进入层流区。关节的所有影像学资料应显示在手术医师容易看到的位置。操作人员应穿防水衣并考虑穿太空服（详见第 20 章）。

小结

手术安全检查非常重要。在皮肤切开前，手术团队应暂停工作，从而认真重复有关患者和手术的所有相关信息。应由麻醉医师和器械护士确认。

14.9 麻醉

为了手术安全，麻醉团队需要及早密切参与患者的诊疗过程。通过正式查看医疗记录、更新临床

手术安全核对表		
麻醉诱导前 （至少有护士和麻醉医师）	切皮前 （护士、麻醉医师和外科医师一起）	患者离开手术室前 （护士、麻醉医师和外科医师一起）
患者是否确认了他/她的身份、手术部位、术式和知情同意? □是 手术部位有标记吗? □是 □不适用 麻醉机和药物检查是否完成? □是 患者身上的脉搏血氧仪是否正常工作? □是 患者是否有： 已知的过敏史? □是 □否 气道呼吸困难或误吸风险? □否 □是，并且提供设备 / 协助 失血量＞ 500 mL 的风险（儿童 7 mL/kg）? □否 □是，计划进行两次静脉注射 / 中央通路和输液	□确认所有团队成员按姓名和角色进行了自我介绍 □确认患者的姓名、手术方式及切口位置是否在过去的 60 min 内给予抗生素预防使用? □是 □不适用 预期的关键事件 外科医师： □什么是关键或非常规步骤? □手术需要多长时间? □预计失血量是多少? 麻醉医师： □是否有患者特有的担忧? 护士： □是否已确认无菌（包括指示卡结果）? □是否存在设备问题或任何顾虑? 是否展示基本影像学资料? □是 □不适用	护士口头确认： □手术名称 □完成仪器、海绵和针头计数 □标本标签（大声朗读标本标签，包括患者姓名） □是否有设备问题需要解决 外科医师、麻醉医师和护士： □该患者的康复和管理的关键问题是什么?

图 14.3 世界卫生组织检查表

检查、安排适当调查来确定是否适合手术。在理想情况下，同一个麻醉团队将监督术前评估和麻醉教育，就像在手术当天进行的那样。在预评估期间，应为患者提供讨论此类问题的机会和参与麻醉类型的决策过程，并充分了解控制恢复的性质。在手术中，可以通过全身麻醉和（或）联合脊髓或区域神经阻滞来实现有效麻醉，这些组合目前广受青睐。脊髓浸润麻醉用于双侧膝关节置换术。重点是选择性阻断感觉神经传递，同时允许早期运动恢复和监督物理治疗、下地活动和安全出院。局部浸润麻醉（local infiltration anaesthesia，LIA）越来越流行，LIA 在围手术期疼痛管理方面似乎与脊髓麻醉一样有效（详见第 21 章）。

14.10 环境布置和铺单

器械的布置有助于安全、高效的手术。器械托盘的布置必须使外科医师能够随时获取基本器械，并且他 / 她可以迅速拿起和更换基本器械。器械台应始终保持在清洁空气罩下。肢体放置在无支撑的休息位，外侧支撑和脚垫可以让患肢以直角放置。一名未刷手的助手通过握住脚来抬高患肢。手术团队的一名已刷手的成员将用含酒精的聚维酮涂患肢，然后涂氯己定。皮肤清洗应包括足部，然后用封闭的短袜包裹足部，并通过使用防水透明抗菌皮肤无菌贴膜完成准备工作（另见第 20 章）。

14.11 关节切开和显露

以髌骨为中心的正中切口向内侧远端延伸，以免直接位于胫骨结节上（图 14.4）。然后在关节上做一个弧形髌旁切口，以保护髌腱，并在胫骨关节线下水平剥离内侧副韧带的深部（图 14.5）。进行最小限度的内侧松解。髌骨向外侧外翻。应部分切除髌下脂肪垫，以便髌骨活动和术野显露（图 14.6）。在内侧进行内侧半月板切除术。在 ACL 中段将 ACL 切断，然后在 PCL 外侧用有角度的牵开器帮助胫骨向前脱位。

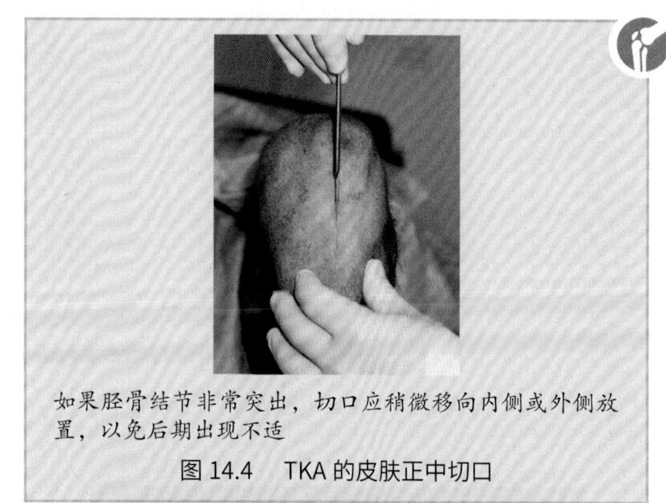

如果胫骨结节非常突出，切口应稍微移向内侧或外侧放置，以免后期出现不适

图 14.4　TKA 的皮肤正中切口

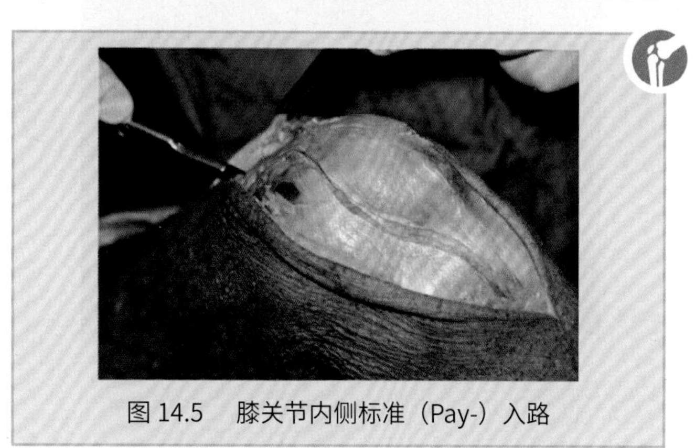

图 14.5　膝关节内侧标准（Pay-）入路

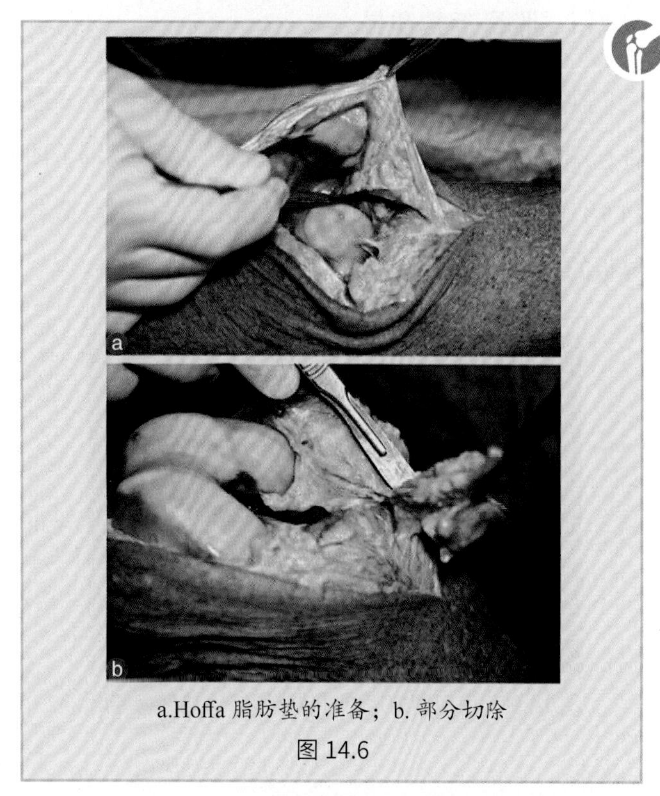

a.Hoffa 脂肪垫的准备；b. 部分切除

图 14.6

14.12 胫骨对线和截骨

髓外力线杆在正面和矢状面上平行于胫骨的机械轴。将胫骨截骨导向器固定在胫骨上，保持 3° 的后倾，切除胫骨以保护后方和周围软组织（图 14.7，图 14.8）。但是，胫骨后倾会受到假体类型（交叉韧带保留或后稳定设计）和制造商的具体设计的影响。

第 14 章

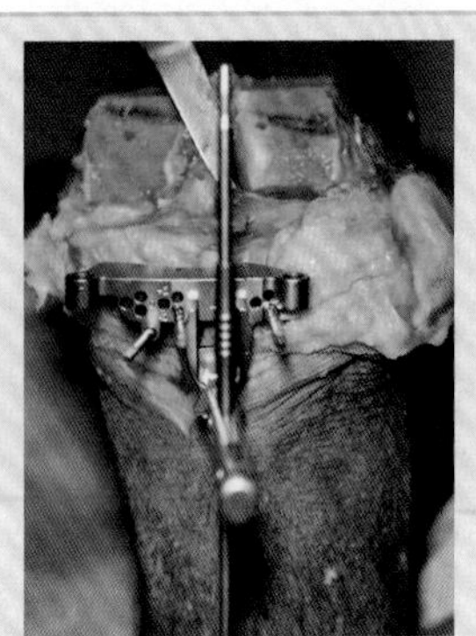

图 14.7　使用髓外定位技术放置胫骨截骨导向器

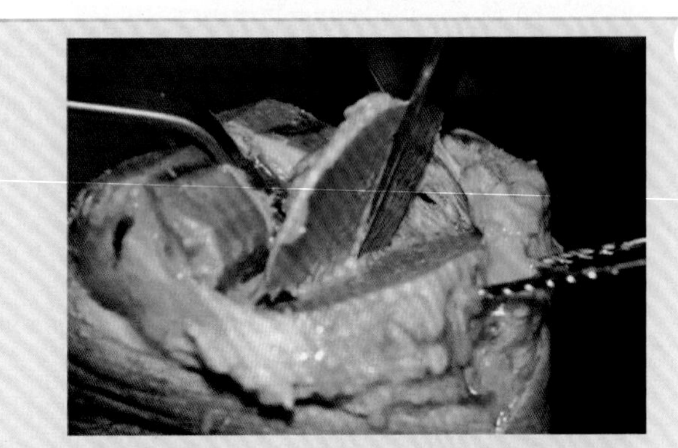

图 14.8　胫骨平台软骨下截骨

14.13 股骨远端截骨

在 PCL 起点前用 7 mm 钻头打开股骨髓腔。股骨远端外翻 5° 对齐，并切除 8 mm 的股骨远端（图 14.9）。股骨通髁线和滑车沟轴线用于优化股骨截骨导板的旋转定位和最终的截骨位置（图 14.10）。

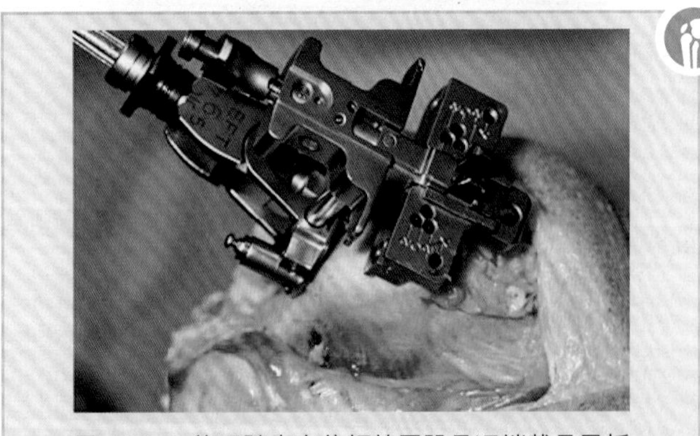

图 14.9　使用髓内定位杆放置股骨远端截骨导板

14.14 股骨“四合一”截骨

确定股骨远端的前后径大小(图 14.11)，再将“四合一”截骨板放置在股骨远端（图 14.12），然后进行最后的截骨，插入假体试模，在确认截骨的准确性后取出（图 14.13）。

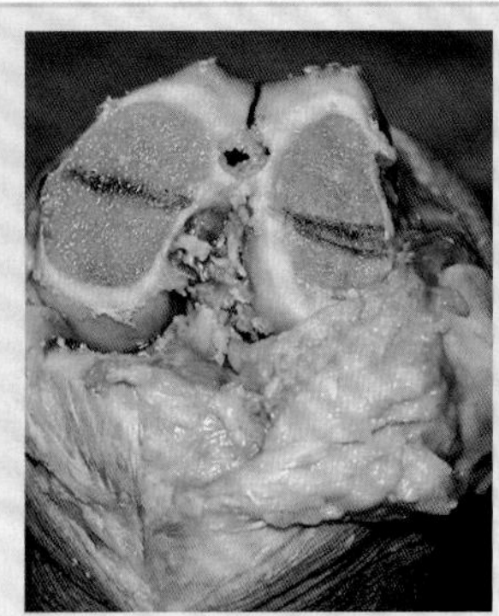

股骨远端截骨后，画出外科通髁线和滑车沟轴线。这是轴向平面上股骨假体旋转定位的解剖标记

图 14.10

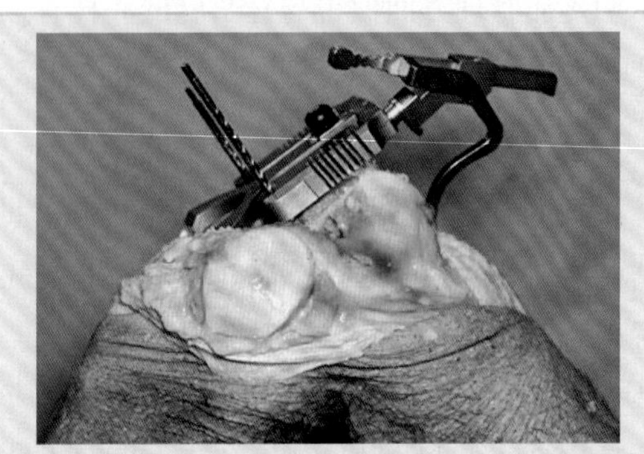

图 14.11　使用前用参考工具测量股骨前后径确定股骨假体的大小型号

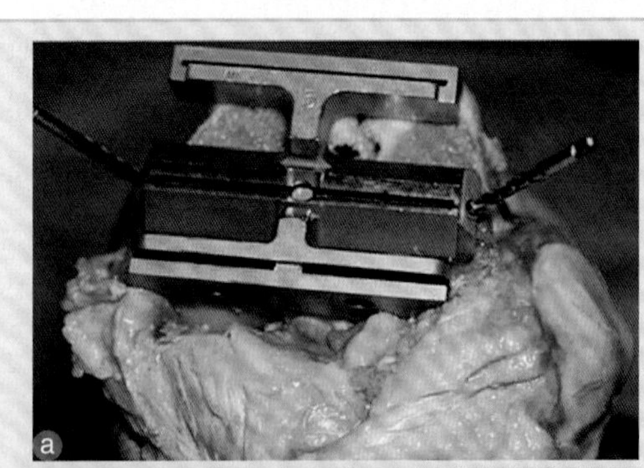

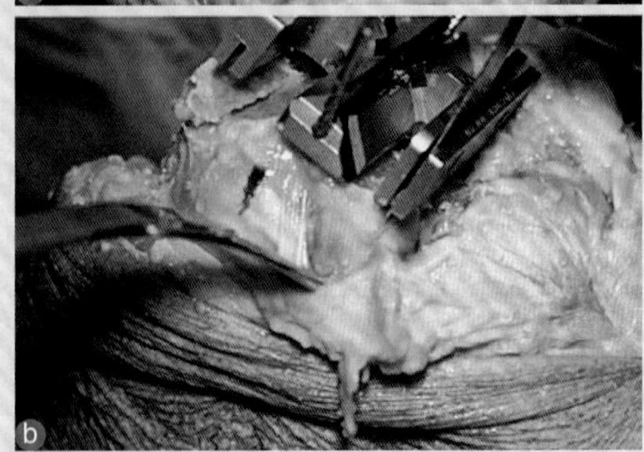

a. 膝关节正面；b. 膝关节侧面

图 14.12　“四合一”截骨板通过两个螺钉固定在股骨上

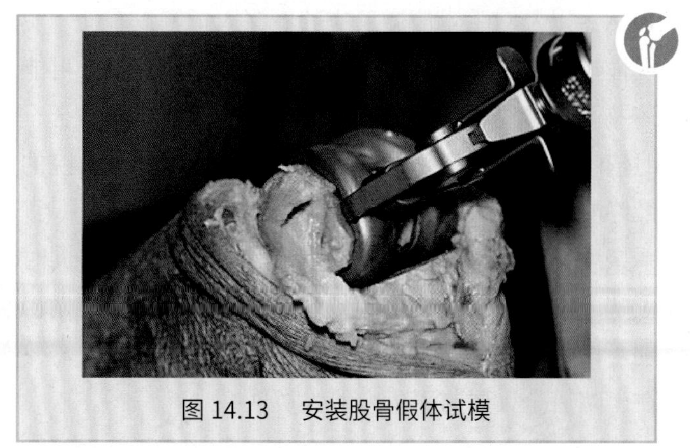

图 14.13　安装股骨假体试模

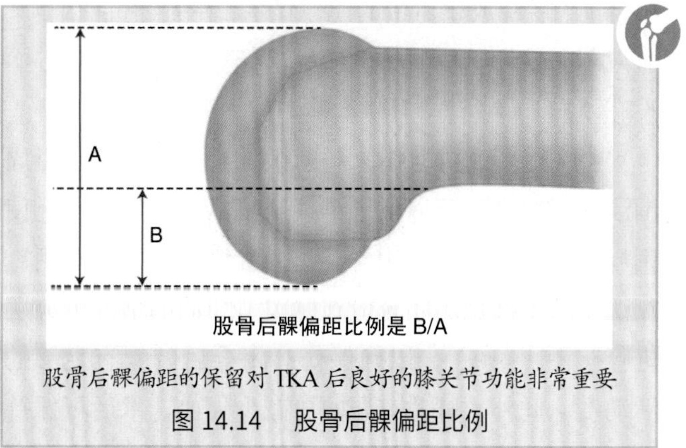

股骨后髁偏距的保留对 TKA 后良好的膝关节功能非常重要

图 14.14　股骨后髁偏距比例

14.15 软组织平衡

软组织平衡可最大限度地减少僵硬、不稳定的症状，并优化假体关节的性能。人工膝关节应允许充分活动，同时对内侧 / 外侧应力、内翻 / 外翻松弛和前后运动具有固有的稳定性。额外的尺寸与屈曲 / 伸直间隙相匹配，从而最大限度地减少纵轴上的牵拉 / 压缩不稳定性。髌骨运动依赖于正确的股骨假体旋转和平衡的内侧 / 外侧髌股韧带的完整性。内侧副韧带的缺失或功能障碍需要使用铰链式假体。半限制型膝关节置换术通常需要通过延长杆（骨水泥或非骨水泥）、袖套或锥体进行髓内固定，从而消除宿主共享，并最大限度地减少应力升高，延长假体的使用寿命。TKA 的最佳性能依赖于恢复正确对线，平衡固有软组织的外壳与假体装置的内在限制。手术期间至少应使用间隙模块或张力装置（Derby 平衡器）。应使用无拇指技术确认髌骨轨迹。应恢复后髁偏距以实现最佳的屈曲和伸直功能（图 14.14）。较新的远程负载传感技术提供了客观确定胫股间室传递的负载，并最终平衡膝关节的机会。

小结

恢复股骨假体的前、后方偏距。

14.16 最终假体植入

所有截骨表面必须被彻底清洗并干燥。如果要进行骨水泥固定，则必须在骨水泥成为半固体形式之前将假体安放到准备好的胫骨和股骨宿主骨上。为了实现坚强牢固的假体固定，在固定过程中需要考虑几个方面的问题。早期固定（2 ~ 5 min 后）优于后期固定。当骨水泥应用于骨组织和假体时，可以看到骨水泥渗透增加了近 1 mm。胫骨假体龙骨也应该用骨水泥固定。金属 / 骨水泥界面被脂肪污染会使固定强度降低 90% 以上，建议进行脉冲冲洗以去除骨面的脂肪，与注射器冲洗相比，使用脉冲冲洗时发现骨水泥渗透显著增加。必须清除所有多余的骨水泥。最后，必须对聚乙烯衬垫进行试装，并确保其完全安装到位。同时，必须确认并记录关节具有完全被动的稳定运动，且髌骨轨迹安全顺畅。

小结

使用脉冲冲洗清洁骨组织和去除脂肪。骨和假体两边都应使用骨水泥。

14.17 止血

没有任何替代方法可以替代术前控制出血和在闭合切口前烧灼确认出血的血管，这就要求在关闭切口之前松开止血带。辅助止血可以通过 LIA 的机械软组织扩张作用来实现。氨甲环酸（tranexamic acid，TXA）等全身性药物可能有额外的作用。无论是局部应用还是静脉应用，氨甲环酸都能显著减少失血量。根据 9 项随机对照试验，口服给药在血红蛋白下降方面与静脉给药一样有效。

14.18 切口闭合前

理想情况下，应松开止血带并确保止血。然而，根据最近一项包括 1010 例患者的荟萃分析，对伤口闭合前、后释放止血带的比较显示，在血红蛋白下降、血液制品输注、输血率、血栓事件和主要并发症方面没有差异。

有一个强有力且越来越有效的论点是在关节囊周围注射局部麻醉药以促进早期康复活动。许多研究使用局部麻醉和偶尔使用含有类固醇激素的“鸡尾酒”疗法。手术部位的闭合应在膝关节屈曲的情况下分层进行（图 14.10），以确保伤口闭合后髌骨有足够的活动度。此外，膝关节屈曲可减少失血。术后可保持 90° 的屈曲位置，以减少额外的失血。

小结

以60° ～90° 屈曲膝关节姿势闭合切口。

如果仅在膝关节伸直时进行闭合切口，可以防关节囊过度紧张。

14.19 敷料

将无菌的非黏附性敷料涂于伤口。无菌绷带松散地贴在足部周围，并向近端方向缠绕，以覆盖整条腿至大腿中部及上部。转运患者前，重要的是确认远端肢体温暖且毛细血管回流正常。

14.20 术后早期患者管理

早期措施应包括观察外周循环、复查心肺系统、静脉输液和仔细观察体液平衡。应记录术后血红蛋白水平，减少敷料包扎，并在早期物理治疗监督下开始早期活动。所有患者都应接受短期抗生素静脉注射，注意了解有无过敏史。

14.21 快速康复

康复在皮肤闭合后即开始，但在术前阶段已做好计划。麻醉团队、康复工作人员和物理治疗团队应继续密切合作，以确保运动功能的最佳恢复、疼痛和肿胀的最小化，以及快速开始主动运动，从而安全、舒适地出院。使用辅助药物，如自体血回输、静脉输注 TXA，以及对手术应激反应的更深入了解，有助于实现最佳的出院时间。这种护理是一种团队方法，可能涉及区域神经阻滞、口服镇痛剂和肠外镇痛的联合，但依赖于持续、密切的讨论和对结果的审查。出院的最终决定不应标准化，而必须个性化，并让患者、直系亲属、专业康复人员、物理治疗师参与进来，同时了解手术宿主部位可用的护理服务。并发症的早期识别可以最大限度地减少此类并发症的发生，并且需要在出院后全天候与卫生专业人员联系。

14.22 护理后

护理后常规检查包括由物理治疗师或外科医师进行的评估。通过膝关节评分系统（例如，作为机构、区域或国家审计的一部分的 OKS 或 KOOS）进行记录是优化护理的核心。

14.23 术后物理治疗

手术后，使用冰袋或冷冻袖带对皮肤进行局部冷却应谨慎，以尽量减少术后肿胀和疼痛。冰敷会立即引起表层组织的血管收缩，降低毛细血管的过滤压力，从而减少出血和水肿的产生。最近的文献综述表明，TKA 术后的冷冻疗法（简称“冷疗”）可以减轻术后疼痛，对减少肿胀或失血的影响仍不清楚。主动抑制技术用于缩短肌肉限制活动范围的地方。要求患者在肌肉拉伸之前对紧绷的肌肉进行最大等长收缩以抵抗阻力。肌肉的最大收缩抑制了肌肉的张力，使其更容易被动拉长，这一过程称为自体抑制。结合动态阻力，可以要求患者动态收缩与紧绷肌肉相对的肌肉（腘绳肌与股四头肌收缩）。这会通过单突触牵张反射对紧绷肌肉的交互抑制，从而使紧绷的肌肉被动拉长。

14.24 将并发症降至最低

应预见手术后的并发症，从而理想地预防或早治疗，以最大限度减少发病率。它们可以任意分为局部和系统，并根据可能出现的时间进一步分类。表 14.1 总结了外科医师进行 TKA 的主要关注点。

表 14.1 进行 TKA 的主要关注点

并发症	时间	可用的预防措施
出血	早期	优化手术技术； 在关节囊闭合前松开止血带； TXA
小腿血栓 / 肺栓塞	早期	机械和化学预防；早期活动； 术前进行风险分层，最坏的情况是，若为高风险可考虑下腔静脉（inferior vena cava，IVC）滤器
围手术期脂肪栓塞	围手术期	对高危人群谨慎扩髓、彻底冲洗髓腔及温和加压水泥
神经损伤	围手术期	安全的手术技术是在手术过程中避免膝关节过度伸直和屈曲，以免牵拉神经失用，特别是在外翻或预先存在显著固定屈曲的情况下
动脉 / 血管损伤	围手术期	使用牵开器保护后部结构，并谨慎使用胫骨截骨装置
疼痛	从一开始或延迟	很少是特发性的，通常由低度感染或髌股关节引起
不稳	原发或继发	确保平衡的屈伸间隙，以及运动弧全程侧副韧带结构张力合适
僵硬	通常从发病开始	确认手术结束时完全被动伸直，无须胫骨抬离； 在可被动屈曲和无接触情况下确认髌骨轨迹正常
伤口感染	由于手术天数，延迟早期就诊	彻底灌洗、术前用抗生素、层流手术室、太空服
继发感染	血行播散——延迟	建议患者注意良好的牙齿卫生和早期评估龋齿或远端感染症状，如泌尿道或呼吸道感染
松动	晚期	正确植入，避免边缘负荷，平衡膝关节并恢复运动学对线
假体周围骨折	通常为晚期	优化骨骼健康，使压力上升因素最小化，如股骨前皮质切迹
髌骨或腘肌腱损伤	围手术期	优化手术技术，轻柔地处理软组织，并通过手术后正确回缩保护易感组织

参考文献

扫码查看

第 15 章

关于膝单髁置换术假体设计：我们需要知道什么？

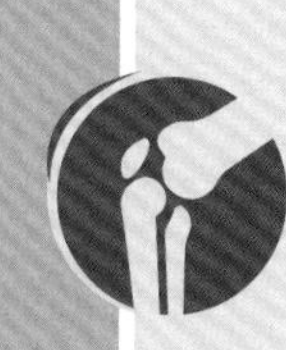

Lukas B. Moser 和 Michael T. Hirschmann

要 点

膝单髁置换术的历史发展演变出不同类型的假体设计。这些差异表现在衬垫的活动性（固定平台 *vs.* 活动平台）、胫骨假体的材质（全聚乙烯材质 *vs.* 带金属底座），以及假体的固定方式（骨水泥固定或非骨水泥固定）。目前标准化生产的假体在设计时并没有仔细考量膝关节内、外侧间室的解剖学差异。最近，患者个性化定制假体和特制的器械被引入临床治疗。但是，对于患者个性化的治疗仍然缺乏长期的临床随访研究结果。

15.1 概述

UKA 是单纯性内侧或外侧单间室骨关节炎的有效治疗手段。虽然 20 世纪 90 年代胫骨高位截骨术一度成为治疗单间室骨关节炎的“金标准”，但近些年来逐渐流行 UKA。国家关节登记中心的数据显示 UKA 的使用近年来逐渐增多，在所有关节置换中占 10%。其中大约 90% 的 UKA 被应用于内侧间室磨损，仅 10% 被应用于外侧间室磨损。

尽管假体设计和患者选择优化方面的技术进步使临床效果显著改善，但 UKA 的翻修率仍显著高于 TKA。

在专注于 UKA 假体设计之前，我们必须了解其单髁膝关节假体的发展历史。

半关节成形术的概念开始于股骨髁型膝关节假体设计发展之前。Campbell 等在 1940 年报告了在膝关节关节炎的内侧间室置入钴铬钼合金假体的初步结果，旨在阻止骨对骨的磨损并缓解疼痛。有趣的是，在这份报告发表 20 年后，也就是 20 世纪 50 年代末，第一个半关节成形术假体被研制出来。几乎在同一时期，McKeever 和 MacIntosh 介绍了一种由金属胫骨平台假体组成的单间室假体，但该假体仅仅是将一个碟状内植物插入病变的关节间室，并没有进行截骨操作。后来，McKeever 在单间室膝关节假体上增加了龙骨，以增强胫骨假体稳定性。从此逐渐开始流行置换两个部位（股骨远端和胫骨近端）。在 20 世纪 60 年代后期，Gunston 等介绍了一种多中心的膝关节假体，它在股骨和胫骨的内侧间室均进行了表面置换。

现在的 UKA 始于 20 世纪 70 年代初，引入了固定平台 UKA。在这段时间内，开发了下列单间室膝关节假体设计：St.Georg Sled、Manchester、Liverpool、Marmor Modular 和 Insall。在 20 世纪 70 年代末，Goodfellow 和 O’connor 设计了第一个活动平台单间室置换假体。1984 年，Marmor 等提出了关于外侧 UKA 的第一个系列假体。

尽管技术上不断改进，但是假体生存率却与预期相反。UKA 假体位置不正确、垫片厚度＜ 8 mm、持续的疼痛、下肢力线纠正不充分、髌股关节炎的持续进展导致临床结果不佳，因此，UKA 的热度下降了。

最初，UKA 适用于仅累及内侧间室的膝关节疼痛、单纯性的膝关节内侧关节面损伤，以及保守治疗失败的患者。Kozin 和 Scott 提出质疑，至少部分糟糕的结果可能是由假体设计的缺陷造成。1989 年，他们应用严格的 UKA 纳入标准以提高临床疗效。适应证包括年龄（＞ 60 岁）、体重（＜ 82 kg）、术前下肢畸形程度（＜ 15°）、膝关节活动度（ROM ＞ 90°，屈曲挛缩＜ 5°）。禁忌证包括高活动量及伴有系统性炎性疾病。结果研究发现应用这些标准可以获得更好的临床疗效，并引领了 UKA 的复兴。近年来某些研究者致力于扩宽 UKA 在年龄、体重和 ROM 方面严格的排除标准，但是患者的选择对预后仍然至关重要。

> **小结**
>
> 既往此类手术有严格的适应证，如年龄＞60 岁、没有超重、ROM＞90°、屈曲挛缩＜5°。

假体的长期生存率取决于密不可分的 3 个方面：患者、医师和假体。患者个体的解剖形态和依从性依然是最不可预测的因素。通过精心的术前计划或者患者个性化治疗（个性化的定制假体），可以预估患者个体解剖结构。精心的术前计划可以降低手术相关的失败率（如假体位置不良）。归功于 20 世纪上述技术的进步，假体位置逐渐成为与临床疗效相关的稳定和可预测的因素。

接下来重点介绍当代 UKA 假体设计最重要的相关因素。

15.2 生物力学考虑

与 TKA 相比，UKA 仅仅是一种解剖学设计。UKA 旨在通过等量置换磨损掉的软骨关节面，保持自然的膝关节运动学。这是通过在所有平面上精确地恢复关节线，且同时保留软组织韧带来完成的。通过与对侧半月板的位置相匹配，膝关节负荷变为正常。顺滑的膝关节运动是由完整的外侧间室自然解剖结构和周围软组织来实现的，以防“运动学不匹配”。

UKA 基本由两种不同的设计组成，主要依据聚乙烯衬垫的活动性来划分为固定平台和活动平台。

15.3 固定平台设计

历史上第一个可用的 UKA 即为固定平台设计。

在固定平台设计中，聚乙烯衬垫固定在胫骨平台上。聚乙烯衬垫表面平浅，以至于不会限制关节的任何活动。但是股骨假体的设计是弯曲的，因此股骨假体和聚乙烯衬垫之间的接触面积很小。所有的运动都发生于股骨假体和固定聚乙烯衬垫之间。由此产生的高负荷传导至聚乙烯并导致其应力增加（尤其是在屈曲时），可使磨损加剧和假体组件松动。

> **小结**
>
> 与活动平台相比，固定平台设计可致局部更高的峰值负荷。

15.4 活动平台设计

Goodfellow 和 O' Connor 引入活动平台设计，解决了高负荷传导的问题。在整个关节活动范围内，圆弧形设计的胫骨平台衬垫可与股骨组件的圆弧形设计相匹配。通过增加接触面积减少了接触应力和聚乙烯磨损。为了不影响自然的膝关节运动学，衬垫被设计为在胫骨平台上自由移动。因此，活动平台的设计可以在保持膝关节自然运动学的基础上，减少接触应力。

活动平台的设计需要完整的韧带以保持伸屈时的关节稳定性，以及防止衬垫的撞击。相较于内侧间室而言，外侧间室行 UKA 易发生衬垫脱位，出现该缺陷的原因是外侧间室的软组织较内侧松弛。为了解决这个问题，外侧间室的活动平台假体进一步得以发展。球面凸起和圆穹状的胫骨平台设计，配合前后位置可卡住的双凹面衬垫可防止衬垫脱位。但是，大部分外科医师更倾向于外侧间室的固定平台设计。

> **小结**
>
> 活动平台设计提高了假体的形合度，却也增加了磨损界面并导致磨损增加。但其磨损颗粒较固定平台小且易被巨噬细胞吞噬。当然，它也存在一定的衬垫脱位风险。

15.5 骨水泥固定 *vs.* 非骨水泥固定

在过去的几十年里，因为非骨水泥假体的生存率较低，所以骨水泥固定假体被认为是标准的手术技术。骨水泥固定的主要并发症包括无菌性松动、骨水泥的相关并发症，以及在骨和骨水泥界面形成纤维软骨组织。技术的进步（羟基磷灰石涂层）导致非骨水泥假体的应用增加，相较于以前的非骨水泥固定设计，压配固定可以提高固定的可靠性，但也增加了假体周围骨折的风险。最近的研究强调了非骨水泥固定的优势，如更短的手术时间和避免骨水泥相关并发症，但仍然缺乏长期的临床随访结果来支持非骨水泥固定技术的所有优点。

> **小结**
>
> 骨水泥固定仍然是UKA固定的“金标准”。相较于以前的非骨水泥固定技术，最近一些研究使用非骨水泥固定得到了更有希望的临床结果。

15.6 全聚乙烯设计 *vs.* 带金属基座的设计

全聚乙烯与带金属基座两种不同的设计都被应用于固定平台的胫骨组件。全聚乙烯设计仅仅由聚乙烯组成胫骨组件，称为“嵌入式（inlay）”；带金属基座的设计，称为“覆盖式（onlay）”，包含一个金属制的基座和聚乙烯衬垫（图 15.1）。两种设计均显示出相似的临床疗效。出于成本效益的考虑，已观察到全聚乙烯胫骨组件的使用趋势。但是在生存率方面，存在相互矛盾的研究结果。最近的研究结果显示，全聚乙烯设计可增加失败的风险，增加胫骨平台近端的应力，而带金属基座的胫骨组件可以减少胫骨平台的应力。然而，到目前为止，对这两种设计还没有明确的推荐建议（图 15.2）。

> **小结**
>
> 对于全聚乙烯设计和带金属基座的胫骨组件设计，目前在生存率和临床疗效方面没有显著差异。

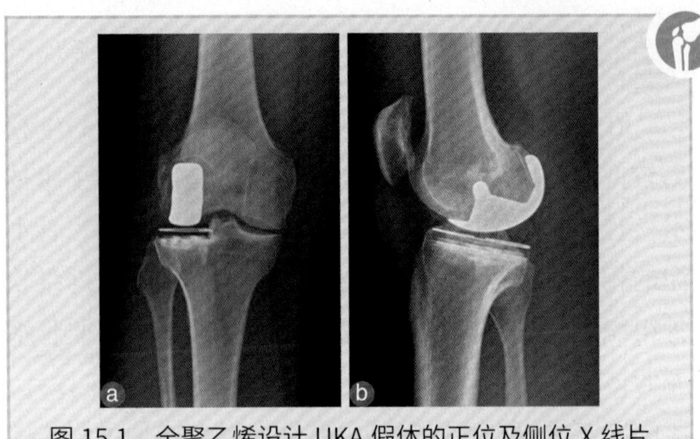
图 15.1 全聚乙烯设计 UKA 假体的正位及侧位 X 线片

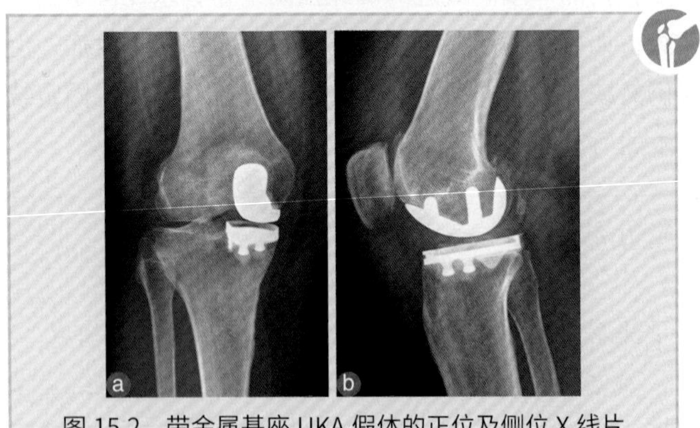
图 15.2 带金属基座 UKA 假体的正位及侧位 X 线片

15.7 个性化定制单间室膝关节置换术

目前标准化生产的成品假体（off-the-shelf, OTS）的设计存在不同的缺点，原因是其没有考虑到患者个性化的解剖结构。股骨内、外侧髁在形状和方向上均不同。股骨内外侧后髁的“J”形曲线相似，但是，外侧髁在前方的曲率半径要大于内侧髁。在胫骨侧，胫骨平台外侧比内侧更圆。这些解剖学的差异引出了一个问题，即是否应该对两个间室使用相同的假体。在不对称的内、外侧间室使用对称设计的假体似乎相当微不足道。

对于内侧或外侧间室 UKA 的生存率，List 等在术后 5 年、10 年、15 年没有发现任何显著差异。内侧间室 UKA 在 5 年、10 年和 15 年的生存率分别为 93.9%、91.7% 和 88.9%。相较而言，外侧 UKA 在 5 年、10 年和 15 年的生存率分别为 93.2%、91.4% 和 89.4%。此外，研究还比较了基于关节登记系统和基于队列研究之间的差异，发现基于关节登记系统的研究显示生存率较低，原因之一是关节登记系统包含了一些低手术量中心的数据。众所周知，当手术机构和手术医师的手术量越小，翻修手术的风险增加。但是，数据显示外侧间室 UKA 的手术量比内侧间室 UKA 少 10 倍，这一现实显然也没有增加外侧间室 UKA 的翻修率，因此有必要进行进一步的研究，来适当地调查假体生存率之间的差异。

多项研究表明，在不同性别和种族之间，股骨远端和胫骨近端的解剖形状会有所差异。然而标准化生产的成品假体只有数量有限的不同尺寸，因此可能存在以下缺点：骨覆盖不完整，股骨或胫骨侧表面的非解剖学匹配。

这些缺点可以通过考虑患者特异解剖结构的定制假体来解决，在包括髋、膝、踝关节的 3D 重建 CT 上进行定制假体的设计。但是，对于这种个性化定制假体，目前缺乏长期的临床随访研究结果。未来将会显示这种个性化定制假体是否会带来更好的临床结果。

第 16 章

全膝关节置换术假体设计：工程师需要知道什么？

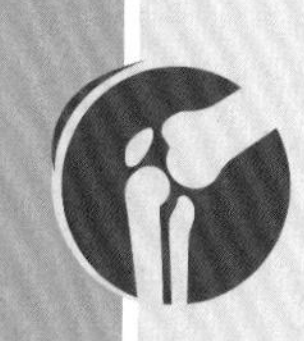

Daniel Delfosse, Stefan Saladin 和 Roland Becker

要 点

- 简要介绍了全膝关节置换术的发展历史。
- 必须考虑股骨和胫骨假体设计的不同特征，比如股骨假体单半径与多半径设计；固定平台和活动平台设计；交叉韧带保留（CR）假体、后稳定型（PS）假体 *vs.* 保留前后交叉韧带型假体；滑车沟方向；对称型与不对称型胫骨假体。
- 铬钴合金是 TKA 最常用的合金材料。
- 讨论了 TKA 工具发展的重要性。
- 医疗器械的设计和制造必须基于全面的风险分析。
- 医疗器械法规（medical device regulation，MDR）为医疗器械设定了高质量和安全标准，以满足常见的安全性问题。

16.1 概述

1890 年，德国柏林的 Kaiser and Kaiserin Friedrich 儿童医院外科主任 Themistocles Gluck 植入了第一个假体。他设计了一种用象牙制成的铰链式假体。假体由树脂、浮石和熟石膏制成，并用骨水泥固定（图 16.1）。Gluck 强调，19 世纪是一个面临三大科学挑战的时期：第一，使用氯仿麻醉；第二，四肢止血带技术；第三，无菌技术。在接下来的 60 年里，直到 Walldius 引入了一种铰链式假体来替代胫骨和股骨关节表面，我们才看到了进一步的发展。许多其他设计也被开发出来，但这些假体并不能模拟复杂的膝关节运动。Young 和一群法国设计师报告了铰链式假体的改进，他们开发出了 Guepar 假体。也有许多其他的固定铰链式假体被发明，但是其都忽略了髌股间室和膝关节的自然运动学。

1966—1968 年，Michael Freeman 和 Svanson 在伦敦帝国理工学院首次推出了骨水泥髁型全膝关节假体。与此同时，曾与 John Charnley 爵士共事过的加拿大外科医师 Frank Guston 也提出了髁状膝关节的设计。在 20 世纪 70 年代开发了 3 种类型的髁假体，分别是特殊外科医院 Insall 和 Ranawat 等发明的双髁假体 [6]，Convtry 等发明的假体 [7] 和 Townley 等发明的假体 [8]。这些假体都没有设计股骨前翼与髌骨形成髌股关节。Freeman 遵循全膝关节假体的功能设计理念，而 Yamamoto 和 Kodama 则遵循解剖学概念。

1972 年，Insall 开发了一种带有前方髌骨滑车的股骨表面重建假体，这是现代 TKA 领域的开始，替换了膝关节的三个间室。将假体用骨水泥固定，将聚乙烯衬垫固定在胫骨组件上。经过 1 ~ 5 年的随访，461 例患者中有 91.5% 的患者获得了良好的治疗效果。

有趣的是，自那时到现在，TKA 的主要设计特点并没有太大的改变。

16.2 假体的设计

在 TKA 中有许多基础理论，考虑到了假体的设计和骨固定（采用骨水泥、非骨水泥或混合方式固定）。股骨髁的设计遵循单半径或多半径的概念，如“J”形曲线或“G”形曲线。另外，必须区分固定或活动平台设计、CR 或 PS 假体设计。使用对称型和不对称型的胫骨假体。最近，对滑车沟的方向和形状给予了更多的关注。

ESSKA 于 2016 年的一项调查显示，56% 的患者使用 PS 假体，25% 的患者使用 CR 假体，14% 的患者使用两者，6% 的患者使用高形合度 TKA 假体。

◆ 16.2.1 股骨屈曲半径设计：单半径 *vs.* 多半径

考虑到股骨假体的形状方面有两个主要的概念。单半径的设计遵循了更具功能性的理念，在膝关节运动的大部分范围内保持侧副韧带张力不变。如 Stryker 公司的 Triathlon® 和 Scorpio® 系统及 Mathys 公司的 balanSys® 系统就是单半径设计。Mathys 假体的单半径范围为膝关节屈曲 -20° ~ 90°（图 16.2），而 Stryke 的单半径范围是 0° ~ 100°，用膝关节单一屈伸轴作为参考。单半径设计的优势在于，膝关节从完全伸直到屈曲 90° 的大范围运动中，股骨和胫骨之间可以形成几乎相同的接触面积（图 16.3）。

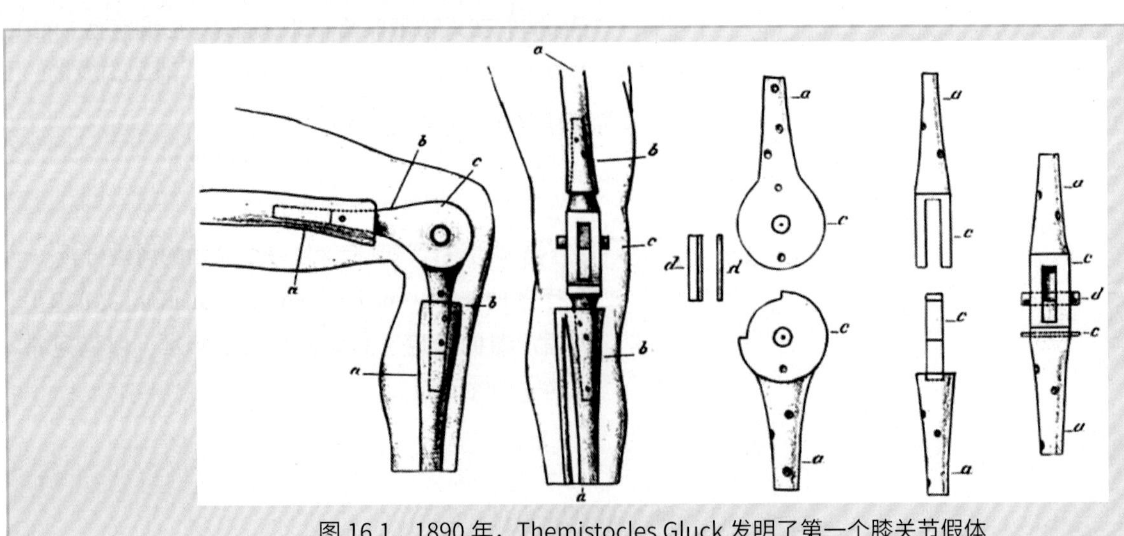

图 16.1　1890 年，Themistocles Gluck 发明了第一个膝关节假体

小结

单半径设计的股骨假体在整个活动范围内，股骨和胫骨之间的接触面积几乎相同。

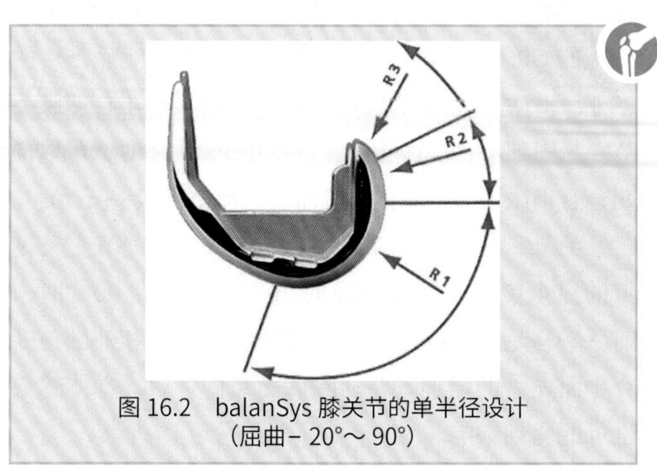

图 16.2　balanSys 膝关节的单半径设计（屈曲 – 20°～ 90°）

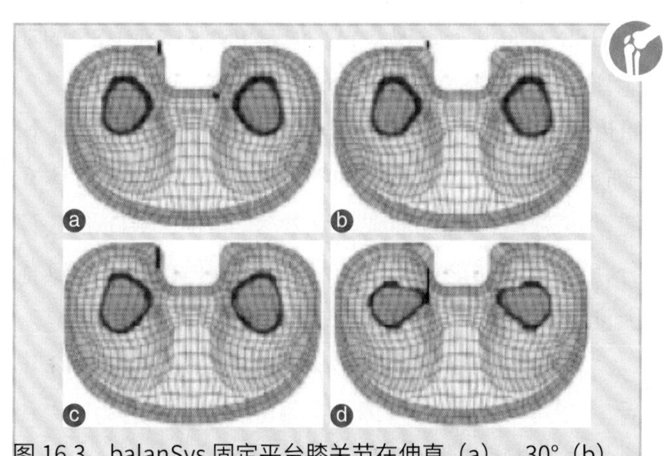

图 16.3　balanSys 固定平台膝关节在伸直（a）、30°（b）、60°（c）和 90°（d）时的接触面积

对人体标本的生物力学研究表明，与多半径设计相比，单半径设计的膝关节伸直时，股四头肌下段的张力更大。Triathlon® 假体膝关节运动学的体内分析显示，在平均活动度高达 120° 的情况下，股骨内侧后滚为（4 ± 3.2）mm，外侧后滚为（9.8 ± 2.7）mm。有趣的是，有研究表明，代表股骨运动的轴线中心在膝关节屈曲 0° ～ 70° 时没有变化。然而，上述数据取决于假体的设计，不同的厂家，假体之间存在显著差异。

将单半径设计与内轴设计进行比较。同样，基于 KSS 和 OKS，没有发现临床结果存在差异。两者之间的行走速度、步幅，站立相、最大步幅和蹬离力也没有统计学差异。

小结

与多半径设计相比，单半径设计在屈曲时需要较低的股四头肌力量。

多半径设计（也称为“J”形曲线或“G”形曲线）是 TKA 中的第二种常用设计。与单半径设计相比，在多半径设计中，股骨假体的半径随着屈曲而增加。“J”形曲线的设计（例如，Depuy Synthes 公司的 PFC Sigma®，Zimmer Biomet 公司的 NexGen®）使用两种不同的半径，一种为 0° ～ 30°；另一种在 30° 和最大屈曲之间。相比之下，在“G”形曲线设计中，股骨半径的变化更加平缓，至少合并了 5 个不同的半径（DePuy Synthes 公司的 Attune®，图 16.4）。与“J”形曲线设计相比，“G”形曲线设计的股骨后滚明显更多。

小结

采用多半径假体可增加股骨髁的半径。

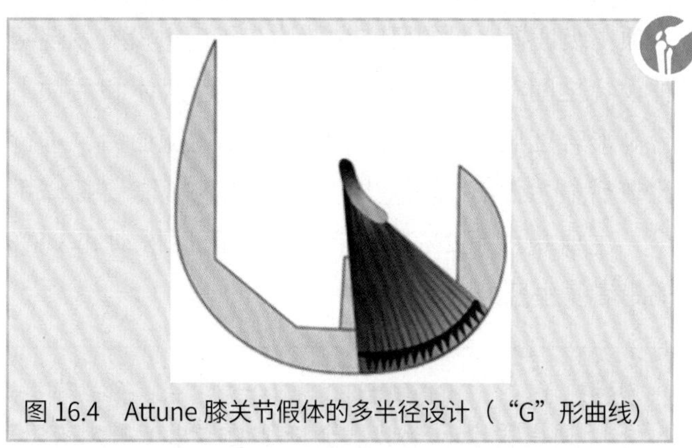
图 16.4　Attune 膝关节假体的多半径设计（“G”形曲线）

根据 HSS、KSS、WOMAC、SF-12 等评分的表现和活动度范围进行评估，单半径和多半径 TKA（不进行髌骨置换）的长期临床结果无差异。荟萃分析文献也显示单半径和多半径 TKA 在临床结果和活动范围上无差异。然而，多半径组（17.5%）比单半径组（10.4%）更常报告膝前痛。将单半径和多半径 PS TKA 组的步态分析与健康对照组进行比较，虽然单半径设计与对照组没有区别，但在站立阶段，多半径设计显示出功率吸收下降和肌肉放电的改变。

小结

单半径设计和多半径设计之间的临床结果没有差异。膝前痛似乎在多半径设计中比在单半径设计中更常见。

考虑到稳定性，单半径设计在膝关节屈曲 30°时比多半径设计更稳定。在膝关节屈曲 0°、60°和 90°时无差异。比较两者时，也报告了肌肉功能和运动学的差异。在从坐到站的活动中，单半径组的躯干屈曲角度比多半径组低 10°，躯干屈曲速度比多半径组低 7°/S，髋关节和膝关节的伸直速度明显高于多半径组。

> **小结**
>
> 与多半径设计相比，单半径设计具有更好的中段屈曲稳定性。

◆ 16.2.2 固定平台 *vs.* 活动平台的设计

截至 2014 年 2 月的 Cochrane 综述（19 项研究，1641 名参与者）显示，根据 KSS 和 HSS，固定平台和活动平台 TKA 的临床表现和运动功能结果没有差异。SF-12、翻修手术、死亡率和再手术率也没有差异，所有这些发现都是基于中等和低等水平证据的研究。一项 1 级证据水平的研究在随访 2 年后也没有发现两种设计之间有任何临床差异。PS 设计假体和活动平台高形合度假体，在经过最少 10 年的随访后，进行比较后显示没有临床差异。7.5% 的患者需要翻修手术，主要是由于 2% 的患者出现无菌性松动和 1.8% 的患者发生感染。

> **小结**
>
> 固定平台和活动平台TKA的临床结果没有差异。

从膝关节运动学的角度来看，在上下楼梯的过程中，固定平台和活动平台 TKA 术后患者的膝关节运动模式不同。在上楼梯过程中的活动平台组中，股四头肌的发力始于膝关节屈曲力矩增加时；在下楼梯时，膝关节伸直力矩减小，腘绳肌和腓肠肌活动延长。

尽管不同的假体设计在膝关节运动学方面存在显著差异，但对膝关节功能、疼痛或无菌松动的临床影响在很大程度上仍不清楚。

◆ 16.2.3 CR、PS 和 BCR 假体设计

最常用的假体是 CR 和 PS 假体。在欧洲，CR 假体更常用，在美国，PS 假体更常见。CR 假体的支持者倾向于保留后交叉韧带，因为它可以防胫骨后移，是抵抗极端内翻、外翻和外旋的辅助限制，也可以保留更多的骨量。

根据运动学研究，PS 假体似乎显示出更自然的膝关节运动学，因为与其他假体相比，股骨和胫骨旋转的中心仍然在内侧间室。86% 的活动平台膝关节和 63% 的 CR 膝关节的旋转中心在外侧间室，而 75% 的 PS 膝关节的旋转中心在内侧间室，更接近于自然膝关节。与固定平台假体相比，当使用 PS 假体时，可以预期会有稍微更多的屈曲，然而，这种差异似乎＜10°。

另外，后交叉韧带的切除导致 PS 膝关节交叉韧带的完全丧失。膝关节屈曲 30°、60°和 90°时，前后平移超过 20 mm。内旋和外旋及内翻和外翻角度有小而显著的增加。在切除后交叉韧带后，本体感觉也可能受到影响。

一项荟萃分析文献比较了 CR 和 PS 假体。在 KSS 和 HSS 方面没有发现差异，但是 PS 假体在 KSS 的功能评分和 WOMAC 评分方面更胜一筹。下肢力线和轻、重度并发症的发生率无差异。另一项包括 4884 例平均随访时间 3.9 年的 TKA 的荟萃分析显示，PS 假体在活动度总体评估方面要多 2.2°。同样，WOMAC 评分和 KSS 的功能评分也有利于 PS 假体的设计。其他因素，如膝前痛、不稳定或翻修率没有表现出差异。

根据澳大利亚关节登记中心的记录，随访 13 年后，CR 假体和 PS 假体的累积翻修率分别为 5% 和 6%。PS 假体翻修的风险增加了 45%。

> **小结**
>
> CR假体和PS假体的累积翻修率分别为5%和6%。

除术者的偏好外，CR 假体或 PS 假体可能有特定的适应证。对于后交叉韧带缺如、后外侧不稳定和冠状面明显畸形的膝关节，推荐采用 PS 假体。然而，外科医师应该意识到 CR 假体和 PS 假体在概念和技术上的差异。一般来说，PS TKA 被认为更容易操作，但它切除了更多的骨和软组织。对于屈曲挛缩＞20°、胫骨后倾角较大或股骨假体尺寸较小的患者，应考虑采用 PS 设计。

已经表明，设计一致性对性能可靠性的影响较大。较小的顺应性设计表现出较高的运动变异性，受前后应力和内外扭矩的影响较大。假体设计之间的接

触可靠性没有差异。

为了进一步改善 TKA 膝关节运动学表现，对前、后交叉韧带的保留更为重视。所谓的保留前后交叉韧带型 TKA 是由 Gunston 首次提出的。计算机模拟模型已经表明，自然膝关节几何形状和双交叉韧带的恢复将改善膝关节运动学表现。在尸体研究中也有类似的发现。从临床角度来看，行保留前后交叉韧带型 TKA 术后，对人工关节假体的感知降低，高屈曲活动稳定性更高。然而，临床研究显示保留前后交叉韧带型 TKA，术后的翻修率更高。翻修的潜在原因似乎是前交叉韧带的撞击和胫骨假体的无菌性松动。

小结

与其他假体相比，保留双交叉韧带TKA后人工关节假体的感知降低，屈曲活动稳定性较高。

TKA 术后膝关节运动学与健康膝关节相比，存在系统性差异。首先，TKA 术后，膝关节前后平移距离较小，这并不奇怪，因为大多数假体中都有一个碟形的聚乙烯衬垫，限制了平移；其次，膝关节最大屈曲平均限制在 120°，这可能与膝关节运动学和关节间隙有关；再次，间隙差异与深蹲时股骨外旋和股骨外侧前后平移有直接关系；最后，患者的特异性因素对关节性能也有显著影响。

◆ 16.2.4　滑车沟的方向

自然膝关节和 TKA 术后膝关节滑车沟的方向差异高达 6°。使用 3D 测量系统测量了 100 个人的股骨，髌骨轨迹最好描述为双线性的，远端向外侧移 0.2°±2.8°，近端向内侧移 4.2°±3.2°。髌骨轨迹不良可引发不稳定和经常疼痛，主要原因是髌骨活动性降低。手术后即刻出现内外活动度降低，将会导致膝关节功能下降和康复时间延长。

术前 58 例 CT 扫描结果显示，不管在冠状面还是轴向平面上，滑车沟的方向都有显著变化。因此，很难正确预测个体的滑车解剖结构。另一项研究分析了自然滑车的几何结构。滑车前线相对于股骨外科通髁线（surgical transepicondylar axis，sTEA）平均内旋 4.3°±3.3°，相对于后髁连线平均内旋 2.1°±3.0°。同时还发现内翻膝的滑车前线更向外偏转，外翻膝的滑车前线更向内旋转。

小结

很难预测个体髌骨滑车的方向。股骨假体不能恢复患者的滑车解剖方向。

◆ 16.2.5　对称型或非对称型胫骨假体

虽然在较老的 TKA 假体设计中使用了对称的胫骨托，但是最近的发展显示非对称型胫骨托越来越多，其与自然解剖更加匹配。用对称设计的假体更难实现最佳覆盖。对于对称设计假体，由于外侧胫骨平台的尺寸小于内侧平台，外侧突出的风险增加。为了弥补解剖学上的缺陷，使用对称型胫骨假体时假体更容易内旋，这将影响髌骨轨迹和屈曲时的下肢力线。

一项临床研究表明，胫骨后外侧突出（3.6±2）mm，显著增加后外侧疼痛。而且，胫骨假体内旋增加超过 10° 意味着功能降低和疼痛的风险增加。

16.3　假体开发——从理念到临床应用

◆ 16.3.1　形态学数据

如前一章所述，今天的设计是基于人类膝关节的形态，但不一定非常接近。大多数 TKA 需要牺牲两个交叉韧带（PS 假体）或至少前交叉韧带（CR 假体）。因此，TKA 依靠假体设计的机械稳定性，而不是靠交叉韧带限制膝关节稳定性。

人类膝关节骨结构的平均形态是容易获得的。然而，为了设计一种功能良好的膝关节假体，该假体也要适用于异常形态的患者或弥补外科医师在截骨中发生的错误，因此形态数据不能直接用于假体设计，而是需要进行相应的调整。

解剖型胫骨假体的开发路径已有详细描述。它包括以下步骤。

（1）使用薄层 CT 获得足够大的 3D 形态学数据队列。

（2）用一种叫作“骨变形”的数学方法计算平均主形状。

（3）评估最终假体的旋转对线偏差。

（4）对所选最终假体的制造工艺进行优化。

（5）对假体尺寸的选择进行细分。

步骤（3）更愿意改变假体的形态，从平均解剖形状改变为人工形状，但这会增加外科医师的失误。

◆ 16.3.2 材料

被批准用于长期植入人体的材料选择非常有限。TKA 假体常用的材料见表 16.1。

表 16.1 TKA 常用的材料

组成	TKA 最先进的材料	TKA 使用的特殊材料
股骨	钴铬合金铸件（ISO 5832-4）	ZTA 陶瓷（氧化锆增韧氧化铝，ISO 6474-2） 陶瓷化金属（黑晶）
衬垫	超高分子聚乙烯（ISO 5834-2，ASTM F648） 高交联聚乙烯（ASTM F2565）	抗氧化高交联聚乙烯（ASTM F2695）
胫骨	铸造钴铬合金（ISO 5832-4） 锻造钴铬合金（ISO 5832-12） 钛合金（ISO 5832-3）	在所有全聚乙烯胫骨设计中使用超高分子量聚乙烯
髌骨	超高分子聚乙烯（ISO 5834-2，ASTM F648）	高交联聚乙烯（ASTM F2565）

这些假体用于骨水泥或非骨水泥固定。骨水泥型假体用聚甲基丙烯酸甲酯（PMMA）骨水泥固定到骨组织上。假体和骨水泥之间的界面必须设计得特别牢固和持久。由于 PMMA 和假体材料不产生化学结合，而是更依赖于形状配合，所以假体表面通常是粗糙的或者包含诸如燕尾槽等特征。

非骨水泥型假体依赖于骨与假体表面的骨长入。因此，使用各种方法来创造一个粗糙和多孔的表面，用来吸引骨细胞，使其更适合骨长上和骨长入。一般来说，通常的做法是在假体表面喷涂上钛（如等离子喷涂或珠状）和（或）磷酸钙（如钙磷石或羟基磷灰石）。

◆ 16.3.3 合作

外科医师、材料学家和设计工程师之间的密切合作对于开发新型 TKA 假体是必不可少的。如果没有外科医师，假体和器械都不能满足手术中对精确性、可靠性和易用性的需求。如果没有材料学家，骨整合和耐磨性的优化是不可能的。如果没有设计工程师，任何假体就不能被设计、验证和优化用于制造。

16.4 研发方法

根据法律要求，需要进行彻底的临床前测试，以满足申请 CE 标志或美国食品和药物管理局（The United States Food and Drug Administration，FDA）批准的基本要求和先决条件。常见的方法是使用 FDA 设计控制指南中的瀑布模型（图 16.5），将开发过程中各设计控制元素之间交互可视化。

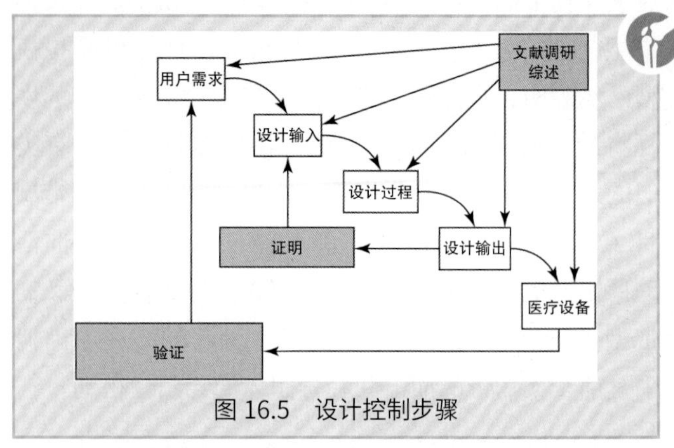

图 16.5 设计控制步骤

“验证”是指通过检查和提供客观证据来确认是否已满足规定要求，即设计验证应确认设计输出满足设计输入的要求。简而言之，设计验证回答了产品开发是否正确的问题。

相比之下，“确认”是指通过检查和提供客观证据来确认某一特定预期用途的要求能够始终如一地得到满足。设计确认应确保器械符合规定的用户需求和预期用途。简而言之，设计验证回答了是否开发出了正确的产品的问题。

规定的设计必须通过设计工程师选择的适当方法进行测试，并满足规范中规定的验收准则。根据技术图纸或材料规格（如长度、直径、形状、产品标记、材料成分）等文件，可以很容易地验证某些要求。功能和界面的要求可以通过特定的实验室测试来验证（如应力或扭矩的应用，长度或角度的调整，两个或多个部件的组装）。对于 TKA 假体等某些医疗器械的常见要求，国际标准中定义了标准化测试方法（如动态测试、磨损测试、运输验证、生物相容性测试和保质期）。

Mathys 公司在 TKA 假体的开发、材料选择、测试、包装、灭菌和临床应用标准清单中包含了大约 150 项国际标准。表 16.2 列出了与开发和测试最相关的内容。

从技术和临床角度对所进行的测试进行评估，并记录结果。它们与其他文献证据一起构成了仪器技术文件的内容。这是医疗产品开发的重要组成部分。

监管部门的专家最终会检查产品的生产、验证及文件是否完全符合适用的标准和法规。只有这样，医疗器械才会获得“出生证明”和 CE 标志，并可

表 16.2　适用于 TKA 假体开发与设计、风险评估和测试的国际标准列表

标准	名称	用途
ISO 7207-1 & 2	手术用植入物——用于部分和全膝关节假体的部件	D，R，T
ISO 10993-1 ~ ISO 10993-18	医疗器械的生物学评价	R，T
ISO 13485	医疗设备——质量管理系统——监管要求	D，R，T
ISO 14243-1 & 2	手术用植入物——全膝关节假体的磨损	T
ISO 14283	手术用植入物——基本原则	D，R，T
ISO 14630	非活性外科植入物——一般要求	D，R，T
ISO 14879-1	手术用植入物——全膝关节假体——膝关节胫骨托耐久性能的测定	T
ISO 14971	医疗设备——风险管理在医疗器械中的应用	R
ISO 16142	医疗设备——关于选择支持公认医疗器械安全与性能基本原则的标准的指南	D，R，T
ISO 17853	植入物材料的磨损——聚合物和金属磨损颗粒——分离、特性和定量	T
ISO 21536	非活性外科植入物——膝关节置换植入物的特殊要求	D，R，T
IEC 62366	医疗设备——可用性工程在医疗设备中的应用	D，R，T
ASTM F 1223	决定 TKA 限制性的标准试验方法	T
ASTM F 1800	TKA 中金属胫骨托盘部件的循环疲劳测试标准试验方法	T
ASTM F 2052	在磁共振环境中测量医疗器械上的磁感应位移力的标准试验方法	T
ASTM F 2083	全膝关节假体的标准规范	D，R，T
ASTM F 2182	在 MRI 期间测量被动植入物上或附近的射频感应加热的标准测试方法	T
ASTM F 2724	评估活动平台膝关节脱位的标准试验方法	T
ASTM F 2777	在高屈曲状态下评估膝关节承重（衬垫）耐力和变形的标准试验方法	T

注：D：设计；R：风险评估；T：测试

以用于临床的第一次外科手术——这些都是为了患者的利益。

16.5 风险管理

医疗器械的设计和制造必须基于彻底的风险分析和对每个个体风险的利益 - 风险比进行评估，因此，测试不能只依赖于国际标准，而必须基于最坏情况下的风险分析的结果。

所有的风险都应该尽可能地被降低，首先通过设计，其次通过测试。如果存在无法通过设计克服的残余风险，则需要向使用者和患者进行明确的沟通。根据 ISO 14971 标准，所有医疗器械都必须使其固有风险尽可能地降低。这可以通过 3 种方法来实现。

◆ 16.5.1　设计的固有安全性

（1）使用特定连接装置，使其不能连接到错误的组件上。

（2）移除可能被错误选择的功能。

（3）改善控件、标签和显示方式的可读性。

◆ 16.5.2　医疗器械本身或制造过程中的保护措施

（1）整合多种安全机制，如物理安全防护、屏蔽元件或软件模块。

（2）包括警告屏幕或警报，以告知用户在继续使用设备之前应该具备的一些基本条件。

（3）使用需要较少维护的设备技术。

◆ 16.5.3　安全信息

（1）提供书面信息，如使用说明（instructions for use，IFU）中的警告或注意声明，强调与使用相关的危险。

（2）培训用户避免使用错误。

16.6 器械——最重要的方面是什么

在许多外科手术过程中，器械的精度和功能及无问题的再加工必须要完全可靠。在现代手术器械可以用于患者之前，它必须先经历许多研发阶段和检查。

这个过程应始终与此问题开始：用户想要什么？

因此，通过与临床医师和手术室人员的合作，从一开始就对最新仪器的技术概念进行了优化，以确保它们在工作场所的兼容性和实用性。这一过程最初是通过在实验室的环境下，使用3D打印机和人工骨生成器械快速、交互式地进行的。

在器械的研发过程中，尺寸的稳定性、制造流程的优化和固有的产品安全性等方面都得到了改进。产品安全性意味着预测与它们使用相关的潜在风险，并建设性地实施风险降低措施，如改进设计。

一旦所有尺寸和几何规格在生产中得到满足，器械的每一项功能都能在模拟条件下得到验证。进行疲劳和磨损测试，并对仪器进行人工污染，且仔细检查其被清洁和消毒的情况。确认所有材料和生产工艺的生物相容性。

最后，在模拟手术条件下，实际用户测试验证了设计概念的可用性。为此，根据所提供的产品信息，这些器械必须由临床医师、手术室工作人员及未参与开发过程的加工人员使用。如果器械能够按照其预期目的被直观、安心地使用，就确认了其适用性。

16.7 欧洲新的医疗设备法规

2017年5月，欧盟出台了MDR（EU 2017/745），以确保医疗器械市场的顺利运行为基础，对患者和用户的健康提供高水平的保护，并将于2021年5月对欧盟使用的所有医疗器械生效，为CE标志提供依据。MDR为医疗器械设定了较高的质量和安全标准，以满足常见的安全问题。制造商在将设备投放市场或者投入使用时，应当确保其已按照本规定的要求进行设计和制造。

MDR的123条条款和17个附件对于在欧盟参与医疗设备开发、注册和上市的所有人来说，是有用的阅读材料。所有设计工程师必须至少彻底了解MDR的部分内容（例如，附件Ⅰ、Ⅱ、Ⅵ），因为这会影响到他们的日常工作。

由于对技术文件的广泛需求，人们常说：“医疗设备的开发需要10%的脑力工作和90%的文档工作。”不幸的是，这可能与事实相差不大。

小结

MDR为医疗设备制定了较高的质量和安全标准，以满足常见的安全问题。

要点回顾

- 要开展安全有效的TKA，对人体膝关节的充分了解与对材料和制造技术的了解同样重要。因此，外科医师、材料学家和设计工程师之间的密切合作对于成功开发至关重要。
- 法律要求进行彻底的临床前测试，以表明新假体将达到预期的安全性和性能。技术文件是通知机构批准的基础，从而获得CE标志或FDA批准。
- 临床应用必须伴随着临床试验和严格的上市后监督。

参考文献

扫码查看

第 17 章

髌股关节置换术：覆盖式和嵌入式假体

Andreas B. Imhoff 和 Jonas Pogorzelski

要 点

- 一般来说，髌股关节置换术被认为是单纯性髌股关节骨关节炎患者的合理治疗选择。
- 是否使用覆盖式和嵌入式设计假体没有权威标准。
- 患者的选择是成功的关键。
- 当代髌股关节置换术嵌入式假体在中期随访中显著改善了膝关节功能，减轻了疼痛，同时避免了胫股关节炎的进展，患者对其满意度很高。
- 对于严重滑车发育不良或（轻微）旋转对线不良的患者，覆盖式假体可能有优势，因为它的设计比嵌入式假体的设计能更好地解决这些因素。

17.1 概述

单纯性髌股关节骨关节炎的治疗仍然具有挑战性，近几十年来提出了各种治疗策略。当非手术治疗已经用尽，可以考虑对严重单纯性髌股关节骨关节炎的患者进行髌股关节置换术。

1955年，第一个髌股关节置换术原型问世，随着时间的推移，其设计和材料有了显著的发展。一般来说，髌股关节假体植入可采用覆盖式或嵌入式技术。嵌入式假体设计滑车组件（图17.1）在原生滑车内形成骨床后与周围软骨齐平植入。第二代嵌入式假体包括滑车凸缘，其远端变窄，以确保充分的髌骨轨迹，而不会造成髌骨外侧压力过高。覆盖式假体设计滑车组件（图17.2）通过使用等量的前方截骨完全取代了膝关节前方间室，就像在全膝关节置换术中一样。

早期嵌入式设计被认为是第一代假体，与第二代覆盖式设计相比，通常与更高的失败率有关。因此，数年来，覆盖式设计滑车组件被认为是“金标准”。随着第二代嵌入式设计的引入，一种有前途的替代假体已经成为可能。

本章旨在概述髌股关节置换术的适应证和禁忌证，以及覆盖式和嵌入式假体手术技术的比较，最后为临床实践提供一些建议。

17.2 适应证

髌股关节置换术适用于单纯致残性髌股关节骨关节炎，且Kellgren-Lawrence分级至少为Ⅲ～Ⅳ级或Outerbridge分级至少为Ⅲ～Ⅳ级，且适用于保守治疗无效和（或）既往手术失败的患者。基于既定的治疗方案，单纯髌股关节置换术通常用于无活动性髌股关节不稳定的患者。此外，严重的髌股关节对线不良表现：胫骨结节滑车沟距离＞20 mm或＜8 mm，Caton-Deschamps指数＞1.2或＜0.8；除植入髌股关节假体外，髌骨外侧倾斜＞5°也应予以治疗。对于严重的胫股关节对线不良，定义为机械性外翻或内翻＞5°，股骨前倾＞20°或胫骨扭转＞40°。

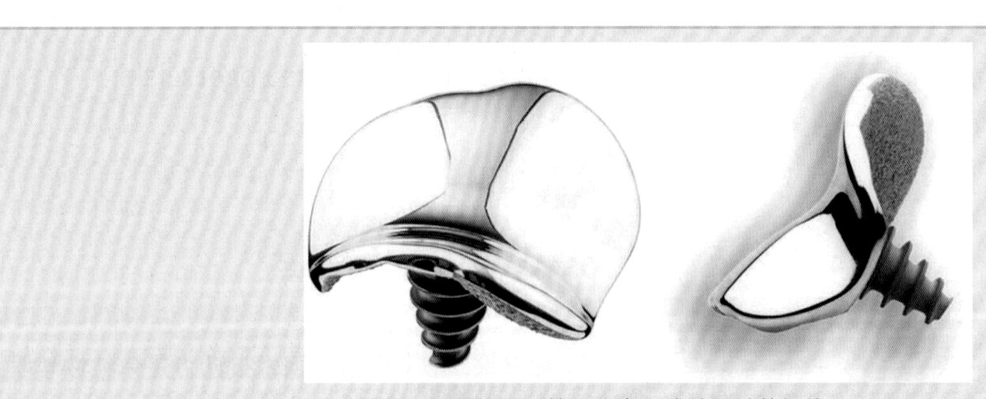

图17.1　第二代嵌入式髌股关节假体
（Kahuna Prosthesis，Arthrosurface，Franklin，MA，USA）

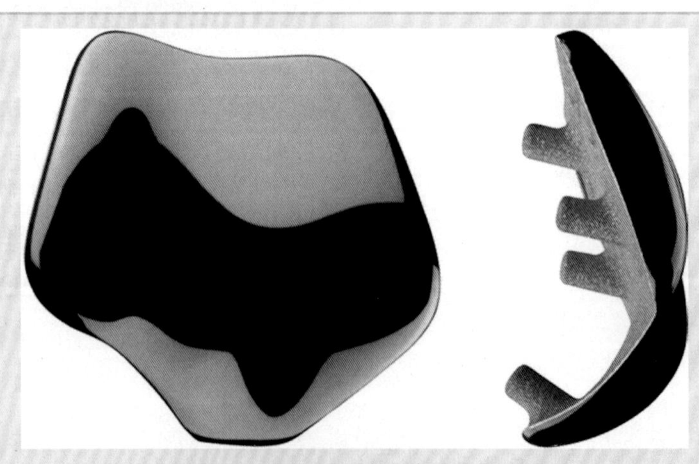

图17.2　第二代覆盖式髌股关节假体
（PFJ Prosthesis，Smith & Nephew，Andover，MA，USA）

17.3 禁忌证

髌股关节置换术的禁忌证：有症状的胫股关节骨关节炎伴日常活动疼痛、炎症性关节病、软骨钙质沉着症、慢性局部疼痛综合征、活动性感染和膝关节活动范围固定性丧失畸形。

17.4 嵌入式假体—假体设计和手术技术

目前嵌入式假体的植入设计通常包括钴铬滑车组件，通过一个锥形扣锁连接到钛合金骨锚定固定螺柱上及额外的全聚乙烯髌骨组件。通常，嵌入式假体包括滑车凸缘，其远端变窄，以确保充分的髌骨轨迹，而不会造成髌骨外侧压力过高。几乎每个系统都有多种不同偏距的假体尺寸，以促进患者特定的几何匹配。在自然滑车内形成骨床后，所有嵌入式假体均要与周围软骨齐平植入，从而避免明显的骨丢失（图 17.3）。与覆盖式假体相比，嵌入式假体设计的解剖学方法更接近于再现髌股关节的复杂运动学。因此，这排除了由于髌股关节过度填塞而引起的软组织刺激，这是促炎细胞因子的分泌而导致骨关节炎发生和进展的已知危险因素。

> **小结**
>
> 与覆盖式假体设计相比，嵌入式假体设计的髌股关节置换术显示出一种更具解剖性的方法。

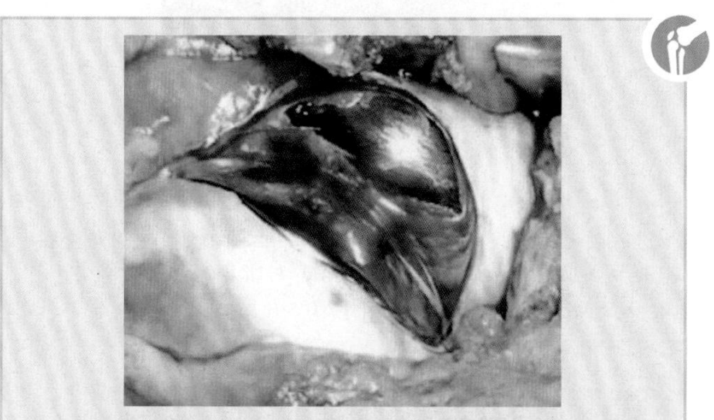

在自然股骨滑车内建立骨床后与周围软骨齐平植入

图 17.3　第二代嵌入式髌股关节置换假体（WAVE Prosthesis，Arthrosurface，Franklin，MA，USA）

对于假体植入，通常采用不外翻髌骨的外侧微创手术入路来保护内侧软组织结构。外侧入路的另一个优点是可以很容易地切除髌骨外侧悬垂的骨赘，而不影响滑车的视野。当膝关节完全伸直时，使用带偏距的钻头导向器来正确定位磨挫的中心，通常位于滑车关节面的中心，并确认滑车骨缺损的覆盖范围（图 17.4）。一旦上、下钻导向脚与滑车方向对齐，导针就可进入骨内。为了确定合适的假体形状，使用特殊的仪器测量上 / 下和内侧 / 外侧偏距。随后，在导向器的帮助下对骨床进行 3D 扩孔（图 17.5），将螺钉固定螺柱推进到骨内，滑车组件在假体把持器上通过适当的偏距对齐，并放置到固定螺柱的锥度中。最后使用冲击器将滑车部件固定（图 17.6）。

随后进行髌骨骨赘清除、髌骨周围去神经和髌骨表面置换。为了取代髌骨表面，在对线导向器的帮助

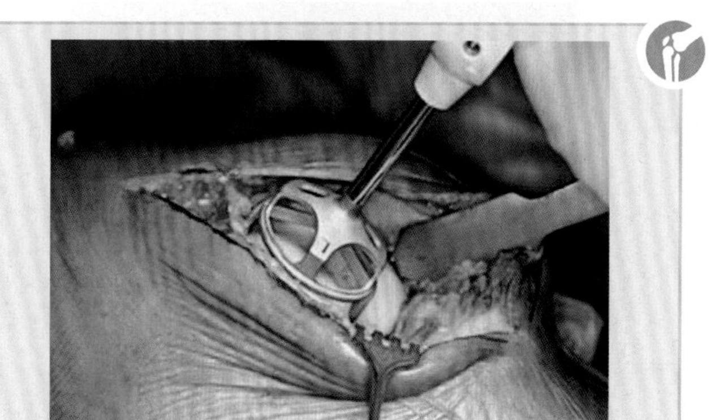

带偏距钻头导向器用于建立与滑车中心关节面垂直的工作轴，并确定滑车骨缺损的覆盖范围

图 17.4

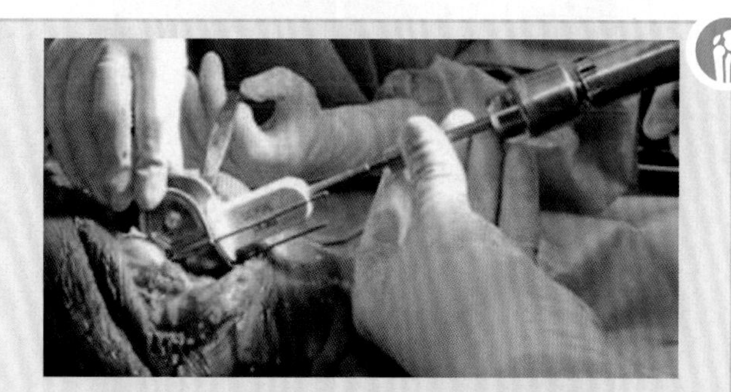

图 17.5　骨床在导向块的帮助下进行磨挫

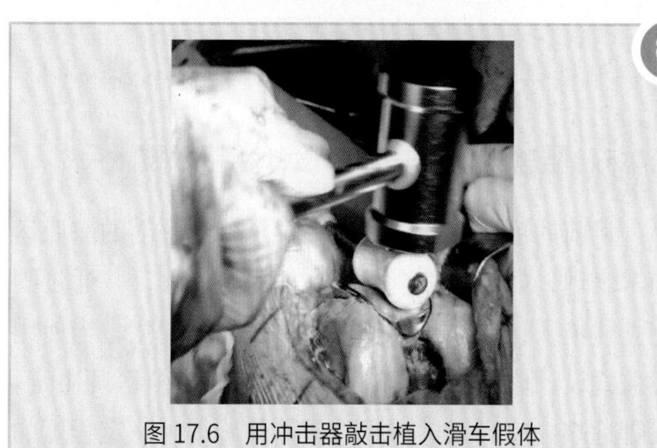

图 17.6　用冲击器敲击植入滑车假体

下插入钻孔导向器。测量内侧 / 外侧和上 / 下偏距，并对骨床进行磨挫。然后将髌骨假体对齐假体把持器，并将其用骨水泥固定到骨床中（图 17.7）。术后常规进行 3 个平面的 X 线片检查假体的位置（图 17.8）。

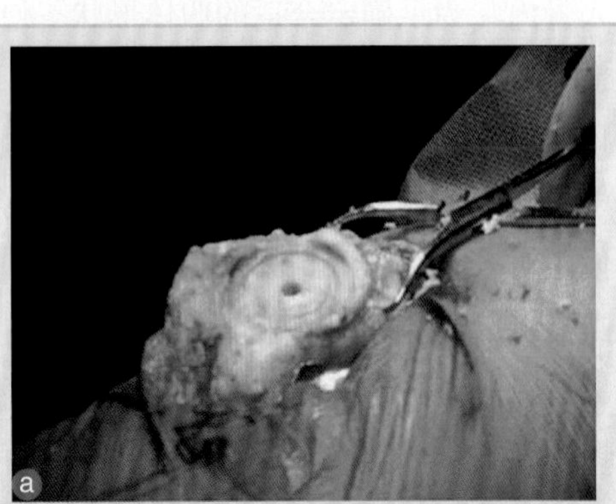

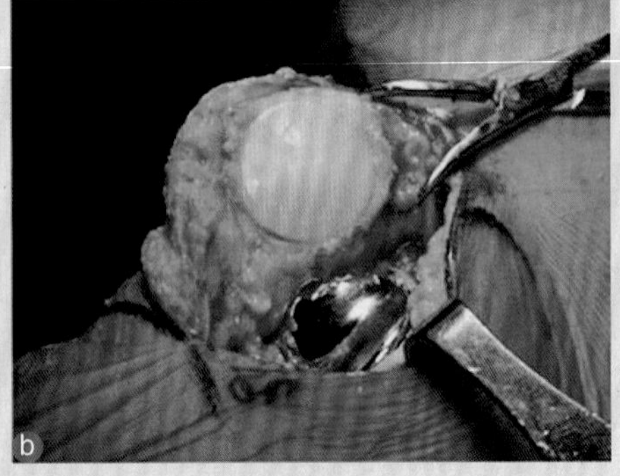

a. 为了取代髌骨表面，磨挫骨床；b. 将髌骨假体对准假体把持器，并将其用骨水泥固定到骨床中

图 17.7

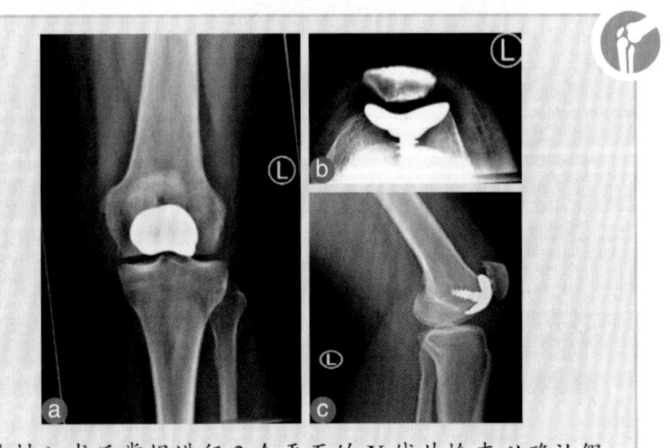

假体植入术后常规进行 3 个平面的 X 线片检查以确认假体位置

图 17.8

17.5 覆盖式假体—假体设计和手术技术

目前的覆盖式假体设计提供了接近解剖的髌股运动学表现，如不对称滑车沟，加深和外移，并通过固定立柱植入，这样允许多种假体尺寸的变化。当使用覆盖式设计假体时，滑车假体的旋转由外科医师决定，股骨远端内旋可通过将股骨假体外旋得到一定程度的矫正。因此，对于有轻微旋转对线不良的患者，采用覆盖式假体设计可能是有益的，以避免股骨截骨。对于重度滑车发育不良的患者，也可以考虑采用覆盖式设计假体，但这种情况下，覆盖式假体的定位可能比较困难，特别是对于缺乏经验的外科医师。

> **小结**
>
> 髌股发育不良患者可考虑采用覆盖式假体设计。

与嵌入式假体的手术入路相比，采用外侧标准化微创手术入路，不会出现髌骨外翻。与嵌入式假体相比，滑车前部的截骨是必要的，并通过使用制造商的髓内截骨导向器，使用与全膝关节置换术相同的股骨前髁截骨（图 17.9）。然后，用导向磨挫加深滑车。需要特别注意的是，要确保假体的适当匹配，没有股骨切迹或过度填塞。在试模测试髌骨对线满意后，植入最终假体并用骨水泥固定（图 17.10）。最后，检查髌骨下表面的磨损情况并进行常规置换。术后常规进行 3 个平面的 X 线片检查假体的位置（图 17.11）。

> **小结**
>
> 当采用覆盖式假体设计时，需要的截骨更多。

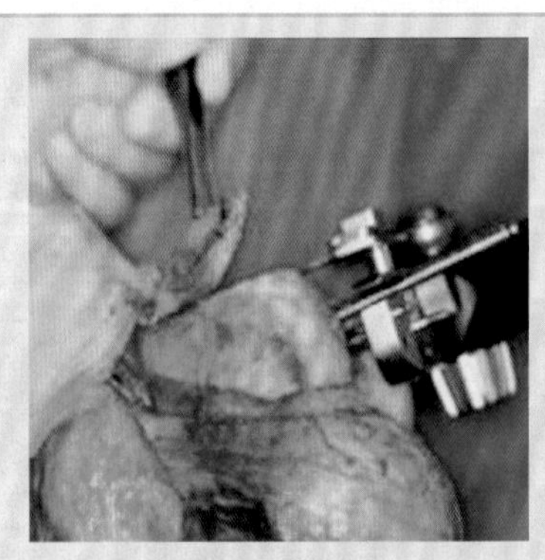

进入关节后，使用制造商的髓内截骨导向器，使用与全膝关节置换术相同的股骨前髁截骨，对滑车前部进行截骨

图 17.9

17.6 术后康复

当患者膝关节能够屈曲到至少 90°，并能够使用拐杖安全地爬楼梯时，即可出院。此外，所有患者被指导进行 20 kg 的部分负重，持续 2 周，直到软组织完全愈合。早期康复包括消肿治疗及前两周使用无限制疼痛控制的连续被动运动（continuous passive

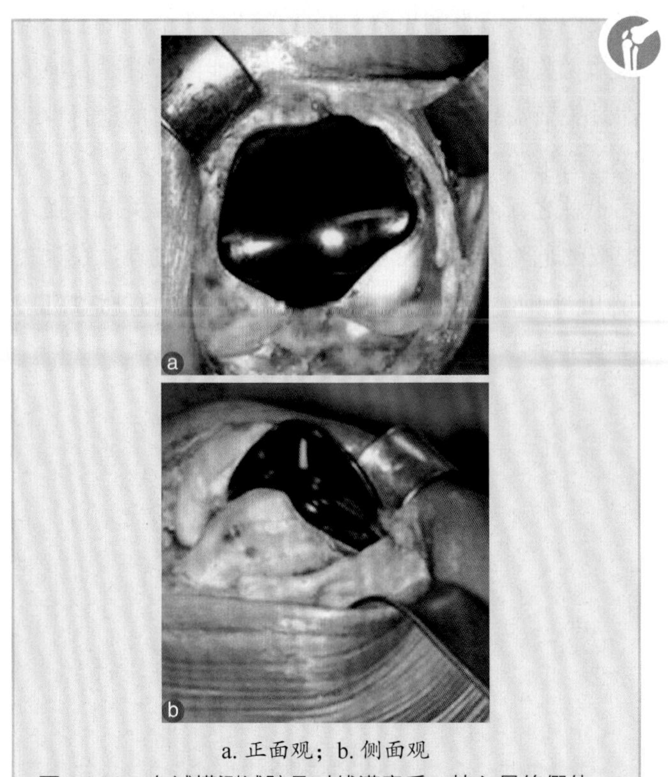

a. 正面观；b. 侧面观

图 17.10　在试模测试髌骨对线满意后，植入最终假体，并用骨水泥固定

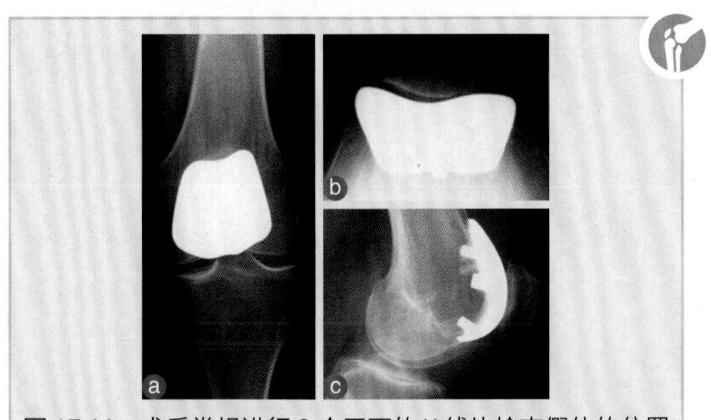

图 17.11　术后常规进行 3 个平面的 X 线片检查假体的位置

motion，CPM）。然后允许患者以循序渐进的方式增加负重，直到术后约 6 周达到完全负重。通常手术后 2 周允许全范围的活动。

17.7 临床结果

目前，对严重单纯性髌股关节骨关节炎的治疗还没有统一的标准。尽管人们一致认为髌股关节置换术是一种有效的治疗选择，但最合适的假体类型仍然是一个持续争论的问题。据我们所知，只有一项临床研究比较了覆盖式和嵌入式假体设计。我们的研究显示，在髌股关节置换术中嵌入式滑车假体和覆盖式滑车假体设计的配对分析中，没有观察到临床结果的差异。然而，当至少随访 2 年时，嵌入式设计的胫股关节骨关节炎病变进展程度较为缓慢。每组 15 例患者中有 1 例失败，须进行全膝关节置换术。我们得出结论，这两种技术都适合治疗单纯性髌股关节骨关节炎，由于后者胫股关节骨关节炎的进展缓慢，当考虑到长期结果和生存率时，第二代嵌入式假体设计可能是更有益的。我们小组在 2018 年发表的另一篇论文支持了这一假设，该论文研究了至少 5 年随访后的嵌入式假体的结果。

> **小结**
>
> 嵌入式假体设计与覆盖式假体设计随访2年后临床疗效无差异。

在随访 2 年和 5 年时，WOMAC 评分和视觉模拟评分（VAS）疼痛明显改善，两个时间点之间无显著差异。共有 6 例（17.1%）患者失败，5 年后生存率为 83%。术后失败的主要原因是持续的膝关节疼痛，但在患者的特征中未发现显著的术前危险因素。总的来说，直到最后的随访，在未失败的患者中未观察到胫股关节骨关节炎的显著进展或髌骨高度的变化。Zicaro 等发表了与我们相似的结果，他们评估了 15 例患者中 19 个膝关节，在髌股关节嵌入式假体关节置换术后平均随访 35 个月后的结果。所有指标均有显著改善，且未观察到胫股关节骨关节炎的进展。2 个膝关节因持续疼痛而改为全膝关节置换术。在所有文献中，单纯性髌股关节嵌入式假体关节置换术的结果是不一致的。例如，Laursen 报告了 18 例患者同一假体为期 1 年的前瞻性随访结果，其中，11 例的随访时间为 2 年。尽管使用美国膝关节协会主观评分（American Knee Society subjective score，AKSS）观察到临床和功能评分结果的显著改善，91% 的患者 AKSS 改善超过 20 分，但胫股关节内侧间室骨关节炎的显著进展导致 6 年内共有 5 例假体（28%）失败。Laursen 报告的高翻修率与我们的经验不符，这不仅可以解释为替代适应证和治疗方法，还强调了术前仔细选择患者的必要性。

Beckmann 等最近发表的一项研究证明了这一点。在 20 例接受嵌入式假体髌股关节置换术的回顾性队列中，有 11 例 Insall-Salvati 指数升高、髌股适合角增加的患者初步结果令人满意，但出现致残性疼痛，因此在中位时间 25 个月（8 ~ 28 个月的范围）后转行覆盖式髌股关节置换术。作者得出结论，高位髌骨和颅外侧型关节炎患者应采用覆盖式假体髌股关节置换术治疗，因为这种类型的假体比嵌入式假体能更好地覆盖髌骨近端轨迹。

虽然股骨近端到远端更大的延伸无疑是覆盖式假体技术的一个优势，但它并非没有局限性。理论上，这种覆盖式假体技术容易导致髌股关节过度填塞，这是由于促炎细胞因子分泌而导致骨关节炎发生和进展的一个众所周知的危险因素。虽然因果关系尚未得到明确证实，但多项研究报告，在植入覆盖式髌股假体后，胫股关节骨关节炎会迅速进展。Beitzel 等报告了 14 例因原发性单纯性髌股关节骨关节炎（无髌股关节不稳定病史或临床体征）而植入覆盖式髌股假体的患者的结果。在 24 个月的随访中，可检测到胫股关节内侧和外侧间室骨关节炎与术前相比显著的进展。有趣的是，本研究的对照组由 8 例接受了相同手术的患者组成，但在最终随访时，由于髌股不稳定而发生继发性骨关节炎的患者与胫股关节骨关节炎的显著增加并无关联。对这一发现的一种可能的解释是，原发性骨关节炎患者可能更容易发生胫股关节的退行性改变，这是关节的骨关节炎反应的一部分。

总之，需要进一步的研究来确定髌股关节置换术失败的危险因素，独立于所采用的技术之外。在过去的 10 年中，显而易见，即使技术和设计有所改进，仔细选择合适的患者仍是成功的关键。

参考文献

扫码查看

第 18 章

全膝关节置换术的 2D 手术计划

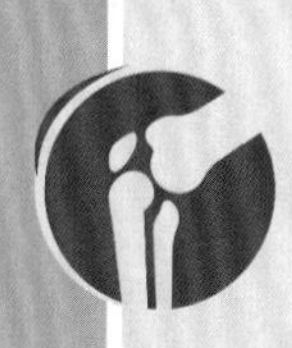

H. Meyer, K.-D. Heller 和 Roland Becker

要 点

- 2D 计划需要一系列必要的 X 线片，以确定良好的下肢力线和合适的胫骨、股骨假体的大小，以及在冠状面和矢状面上的位置。
- 全下肢负重位长片仅提供下肢真实的对线情况，对于冠状面内正确放置假体至关重要。
- 不同的软件可用于数字规划，它比传统胶片模板规划更精确。
- 截骨量可在计划期间预估，并在手术中测量。

18.1 概述

TKA 的术前计划是必不可少的，最常见的是在传统 2D X 线片上进行。需要不同角度的片子才能在冠状面和矢状面进行规划。与 3D 规划不同，2D 规划中缺少横断面。

术前计划有助于确定下肢的正确力线、合适的假体尺寸，以及假体在冠状面和矢状面上的位置。手术前了解假体的大小可以提高外科医师在手术过程中的警觉性，有助于避免并发症。为了给患者选择合适的假体，需要分析骨的形态、力线和畸形。

术前计划基于标准正位片和侧位片。不同的公司提供有不同的规划软件，示例如下。

（1）MediCAD（mediCAD Hectec GmbH. Altdorf Nähe Landshut，Germay）。

（2）Trauma CAD（Brainlab，Westchester IL，USA）。

（3）Materialise Ortho view（Materialise，Leuven，Belgium）。

（4）EOS imaging（EOS imaging SA，Paris）。

> **小结**
>
> 在许多国家中，膝关节置换手术前的数字规划和规划文件已成为强制性要求。

18.2 放射学要求

建议在术前计划中使用 4 种不同角度的 X 线片。如有必要，可增加矢状面或冠状面的应力位 X 线片，以评估膝关节内外侧或前后侧的稳定性。为正确规划，建议使用以下 X 线片：

（1）正位片。

（2）侧位片。

（3）负重位下肢全长片，包括髋关节和踝关节（图 18.1）。

（4）Merchants 位片或者负重轴位片（Baldini 位片）。

（5）股骨远端轴位片（Kanekasu 位片）。

需要正、侧位 X 线片确定合适的假体尺寸和位置。负重位下肢全长片可获取有关下肢力线及髋关节、踝关节状况的信息。髋外翻或既往全髋关节置换术可能会影响髋关节的偏距，从而影响下肢力线。骨折后畸形愈合也可能对下肢对齐产生显著影响。应确定关节外和关节内畸形，因为这可能对整个手术过程产生重大影响。

在拍片检查时，正确的体位很重要，以便能够真实地评估下肢力线和骨性标志。各种研究调查了膝关节屈曲和下肢旋转对冠状面股骨 - 胫骨力线的影响。外旋时拍摄的下肢 X 线照片可能表现为内翻，内旋时表现为外翻，膝盖轻微弯曲时可能会表现为下肢内翻。正确的下肢正位片可以通过几个解剖标志来评估，例如小转子的位置、髌骨、胫骨结节、腓骨头、股骨切迹和踝关节的形状（图 18.1）。

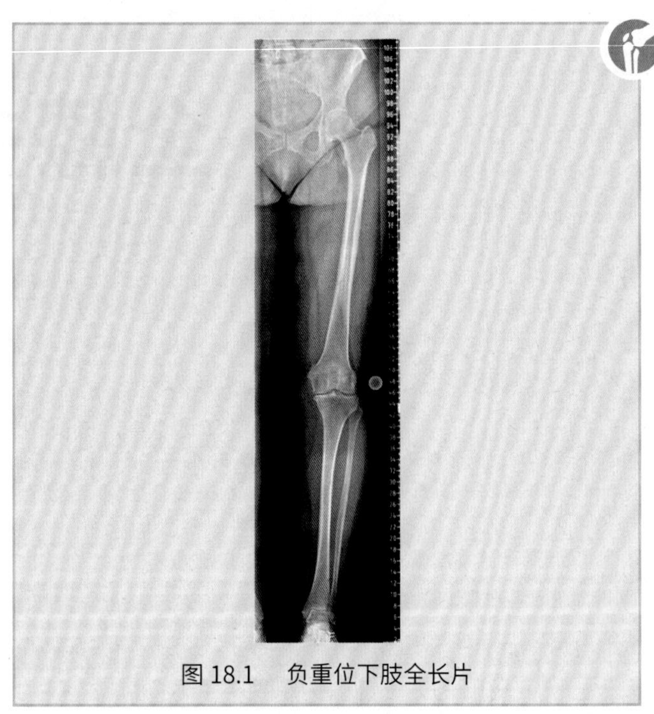

图 18.1　负重位下肢全长片

特殊位置的 X 线片可提供其他额外的信息。Rosenberg 位 X 线片或 45°/10° 负重位片可以更好地评估内侧和外侧间室的关节间隙（图 18.2）。例如，完全伸直时的负重位片可能显示胫股关节内侧间室一定程度的关节间隙变窄，而 Rosenberg 位片则显示关节间隙已经完全消失（图 18.1，图 18.2）。当使用 X 线片评估时，Rosenberg 位片主要用于评估内侧和外侧关节间隙。

> **小结**
>
> Rosenberg位片是准确评估胫股关节间隙狭窄最敏感的X线片。

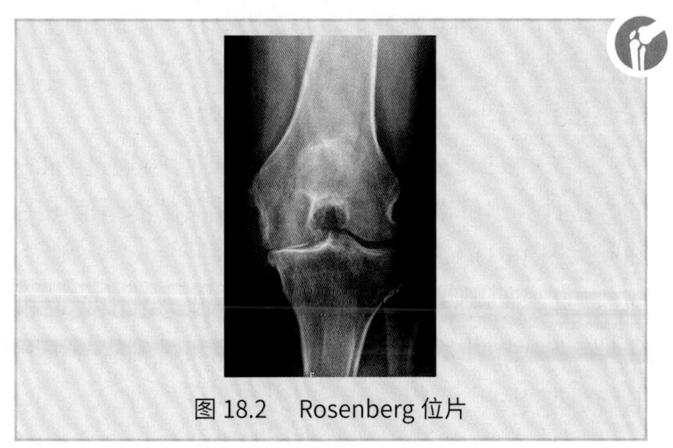
图 18.2 Rosenberg 位片

Baldini 负重位 X 线片提供了有关髌股关节的信息。当患者仰卧时，患者下肢摆成半蹲的姿势，胫骨与地面呈 15° 角，股骨与地面呈 35° 角（图 18.3）。当患者处于直立时，也可以进行该体位 X 线检查。研究表明，Baldini 负重位对髌骨轨迹的评估更具功能性，因为关节处于负重状态。在非负重状态下，患者可能会出现轻微的髌骨外移。在负重条件下，同一髌骨可能轨迹良好。

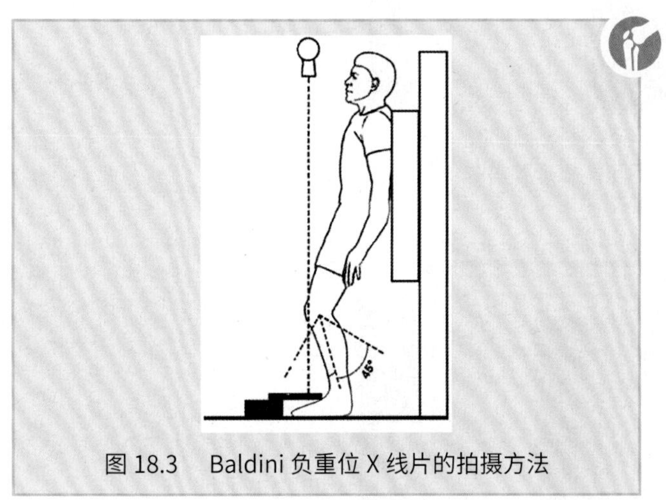

图 18.3 Baldini 负重位 X 线片的拍摄方法

Kanekasu 位 X 线片提供了关于后髁连线和临床通髁线的信息。对于 Kanekasu 位 X 线片，患者处于坐位，膝关节和髋关节屈曲 90°，X 射线束以 10° 向上的角度指向髌骨。X 射线管位于患者后方，与胶片盒的距离设置为 100 cm（图 18.4）。该视角有助于评估股骨假体在横断面上是否正确旋转。当 CT 扫描不可用时，可以使用该视角。

内翻和外翻应力位 X 线片提供了有关副韧带功能和关节间隙的信息（图 18.5）。Telos® 仪器通常用于在膝盖内侧或外侧施加规定的应力。

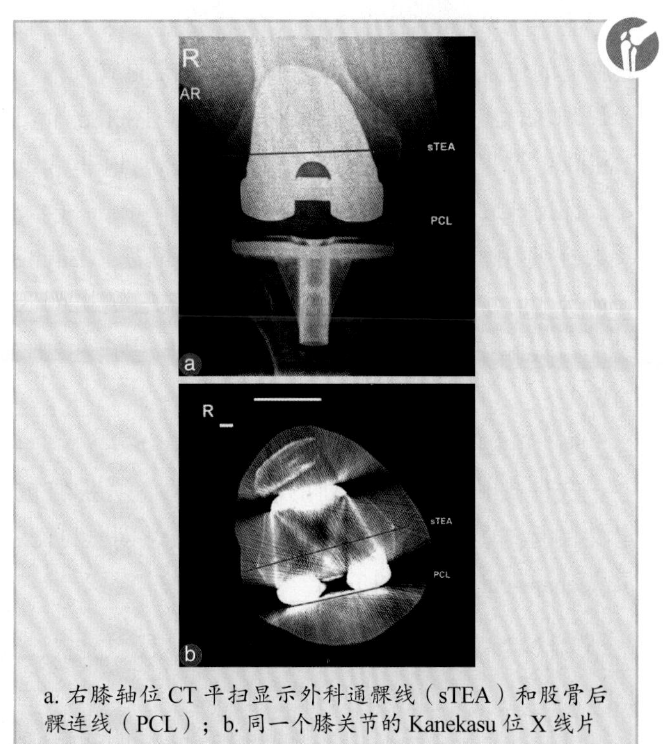

a. 右膝轴位 CT 平扫显示外科通髁线（sTEA）和股骨后髁连线（PCL）；b. 同一个膝关节的 Kanekasu 位 X 线片

图 18.4 右膝轴位 CT 平扫及 Kanekasu 位 X 线片

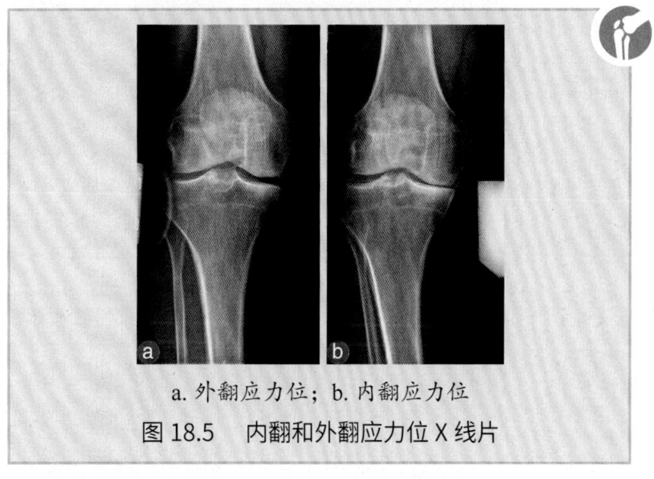

a. 外翻应力位；b. 内翻应力位

图 18.5 内翻和外翻应力位 X 线片

小结

如果出现韧带不稳定的情况，建议使用应力位X线片。

18.3 数字规划

机械轴在规划过程中作为参考线。根据假体的机械对线原则，关节线垂直于机械轴（Mikulicz 线）。

以下规划将使用 Hectec® 为 BalanSys® 全膝关节系统（Mathys® Bettlach，瑞士）提供的 MediCAD® 软件进行。规划可以使用自动算法或手动算法执行。

一个直径为 25 mm 的金属标尺球被放置在尽可能靠近膝盖的位置，以保证物体在胶片上精准的放大率。标尺球的大小需要输入到规划软件中（图 18.6）。Ranjitkar 等表明，适当的标尺对于数字规划非常重要，标尺球放置错误位置，会导致结果不可靠。放大系数在使用模板进行规划时也造成了问题。Bayne 等研究显示，使用 115% 的固定放大系数拍摄的 X 线片，实际拍摄的放大系数为 97%，出现了约 20% 的偏差。

◆ 18.3.1 自动规划

软件提供了自动规划的算法，但必须获取被定义的标志点。该计划显示的是机械学对线 TKA（mechani-cally aligned TKA，MA-TKA）。

（1）识别髋、膝和踝关节的中心，以确定股骨和胫骨轴线（图 18.7）。

（2）标出股骨、胫骨关节线（图 18.8）。

（3）根据股骨和胫骨髓腔的中心，可通过 Paley 的方法计算出解剖力线，包括所有相关的测量值（图 18.9 ~ 图 18.11）。

（4）通过股骨（髋关节中心至膝关节中心）和胫骨（膝关节中心至踝关节中心）的机械轴线分析下肢的机械力线，理想情况下应为 0°（图 18.12）。

（5）将 X 线片中的股骨和胫骨部分移入计算图中（图 18.13）。

（6）使用侧位片可测量股骨和胫骨假体的尺寸（图 18.14）。股骨假体的前后径尺寸对屈曲间隙和

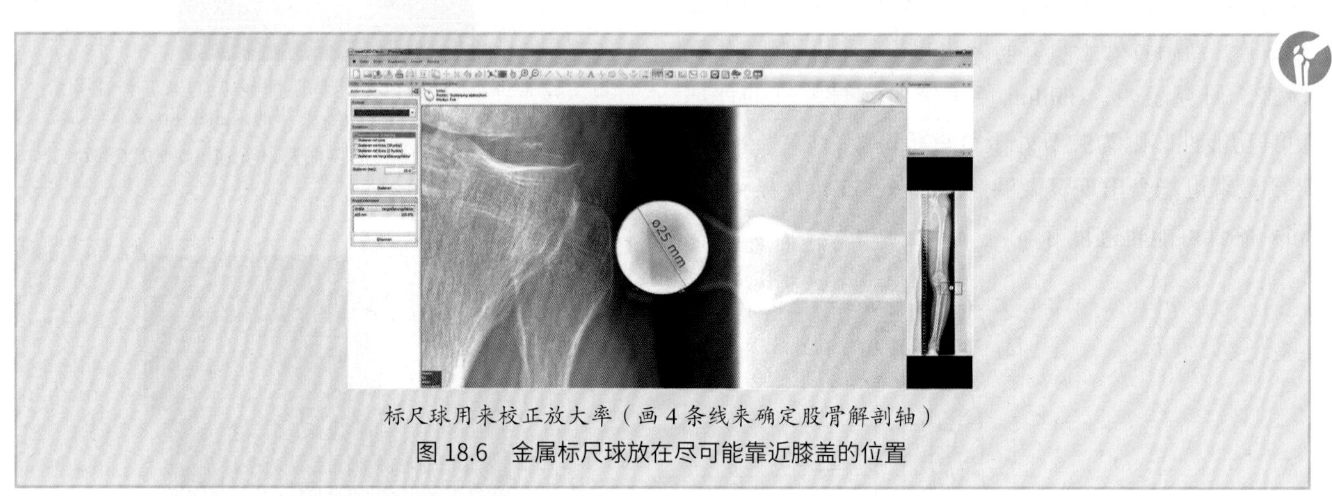

标尺球用来校正放大率（画 4 条线来确定股骨解剖轴）

图 18.6 金属标尺球放在尽可能靠近膝盖的位置

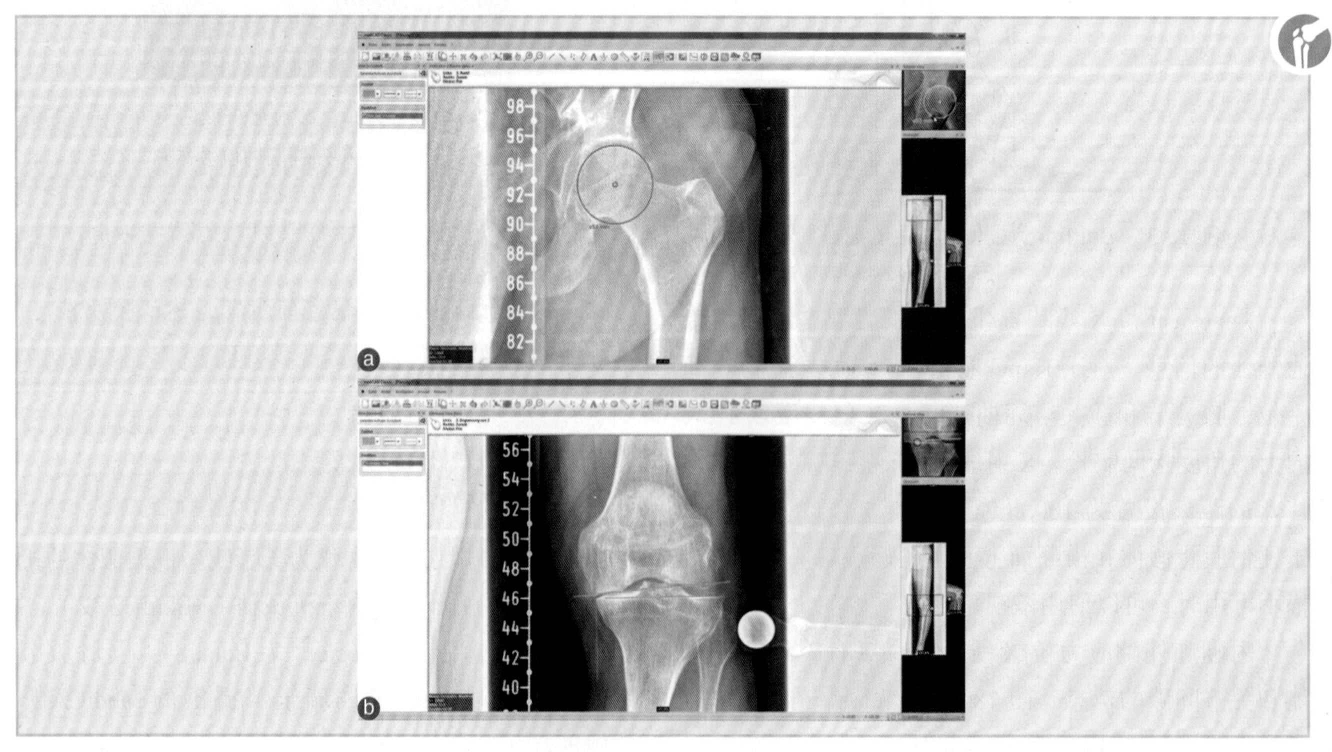

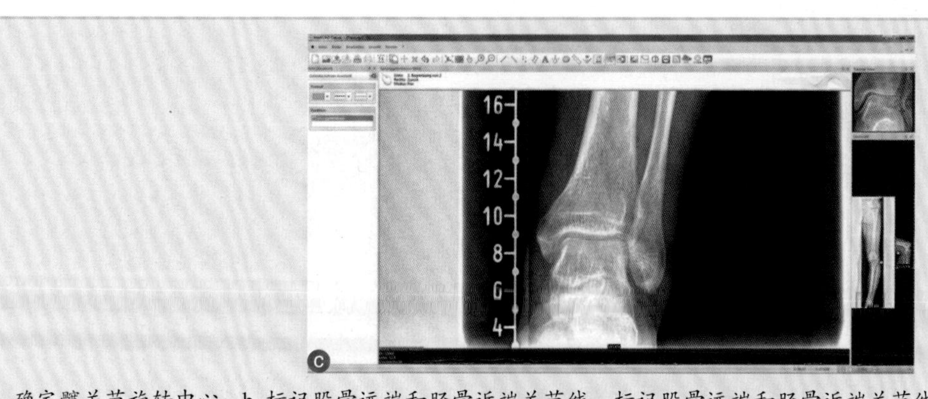

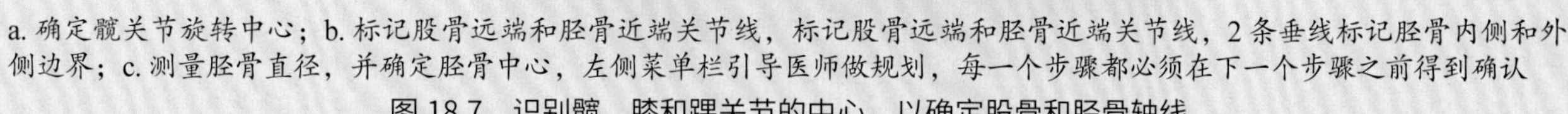

a. 确定髋关节旋转中心；b. 标记股骨远端和胫骨近端关节线，标记股骨远端和胫骨近端关节线，2 条垂线标记胫骨内侧和外侧边界；c. 测量胫骨直径，并确定胫骨中心，左侧菜单栏引导医师做规划，每一个步骤都必须在下一个步骤之前得到确认

图 18.7　识别髋、膝和踝关节的中心，以确定股骨和胫骨轴线

髌股关节至关重要。尺寸不合适可能导致后髁偏距增加或减少。由于胫骨平台内侧为凹形，而外侧为凸形，所以，使用侧位片计划胫骨后倾较为困难。胫骨内侧平台虽然可以使用，但对于伴骨丢失的重度骨关节炎，需要选择外侧间室。由于外侧平台的凸面，选择外侧间室比较困难。

（7）在正位片上测量股骨和胫骨组件的大小，可以精确计算胫骨和股骨在内侧和外侧间室的截骨量（图 18.15）。

◆ 18.3.2　手动规划

规划从股骨侧或胫骨侧开始均可。

（1）标出股骨和胫骨关节线。2 条线平行时，推测无骨缺损或不稳定（图 18.16）。

（2）参考胫骨平台内外侧皮质，将胫骨假体放置在胫骨上。应避免悬突，因为这可能会影响临床结果。在出现内外侧悬突的患者中存在临床结局较差的风险（图 18.17）。

（3）在冠状面图片上放置股骨假体（图 18.18）。

（4）在侧位片上规划胫骨假体。后倾对膝关节的良好功能非常重要。在后稳定型（PS）设计中，后倾不应超过 5°，以防出现“Clunk 综合征”（图 18.19）。设置后倾取决于所选择的假体，一些学者建议在使用 PS 假体时应减小后倾，以免出现立柱凸轮撞击。

（5）由于股骨内外侧髁未重叠，通常缺少完美的侧位片，因此难以确定假体的大小（图 18.20，图 18.21）。需要与放射科医师沟通，并解释为什么这些 X 线片如此重要！

18.4　术前计划的准确性

规划的准确性包括股骨 - 胫骨的力线、关节线的确定，以及股骨和胫骨假体尺寸的确定。可在计划期间计算股骨和胫骨平台内、外侧的截骨厚度，并与实际截骨量进行比较。因此，可以在手术过程中对截骨的每个步骤进行控制。

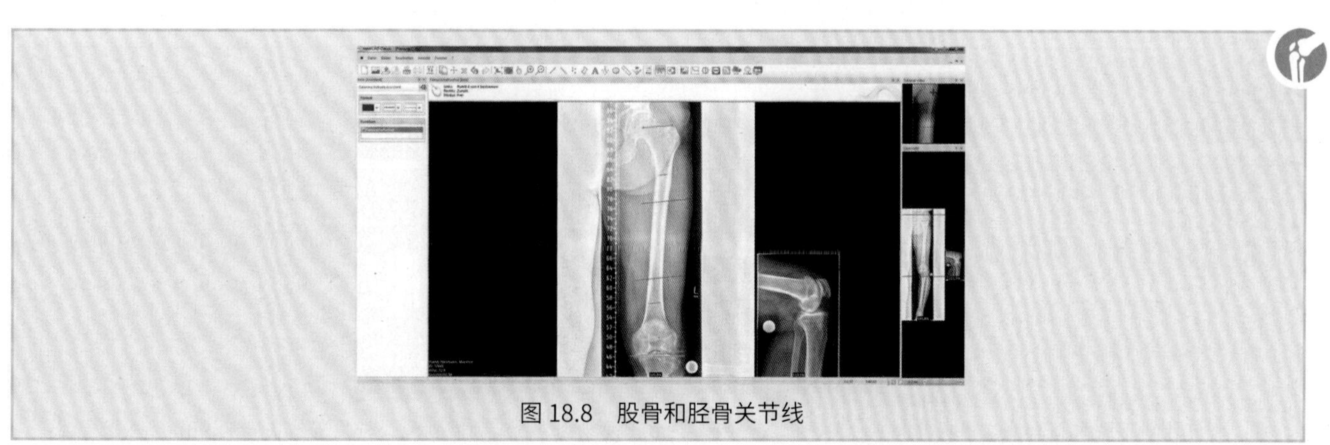

图 18.8　股骨和胫骨关节线

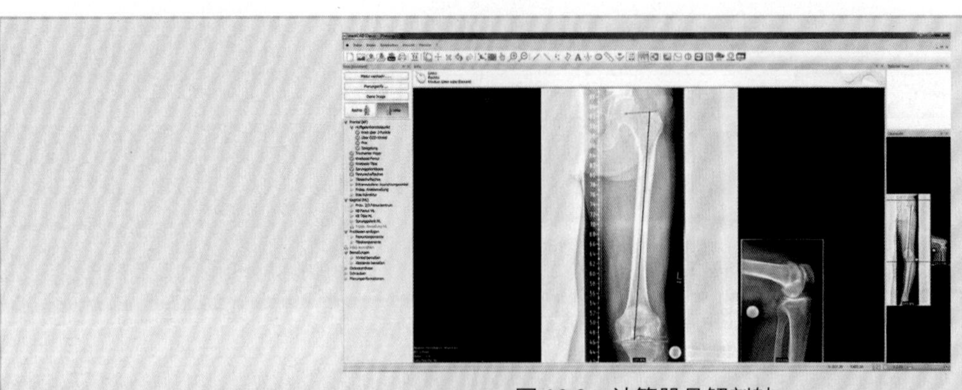

图 18.9　计算股骨解剖轴

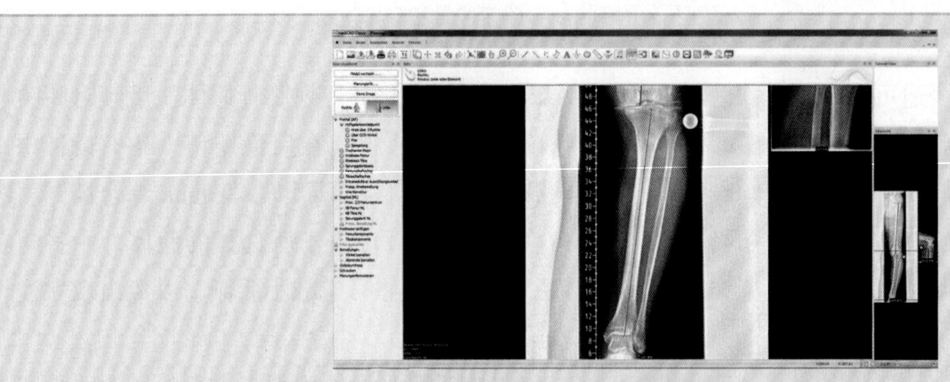

图 18.10　计算胫骨解剖轴

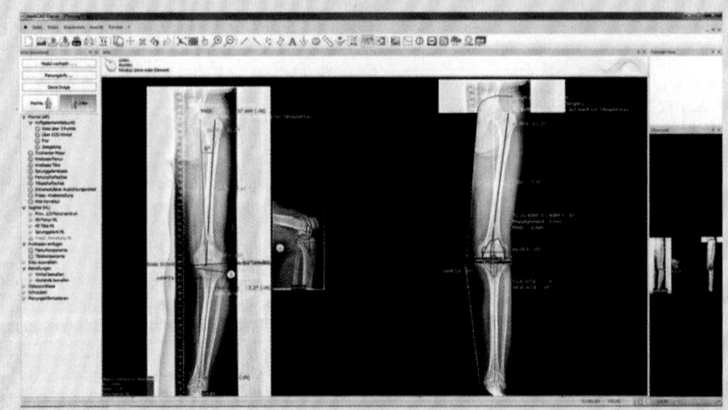

左：股骨解剖轴和机械轴之间的平均夹角为 6°；右：正位片上规划力线矫正和假体位置，按照 0° 力线规划，关节线与计算的机械轴线夹角为 90°。（译者注：由于原书图片模糊，可能对读者的阅读体验造成一定影响，请各位读者谅解。）

图 18.11　通过 Paley 方法计算出相关的测量值

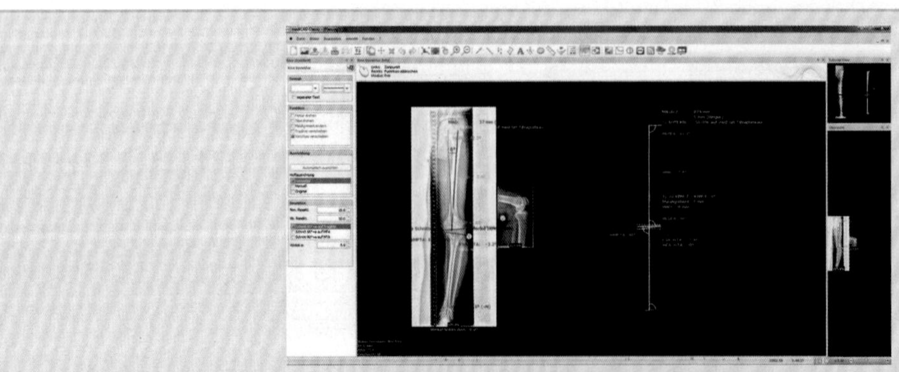

左：术前计划下肢机械轴线，根据 Paley 方法矫正内翻畸形；右：按照 0° 矫正机械轴线，与关节线夹角为 90°。（译者注：由于原书图片模糊，可能对读者的阅读体验造成一定影响，请各位读者谅解。）

图 18.12　分析下肢的机械力线

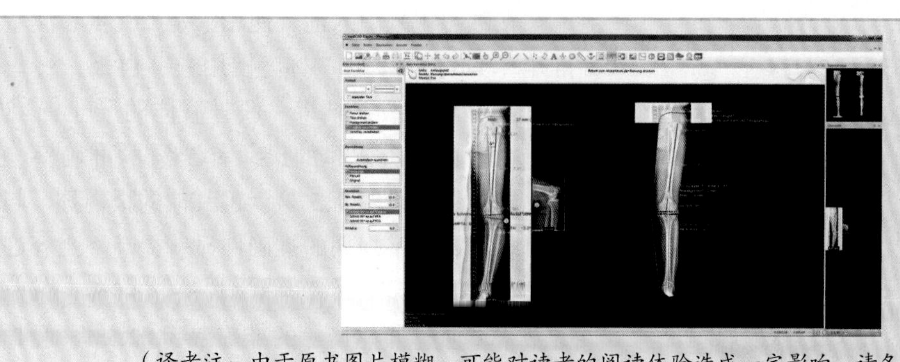

（译者注：由于原书图片模糊，可能对读者的阅读体验造成一定影响，请各位读者谅解。）

图 18.13　根据计划矫正前、后下肢对线

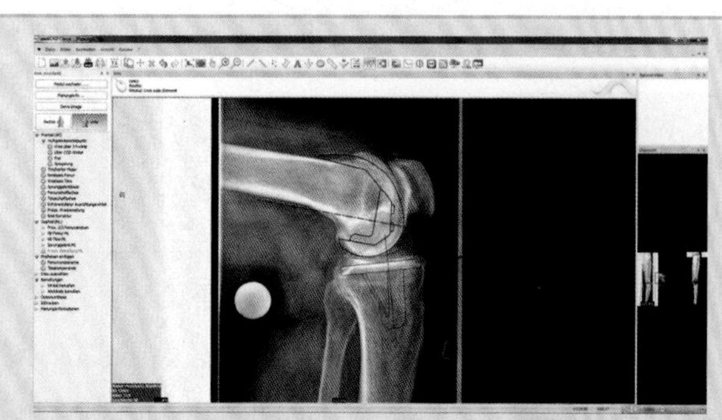

在规划视图中模拟放置股骨和胫骨假体，需要考虑到股骨后髁偏距和股骨前皮质，以及胫骨前、后皮质；胫骨外侧平台的前后径较内侧平台小。（译者注：由于原书图片模糊，可能对读者的阅读体验造成一定影响，请各位读者谅解。）

图 18.14

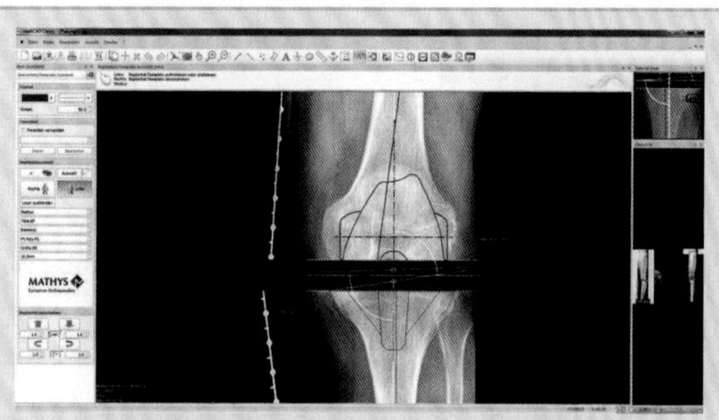

伸直间隙截骨，并在正位片上模拟放置假体，特别是胫骨假体的位置需要检查是否有内外侧悬出。（译者注：由于原书图片模糊，可能对读者的阅读体验造成一定影响，请各位读者谅解。）

图 18.15

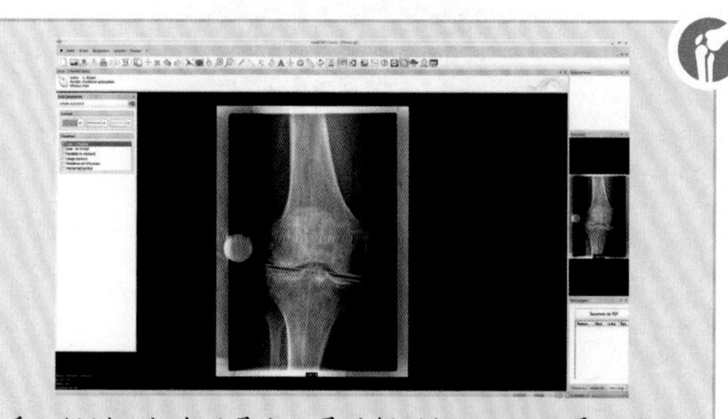

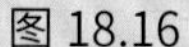

手工规划从标出股骨和胫骨的解剖轴，以及股骨远端和胫骨近端关节线开始。（译者注：由于原书图片模糊，可能对读者的阅读体验造成一定影响，请各位读者谅解。）

图 18.16

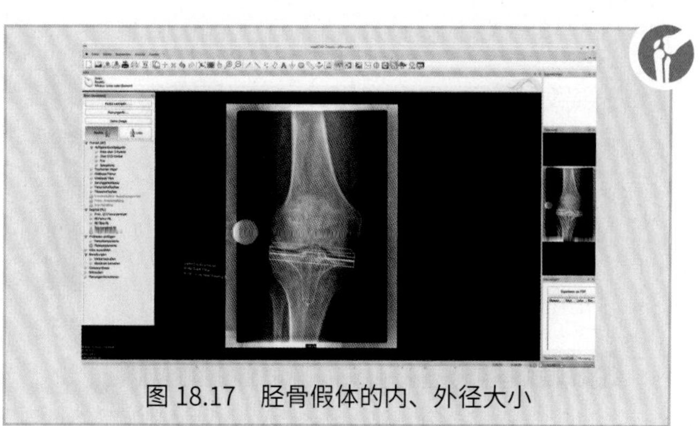

图 18.17　胫骨假体的内、外径大小

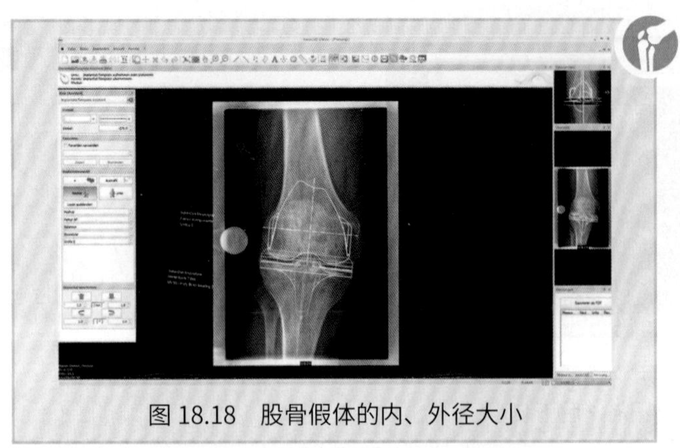
图 18.18　股骨假体的内、外径大小

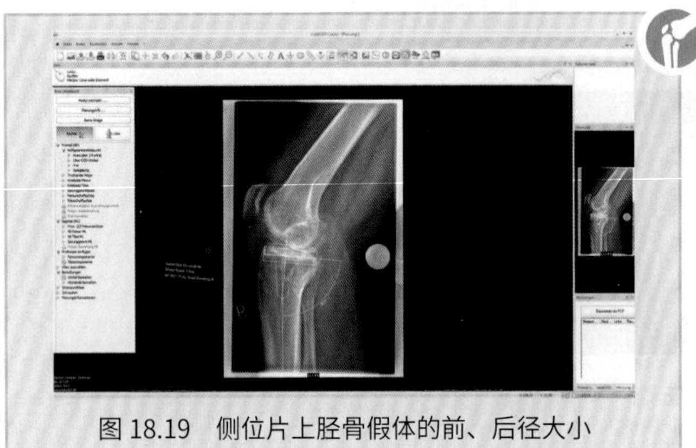
图 18.19　侧位片上胫骨假体的前、后径大小

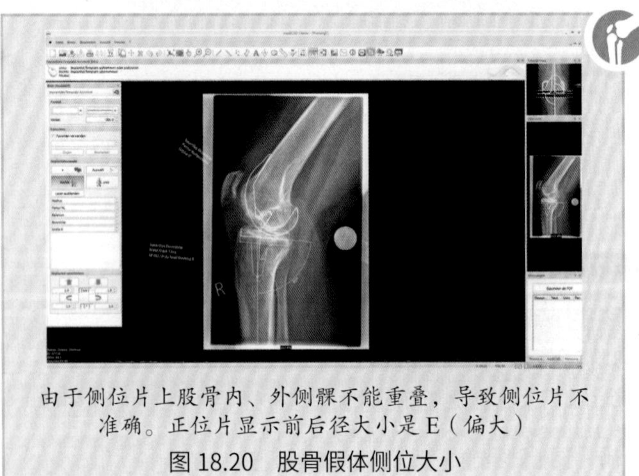
由于侧位片上股骨内、外侧髁不能重叠，导致侧位片不准确。正位片显示前后径大小是 E（偏大）

图 18.20　股骨假体侧位大小

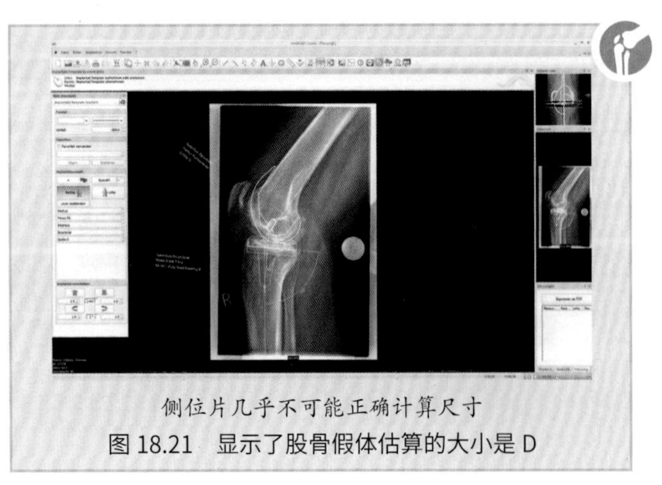
侧位片几乎不可能正确计算尺寸

图 18.21　显示了股骨假体估算的大小是 D

在数字规划引入前，使用的是胶片模板测量，其准确率只有 44% ~ 53%。使用数字模板，一些研究报告没有显著改善结果。股骨假体的尺寸有 48% 的准确率，而胫骨假体的尺寸有 55% 的准确率。这些研究的总体准确率为 57%。但其他的报告称，与模拟规划相比，数字规划的准确性显著提高。当容许一个尺寸大小的错误时，准确率提高至 90%。Del Gaizo 等报告了股骨假体尺寸的准确率为 82.5%，胫骨假体尺寸的准确率为 79.5%。当接受一个尺寸大小的偏差时，股骨和胫骨假体尺寸的准确率分别改善至 97% 和 92.5%。其他人也报告过这些结果。

如今，在力线方面遵循了不同的理念，但普遍认为力线不应固定在 5° 和 7° 之间。应考虑尊重患者的原始解剖结构。

要点回顾

- 每个病例都必须正确规划假体的大小和位置。在德国等国家，术前计划是强制性的，必须记录在患者的病历中。
- 根据手术计划，每一步都可以用游标卡尺测量截骨量，这在某些情况下很有帮助。例如，它有助于保留关节线。
- 可以使用自动或手动算法来执行规划。没有经验的外科医师应该选择自动规划，因为规划软件只在给出所有信息时才进行术前计划。
- 详细的术前计划将提高外科医师在手术过程中的警觉性，有助于预防并发症。

参考文献

扫码查看

第 19 章

全膝关节置换术的 3D 手术计划：为什么？怎么做？

Silvan Hess 和 Michael T. Hirschmann

要 点

- 术前计划是关键：它有助于识别可能的力线变异，如关节外或关节内畸形，并确定 TKA 假体的最佳角度和位置。
- 术前计划应该使用 3D 重建 CT 数据，因为它提供了许多优势，并能帮助我们能够克服传统 X 线片的一些局限性。
- 优化的 CT 扫描方法可以减少患者 CT 检查时的放射负担。
- 3D 规划中最重要的一步是参照系的建立。解剖学骨性标志被用来定义这个参照系。

19.1 概述

TKA 的术前计划对每个患者都是强制性的。一个最佳的术前计划将有助于外科医师识别术中可能出现的问题，并将 TKA 的风险和并发症降至最低。

在术前计划过程中，外科医师模拟截骨量和假体大小，从而识别可能的力线变异情况，如关节外或关节内畸形。此外，还存在可能的备货问题，如确定是否需要更大或更小的 TKA 假体。另一个目标是确定 TKA 假体的最佳角度和位置，以及术后理想的下肢力线。TKA 假体的角度、位置和下肢力线对于良好的术后结果至关重要。显然，一个细致的术前计划是令患者满意的关键。通过最合理的术前计划，在实际的手术室（或）手术日之前，手术就已经在外科医师的头脑中思考过了。

迄今为止，术前计划仍然主要使用传统的 X 线片进行，但 X 线片仅能给出 2D 信息。作为投影成像方法，X 线片存在相当多的局限性。使用 X 线片时，一个主要的限制就是无法灵敏地识别和纠正患肢的不准确位置及旋转和屈曲。这是一个大问题，因为大多数严重的骨关节炎患者通常表现出严重的屈曲挛缩，如股骨弯曲等关节外畸形，这是 X 线片存在局限性的另一个方面。

只有少数使用个性化手术工具（PSI）的人，使用 CT 或 MRI 图像。3D 重建的 CT 图像提供了许多好处，使我们能够克服传统 X 线片的许多限制。主要优点之一是可以调整两个不同的参考面，即患者个性化的解剖和扫描轴线。因此，可以校正腿部的旋转、屈曲、旋转畸形和患者拍片时的不正确体位。图 19.1 和图 19.2 说明了传统 X 线片的局限性，以及如何使用 3D 重建 CT 图像，这是一个更丰富的信息来源。

一些研究质疑基于 X 线片测量的可靠性和准确性，并且当使用 3D 重建图像时，显示出明显更好的结果。

小结

术前计划是TKA术中放置正确假体和角度的关键，因此对于获得良好的临床结果至关重要。为了获得更准确、更详细、更真实的术前计划，应采用3D重建的CT图像进行术前计划。

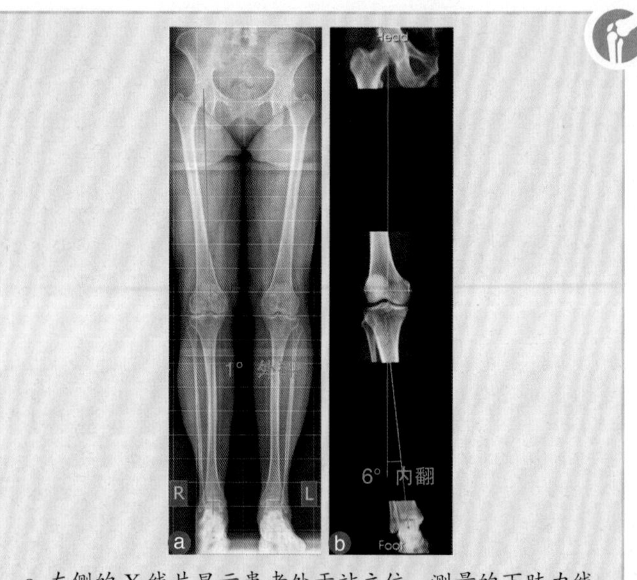

a. 左侧的 X 线片显示患者处于站立位，测量的下肢力线为外翻 1°；b. 患者的 3D 重建模型显示是 6° 内翻，多了 7° 的外翻力线，这种差异可能是 X 线片检查时下肢外旋造成的

图 19.1　屈曲和伸直对患者下肢力线的影响

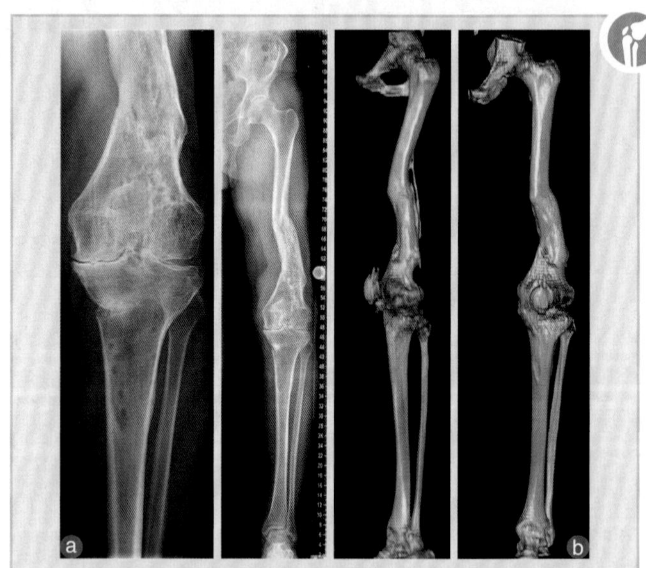

a.X 线片显示一名股骨严重畸形的患者，但股骨如何，以及在哪个方向弯曲或变形并不清楚；b.3D 重建图像可以更好地展现解剖结构及畸形的情况

图 19.2　股骨弯曲对 X 线片上测量的影响与 3D 重建 CT 图像

19.2 如何利用 3D 图像进行 TKA 术前计划

◆ 19.2.1　数据采集

出于多种原因，3D 重建和 3D 规划的最佳数据源是 CT 扫描数据。以下概述了其中最重要的内容。

首先，CT 提供了关于骨或组织边界的高质量信息和高分辨率金属植入物表面的信息。

其次，CT 应用广泛且成本相当低。另外，MRI 的使用频率较低，因为它有几个缺点，例如成本较高且耗时较多。

CT 的最大缺点是电离辐射对患者的辐射影响。但是，可以通过使用优化的 CT 扫描参数将 CT 扫描的辐射剂量降至最低。

因此，CT 的辐射剂量可以减少到单张站立位下肢 X 线片的辐射剂量。

图 19.3 举例说明了修改后的高级膝关节 CT 方案的扫描过程。为了最大限度地减少辐射，髋关节和踝关节的切片层数应减少（3 mm 切片厚度），仅用 0.7 mm 切片扫描膝关节。

> **小结**
>
> 术前计划应使用3D重建CT数据进行。优化的CT方案可以减少对患者的辐射。

◆ 19.2.2　参考系

3D 术前计划中最重要的一步是建立可重复且可靠的参考系。

这个参考系使我们能够：

（1）将患者的解剖结构与透视轴对齐。

（2）将 3D 重建时获得的信息与手术中的测量值相关联——手术期间可使用 3D 图像参考系的相同标记点。

参考系通常基于解剖标记点，使用哪些标记点仍是一个讨论话题。本教程中使用的标记点是权衡了在手术期间可用、手术前后可见、能代表患者的生物力学特性等问题之后选择的。

所有参照系都有正交轴（x、y、z），因此所有涉及 x、y 和 z 的计算都被认为是标准化的。大多数 CT 扫描仪使用相同的轴作为默认值。

（1）$+x$ 在患者的左边。

（2）$+y$ 在患者的背部（后部）。

（3）$+z$ 在患者的头部（颅骨）。

（4）xz 平面表示冠状面正位切面。

（5）xy 平面表示横断面 CT 轴向切面。

（6）yz 平面表示矢状面 CT 切面。

此外，“+ medial”是一个沿着 x 轴指向身体中部的矢量。因此，+ medial = 右腿 $+x$，左腿 $-x$。

> **小结**
>
> 3D规划的第一步也是最重要的步骤之一是建立参考系。解剖学标志被用于定位该参考系。

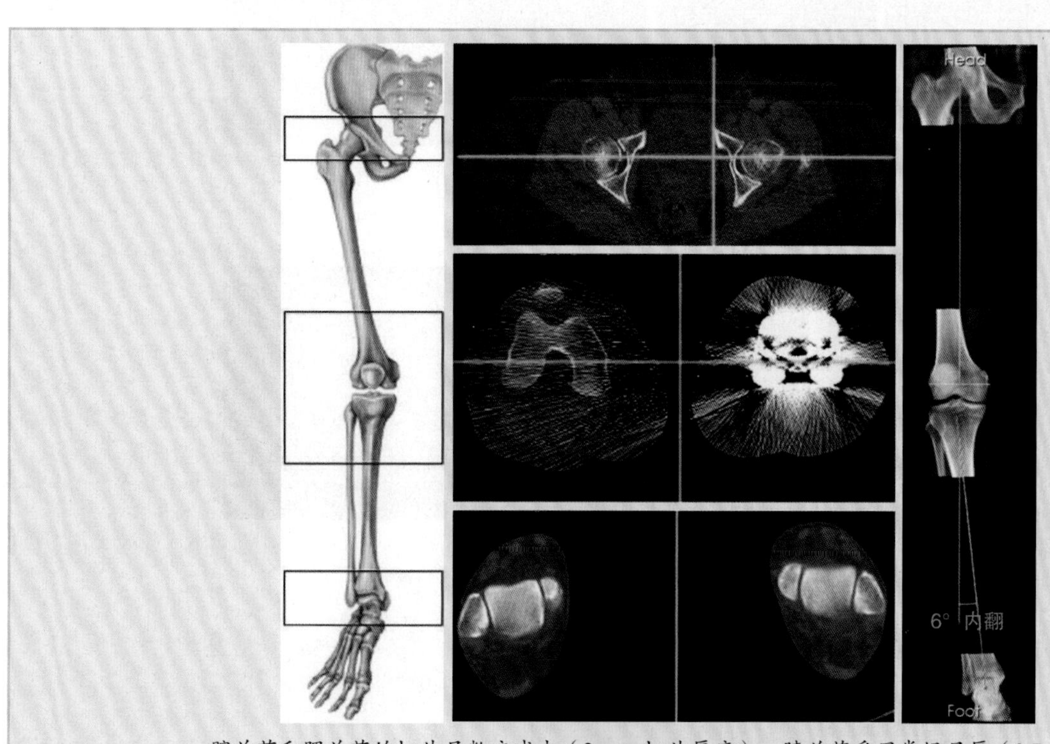

髋关节和踝关节的切片层数应减少（3 mm 切片厚度），膝关节采用常规层厚（0.7 mm）

图 19.3　改良的高级膝关节 CT 方案

◆ 19.2.3 教程

19.2.3.1 第一步：股骨参考系

股骨参考坐标系定位如下（图 19.4 ~图 19.7）。

（1）x 轴：膝关节的旋转轴被定义为通髁线，它是冠状面上股骨外上髁最凸点和内上髁最凹点之间的连线。

（2）原点：通髁线中心定义为膝关节中心。

（3）z 轴：冠状面上，从髋关节中心（股骨头中心）到膝关节中心的点。它相当于股骨机械轴（femoral mechanical axis，FMA）。

（4）y 轴：由 x 轴和 z 轴（归一化叉积）定位。

需要选择几个解剖标志来为股骨建立参考系：

（1）股骨头中心点。

（2）内上髁最凹点。

（3）外上髁最凸点。

随后程序会根据这些标志计算股骨的参考系（图 19.8 ~图 19.11）。

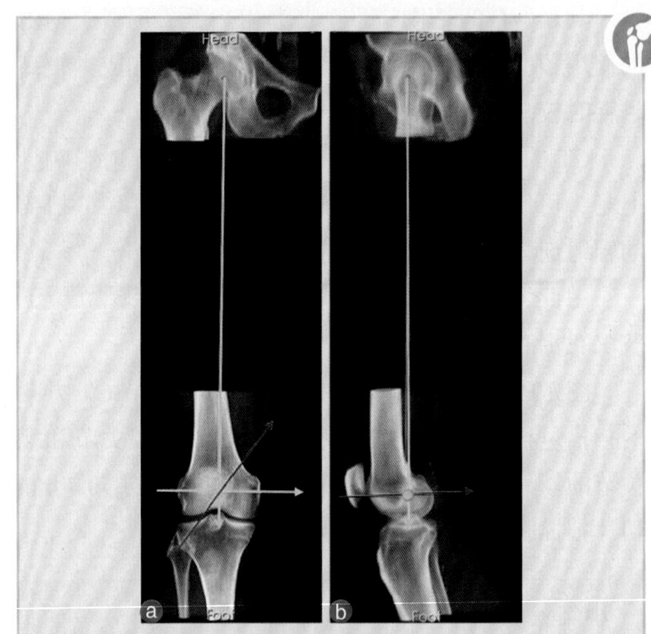

图上定义的股骨参考坐标系：x 轴（黄色）、z 轴（绿色）和 y 轴（红色）

图 19.4 患者膝关节和髋关节在冠状面（a）和矢状面（b）的 3D 重建 CT 图像

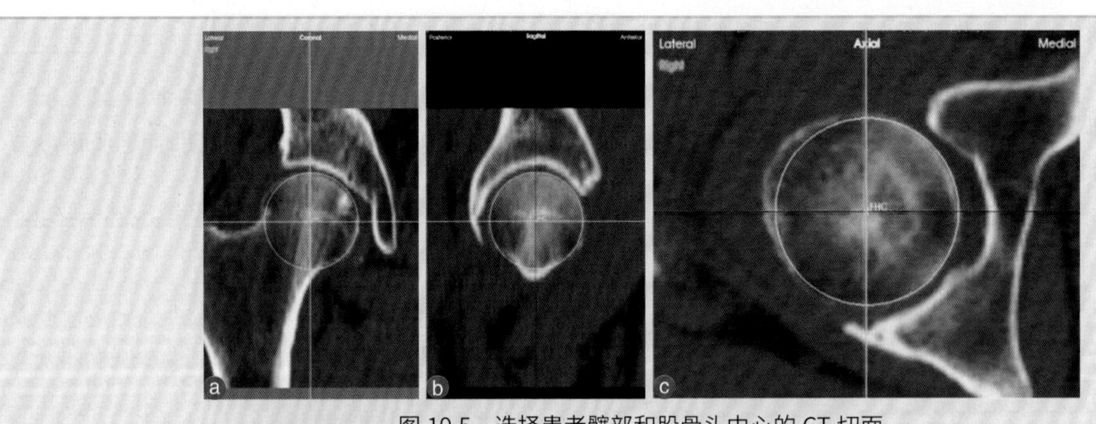

图 19.5 选择患者髋部和股骨头中心的 CT 切面

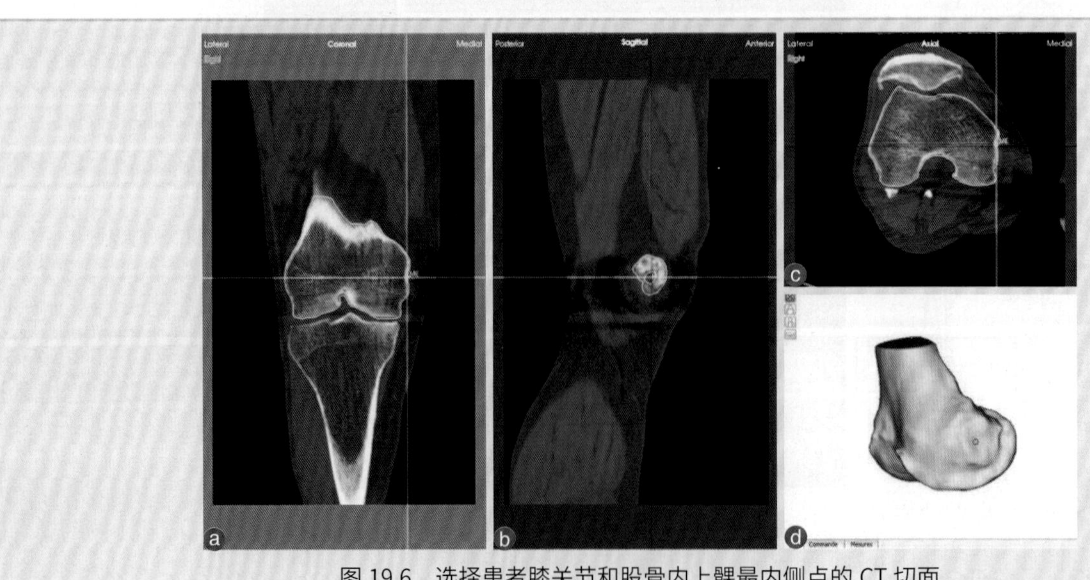

图 19.6 选择患者膝关节和股骨内上髁最内侧点的 CT 切面

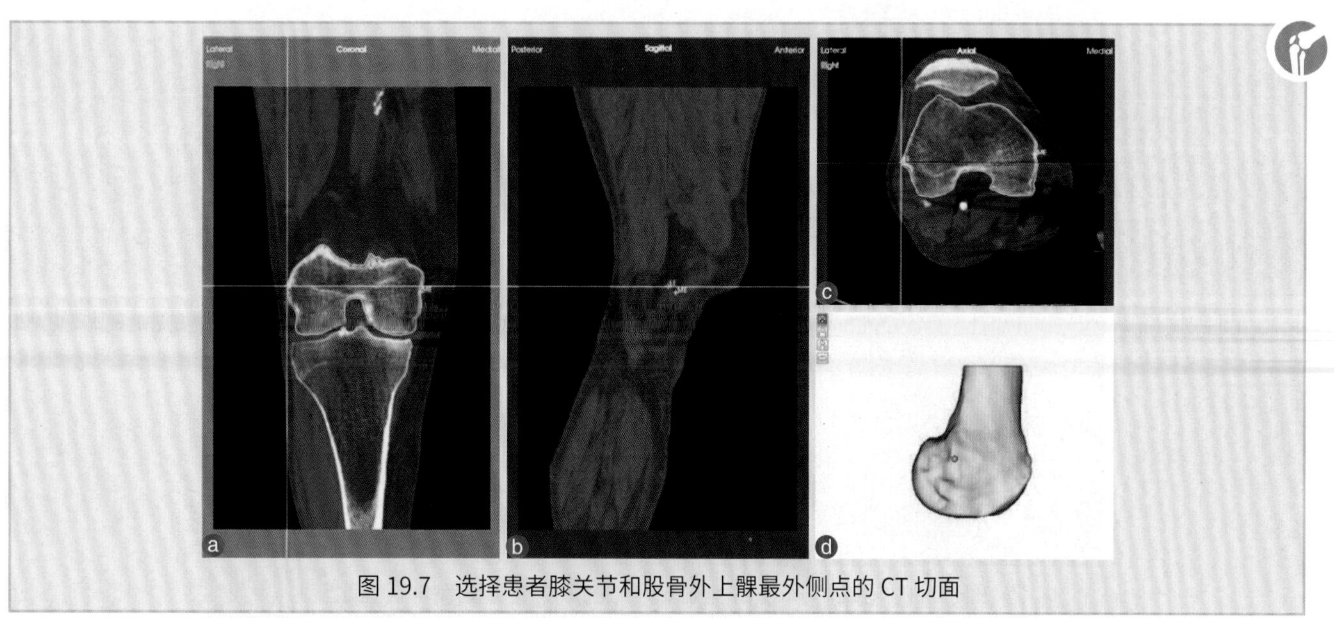

图 19.7　选择患者膝关节和股骨外上髁最外侧点的 CT 切面

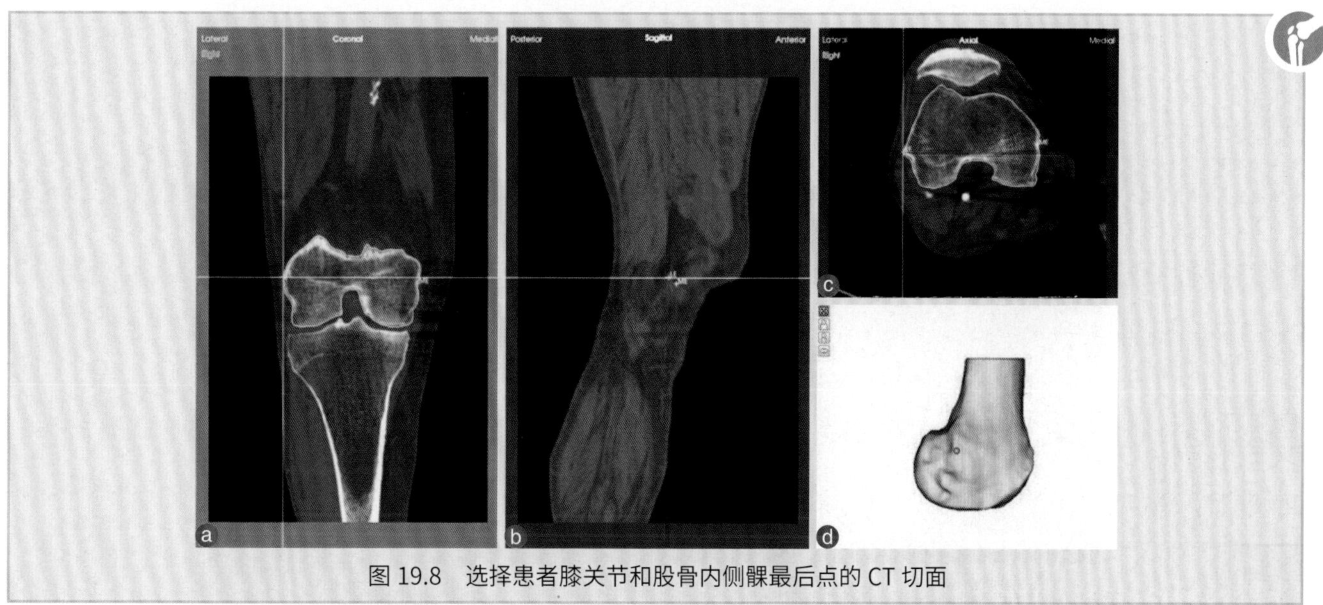

图 19.8　选择患者膝关节和股骨内侧髁最后点的 CT 切面

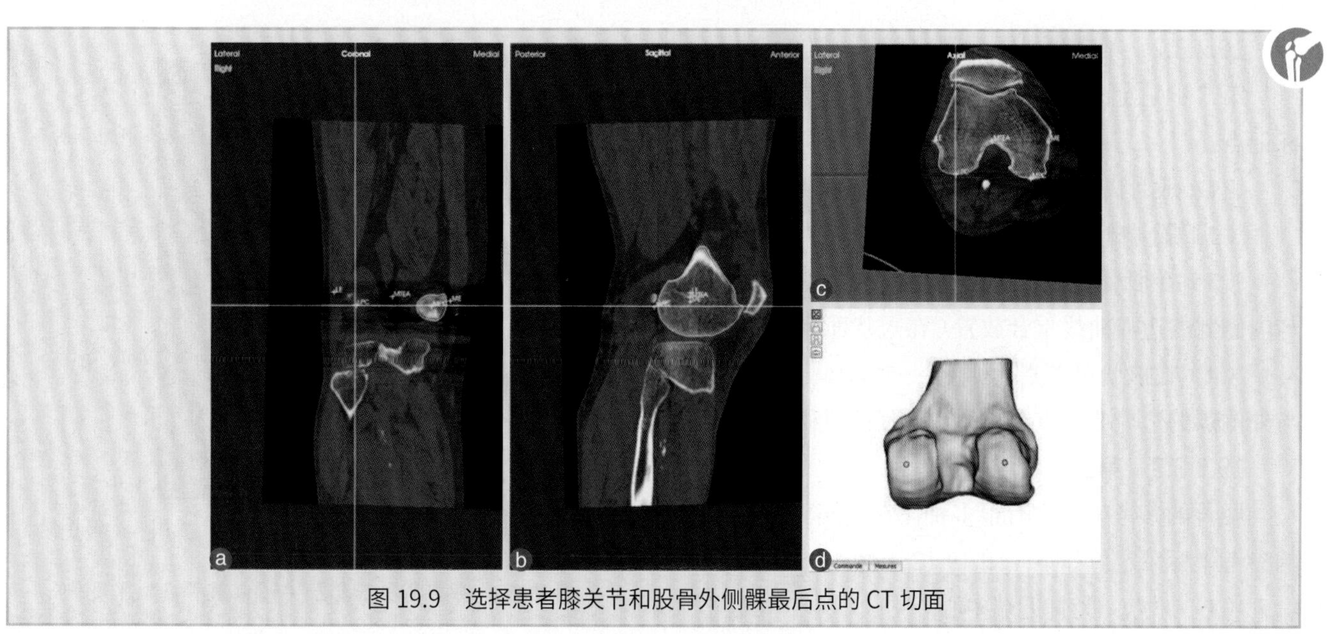

图 19.9　选择患者膝关节和股骨外侧髁最后点的 CT 切面

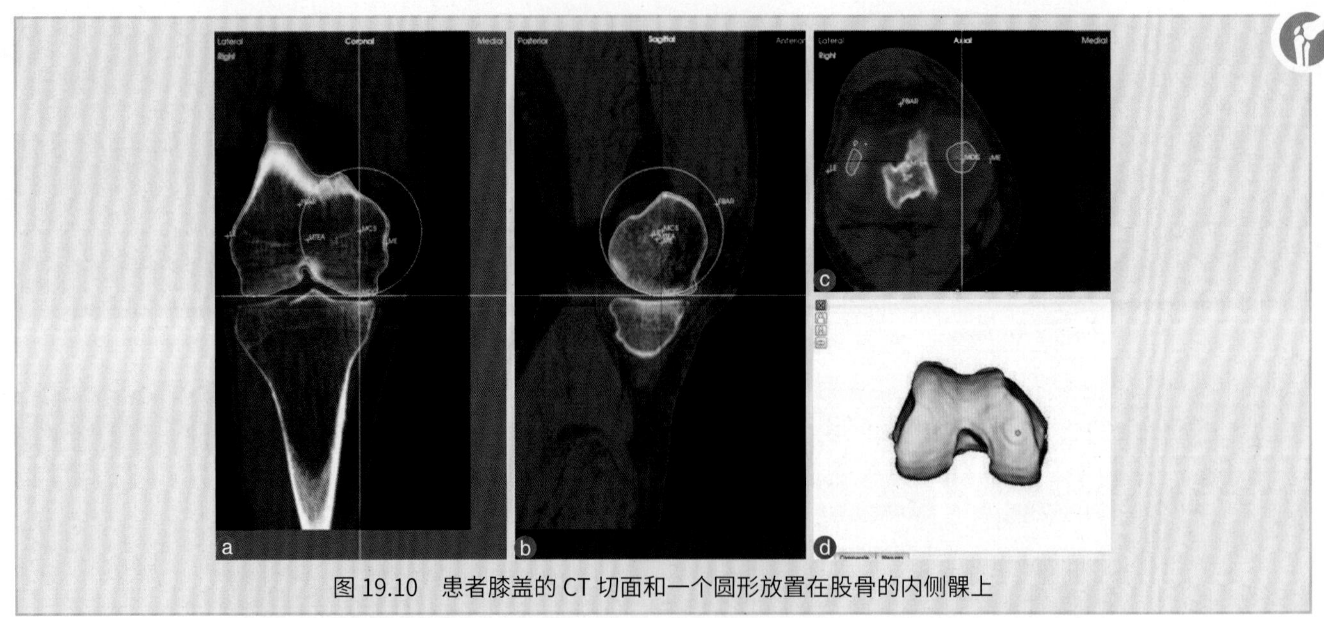
图 19.10 患者膝盖的 CT 切面和一个圆形放置在股骨的内侧髁上

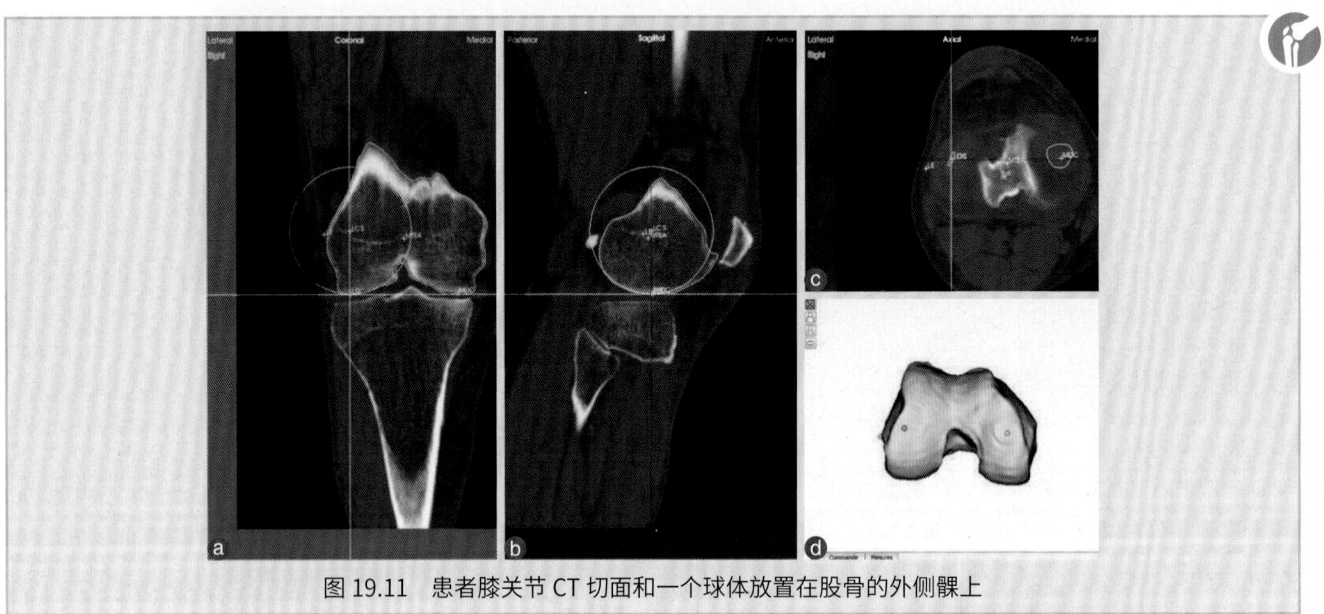
图 19.11 患者膝关节 CT 切面和一个球体放置在股骨的外侧髁上

19.2.3.2 第二步：股骨髁

第二步是定义两个股骨髁。因此，需要选择以下标记点：

（1）股骨内侧髁的最后点。

（2）股骨外侧髁的最后点。

（3）在股骨内侧髁上放置一个球体，其下边界与内侧髁的边界曲线重合放置（在冠状面和矢状面）。

（4）在股骨外侧髁上放置一个球体。其下边界与外侧髁的边界曲线重合放置（在冠状面和矢状面）。

19.2.3.3 第三步：胫骨参考系

胫骨的参考坐标系有很多种。在该病例中，胫骨的参考坐标系定位如下（图 19.12 ~ 图 19.16）：

（1）原点：胫骨近端中心。

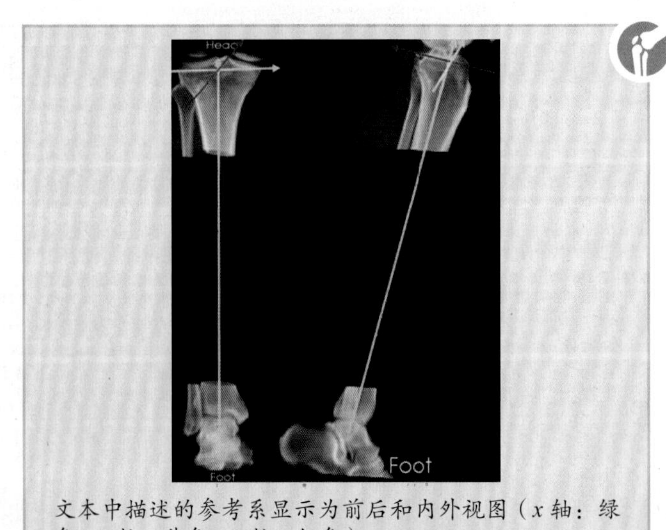

文本中描述的参考系显示为前后和内外视图（x 轴：绿色，z 轴：黄色，y 轴：红色）

图 19.12 患者膝关节和踝关节的 3D 重建 CT 图像

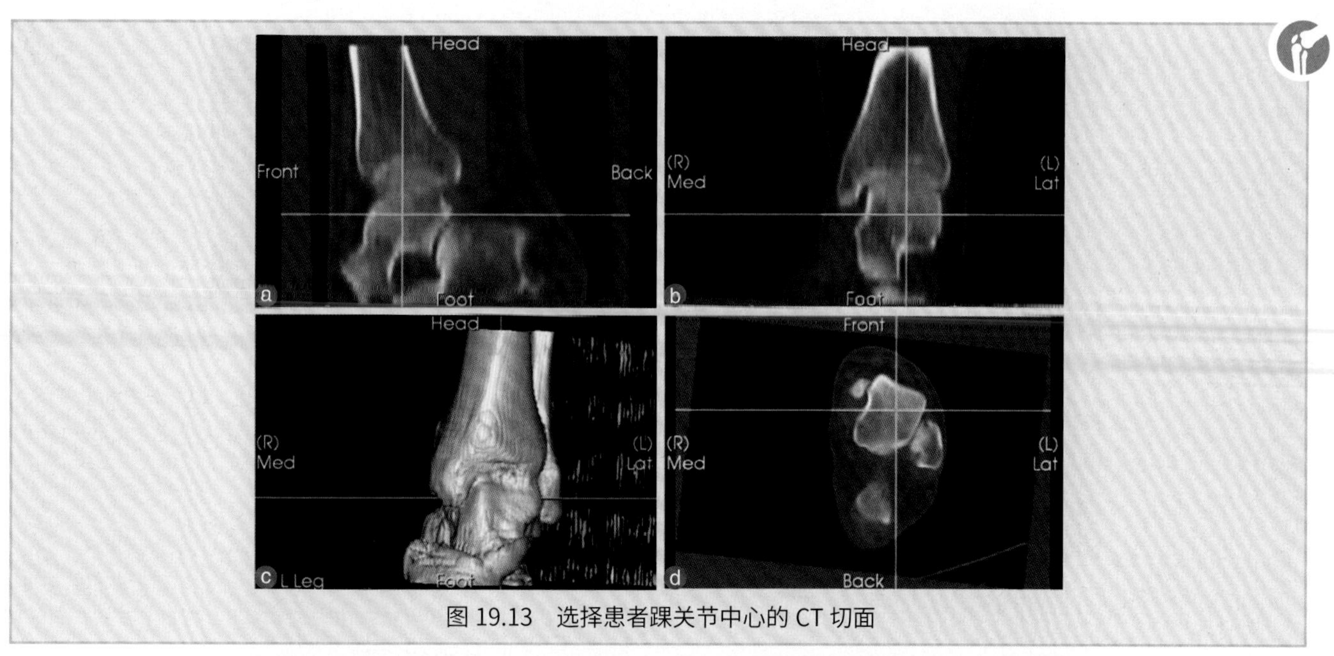

图 19.13　选择患者踝关节中心的 CT 切面

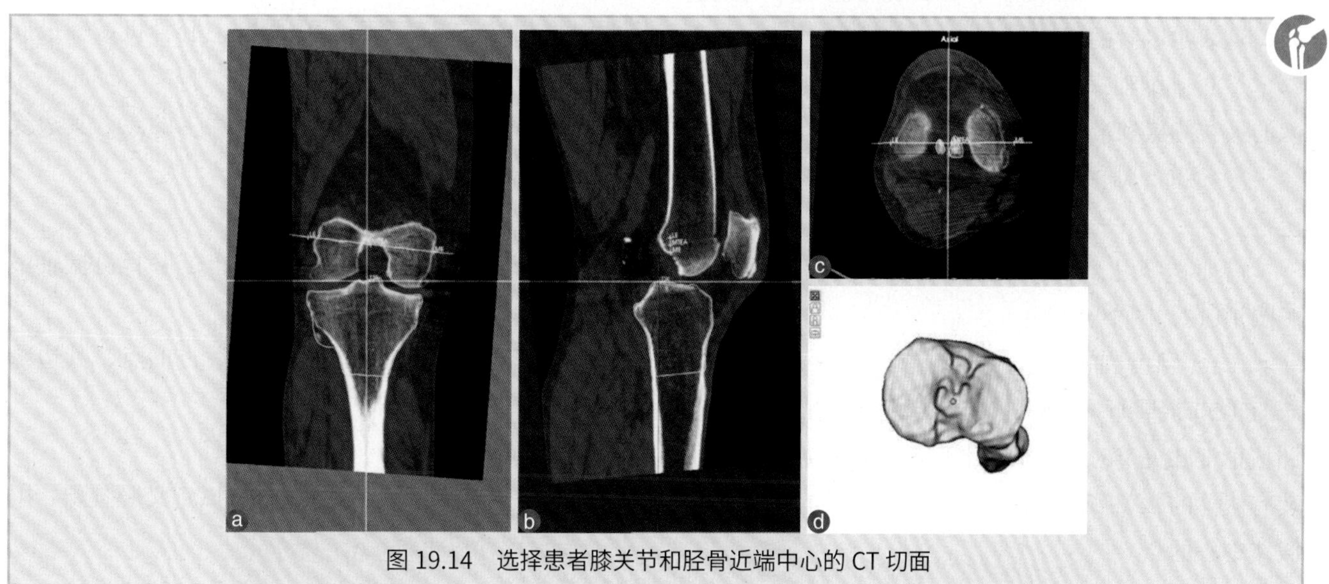

图 19.14　选择患者膝关节和胫骨近端中心的 CT 切面

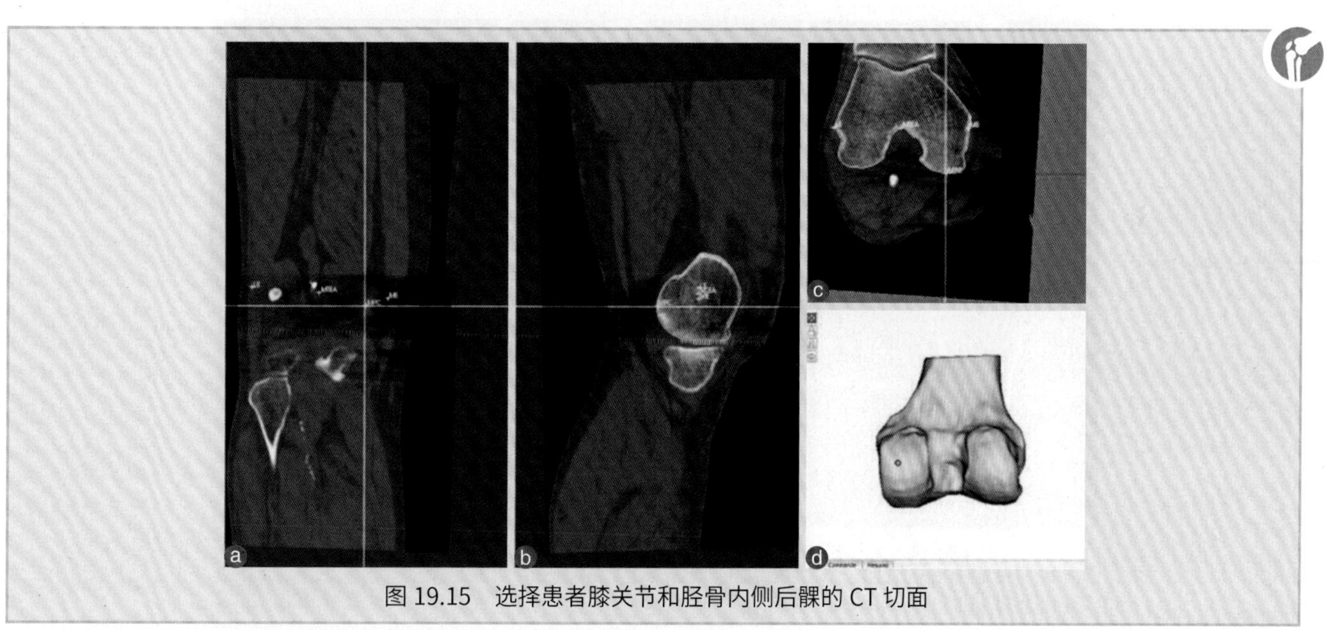

图 19.15　选择患者膝关节和胫骨内侧后髁的 CT 切面

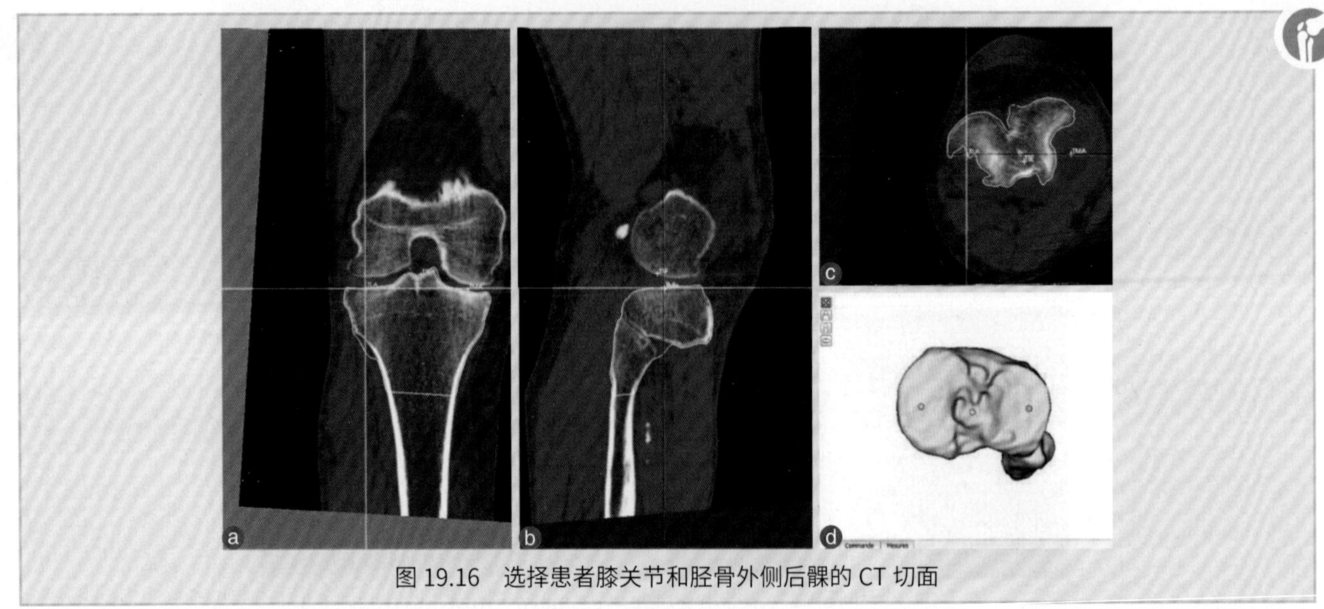
图 19.16 选择患者膝关节和胫骨外侧后髁的 CT 切面

（2）+ *x* 轴：踝关节中心到胫骨近端中心的连线，这表示胫骨的机械轴。

（3）+ *y* 轴：+ *z* 轴和向量点的归一化叉积从后髁的最右侧点到最左侧点。

（4）+ *z* 轴：由 + *z* 轴和 + *y* 轴（归一化叉积）定位。

需要选择几个解剖标志来为胫骨建立此参考系（图 19.17，图 19.18）：

（1）踝关节的中心。

（2）胫骨近端中心的位置取决于评估的膝关节。评估正常膝关节时，应使用髁间嵴中心的点；当评估装有假体的膝关节时，使用位于胫骨平台远端到胫骨假体中心的点。

（3）胫骨内侧后髁定义如下。

1）相对于自然膝关节内侧髁上胫骨机械轴最后方的点。

2）当有假体时，胫骨平台最后方的点，其边缘可通过金属伪影识别。

（4）胫骨外侧后髁定义如下。

1）相对于自然膝关节外侧髁上的胫骨机械轴最后方的点。

2）当有假体时，胫骨平台最后方的点，其边缘可通过金属伪影识别。

19.2.3.4 第四步：胫骨髁

基于这个参考系，我们现在可以定义胫骨髁。因此，需要选择以下标记：

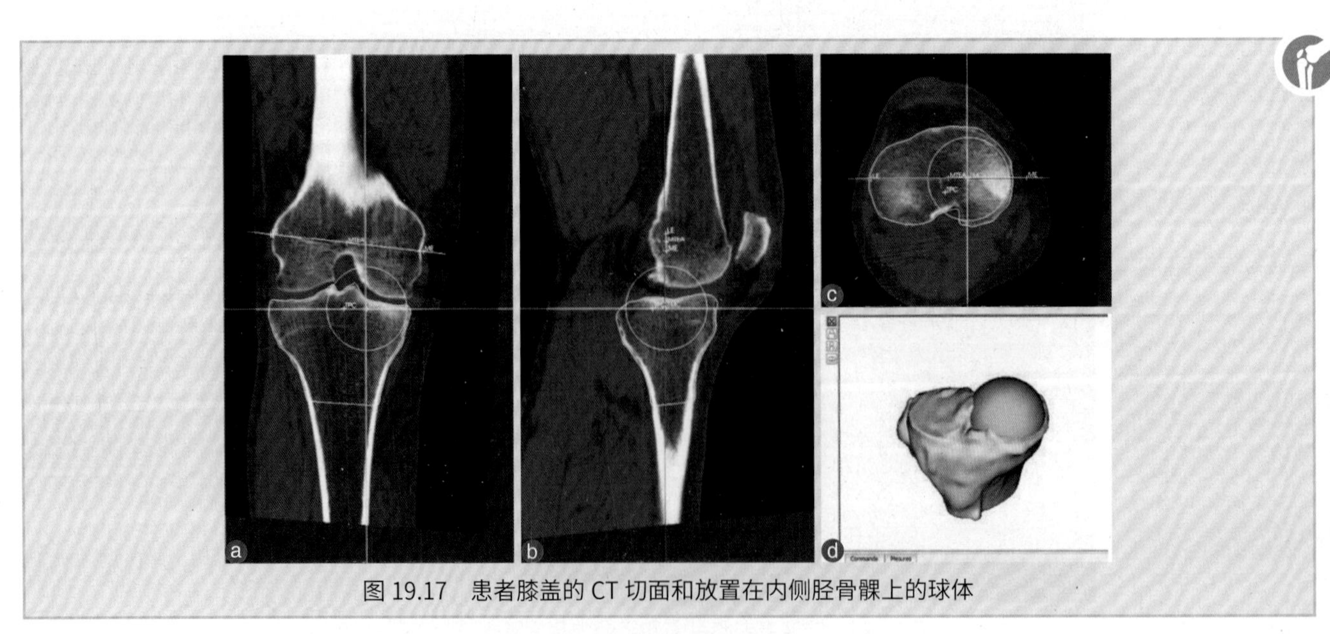
图 19.17 患者膝盖的 CT 切面和放置在内侧胫骨髁上的球体

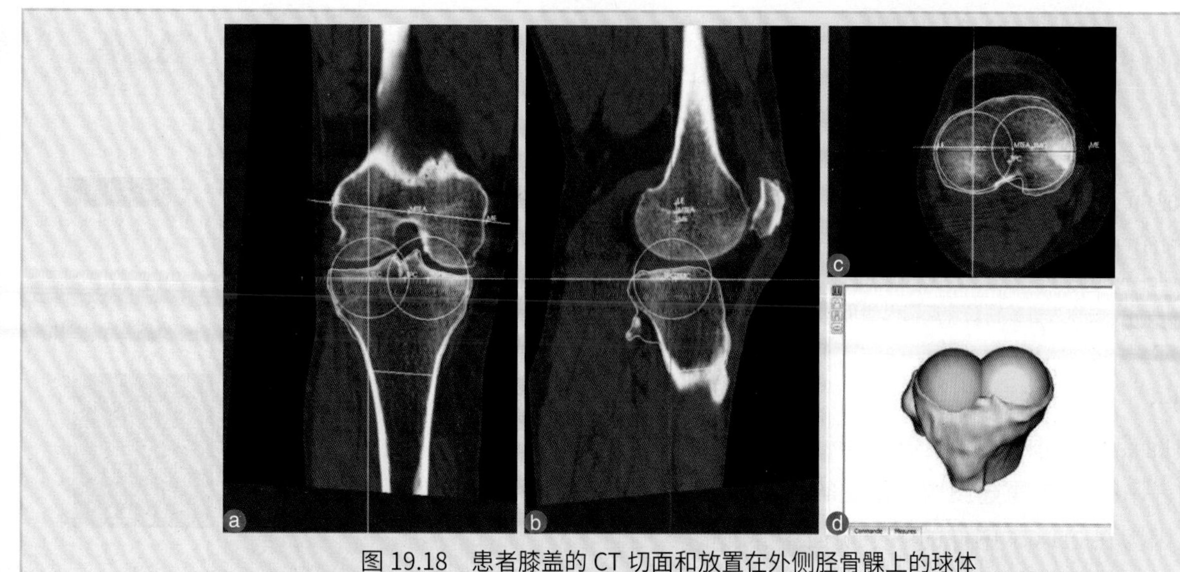

图 19.18　患者膝盖的 CT 切面和放置在外侧胫骨髁上的球体

（1）在内侧胫骨平台上放置一个球体，其边界应与冠状面内侧胫骨平台的曲线重合。

（2）在外侧胫骨平台上放置一个球体，其边界应与冠状面外侧胫骨平台的曲线重合。

19.3 如何处理 3D 规划中获取的信息

基于教程中描述选择的标志点，规划软件可以计算出以下重要的轴线和角度（图 19.19）。

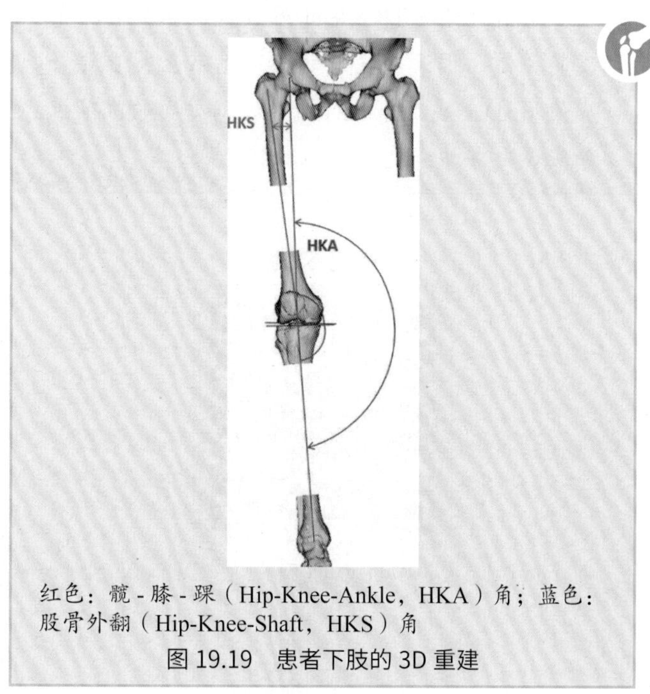

红色：髋 - 膝 - 踝（Hip-Knee-Ankle，HKA）角；蓝色：股骨外翻（Hip-Knee-Shaft，HKS）角

图 19.19　患者下肢的 3D 重建

◆ 19.3.1　冠状面下肢力线

图 19.20 显示了一名膝内翻畸形 12° 患者的 HKA 角（正常值为 +/–180° ）和 HKS 角（正常值为 ±6° ）。

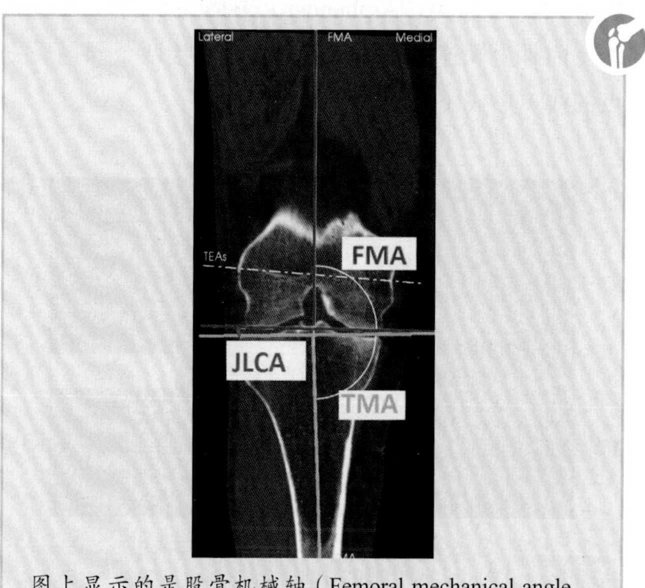

图上显示的是股骨机械轴（Femoral mechanical angle，FMA，红色）和胫骨机械轴（tibial mechanical angle，TMA，绿色），以及关节线汇聚角（joint line congruence angle，JLCA，蓝色）

图 19.20　膝关节前后位 3D 重建

这两个角度对于假体的冠状面力线非常重要。股骨远端截骨面垂直于 HKA 角。然而，在手术期间只能使用 HKS 角（使用髓内杆）。由于我们从术前计划中已知 HKA 角和 HKS 角之间的差值，因此可以根据术中测量的 HKS 角计算 HKA 角和截骨的位置。

◆ 19.3.2　关节线角度

关节线角度也可以评估。这对于股骨和胫骨截骨工具的放置很重要。关节线角度在冠状面上由以下几个角度定义。

（1）股骨机械角 = 冠状面上股骨机械轴和股骨远端关节线（连接股骨髁最远点的连线）在内侧的

夹角*。

（2）胫骨机械角** = 冠状面上胫骨机械轴和胫骨平台关节线（平行于胫骨平台的线）的内侧夹角。

（3）关节线汇聚角 = 股骨远端关节线和胫骨平台关节线形成的夹角。

* 如果测量外侧夹角，则称为机械轴股骨远端外侧角（mechanical Lateral Distal Femoral Angle，mLDFA）。

** 如果测量外侧夹角，则称为机械轴胫骨近端内侧角（medial proximal tibia angle，MPTA）。

◆ 19.3.3 股骨旋转

股骨的旋转只能通过 3D 或 2D CT 图像（冠状面视图）进行评估。3D 重建图像比传统的 2D CT 图像更精确，因为在 2D CT 图像的一个切面中并非能见到所有的标志点。股骨的旋转通常由机械轴股骨后方角（后髁角，Alphapost）来描述。角度由通髁线（内外上髁连线）和后髁连线（连接两个髁最后方点的线）形成（图 19.21）。

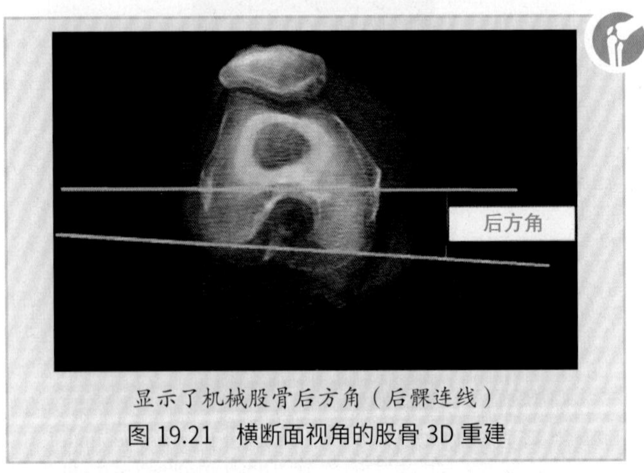

显示了机械股骨后方角（后髁连线）

图 19.21 横断面视角的股骨 3D 重建

19.4 3D 术前计划如何影响膝关节手术——膝关节的表型概念

在计划和实施 TKA 时，下肢力线和关节线汇聚角是两个重要因素。然而，使用传统的 X 线片时（2D）很难正确测量。在 3D 规划中，它们很容易获得，图 19.22 显示了测量的重要性，以下 3 名患者的膝关节力线 HKA 角都是一样的，HKA 角为 180° （正常力线）。然而，描述膝关节力线的具体表型都是不一样的，因此需要一个合适的个性化手术计划。

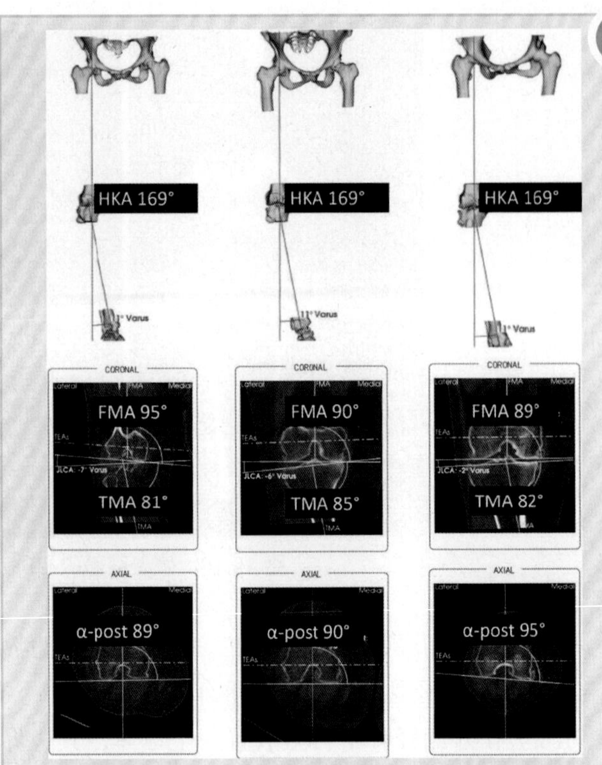

下半部分是 3 名患者股骨正位视图、冠状面和横断面视图，每名患者的 HKA 角均为 169°（中立位对线），但描述膝关节表型的具体角度因患者而异，因此需要相应的个性化手术计划

图 19.22 3 名患者的下肢 3D 重建

要点回顾

术前计划是TKA中正确放置假体位置和角度的关键，因此对良好的临床结果至关重要。应使用3D重建图像进行，以达到更高的准确性和实现更详细、更真实的术前计划。

参考文献

扫码查看

第 20 章

手术室的最佳设置

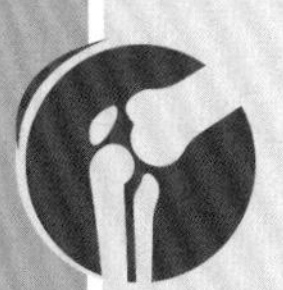

Roland Becker 和 Mahmut Enes Kayaalp

要 点

- 手术室应提供无菌环境以减少手术部位感染（surgical site infection，SSI）。
- 虽然存在不同的选择可以降低潜在感染的风险，但有些还没有被证明是有效的。“太空服”或层流通风系统的使用仍然存在争议。
- 手术室中的行为非常重要。手术团队对患者的三方核查是术前准备的重要组成部分。在切皮之前，外科医师应检查所有手术相关方面并由麻醉师和手术室护士确认。
- 开手术室的门和人数对 SSI 有影响，应尽量避免开门。
- 手术时外科医师、助手和器械护士有不同的站位选择。这取决于外科医师的偏好，但需要全体手术团队人员很好地适应。
- 手术室中的设置应尽可能标准化，以防意外和不良事件的发生。

20.1 概述

SSI 的危险因素可分为以下几类：①与患者相关的因素，如年龄、糖尿病、其他合并症和肥胖；②相关手术过程的特点，包括手术伤口分类、手术时间、所需手术技巧、预防性使用抗生素和低温控制；③手术环境。下文将重点介绍手术过程中的手术室通风和设置。

20.2 手术室的要求

手术室旨在提供微生物指标上的洁净空气作为手术环境，以此避免 SSI。手术室一般划分以下几个独立的区域：手术室、转运区和恢复区。手术室的卫生等级基于每立方米空气的菌落形成单位（colony forming units，CFU）。

手术室空气质量的分类由德国 DIN 1946-4 定义，该标准规定了公共卫生保健机构中清洁空气技术要求的规范（表 20.1）。

表 20.1　手术室空气质量的分类

手术室分级	手术室类型	空气质量
1 级	A 和 B	＜ 10 CFU/m^3
2 级		＜ 200 CFU/m^3
3 级		＜ 500 CFU/m^3

1A 级手术室具有单向流动的通风系统，用于进行手术的保护区域。1B 级手术室的通风系统为混合或湍流气流，例如，在心脏手术中必须使用该系统。

微生物空气污染指数（index for microbial air，IMA）量化了与表面污染直接相关的微生物流量。该指数基于 1 h 内开放培养皿上的微生物沉降计数。培养皿放置在距离地板 1 m 处，距离墙壁或任何障碍物至少 1 m处。1A 级手术室的最大可接受 IMA 水平＜ 5，1B 级手术室＜ 25。根据来自 1228 例择期全膝关节和髋关节置换术的数据，与混合气流通风（87.6%）相比，单向气流通气（58.9%）的 IMA ＞ 2 的频率显著降低。该研究还报告了开门次数与微生物空气污染之间的正相关关系。手术过程中开门是关节置换手术中的主要问题之一。据报告，在关节置换手术的切皮前，平均每分钟开门 0.84 次。

根据 IMA 的最大接受水平，计算风险环境（表 20.2）。

表 20.2　计算风险环境

环境风险程度	特点	最大可接受的 IMA 水平
非常高	超净房间：关节置换手术室	5
高	洁净房间：传统手术室	25
中	医院病房	50
低	设备	75

关节置换手术必须在 1A 级手术室里进行。为了达到手术室的最高卫生标准，必须满足以下要求。

（1）垂直流向气流（层流气流）。

（2）ULF® 扩散器（过滤循环技术的首字母缩写）的最小尺寸为 9.0 m^2。

（3）有制造商检查的终端高效特殊空气（high-effciency particular air，HEPA）过滤器 H13。

（4）周围气流边缘下降到门的高度（气流边缘与地板之间大约有 2.1 m）。

（5）送风量＞ 8000 m^3/h。

（6）手术室外空气供应量为 800 ～ 1200 m^3/h。

为了避免手术过程中不必要的空气湍流，手术室中的特定设置是必不可少的。

> **小结**
>
> 关节置换手术的手术室须是1A级手术室。

垂直方向上低湍流流动的比例低于 5% 被认为是合适的。但仍然缺乏有力的证据证明层流气流将降低假体周围感染的发生率。

在手术室里，舒适的温度需要一个明确定义的温度值和湿度值。对于躺在手术台上的患者代谢率为 0.8 MET，对于任何坐着工作的人来说是 1.2 MET，而对于一个进行大手术的骨科医师来说是 2.4 MET。MET 是用于测量人体代谢介导的热量排放的单位。手术室的温度应为 18 ～ 24 ℃，而湿度不应超过 50%。

开门频率、医护人数和医护行为都与 SSI 显著相关。手术期间更换人员、人员频繁流动、巨大的噪音和参观手术人员都会增加风险。手术室人数对微生物空气污染也有重要的影响。

> **小结**
>
> 手术室的温度应为18～24 ℃，湿度不应超过50%。

研究证明，开门可能导致手术室的空气失去正压和流动储备。一篇文章分析了开门的原因并揭示了不同原因导致开门的频率（表 20.3）。

表 20.3　手术室不同原因导致开门的频率

开门原因	频率
专家会诊	30（8%）
器械需要	128（31%）
午餐或咖啡时间	75（19%）
社交访问	12（3%）
刷手人员	108（27%）
其他原因	49（12%）

小结

术中开门和微生物空气污染的增加有关。

在全髋关节和膝关节置换术中使用“太空服”仍然存在争议。根据 Vijaysegaran 等的研究，“太空服”并不能降低感染的风险。与标准手术衣相比，它们导致颗粒和微生物排放率的增加。一篇综述同样没有显示污染或关节置换术期间的深部感染减少。

小结

“太空服”没有减少全膝关节置换术的感染风险。

一篇综述得出的结论是层流通风不会降低关节置换术中的 SSI。此外，一项对降低感染风险策略的不同成本效益模型研究得出结论，全身使用抗生素、抗生素骨水泥和手术室常规通风可以节约最大的年度成本及最大限度上增加质量调整生命年（QALYs）。而它还得出结论，层流气流和“太空服”只会增加成本并导致更糟糕的健康结果。

20.3 膝关节置换术中手术室的设置

大部分手术室都配备层流气流，这需要手术床处于一个中央的位置（图 20.1）。

外科医师站在手术膝关节的一侧（图 20.2）。这意味着手术器械可以被双手使用，而这取决于手术膝关节处于哪一侧。对于右利手的外科医师，对患者的右膝进行手术似乎更容易，因为锯子、锤子和其他设备主要由右手使用。通过 KSS 可反映出更好的膝关节伸展和功能。据报告，右利手外科医师做的右膝与左膝相比，右膝的疼痛评分更好。需要注意的是，当医师用非优势手进行手术时，即使进行创伤较小且风险不大的手术，结果可能较差。或者，一些外科医师更喜欢手术时始终站在患者的一侧，如左膝手术，而医师站在患者右侧（图 20.3）。这有利于术者在手术时用自己的优势手来使用手术器械。

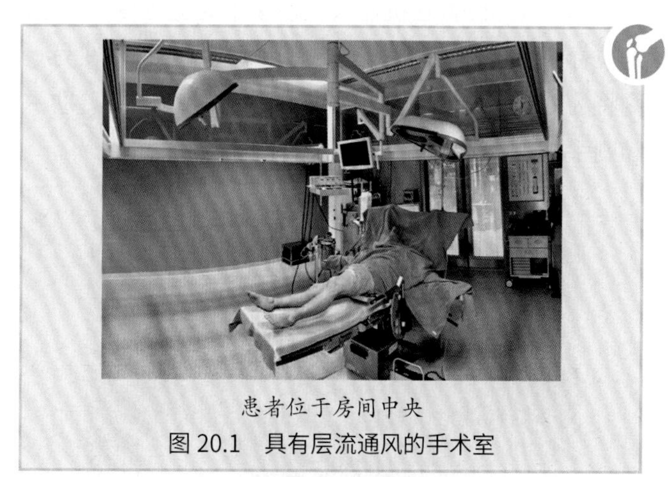

患者位于房间中央

图 20.1　具有层流通风的手术室

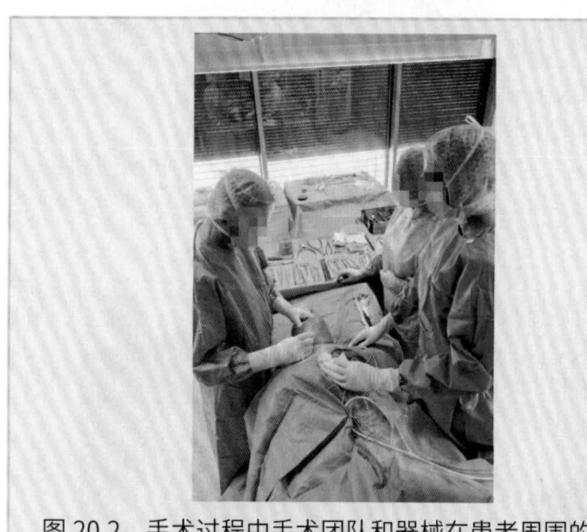

图 20.2　手术过程中手术团队和器械在患者周围的位置

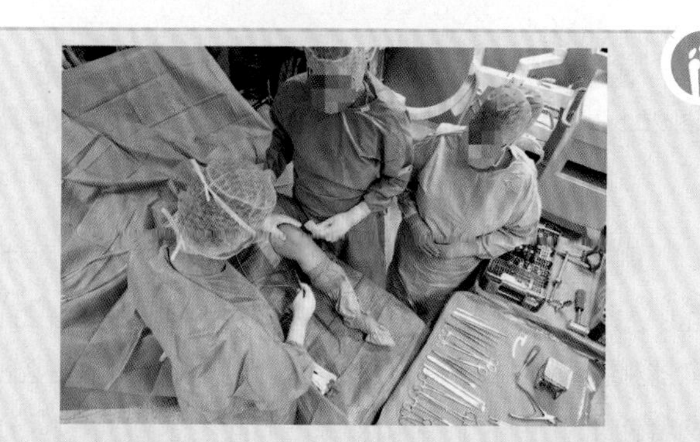

如果外科医师是右撇子，即使在操作左膝手术时，他也会站在患者的右侧

图 20.3　外科医师可以始终站在患者的同一侧

在手术过程中，1 ~ 2 名助手将帮助外科医师，这也取决于手术器械。例如，一种液压腿架允许下肢从完全伸膝至 120° 弯曲间的自由运动而无须任何手动帮助。有关患者在手术台上定位的更多详细信息，详见第 19 章。

如果手术期间只有 1 名助手可用，他可能会站在与外科医师相同或相反的位置（图 20.4，图 20.5）。与外科医师站在同一侧时允许刷手护士与所有器械站在对侧，这种设置在机器人辅助手术时更方便，此时，定位标记不会被台上人员干扰。另外，助手站在另一侧将为外科医师提供更多的空间。这种情况下，助手和刷手护士将同时站在手术台的另一侧。

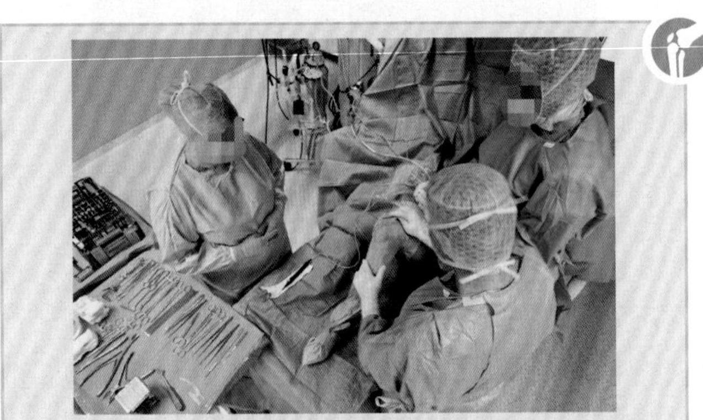

进行计算机辅助手术时使用该位置，使导航系统可以自由接触患者的膝关节

图 20.4 手术助手与外科医师同侧站位，为对面的刷手护士留出空间

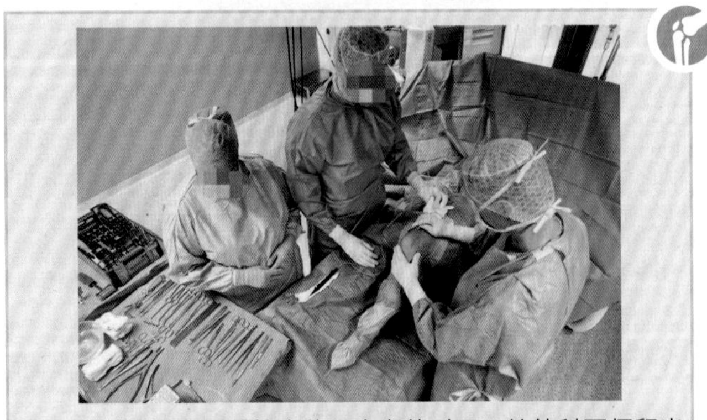

图 20.5 助手和刷手护士位于患者的对面，给外科医师留出更多的移动空间

刷手护士的位置对于外科医师非常重要。手术过程中术者不应被迫在手术台边四处走动或变换位置来拿器械。而且，器械在交给术者时不应有眼神接触。这将使术者专注于手术区域并降低手术期间术者分心的风险（图 20.6）。

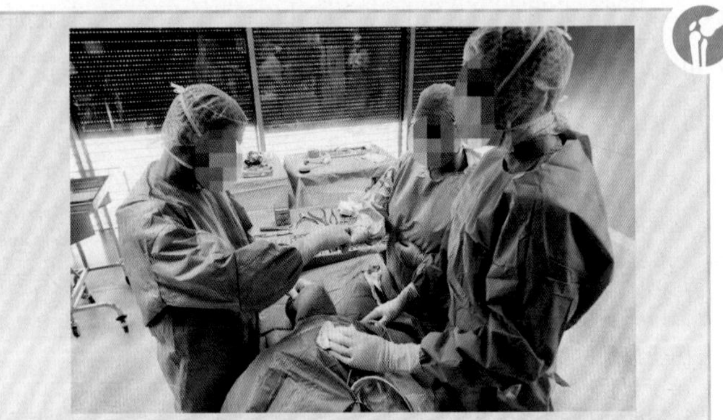

刷手护士应该只在器械台上了解每个器械的确切位置

图 20.6 器械应在没有眼神接触的情况下传递给外科医师并返回给刷手护士

手术室最佳工作流程对于最大限度降低手术过程中任何并发症的风险而言至关重要。患者应在手术器械和膝关节置换术的其他设备放在器械台前进行麻醉。如果所有物品都准备好了，对手术的下肢进行 3 遍消毒并无菌覆盖。

其他仪器，如吸引器和电刀要放在手术台上并完成连接。

当手术室一切准备就绪时，必须进行“手术团队三方核查”。在全球范围内手术安全检查表被广泛使用，以减少错误、保障患者的安全和改善专业沟通。

小结

“手术团队三方核查”是必不可少的，并且可以减少手术过程中出现并发症的风险。因为每个人都会专注于手术。

手术时需要外科医师、麻醉医师、手术室护士三方核查以下信息。

（1）患者姓名。

（2）诊断。

（3）哪个部位的关节及哪侧手术。

（4）人工关节的预计型号。

（5）刷手护士确定所有器械和植入物是能用的。

（6）麻醉医师提供患者的基础疾病信息，相关医疗问题，如过敏、有无起搏器等。

（7）术前由麻醉医师确认是否使用静脉滴注抗生素。

尽管付出了所有努力，手术室中的沟通失败率在以前的报告中仍然很高。失败类型分为 4 种：“场合

（occasion）”指时机不对；“内容（content）”指信息缺失或不准确；“目的（purpose）”指问题没有解决；“观众（audience）”指关键人物被排除在外。据统计，421 件沟通事件中有 129 件被认定为沟通失败。

以下是四种沟通失败发生的频率：

（1）“场合”：45.7%。

（2）“内容”：35.7%。

（3）“目的”：24.0%。

（4）“观众”：20.9%。

在进行专门的课程培训，如指导、互动参与、角色扮演、培训视频和临床场景后，手术室内的沟通交流得到显著改善。此外，使用安全核查表可以改善观点并观察到团队合作和手术室内的团队沟通。

要点回顾

- 全膝关节置换术应在1A级手术室中进行。然而，层流被证明不会降低SSI的风险。手术室的开门次数和流动人数会增加SSI的风险。包括植入物在内的全部器械应该在手术前放在手术室内。术者、助手和护士可选择如何站在手术台周围。一套高度标准化的流程对整台手术工作流程可产生积极影响，并降低并发症的风险。
- 开门次数应尽可能减少。在一些医院，手术室的门在手术过程中和使用敷料包扎切口之前永远不会打开。
- 沟通在所有人之间是非常重要的，包括术者、助手、刷手护士和麻醉医师。

参考文献

扫码查看

第 21 章

全膝关节置换术的疼痛管理

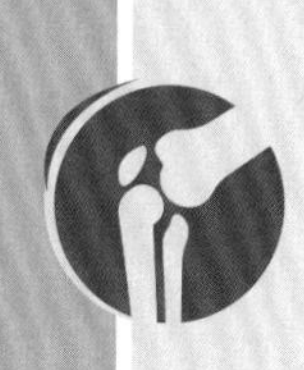

Dimitrios Stergios Evangelopoulos, Sufian S. Ahmad 和 Sandro Kohl

要 点

- 术前康复方案可帮助患者在 TKA 术后有效增加肌肉力量。
- 口服镇痛药物在疼痛管理中仍然很重要，但更常用于辅助治疗，而非唯一的药物。
- 传统的周围神经阻滞能很好地缓解术后疼痛，但也与术后活动差有关。
- 关节周围注射能有效缓解术后疼痛，且效果优于止痛泵自控镇痛（patient-controlled analgesia，PCA）及硬膜外麻醉。
- 持续被动运动（CPM）设备虽然在缓解术后疼痛方面不太有效，但能有效减少术后 6 周内在麻醉下进行僵直松解的比例。
- 冷疗在疼痛管理方面效果可期，并可用于术后辅助镇痛。
- 肌肉神经电刺激和经皮神经电刺激，可能有助于缓解术后疼痛，并具有可忽略的副作用的潜在优势。

21.1 概述

TKA 与严重的术后疼痛相关，可能会影响患者的术后活动，降低参与康复的能力，导致慢性疼痛，从而降低术后患者的满意度。

TKA 围手术期疼痛管理对医师和麻醉医师来说仍然是一个挑战。减轻术后疼痛可以有效提升患者的术后功能，减少住院时间，获得更好的术后满意度。传统的全麻、患者自控镇痛、阿片类药物和硬膜外麻可以有效缓解术后疼痛，但也伴随着诸多副作用和并发症，如术后恶心呕吐（postoperative nausea and vomiting，PONV）、低血压、尿潴留、呼吸抑制、谵妄、感染率增加等。因此，采用多模式疼痛管理的新型疼痛控制形式，在充分缓解术后疼痛的同时，减少了阿片类药物的使用。但关于哪种方式能更好地缓解疼痛，目前仍然存在相互矛盾的证据。

本章的目的是回顾最近的文献，总结目前 TKA 的麻醉和镇痛选择，从而更好地优化患者的预后。

21.2 术前管理

◆ 21.2.1 术前物理治疗

有强有力的证据表明，康复治疗、物理治疗作为 TKA 之前的预备措施，有可能改善结果。Brown 等研究表明，不负重下肢关节运动的预康复练习可以获得持续的运动预期、更大的力量增益和更高的平均身体功能评分。在 Swank 等的研究中，与标准护理相比，预康复组患肢的伸直力矩峰值显著增大。Walls 等也发现，在 TKA 术后 12 周，与对照组（4%/12%）相比，预康复组的股四头肌面积下降明显更少。

> **小结**
>
> 预康复治疗或许能够提升TKA术后早期功能。

◆ 21.2.2 麻醉

围手术期的麻醉和镇痛方式可能影响 SSI、术后恶心呕吐、尿潴留、肠梗阻等不良事件的发生率，以及可能影响患者安全地进行早期康复的能力。如今，越来越多的研究提到“多模式镇痛”的概念。其目的是同时调节几个途径，能更好地控制患者术后疼痛，又能最大限度地减少阿片类药物的过量服用及可能的不良影响。

21.2.2.1 超前镇痛

术前数小时或数天给予患者超前镇痛的目的是防止因切口和手术操作导致外周和中枢神经系统更加敏感，从而减轻患者的术后疼痛。临床上可以通过使用一些特定的药物，达到超前镇痛的目的，如环氧化酶-2（cyclooxygenase-2，COX-2）抑制剂、加巴喷丁、对乙酰氨基酚等。与传统非甾体类抗炎药相比，400 mg/d 的 COX-2 抑制剂可以抑制前列腺素的产生，降低胃溃疡和血小板功能障碍的风险。Lin 等认为围手术期使用 COX-2 抑制剂可减轻患者疼痛（依据 VAS 评分）、增加膝关节活动度、减少阿片类药物使用，同时减少术后 3 天内阿片类药物相关的不良药物反应。

> **小结**
>
> 在TKA术前使用超前镇痛，旨在防止因手术引起外周和中枢神经系统敏化。

21.2.2.2 全麻 *vs.* 腰麻

全身麻醉可能导致围手术期组织内氧浓度降低，以及术后恶心呕吐和谵妄等，而使用外周麻醉就可以避免这些情况。但使用椎管内麻醉，需要相应的麻醉技能，并且也可能出现一些常见的不良反应，如低血压、尿潴留等。此外，椎管内麻醉的失败率约为 4%，失败时仍需要转为全身麻醉。腰麻和硬膜外麻醉的并发症发生率虽然极低（仅为 0.03%），但一旦发生，情况往往都较为严重，包括脊髓和硬膜外血肿、脓肿、马尾综合征和脑膜炎等。Memtsoudis 等在其对比研究中报告了全身麻醉下，肺损伤、肺炎、急性肾功能衰竭风险较高，以及全身麻醉 30 天内的总体死亡率。在 Pugely 等的研究中，接受椎管内麻醉的患者 SSI、输血及整体并发症的发生率显著降低，住院时间也明显缩短。

> **小结**
>
> 最常用的麻醉方法是脊髓麻醉及全身麻醉。

21.2.2.3 周围神经阻滞

膝关节大手术后的周围神经阻滞，通过阻断下肢神经，从而有效减少局部疼痛信号的传导，以及术后的炎症反应。

近年来，针对特定类型的周围神经阻滞（如股神经、坐骨神经和持续性周围神经阻滞）及相关话题，研究者们进行了大量荟萃分析。对膝关节大手术而言，周围神经阻滞为术后镇痛提供了许多益处，它能更好地控制疼痛，减少阿片类药物的使用及相关的不良反应，更早地改善膝关节屈曲功能，并减少术后康复期间的疼痛。同时，周围神经阻滞并不影响非手术腿的运动功能，从而有助于术后早期行走，并在一定程度上缓解患者的心理压力。Xu 等的研究发表在 Cochrane 系统评价数据库中，作者认为外周神经阻滞作为 TKA 全身镇痛的辅助镇痛方法，能够缓解患者在术后静息（0 ~ 72 h）及活动（24 ~ 72 h）时的疼痛。但是，在术后 0 ~ 23 h，依据 VAS 评分结果显示，患者的疼痛水平没有显著差异。

21.2.2.4　周围神经阻滞 *vs.* 鞘内注射吗啡

与全身使用阿片类药物相比，股神经阻滞（femoral nerve blocks，FNBs）的不良反应较少，疼痛控制更佳。但是，患者在术中必须接受额外的操作。除此以外，鞘内注射吗啡（intrathecal morphine，ITM）不仅操作简便，还能提供满意的镇痛效果，但也有可能导致如恶心、呕吐和呼吸抑制等副作用。Li 等对比了鞘内注射吗啡和股神经阻滞两种镇痛方式，在 TKA 术后 6 h、12 h 及 24 h，二者在 VAS 评分和吗啡使用量上未见显著差异。

持续股动脉阻滞因其操作时间长，高感染风险及失败率而广受诟病，也因为这些限制了其在临床的使用。虽然鞘内注射吗啡与术后恶心呕吐的发生率高有关，但剂量研究表明，200 mg 是在疼痛控制效果和副作用最小化之间获得最佳平衡的剂量。对于老年患者，100 mg 吗啡的剂量已被证明更适用于关节置换术后。

小结

股神经阻滞的不良反应较少，疼痛控制更佳。但是，患者在手术中必须接受额外的操作。

◆ 21.2.3　止血带时间

TKA 术中医师使用止血带计划下肢缺血 30 ~ 120 min 是一种惯例，既能提供一个不出血的干净手术视野，也可以有效减少术中失血。长时间应用止血带可能导致局部组织缺血，导致缺血 / 再灌注（ischemia/reperfusion，I/R）损伤，进而引起内皮细胞活化。虽然在骨科手术使用止血带的情况下，内皮细胞激活、固有免疫和血浆级联系统激活在 I/R 损伤中的作用尚未被详尽阐明，但在临床实践中，TKA 术中局部缺血时间延长确实与 I/R 损伤有关。

目前，关于减少止血带时间策略对 TKA 术后结果影响的研究数据有限。Dreyer 等报告了合成代谢信号通路的减少，以及 FOXO、UPR 2 个分解代谢通路的上调。作者认为，TKA 术中使用止血带，可诱导肌肉萎缩的分子成分表达。

Rathod 等在一项关于止血带时间（关节切开到切口闭合 / 骨水泥固化）的对比研究中发现，在 VAS 评分、麻醉药用量、术后在院期间直腿抬高能力、出院时活动度（ROM）、股四头肌等长收缩肌力、健康调查简表 36 条（short from 36 health survey，SF-36）评分及 KSS，术后随访 6 周、3 个月、1 年均无明显差异。同样，Tarwala 等使用关节腔周围“鸡尾酒”注射，报告两组之间的疼痛评分没有差异。另外，Barwell 等在一项对 44 例患者的研究中报告，与早期止血带释放组相比，较晚释放止血带组的患者疼痛评分更高。Rama 等在一项荟萃分析中对比了早期（伤口闭合前以确保止血）和晚期（伤口闭合后）释放止血带的效果，结果显示早期释放组术中和计算的出血量增加（基于血红蛋白差异），但晚期释放组局部并发症的发生率更高。

21.3　术后管理

◆ 21.3.1　口服镇痛药

口服镇痛药在 TKA 患者围手术期疼痛管理中具有显著的作用。曲马多、羟考酮和硫酸吗啡已被证明可有效控制中度至重度术后疼痛。然而，它们有严重的副作用，会影响术后的恢复和康复。另外，抗炎药物通过抑制 COX 和抑制炎症过程发挥作用，已被广泛应用。然而，由于其对前列腺素的非特异性作用，这些药物有严重的副作用，包括胃黏膜损伤和溃疡，阻碍骨愈合，以及在非骨水泥手术中抑制植入物表面的骨长入。

除了非甾体类抗炎药，钙通道配体类药物，如加巴喷丁和普瑞巴林，可能有助于治疗神经性疼痛和术后疼痛。Clarke 等评估了围手术期加巴喷丁的效果，结果显示加巴喷丁组术后 24 h 内吗啡用量显著减少，而两组之间在生理功能或疼痛评分方面没有显著差异。然而，据报告，加巴喷丁可能需要更长的时间才能生效，因此应将其用于与手术相关的慢性疼痛。

小结

口服镇痛药在术后疼痛控制中仍然具有重要作用。它们更常用作辅助药物而非唯一药物。

◆ 21.3.2 关节浸润镇痛

TKA 术后软组织局部浸润镇痛药物被认为能有效控制疼痛，促进加速康复。Andersen 等最初描述的技术要求浸润所有器械操作过的组织，以及彻底的关节内浸泡。根据最初的报告，许多局部用药已被使用，包括类固醇、非甾体类抗炎药、吗啡和硫酸镁。

Gibbs 等在综述中评估了 29 项 TKA 术后局部浸润镇痛的随机试验结果，指出最有效的技术包括对所有暴露组织的全部浸润，包括后关节囊，用高剂量罗哌卡因、肾上腺素和酮咯酸混合。考虑到 Carli 等和 Toftdahl 等的研究结果，作者建议，尽管该技术安全有效，但应作为股神经阻滞的辅助手段，而不是替代股神经阻滞。从这一分析中无法得出关于住院时间长短的明确结论。在 Jimenez-Almonte 的荟萃分析中，作者报告了局部浸润性镇痛和周围神经阻滞在术后 24 h 阿片类药物累积使用和疼痛评分方面没有差异，尽管局部浸润性镇痛在患者预后疗效排名第一的可能性更大。

小结

TKA术后软组织局部浸润镇痛药物被认为能有效控制疼痛，促进加速康复。可以使用许多不同的配方和方法。

◆ 21.3.3 冷冻疗法

在控制 TKA 术后急性并发症的众多技术中，冷疗已被广泛应用，主要原因是其成本低、副作用小。虽然最初的冷疗用具仅由凝胶包和塑料包裹的碎冰制成，但目前第三代的设备已经可以实现由计算机控制的持续冷疗。冷敷的基本原理是下调组织代谢和诱导血管收缩，减少炎症反应和水肿。另外，寒冷的镇痛作用是通过减缓或消除疼痛信号的传递而产生的，在脊髓水平起作用，抑制牵张反射，从而减少肌肉痉挛。

虽然 Bech 等在研究中并未发现持续冷疗存在额外的疗效，但 Morsi 等通过在 6 周内对 30 例患者的两侧膝关节分别进行手术，对比研究一侧持续冷疗，一侧无冷疗条件下患者的疼痛情况，术后 1 ~ 6 天与对照组相比，持续冷疗组的平均 VAS 评分更低。Levy 和 Marmar 在另一项研究中比较了 TKA 术后切口加压冷疗和普通敷料的效果，发现加压冷疗组每 48 h 所需的吗啡用量较少。此外，加压冷疗组在术后第 2 天和第 3 天 VAS 评分更低。Su 等在类似研究中也报告，冷冻治疗不仅减少了术后麻醉药物的使用，而且总体疼痛控制效果好，使满意度有所提高。

小结

冷疗是TKA术后疼痛管理的重要辅助治疗。

◆ 21.3.4 持续被动运动

CPM是指通过一种应用于患者下肢的机动装置，以预设的运动轨迹使患者的膝关节进行持续的屈伸运动。该设备通常在患者术后即可使用，理论上，早期被动屈伸可以防粘连形成，避免关节僵硬，促进早期活动，改善关节活动度，减少水肿，从而有助于减轻术后疼痛。但 Herbold 等报告称，不论患者最初的关节活动度如何，对于单侧 TKA 患者，术后康复中使用 CPM 似乎并不能实现长期改善。同样，Boese 等通过一项随机对照试验表明，以确定 CPM 在 TKA 术后的疗效，并指出 CPM 对 TKA 术后恢复的患者并无益处。Chaudhry 等在 Cochrane 的研究中发现，虽然 CPM 组和对照组间无显著差异，6 周随访的数据显示，CPM 设备有利于减少在麻醉下进行松解的患者比例。

小结

CPM是指通过一种应用于患者下肢的机动装置，以预设的运动轨迹使患者膝关节进行持续的屈伸运动。

◆ 21.3.5　神经肌肉电刺激

神经肌肉电刺激（neuromuscular electrical stimulation，NMES）旨在帮助 TKA 术后即刻加强股四头肌。Stevens-Lapsley 等报告称，与对照组相比，使用 NMES 治疗的患者，腘绳肌和股四头肌的肌力显著提高，爬楼试验、起立 - 行走计时测试及 6 min 步行试验结果更好，主动活动度明显改善。此外，在 1 年的随访中，与单纯物理治疗组相比，NMES 结合物理治疗的患者，股四头肌肌力也相对有所改善。Avramidis 等也报告了类似结果，NMES 治疗的患者在术后 6 周时，在步行速度、美国膝关节协会功能评分（American Knee Society function score）、牛津膝关节评分（OKS）方面均有优势。然而，Petterson 等在研究中发现，渐进抗阻训练结合 NMES 与单独的渐进抗阻训练相比较，疗效无明显差异。Levine 等也得出了类似的结论，TKA 术后患者采用 NMES 和在家无监督的 ROM 训练，与治疗师管理下的物理治疗相比，疗效没有明显差异。

◆ 21.3.6　经皮神经电刺激

经皮神经电刺激（transcutaneous electrical nerve stimulation，TENS）通过激活抑制中枢发挥镇痛作用，从而降低了中枢神经系统的致敏作用。Stabile 和 Mallory 在研究中报告，与单独肌注氢化吗啡相比，TENS 组阿片类药物用量有限。同样，Rakel 等也发现，与“stand-of-care”治疗相比，在术后即刻进行物理治疗时加入 TENS 可显著减少运动疼痛和步速测试时的疼痛。另外，Angulo 和 Colwell 发现接受感觉阈下和感觉阈 TENS 联合 CPM 的患者之间无显著差异。Breit 和 Van der Wall 在研究中也发现，单独使用镇痛泵，即 PCA 的患者与接受 PCA 联合 TENS 的患者在术后疼痛方面未见明显差异。

要点回顾

在本章中，我们回顾了不同的围手术期镇痛方法在TKA中的应用和疗效。预康复疗法显示出良好的效果，TKA术后肌力增加。口服镇痛药在术后疼痛管理中仍占据重要地位，但更多用于辅助治疗而非单独用药。传统的周围神经阻滞能很好地缓解疼痛，但可能会影响术后活动。关节周围注射可有效缓解术后疼痛，且在镇痛方面优于镇痛泵PCA和硬膜外注射。CPM设备虽然在缓解疼痛方面疗效一般，但有利于减少术后需要麻醉下松解的患者比例。冷疗在镇痛方面有很好的效果，可以在术后辅助使用。NMES和TENS可能有助于缓解术后疼痛，并具有可以忽略副作用的潜在优势。而且，它们可以在家中安全使用，对患者而言更为经济实惠和方便。

参考文献

扫码查看

第 22 章

患者的最佳体位

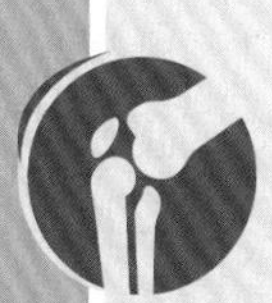

Sebastian Kopf 和 Roland Becker

要 点

- 患者的体位摆放对于手术的成功非常重要。
- 注意患者关键部位，以免压疮。
- 在患者体位摆放过程中，要保证术侧下肢能够自由活动且没有限制。
- 支撑物或支架是必要的，可以使腿能够稳定处于不同的屈曲位置。
- 主刀医师要对体位是否合适进行最终的检查。

22.1 概述

手术台上，患者的最佳体位是指患者处于安全的体位而不会造成任何压疮。理想情况下，所有关节应处于中立位。但要保证手术区域能够充分暴露，在手术期间，因患者体位受到相应的限制，这是不可接受的。

22.2 患者在手术台上的体位

在手术和术中操作（如膝关节屈伸）期间，患者需要在手术台上保持稳定的体位。然而，术侧膝关节需要外科医师能够灵活操作。患者体位不佳可能会导致手术期间难以对患者膝关节手术进行操作，并会增加并发症的风险。每次膝关节手术患者的最佳体位应遵循标准操作步骤（standard operating procedures，SOP）。手术室的每个人也要熟悉患者在手术台上的正确体位。在消毒和无菌铺单开始之前，主刀医师应对患者的体位进行最后检查。

应使用支撑物和衬垫来避免压疮，当外部压力大约超过 32 mmHg，即正常毛细血管充盈压力时，可能会出现压疮。患有糖尿病、血管状态不好、高龄或 BMI 低的患者压疮风险增加，这对于患者而言更为重要。身体所有骨性凸起暴露的区域都需要足够的衬垫保护。压力或关节位置异常可能会发生神经损伤。因此，医师有责任对患者在手术台上的最佳安全体位进行检查。

应注意的方面如下（图 22.1）。

（1）患者在手术台上保持正确的仰卧位。

（2）患者体位要保证膝关节不受限制，并能够最大限度地屈曲。

（3）适当调整支撑物以使腿能够保持在不同的屈曲位置。

（4）下方的足部支撑可以使腿摆放在中立位或轻微屈曲的位置。

22.3 外科医师在手术室的站位

外科医师也必须在手术过程中为自己找到最佳的姿势。舒适的姿势意味着外科医师站着或坐着时不会感到任何疼痛或僵硬，并可以防外科医师手术过程中过早疲劳或分心。手术台在手术过程中可能会发生变化，应将其放置在舒适的高度。膝关节可能处于的伸直或屈曲位置会导致其与外科医师的距离不同，在这种情况下，应对手术台进行调整。

患者在手术台上的体位有不同的选择。全膝关节置换术和单髁置换术时患者保持仰卧位（图 22.1），肩关节外展不应＞ 90°，肘关节屈曲应＜ 90°。前臂应置于中立位或轻微旋后位。该位置摆放可有助于避免支持带压迫肘管，尺神经损伤在这之中最常见，占麻醉期间所有神经损伤的 28%。

在助手的帮助下，大腿的水平侧向支撑和足部支撑将保持膝关节处于屈曲位置（图 22.2）。膝关节可以屈曲或伸展自如（图 22.3）。足部支撑的位置至关重要，因为它决定了膝关节的屈曲程度。全膝关节置换术一般在膝关节屈曲 70° ~ 90° 时进行。随着屈曲度的增加，侧副韧带和肌肉紧张度增加，对周围软组织所需要施加的力也更大。足部支撑可以用硅胶垫（图 22.4）。

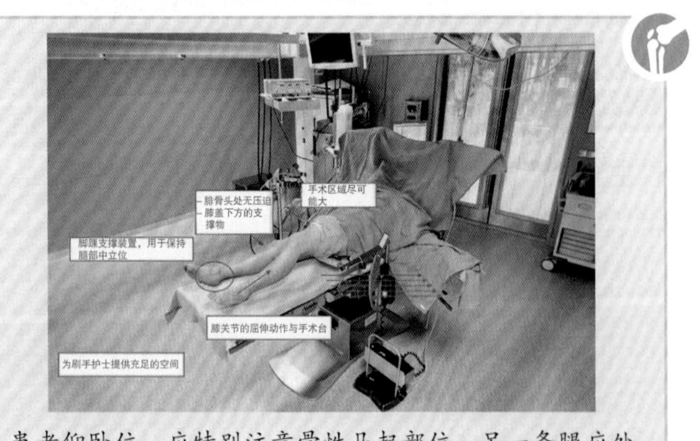

患者仰卧位，应特别注意骨性凸起部位，另一条腿应处于中立位，膝关节下方应有支撑

图 22.1 最佳安全体位

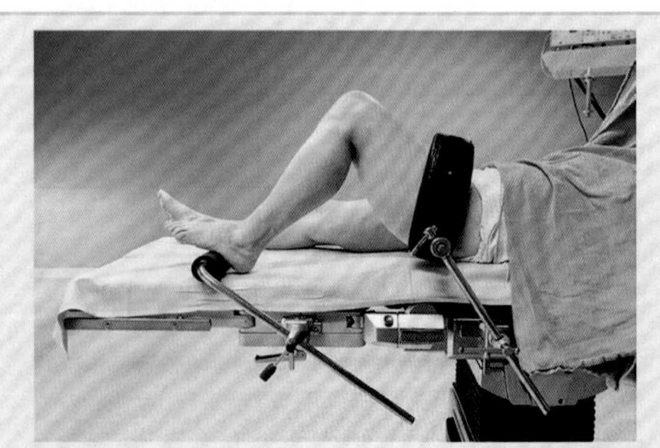

大腿处的支撑将防止髋关节外旋，足部支撑可使膝关节保持在调整后的位置

图 22.2 可以使用大腿和腿部支架进行固定

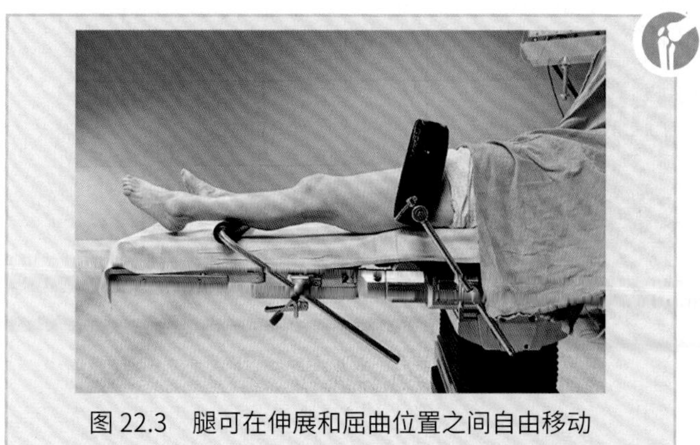

图 22.3　腿可在伸展和屈曲位置之间自由移动

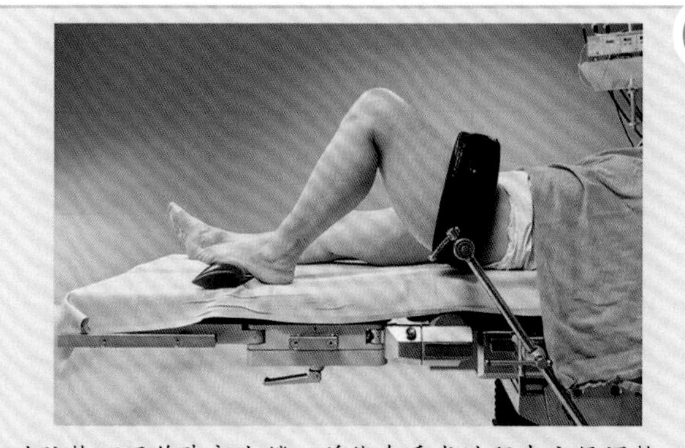

硅胶垫可用作脚部支撑，并能在手术过程中方便调整，这将增加膝关节屈曲程度方面的灵活性

图 22.4　硅胶垫可用作脚部支撑

另一种选择是使用液压腿支架（图 22.5）。腿支架允许膝关节自由屈曲和伸直而无需助手帮助。止血带有助于将大腿正确放置在腿支架上合适的位置，在没有止血带压迫的情况下进行手术，前文已经讨论过静脉压迫可能导致出血增加。

此外，可以将腿放置于悬挂位置，此时膝关节将屈曲 90°，如关节镜检查（图 22.6）。一些外科医师在进行膝单髁置换术时也经常使用该体位，保证膝关节屈曲 90°。由于膝关节悬垂，使得关节能够灵活操作，手术期间膝关节也能够保证自由移动。

如果在手术期间使用止血带，应尽可能将止血带固定在大腿近端，以便膝关节能够暴露充分（图 22.5）。当止血带靠近膝关节固定时，膝关节附近的皮肤切口可能会受到限制，术中进行髌骨外翻也变得更加困难。

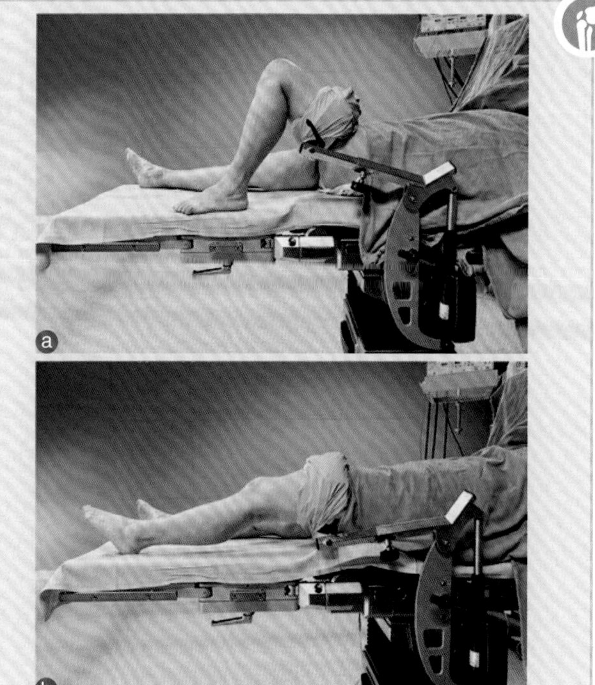

液压腿支架的使用可以在手术过程中让外科医师节省助手；膝关节可以屈曲到任何位置，且能保证固定良好而无需助手进行辅助

图 22.5　液压腿支架

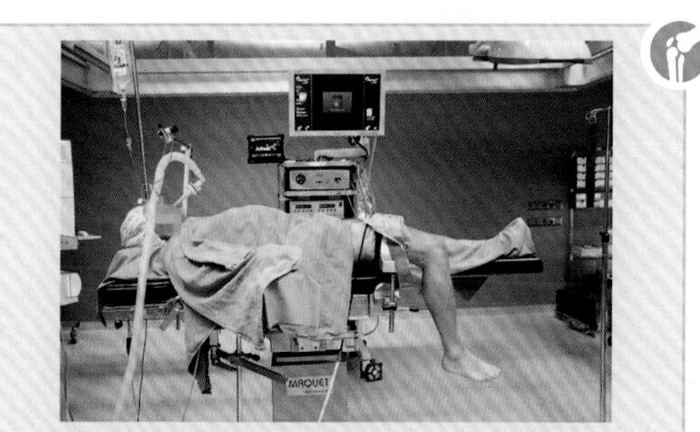

在膝单髁置换术中，这种体位能够保证术野清晰

图 22.6　将膝关节置于弯曲 90°的悬挂位置

要点回顾

- 患者在手术台上的位置需要主刀医师进行最后检查，因为这是主刀医师的责任。
- 应该对暴露的骨性凸起区域进行足够的衬垫保护。
- 对侧腿应保持在中立位置。

参考文献

扫码查看

第 23 章

使用止血带的利与弊

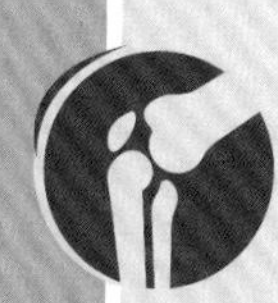

Bruno Violante, Maria Chiara Meloni 和 Russalka W. Hoedemaeker

要 点

- 止血带是一种可用于在一段时间内收缩和压迫肢体，以控制静脉和动脉循环的装置。压力沿圆周方向施加在四肢的皮肤和皮下组织上，导致血管暂时闭塞。
- 气压止血带已广泛应用于全膝关节置换术（TKA）中，以减少术中失血，改善手术视野，提高手术精准度，并节省时间。
- 使用止血带的潜在益处必须始终与其风险和可能的并发症相权衡。
- 报告的并发症大多与压力有关，但也可因止血带使用时间过长而发生。典型的轻度并发症包括皮肤起疱、皮下脂肪坏死、伤口血肿增加导致持续的伤口渗出，以及随之而来的感染风险的增加、过度肿胀、僵硬和肢体疼痛。
- 主要并发症是由压迫性神经失用介导或调节的神经麻痹、血管损伤、肌肉损伤伴肌力恢复延迟和深静脉血栓形成（deep vein thrombo sis，DVT）。更严重的并发症包括肺栓塞（PE）、急性肺水肿或心脏骤停。
- DVT、PE、急性肺水肿和心脏骤停非常罕见，但具有灾难性的后果。
- 因长时间缺血引起的“止血带后综合征”，其特征为肢体僵硬、肿胀和肌无力。
- 止血带使用时间延长也会影响术后的功能恢复，并对患者的活动范围、临床结果和满意度产生负面影响。

23.1 概述

止血带是一种可用于在一段时间内收缩和压迫肢体以控制静脉和动脉循环的装置。压力沿圆周方向施加在四肢的皮肤和皮下组织上，导致血管暂时闭塞。

近一个世纪以来，气压止血带已广泛应用于TKA术中，以减少术中失血，改善手术视野，提高手术精准度，并节省时间。

小结

止血带是一种可用于在一段时间内收缩和压迫肢体以控制静脉和动脉循环的装置。气压止血带广泛用于TKA中，以减少术中失血并改善手术视野。

◆ 历史演变

罗马帝国时期的医师 Archigesius Heliodose 是第一个描述了在截肢过程中使用由青铜制成的紧布带和窄带的人（图 23.1）。

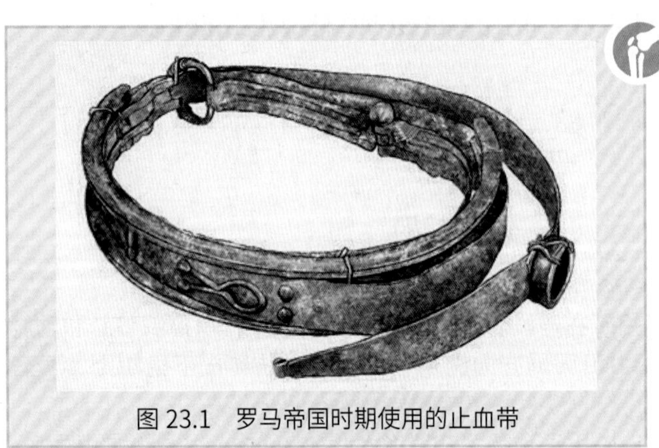
图 23.1　罗马帝国时期使用的止血带

1718 年，法国外科医师 Jean Louis Petit 发明了螺旋止血带，这是一种复杂的机械装置，带有齿轮和有手柄的螺纹轴，用于阻塞手术部位的血流。由此螺钉装置衍生出“止血带”（来自法语 *tourner*-to turn，图 23.2）一词。

1873 年，Friedrich von Esmarch 发明了一种橡皮筋，该橡皮筋缠绕在肢体末端，用于对肢体进行驱血，最后将其绑在近端，以便于在肢体远端行无血的手术（图 23.3）。

1904 年，Harvey Cushing 因担心神经麻痹的高发病率而发明了气压止血带。他的改进和他之后的其他改进造就了现代的 Conn 或 Kidde 气压止血带（图 23.4）。

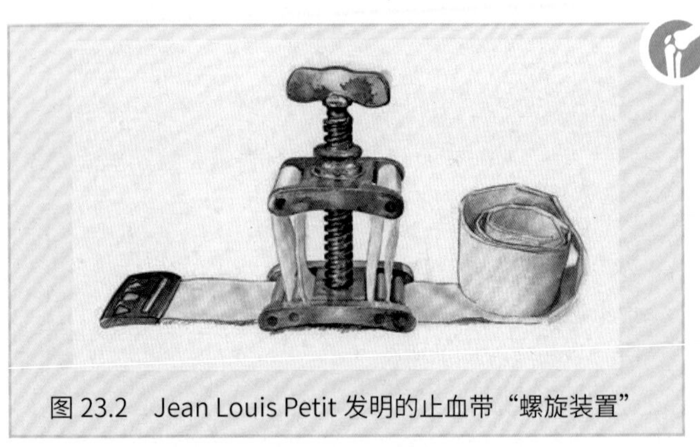
图 23.2　Jean Louis Petit 发明的止血带“螺旋装置”

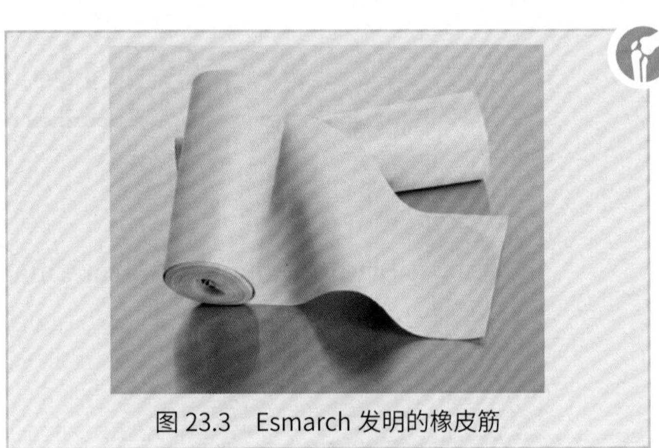
图 23.3　Esmarch 发明的橡皮筋

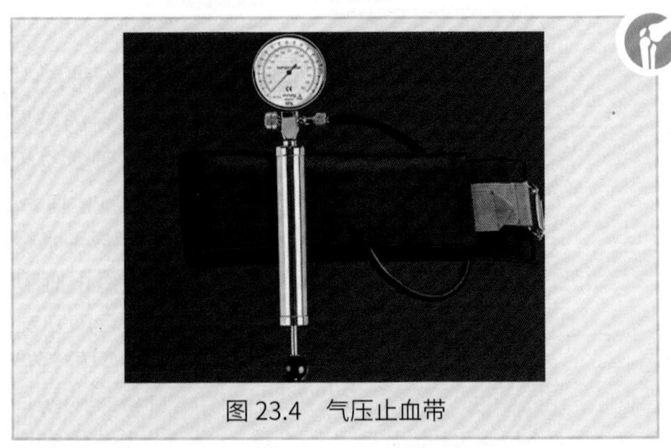
图 23.4　气压止血带

20 世纪 80 年代初，James McEwen 发明了现代电子止血带系统（也称计算机止血带或微处理器控制止血带，图 23.5）。

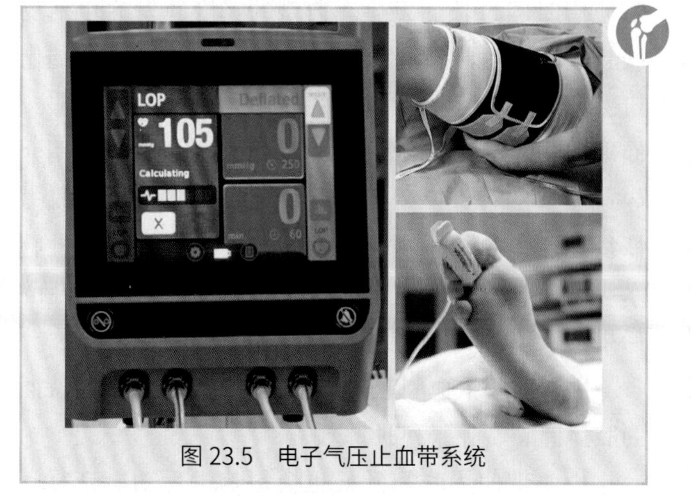

图 23.5　电子气压止血带系统

23.2 全膝关节置换术中使用的止血带特点

TKA 最常用的止血带是单气囊充气止血带。这种气压止血带使用充气袖带来收缩血流，并且可以控制施加在肢体上的袖带压力。

现代气压止血带有 7 个基本部件，如图 23.6 所示。

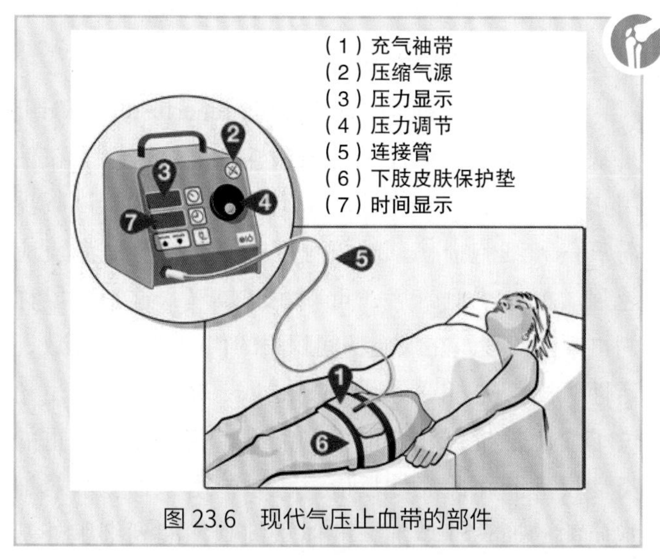

图 23.6　现代气压止血带的部件

有许多不同的袖带设计可供选择。止血带袖带的最佳适配和尺寸应根据患者肢体的大小和形状，以及手术操作的具体要求进行个性化的选择。

为了减少对皮肤和皮下软组织的损伤，建议使用不同形状的肢体保护袖套。

另一个重要问题是需要确定止血带肢体闭塞压力（limb occlusion pressure，LOP）。LOP 定义为阻断袖带远端肢体血流的最低压力。LOP 与袖带宽度和肢体周长之比成反比。因此，对于给定的肢体周长，袖带越窄，阻断血流所需的压力就越高。

23.3 袖带压力和持续时间

通常来说，骨科医师使用固定的充气压力（如大腿为 280 ~ 300 mmHg）或高于收缩压的固定压力（如大腿为 100 ~ 150 mmHg）。这一概念虽然被广泛应用，但未考虑年龄、收缩压、动脉粥样硬化和肢体周长等因素。

用于阻塞袖带远端肢体血流的最低压力被定义为 LOP。LOP 取决于收缩压（systolic blood pressure，SBP）、肢体周长和体型（肥胖和肌肉营养不良），可能因患者而异。

> **小结**
>
> 安全的止血带充气时间在很大程度上取决于患者的解剖结构、年龄、身体状况，以及肢体的血管供应。普遍认为，对于相当健康的成年人来说，在TKA术中90 min充气时间被认为是安全的。

止血带内置了一个自动体积描记系统，它可以在手术开始约 30 秒内测量 LOP。考虑到生理差异，在安全界限内可额外增加一些压力。据研发人员 McEwen 称，对于＜ 130 mmHg 的 LOP，可增加的安全界限是 40 mmHg；对于 130 ~ 190 mmHg，可增加的安全界限是 60 mmHg；对于＞ 190 mmHg，可增加的安全界限是 80 mmHg。

实际上，安全的止血带充气时间在很大程度上取决于患者的解剖结构、年龄、身体状况，以及肢体的血管供应。普遍认为，对于相当健康的成年人来说，在 TKA 手术中 90 min 充气时间被认为是安全的。

松开止血带一段时间，然后重新充气，即所谓的“停机”技术，可将代谢废物从肢体中清除，并用含氧血滋养组织。在此期间，将肢体抬高 60°，以促进静脉回流，并使用无菌敷料对切口施加稳定的压力。组织氧合期首次应持续 10 ~ 15 min，随后应持续 15 ~ 20 min。为继续手术，在对袖带重新充气前，要对肢体重新驱血。对于给氧间隔的次数，没有一致的安全限度。

然而，很明显，随着止血带时间的增加和止血带压力的增加，并发症也会增加。因此，将袖带压力和止血带的使用时间保持在最低水平非常重要。

◆ 骨水泥固定

在 TKA 中，假体骨水泥固定期间止血带的使用仍然存在争议。众所周知，血液和脂肪会对骨水泥与假体和（或）骨界面的黏合产生负面影响。在 TKA 骨水泥固定期间使用止血带可增加骨水泥在骨小梁的渗透，从而提高假体的初始稳定性。

> **小结**
>
> 骨水泥固定期间止血带的使用没有达成共识，对文献的分析也没有一个指南。通常在骨水泥固定过程中使用止血带。

在最近的一项荟萃分析中指出，没有足够的高质量随机对照试验来确定在 TKA 使用止血带的潜在益处。潜在益处包括减少术中失血、改善手术视野、增加骨水泥渗透。在 Alcelik 等的另一项随机对照试验的系统综述和荟萃分析中，纳入了 19 项研究。作者强调，在 TKA 使用止血带的主要原因是为了获得更好的骨水泥黏固，理论上，这应该会导致更长的假体在位时间。他们的结论是，在任何研究中均没有关于假体生存率的数据，所以这个假设无法得到验证。他们发现止血带组中输血的需要更少，两组轻度并发症的发生率都很高。

Pfitzner 等研究了 90 例 TKA 患者，按照在骨水泥固定时是否使用止血带，分为两组。他们发现止血带组的骨水泥渗透方面有统计学上的显著差异。还发现增加骨水泥袖套厚度可以增加假体的稳定性和生存率。相反，他们发现止血带的使用会导致总失血量的增加和术后疼痛的增加。

而 Vertullo 等在一项单盲随机试验中发现，在骨水泥固定过程中使用止血带并不会导致胫骨骨水泥渗透得更深。Ledin 等也证实了这一点，他们发现两组在 2 年后的假体位移方面没有差异。

目前使用止血带似乎更多的是个人偏好，而非循证医学证据。

23.4 可能与止血带使用相关的并发症

应个性化地考虑使用止血带的潜在益处和风险。

报告的并发症大多与压力有关，但也可因止血带使用时间过长而发生。典型的轻度并发症包括皮肤起疱、皮下脂肪坏死、伤口血肿增加导致持续的伤口引流，以及随之而来的感染风险增加、过度肿胀、僵硬和肢体疼痛。主要并发症是由压迫性神经失用介导或调节的神经麻痹、血管损伤、肌肉损伤伴肌力恢复延迟和 DVT。更严重的并发症包括 PE、急性肺水肿或心搏骤停，它们是非常罕见但具有灾难性的后果。

因长时间缺血引起的“止血带后综合征”的特征为肢体僵硬、肿胀和肌无力。

止血带使用时间延长也会影响术后功能恢复，并对患者的活动范围、临床结果和满意度产生负面影响。

> **小结**
>
> 与使用止血带相关的典型并发症有缺血再灌注损伤、肌肉酸痛或损伤、神经损伤和 DVT。

◆ 23.4.1 缺血再灌注损伤

缺血再灌注损伤（ischaemia reperfusion，IRI）是缺血和随后再灌注的综合效应（图 23.7）。在使用止血带导致的缺血期间，细胞代谢下调，以减少需氧量和细胞损伤。缺氧程度越高，细胞应激反应越强。松开止血带后，重新注满氧气，这一阶段称为再灌注阶段。在缺血期间积累的代谢产物被释放，活性氧簇（reactive oxygen species，ROS）的产生超过了内源性抗氧化剂的中和能力，这会导致严重的炎性反应。在此炎性反应过程中，由于细胞膜对细胞质酶的通透性增加，液体从细胞渗漏到细胞外基质中。此外，再灌注还可能导致继发性细胞损伤、细胞内稳态紊乱、脂质过氧化、膜解体和 DNA 损伤，以及内皮细胞、实质细胞和免疫细胞的凋亡和坏死。

从组织学角度看，在止血带充气后 30 ~ 60 min 时会出现肌肉损伤，并伴有进行性缺氧和酸中毒（pH 值、PO_2 降低，PCO_2、K^+ 和乳酸升高）。

◆ 23.4.2 肌肉损伤

使用止血带导致骨骼肌损伤的依据有很多。四肢骨骼肌对缺血性变化非常敏感。

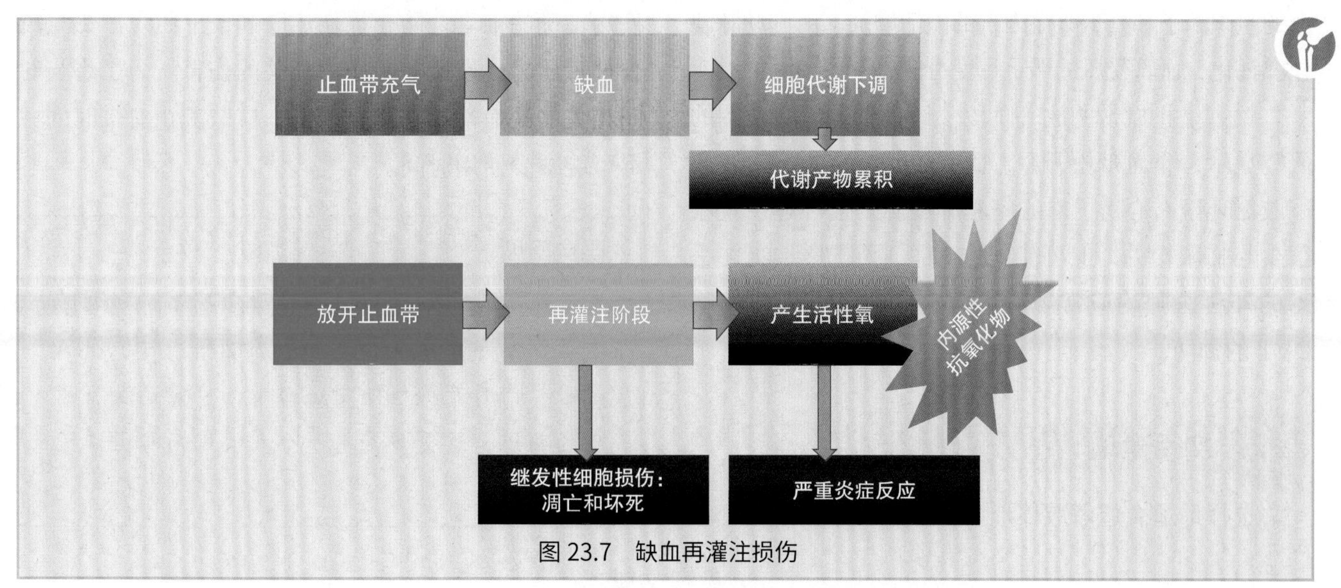

图 23.7　缺血再灌注损伤

Ejaz 等使用微透析技术研究了 TKA 期间使用或不使用止血带时骨骼肌的体内代谢变化。他们发现两组之间检测到的所有代谢产物存在显著差异。与基线相比，止血带导致的缺血致葡萄糖和丙酮酸水平分别下降至 54% 和 60%。此外，还观察到乳酸累积至 116%，甘油累积至 190%。而非止血带组代谢变化不太明显，在 TKA 术后 60 min 内恢复正常。

Huda 等发现止血带引起的骨骼肌损伤导致血浆中一些细胞因子水平升高，包括 IL-6 等。使用止血带造成肌肉损伤时，血清肌酸激酶浓度也会相应升高。

Dreyer 等利用 MRI 测量股四头肌体积，发现 TKA 术后患者的肌肉体积减少了 14%。推测肌肉萎缩不仅是术后行走能力下降所致，还与代谢反应和炎性反应有关。

在一项 Ⅰ 级证据等级的研究中，Dennis 等发现，使用止血带行 TKA 手术的患者在术后的前 3 个月内股四头肌肌力有所降低。

此外，在非常罕见的病例中，横纹肌溶解症被描述为止血带应用后长时间缺血的并发症。横纹肌溶解症的临床表现为发热、心动过速、疼痛、压痛和尿色发黑。

◆ 23.4.3　神经损伤

与止血带应用相关的神经损伤包括从感觉异常到瘫痪，发病率为 0.01% ~ 0.02%。组织学、肌电图（electromyography，EMG）和神经传导速度（nerve conduction velocity，NCV）等研究已证实了止血带使用导致的神经损伤。TKA 术中止血带使用 120 min 与神经损伤风险的增加相关。神经损伤通常发生在袖带的近端和远端边缘，此处剪切应力最大。

与使用气压止血带相关的周围神经病是由于压迫和缺血引起的，这会导致感觉和运动神经传导减慢或中断。

在最初的 2 ~ 3 h，压迫起着更重要的作用。之后可能会发生不可逆的结构变化，神经的直接损伤是压迫作用引起的，主要局限于袖带正下方。

然而，缺血虽然也会影响神经，但对肌肉的影响更大。早期常局限于闭塞区域，而止血带使用 4 h 后也会向远端扩散。

McEwen 认为止血带麻痹可能是压力过大或不足引起的，但后者被认为更危险，会导致被动充血，并可能导致不可逆的功能丧失。皮肤松弛的患者（如老年人），或四肢锥形皮下组织多的患者，由于袖带不合适而产生的机械剪切力，会导致神经和组织损伤。剪切应力最常发生在袖带的近端边缘。通过选择合适的袖带（适合肢体锥度）和一个匹配的肢体保护套，可以降低与剪切相关的损伤风险。

◆ 23.4.4　深静脉血栓和肺栓塞

血栓栓塞症是 TKA 术后最常见的并发症之一。报告的 TKA 术后 DVT 的发生率为 40% ~ 84%，PE 的发生率为 0.5% ~ 1.8%。

使用止血带的患者中，临床血栓栓塞事件的发生率高于未使用止血带的患者。止血带的使用可导致静脉淤滞、血管压迫和内皮损伤，并伴有继发于远端肢体缺血的组织因子和其他凝血因子的激活增加。由于动脉硬化和钙化，血管受压的严重程度可能是不可预测的。

关键是止血带的放气阶段。经食管超声心动图的研究显示，止血带松开后，回声物质像喷水管一样从下肢循环至右心房、右心室和肺动脉。这种超声现象很少与临床相关，但可能导致 PE。所有进行 TKA 手术的外科医师均应常规对患者进行术后机械和药物 DVT 的预防。

23.5 实用建议

选择最适合患者肢体形状和大小的止血带袖套。使用正确的袖套，防止损伤皮肤和皮下组织。尽量减少袖带压力，以避免与压力相关的伤害。为了将与时间相关的缺血性损伤降至最低，应监测止血带时间并尽可能减少使用时间。

要点回顾

气压止血带在TKA术中应用广泛。它有助于减少术中出血量和改善手术视野。对于TKA是否、何时及如何使用止血带，目前还没有明确的共识，这更多是基于个人偏好而非循证医学证据。

参考文献

扫码查看

第 24 章

全膝关节置换术使用氨甲环酸的利与弊

Dimitrios Stergios Evangelopoulos, Sufian S. Ahmad, Sandro Kohl 和 Artur Kröll

要 点

- 氨甲环酸（TXA）在 TKA 手术中的应用非常普遍。
- 使用 TXA 可显著减少失血。
- TXA 给药（静脉注射和局部注射）的效果没有差异。

24.1 背景

围手术期出血被认为是 TKA 的主要并发症。围手术期平均失血量为 800 ~ 1800 mL，10% ~ 38% 的患者需要输异体血。严重的局部血肿可能会导致疼痛和肿胀的增加。持续的康复延迟可能会对术后结果产生持久的负面影响。此外，同种异体输血（与许多可能的并发症有关，如过敏反应、移植物抗宿主反应、静脉液体超载和传染病传播）可能是必要的，以补偿失血。

> **小结**
>
> 围手术期出血被认为是TKA的主要并发症。围手术期平均失血量为800 ~ 1800 mL，10% ~ 38%的患者需要输血。

外科创伤导致纤溶系统的激活，持续的纤溶亢进被认为是出血的主要原因。虽然气压止血带可以暂时防止术中失血，但在手术结束时止血带的松开会迫使纤维蛋白进一步溶解。

为了对抗纤溶亢进的副作用，不同的抗纤溶药物（如抑肽酶、氨基己酸、TXA）被使用。其中 TXA 是最有效、最安全的选择。自 1962 年 Ukato Okamoto 发现以来，已在多个临床学科（如妇科、口腔科、泌尿外科和骨科）中立足。

24.2 基础药代动力学

作为氨基酸的合成类似物，赖氨酸 TXA 可与纤溶酶原上的赖氨酸受体可逆结合（图 24.1）。因此，它通过阻断纤溶酶原的蛋白水解活性发挥竞争性纤溶酶原抑制剂的作用。高剂量时，它对纤溶酶有非竞争性抑制作用。其体外抗纤溶作用大约是其前体药物 ε - 氨基己酸的 8 ~ 10 倍。

> **小结**
>
> TXA是赖氨酸的合成类似物，与纤溶酶原上的赖氨酸受体可逆结合。因此，它通过阻断纤溶酶原的蛋白水解活性而起到竞争性抑制剂的作用。高剂量时对纤溶酶有非竞争性抑制作用。

口服 2 h、肌注 30 min、静脉给药 5 ~ 15 min 时血药浓度均达到最高。给药后抗纤溶药物浓度在血清中可达 7 ~ 8 h；在不同组织中可达 17 h。在关节液中的生物半衰期约为 3 h。通过肾脏途径消除，该药物的肾脏清除率与血浆清除率相当。给药 24 h 后，90% 的 TXA 通过尿液排出。

24.3 给药方式

在临床实践中有大量的静脉、局部和口服给药途径。

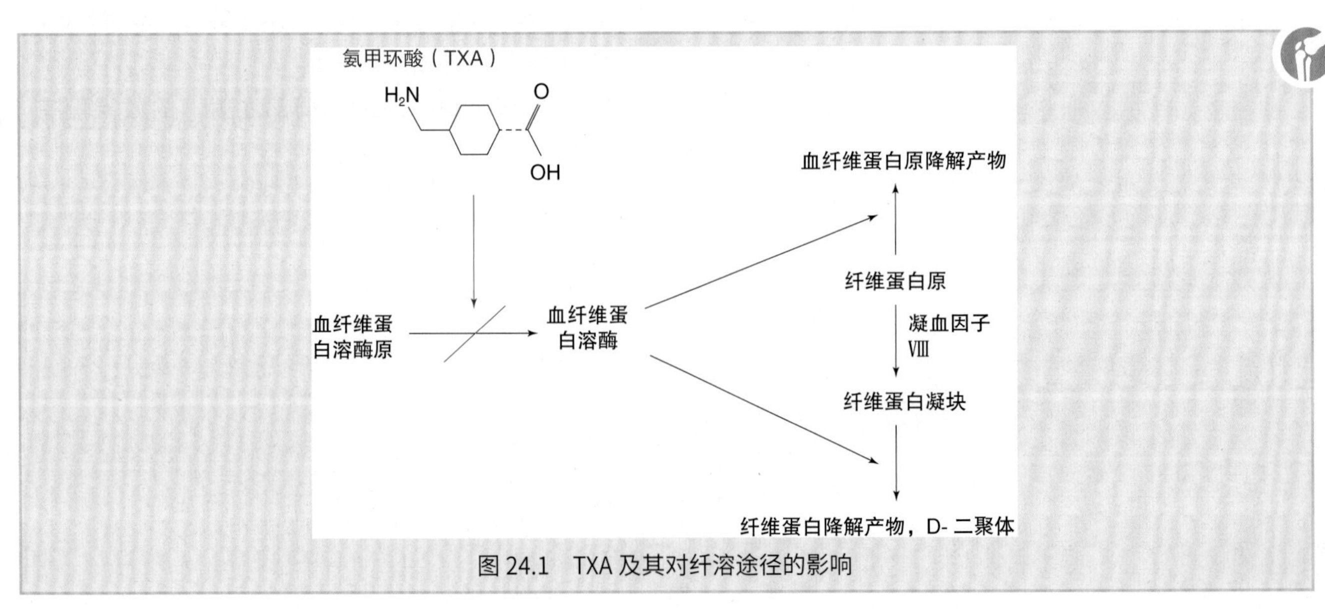

图 24.1 TXA 及其对纤溶途径的影响

> **小结**
> TXA可以通过静脉、局部或口服给药。

◆ 24.3.1　静脉给药

24.3.1.1　大剂量单次方案

大多数学者建议标准剂量为 1 g（500 mg ~ 3 g），其他学者建议体重适应剂量为 10 ~ 20 mg/kg。然而，体重适应剂量的单次大剂量给药不能显示出优于标准化的 1 g 剂量。

在目前的文献中，药物给药的推荐时间差异很大。最常见的是，第一次注射是在术前或术中（如果使用止血带，在止血带充气之前）。术后单独应用 TXA 治疗失血的疗效较差。

临床上也有 6 ~ 8 h 间隔的单次注射，以及 2 次和 3 次注射方案。

24.3.1.2　连续给药方案

建议的方案因笔者而异。剂量从 20 h 的 2 mg/（kg·h）到 3 h 的 10 mg/（kg·h）。建议的方案似乎是有效的，但没有一个方案能证实优于另一个方案。

◆ 24.3.2　局部给药

静脉给药最初被怀疑与高危患者血栓栓塞事件的风险增加有关。为此，本文介绍局部应用的方法，目的是有效地减少失血，同时最大限度地减少药物的全身副作用。

24.3.2.1　关节内给药方案

TXA 可直接在关节内给药。关节切开或伤口闭合后进行关节内注射是一种选择。经关节内引流逆行灌注，是否引流夹闭，是另一种方法。建议剂量范围是将 250 ~ 3000 mg 的 TXA 稀释在 75 ~ 250 mL 的生理盐水中。

24.3.2.2　局部冲洗方案

在假体植入后，通常在止血带放气前，可用相同的溶液冲洗手术部位。局部冲洗液留在原位至少 2 min，以便药物可以适当地发挥其作用。

◆ 24.3.3　口服 TXA

口服 TXA 已广泛应用于其他医学学科。最近，这种给药方式也进入了骨科手术。单剂量和多剂量方案在降低失血量、血红蛋白下降和输血率方面是成功的。推荐剂量从 500 mg 到 1000 mg 不等，最多每天 4 次。

◆ 24.3.4　联合多途径给药

最近，为了进一步减少术后出血，有文献提出了静脉和局部 / 口服联合给药的方法。

虽然目前的文献并不怀疑 TXA 在降低术后出血风险方面的有效性，但对于确定更好的给药方案，还没有明确的共识。由于患者的个体差异和治疗方案的多样性，样本量不足，报告的结果相互矛盾。

24.4　有效性

大量的 1 级证据研究证实了 TXA 在减少术后出血方面的疗效（表 24.1）。测量参数通常包括术中失血量、引流量、术后血红蛋白下降水平和异体输血的需要。

静脉、局部和口服给药方法已被证明是有效的。系统评价并不支持一种方法比另一种方法更优越。最近的随机试验表明，多剂量静脉滴注联合局部应用可能优于单一方法。然而，到目前为止荟萃分析数据还不能清楚地支持这一假设。高剂量浓度的治疗方案比低剂量的治疗方案更有效。

表 24.1　关于 TXA 在 TKA 中疗效的随机对照试验和前瞻性队列研究的系统评价和荟萃分析汇总

作者	给药方案	结果
Altria S et al.（2011）	静脉、局部、口服	出血量平均减少：591 mL（95% *CI*：536 ~ 647 mL；$P < 0.001$） 输血风险率降低：2.56（95% *CI*：2.1 ~ 3.1；$P < 0.001$）
Alshryda S et al.（2014）	局部	输血风险率降低：4.51（95% *CI*：3.1 ~ 6.7；$P < 0.001$）
Kim T et al.（2014）	静脉、局部	出血量减少范围：191 ~ 942 mL（14% ~ 64%） 引流量减少范围：65 ~ 785 mL（8% ~ 66%） 血红蛋白下降范围：0.4 ~ 2.8 g/dL（12% ~ 70%） 静脉和局部用药结果相反，输血率差异较大
Panteli M et al.（2013）	局部	出血量平均减少：220 mL（95% *CI*：160 ~ 279 mL；$P < 0.000\,01$） 血红蛋白下降：0.94 g/dL（95% *CI*：0.65 ~ 1.24 g/dL；$P < 0.000\,01$） 输血风险率降低：0.47（95% *CI*：0.26 ~ 0.84；$P = 0.01$）

续表

作者	给药方案	结果
Shemshaki H et al.（2015）	静脉、局部	出血量平均减少（静脉）：392.7 mL（95% *CI*：257.3 ~ 528.1 mL；$P < 0.001$） 出血量平均减少（局部）：282.4 mL（95% *CI*：9.9 ~ 574.7 mL；$P < 0.001$） 输血风险率降低（静脉）：0.44（95% *CI*：0.33 ~ 0.59；$P < 0.001$） 输血风险率降低（局部）：0.27（95% *CI*：0.16 ~ 0.45；$P < 0.001$） 静脉和局部给药无差异（总失血量 $P = 0.50$；输血风险率 $P = 0.30$）
Wang H et al.（2014）	静脉、局部	出血量平均减少：14.4 mL（95% *CI*：63.3 ~ 92.0 mL） 血红蛋白下降：0.43 g/dL（95% *CI*：0.25 ~ 1.11 g/dL） 引流量平均减少：21.9 mL（95% *CI*：85.0 ~ 128.8 mL） 输血风险率降低：1.02（95% *CI*：0.7 ~ 1.9）
Wu Q et al.（2015）	静脉、局部	出血量平均减少（静脉）：1.01 mL（95% *CI*：0.60 ~ 1.43；$P = 0$） 出血量平均减少（局部）：0.86 mL（95% *CI*：0.59 ~ 1.14；$P = 0$） 术中失血量没有减少 血红蛋白下降（静脉）：0.85 g/dL（95% *CI*：0.44 ~ 1.26 g/dL；$P = 0$） 血红蛋白下降（局部）：0.65 g/dL（95% *CI*：0.35 ~ 0.96 g/dL；$P = 0$）
Yue C et al.（2015）	局部	出血量平均减少：280.65 mL（95% *CI*：184.8 ~ 376.4；$P < 0.000\,01$） 引流量平均减少：194.6 mL（95% *CI*：73.3 ~ 315.9；$P < 0.002$） 输血风险率降低：0.26（95% *CI*：0.19 ~ 0.37；$P < 0.000\,01$） 高浓度方案（出血量平均减少 335 mL，输血风险率为 0.23）优于低浓度方案（出血量平均减少分别为 213.5 mL，输血风险率为 0.37）
Zhang L et al.（2012）	静脉	出血量平均减少：487 mL（95% *CI*：344 ~ 629 mL） 输血风险率降低：0.4（$P < 0.000\,01$）
Zhang L et al.（2017）	静脉、口服	对比结果包括血红蛋白平均下降（$P = 0.88$），总血红蛋白下降（$P = 0.57$），总失血量（$P = 0.42$），输血率（$P = 0.16$），并发症（$P = 0.61$）和住院时间（$P = 1.00$）

24.5 血栓栓塞性疾病的风险

理论上，抗纤溶药物可导致血管内血栓形成。静脉血栓栓塞性疾病（venous thromboembolic disease，VTE）的并发症一直是当前文献和临床实践中的一个主要问题。

FDA 提出了应用 TXA 禁忌证的 4 种情况（表 24.2）。令人惊讶的是，VTE 的病史并不在其中。文献记载了 TXA 治疗下的动静脉血栓形成和血栓栓塞的单一事件。然而，FDA 只指出高危患者 VTE 复发风险增加的可能性。没有明确的建议反对在这类患者中使用 TXA。还提供了一些需要医师特别关注的其他情况（表 24.3）。

TXA 在健康患者中的促血栓形成作用已被彻底驳斥。它的使用是安全的，独立于其给药方式。通过常见的术后化学药物预防（如阿司匹林、华法林、低分子肝素和Ⅹa 因子抑制剂）可以很好地补偿 VTE 的风险。一些学者甚至讨论了这些药物因具有抗炎特性而可能产生的继发性抗血栓作用。

表 24.2 FDA 规定的 TXA（Cyklokapron®）的使用禁忌

使用禁忌	详细描述
获得性色觉缺陷	色觉突然中断表明药物中毒
陈旧性蛛网膜下腔出血	有脑水肿和脑梗死的报告
新鲜血栓形成	血栓周围凝血过程的破坏
已知的过敏反应	

表 24.3 FDA 提供的 TXA（Cyklokapron®）在潜在相关合并症患者中使用的警告

具体情形	详细描述
肾衰竭	药物积累（需要剂量适应）
上尿路出血	输尿管梗阻
既往有 VTE	可能增加血栓复发的风险
Ⅸ因子复合物或抗凝药物拮抗剂治疗	增加血栓栓塞性疾病的风险
弥漫性血管内凝血（disseminated intravascular coagulopathy，DIC）	进一步破坏血栓形成和纤溶平衡（需要有经验的医师严格监督）
眩晕	驾驶或控制机械的能力下降

高危患者静脉应用 TXA 后 VTE 复发的风险仍然是一个有争议的主题。直到最近，高风险患者被明确排除在调查药物安全性的随机试验之外。因此，该患者群体中的 1 级证据目前无法获得。然而，最近的回顾性研究无法支持高危患者静脉血栓栓塞的发生率增加这一普遍观点。

参考文献

扫码查看

第 25 章

全膝关节置换术的标准手术入路

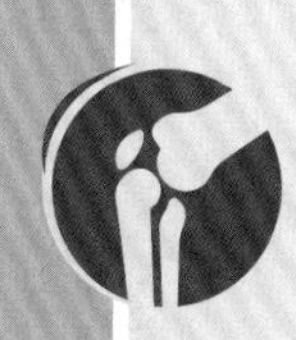

G. Mattiassich 和 J. Hochreiter

要 点

- 手术计划和膝关节手术入路对于 TKA 术后取得满意的结果至关重要。
- 在标准的初次置换情况下，皮肤正中切口和内侧髌旁入路是经典入路。
- 微创入路，如经股内侧肌或经股肌下入路，可能具有保留股四头肌功能的潜力，但应仅限于经验丰富的外科医师，不推荐作为困难病例或翻修的标准入路。

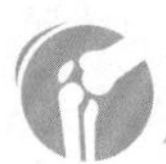

25.1 概述

充分的关节暴露对于进行软组织平衡和获得足够的空间来安放 TKA 的假体至关重要。

下述入路修改了关节切开入路，但不改变皮肤切口，但某些情况下，如存在既往的皮肤切口，则会存在不同的考虑。替代标准入路的方法包括修改肌肉切开的位置和数量，并可能导致不同程度的手术视野暴露和术后临床功能。

TKA 最常见的手术入路是髌旁正中入路、内侧入路和外侧入路。对于髌旁内侧入路，如经股内侧肌入路或经股肌下入路，有时用于微创手术保留股四头肌功能。

25.2 皮肤切口

膝关节局部的皮肤相当脆弱。考虑到皮肤切口，由于皮肤直接位于关节、髌骨和胫骨结节上方，皮下软组织薄弱，避免伤口并发症是至关重要的。直接在胫骨结节上切开可能会危及髌腱，尤其是皮肤和皮下组织薄弱微循环不好的老年患者。

为了降低皮肤坏死的风险，应将先前存在的瘢痕合并在切口中，或切口应在至少 5 cm 外的安全距离进行，即使之前手术瘢痕存在的时间很长（图 25.1，图 25.2）。瘢痕与切口之间的夹角应＞ 60°，以避免伤口愈合问题。如果既往有多次手术切口，应采用最外侧的切口，以最大限度地减少对皮肤淋巴循环和皮下组织的损害。既往愈合良好的关节镜入口和横向皮肤切口（如用于胫骨高位截骨或有时用于髌骨骨折稳定的切口）可以直角交叉，没有风险。

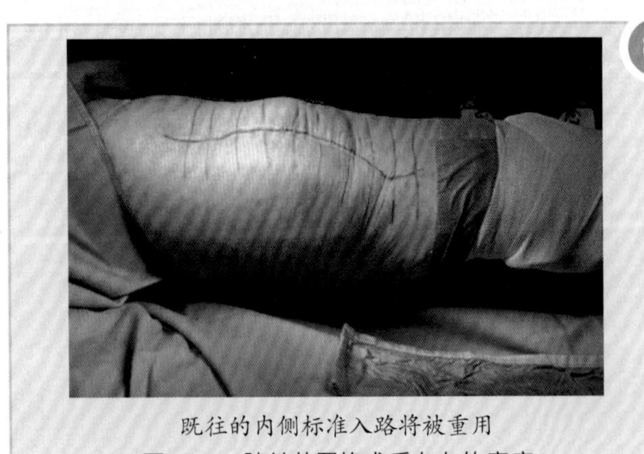

既往的内侧标准入路将被重用

图 25.1 膝关节置换术后存在的瘢痕

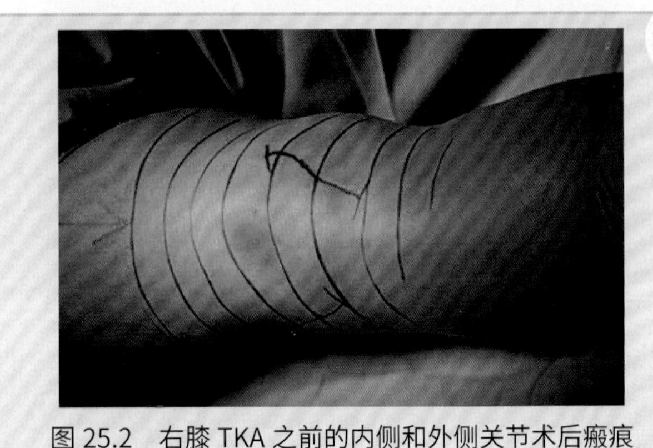

图 25.2 右膝 TKA 之前的内侧和外侧关节术后瘢痕

切口应垂直于皮肤表面，以避免血管断流，可作髌旁中线、内侧或外侧切口。

最常用的中线切口从髌骨近端 2 ~ 6 cm，向前延伸至胫骨结节稍内侧约 2 cm 处。建议在手术膝关节微屈的情况下进行切口。切口的长度取决于患者身材肢体的粗细和体质，应使膝关节充分暴露，不形成皮瓣，也不对软组织施加太大的张力。然后切口延伸至伸膝装置和深筋膜深处。皮下组织按皮肤上的线切开，仔细止血。皮肤血供多来自膝内侧动脉，用电刀电凝止血，大的静脉曲张用结扎器结扎止血。应注意尽量减少对软组织的创伤和皮肤的损伤。

髌旁内侧切口作为替代方案，从髌骨近端 6 cm 处开始，从髌骨基部到膝关节内侧略微弯曲（图 25.3）；切口继续向前延伸至胫骨结节，以避免妨碍皮肤血供，防止皮肤坏死。这项技术并没有表现出临床相关的益处。该切口的缺点是有可能切断隐神经髌下支，造成麻木，从而限制下跪功能，有时会形成刺激性甚至疼痛性神经瘤。这种麻木感通常会随着时间的推移而消失，不需要修复神经。但是，为了防止疼痛性神经瘤，神经末梢应埋入皮下脂肪中。

如果有必要松解外侧，可能会形成不必要的皮瓣，导致伤口愈合问题的风险增加。当做外侧关节囊切口时，髌旁外侧入路是髌旁内侧入路的镜像。

重要的是要记住，目前计划的手术操作可能不是最终的操作，正中切口为外科医师提供了所有的选择，而不排除进一步手术方案可能有变化，因此，我们推荐这种切口皮肤正中入路。从整容的角度来说，稍微弯曲的切口更好，因此可以为之论证。

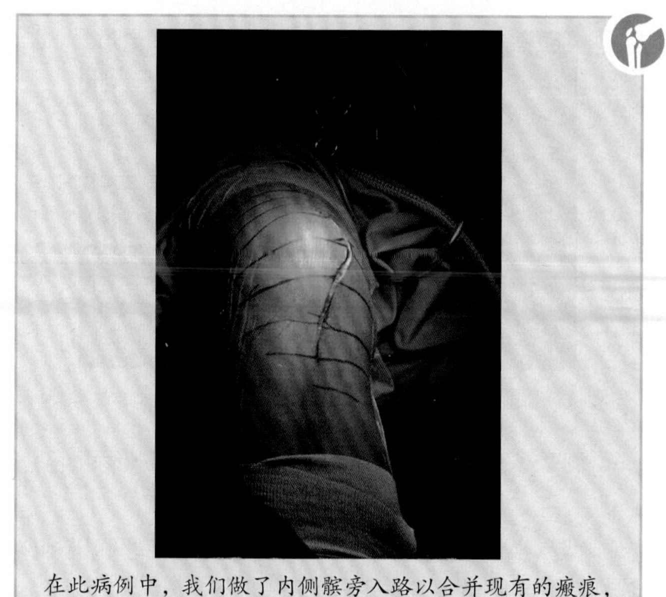

在此病例中，我们做了内侧髌旁入路以合并现有的瘢痕，切口向前推进至关节囊和伸膝装置

图 25.3　髌旁内侧切口作为替代方案

25.3 关节切开

◆ 25.3.1　关节囊正中切开

患者膝关节伸直或屈曲取决于外科医师的偏好，正中关节囊入路从股四头肌肌腱的近端开始，越过髌骨的内侧 1/4，通过前关节囊和髌骨远端的脂肪垫，大约在髌骨内侧 1 cm 处，锐性切开关节囊和滑膜来打开关节。

从髌骨内侧骨膜下剥离股四头肌移行部分，而不是直接切开股内侧肌。因此，切口闭合具有内在的稳定性。该切口最初由 Insall 描述，后来经过修改，可在手术结束时缝合牢固和安全闭合。

理论上，正中关节囊切开最大限度地减少了股内侧与髌骨连接的破坏，从而确保了伸膝装置的直线牵拉。

◆ 25.3.2　髌旁内侧入路或前内侧关节切开

这种方法是大家熟知的经典入路，Payr 入路或 Von Langenbeck 入路是 TKA 术中获得良好暴露的最常见方法（图 25.4）。

该入路应在髌骨内侧 0.5 cm 处进行，并在髌骨内侧而不是股内侧肌（vastus medialis obliquus，VMO）上留下部分髌腱组织利于术后切口闭合，以防韧带缩短。

如果 VMO 被削弱，可能很难有足够的空间缝合闭合关节囊。这种入路的一个主要缺点是将 VMO 和内侧支持带在髌骨的止点与髌骨分开。修复股四头肌或内侧支持带可以理想地恢复类似术前的状态，但永远不会达到以前的功能水平。

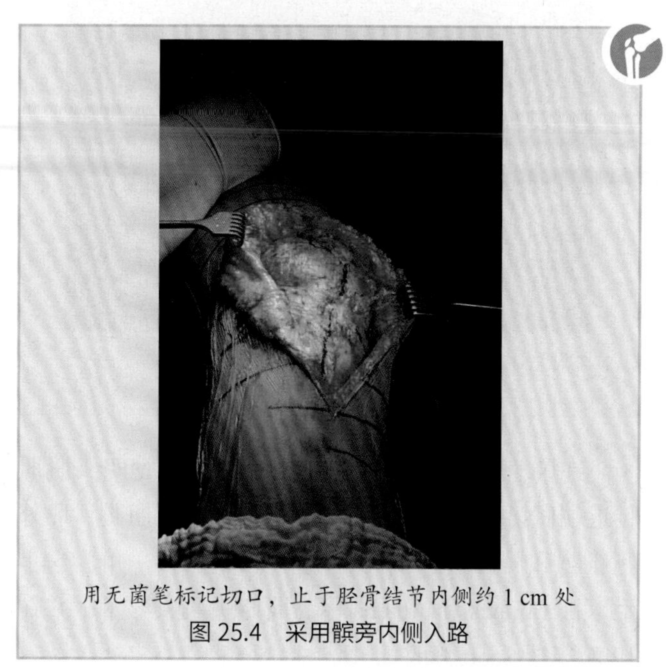

用无菌笔标记切口，止于胫骨结节内侧约 1 cm 处

图 25.4　采用髌旁内侧入路

◆ 25.3.3　髌旁外侧入路

在这种入路中，关节囊切开是在股外侧肌和股直肌之间进行的。固定性外翻畸形是 TKA 的一个主要挑战，尤其是在中重度外翻病例中。文献表明，采用髌旁内侧入路矫正固定性外翻畸形会导致较高的失败率，尤其是髌股关节。在一项前瞻性病例对照研究中，Karachalios 等发现术前固定性外翻畸形患者的临床结果较差，髌骨半脱位或脱位增加。外侧入路可以直接进入畸形和最佳评估纠正软组织和骨的畸形，这对外翻膝更具挑战性。

如果术前髌骨外侧半脱位明显，外侧髌旁入路也可能具有优势。它的主要优点可能是 VMO 不受影响。然而，在屈曲位内移髌骨可能是困难的，必须避免髌韧带从胫骨结节撕脱。

25.4 关节显露

为了显露关节，当膝关节弯曲到 90° 时，髌骨外翻与否均可。这两种技术在韧带平衡方面的临床结果没有差异（图 25.5）。

切除髌骨骨赘（特别是外侧），松开外侧支持带，有利于髌骨完全外翻，关节面朝前。如果因既往的手术如胫骨高位截骨而导致外翻受阻，在有瘢痕形成的翻修术中，或仅仅在髌骨低位的情况下，保护髌韧带不撕脱才是最重要的。

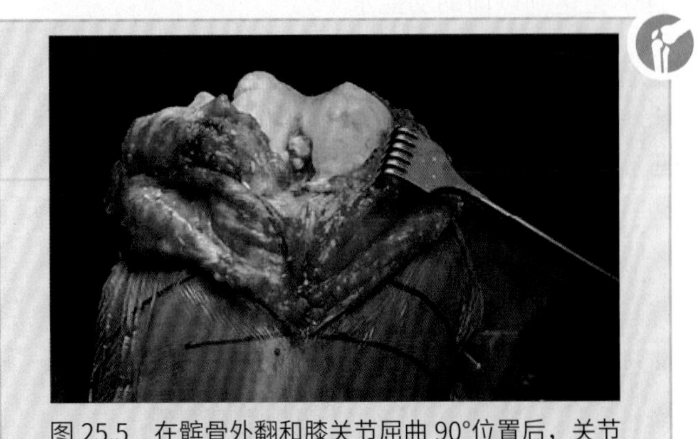
图 25.5　在髌骨外翻和膝关节屈曲 90°位置后，关节暴露良好

在强直膝关节中，一些学者建议在股四头肌肌腱近端做第二个关节囊切口，与股四头肌肌腱、股外侧肌腱和髂胫束上段的远端和外侧呈 45° 角。这个手术被 Coones 和 Adams 称为股四头肌成形术，并在 1985 年被 Scott 修改。

在僵直膝中，我们更喜欢通过胫骨结节截骨来松解远端，尽管可能存在损害伸膝装置血供的风险。在此过程中，人们应该意识到膝关节置换术中胫骨假体的中柱可能会妨碍松质骨螺钉固定胫骨结节骨块。胫骨结节必须有足够的骨质和厚度，或者手术操作必须按照胫骨结节截骨来正确地重新固定胫骨结节，以利于骨整合。

为了充分暴露内侧关节，使用电凝或微弯曲的骨膜剥离器对内侧关节囊和内侧副韧带深层进行骨膜下松解（图 25.6）。通过向外旋转腿，使松解更加容易，并向前推至冠状面中线，甚至胫骨平台的后内侧边缘。可根据韧带平衡需要调节内侧副韧带的松解量。重叠的内侧骨赘必须在手术前用小咬骨钳去除，因为它们可能会显著增加内侧副韧带的张力。

下一步是切除 Hoffa 脂肪垫的外侧部分，以便更好地进入外侧间室。根据暴露的需要，可拉开或切除脂肪垫。一些外科医师为了更好地显露而彻底切除脂肪垫组织，尽管其他人认为如果没有髌下脂肪垫，本体感觉可能会受到影响。

切除前交叉韧带，用直骨刀或弯骨刀扩大髁间窝开口（有时被骨赘包围）。这时，膝盖进一步弯曲，使用标准或自动腿支架很容易实现。外侧关节囊可以用电刀松解。

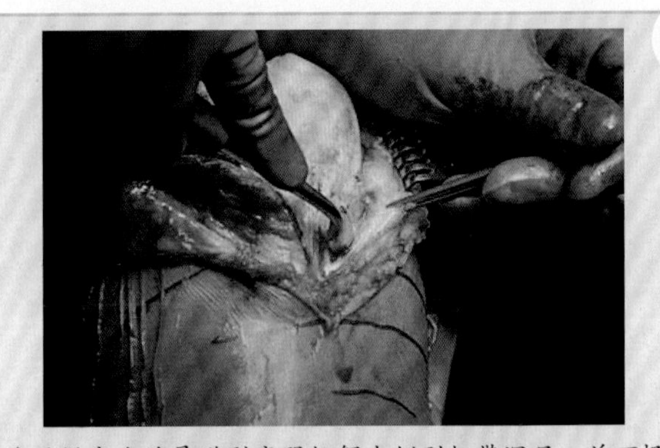
使用微弯曲的骨膜剥离器松解内侧副韧带深层，并可根据需要进行拉伸，以达到适当的韧带平衡

图 25.6　微弯曲的骨膜剥离器松解内侧副韧带深层

通过这些步骤，可以很容易地将 Hohmann 拉钩放置在内侧和外侧，将钝板钩放置在后方（图 25.7）。通过在胫骨平台后引入一个钝板钩，并将其向股骨髁推进，可以使胫骨平台前移，减少胫骨截骨时损伤腘动脉的潜在风险。

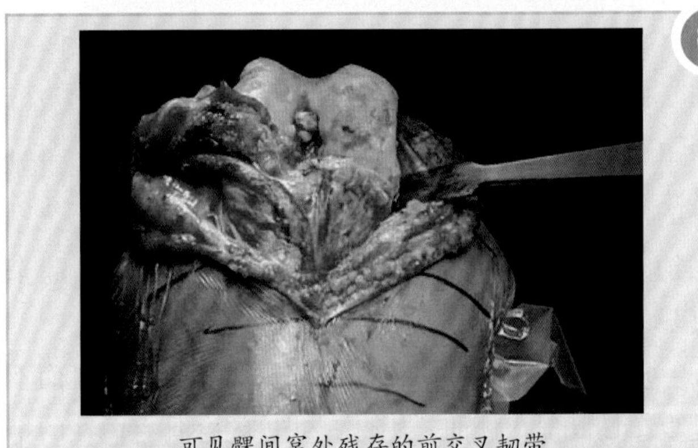
可见髁间窝处残存的前交叉韧带

图 25.7　侧副韧带松解后在内侧放置 Hohmann 拉钩

25.5 肌间隙入路关节囊切开

肌间隙入路关节囊切开的理论假设是减少手术切口和软组织损伤可以带来更好的外观和手术效果，以及疼痛和功能恢复。提出以下方法来避免损伤伸膝装置。

◆ 25.5.1　股肌下入路

该方法由 Erkes 于 1929 年提出，并由 Bechtol 和 Hofmann 改进。

用手指或剪刀进行钝性剥离后，提起 VMO，可以用手指安全地延伸分离更深层。当可触及 VMO 的内侧边界时，手指指向肌内侧肌下的股骨内侧。可见相对较薄的关节囊，然后在内收肌结节近端 10 cm 处进行关节切开术，这样关节的暴露堪比标准切口，减少失血和术后疼痛，加快股四头肌力量恢复可能是其优势。这种方法的支持者声称它比髌旁内侧入路更符合膝关节局部解剖的特点。其并发症包括拉开髌骨时 VMO 下形成血肿和 VMO 纤维过度拉伸，导致该入路不适用于肥胖或肌肉非常发达的患者及膝关节僵硬和重度内翻畸形的患者，也不建议用于翻修手术。该入路适用于外侧单髁关节置换术以外的所有关节置换术。

◆ 25.5.2　经股肌入路

经股肌入路于 1997 年由 Engh 等首次提出，与标准的髌旁内侧入路和股肌下入路不同的是，它涉及在 VMO 中间分出一个间隙。插入股四头肌肌腱的 VMO 保留了髌骨上方未受损的伸膝装置的稳定作用。VMO 必须暴露，筋膜和肌肉纤维在肌肉的矢量方向被切断。在髌骨上内侧角处，打开 4 ～ 5 cm 的全层肌肉。VMO 插入髌骨上内侧边界的位置是进行分离肌肉切口的安全位置。

大部分 VMO 被保留，包括附着在髌骨上的部分。该入路的优点是保留伸膝装置，使股四头肌力量恢复得更快，髌股关节稳定性更好。在一项前瞻性研究中评估了减少外侧松解的需求，研究人员发现，经股肌入路组的外侧松解发生率为 3%，而标准髌旁内侧入路组的外侧松解发生率为 50%。然而，其他研究没有报告这种可能的优势。

切开股四头肌或骨直肌可以改善暴露程度。肥胖不是经股肌入路的禁忌证，这也为膝关节内翻和外翻畸形提供了充分的手术暴露。

一个主要的缺点是 VMO 的潜在去神经支配，这已经通过肌电图进行了评估。虽然肌电图异常是一过性的，但在患者快速恢复的前提下，尽早加强四头肌功能锻炼，这一点在康复过程中很重要。

参考文献

扫码查看

第 26 章

全膝关节置换术最佳的假体位置

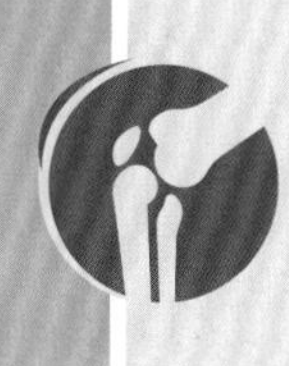

Omer Slevin, Lukas B. Moser 和 Michael T. Hirschmann

要 点

- 尽管对膝关节运动学对线的认识取得了长足进展，但 TKA 中最佳假体对线这一本质问题仍然存在争议。
- TKA 最佳假体对线的要求集中体现在 3 个方面：膝关节周围组织的应力分布、功能结果和假体生存率。目前文献中对上述 3 个问题的报告均存在相互矛盾之处。
- 目前的假体对线策略大致可分为 3 种：系统性（经典的下肢机械学和解剖学对线）、混合性（有限运动学对线、改良的机械学对线）或个性化（运动学对线）技术。
- 经典机械学对线的主要目标是重建下肢中立位负重力线［髋 - 膝 - 踝（HKA）角为 180° ］，同时关节线应垂直于该力线轴［股骨机械轴（FMA）和胫骨机械角（TMA）为 90° ］。
- 改良的机械学对线（adjusted mechanical alignment，aMA）旨在保留 ±3° 以内，轻到中度的冠状面畸形。只有重度外翻或内翻（HKA 角＜ 177° 或 HKA 角＞ 183° ）畸形会被矫正。
- 解剖学对线的主要目标是再造 2° ~ 3° 内翻的解剖学关节线（从而恢复平均的原始关节线角度：FMA 为 93° ，TMA 为 87° ）。
- 运动学对线（kinematically aligned，KA）要求股骨和胫骨假体的安放以恢复患者关节炎发病之前的肢体 3D 运动学对线为准，而对冠状面对线不做要求。
- 限制性运动学对线（restricted kinematic alignment，rKA）通过制定安全区（HKA 角＞ 177° 或 HKA 角＜ 183° ，FMA 为 90° ~ 95° ，TMA 为 85° ~ 90° ）来限制 KA-TKA 的适应证。如果膝关节角度在此范围之外，则须进行截骨调整，以使其处于上述安全区内。
- 个性化对线的方法仍存在争论。
- 目前能接受的冠状面机械学对线的目标角度：股骨假体为 0° ~ 7° 外翻，胫骨假体为 0° 。
- 目前能接受的矢状面机械学对线的目标角度：股骨假体屈曲 0° ~ 3° ；胫骨后倾角 0° ~ 3° ［后稳定（PS）TKA］和 5° ~ 7° ［交叉韧带保留（CR）TKA］。
- 目前认同的旋转对线的目标角度：股骨假体为 0° ~ 5° 外旋［相对于外科通髁线（sTEA）］和胫骨假体为 0° ~ 5° 外旋［相对于胫骨矢状面轴（transtibial axis，TTA）］。

26.1 概述

TKA 假体对线是术后结局的关键因素之一，目前仍然是现代 TKA 的一个未完全阐明的问题。尽管对膝关节运动学的认识和新型的假体设计方面都取得了巨大的进步，但 TKA 最佳的假体对线这一基本问题仍存在争议。

是否存在最佳对线，对该问题的回答主要集中于 3 个不同的层面。首先，应力分布的生物力学原理是否可以在尸体或实验室研究中得到证明；其次，基于短期、中期和长期功能结局和术后疼痛的证据是什么；最后，基于假体生存率、失败时间，以及翻修手术必要性的证据是什么。现代 TKA 对线的悖论和复杂性可能会导致对这些问题中的每一个都有不同甚至矛盾的答案。

总的来说，目前有 3 种不同的对线方法：机械学对线（mechanical alignment，MA）、解剖学对线（anatomical alignment，AA）和运动学对线。基于不同的对线方法，胫骨和股骨假体目标的位置也不同。机械学和解剖学对采用系统化的方法，根据相同的标准安放股骨和胫骨假体，而不太考虑患者的原始解剖情况。相反，运动学对线则采用模仿患者原始的下肢和关节线对线的方法。

机械学对线是最常用的方法，旨在通过创建垂直于下肢力线轴的关节线来恢复中立位 HKA 角（FMA 和 TMA 均为 90°）。改良机械学对线技术是对传统机械学对线的一种改良。只有严重的冠状面畸形（HKA 角＜177° 或 HKA 角＞183°）才会被矫正。轻到中度畸形（HKA 角为 180° ±3°）仅通过调整股骨假体的位置即可实现中立位对线，而胫骨则保持机械学对线不变（TMA 角为 90°）。

长期以来，恢复下肢中立位机械轴对线（HKA 角为 180°）一直是 TKA 假体对线的“金标准”，并且到目前仍然是。当恢复中立位机械轴对线时，应力可均匀分布于关节面，因此，大多数外科医师认同这是假体生存率的最重要因素之一。近年来，一些报告发现术后机械学对线不良与 TKA 后假体生存率或膝关节功能之间几乎没有相关性。因此，有学者推测所有的 TKA 均以机械学对线为准是否会导致韧带失衡，从而解释了术后患者不满意率较高的原因。现代 TKA 对线是讨论的一个热点问题，目前尚未解决（图 26.1）。

解剖学对线 TKA 的主要目标是再造股骨远端（FMA 为 93°）和胫骨近端（FMA 为 87°）的原始解剖学关节线。

运动学对线旨在恢复患者关节炎发病之前的下肢力线（如 HKA 角）和关节对线（包括 FMA 和 TMA）。不论下肢力线角度如何，截骨以恢复关节炎发病前的对线为准。改良的运动学对线为有限的运动学对线。限制性运动学对线通过设定安全区来限制运动学对线 TKA 的适应证（HKA 角＞177° 或 HKA 角＜183°，FMA 为 90° ~ 95°，TMA 为 85° ~ 90°）。如果膝关节力线在此范围之外，则须调整截骨使力线位于上述安全区域。

运动学对线是一种更针对不同患者的技术，致力于恢复其关节炎发病前原生状态的下肢关节对线。与机械和解剖学对线相反，运动学对线 TKA 要求股骨和胫骨假体的安放以恢复患者关节炎发病之前的肢体 3D 运动学对线为准。

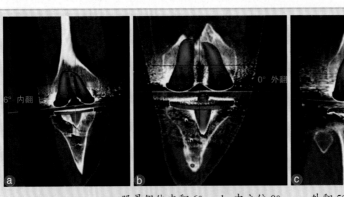

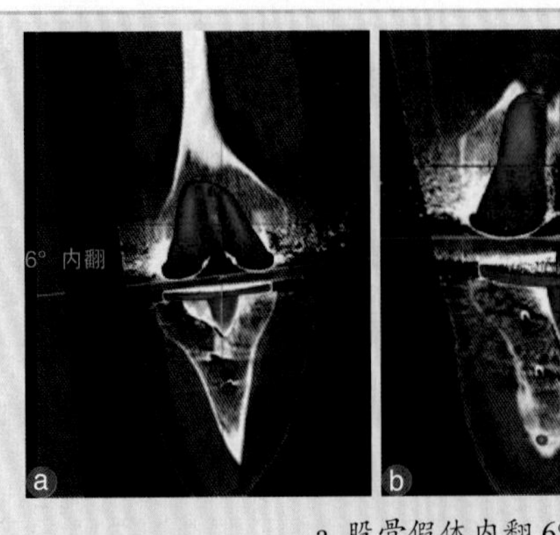

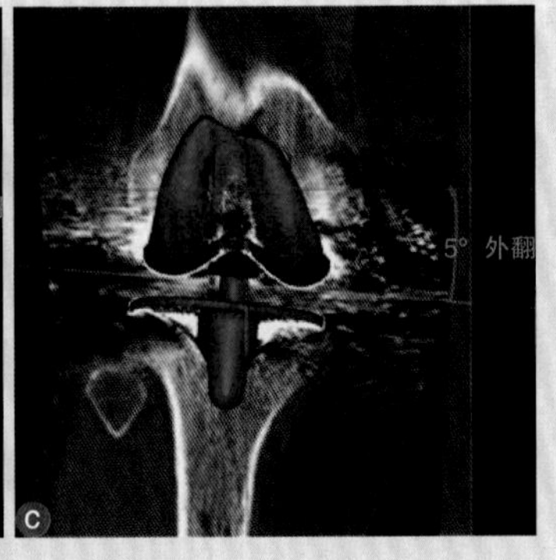

a. 股骨假体内翻 6°；b. 中立位 0°；c. 外翻 5°

图 26.1

然而，不同的假体对线方法仍在存在争议。尽管针对患者个体化治疗的初步结果令人满意，但机械学对线仍被视为 TKA 的“金标准”。包含髋、膝和踝关节的 3D 重建 CT 扫描是评估假体位置的“金标准”。假体位置不良可发生于冠状面（外翻、内翻）、矢状面（过屈、过伸）和轴向面（外旋、内旋）。只有 3D 重建的 CT 成像模式能够测量在所有平面中的假体位置。

下面旨在对机械学对线 TKA 在冠状面、矢状面和轴向面的最佳位置进行概述（表 26.1）。

表 26.1　在 3D 重建 CT 扫描片上测量冠状面、矢状面和轴向面 TKA 位置的参考标识

轴线	参考标识
股骨冠状面对线	股骨机械轴
胫骨冠状面对线	胫骨机械轴
股骨矢状面对线	股骨机械轴
胫骨后倾角	胫骨机械轴
股骨旋转对线	外科通髁线
胫骨旋转对线	胫骨矢状面轴

下面对机械学对线的现有证据进行详细的综述和介绍。

26.2 有哪些证据

◆ 26.2.1　TKA 最佳冠状面对线

股骨的冠状面置测量为股骨机械轴与股骨远端假体切线之间的角度（△FMA）。胫骨的冠状面置测量为胫骨机械轴与胫骨平台之间的角度（△TMA）。股骨可接受的目标是 0° ~ 7° 外翻，胫骨 3° 内翻 ~ 3° 外翻（图 26.2）。

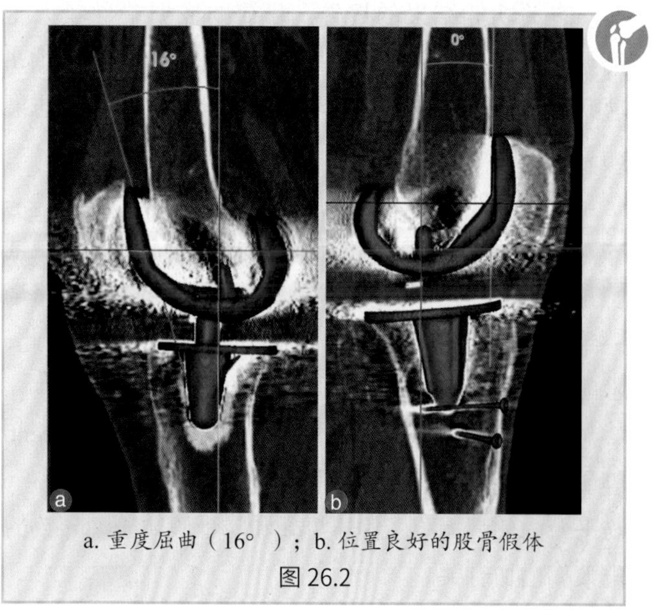

a. 重度屈曲（16°）；b. 位置良好的股骨假体

图 26.2

假体位于此范围之外可导致股骨假体嵌入、骨塌陷或聚乙烯磨损增加。

26.2.1.1　股骨假体冠状面对线

股骨远端截骨应垂直于股骨机械轴（FMA = 90°）。但在 TKA 手术过程中，只有股骨解剖轴可作为术中参考。术前测量股骨解剖轴和机械轴之间的髋膝轴角作为近似值。术中以髓内定位杆代替股骨解剖轴作为参考采用相同的角度（即髋膝轴角）截骨。

一些研究评估了 TKA 的假体生存率与术后冠状面对线之间的关系。Kim 等回顾了 3048 例 TKA，平均随访 15.8 年，发现股骨冠状面中立位对线的失败率为 0.7%，而股骨假体外翻 > 8° 的失败率为 1.7%，外翻 < 2° 的失败率为 5%。同样，Ritter 等回顾了 6070 例 TKA，并显示股骨假体对线 > 8° 外翻的失败率为 3.6%，比股骨中立位对线的失败率高出 5 倍（图 26.3）。

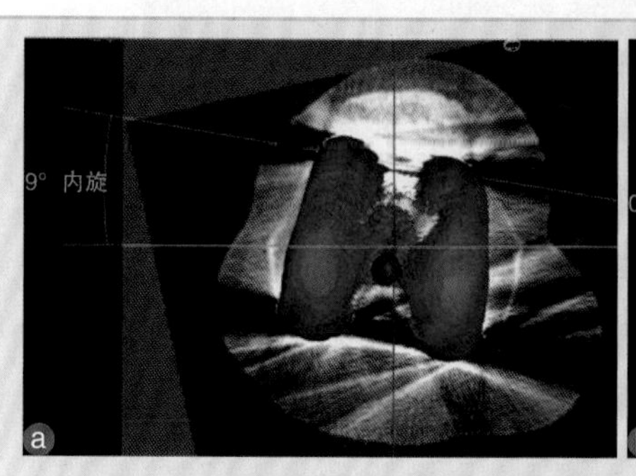

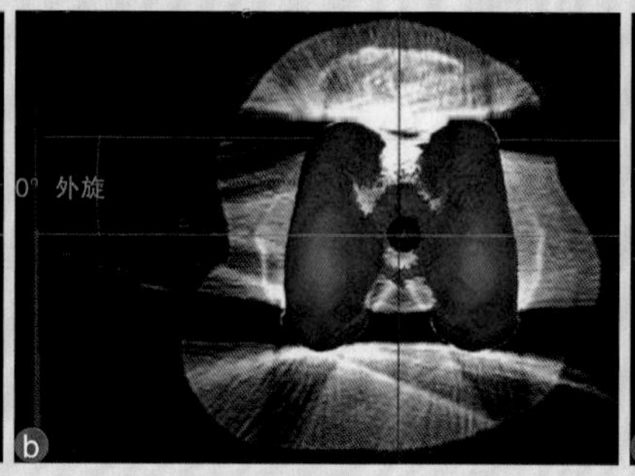

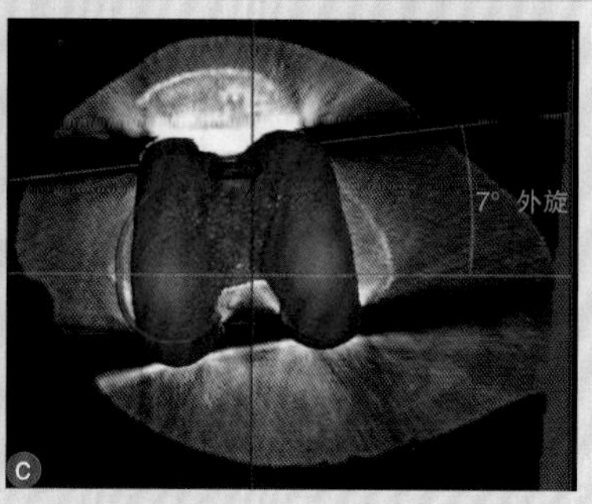

a. 股骨假体内旋（9°）；b. 中立位（0°）；c. 外旋（7°）中的股骨假体

图 26.3

有关功能结果的报告，目前的证据差异较大，仍无定论。在 Hadi 等发表的一项系统综述中，有 6 项研究显示股骨冠状面对线不良与较差的功能结果无关，两项研究显示冠状面对线不良与之相关。

26.2.1.2　胫骨假体冠状面对线

机械学对线要求胫骨近端截骨垂直于胫骨机械轴（TMA = 90°）。许多患者的解剖轴和机械轴完全一致，但也有些患者的解剖轴和机械轴不一致。因此，术前胫骨机械轴的测量是很重要的。

既往研究报告胫骨假体内翻的结果较差。Berend 等研究了 3152 例 TKA，发现胫骨假体内翻超过 3° 与平台内侧骨塌陷、假体沉降和胫骨假体松动导致的失败率增加有关。

Kim 等报告，TKA 中胫骨假体内翻（胫骨假体对线＜ 90°）的翻修率为 3.4%，而胫骨假体中立位对线则无翻修发生。

Ritter 等也发现了类似的结果，其研究报告，胫骨假体对线＜ 90° 的失败率为 3.8%，而胫骨假体中立位对线的失败率为 0.2%。

目前关于功能结局的证据仍不明确。在一项纳入 82 例患者的随机对照研究中，Dossett 等比较了运动学对线和机械学对线 TKA 的结果。他们发现与机械学对线组相比，运动学对线组胫骨假体的内翻角度平均增加了 2.3°，并且术后 6 个月的平均 WOMAC 评分高 16 分，平均 OKS 高 7 分，平均 KSS 高 25 分，平均屈曲活动度多 5°（图 26.4）。

在 Hadi 等的系统综述中，8 项研究显示胫骨冠状面对线不良与较差的功能结果没有相关，而只有一项研究显示，胫骨冠状面对线不良与较差的功能结果相关。

◆ 26.2.2　TKA 最佳矢状面对线

股骨的矢状面对线的测量为股骨机械轴与股骨假体前髁后侧面切线的夹角。胫骨的矢状面对线（胫骨后倾）的测量为胫骨平台延长线与胫骨机械轴垂线的夹角。

目前广泛认同的角度是，PS-TKA 胫骨后倾角为 0° ~ 3°，CR-TKA 胫骨后倾角为 5° ~ 7°。截骨角度对胫骨平台的应力分布、屈曲稳定性和术后屈曲活动度有显著影响（图 26.5）。

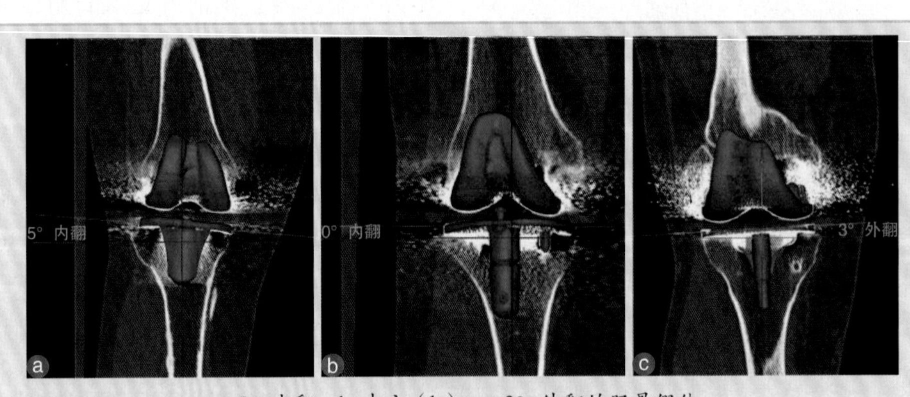

a.5° 内翻；b. 中立（b）；c.3° 外翻的胫骨假体

图 26.4

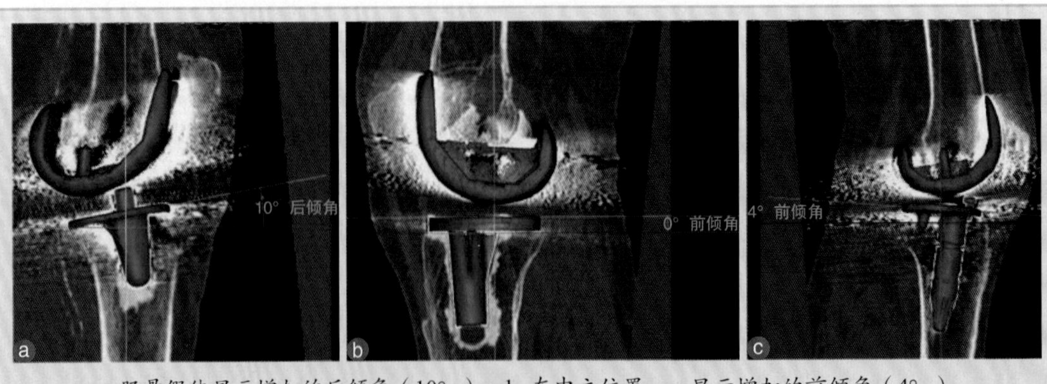

a. 胫骨假体显示增加的后倾角（10°）；b. 在中立位置；c. 显示增加的前倾角（4°）

图 26.5

股骨假体过伸安放可能会导致股骨前皮质出现切迹，增加髁上骨折的风险。股骨假体过屈安放可能导致髌骨下极和髌股关节负荷过量，以及弯曲时的紧绷感。

胫骨后倾角度超出可接受范围会导致屈曲间隙紧张和不稳定。对于 PS 型假体，可能会导致股骨凸轮撞击胫骨立柱，从而使磨损增加和早期松动。

26.2.2.1　股骨假体矢状面对线

Lustig 等发现，向后偏离股骨机械轴＞ 3.5° 的矢状面对线可以使轻度屈曲挛缩的相对风险增加 2.9 倍。Kim 等发现股骨假体矢状面中立位对线（0° ~ 3° ）的失败率为 0，而矢状面对线＞ 3° 过屈的失败率为 3.3%，矢状面对线＞ 1° 过伸的失败率为 0.9%。在 Hadi 等发表的一篇系统综述中，所纳入的研究均未发现矢状面股骨对线不良与较差的功能结果有关（图 26.6）。

26.2.2.2　胫骨假体的矢状面对线

增加 CR-TKA 的胫骨后倾可改善膝关节的屈曲活动度。Bellemans 等通过尸体研究发现，在 0° ~ 7° 胫骨后倾每增加 1° ，膝关节屈曲的活动度平均增加 1.7° 。尽管基础研究和直观的假设都认为 TKA 术后的屈曲活动度降低是由于胫骨假体后倾减小导致的，但大多数已发表的临床研究未证实胫骨后倾对术后最大屈曲活动度有影响。Kansara 等发现 0° ~ 5° 的胫骨后倾在术后屈曲活动度或 HSS 改善方面没有显著差异。

与 CR-TKA 相比，PS-TKA 的屈曲间隙很少发生紧张。Ken 等发现，胫骨后倾改变 5° 对 CR-TKA 屈曲间隙的影响为 2 mm，对 PS-TKA 的影响为 1 mm。

在假体生存率方面，Kim 等发现胫骨后倾中立位对线的失败率为 0.2%，而胫骨后倾＜ 0° 或＞ 7° 的失败率为 4.5%。然而，在 Hadi 等的一项系统性回顾研究中，未发现胫骨矢状面对线不良与较差的功能结果相关。

◆ 26.2.3　TKA 最佳旋转对线

股骨假体旋转对线（轴向平面）的测量方法为后髁连线与通髁轴线的夹角。

胫骨假体旋转对线测量方法为 TTA 与胫骨平台前后中点连线的夹角。

股骨假体旋转对线良好有利于髌骨轨迹和屈曲间隙的稳定。膝关节股骨后髁连线相对于通髁轴线平均为 3° 内旋。因此，股骨假体安放的目标角度为相对于股骨后髁连线外旋 3° 。但由于个体间的解剖差异，旋转也需与之适应。内翻膝通常是股骨过度外旋，而外翻膝则通常是股骨过度内旋。

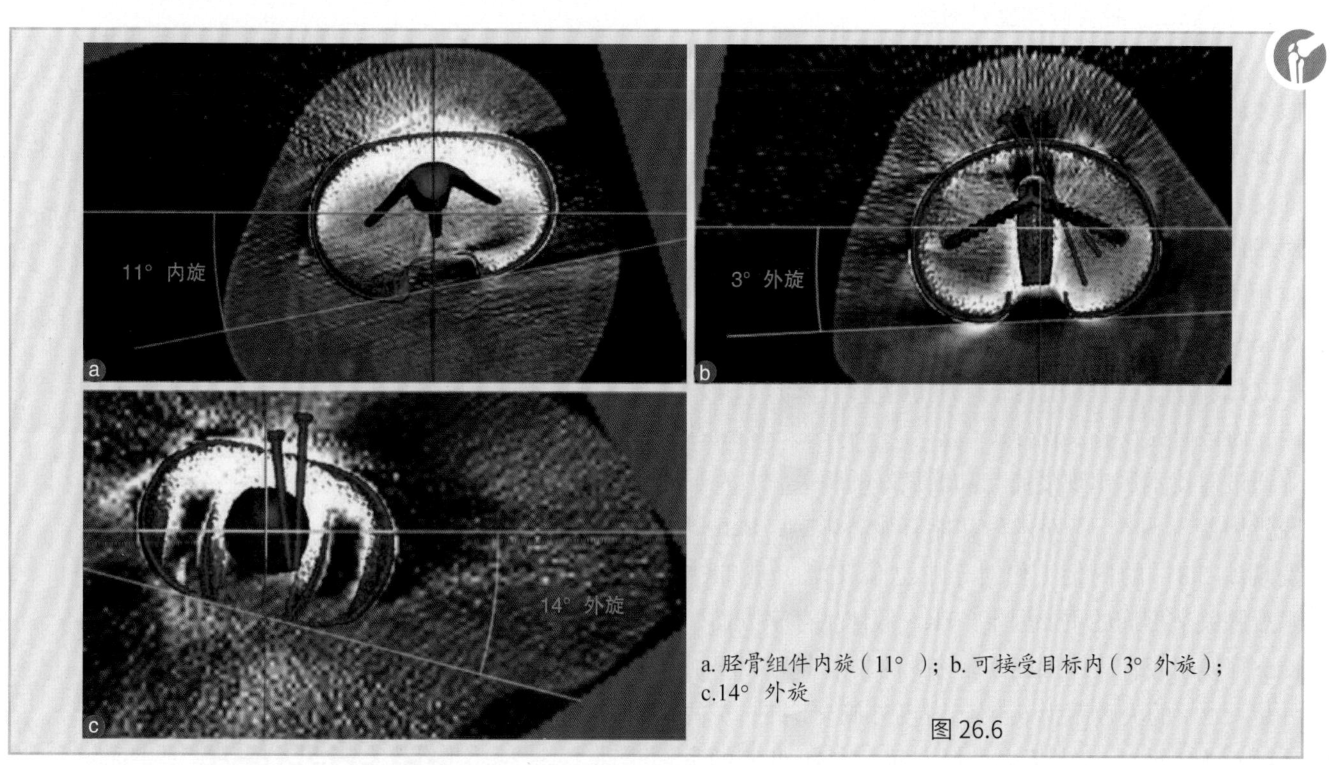

a. 胫骨组件内旋（11° ）；b. 可接受目标内（3° 外旋）；c.14° 外旋

图 26.6

股骨假体旋转对线不良引发的屈曲间隙不对称、内外侧不平衡和髌骨轨迹不良，都是导致膝关节不稳的因素。虽然内、外侧旋转对线不良都与较差的功能结果相关，但总的来说，仍要避免股骨假体内旋，因其与髌骨轨迹不良引发的疼痛和滑膜炎密切相关。

26.2.3.1 股骨假体旋转对线

尽管多年来术中确定最佳股骨假体旋转参考的方法仍有争议，并且确定股骨假体旋转的不同方法目前仍在广泛使用,但普遍认可应避免内旋。尸体研究表明，股骨假体中立位安放可获得最佳的髌骨轨迹。关于术后膝前痛，Bell 和 Murakami 等的研究显示股骨假体内旋（相对于外科通踝线内旋＞ 0.3° 或＞ 0° ）是 TKA 术后髌股关节疼痛的重要因素。Miller 等通过尸体研究发现了过度外旋不良影响的证据，显示股骨过度外旋可造成胫股关节磨损增加和髌骨轨迹不良。TKA 假体在生存率方面，Kim 等的研究发现，股骨外旋中立位对线(2° ~ 5°)的失败率为 0,而股骨外旋对线＜ 2° 的失败率为 6.7%，过度外旋（＞ 5° ）的失败率为 1.9%。在 Hadi 等发表的系统综述中，只有 50% 的研究发现股骨旋转对线不良与较差的患者报告结局测量相关。

26.2.3.2 胫骨假体旋转对线

与股骨假体的旋转对线类似，术中确定最佳胫骨假体旋转的参考方法也存在争议。具体而言，胫骨平台旋转对线应以骨性标识（例如，胫骨结节中内 1/3 的交界处）作为参考，还是以伸直位股骨假体的旋转对线作为参考。有学者指出，术中两种参考标识联合应用可以更好地改善假体的安放位置和功能结果。Nicoll 等的研究发现，胫骨假体内旋＞ 9° （相对于中立位 TTA）是 TKA 术后疼痛和功能不良的主要原因，而该研究没有发现外旋误差与疼痛有关。Barrack 等通过对比术后出现疼痛与功能良好的膝关节，发现胫骨内旋（＞ 6° ）对术后功能有显著影响；Bell 等发现＞ 5.8° 的内旋（相对于中立位 TTA）是 TKA 术后膝关节疼痛的重要因素。TKA 假体生存率方面，Kim 等发现胫骨假体外旋 2° ~ 5° 的失败率为 0.04%，外旋＜ 2° 的失败率为 6.5%，过度外旋（＞ 5° ）的失败率为 1.4%。患者报告结局方面，在 Hadi 等的系统综述中，只有 50% 的研究发现股骨旋转不良与较差的患者报告结局测量相关。

要点回顾

TKA假体对线是影响术后结果的关键因素之一，目前仍未完全明确。其复杂性主要在于文献中对最佳对线的认定存在争议，而确定最佳的假体对线可以确保术后膝关节受力均匀。目前，可最大限度地确保假体的生存率及最佳功能和无痛结果的最佳假体对线仍未确定。“个性化”（运动学）对线的作用仍有争议，尽管初步结果尚可，但机械学对线仍然是“金标准”。假体在冠状面、矢状面和轴向面的最佳机械学对线位置应作为常规TKA对线的参考（表26.2）。

表 26.2 在机械学对线 TKA 中的目标假体位置

轴线	可接受的目标范围	离群值可导致的不良后果
股骨冠状面对线	0° ~ 7° 外翻	假体失败
胫骨冠状面对线	3° 外翻 ~ 3° 内翻	平台内侧骨塌陷；磨损增加；假体失败
股骨矢状面	0° ~ 3° 屈曲	屈曲间隙增大；屈曲挛缩；髁上骨折；假体失败
胫骨后倾角	0° ~ 7° 后倾	屈曲间隙紧张 / 挛缩不稳；假体失败
股骨旋转对线	3° 内旋 ~ 6° 外旋	Q 角增大，髌骨半脱位；髌骨假体受力异常；膝前痛；假体失败
胫骨旋转对线	0° ~ 7° 外旋	髌骨轨迹不良并发症：膝前痛；活动度减少；假体失败

参考文献

扫码查看

第 27 章

中立位机械轴对线：金标准

Daniel Kendoff, Federico Calabro, Amihai Rozentsveig 和
Nemandra Amir Sandiford

要 点

- 实现中立位机械轴对线仍然是 TKA 的“金标准”。
- 现有文献表明，中立位机械轴对线可提高假体的生存率。
- 临床效果可能受多因素影响，这与患者因素、手术相关因素、冠状面、矢状面和旋转对线有关，也可能与假体因素有关。

27.1 概述

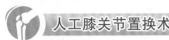

传统上，中立位机械轴对线的重建被认为是影响 TKA 寿命和功能的一个重要因素（图 27.1）。当中立位机械轴对线恢复时，下肢的负重轴自髋关节中心穿过膝关节中心，并穿过踝关节中心。事实上，这使得内、外侧间室负重呈对称性分布，并将假体磨损和松动的风险降至最低（图 27.1）。这个理念是 20 世纪 70 年代由 John Insall 在纽约特种外科医院提出并推广的。

目前已有多种术中重建机械学对线的方法，包括髓内或髓外定位杆、先进的计算机导航方法和患者个性化截骨工具。这些技术的进步可能会改善 TKA 假体位置，但它们也会增加手术室的额外成本和库存，且这些新技术的使用需要相当长的学习曲线。

> **小结**
> - 重建中立位机械轴对线被认为是完成TKA的“金标准”。
> - 术后对线会影响TKA假体的磨损程度和寿命。

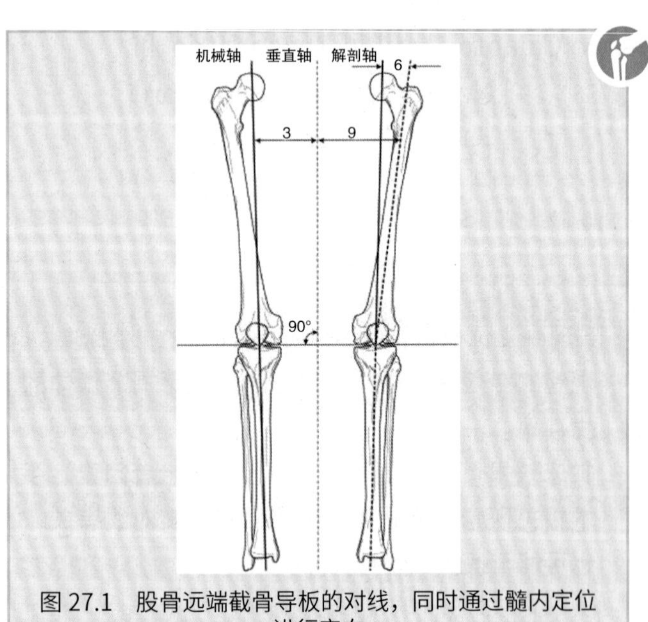

图 27.1　股骨远端截骨导板的对线，同时通过髓内定位进行定向

27.2 目前关于重建机械对线的证据（表 27.1）

如果下肢力线恢复到与机械轴呈外翻或内翻 3° 以内，TKA 的假体生存率就会提高。TKA 对线不良可导致早期磨损和松动，以及影响膝关节的功能和降低假体生存率。然而，这一数值的证据并不充分。可能任何中立位力线的偏离都会减少假体寿命，这与偏离的程度成正比。Jeffrey 等研究发现，通过膝关节中心恢复下肢机械轴可提高 TKA 的生存率。最近，人们研究了胫骨平台位置不良对骨组织和聚乙烯衬垫的影响。例如，Perillo-Marconeet 等开展了针对患者的特异性有限元分析，他们将骨密度进行相应调整，显示胫骨平台的内翻和外翻成角分别导致胫骨内侧和外侧平台的负荷增加。他们发现胫骨内侧骨的密度较高，因此得出结论，在胫骨假体外翻的病例中，由于相对较弱的外侧胫骨负荷增加，胫骨假体超载的风险更大。Collier 等报告内侧间室聚乙烯衬垫厚度减小的主要影响因素包括聚乙烯衬垫的使用时间、患者的年龄和下肢力线＞ 5° 的内翻（在经过 γ 射线辐照的空气中的聚乙烯，$P < 0.05$）。

Hai-Xiao Liu 等回顾了超过 12 000 例膝关节置换术病例，发现与术后获得中立位力线的病例相比，胫骨内翻超过 3° 的患者术后失败率和翻修率更高。但他们发现缺乏胫骨假体外翻与 TKA 生存率相关性的报告。Wong 等通过在新鲜冷冻尸体标本中使用有限元分析技术发现，内翻植入胫骨假体时膝关节胫骨近端所受的剪切力超过了骨组织的疲劳阈值。他们的发现首次表明了骨组织的疲劳断裂可能是 TKA 失败的独立危险因素。Liau 等发现高形合度的膝关节假体聚乙烯磨损最小，他们还发现，股骨和胫骨假体之间的旋转对线对聚乙烯磨损的影响最小，但即使使用高形合度的膝关节假体，下肢力线的内翻 / 外翻也会导致加速磨损。

D’Lima 等也指出，股骨髁抬高（lift-off 效应）也是应力增加的一个危险因素。

上述研究只是众多文献中的一小部分，表明影响生存率的因素并不局限于 TKA 的冠状面力线，还包括骨的质量、假体设计、形合度和假体位置。

> **小结**
> - 假体位置不良定义为TKA假体内外翻＞3°。
> - TKA假体位置不良可导致早期磨损和松动，同时影响膝关节功能。
> - 假体位置不良可导致早期失败。
> - 其他影响聚乙烯磨损的因素包括聚乙烯使用时间、空气中的γ射线照射及下肢力线＞5° 的内翻。

表 27.1　TKA 中立位机械轴对线的结果

	年份	患者数量	研究类型	结局指标	结果	*P* 值
Fang	2009	6070	回顾性	不同下肢力线角度的失败率 / 翻修率	在外翻 2.4° ~ 7.2° 的生存率最高；过度内翻增加 6.9 倍的失败风险	< 0.0001
Choong	2009	115	PRCT	恢复机械学对线的传统 TKA 和计算机辅助 TKA 的比较	6 周、3 周、6 个月和 12 个月后 KSS 和 SF-12 评分更优	< 0.046
Bonner	2011	501	回顾性	力线良好组为 0° ~ 3° 内翻> 3°	力线良好组的假体生存率并不显著增高	< 0.47
Parratte	2009	398	回顾性	力线良好组为 0° ~ 3° 内翻> 3°	术后机械轴为 0°（标准差为 3°）未提高术后 15 年的生存率	
Longstaff	2009	159	回顾性	“好”组为 0° ~ 2° “坏”组> 2°	“好”组 KSS 提高	< 0.15
Ritter	2011	6070	回顾性	在冠状面上整体的胫骨力线、胫骨假体力线和股骨假体力线	胫骨（90°）和股骨假体（< 8°）均为中立位，失败率更低	< 0.0001
Lutzner	2013	67	PRCT：传统手工 *vs.* 计算机辅助	KSS	5 年随访时，这两种技术在力线上没有差异；在假体生存率和膝关节功能方面均无统计学差异	0.048
Mahoney	2016	1030	1 ∶ 9 匹配的病例对照研究	无菌性松动	内翻> 3° 的膝关节松动率明显更高	0.0035
Collier	2007	81 UKA 89 TKA	假体取出研究	聚乙烯磨损定量分析	内翻 ≥ 5° 每年增加聚乙烯磨损 0.11 ~ 0.14 mm	< 0.05

注：TKA：全膝关节置换术；UKA：单髁置换术；PRCT：前瞻性随机对照试验；KSS：膝关节协会评分

27.3　机械学对线

下肢机械轴是从股骨头中心到踝关节中心的一条直线，并于胫骨髁间嵴的内侧穿过膝关节。机械轴与垂直轴线并不是一条线（常被混淆），通常与垂直轴线的夹角为 3°，但这可能会根据个体的身高和骨盆的宽度而略有变化。TKA 机械轴力线的实现依赖于将肢体的髋 - 膝 - 踝角恢复到中立位或尽可能地接近于一条直线。这一原理是基于研究表明，肢体和膝关节对线与假体远期生存率和磨损相关。机械学对线是 TKA 中恢复下肢冠状面力线最常用的方法。这是一种可重复的技术，在手术室里并不需要使用复杂的器械来实现。

股骨远端截骨垂直于股骨机械轴，同样，胫骨截骨必须垂直于胫骨的机械轴。用一根长杆穿过胫骨试模手柄上的中心来最终验证整体胫骨力线。当此长杆与髋关节中心和踝关节中心对齐时，它应该穿过冠状面的膝关节中心，重建下肢的机械轴。结果是膝关节一般在 4° ~ 5° 外翻时对齐，但可能根据患者的身高和肢体形态而有所不同。重建力线的目的是在新的关节线上创建均匀的负重分布。Insall 指出，如果膝关节使用股骨和胫骨的解剖轴对线，胫骨假体可能不对称负重，导致胫骨内侧平台固定失败。他还推广了外旋 3° 股骨假体定位，以平衡屈伸间隙。

机械学对线仍然被认为是完成 TKA 的“金标准”。Fang 等回顾了 1983—2006 年连续对 3992 例患者共行 6070 侧初次 TKA。他们发现，与恢复机械学对线的膝关节相比，内翻膝的胫骨平台内侧塌陷失败的风险增加了 6.9 倍（$P = 0.0001$）。他们进一步得出结论，整体力线异常比力线良好的 TKA 有更高的翻修率。Choong 等进行了一项随机对照试验，比较了传统 TKA 和计算机辅助 TKA 两组患者的术后力线、膝关节功能和患者的生活质量。他们发现，冠状面力线 3° 内的患者在术后 6 周、3 个月、6 个月和 12 个月有较好的国际膝关节协会（International Knee Society）评分和 SF-12 评分。Ritter 等得出结论，在 3 个平面均获得中立位对于最大限度地提高膝关节假体的生存率至关重要。调整一个假体部件的位置以弥补另一个假体部件的位置不良也会增加失败的风险。

小结

- 下肢的机械轴指一条从股骨头中心到踝关节中心的连线，这条线应该穿过冠状面的膝关节中心。
- 机械轴一般与垂直轴呈3° 的夹角。
- 股骨假体外旋3° 可实现屈伸间隙平衡。

参考文献

扫码查看

第 28 章

全膝关节置换术的解剖学对线

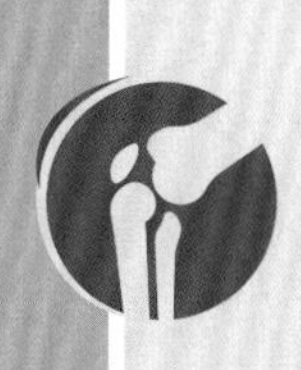

Silvan Hess, Hagen Hommel 和 Michael T. Hirschmann

要 点

- 机械轴对线概念简化了膝关节生物力学，以最大限度地提高了假体生存率，然而这不可避免地会影响功能和患者满意度。
- Hungerford 和 Krackow 提出了解剖学对线的概念，其目标是更接近于自然对线来改进功能。
- 在冠状面上，目标仍然是机械轴中立位，但关节线的方向倾斜，以反映自然关节线的方向。
- 股骨与机械轴呈 3° 外翻（FMA = 93°），胫骨与机械轴呈 3° 内翻（TMA = 87°）。
- 矢状面对线目标是股骨中立位（垂直于股骨机械轴），并取决于胫骨侧所使用的假体类型。
- 旋转对线的目标是中立位，因此股骨后髁截骨与股骨后髁连线平行。
- 一项随机对照试验发现，机械学对线概念和解剖对线概念在临床和放射学结果方面无差异。

28.1 理论基础

从历史上看，TKA 下肢对线的目标是最大限度地提高假体寿命。因此，关节线垂直于机械轴的中立位（HKA 角 = 180° ±3° ）被定义为“金标准”。这一概念得到了多个研究的支持，这些研究证实了内翻对线或胫骨假体内翻可导致内侧间室的压力及聚乙烯磨损增加。机械轴对线 TKA 带来了良好的假体长期生存率和相对较高的患者满意度。

机械轴对线的概念简化了膝关节的生物力学，以最大限度地提高耐用性，这不可避免地会影响功能和患者的满意度。因此，早在 20 世纪 80 年代，Hungerford 和 Krackow 就提出了解剖学对线概念，其目标是通过模拟自然对线来改进功能。解剖学对线的整体对线目标仍然是中立位，但关节线的方向与机械轴不垂直，以反映自然关节线的方向（3° 股骨外翻和 3° 胫骨内翻）。两项生物力学研究发现，解剖学对线胫骨假体的负载分布更好，髌骨运动学更好，并且这种关节线的倾斜度降低了外侧韧带牵伸的风险。尽管有这些潜在优势，但由于担心下肢和（或）胫骨假体有过度内翻（＞3° ）的风险，该概念并未得到广泛采用，两者都与早期松动和失败有关。如今，这些问题已经被解决，包括使用假体精确定位的导航系统或机器人技术，或采用 3° 关节线倾角的衬垫，从而允许垂直胫骨截骨。

最近，Howell 及其同事引入了运动学对线概念，旨在通过恢复每个患者的关节炎前的下肢对线，以更接近自然膝关节。因此术后可接受任何形态的下肢对线和关节线方向。

28.2 冠状面对线

机械轴对线概念的冠状面对线目标是下肢中立位（HKA 角 = 180° ±3° ），关节线垂直于机械轴（FMA = 90° ±3° ，TMA = 90° ±3° ）。图 28.1 显示了膝关节伸直位冠状面截骨方向。

解剖学对线概念的冠状面对线目标是下肢中立位（HKA 角 = 180° ±3° ），关节线倾角为 3° 。因此，股骨与机械轴呈 3° 外翻（FMA = 93° ），胫骨与机械轴呈 3° 内翻（TMA = 87° ）。然而，3° 的胫骨关节线倾斜也可以通过将垂直截骨（TMA = 90° ）与 3° 倾斜衬垫组合来实现。图 28.2 显示了膝关节伸直位冠状面截骨方向。

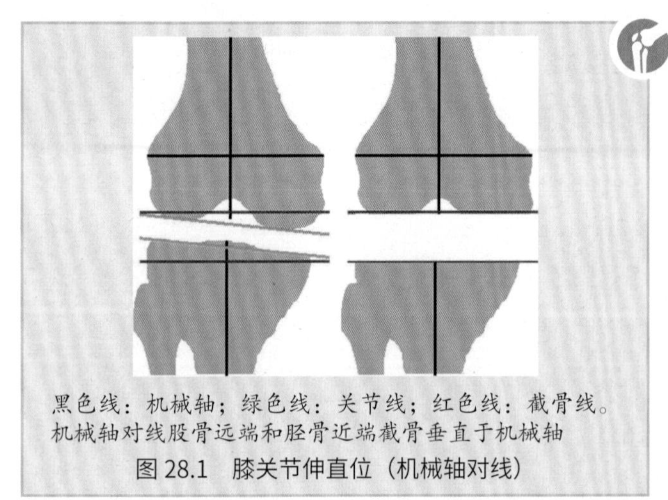

黑色线：机械轴；绿色线：关节线；红色线：截骨线。机械轴对线股骨远端和胫骨近端截骨垂直于机械轴

图 28.1 膝关节伸直位（机械轴对线）

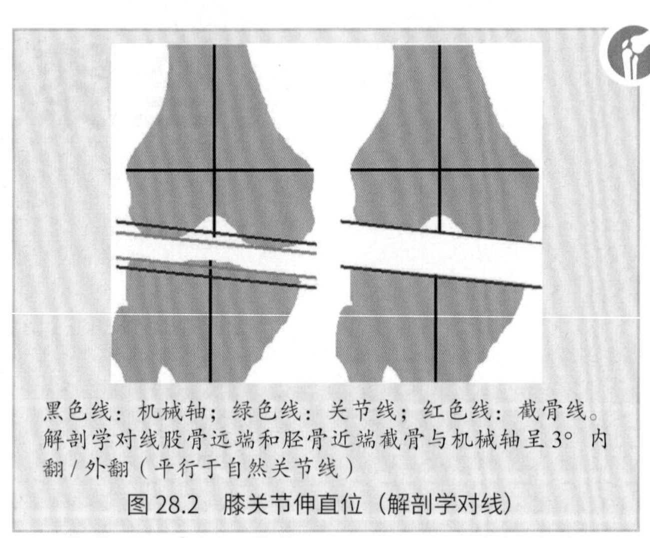

黑色线：机械轴；绿色线：关节线；红色线：截骨线。解剖学对线股骨远端和胫骨近端截骨与机械轴呈 3° 内翻 / 外翻（平行于自然关节线）

图 28.2 膝关节伸直位（解剖学对线）

28.3 矢状面对线

机械轴对线和解剖学对线概念的矢状面对线目标一致。股骨关节线垂直于股骨机械轴。胫骨关节线方向取决于所使用的植入物类型：对于后交叉保留膝关节置换术，目标是恢复 5° ~ 7° 的自然后倾。对于后交叉韧带替代型膝关节置换术，目标是 0° ~ 3° 的后倾，以补偿后交叉韧带切除导致的屈曲间隙增加。

28.4 旋转对线

机械轴对线和解剖学对线概念的旋转对线目标相同，但截骨方向不同，以防在屈膝时旋转异常。后髁轴相对于通髁轴平均内旋 3° （以匹配 3° 胫骨内翻）。由于机械轴对线胫骨是中立位截骨的，因此股骨后髁截骨必须与后髁轴外旋 3°（平行于通髁轴或垂直于 Whiteside 线）以匹配胫骨关节线（图 28.3）。在解剖学对线概念中，胫骨关节线仍处于 3° 内翻，因此股骨后髁截骨必须与后髁轴平行（与通髁轴呈 3° 内旋，图 28.4）。

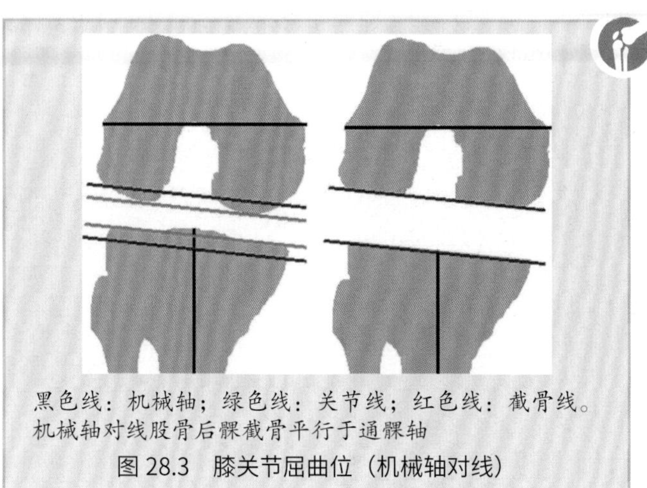

黑色线：机械轴；绿色线：关节线；红色线：截骨线。机械轴对线股骨后髁截骨平行于通髁轴

图 28.3　膝关节屈曲位（机械轴对线）

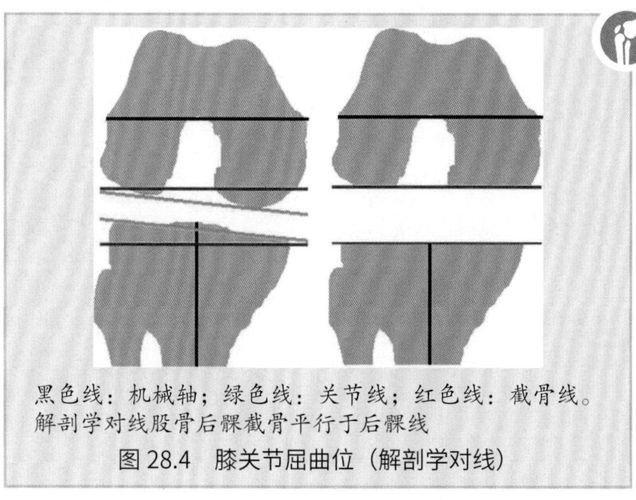

黑色线：机械轴；绿色线：关节线；红色线：截骨线。解剖学对线股骨后髁截骨平行于后髁线

图 28.4　膝关节屈曲位（解剖学对线）

28.5　临床结果：解剖学对线与机械轴对线

只有一项随机对照试验比较了解剖学对线与机械轴对线在 TKA 的结果。临床结果测量包括内翻和外翻的松弛程度、活动度、HSS 和 WOMAC 评分，患者随访至少 2 年，Yim 等发现各项临床指标均无显著差异。放射结果也无任何差异。因此，他们得出结论：这两种对线方法在初次 TKA 的临床和放射学结果相当。

要点回顾

解剖学对线概念的冠状面对线目标是下肢中立位（HKA 角 = 180° ± 3°），关节线与机械轴的倾角为 3°（FMA = 93°，TMA = 87°）。机械轴对线和解剖学对线概念的矢状面和旋转对线的目标是相同的，然而，在这两个对线方式中，股骨后髁截骨的方向不同，以实现对称的屈曲间隙。一项随机对照试验发现机械轴对线和解剖学对线的临床和放射学结果没有差异。

参考文献

扫码查看

第 28 章

第 29 章

全膝关节置换术的运动学对线

T. Callies, M. Ettinger 和 H. Windhagen

要 点

- 运动学对线 TKA 的概念是恢复膝关节的原始解剖和生理关节线方向。
- 为了描述胫股关节和髌股关节运动学定义了 3 个运动轴。
- 运动学对线旨在用股骨假体重建关节炎前股骨关节面形态，从而使假体与上述运动轴共线。
- 胫骨截骨方向跟随股骨，最终获得对称稳定的伸直间隙。
- 屈曲间隙通常是梯形间隙，以重建膝关节的生理性外侧松弛。
- 手术的关键是评估软骨的磨损程度并进行补偿。
- 手术过程中要反复验证检查，确保技术的安全性与可重复性。
- 运动学对线是一种“无松解”技术，恢复生理性软组织方向和张力。
- 仔细切除骨赘，恢复自然韧带长度。
- 目前证据显示，患者自评结果和并发症至少与机械学对线技术一样好。

29.1 概述

传统上，人们一致认为，TKA 力线最好的折中方案是使胫骨和股骨假体都垂直于机械轴，从而使整个肢体中立位对线。这是因为机械学对线（MA）可以优化载荷分布，最大限度地降低假体植入的失败率。然而，这种中立位对线对大多数人来说不是生理性的，人群的平均下肢力线具有轻微的固有内翻及关节线倾斜。将这些畸形矫正到中立位意味着可能出现软组织袖套不稳定及反常运动学的风险，这被认为是进行翻修手术的主要原因之一。基于这些局限性，越来越多的外科医师提出在 TKA 中采用更自然的膝关节对线，恢复患者固有解剖结构的想法。理论上这将改善软组织平衡，减少韧带松解的需求，能再现更自然的膝关节运动学，并提高功能结果。

本章针对 KA 的概念，讨论其理论、手术技术和当今的临床证据。

29.2 运动学对线

KA 是指根据每个患者关节炎前的解剖结构安装膝关节假体，使假体与膝关节的自然运动轴共线。个性化重建患者膝关节 3D 解剖结构是可行的，其优点在于整个膝关节在屈伸范围内保持稳定（尤其是内侧间室的生理等距性），并且很少或不需要软组织松解。

◆ 29.2.1 运动学对线的生物力学原理

KA 的生物力学原理是基于无负载膝关节运动学的经典模型，最初由 Hollister 及其同事报告，随后由其他人验证。在这个模型中，定义了胫骨、髌骨相对于股骨运动的 3 个轴线。

第一个轴线是胫骨的屈伸运动轴，穿过股骨髁。基于膝关节屈曲 10° ~ 110° 为单半径的概念，它在几何上定义为与远端及后方股骨髁关节面一致的圆柱体的中轴（图 29.1a）。

第二个轴线是垂直于胫骨屈伸轴的胫骨旋转轴（内外旋，图 29.1b）。但是，胫骨旋转轴的实际位置在整个运动周期中是动态的，这对于实现股骨后滚和胫骨轴移是必要的。该理论模型与多项体内生物力学研究一致，表明该胫骨旋转轴的位置取决于不同的运动模式和负荷条件。

第三个运动轴描述了髌股关节运动。髌骨围绕该轴旋转（图 29.1b）且位置固定。在没有髌股关节或股骨髁发育不良的膝关节理想运动学模型中，该轴平行于胫股关节屈伸轴，位于其前部和近端。由于膝关节是一个力适配关节，这意味着胫骨和股骨之间始终存在接触，膝关节运动由股骨表面解剖结构限定并由软组织引导。特别是，股骨的后滚和旋转运动由软组织袖套驱动。

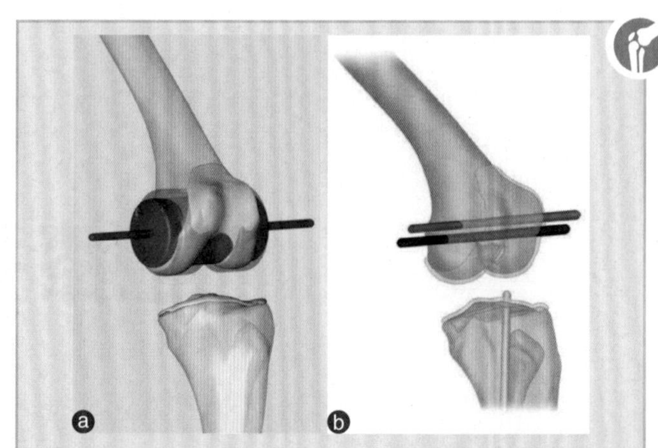

a. 膝关节屈伸运动轴在几何上定义为股骨远端和后髁关节面形成的圆柱体的轴；b.Hollister 等的膝关节 3 个运动轴的示意图：蓝色：胫骨屈伸轴；绿色：髌骨屈伸轴；黄色：胫骨旋转轴。3 条轴彼此都有一个确定的方向

图 29.1　膝关节运动轴

◆ 29.2.2 运动学对线的概念

KA 的概念是恢复膝关节的固有解剖和生理关节线方向。基于运动学模型，关键是用假体恢复关节的关节面，特别是股骨远端和后髁。因此，股骨假体的半径与膝关节的生理屈伸轴共线，从而能够恢复内侧间室的等长稳定性。滑车半径与髌骨旋转轴共线，因为其与屈伸轴是平行的。此外，相对于股骨平行的胫骨假体也恢复了垂直的胫骨旋转轴。如前所述，这将改善软组织功能和平衡，减少韧带松解，并在术后重现更自然的关节运动学。

与 TKA 的传统方法相比，这一概念的一个新维度是将患者骨关节炎之前的状态作为参考，而不是术中呈现的骨关节炎状况。因此，KA 理念的关键是评估磨损程度，计算骨关节炎前的情况，并用尽可能合适的假体来恢复它。

> **小结**
>
> KA意味着TKA假体需要根据每个患者的关节炎前解剖状态进行定位，并使假体与膝关节的自然运动轴共线。关键是用假体恢复关节面，特别是股骨的远端和后髁。这将有助于改善软组织功能和平衡，减少韧带松解的需求，并在TKA术后重现更自然的关节运动学。

29.3 手术技术

◆ 29.3.1　胫骨优先 *vs.* 股骨优先

如前所述，膝关节置换术引入了不同的手术技术以实现更加个性化的对线。这引起了关于胫骨优先或股骨优先概念的一般性讨论。

胫骨优先技术的主要优点是明确定义了胫骨假体的内翻 - 外翻方向，这可能在胫骨内翻的讨论中发挥作用（见后文）。

然而，胫骨优先技术在引入 KA 概念方面也存在重大缺陷。首先，通常骨关节炎磨损更可能在胫骨侧，在许多情况下还存在骨磨损，这使得生理关节线重建工作比在股骨侧更困难。胫骨近端的天然内外侧不对称，以及胫骨软骨的厚度和半月板的复杂性也加剧了该困难。其次，在一般情况下，尤其是在 KA TKA 中，最难理解的参数之一是胫骨后倾及其对膝关节运动学的影响。在胫骨优先的概念中，这必须预先定好，以后修改不是那么容易，因为股骨截骨是建立在胫骨上的。再次，胫骨截骨的每一个错误都会转移到股骨上，因此，股骨表面没有重建，膝关节的运动轴也没有重建。最后，生理膝关节的屈曲间隙不对称，通常外侧更加松弛。因此，通过屈曲间隙平衡技术确定股骨旋转，意味着股骨假体相对于自然旋转会更加外旋。伸膝装置对屈曲间隙平衡也具有不可预测的影响。

> **小结**
>
> 胫骨优先技术用于KA有重大缺陷：在磨损的膝关节中很难估计关节炎前的关节线和生理性后倾。由于股骨截骨依赖于胫骨截骨，因此无法再调整截骨。截骨误差会导致假体与位于股骨的运动轴偏离。另外，屈曲位采用间隙平衡技术不可靠，因为生理的屈曲间隙为梯形。

股骨优先技术能更容易和更可靠地再现自然关节面并重建膝关节的运动轴。从股骨侧开始，胫骨截骨依赖于股骨。胫骨后倾等参数可以逐步调整，以适应关节稳定性和后滚。

该技术仅有的两个主要缺点：首先，胫骨关节线的方向是由股骨定义的，因此在个别情况下可能会超出目前公认的胫骨内翻范围；其次，使用标准的假体设计，即使在股骨上能适应个体解剖结构，但这些变化可能会导致胫骨的补偿性对线不良。然而，这个问题可以在术前计划中预见并排除相应的患者，后文会进行更详细的讨论。

总之，利用目前可用的手术技术，股骨优先的概念似乎更有利于在膝关节置换术中遵循真正的 KA 理念。如果要进行较小的修正或妥协（参见 KA 适应证），在确定的胫骨截骨基础上，调整股骨侧截骨，也是可能的替代方案。

> **小结**
>
> 股骨优先的概念似乎有利于在膝关节置换术中遵循真正的KA理念，可以更容易、可靠地再现股骨的自然关节面，从而重建膝关节的运动轴。胫骨后倾等参数可以逐步调整，以适应关节稳定性和后滚。

◆ 29.3.2　传统手动手术技术：股骨优先

如前所述，KA TKA 的主要目标是再现股骨远端和后髁的生理关节面。这意味着要遵循真正的测量截骨技术，准确切除骨和软骨的厚度，并由假体厚度代替。关键问题是针对关节炎发生前表面存在的磨损，在手术中对其进行补偿。有很多关于平均软骨厚度和典型磨损模式的体外和体内数据。膝内翻骨关节炎磨损主要位于股骨远端，而膝外翻关节炎更多的位于后部。此外，必须考虑软骨和半月板的弹性形变为 20% ~ 25%，而人工假体不会重现该弹性。基于该数据，已将 2 mm 确定为软骨完全磨损的良好平均估计值。股骨侧的骨磨损很少见，但可能会在算法中再增加 1 mm。如果有疑问，可以术前进行 MRI（软骨 + 骨）或 CT（仅骨磨损）检查。

在手术过程中，通过使用 1 ~ 3 mm 厚的间隙块，根据器械远端或后部基准进行调整，以此补偿磨损。

股骨远端截骨方向与生理关节线方向平行，而不是垂直于机械轴。股骨旋转相对于后髁连线为 0°。在真正测量截骨的概念中，必须使用严格的后参考来确定假体位置和型号。

因此，已经确定了定位股骨假体的 6 个自由度中的 4 个，余下的 2 个参数是关于假体的内外侧对线（生物力学影响较小）和股骨假体屈曲。股骨假体屈曲应遵循股骨远端（远端 1/4）的生理屈曲，因为这会影响髌骨轨迹和假体型号。为了实现这一点，对股骨远端部分的髓内定位是一种可靠的技术。在标准技术中，在前后、内外侧方向确定髓腔开口点后，插入一根 10 cm 长的髓内杆。通常它位于髁间切迹的中央，高出髁间窝顶点 0.5 ~ 1 cm。由于本步骤只确定股骨屈曲，因此假体内外侧位置或内翻 - 外翻角度是次要的。

使用卡尺测量每次切除的骨量，如果不适合则进行调整。例如，当股骨远端切除过多时，使用 1 mm 垫片进行补偿，再进行下一步截骨，随后用骨水泥填充缺损。锯片厚度也被考虑在内，因此在不存在磨损的情况下通常切除约 7 mm，软骨完全磨损时切除 5 mm（对于股骨假体远端 8 mm 厚来说）。股骨的手术流程如图 29.2 所示。

小结

在手术技术中，关键是估计软骨磨损的厚度，大约为2 mm，并对其进行补偿。使用卡尺测量，股骨远端和后髁截骨的每一步都须测量验证。

胫骨截骨跟随股骨，目的是产生平衡的伸直间隙，以及保证整个屈伸活动范围中内侧间室的等距性。在外侧间室，屈曲时的生理松弛是可接受的。随着生理股骨关节面的恢复，不会发生屈伸间隙不匹配的情况，并且可以重建内侧间室的生理等距性。

对于胫骨对线，清除所有骨赘后，将股骨试模安放至股骨，伸直膝关节。使用间隙块可以评估胫骨侧的磨损程度和伸直间隙的韧带张力。根据伸直间隙确定胫骨内、外翻的方向，并确定截骨水平。前后交叉韧带仍完整，还可以确定股骨相对于胫骨的旋转（图 29.3）。此外，屈曲膝关节还可以检查股骨内侧髁后滚（图 29.4），这可以通过卡尺测量胫股偏移来量化。安装股骨假体试模后，后滚运动应该重现，如果安装试模后发现胫股偏移和后滚异常，则可以调整胫骨后倾（如果发生过度后滚）或更换后稳定假体（如果出现矛盾运动、股胫接触点前移）。通常应先减少后倾，以补偿前交叉韧带切除的效应。

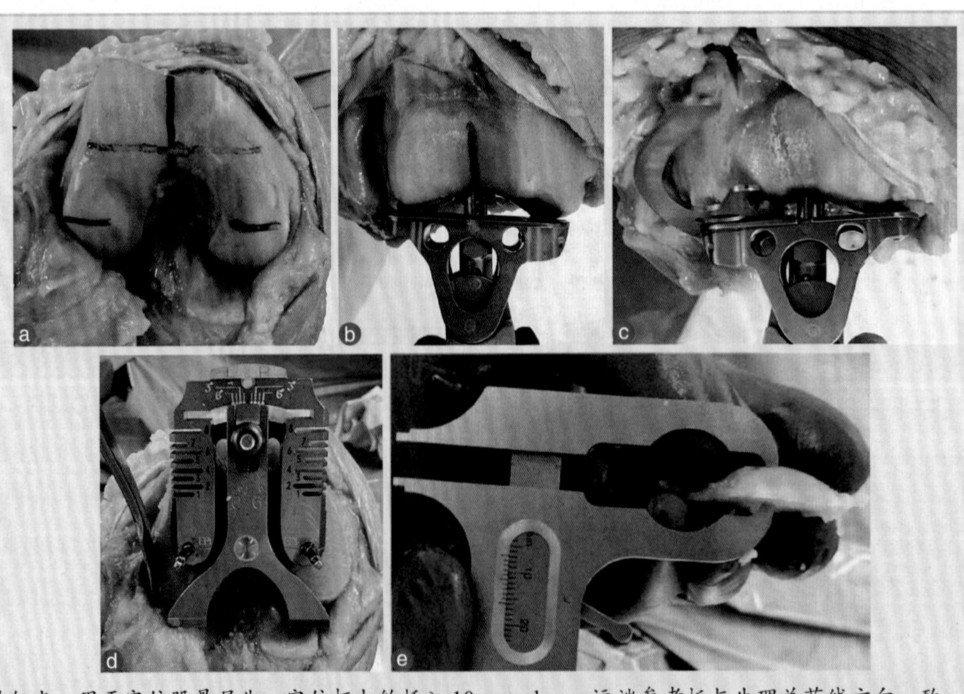

a. 髓内定位进钉点，用于定位股骨屈曲。定位杆大约插入 10 cm；b、c. 远端参考板与生理关节线方向一致，以便同时接触股骨远端内外侧髁，如果有软骨磨损，则使用垫片进行补偿；c、d. 旋转对线及型号测量是严格的后参考，与后髁连线角度为 0°，使用垫片来补偿软骨磨损；e. 借助卡尺验证股骨远端及后髁截骨量，如果没有 8 mm 厚度的假体（由于锯片厚度而少算 1 mm），7 mm 的截骨是正确的，根据软骨磨损的情况，须减少截骨量

图 29.2 股骨的手术流程

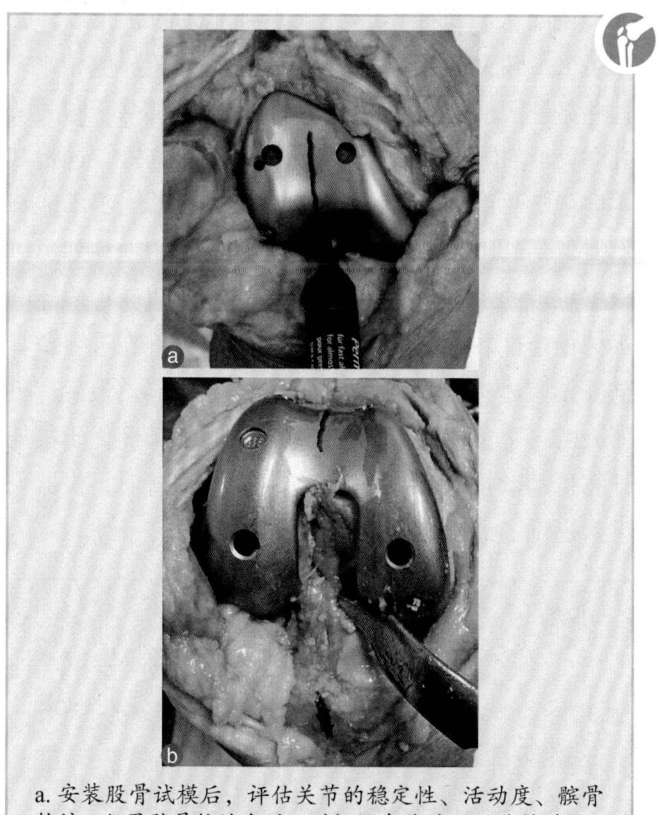

a. 安装股骨试模后，评估关节的稳定性、活动度、髌骨轨迹，如果髌骨轨迹合适，则标记自然的胫股旋转对位；b. 此步保留前交叉韧带最为可靠

图 29.3　股骨试模测试

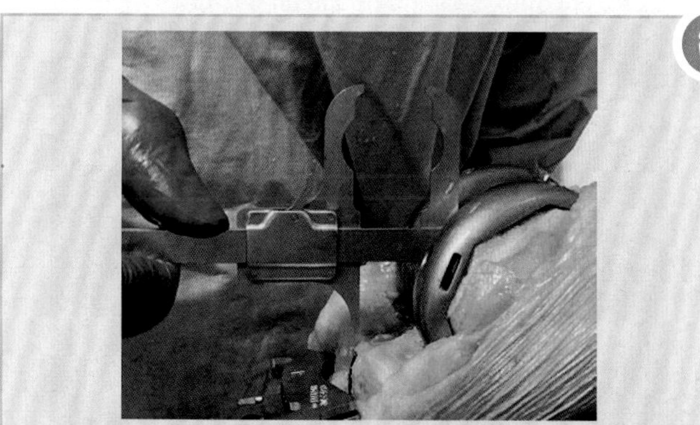

图 29.4　安装股骨试模后，评估胫股偏距和屈曲时内侧后滚，上述运动学表现应恢复

根据股骨试模安装后的评估结果，进行胫骨对线及截骨。可以使用髓外定位杆和量角器观察内翻截骨方向（图 29.5），之后使用平衡器和假体试模评估关节平衡和运动学表现。如果存在不平衡情况，则相应地调整胫骨截骨。使用股骨远端截骨参考板，设置 2 mm 切除厚度，再次加截胫骨。如果要调整内、外翻或改变后倾，可使用翼刀辅助确定合适的截骨平面（图 29.6）。

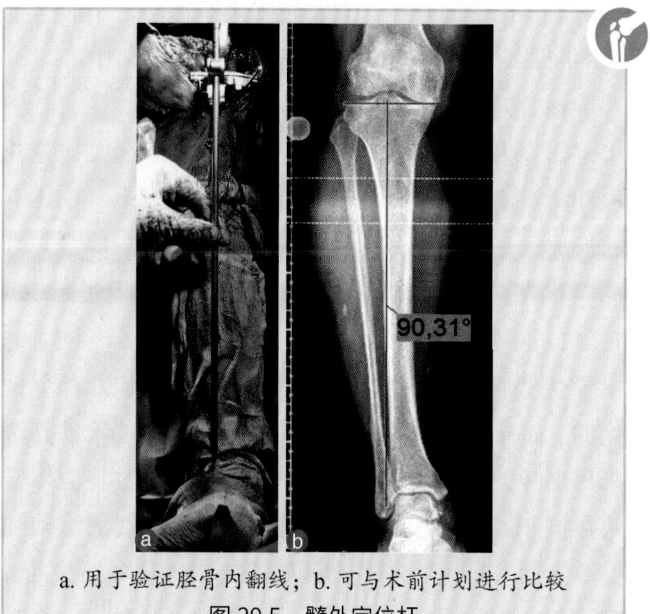

a. 用于验证胫骨内翻线；b. 可与术前计划进行比较

图 29.5　髓外定位杆

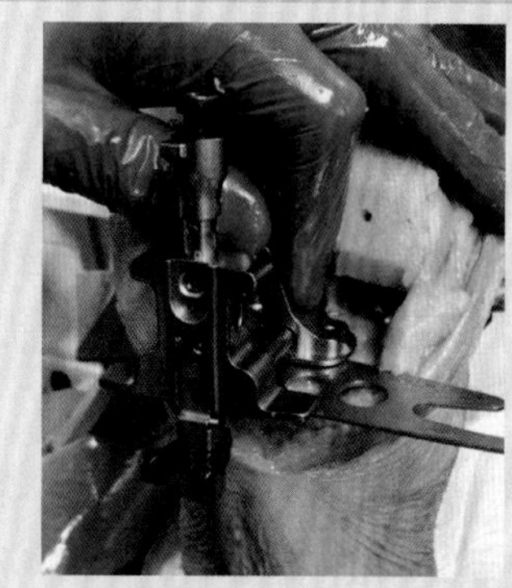

示例显示增加胫骨后倾

图 29.6　胫骨调整截骨参考之前的截骨面，插入翼刀片进行调整

小结

胫骨截骨平行于股骨远端，产生完美稳定的伸直间隙。验证截骨正确方向的关键是仔细切除膝关节周围的所有骨赘。任何的不平衡都可通过调整胫骨截骨解决。

以上阐述的技术可以用标准的膝关节置换手术工具实现。只需要满足几个基本条件：①能够独立于髓内杆设置的股骨外翻角度；②股骨大小和旋转采用后参考；③使用胫骨髓外对线，以独立于解剖轴设置内翻和后倾。最近个别公司开发了专门用于 KA 的工具。另外，第一批专用于 KA 的假体获得了 CE 认证和 FDA 批准。笔者发明了一种股骨优先的伸直间隙平衡器，用于简化手工 KA 技术中获得平行于股骨远端的胫骨对线。本技术目前正在进一步评估中。

◆ 29.3.3 计算机辅助手术技术

作为手工操作技术的替代方案，以下简要讨论几种计算机辅助手术（computer-assisted surgery，CAS）的形式。

首先，可以使用患者个性化截骨导板进行 KA TKA，这也是 KA TKA 最初应用的技术。该技术的主要优势在于，它从 MRI 或 CT 扫描得出患者个性化的、基于图像分割的 3D 模型，可以通过软件算法来得出膝关节关节炎前的状态。因此，通过将假体安放在该 3D 模型中，可以精确重建患者的解剖结构和关节表面。更重要的是，可以从图像中获得大量信息，测量相应的数据。还可以显示最终的下肢对线，将实际关节和假体几何形状的相互关系可视化，以及确定最佳的假体位置，如股骨假体屈曲等。然而，该技术也有缺点：①分割、规划和制作患者个性化截骨导板（PSI）的过程是一个新的误差来源，外科医师无法看到每个细节；②文献报告 PSI 的准确性存在争议；③规划中不包括软组织。假体位置因此而做出妥协，如后倾，这成为了一个主要的限制。

其次，是计算机导航。用于 KA 膝关节置换术时，它可以完美地重建股骨。遵循与手工技术相同的原理，实行考虑磨损的真正的测量切除技术。因此，导航系统将股骨远端截骨设置为外侧 8 mm 和内侧 6 mm，并以同样的方式进行后侧总量 8 mm 的截骨。胫骨截骨根据股骨调整，根据系统的特点，或者加入软组织信息，或者像 PSI 一样按骨性解剖独立进行。再次评估软组织平衡，必要时调整胫骨截骨，类似于手工技术。与手工技术相比，计算机导航 KA 的主要优势在于实时显示胫骨和股骨假体方向，以及下肢整体对线，并且可以在超出可接受范围时进行调整。此外，现代导航设备能够显示整个运动范围内的软组织平衡，从而提供有价值的信息，正确定位胫骨假体或进行细微调整。最新的导航技术甚至允许在手术开始时记录解剖结构和软组织平衡，并在截骨前虚拟定位假体，进行软组织平衡。但这些技术可能存在大多数系统不依赖影像的缺点，仅基于一些骨骼模型的平均参数。这是误差的潜在来源，因为无法精确到单个参数，如股骨屈曲或滑车解剖结构和方向。

机器人辅助手术是一项很有前景的新技术，尤其是 KA 膝关节置换术，与传统的计算机导航相比，这些系统大部分是基于影像的，因此能够基于膝关节 3D 解剖结构，得出患者个性化的假体位置，这是其主要优势（图 29.7）。与 PSI 相比，机器人手术能够实时评估软组织的稳定性和张力，因此术前计划可以根据患者的个人情况在术中进行调整，以获得假体的最佳稳定性和运动学。这种虚拟规划允许在进行截骨前补偿假体与患者膝关节之间的微小差异。最后，机器人的一个主要优势是术前计划的执行精度优于其他计算机辅助技术，特别是当需要重新截骨时，机器人手术提供了最小 0.5 mm 的重新截骨机会。

> **小结**
>
> 在当前需要可靠的科学数据对比KA与MA技术的临床结果时，使用计算机辅助技术能够为各种对线技术提供更客观的控制，这非常有意义。这些客观控制包括：①假体位置本身；②产生的软组织平衡。

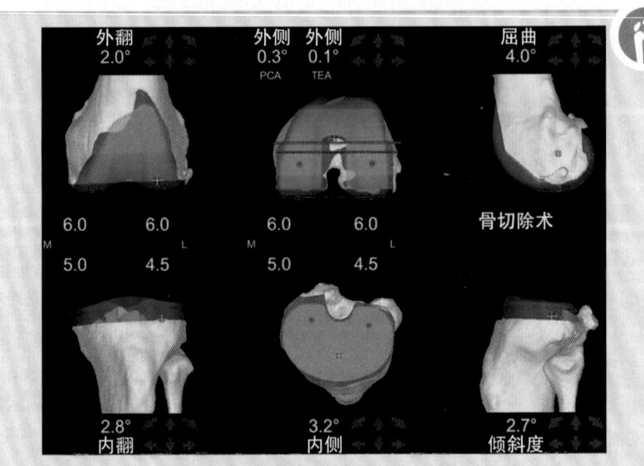

股骨截骨设置为远端和后部 6 mm，胫骨截骨大致平行于自然关节线，并根据手术过程中的软组织信息进行调整，以实现对称稳定的伸直间隙

图 29.7 使用基于 CT 的机器人辅助技术进行 KA TKA 术前计划的示例

29.4 临床证据

KA TKA 的原始技术是基于一家公司（OtisMed Corporation）制造的 PSI。他们开发了一种专用的基于 MRI 的算法来分割患者的膝关节骨关节炎 3D 模型，使用软件推算关节炎前的解剖结构。基于这个计

算机模型，假体对线是个性化的，重点是恢复生理关节面解剖结构。PSI 是将计算机计划输送到手术室的工具。2006 年 1 月，萨克拉门托的 Stephen Howell 医师使用 PSI 完成了第一例 KA 膝关节置换术。随后，在美国进行了大约 20 000 例使用 OtisMed 技术的 KA TKA。2009 年，FDA 对 KA-PSI 的批准被撤回，主要是基于监管问题。从这个时期开始，KA 与 MA 相比的早期临床益处仅有非常有限的临床数据描述。第一批研究由 KA 技术创始者发表，报告了 KA TKA 的高功能和患者满意度。然而，这些研究中没有对照组。Dossett 和他的同事发表了第一个非 KA 创始者进行的随机对照试验，其中包括 41 例 KA 患者与 41 例 MA 患者。几个结果有显著改善，如平均 OKS（40 分 *vs.* 33 分，$P=0.005$）、WOMAC 评分（15 分 *vs.* 26 分，$P=0.005$）和 KSS 总评分（160 分 *vs.* 137 分，$P=0.005$）。术后 6 个月和 24 个月 KA 组的平均膝关节屈曲角度更大（121° *vs.* 113°，$P=0.002$）。

而 Waterson 等和 Young 等发现 KA 和 MA 临床结果没有统计学差异。Calliess 等报告了 KA TKA 的 WOMAC 评分（13 分 *vs.* 26 分，$P=0.001$）和 KSS 总评分（190 分 *vs.* 178 分，$P=0.02$）明显更优。在这项研究中，KA 组的很多患者临床结果为优，而一些患者的临床结果很差，在对照组中没有此现象（图 29.8）。进一步的分析表明，这些失败主要是由 PSI 技术的不准确造成的。在整个 KA 组中，术后与术前计划的平均偏差约为 2.5°，这对临床结果有显著影响。3 项研究之间的差异可以进一步解释为：①对照组手术技术的差异；② KA 适应证的差异。Calliess 等限制了纳入研究的适应证标准，没有力线偏离机械轴超过 4°。另外，Young 等在 KA 组中进行软组织松解，这违背了 KA 的基本理念。

最近，一些系统评价试图总结已发表的比较 KA 与 MA 的数据。有 3 项荟萃分析报告了支持 KA 的功能结果。但是，这些文献还包括来自 PSI 开发中心的非对比病例系列。与 Waterson 等和 Young 等合作，我们最近对 1 级研究证据进行了自己的荟萃分析，并在作者之间共享原始数据，以分析分数变化，还进行了亚组分析。结果，我们发现 KA TKA 的疼痛和功能改善至少与 MA 技术相当，但没有强有力的证据支持 KA。功能评分的汇总数据显示 KA 组有更大获益的趋势，但使用评分衡量的任何优势都很小。亚组分析显示，术前对线差异并未改变 KA 技术的结果，但我们发现有证据表明 PSI 技术的不准确可能对 KA 的临床结果产生影响。作为底线，关于 KA-PSI 膝关节置换术的数据可能不是普遍有效的，因为 KA PSI 技术的误差可能会对结果产生负面影响。

因此，人们对实现 KA 的其他方法越来越感兴趣，特别是具有高精度的技术。Howell 及其同事最近为 KA TKA 开发了通用手工器械。他们报告了一项前瞻性随访研究，包括 101 例连续接受手工 KA TKA 治疗的患者，其临床结果均良好。然而，此研究也未提供对照组，并且没有评估运动轴线恢复的准确程度。Matsumoto 等发表了一项关于导航辅助 KA 与 MA TKA 的前瞻性试验，他们报告说，KA 组的术后屈曲和功能活动评分显著优于 MA 组（分别为 $P<0.003$ 和 0.03）。但目前关于这些替代技术的证据都非常有限。

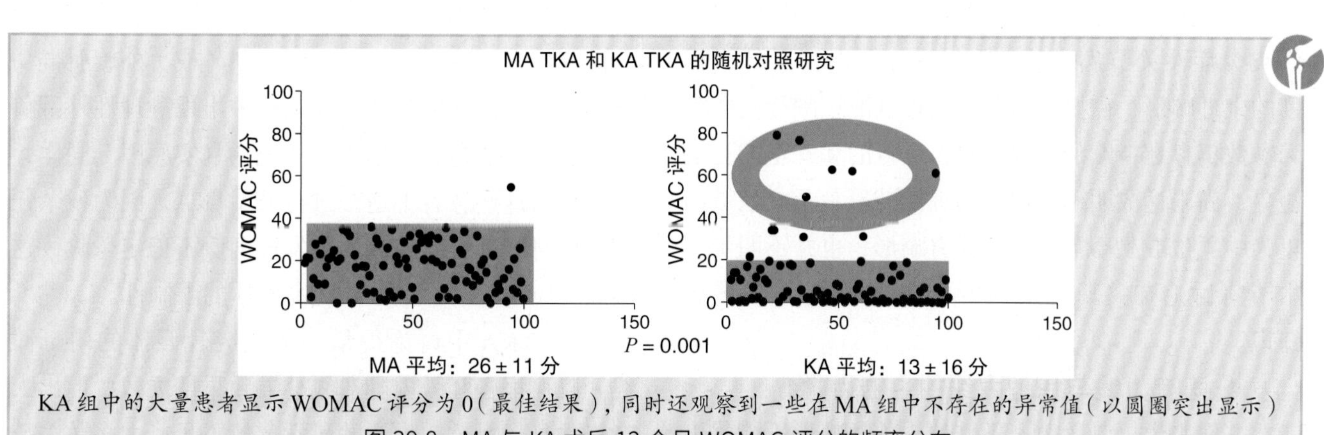

KA 组中的大量患者显示 WOMAC 评分为 0（最佳结果），同时还观察到一些在 MA 组中不存在的异常值（以圆圈突出显示）

图 29.8　MA 与 KA 术后 12 个月 WOMAC 评分的频率分布

（来自 Calliess 等的研究）

迄今为止，没有关于KA技术的假体长期生存率的数据，最长的随访来自KA的初创者。Howell等表明在KA TKA术后平均6.3年，胫骨假体、膝关节和肢体的内翻对线不会对假体的生存率及功能产生不利影响。在对220例TKA患者10年生存率的分析中，Howell等报告，以任何原因翻修为终点的假体生存率为97.5%，以无菌性松动为终点的假体生存率为98.4%。此外，Nedopil等表明KA TKA术后胫骨假体的失败率为0.3%，并且是后方塌陷下沉或后缘磨损引起的，而不是内侧塌陷。

最近，有报告称KA相较于MA，对正常步态参数有积极影响。与健康膝关节相比，KA组在矢状面活动度、最大屈曲、外展曲线或胫骨旋转方面没有显著差异，而MA组则与正常膝关节有所不同，如矢状面的活动度减小（49° *vs.* 54°，$P=0.02$）、内收角增加（2°～7.5° *vs.* 2.8°～3°，$P<0.05$）。

小结

根据目前的证据，可以说KA TKA在功能结果方面至少与MA TKA相当，越来越多的证据表明其临床益处，没有研究报告较差的结果。然而，长期的结果仍然缺失。

29.5 适应证和局限性

由于KA TKA的主要目标是恢复膝关节的生理对线、软组织张力和运动轴线之间的相互关系，因此仅适用于原发性骨关节炎。影响膝关节自然运动和负重的创伤后畸形与KA的概念相冲突，因此是禁忌证。这同样适用于影响膝关节主要韧带稳定性的软组织损伤或炎症性关节病。关于KA TKA可以接受什么程度的生理畸形，需要纠正什么病理状况，围绕一些实际参数仍存在持续的争论。对于可行的和安全的力线边界，尚未达成明确共识。病理性畸形是否应该被纠正为中立位或是否需要保留固有畸形，也并不明确。本节将讨论有关真正KA的纳入或排除标准的最新知识。

◆ 固有力线与病理力线的生物力学

一般来说，骨关节炎下肢的内外翻畸形不能代表KA TKA的纳入或排除标准。在一项对KA TKA随机对照试验的荟萃分析中，对原始数据的亚组分析显示，术前内翻、外翻和中立位对线对术后1～2年的临床结果（OKS、WOMAC评分、KSS）没有差异。然而，其他研究表明，术后外翻对线的患者可能对残余外翻更加不满意（主要是外观原因，并非功能缺陷或疼痛），而固有内翻的患者对恢复下肢自然力线并无怨言。在我们自己的关于KA外翻膝的随机对照研究中，有时术后的外翻畸形更甚于术前，原因可能在于：①潜在的内侧松弛，需要切胫骨外翻截骨补偿稳定膝关节；②股骨外侧髁发育不良；③未考虑胫骨外侧平台病理性软骨厚度增加。当使用对称型股骨假体时，外侧髁发育不全会导致外侧过度填充，需要胫骨外翻截骨来补偿。因此，真正的骨性外翻畸形伴股骨外侧发育不良可作为KA的排除标准。这些骨性畸形可以在正位X线片上评估，CT或MRI可评估得更细致精确（图29.9）。目前，我们的适应证接受内外侧髁半径2 mm的差异。

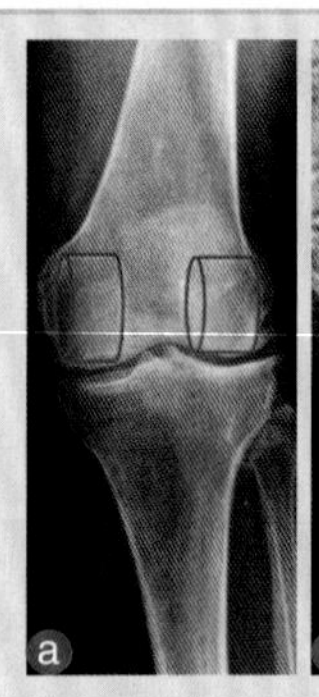
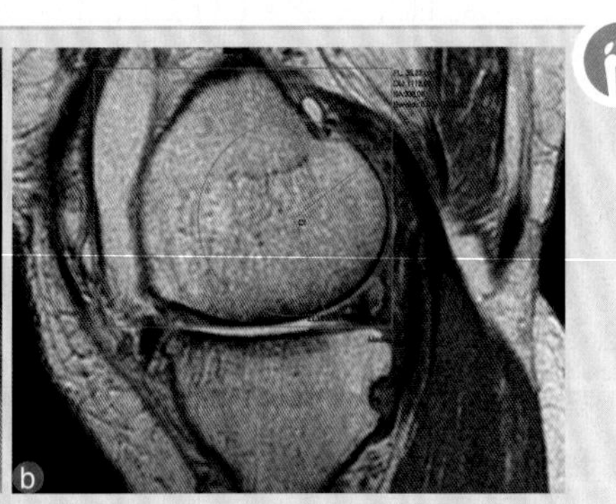

a.放射学示例，外翻性膝关节骨关节炎的股骨内外侧髁的屈曲半径不同；b.MR扫描片可评估股骨髁的屈曲半径和可能的骨缺损，重要的是图像平面垂直于后髁连线的方向，然后在后髁上放置一个最合适的屈曲圆圈，屈曲范围为10°～110°

图29.9 影像学结果

另外，外翻膝患者还需要对步态和髋关节进行全面的检查。髋关节的外展肌群和（或）外旋肌群功能不良通常会导致膝关节在运动中出现病理性外翻负荷，这也可能是膝外翻骨关节炎的真实原因。同样，我们认为这些患者不适合进行KA TKA，因为残余任何外翻对线都会有较高的继发性内侧不稳定风险，这些患者应纠正为中立位或提高假体的限制性。

KA TKA中讨论得最多的是胫骨假体的内翻对线。以往报告胫骨内翻对线会导致早期失败。但出人意料的是，对这一说法的科学支持不足。大多数关于假体位置偏离机械轴超过3°时翻修率更高的文献发表于20世纪90年代，评估的是20世纪70年代或

80 年代的假体。许多文献也可能因摄片方法（膝关节 X 线片）和样本量而受到批评。最近关于现代假体的文献显示出不一样的结果，暗示对线之外的因素可能对假体的生存率更重要。最后，所有这些研究的共同点是，术后假体位置、对线不良是无意中造成的，并非外科医师有意为之。这些研究对于恢复固有内翻的 KA TKA 的意义是有疑问的。这种情况下，我们认为有必要评估胫骨内翻对 KA 膝关节置换术中的具体影响。这方面临床数据非常有限。Howell 等表明在 KA TKA 后平均 6.3 年，胫骨假体内翻 - 外翻对线（平均为 –1.9°，范围为 –7° ~ 7°）、膝关节和下肢的内外翻对线不会对假体的生存及功能产生不利影响。Nedopil 等评估了同一组患者，KA TKA 后胫骨假体的失败率为 0.3%，均为后方塌陷或后方边缘磨损引起，而非内翻塌陷。因此，后倾对于假体生存率也起着关键作用。最近，不同的学者基于计算机模拟，试图从生物力学的角度来研究这个问题。一些迹象表明，KA 会导致计算机模型中更高的内侧接触应力，主要取决于胫骨内翻和下肢整体力线。Nakamura 等表明，6° 以内的下肢内翻对线不会导致胫骨衬垫接触应力显著增加，也不会导致内侧间室其他位置应力增加，如截骨面等。然而，当内翻超过 10° 时，可观察到非生理负荷。这再次支持了需要区分生理和病理畸形的想法，以及它们对于 KA TKA 适应证选择的影响。

有趣的是，最新的生物力学，尤其是对膝关节受力和负重的动态分析显示，恢复生理关节线倾斜和软组织袖套能减少步态期间的外展力矩，从而降低内侧间室负荷。

> **小结**
>
> 直到今天，还没有强有力的证据表明胫骨的生理内翻与TKA的早期失败有关。正在讨论的是固有力线和病理力线的区别对待，前者需要重建，而后者需要矫正。

29.6 术前计划和分析

在当前证据的背景下，以及当前有效的 MA ±3° 学说的基础上，下面讨论没有任何限制的真正 KA 和改良 KA 入路，以满足术后 KA TKA 可接受的偏差范围。术前计划的关键是分析生理关节线的倾斜、股骨和胫骨的自然屈曲，以了解由此产生的下肢整体力线情况。因此，需要在下肢全长片上评估股骨远端内侧角（MDFA）和胫骨近端内侧角（MPTA）。目前公认的 MPTA 介于 85° ~ 90°。因此，对于真正的 KA，已经排除了一些 MDFA 为 90° 和 MPTA ＜ 85° 的膝内翻畸形患者。如果胫骨关节面方向异常，需要矫正至正常，对于应采用截骨术在关节外矫正还是采用关节置换假体在关节内矫正尚无科学依据。这是目前正在进行的研究，我们的决策主要基于畸形程度和存在的骨关节炎等级。此外，这些患者经常出现单纯性内侧单间室骨关节炎，适合单髁置换术。MDFA 似乎对假体生存率起着次要作用，因此规划中没有定义其边界，但它对整体下肢力线有影响。MPTA 和内侧 MDFA 之和代表整体下肢力线，应为 175° ~ 183°。评估冠状面股骨远端的屈曲最好使用股骨全长侧位片。后倾在 CT 影像中显示最佳，因为平台后 2/3 的功能后倾仅在此时可见，这一点很重要，因为：①大多数 TKA 设计在假体的总屈曲度上有限制，一般为 7° 左右；②众所周知，超过 7° 的胫骨后倾可继发后交叉韧带功能不全，以及可能会有前文提及的胫骨假体松动的风险。因此，矢状面的病理性联合屈曲需要作为排除标准进行讨论，具体取决于所用假体的设计特征。如前所述，与生理情况相比，有证据表明胫骨后倾的角度需适当减小，因为前交叉韧带切除后需要得到代偿，特别是在低形合度 TKA 假体设计中。如果生理后倾＞ 8°，笔者的经验是应该使用后稳定型设计。如果有疑问，应在 MRI 或 CT 影像上评估股骨髁半径。手工 KA 膝关节置换术不常规做 CT 或 MRI 检查，但通常很有帮助。在基于图像的计算机辅助技术中，评估股骨髁半径是常规步骤。

总而言之，从我们目前的角度来看，KA TKA 的理想患者是下肢力线中立位或轻度固有内翻，生理关节线倾斜不超过 5°，能够在 KA 膝关节置换术中恢复者。有趣的是，60% ~ 70% 的 TKA 患者确实符合这个范围，适合真正的 KA。而病理性内翻对线则应该通过对胫骨、股骨截骨的轻微调整或适当的软组织松解来纠正。Alamaawi 等最近阐述了这个概念，称之为“改良运动学对线”。膝外翻应仔细把握适应证，如前文中提到的解剖和功能考量。

小结

传统的MPTA和MDFA畸形分析有助于了解膝关节的形态、预测术后力线。目前，KA TKA的理想患者是下肢力线中立位或轻度的固有内翻，生理关节线倾斜不超过5° 者。其他矢状面、冠状面形态参数可以在CT或MRI影像上评估。

29.7 KA TKA 的假体设计特点

最后简要讨论一下 TKA 的具体设计特点及其对 KA 的适用性。在此情况下，必须指出：①目前市场上没有专门为 KA 设计的假体；②目前没有临床或生物力学证据支持其中一种或另一种设计特征。因此，这里提出的所有问题都只是从理论的角度来看，并且可能会随着更多证据的出现而改变。

首先，关于股骨假体半径的讨论仍在进行。一般来说，单半径假体比"J"形曲线设计更贴近KA的理念。韧带等长等张的理念最好在膝关节屈曲 10° ~ 110° 范围用单半径假体再现。但我们必须意识到患者的股骨髁半径存在很大的异质性，并且内侧髁和外侧髁不一定是对称的。因此，与生理膝关节相比，大多数标准假体的半径与其不一致。例如，一些假体所有尺寸仅有两个半径，而另一些假体半径取决于型号。根据生理解剖结构设计的假体带来的运动学益处可能更大。

其次，膝关节假体前髁也随着不同的设计理念而表现出很大的差异。其难点除了重建股骨前方、作为伸膝力臂的作用，实际的滑车设计通常也进行了改良，以适应 MA TKA。髌股关节不稳定曾被认为是 KA TKA 的并发症之一，与 MA 相比，KA 安放假体更内旋。但文献中髌股关节不稳的发生率仅为 0.4%。加大股骨假体屈曲和胫骨假体外旋，会增加髌股关节不稳的风险。不同假体之间没有发现差异。笔者倾向的设计是采用低限制的滑车和宽阔的髌骨引入区域（通常称为 Q 角），以迫使髌骨进入假体的滑车沟。

最后，胫骨衬垫的设计和形合度也是主要关注点之一。KA 的理论优势之一是更自然的软组织平衡，能够实现更符合膝关节解剖生物力学的后滚和旋转运动。因此在笔者看来，具有高旋转自由度的低形合度衬垫对 KA 是有益的，而超高形合度衬垫和活动衬垫不符合 KA 的理念。

小结

市场上没有专门为KA设计的假体，目前也没有临床或生物力学证据支持其中一种或另一种假体设计。主要的关注点是股骨髁半径、假体股骨前髁形态的重建和衬垫设计。

要点回顾

- 根据目前的知识，KA似乎是一个吸引人的新概念，能获得更自然的人工膝关节。过去的几年里，已经建立了一种可重复的手工手术、计算机辅助手术和机器人辅助手术的技术流程。手术技术的关键：①真正的测量截骨技术，需将磨损考虑进去；②骨赘的细致切除；③在手术过程中使用卡尺进行验证检查截骨量。
- 目前的证据表明，KA的结果至少与标准MA相当。一些研究和荟萃分析甚至报告了KA的结果更优。然而，仍有许多未知参数，如胫骨后倾或可能的禁忌证，需要进一步研究。特别是对于病理性畸形，KA的概念是否优于MA值得怀疑，其失败的风险更高。目前，最好的患者选择似乎是下肢中立位或轻度内翻。
- 目前一些研究指出，手术精度是实现KA计划的短板，因此，进一步明确手术流程，保证手术精度是目前主要研究领域之一。此外，研究还应侧重于KA TKA时假体的设计特征。

参考文献

扫码查看

第 30 章

测量截骨技术是如何操作的？

Silvan Hess 和 Michael T. Hirschmann

要 点

- TKA 的主要目的是去除磨损的软骨和被侵蚀的骨组织，并用金属和聚乙烯代替。当去掉软骨和骨组织后，胫骨和股骨之间就会形成间隙。
- 虽然膝关节在整个活动范围内都应该是稳定的，但在 TKA 中，膝关节主要是在伸直和屈曲 90° 时进行评估和平衡的。因此，我们可以区分屈曲时的间隙（屈曲间隙）和伸直时的间隙（伸直间隙）。
- 伸直间隙是胫骨和股骨远端截骨的结果。屈曲间隙是胫骨和股骨后髁截骨的结果。间隙应为矩形，内外侧宽度相同且平衡。
- 胫骨截骨影响伸直间隙和屈曲间隙。由于目标是中立位对线，胫骨截骨应垂直于胫骨的机械轴。
- 胫骨截骨的后倾取决于所使用的假体类型（PS TKA 为 0° ~ 3°，CR TKA 为 5° ~ 7°）。
- 股骨远端截骨影响伸直间隙和关节线高度，它应垂直于股骨的机械轴，理想情况下应几乎平行于胫骨截骨。
- 股骨前皮质截骨影响髌股关节，股骨后髁截骨影响屈曲间隙。这两部分截骨均使用“四合一”截骨导板。这两部分截骨彼此平行，并决定了股骨假体在轴向平面上的旋转。

30.1 理论基础

TKA 的主要目的是去除磨损的软骨和被侵蚀的骨组织，并用金属和聚乙烯代替。因此，膝关节外科医师的目标是只切除植入假体所需去除的骨组织和软骨。因此，被切除的部分应该在所有维度上与膝关节假体的厚度完全匹配。一般来说，假体的厚度为 9 ~ 11 mm。当切除软骨和骨时，胫骨和股骨之间就会形成间隙。虽然膝关节在整个活动范围内都应该是稳定的，但在 TKA 中主要在伸直和屈曲 90° 时评估。因此，我们可以区分屈曲时的间隙（屈曲间隙）和伸直时的间隙（伸直间隙）。

小结

TKA的目标是用金属和聚乙烯取代磨损的软骨和骨组织。截骨后在胫骨和股骨之间形成的间隙通过膝关节屈曲时（屈曲间隙）和伸直时（伸直间隙）进行评估。这些间隙应该是大小相同且平衡的，以实现中立位下肢力线。TKA假体植入有两种方法：测量截骨技术和间隙平衡技术。两者截骨所使用的参考系统有所不同。

为了实现下肢的中立位机械性对线，膝关节外科医师的目标是通过平行截骨实现对称的间隙，这些截骨垂直于机械轴。此外，这些间隙应该大小相同且平衡，这意味着软组织在两侧（内侧 / 外侧）和两个膝关节位置（屈 / 伸）的张力应该相同。

TKA 假体植入有两种不同的方法。两种技术之间的主要区别是截骨的参考系统，从而确定假体位置。

第一种方法纯粹依赖于解剖标志，因此被称为骨参考或测量截骨技术；第二种是间隙平衡技术，其中截骨完全基于韧带的张力。事实上，大多数膝关节外科医师联合使用这两种方法。本章描述了单纯的骨参考或测量截骨技术。

30.2 截骨

所有 TKA 都遵循相同的标准化操作流程，只是准备步骤的顺序和器械有所不同。

伸直间隙是胫骨和股骨远端截骨的结果（图 30.1a），屈曲间隙是胫骨和股骨后髁截骨的结果（图 30.1b）。

小结

伸直间隙是胫骨和股骨远端截骨的结果，屈曲间隙是胫骨和股骨后髁截骨的结果。

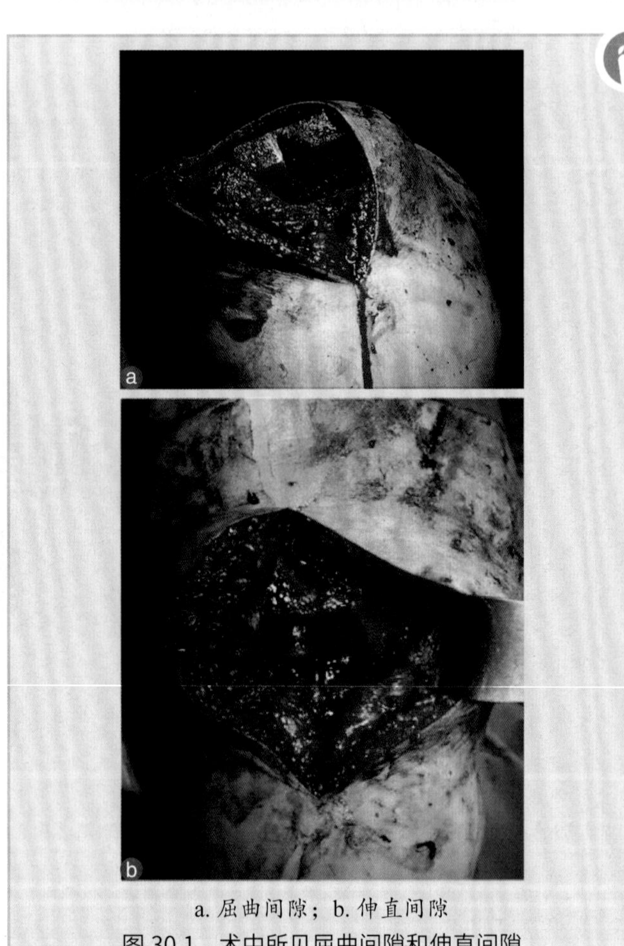

a. 屈曲间隙；b. 伸直间隙

图 30.1 术中所见屈曲间隙和伸直间隙

30.3 测量截骨技术

如前所述，当使用测量截骨技术时，截骨是独立于软组织和韧带张力进行的。它纯粹依赖于准确和可靠的识别骨的解剖标志。测量截骨技术的优缺点见表 30.1。

表 30.1 测量截骨技术的优缺点

优点	缺点
这些标志在大多数常规手术中都是简单且可靠的	难以正确识别这些标志
软组织张力不需要评估	由于独特的解剖结构、关节炎改变和（或）畸形，这些标志在某些情况下可能并不可靠

小结

测量的截骨技术纯粹依赖于解剖标志。股骨截骨旋转对线最重要的标志是外科通髁线、后髁轴线和前后轴线（Whiteside线）。

胫骨假体旋转对线最重要的标志是 Akagi 线和胫骨前缘。

◆ 30.3.1　解剖标志

30.3.1.1　通髁线

有两个相关的通髁线：外科通髁线（sTEA）和解剖通髁线（anatomical transepicondylar axis，aTEA）。sTEA 指内上髁沟和外上髁最外侧点的连线，aTEA 指内上髁最内侧点和外上髁最外侧点的连线。

两个轴都用于评估膝关节的屈伸轴线，但在手术中一般使用 sTEA。图 30.2 为股骨远端水平的冠状面 CT 片，黄色线是 aTEA，红色线是 sTEA。图 30.3 为术中股骨远端膝关节屈曲视图和轴向 CT 片，黄色线是 aTEA，红色线是 sTEA。

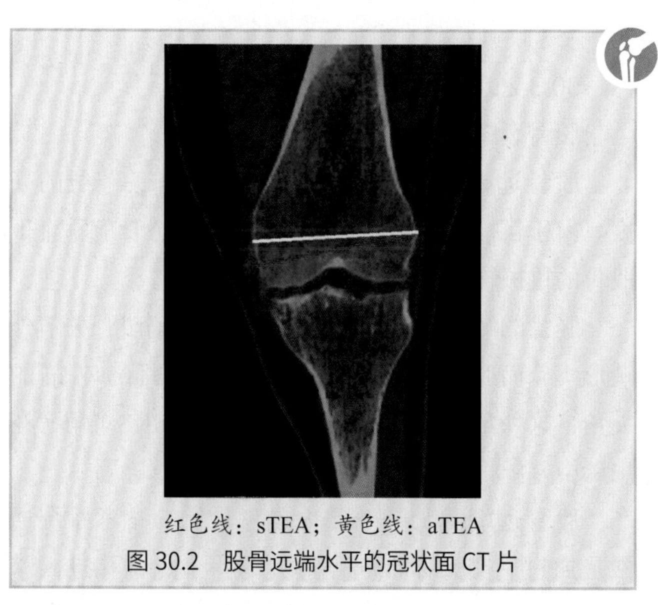

红色线：sTEA；黄色线：aTEA

图 30.2　股骨远端水平的冠状面 CT 片

30.3.1.2　后髁轴线

后髁轴线是外侧股骨髁和内侧股骨髁最低点的连线。股骨远端冠状面的旋转角度通常是指在冠状面上后髁轴线与 TEA 之间的夹角。图 30.3b 中，在股骨远端轴向 CT 片上，后髁轴线用紫色线突出显示。

30.3.1.3　前后轴线

前后轴线是指股骨滑车沟最低点到股骨髁间窝中点（后交叉韧带外侧边缘）的连线。股骨远端在冠状面上的旋转可参考这条线，此线由 Whiteside 首次提出，因此也被称为 Whiteside 线。图 30.3b 中，在股骨远端的轴向 CT 片上，前后轴线用绿色线突出显示。

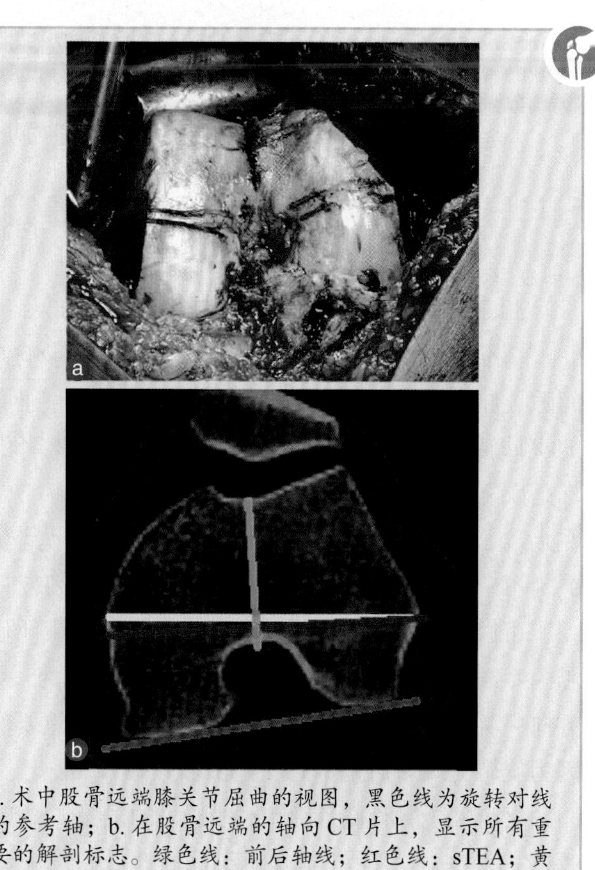

a. 术中股骨远端膝关节屈曲的视图，黑色线为旋转对线的参考轴；b. 在股骨远端的轴向 CT 片上，显示所有重要的解剖标志。绿色线：前后轴线；红色线：sTEA；黄色线：aTEA；紫色线为后髁轴线

图 30.3　术中股骨远端膝关节屈曲及轴向 CT 片

30.3.1.4　Akagi 线

Akagi 线被定义为一条从后交叉韧带中心向前延伸到胫骨结节中内 1/3 的线，它是胫骨旋转对线的一个重要轴线。图 30.4b 示 Akagi 线。

30.3.1.5　胫骨前缘

胫骨前缘用于曲线 - 曲线技术。因此，胫骨假体被放置在胫骨平台上，使该假体的前方曲度与骨皮质前侧的曲度相匹配（在胫骨截骨后）。图 30.4a 展示了曲线 - 曲线技术。

◆ 30.3.2　截骨

截骨是依据上述这些轴线进行的，分为 5 种不同的截骨：胫骨近端截骨，股骨远端截骨，斜面截骨及股骨前、后髁截骨。在业内有一些关于哪个截骨（股骨和胫骨）优先的讨论，但大多数术者先截胫骨。

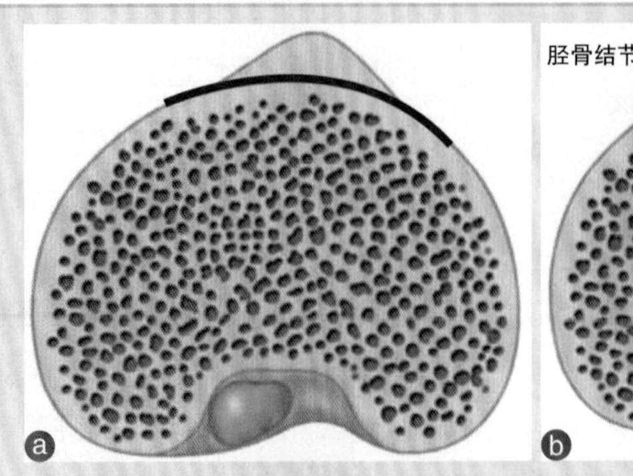

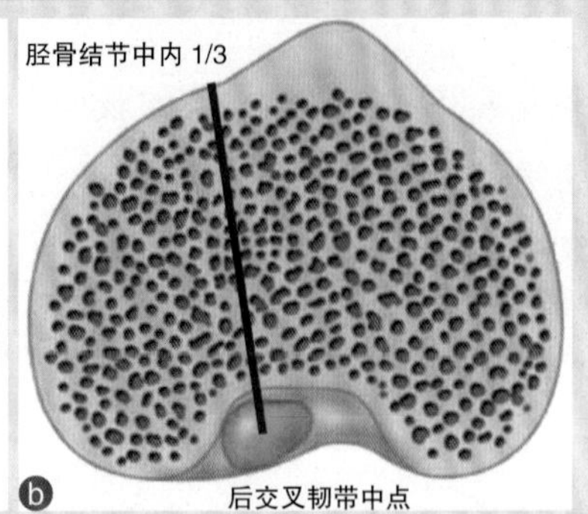

a. 胫骨前缘（曲线 - 曲线技术）；b.Akagi 线

图 30.4 两个胫 - 骨平台上的颅侧视图

30.3.2.1 胫骨截骨

精准的胫骨截骨是必不可少的，因为它影响伸直间隙、屈曲间隙和机械学对线。此截骨须垂直于胫骨的机械轴。在后交叉韧带保留型 TKA 中，术者的目标是恢复膝关节原有的后倾角度，通常为 5° ~ 7° 。在后交叉韧带替代型 TKA 中，术者的目标是获得 0° ~ 3° 的后倾角度，以代偿切除的后交叉韧带。

可以使用髓外或髓内参考系统，但研究表明使用髓内系统更精准。首先，评估胫骨截骨的内翻 - 外翻方向；其次，评估旋转对线情况，这是至关重要的，因为旋转对线对后倾也有一些影响。

已有关于胫骨截骨旋转对线标志的报告。Saffarini 等的一篇综述发现了最准确和重复性最高的方法是“Akagi 线”和“胫骨前缘”技术，两者在“解剖标志 30.3.1.4 和 30.3.1.5”中已叙述。

胫骨截骨的厚度最好与假体的厚度相匹配，这样不改变关节线的高度。图 30.5 为膝关节的前后位 X 线片，显示了截骨平面（红色）和关节线（绿色）之间的差异。

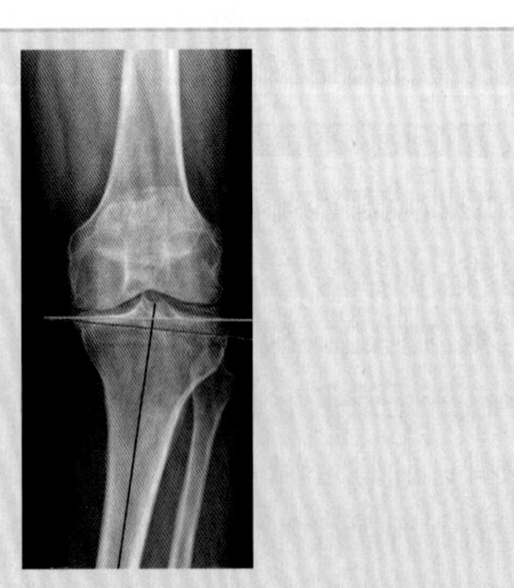

黑色线：胫骨的机械轴；绿色线：胫骨平台关节线；红色线：TKA 的截骨平面

图 30.5 膝关节完全伸直时的前后位 X 线片

小结

胫骨截骨垂直于胫骨的机械轴。后倾角度取决于TKA的类型（后交叉韧带保留型TKA为5° ~7° ，后交叉韧带替代型TKA为0° ~3° ）。应使用髓内参考系统。根据“Akagi线”和“胫骨前缘（曲线-曲线技术）”评估截骨的旋转对线。胫骨截骨的厚度应与TKA假体的厚度完全匹配。

30.3.2.2 股骨截骨

股骨远端截骨

股骨远端截骨同样影响伸直间隙和关节线的高度。由于目标是中立位对线，股骨远端截骨应垂直于股骨的机械轴，并几乎平行于胫骨截骨。

胫骨的解剖轴和机械轴通常相同（陷阱：关节外畸形），而股骨的解剖轴与机械轴呈外翻 6° 左右的夹角，这种角度被称为股骨生理外翻（HKS）角，在患者中差异很大。

股骨远端截骨基于髓内参考系统。参考系统通常是通过后交叉韧带起点上方的一个点钻孔进入髓腔，并将髓腔杆插入股骨髓腔。该导向杆代表了股骨的解剖轴，并可根据术前测量的 HKS 角（调整截骨导板角度通常为 6° 外翻左右）。图 30.6 展示了术中使用股骨髓内参考系统。股骨远端截骨的厚度应与股骨假体的厚度完全匹配，否则可能导致关节线抬高（截多）或降低（截少）。图 30.7 为股骨的 X 线片，绿色线为股骨机械轴，红色线为股骨解剖轴，蓝色线为股骨髁远端的切线，黄色线为股骨远端截骨面。

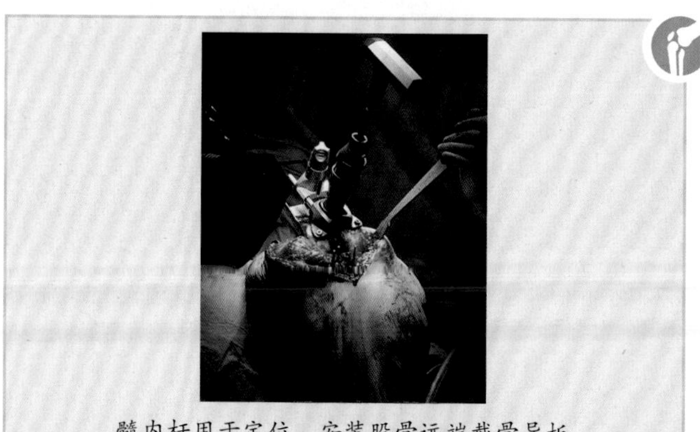

髓内杆用于定位、安装股骨远端截骨导板

图 30.6　术中股骨远端

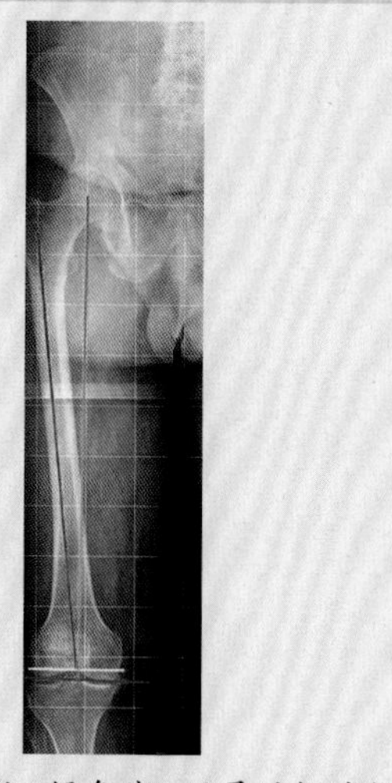

红色线：股骨的解剖轴；绿色线：股骨的机械轴；蓝色线：股骨髁远端的切线；黄色线：股骨远端截骨的平面

图 30.7　股骨前后位 X 线片

小结

股骨远端截骨垂直于股骨机械轴（根据 HKS角，外翻约6°）。股骨远端截骨的厚度须与股骨假体的厚度完全匹配。

"四合一"股骨截骨（前、后、斜面）

如上所述，股骨前皮质截骨影响髌股关节，后髁截骨影响屈曲间隙。因此，正确放置截骨导板位置是非常重要的，因为它直接影响髌骨轨迹和屈曲间隙的稳定性。

两部分截骨均采用"四合一"截骨导板（股骨前方和后方截骨 + 前方斜面和后方斜面截骨）。每一种大小型号的股骨都有一个"四合一"截骨导板。

这两个截骨平面平行，并决定了股骨 TKA 假体在轴向平面上的旋转。通过将截骨导板定位于以下解剖标志，可以实现假体的准确定位：

（1）前后轴：与截骨平面垂直。

（2）后髁轴：与截骨平面平均呈 3° 外旋。

（3）sTEA：与截骨平面平行。

图 30.8 展示了术中股骨远端截骨后股骨的轴向视角。图 30.8a 示用于测量大小的导板安装在股骨上，并根据前面提到的解剖标志来确定"四合一"截骨导板的旋转；图 30.8b 示"四合一"截骨导板安装在股骨上。

小结

股骨前皮质截骨影响髌股关节，后髁截骨影响屈曲间隙。两个截骨面均使用"四合一"截骨导板。旋转对线应使用以下两种或两种以上的标志进行评估：sTEA、后髁连线和前后轴。股骨前、后面截骨的厚度由所选择的假体大小决定。后参考或前参考系统可以用来定位截骨导板。

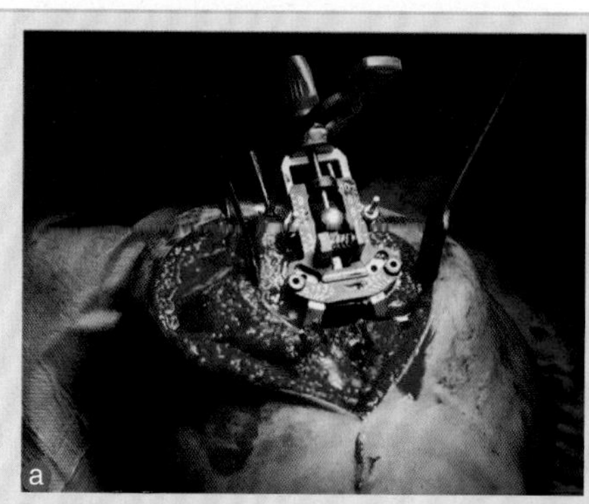

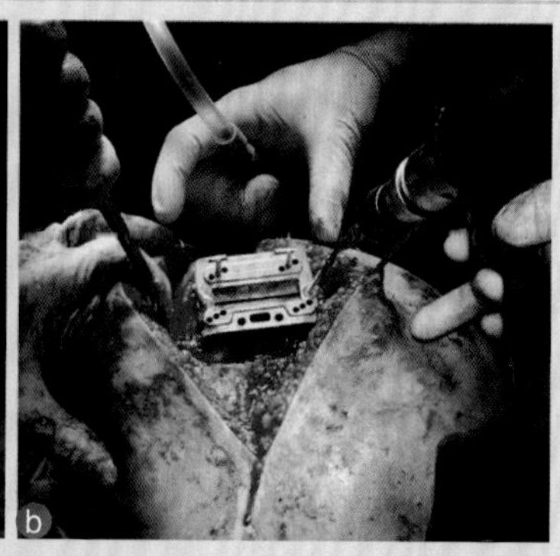

a. 测量大小型号的定位器安装在股骨上，"四合一"截骨导板的旋转根据前文提到的解剖标志决定；b."四合一"截骨导板安装在股骨上

图 30.8　股骨远端截骨后的股骨远端术中视图

◆ 30.3.3 测量截骨技术的优缺点

测量截骨技术完全依赖解剖标志，这既有优点也有缺点。一方面，这些解剖标志在大多数常规手术中使用起来是可靠和简单的。但截骨仅依赖于骨的解剖结构，并不考虑软组织张力，这增加了评估和理解的难度。另一方面，一些研究表明，不同术者所选择的标志之间有很大的差异，由于患者个体、关节炎改变和（或）畸形所特有的解剖结构，这些标志在某些情况下可能并不可靠。

参考文献

扫码查看

第 31 章

韧带平衡技术：技术原理

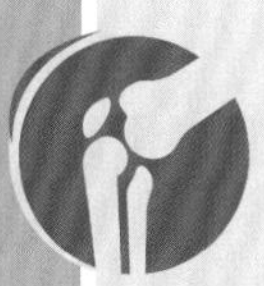

Roland Becker

要 点

- TKA 中的韧带平衡对术后功能至关重要。
- 截骨策略取决于膝关节屈曲和伸直状态下内外侧副韧带的自然张力。
- 这一技术主要是针对膝关节的软组织袖套，不会对个体骨骼解剖形状做过多调整，因此骨性标志的参考价值不高。

31.1 概述

TKA 术后的关节功能与软组织平衡紧密相关。侧副韧带，以及使用交叉韧带保留型股骨假体的后交叉韧带，均需要在屈膝和伸膝状态下保持合适的张力。侧副韧带松弛导致的膝关节不稳是翻修的第二大原因，所占比例为 10% ~ 25%。

膝关节不稳不仅出现在冠状面（内翻 / 外翻不稳定），也会出现在横断面（内 / 外旋）和矢状面（前 / 后移位）。在膝关节屈伸过程中，内外侧副韧带基本处于等长状态，内侧副韧带的张力变化< 2%。而外侧副韧带在 0° ~ 70° 屈曲过程中处于等长状态，在 70° ~ 120° 屈曲时则处于松弛状态。在内翻畸形的膝骨关节炎中，内侧软组织对畸形影响至关重要。矫正< 10° 的内翻畸形不需要术中松解软组织。但在外翻膝中，畸形主要受骨性结构的影响，软组织的作用较小。

其他软组织结构，比如腘肌复合体，对膝关节横断面的稳定性也有着重要影响。切除腘肌腱会增加屈膝状态下膝关节的外旋，并导致外侧胫股间室不稳。这些病例的 KSS 功能评分通常也较低。而另一项研究则发现在外侧副韧带完整的情况下，腘肌腱损伤并不会显著影响 TKA 术后膝关节的稳定性。

相反，胫股关节或髌股关节过度填塞会引起膝关节疼痛和活动受限，继而显著影响 TKA 术后功能。伸直间隙过紧会引起伸膝受限；屈曲间隙过紧或髌股间室过度填塞则会引起屈膝受限。

当讨论膝关节稳定性时，冠状面、横断面和矢状面均应被考虑在内。

目前有两种方法可以在 TKA 中获得良好的韧带张力：间隙垫技术和韧带张力技术。

间隙垫技术是将间隔 1 mm 不同厚度的垫片依次插进关节间隙，从而评估屈曲间隙和伸直间隙。通过徒手施加内外翻的力评估内外侧副韧带的稳定性。由于缺少对所施加外力大小的统一规定，该技术缺少对韧带张力的客观评估，存在间隙过紧的潜在风险。

韧带张力技术（韧带平衡技术或间隙平衡技术）使用特殊设计的撑开器。撑开器上的标尺不仅可以测量显示胫骨股骨间的撑开力（N），而且可以精确测量撑开的间距（mm）。

如何在 3 个平面均获得正确的假体和下肢力线，目前存在不同的理念。两种主流技术的截骨原理互不相同，一种是参照软组织，另一种则是参考骨性解剖。参考膝关节骨性解剖的方法称为测量截骨技术，该方法是根据股骨和胫骨的一些解剖标志进行截骨，而韧带平衡技术中，截骨则是参考膝关节周围的软组织张力，因此由软组织决定截骨方式。

> **小结**
>
> 有两种完全不同的截骨基本原理：测量截骨技术和韧带平衡技术。

后面的章节将聚焦于韧带平衡技术。目前主流的截骨技术是将两种方法结合，即在冠状面使用测量截骨技术控制机械力线，在横断面使用韧带平衡技术确定股骨假体的安装位置。

31.2 手术技术

间隙平衡技术既可以先行伸直间隙截骨，也可以先做屈曲间隙截骨。

> **小结**
>
> 伸直间隙和屈曲间隙截骨顺序不同，选择的韧带平衡方法也不同。

间隙平衡技术可以选择任一种标准的膝关节入路（髌旁入路、经股内侧肌入路或股内侧肌下入路）。截骨前需要获得充分的显露，便于截骨导板的放置，包括股骨和胫骨骨赘的清除。

◆ 31.2.1 伸直间隙优先的方法

伸直间隙优先技术更为常用。通过股骨远端和胫骨近端截骨获得伸直间隙（图 31.1），先行股骨远端截骨有利于胫骨平台的充分显露。

股骨远端截骨取决于股骨机械轴和解剖轴的夹角，该夹角通常为 6° 左右，但术前须在立位全下肢 X 线片上测量（图 31.2）。为准确评估股骨形态，平片上需包含全部股骨。特别是对于存在髋外翻、股骨关节外畸形或既往做过全髋关节置换的患者，该夹角可能存在异常。当垂直冠状面行股骨远端截骨时，可以不考虑截骨板在横断面上的旋转。但如果股骨远端截骨与股骨干不垂直，则应旋转截骨板的横断面，使其与通髁线准确对线。

内翻膝行股骨远端截骨时，考虑到机械力线，外侧髁的截骨量通常多于内侧髁的（图 31.3）。而对于外翻膝，由于外侧髁发育不良，关节线会向膝关节内侧轻微倾斜（图 31.4）。采用机械学对线的膝关节的关节线与下肢机械轴呈 90°。关节线的改变会造成股骨远端和胫骨近端的不对称截骨。

股骨远端截骨完成后行胫骨近端截骨（图 31.5）。对于内翻膝，由于关节线走向的改变，外侧平台的截骨量通常多于内侧，但这取决于胫骨近端内翻角。

股骨髁内侧、外侧及后方，以及胫骨平台内侧和外侧的骨赘都需要清除干净，从而获得自然的侧副韧带张力。完全伸直状态下膝关节的稳定性主要受后方关节囊影响。因此后方的骨赘和游离体需要尽可能清除，同时后方关节囊需要保持适当松弛，以准确评估侧副韧带的张力。通常在清除骨赘后无须进行额外的软组织松解就可以获得伸直间隙平衡。在屈曲间隙平衡前，伸直间隙须做到完美的矩形平衡。当内、外侧副韧带张力相等时即可获得矩形间隙。

小结

矩形间隙需要内、外侧副韧带张力相等。

Mathys® 公司（Bettlach，Switzerland）生产的一种韧带张力检测器可以在对内、外侧胫股间室分别施加一定的撑开力的同时，测量出内、外侧间室的间隙大小（图 31.6）。然后屈曲膝关节至 90°，将撑开器插入关节间隙，内、外侧间室分别施加相同的撑开力（图 31.7）。侧副韧带张力平衡时股骨远端为内旋状态，因此，股骨假体应相对股骨远端外旋。

为再次评估屈曲间隙，截骨前在股骨远端固定截骨板后应将撑开器再次插入关节间隙评估韧带张力（图 31.8）。

在胫骨假体位置正确的前提下，有一种简单的方法可以准确评估股骨假体的位置，即在不缝合内侧支持带的情况下，屈膝过程中髌股关节轨迹应当良好，不会出现髌骨半脱位。这意味着髌骨下方的股骨假体位置正确（图 31.9）。外科医师并不推荐将髌骨向内侧推以免髌骨半脱位（即所谓的“拇指技术”），这有可能掩盖髌股轨迹不良。

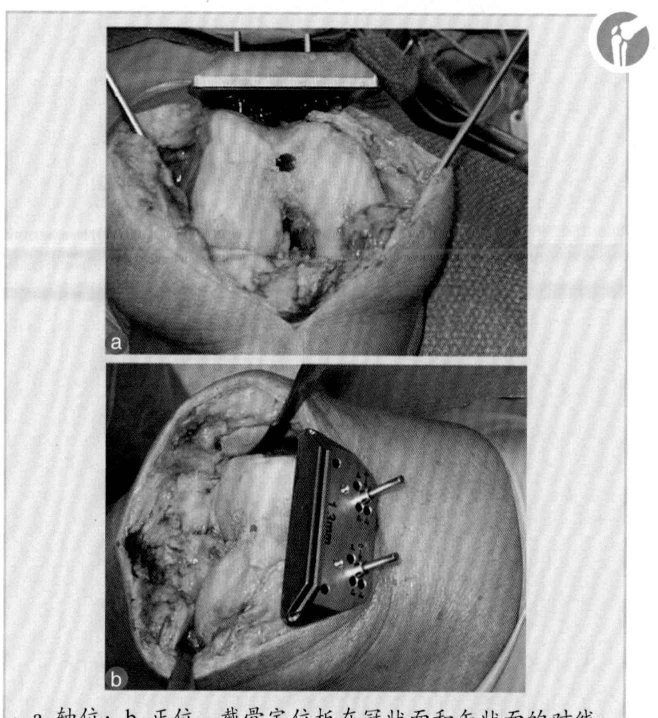

a. 轴位；b. 正位。截骨定位板在冠状面和矢状面的对线均要准确，尤其是在截骨面与冠状面不垂直的情况下

图 31.1　股骨远端截骨时股骨前方固定的截骨定位板

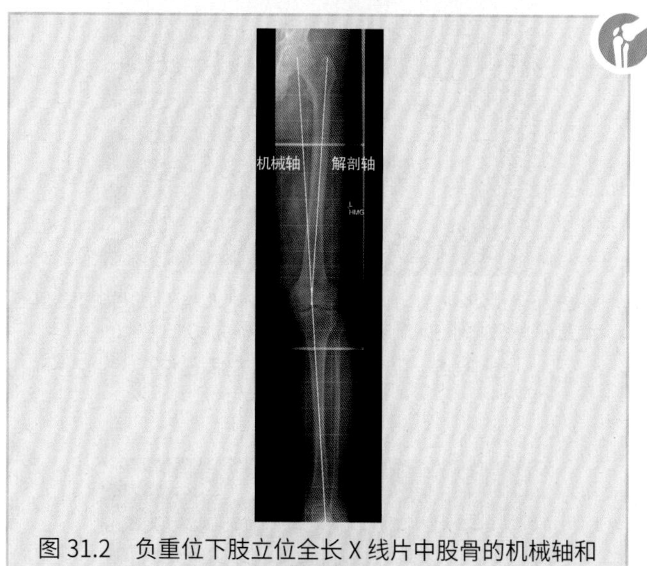

图 31.2　负重位下肢立位全长 X 线片中股骨的机械轴和解剖轴

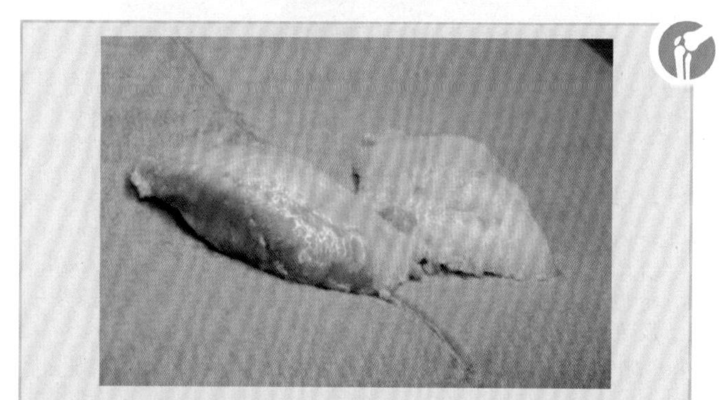

图 31.3　截下来的股骨远端内侧髁（左）和外侧髁（右）

第 31 章

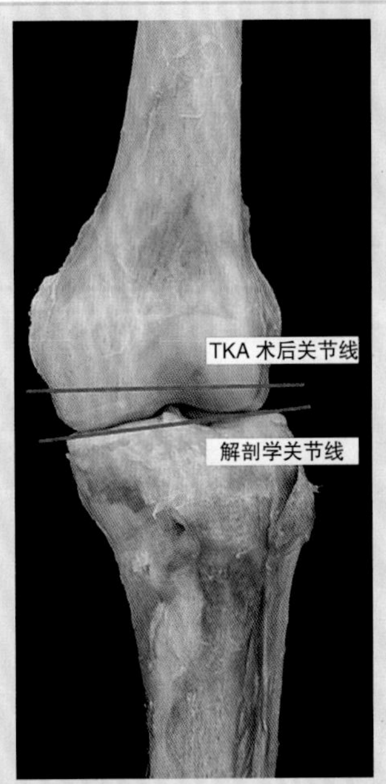

图 31.4 人膝关节标本中解剖学关节线和 TKA 术后关节线的走行

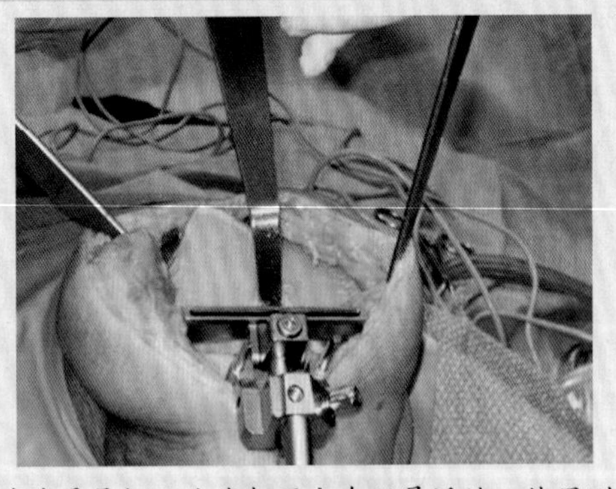

将髓外截骨导板及力线杆固定在胫骨近端，使用测深器在最完整的软骨面作为参照，确定截骨水平

图 31.5 胫骨近端截骨（左膝正位）

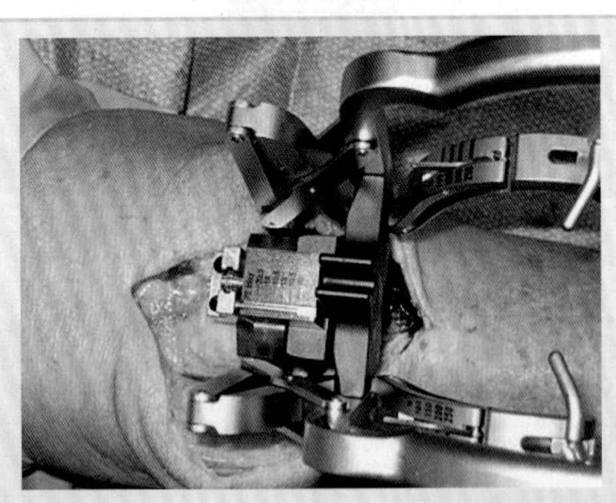

将软组织撑开器调校为 8 mm 聚乙烯衬垫的厚度，内、外侧间室的撑开力设定为 150 N，然后测量内外侧间隙的厚度。间隙大小为 0 意味着该间隙与 8 mm 的聚乙烯衬垫相匹配，间隙大小＜0 则表示间隙过紧，撑开器会显示需要增加的数值

图 31.6 韧带张力检测器测量内、外侧间室的间隙大小

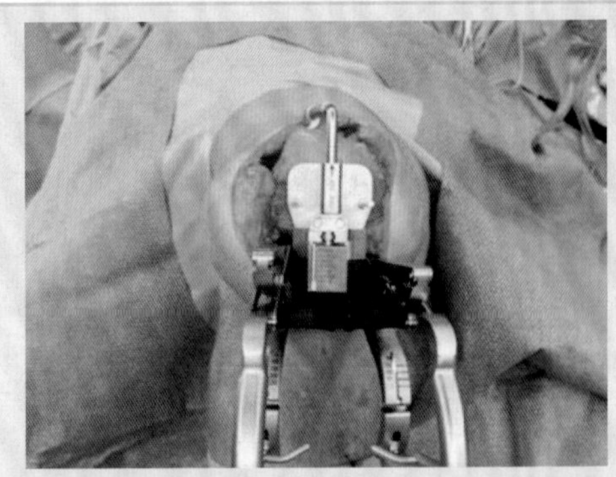

内、外侧间室分别施加 100 N 的撑开力。股骨外旋，并且外侧的间隙＞内侧的间隙。通过测量股骨后髁（股骨假体的后参考）与股骨前方皮质的距离可以确定股骨假体的型号

图 31.7 屈膝 90°时用软组织撑开器测量以确定股骨假体型号

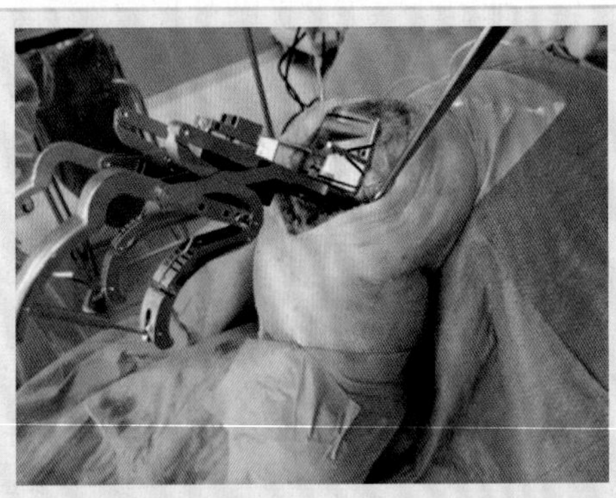

将股骨截骨板固定在股骨远端截骨面上，将撑开器插入关节间隙再次对屈曲间隙进行评估。内、外侧撑开的不对称提示了截骨板的旋转不良

图 31.8 评估韧带张力

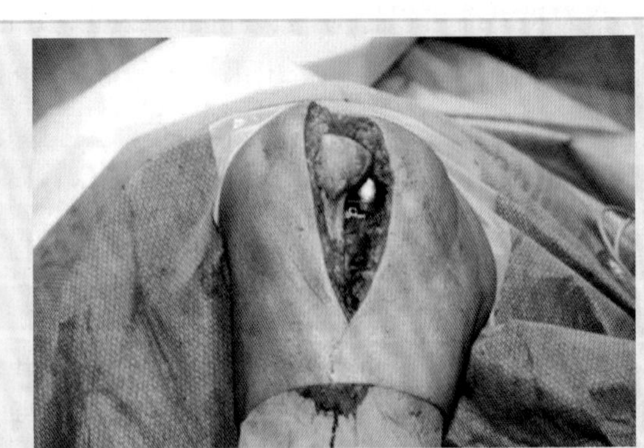

在闭合关节囊前应对膝关节行全活动范围的被动屈伸进行评估。最佳的髌骨轨迹是膝关节活动过程中没有髌骨半脱位

图 31.9 评估股骨假体的位置

◆ 31.2.2 屈曲间隙优先的方法

胫骨平台水平截骨后，将膝关节屈曲至 90° 。胫骨平台截骨平面必须垂直于机械轴（机械学对线）。此时给膝关节施加适当张力，胫骨截骨面应与通髁线

平行。使用前参考截骨板进行股骨前后髁的截骨。屈曲间隙获得精确平衡后，再开始评估伸直间隙，将撑开器插入关节间隙行股骨远端截骨。

31.3 讨论

韧带平衡技术取决于侧副韧带的张力。神经纤维主要分布于韧带和内、外侧支持带。膝关节的感觉神经分布显示触诊不适感多位于 Hoffa 脂肪垫和内、外侧支持带。因此，内、外侧支持带的异常张力可能会引起 TKA 术后疼痛，TKA 术中关注并维持自然的韧带张力很有意义。

TKA 术中最重要的截骨是胫骨截骨，须与下肢机械轴严格垂直，这一步将作为后续截骨的参考，后续截骨将根据侧副韧带的张力进行。清理所有骨赘，从而避免侧副韧带的额外张力，尤其是内侧副韧带更容易受骨赘影响，因为多数膝关节为内翻畸形且内侧有骨赘。内侧副韧带紧邻胫骨，内侧平台的骨赘会牵拉侧副韧带，因此需要清理干净。由于胫骨平台与外侧副韧带间存在距离，膝关节外侧骨赘对侧副韧带张力的影响相对较小。膝关节后方的骨赘和游离体也必须清理干净，从而避免后方关节囊的异常紧张。膝关节伸直状态的稳定性主要源于后方关节囊，关节囊过紧会导致伸直受限。同时后方关节囊也会影响伸直间隙的内外侧平衡。

很少有研究对韧带平衡法和测量截骨法的 TKA 术后临床和功能结果进行比较。

一项荟萃分析研究发现相较于测量截骨法，韧带平衡法在控制下肢机械学对线和股骨假体的旋转对线方面更有优势，并且 KSS 功能评分更高。除此之外，间隙平衡组的关节线水平相对略高。另一项主要关注软组织平衡和股骨假体旋转的荟萃分析也有类似的发现，相较于测量截骨组，间隙平衡组的股骨假体会稍微外旋，内外侧伸直间隙的差异也更小。最近一项比较两种方法的随机对照试验研究同样发现，间隙平衡法的内外侧间室张力差异更小。

间隙垫块或韧带撑开器都可用于间隙平衡技术，但是采用间隙垫块评估韧带张力存在屈曲和伸直间隙不匹配的风险，伸直间隙可能相较屈曲间隙更紧，继而影响伸直功能。采用韧带撑开器则可以克服这一缺点，因为这类装置可以同时显示间隙张力和间隙大小。可以对张力进行量化是撑开器比手动评估更加精准的原因。

要点回顾

- 韧带平衡技术是根据侧副韧带的张力进行截骨的技术。
- 目前最常用的方法是使用测量截骨法行胫骨近端和股骨远端截骨，然后通过韧带张力确定股骨假体的位置。
- 相较于测量截骨法，韧带平衡法在控制伸直间隙对称性方面更有优势。
- 韧带平衡法中应使用韧带撑开器，撑开器可以对张力和撑开间隙的大小进行量化，从而使手术更加精准。

参考文献

扫码查看

第31章

第 32 章

全膝关节置换术中的股骨后参考

Roland Becker

要 点

- 前、后参考测量是确定股骨假体大小和位置最常用的技术。
- 股骨假体前后径的测量既可以参照股骨前方皮质（前参考系统），也可以参照股骨后髁（后参考系统）。
- 股骨前方皮质用于确定股骨假体的大小。假体过小可造成股骨前方切迹，过大则会造成髌股关节僵硬。
- 讨论正常和骨关节炎膝关节的形态测量学。
- 讨论后参考系统的优缺点。

32.1 概述

准确测量股骨的假体大小对术后髌股轨迹和屈曲及伸直状态下的韧带平衡十分重要。TKA 术后关节僵硬或不稳定都会降低患者的满意度。

前参考是指参考股骨远端的前方皮质确定股骨假体的大小，股骨假体的大小也与内外侧髁的大小有关。该方法的股骨前方截骨是固定的，与股骨假体的大小无关，这降低了前方皮质切迹的风险，而股骨后髁的截骨则是可调节的。因此减小股骨假体的大小并不会影响髌股间室，但是由于股骨后方偏心距减小会增加屈曲间隙。屈曲间隙变大虽然有利于改善膝关节的屈曲功能，但也增加了膝关节不稳的风险。

后参考是指以后髁为参照，股骨假体大小取决于股骨前方的截骨（图 32.1）。与前参考系统相比，后参考系统的优点是调整股骨假体大小而不影响股骨后髁的截骨量，因此不会影响屈曲间隙的大小和稳定性（图 32.2）。减小股骨假体的大小有利于改善髌股关节的活动度，但也增加了股骨前方切迹的风险。

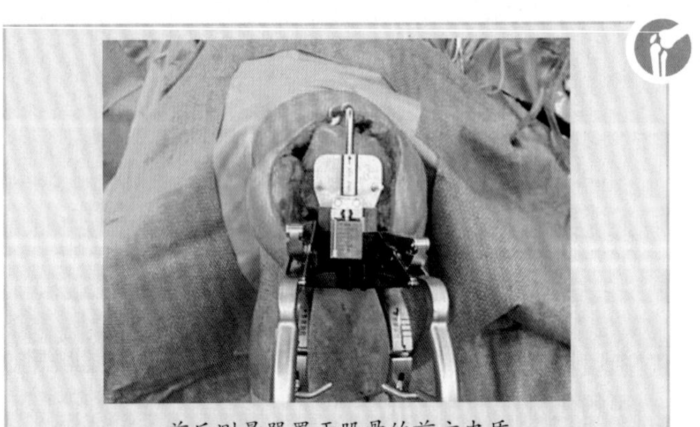
前后测量器置于股骨的前方皮质

图 32.1　术中通过后参考系统确定股骨假体的大小

小结

股骨假体大小的确定既可以参考股骨前方皮质，也可以参考股骨后髁。这主要取决于股骨测量器的设计理念。

假体尺寸偏大是 TKA 的主要问题之一，发生率高达 24%（图 32.3），植入物体积超过截骨量达 16%。相反，膝关节不稳占翻修病例中的 12%，因此术中准确的韧带平衡十分重要。

32.2 股骨远端的形态学测量

股骨远端形态存在显著的个体间差异，下肢畸形和骨关节炎也会影响股骨远端形态。内翻和外翻畸形及发生骨关节炎前后的股骨形态均不一样。膝内翻的骨关节炎患者的股骨远端外翻少于对照组。与外翻膝相比，内翻膝的关节线多向外侧开口成角。此外，除了内侧髁的远端关节面，内翻膝的股骨内外侧髁都近似球形。股骨髁的半径、宽度及内外侧髁中心的相对距离与骨性身高之间有很强的相关性，而股骨髁半径与滑车的位置并没有明显的相关性。

内翻膝的股骨远端内侧髁明显大于正常膝关节，但两者间的通髁轴和后髁轴没有差异。然而，内翻膝的胫骨在冠状面倾斜大于正常膝关节，并且由于受后髁偏心距（posterior condylar offset，PCO）和滑车形状的影响，内翻膝内外侧髁的前后径差异也很大。

有研究试图通过分析股骨远端或胫骨近端的大小预测骨关节炎的发生。关节炎患者膝关节的内外侧宽度和前后径间的差异显著增大，因此这一差异过大可能是骨关节炎的危险因素。

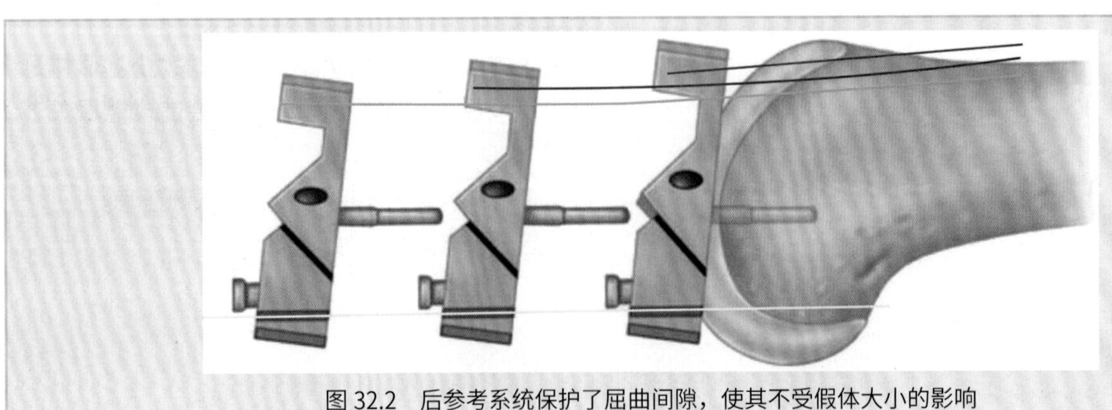
图 32.2　后参考系统保护了屈曲间隙，使其不受假体大小的影响

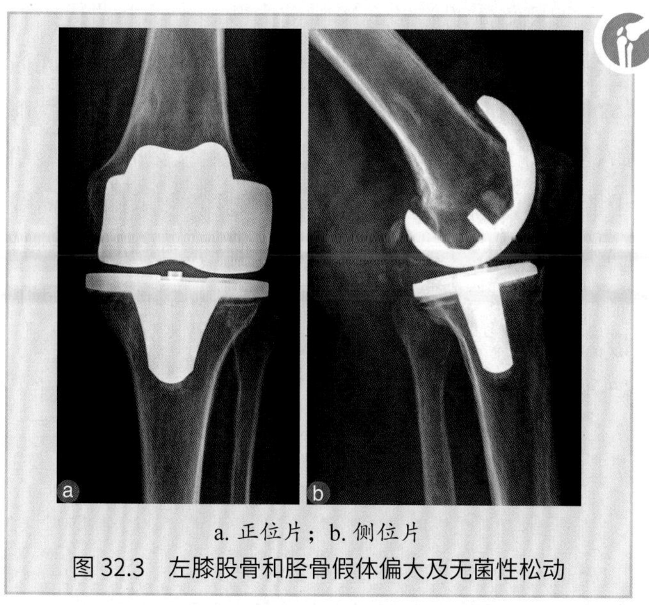

a. 正位片；b. 侧位片
图 32.3　左膝股骨和胫骨假体偏大及无菌性松动

一般来说，内翻畸形通常与胫骨内侧病变和外侧关节牵张有关。外翻畸形则主要发生在关节外，并且多位于股骨侧。

小结

内翻畸形多由胫骨内侧骨关节炎引起，而外翻畸形主要与股骨的关节外畸形有关。

除此之外，股骨远端的内外侧宽度和前后径间的差异过大也可能是骨关节炎进展的危险因素。股骨远端前后径和内外侧宽度均有显著的性别差异。基于这些发现，一些公司设计生产了性别特异性的股骨假体。为避免假体内外侧悬出，这些股骨假体的内外侧宽度要＜前后径。但目前的临床研究并未发现这类假体的临床效果与常规假体有显著的差异。

32.3　后髁连线与其他股骨假体安装标志的关系

后髁连线是股骨内外侧髁最后方的两点连线，它是安装股骨假体最可靠的参考标志之一，不仅用于评估股骨假体的前后、大小，而且还用于确定股骨假体在轴位上的旋转。另外 3 个判断股骨假体位置，尤其是轴位旋转的重要标志是解剖髁上轴、外科髁上轴和滑车前后轴，即 Whiteside 线（图 32.4）。骨关节炎患者膝关节的后髁连线相对外科髁上轴平均内旋 4°（外旋 11° ~ 内旋 3°），该轴线被认为是股骨的屈伸轴。因此，股骨假体应外旋 3° ~ 4°，从而与外科髁上轴平行。然而，32% 的患者需要股骨假体外旋角度＞4°，7% 的患者需要股骨假体外旋角度＜4°。

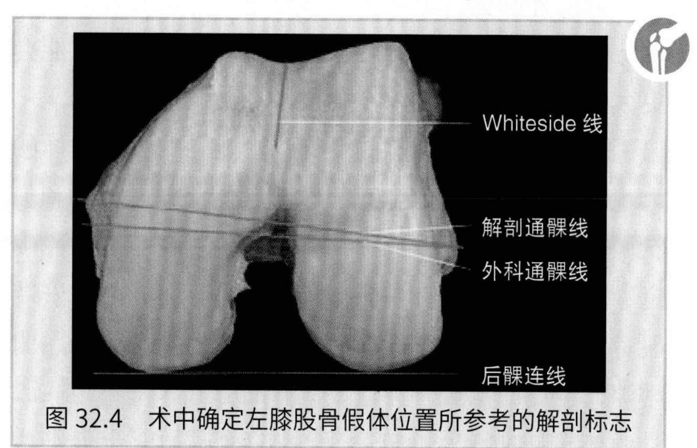

图 32.4　术中确定左膝股骨假体位置所参考的解剖标志

如图 32.5 所示，后髁偏心距是后髁直径（B）与股骨前后皮质间距离（A）的比值。而 C/B 反映了后髁偏心距的真实大小，该值不受 X 线片的影响，男性为 0.44 ± 0.02，女性为 0.45 ± 0.02。性别之间的差异并不显著。

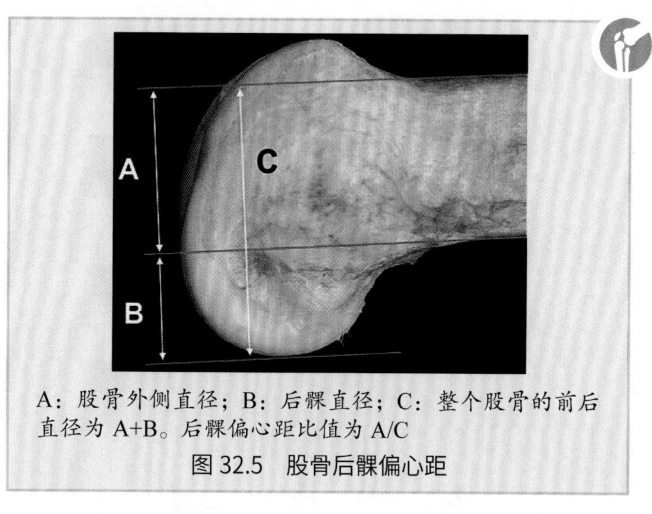

A：股骨外侧直径；B：后髁直径；C：整个股骨的前后直径为 A+B。后髁偏心距比值为 A/C
图 32.5　股骨后髁偏心距

相反，MRI 中股骨内外侧髁的偏心距存在性别差异。男性患者的后髁直径（B）和股骨前后径（C）均＞女性［男性分别为（30.7 ± 2.5）mm，（71 ± 5.2）mm；女性分别为（28 ± 2.7）mm，（65 ± 4）mm］。但股骨内外侧髁的偏心距没有显著的性别差异（内侧髁为 0.48，外侧髁为 0.38）。最近的测量学研究显示内后髁平均直径为 34 mm（26 ~ 45 mm），外后髁平均直径为 29.6 mm（14 ~ 39 mm）。后髁偏心距过小可引起早期的后方撞击，继而导致膝关节屈曲功能受限。

32.4　参考后髁安装股骨假体

股骨后髁连线易被识别，并且在指导股骨假体安装过程中可靠性高。然而，对于严重的内翻膝或是骨关节炎的外翻膝，后参考并不适用于确定股骨假体的轴位旋转。当对侧髁的后方软骨完整时，误差可能会更大。

股骨前方皮质形态的变异也可能导致股骨假体的大小不合适。髓内定位针的进针点会影响冠状面和矢状面的股骨远端截骨。进针点需要在手术计划阶段确定，进针点偏后会有屈曲截骨的风险，而屈曲位安装股骨假体会影响假体的前后径。这虽然不会影响屈曲间隙，但屈曲位截骨会造成股骨前方截骨量不足。股骨假体每屈曲 3° 和 5° ，假体的前后径就会分别增加 2 mm 和 3 mm。

股骨远端截骨不仅决定了股骨假体的屈伸位置，而且决定了股骨远端关节线的方向。与股骨髓腔相比，髓内定位杆的尺寸较小，可在内外翻、前后位移和屈伸上产生误差（图 32.6）。

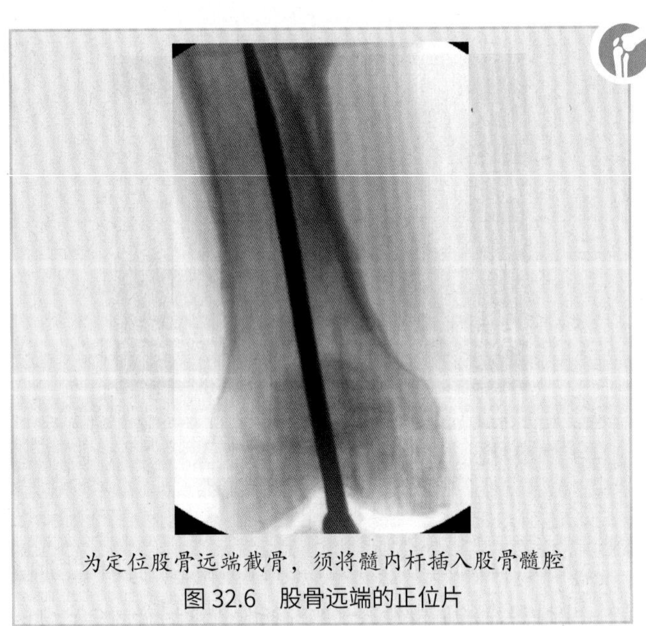
为定位股骨远端截骨，须将髓内杆插入股骨髓腔

图 32.6　股骨远端的正位片

股骨测号器会增加 TKA 术中前方切迹的风险。大多数测号器与后髁连线平行，但股骨前后面的截骨通常是在外旋位，这可能会引起股骨远端外侧的前方切迹。当参考后髁评估假体前后大小时，需要将测号器外旋 3° ~ 4° ，从而达到膝关节屈曲平衡，避免髌骨轨迹不良。但是如前所述，有显著比例的患者，其后髁连线相对于外科髁上轴的旋转角度超出了正常的 3° ~ 4° 外旋范围。

股骨假体的旋转会影响前内侧的大小并造成内外侧悬出。悬出的多少受假体类型的影响，因为不同假体的几何形状差异显著。股骨假体外旋 5° 可使其前后径增加 5 mm。因此需要特别注意什么时候需要给予股骨假体必要的外旋。为避免过度填塞，有时需要减小假体的尺寸。外旋会引起股骨前方皮质的不对称截骨。因此，为避免前方切迹，应以股骨前方皮质的最高点为参考。当然，这也取决于假体和工具系统，但外科医师应有这方面的意识。

小结

股骨假体的旋转会影响假体的大小，外旋越大，假体型号越大。

最近有研究比较了前、后参考 TKA 的临床结果，两种方法的术后 KSS、SF-13 评分和股四头肌肌力没有明显差异。外科医师对 TKA 系统的正确理解似乎更加重要。

要点回顾

- 后参考的股骨假体放置方法保护了屈曲间隙，使其不受假体大小的影响。减小假体型号容易操作，并且不影响胫股间室。
- 增加股骨假体屈曲的角度会增加假体的前后径。外科医师为避免使用偏大的假体，可以采用后参考截骨。但这有可能会增加中程屈曲不稳的风险。
- 股骨假体外旋也会影响其前后径，当需要股骨假体外旋超过5° 时应格外小心。
- 前、后参考的TKA术后临床结果没有明显差异。

参考文献

扫码查看

第 33 章

全膝关节置换术中的股骨前参考

C. Batailler 和 E. Servien

要 点

- TKA 中须行多步骤截骨，截骨的准确性将决定 TKA 术后的功能。
- 股骨前参考（anterior femoral referencing，AR）是以股骨前方皮质为参照点，确定股骨远端前方的截骨量和截骨形状。
- 参照股骨的前方以获得最佳的髌股间室重建，而股骨后髁的截骨量则是可调整的。股骨假体的大小决定了后髁截骨量。
- 后髁截骨过多会导致屈曲间隙增加，继而增加屈曲不稳定的风险，而后髁截骨不足则会导致屈曲受限。
- 与后参考相比，前参考可以减少股骨前方切迹和髌股关节过度填塞的风险。根据目前的研究证据，股骨前、后参考的临床结果没有显著差异。

33.1 概述

TKA 中须行多步骤截骨，截骨的准确性和质量决定了 TKA 的假体位置。不同截骨步骤需要使用不同的辅助工具，从而确保截骨的准确性。

在行股骨前后方截骨时，可以选择两种不同的参考系统以确保截骨大小和旋转的准确性。不管是选择前参考系统还是后参考系统，股骨前后方截骨都是相互影响的。为获得平衡且功能良好的膝关节，切除的股骨应由相同厚度的股骨假体及必要的韧带平衡代替。外科医师应了解并掌握两种参考系统的特点及优缺点。

大多数 TKA 使用前参考来确定股骨假体。在本章中，我们将介绍 TKA 中股骨前参考的技术原理、手术技术及临床效果。

33.2 TKA 股骨前参考的原理

AR 中，将股骨前方皮质作为确定股骨远端前方截骨量和截骨形状的参考点（图 33.1）。股骨前方的截骨量是确定的，而股骨后髁的截骨量则是可调的。股骨后髁的截骨量取决于假体的大小，尽可能地重建后髁的解剖结构。后髁偏心距的个体间差异增加了屈曲间隙平衡的难度。事实上，这一步只对屈曲间隙平衡有影响。

与 AR 相比，股骨后参考（posterior femoral referencing，PR）更加关注股骨后髁，从而重建屈曲时的关节线。但是该方法在缩小股骨假体型号时，存在股骨前方皮质切迹的风险。增大股骨假体又会有髌股间室过度填塞的风险。

AR 的优点包括降低股骨前方皮质切迹的风险和恢复最佳的髌股关节。事实上，由于股骨前方部分是保留的，外科医师可以预测前方切迹的风险，从而通过调整前方截骨避免前方切迹。股骨前方切迹会增加术后假体周围骨折的风险。有研究表明，3.0 ~ 3.5 mm 深的切迹可导致全层皮质缺损。生物力学研究表明，股骨前方切迹可导致其屈曲强度平均降低 18%，扭转强度平均降低 39%。采用 AR 方法，外科医师还可以重建股骨前方的解剖结构，从而避免髌股关节过度填塞。术后持续的膝前痛是 TKA 一种常见的术后并发症，其发生率为 5% ~ 10%，其中一个原因就是髌骨或股骨前方截骨不充分导致的髌股关节过度填塞。

AR 的缺点包括后髁截骨过多导致屈曲间隙增大，继而增加屈曲不稳的风险。研究表明，后髁偏心距每减少 1 mm，屈曲范围就会由于早期撞击而平均减少 6.1° 。相反，当后髁截骨不足时，屈曲间隙也可能过紧。在这些病例中，患者通常抱怨膝关节疼痛和屈曲受限。

实现最大程度屈曲的关键是准确重建后髁偏心距。屈曲间隙受假体大小的影响，假体偏大可能会使屈曲受限，而偏小则可能会导致屈曲不稳。

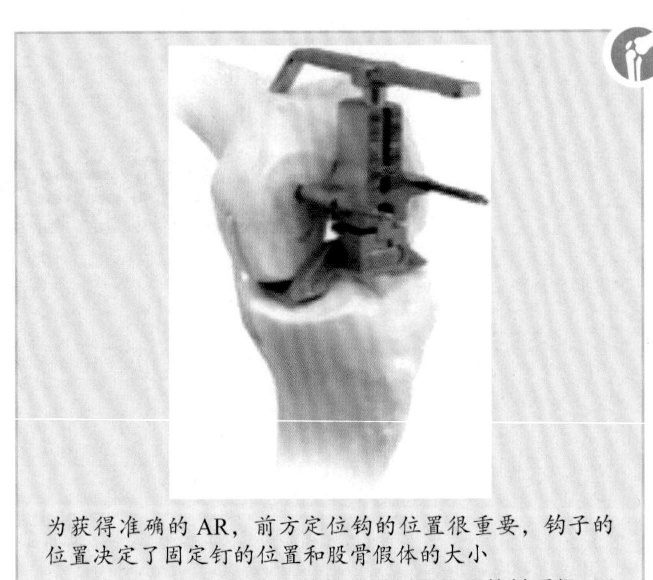

为获得准确的 AR，前方定位钩的位置很重要，钩子的位置决定了固定钉的位置和股骨假体的大小

图 33.1 左膝股骨远端截骨后测量股骨的前后径

33.3 TKA 股骨前参考的手术技术

AR 在股骨远端截骨后进行。胫骨截骨顺序则可根据外科医师的手术习惯进行。

首先，将股骨假体测量器置于股骨远端的平面，通过前方皮质上的定位钩确定股骨假体的型号；其次，用两枚钉固定测量器，评估截骨范围避免过多截骨（图 33.2）；最后，行前方、后方和前后斜面截骨。后方截骨完成后，术者可评估屈曲间隙，并与伸直间隙进行比较。

在 AR 操作中，术者必须在前方皮质找到最合适的参考点，这是 AR 技术的基础。然而，股骨前方皮质的个体差异性较大。因此，当使用小切口时，很难充分暴露。股骨前方皮质最常见的类型是外侧最高、内侧最低，第二常见的类型是中央区域为最低点，内外侧较高。有两种类型较为罕见：“隆起”形（即中央区域最高）

和“扭曲”形（即内侧最高）。在安置测量器时，术者应考虑到股骨的不对称性和预期的股骨外旋。通常将定位钩置于中点以获得平均值。如果外科医师将定位钩放置在最高点，就有可能造成股骨假体内侧悬挂、髌股关节过度填塞，继而出现持续性的膝前痛。而如果将定位钩放置在最低点，则可能出现股骨前方切迹。当然，这也取决于所使用的 TKA 系统。

在 TKA 中，股骨前方截骨对确定准确的股骨假体旋转对线也很重要。但是由于广泛的磨损或解剖标志难以识别，在 TKA 中实现精准的股骨旋转力线较为困难。

33.4 股骨外旋的影响

由于有 3° 的外旋，不对称的股骨前方截骨面呈钢琴的形状，被称为“三角钢琴征”（图 33.3）。当外旋过度时，股骨前方假体在内侧与股骨之间的接触面积减少，而外侧则悬出。此时典型的“三角钢琴征”会变成“靴形征”（图 33.4）。新型假体可以缩小内外侧宽度，减少假体悬出的风险，尤其是对于女性患者。Middleton 和 Palmer 发现，股骨假体外旋越多，股骨前方皮质切迹的风险越大。

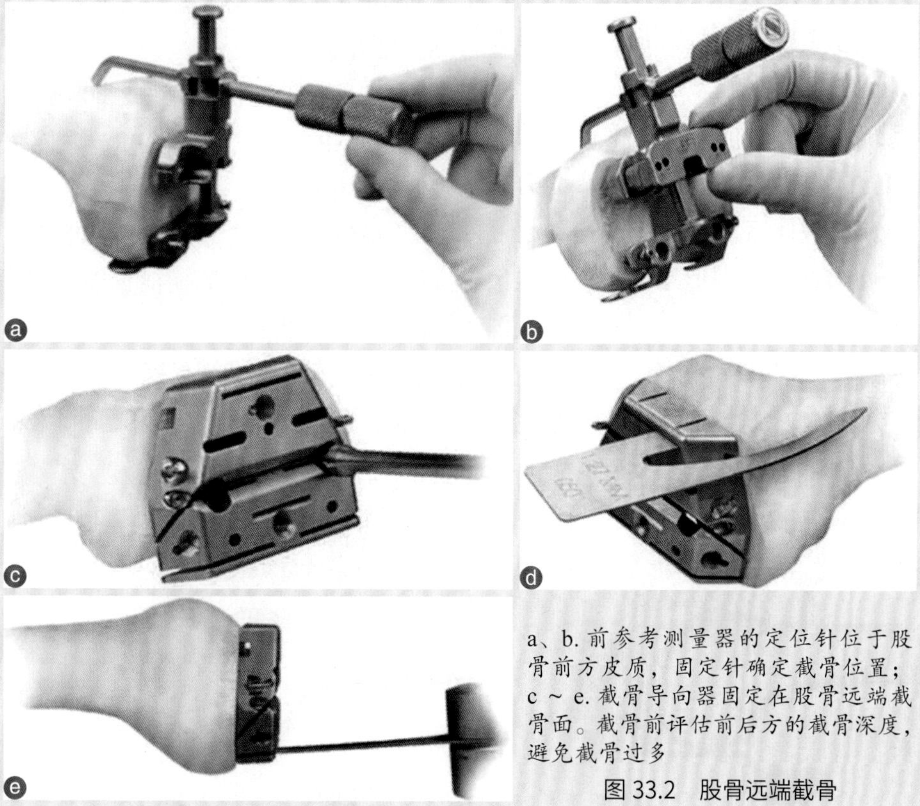

a、b. 前参考测量器的定位针位于股骨前方皮质，固定针确定截骨位置；c ~ e. 截骨导向器固定在股骨远端截骨面。截骨前评估前后方的截骨深度，避免截骨过多

图 33.2　股骨远端截骨

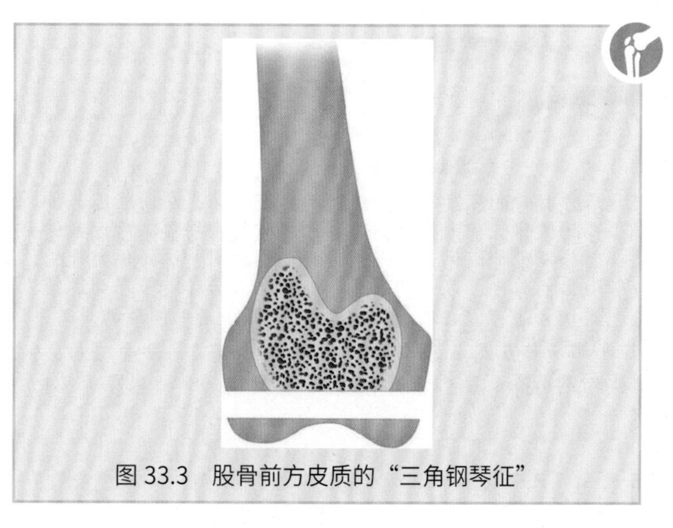

图 33.3　股骨前方皮质的“三角钢琴征”

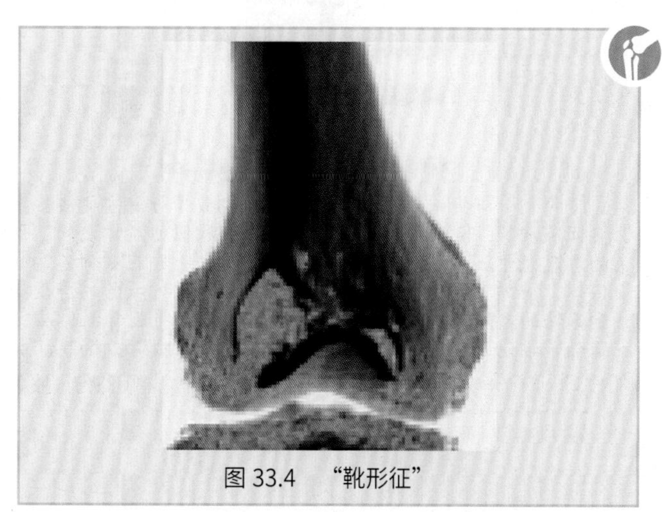

图 33.4　“靴形征”

33.5 典型案例

最简单的情况是患者的股骨与假体完全匹配。但股骨测号器显示股骨假体的大小介于两种尺寸之间亦非常常见。

股骨假体的大小介于两种尺寸之间时，通常建议使用较小号的假体，以免屈曲过紧，同时要相应地增加股骨后髁的截骨量。这种方法抬高了屈曲时的关节线，可能导致屈曲间隙过大（图 33.5）。

因此选择假体大小时也要考虑到伸直间隙。对于“介于中间”大小的股骨假体，如果屈曲间隙较伸直间隙大小不超过 2 mm，则选择小号的假体。相反，如果屈曲间隙较伸直间隙大小超过 2 mm，则选择大号的股骨假体。

在某些假体系统中，股骨前方截骨平面会固定屈曲 3° ~ 6° ，以减少前方切迹或截骨不足的风险。一些不同号的新型假体系统矢状面递增不超过 3 mm，这也有助于在多样的解剖形态中确定合适尺寸的假体。

为避免过多截骨，尤其是前方切迹，在不改变假体大小的情况下，可以将截骨导板前移或者后移。然而，减少股骨前方截骨有可能导致后方截骨过多，继而导致膝关节屈曲不稳。

一些参考系统兼具了前后参考的理念，这些工具固定钉的位置可因测量尺寸不同而变化。这种方法仍然属于典型的后参考，但允许二次前参考避免切迹。其潜在优势是可以一开始就选择较小号的假体，从而避免前方切迹。

33.6 AR 对 TKA 治疗效果的影响

一项针对 100 例患者的随机研究表明，TKA 的临床效果与所使用的参考系统没有相关性。术后和 1 年随访的结果均无差异（KSS、活动范围、力量、SF-12 量表）。

在另一项随机研究中，20 例双侧 TKA 患者，一侧使用 AR，另一侧使用 PR。两侧膝关节的活动范围和 KSS 相似。

虽然两种参考系统的结果相似，但对后髁偏心距的影响不同。AR 系统很少能恢复后髁偏心距。AR 体系中，如果在“中间”大小的假体中选择较小号的股骨假体，则会减少后髁偏心距，而如果选择较大号的股骨假体，则会增加后髁偏心距。理论上，由于假

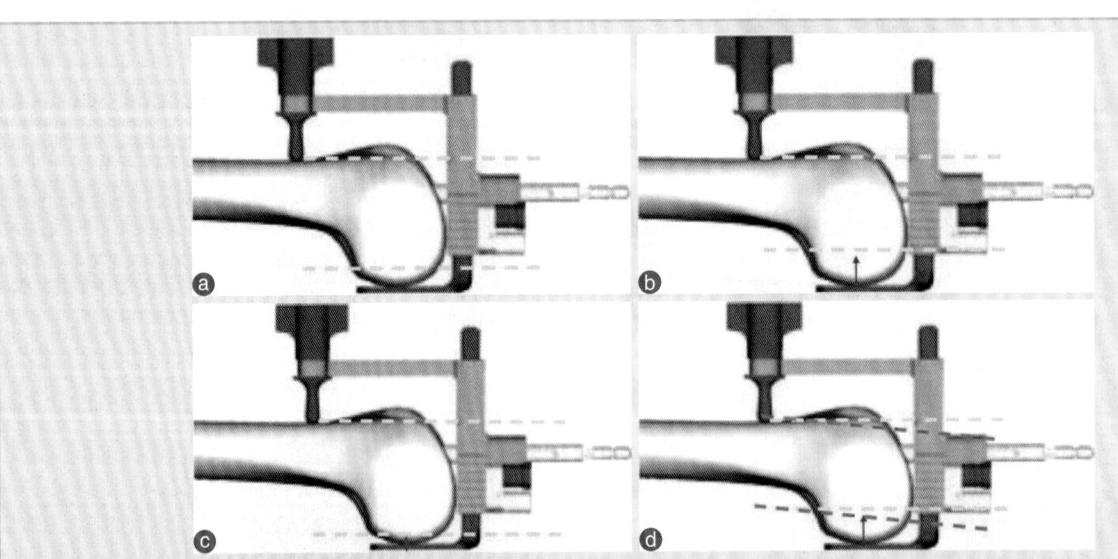

a. 股骨大小与某一型号假体匹配，前方截骨与前方皮质紧密衔接，后方截骨的深度与股骨假体的厚度相同，屈曲间隙与伸直间隙相等；b. 如果股骨的大小介于两种假体尺寸之间，选择偏小号的假体，前方截骨仍与前方皮质紧密衔接，后方截骨的厚度大于股骨假体厚度，屈曲间隙增大，存在屈曲不稳的风险；c. 如果股骨假体大小介于两种尺寸之间，选择偏大号的假体，前方截骨仍与前方皮质紧密衔接，后方截骨的厚度小于股骨假体的厚度，屈曲间隙减小，存在术后膝关节屈曲过紧和疼痛的风险；d. 如果存在前方切迹的风险，将股骨假体屈曲 3° 放置，该方法可以在增加后方偏心距、减小屈曲间隙的同时，降低前方切迹的风险（黄线：无屈曲的前后截骨；橙线：屈曲 3° 的前后截骨）

图 33.5 股骨假体型号的选择

体厚度与后髁截骨量相同，PR 系统更能准确地恢复后髁偏心距。

Han 等报告 AR 的术后内外后髁偏心距明显大于 PR，并且 AR 术后后髁偏心距的变化幅度也大于 PR。有研究发现，由于后髁偏心距减少，术后的早期撞击可使膝关节屈曲受限。但 Fokin 等和 Han 等发现，即使术后后髁偏心距差异显著，两种参考系统之间的术后膝关节活动范围没有差异。

要点回顾

TKA的最终目标是通过精准截骨和准确安装合适大小的假体恢复膝关节的功能。前参考可以更好地重建髌股关节，但难以重建后髁偏心距。对两种参考系统和TKA平衡有深入的理解是恢复膝关节功能的基础。前、后参考两种参考系统的临床结果没有显著差异。

参考文献

扫码查看

第 34 章

全膝关节置换术中的胫骨假体旋转

K. M. Ghosh 和 David J. Deehan

要 点

- 胫骨假体的旋转在胫股和髌股动力学中起着关键作用。
- 尽管有诸多标志，但对于最佳参考仍缺乏共识。
- 外科医师应尽可能使用所有可用的影像学方法预先计划假体的放置。
- 应根据患者的情况调整假体的位置，通常选择一个线比一个点更好。
- 熟悉假体系统，特别是胫骨托的设计，并加以利用。
- 不要为了最大的骨面覆盖而放弃正确的假体旋转。
- 不要通过过度外旋胫骨假体来弥补股骨假体的内旋。
- 目标是构建一个全活动范围均稳定且合适的关节。

34.1 假体旋转对胫股动力学的影响

总的来说，膝关节有着复杂的运动学，特别是在屈曲时。自然深度屈曲时，胫骨会内旋 10° ~ 15° ，股骨内侧髁有少量移位，股骨外侧髁则后移 15 ~ 25 mm。固定和旋转平台的设计都偏离了膝关节原有的运动学。许多人认为恢复膝关节固有运动学，可以改善 TKA 的疗效。然而，根据目前的假体设计，这是无法实现的。因此，我们的目标应该是在整个膝关节屈伸活动范围内创造一个稳定、合适的关节。

Bonnin 等指出，胫骨假体的正确定位需要同时满足两个标准：第一，假体旋转确保最佳的膝关节运动学；第二，假体覆盖确保均匀的载荷分布。但这些目标往往是相互冲突的。

◆ 34.1.1 胫骨假体内旋

许多研究都强调了胫骨假体内旋的临床和生物力学结果。胫骨假体的相对内旋会增加 Q 角，改变伸膝装置的力向量。髌骨和周围软组织的异常应力导致了髌股关节的症状。胫骨和外旋的股骨假体不匹配同样具有灾难性的后果。研究显示，胫骨和股骨假体在整个运动范围内的不匹配导致了关节屈曲和半屈曲时的不稳定。文献和生物力学研究还表明，旋转不良与聚乙烯异常应力存在明显的联系，后者导致过早磨损而引起假体失效。

Barrack 等报告即使是较小的胫骨假体内旋偏差（6.2° ），也与术后疼痛增加有关。一项文献综述发现，内旋超过 10° 对预后有负面影响。

> **小结**
>
> 胫骨假体内旋10° 以上为预后不良的预测因素。然而，目前尚无确切的界定角度。

◆ 34.1.2 胫骨假体外旋

胫骨假体的外旋可平衡屈曲间隙，使胫骨结节内移，改善髌骨轨迹，并改善胫股关节的匹配度，尤其是在伸直位。人们普遍认为，胫骨外旋不是 TKA 术后疼痛的原因，而且外旋也没有负面作用。然而手术者必须保持谨慎，因为外旋也不是一个好的方法。过度的外旋容易导致胫骨与股骨的不协调，使内侧间室负荷增加，加速后内侧的磨损。因此手术者不应过度外旋胫骨假体来补偿股骨假体内旋，这可能会导致灾难性的后果。

由于确定胫骨假体旋转的解剖学标志存在多样性，且缺乏共识，因此很难提供明确的指导。可以存在一定的误差范围，但术者必须避免假体内旋。因此我们描述了一些技术，术者可以选择使用、开发或加以改进，以便为患者提供最好的手术效果。

> **小结**
>
> 胫骨假体外旋可改善髌骨轨迹和股骨胫骨假体的匹配度。

34.2 胫骨近端的骨性标志

通髁线是股骨的内外侧轴，术中通常将股骨假体平行于通髁线安放。但众多研究表明采用通髁线来确定股骨假体旋转缺乏准确性。Stoeckl 等检测了外科医师识别通髁线观察者内部误差和可重复性，他们发现股骨上髁的定位差异平均＞ 3 mm，并导致股骨假体的旋转角度变化高达 8° 。即便如此，与股骨相比，我们对于胫骨假体的轴线和旋转的确定仍缺乏共识。

在本章中，我们报告了在 TKA 中可观察到的胫骨标志，以及提供具有可重复性的、有用的胫骨假体定位骨性标志的证据。

> **小结**
>
> 股骨髁改变3° 导致股骨假体的旋转角度超过8° 。

关节内的解剖参考包括：

（1）后髁连线。

（2）胫骨通髁线。

（3）胫骨嵴间沟线。

（4）胫骨平台的前内侧边界。

这些解剖标志被用来确定胫骨假体的旋转。然而骨赘形成、胫骨平台的破坏及关节的解剖变异，均可造成术中参考线的定位困难。

同样，传统的关节外解剖学参考包括：

（1）胫骨结节。

（2）内外踝轴和脚的第二跖骨。

这两个标志也因人而异，不一定可靠。种族因素及骨关节炎的严重程度也会导致旋转较大的变化，外科医师必须在手术前考虑到这些因素。

关节置换术的目标不一定是恢复原始膝关节的运动学，而是提供一个匹配度好、稳定且具有良好髌骨轨迹的膝关节。因此合适的要求是胫骨旋转应当与股骨旋转互补，以免旋转不匹配，负荷分布均匀，避免点状负荷和屈伸运动过程中的撞击。

小结

关节置换术的目标是提供一个匹配度好、稳定且具有良好髌骨轨迹的膝关节。

◆ 34.2.1　胫骨粗隆（图 34.1）

胫骨结节侧的中内侧 1/3 处仍然是最常用和最容易识别的标志，这个由 Insall 首次报告的解剖标志现在被广泛使用。最新的证据显示胫骨假体通过该定位来放置会使髌后压力最小化。然而，在胫骨 - 股骨运动学方面，使用这一定位的证据充其量只是经验性的。在 CT 研究中，胫骨结节的位置比内外侧平面的任何其他点的变化都大。此外，许多研究表明，与股骨假体的轴线相比，胫骨假体可能会出现高达 19° 的旋转不匹配。

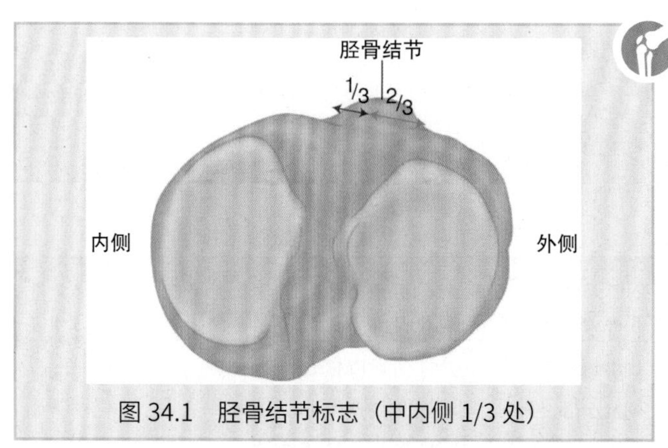

图 34.1　胫骨结节标志（中内侧 1/3 处）

小结

胫骨结中内侧1/3处是最常见的标志。

◆ 34.2.2　胫骨后髁轴（图 34.2）

胫骨后髁轴是一条连接胫骨平台最后方两点的线。这个标志可以作为防止胫骨假体向后突出的参考，并增加假体的覆盖范围。在膝关节伸直状态下，该轴线相对于股骨通髁线有 5° ~ 10° 的内旋角度。这个内旋角度的大小取决于胫骨髁的相对大小及截骨的平面。Graw 等的 MRI 研究认为，假设胫骨的正常后髁连线是可见的（如在翻修环境中），当胫骨假体相对于后髁轴外旋 10° 放置时，即使截骨水平达到了上胫腓关节的远端，在 86% ~ 98% 的患者中仍然可以获得偏离恰当旋转 10° 以内的位置。

小结

使用胫骨后髁连线作为定位点时，胫骨假体的放置应外旋10°。

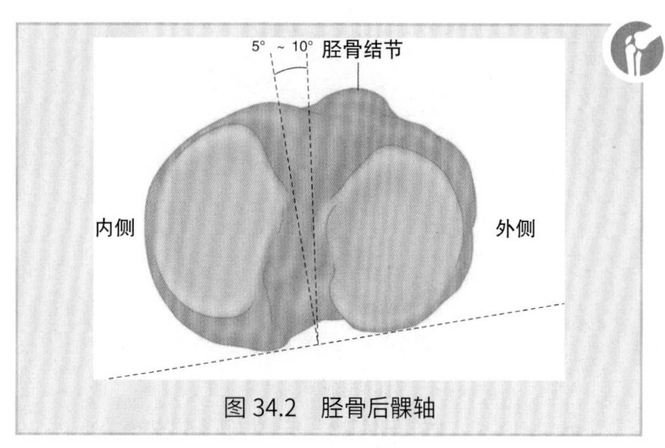

图 34.2　胫骨后髁轴

◆ 34.2.3　通胫轴（图 34.3）

通胫轴是胫骨平台外侧和内侧中点的连线。该轴线可指导选择胫骨假体以获得最大覆盖，并在解剖学研究中被定义为膝关节的真正中轴，也是作为测量胫骨扭转的近端参考。该轴线在膝关节导航过程中经常被参考，但在骨关节炎患者中，特别是在骨赘增生或严重磨损的情况下，可能难以识别。解剖学研究表明，在所有的关节内标志中，这一标志的变异性最小，与股骨通髁线大约有 5° 的旋转匹配差异。

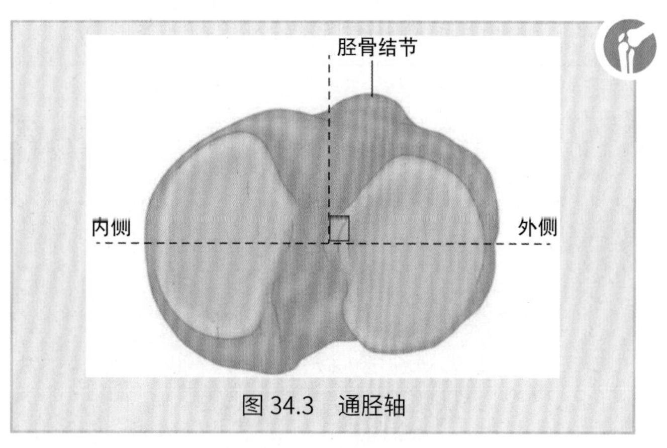

图 34.3　通胫轴

◆ 34.2.4　胫骨前表面（图 34.4）

采用 MRI 和 CT 对该假设进行研究：在放置假

体并确定旋转时，单个区域比单个点或一条线更容易被识别。在这两个研究中，将假体的轮廓放置在截骨面上，使其在横断面上与胫骨前表面相匹配。结果显示与其他对线方法相比，这个标志被认为是可靠和可重复的。然而，术中能否将这一区域作为标志，可能取决于手术通路（如肥胖患者、小膝盖患者）。因此，这个标志在术前计划中可能是有用的，例如，患者个体化植入物。

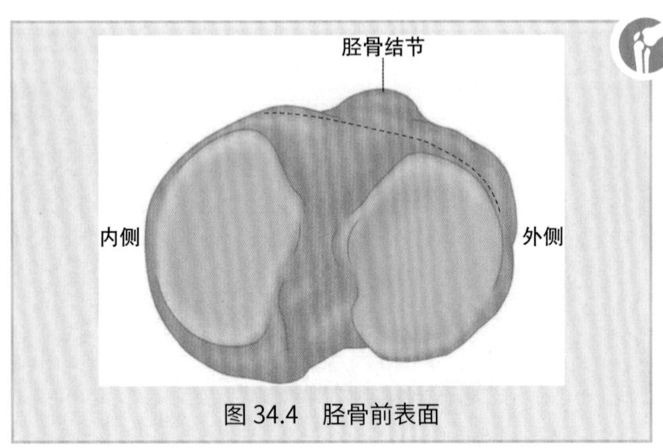

图 34.4　胫骨前表面

◆ 34.2.5　髌骨肌腱 - 后交叉韧带轴（Akagi 线，图 34.5）

这是一条从 PCL 中心到髌骨肌腱内侧边缘的投影线。最初由 Akagi 等根据 CT 研究提出，他们报告称，在正常膝关节中，这条线与股骨外科通髁线的垂线之间的平均角度为 0°（范围：内旋 6.3° ~ 外旋 5.2°）。一些研究还报告，Akagi 线受观察者之间不一致的影响最小，因此，其为确定胫骨旋转对位提供了最可靠的指导。

> **小结**
>
> Akagi线是确定胫骨旋转对位最可靠的线。

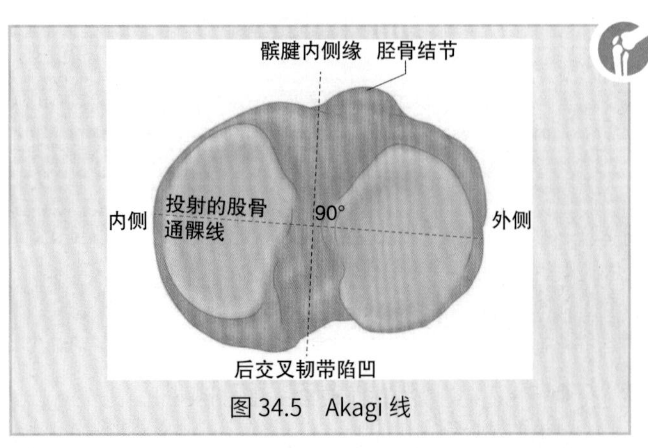

图 34.5　Akagi 线

◆ 34.2.6　其他关节外的标志

在参考整体胫骨旋转对位时，通踝轴和第二跖骨也可以作为指导，其通常用于常规的髓外定位及膝关节导航系统。当使用这些参考时，必须牢记骨关节炎对整个关节的影响。与健康人相比，内翻膝骨关节炎患者的胫骨扭转会减少，这也会随着疾病的进展而加重。

本章所描述的每一个标志都有其优点和缺点，目前在文献中还没有达成一致。因此，外科医师应了解所有标志，并在必要时加以利用，以达到稳定、匹配膝关节这一主要目的。

34.3　用于确定旋转对位的外科技术

◆ 34.3.1　单个点或单个轴

正如前文所描述的，有很多关节内外的标志可以用作假体对齐的参考。表 34.1 和表 34.2 总结了一些对最佳胫骨托定位方案的研究。外科医师必须根据术前计划、显露情况及所使用的假体来决定采用哪些参考点或轴线以达到目的。一般来说，使用轴线比单点更可靠。Siston 等表示使用这些技术确定的胫骨旋转存在较大的变异，因此需要一种实用的方法。

> **小结**
>
> 单个的解剖标志及其连线可以用作假体放置的参考。

表 34.1　胫骨假体放置的解剖参考点

研究	解剖参考点
Incavo et al.	髌腱内侧 1/3 处
Lutzner et al.	胫骨结节内侧 1/3 处
Matziolis et al.	胫骨最高点
Ikeuchi et al.	髌腱附着点的内侧缘
Rossi et al.	胫骨平台后外侧角

表 34.2　胫骨假体放置的解剖标志线

研究	解剖标志线
Akagi et al.	后交叉韧带中心到髌骨肌腱内侧边缘的投影线
Dalury et al.	胫骨棘中点至胫骨结节内侧 1 mm 连线
Luo et al.	经过胫骨结节内侧 1/3 的关节后表面的垂线
Graw et al.	胫骨后髁轴外旋 10°
Cobb et al.	胫骨内髁、胫骨棘和胫骨外侧髁 3 个最佳拟合圆中心的连线

◆ 34.3.2　自由屈伸 / 自主对线方法

该技术不需要使用解剖学标志，而是使用植入的股骨假体让胫骨托自行对线。目前有两种技术：第一种是将膝关节在整个运动范围内屈伸；第二种是在膝关节伸直的情况下将基底板定位到股骨上，Eckhoff 等将其描述为“假体耦合”技术，这种技术的优点是意味着解剖学参考变成了辅助。股骨和胫骨假体保持平行，理论上通过在通髁轴上简单的屈伸弧线，提供了关节的匹配和负荷的平均分布。然而，这种“依赖性”的对位方法完全取决于股骨假体正确的旋转对位。因此，股骨的任何旋转错位都会导致耦合误差。此外，在屈曲位时胫骨旋转独立于股骨旋转，更加形合的植入物设计或替代后交叉韧带的聚乙烯柱可能会受到异常高的负荷，导致早期失败。

小结

在使用自主对线方法定位胫骨假体的位置时，一个主要问题是对股骨假体位置的依赖。股骨假体位置的不正确会自动导致胫骨位置的不正确。

◆ 34.3.3　导航

计算机导航提供了一种可靠的、重复性高的截骨方法，减少了矢状面和冠状面力线的异常值。绝大多数导航系统的工作流程也需要登记一些关键的胫骨标志，且都提供了将光学追踪器连接到胫骨托的能力，以便确定胫骨旋转。尽管如此，关于计算机导航是否能提高假体旋转的准确性还存在争议。Schmidt 等的一项前瞻性随机对照试验比较了导航与非导航 TKA 的对位和患者报告结局。在术后 CT 上，他们发现在导航系列中更多的胫骨假体获得了“最佳”旋转（56% *vs.* 32%），但差异没有统计学意义。他们发现临床结果也没有差异。最近的另一项随机对照试验比较了 220 例导航 TKA 的两种登记方法，发现在假体对线上，胫骨假体的旋转变化最大。

小结

导航提高了假体安装的准确性。

◆ 34.3.4　对称型与非对称型胫骨假体（图 34.6）

最大化胫骨的覆盖面积被认为可以通过改善植入物到胫骨近端的负荷传递来提高假体的稳定性，进而避免下沉和或松动。Martin 等研究了 4 种不同的胫骨假体设计，发现在大多数情况下，将对称的胫骨假体植入时，追求最大化的胫骨覆盖会导致假体内旋不良。为了增加假体与胫骨近端的形态配合并减少旋转误差，解剖型 / 非对称型胫骨假体设计被提出来。对于使用现代（对称型）设计的外科医师来说，在选择胫骨托的尺寸时，应优先考虑获得正确的旋转，然后再实现最大的胫骨覆盖。许多学者报告超过 75% 的胫骨覆盖率即可实现充分的胫骨固定。

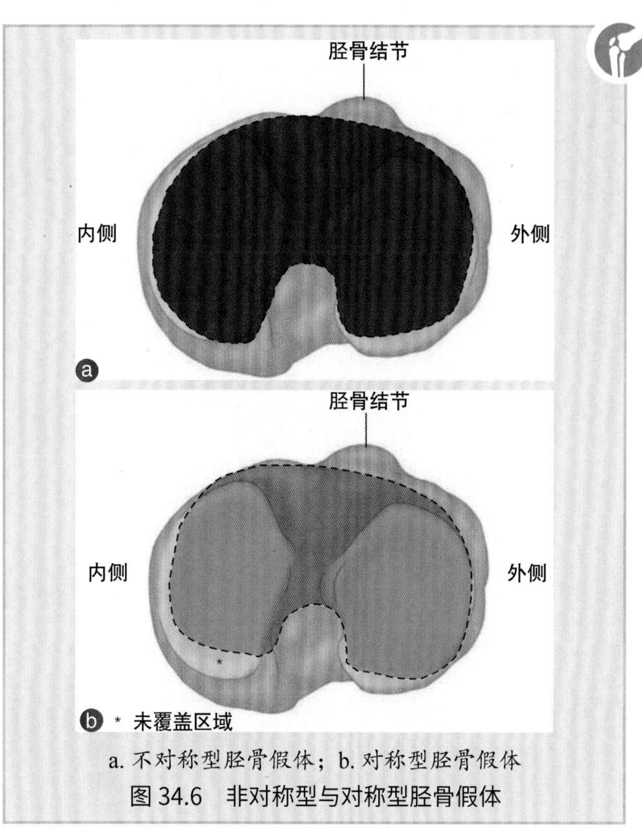

a. 不对称型胫骨假体；b. 对称型胫骨假体

图 34.6　非对称型与对称型胫骨假体

◆ 34.3.5　旋转平台 TKA

旋转平台的原理是创造一个旋转的关节界面，从而将膝关节的平移和旋转力解偶联。旋转平台的普及主要源于早期的体外磨损研究，与固定平台相比，旋转平台的交叉剪切力更小，磨损特性更好。尽管这些研究结果也存在争议，特别是有了现代聚乙烯。但一个公认的论点是轴向旋转的改进可以很大限度地容忍胫骨的旋转不良。对旋转平台 / 活动衬垫的担忧主要体现在其随时间变化的表现，以及膝关节高屈曲时，股骨和聚乙烯之间有反向或异常的轴向旋转。可能的原因是术后两年聚乙烯旋转能力降低，且假体之间的匹配度丢失，抑或是因为旋转平台过度旋转，超过了假体的限制范围。

要点回顾

- 胫骨假体的旋转对线可参考不同的解剖标志点，也可使用不同解剖标志的连线，其中Akagi线最可靠。
- 使用两种不同的标志点或连线，可以提高胫骨假体放置位置的准确性。

参考文献

扫码查看

第35章

全膝关节置换术中的个体化截骨导板

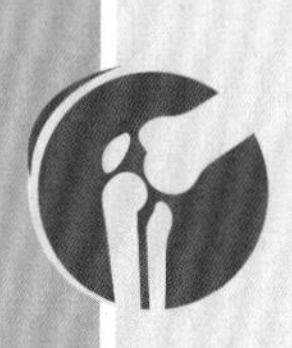

Martijn G. M. Schotanus 和 Nanne P. Kort

要 点

- 个体化器械是利用 CT 或 MRI 数据为单个患者单独生产的一种器械。这种器械旨在实现最佳的下肢力线和最佳的假体位置。
- 关于个体化器械依然存在争议，因为其中长期临床随访的研究依然不足。
- 最新的文献表明，与使用传统器械的膝关节置换术相比，经验丰富的外科医师使用个体化截骨导板（PSI）能够获得更佳的影像学结果。
- 使用 PSI 时，每位患者的术前计划都应由手术外科医师审核。
- 优化手术室内外的工作流程将有可能降低医疗成本。
- 报告显示膝关节置换术中传统器械和 PSI 之间的临床疗效没有差异，但目前缺乏长期随访数据。

35.1 概述

TKA 中，各假体组件垂直于生物力学轴、内翻或外翻对线＜ 3° 的正确对线，是提高假体寿命的关键因素之一。在传统的 TKA 中，各组件的正确位置是通过力线杆来确定的。然而许多研究报告显示，在 TKA 中使用传统力线杆对位，术后内外翻超过 3° 的不良对位发生率超过 25%。

> **小结**
> 力线不良与假体的使用寿命缩短有关。

由于新技术的发展且致力于改善假体对位，TKA 在过去几十年中得到了显著发展。计算机辅助手术（CAS）被引入以应对常规器械手术中出现的假体对位不良和不稳定。CAS 无须使用传统的髓内或髓外定位杆，并通过对股骨头、膝关节和踝关节中心的准确定位来重建解剖轴。最近的一项荟萃分析显示，通过使用 CAS，不良对位的发生率从传统手术的 28.3% 降到了 12.2%。

PSI 是 TKA 领域最新的创新之一。PSI 意味着为了植入假体，需要基于患者的解剖结构设计特别的卡具，这些卡具能够达到与患者膝关节的最佳适配。有两种不同的理念：一种是提供个体化的一次性截骨导板；另一种是提供钻孔导向器，再使用标准化截骨导板。术前计划包括股骨和胫骨假体的尺寸及下肢在 3 个平面上的对线。任何医学新技术的产生都会伴随着一个问题——其能否为患者带来长远的临床疗效和功能的改善。

> **小结**
> 个体化器械意味着需要为每位患者生产特定的截骨导板。

35.2 术前注意事项

PSI 需要行术前 MRI、CT 扫描或 MRI 和下肢立位全长片相结合。图像采集和术前设计的方法根据不同厂商会有所不同，并不是千篇一律的。基于不同厂商的影像方案，技术人员通过计算机绘图软件，绘制出患者术前个体化的膝关节 3D 计算机虚拟模型，这一模型能够显示推荐的截骨方案、力线及股骨和胫骨假体的尺寸。这个初始样板将发送给外科医师，外科医师可以根据需要对计划进行调整。基于这个 3D 模型，外科医师能够在术前通过多维视觉选项从多个角度了解膝关节。在制造 3D 快速成型一次性截骨导板和螺钉导向器之前，各组件的最终放置位置及假体尺寸必须得到数字化验证和外科医师的审核。研究表明，样板的可靠性为 23% ~ 95%。一旦通过审核，聚酰胺螺钉导向器 / 截骨导板将会通过快速成型技术被生产，并交付给外科医师使用。截骨导板可以完美地适配特定患者的自然解剖结构，以便于这些导板的放置。因此，外科医师能够可靠地进行股骨和胫骨截骨 。

对于 PSI，CT 和 MRI 哪种成像方式更可取仍然存在争议。虽然最近的一篇综述表明 MRI 的准确性可能略高于 CT，但其作者声称目前的证据依然不足以证实哪种成像方式更可取 。

> **小结**
> - PSI需要基于MRI和CT的术前计划。
> - 术前计划由制造商执行，外科医师必须最终审核计划。外科医师须担负起保证PSI卡具备可用性和正确性的责任。
> - 对于PSI术前计划的制订，仍然没有证据表明CT和MRI哪种成像方式更可取。

35.3 术中注意事项

使用 PSI 时，外科医师可以预测截骨方案、假体尺寸和力线，并可以防手术过程中的一些未知限制（例如，极端的假体尺寸、特殊的假体需求）。所有这些都使手术室的调度工作更加高效，并使得手术器械的总数从 9 个托盘减少到 3 个托盘（具体取决于制造商），这对于 TKA 十分有必要。因为这可以降低相关的运营成本，包括器械消毒、植入物的储存、人工成本及手术室工作人员准备手术室的时间。但是，单从成本方面考虑，CT 或 MRI 及患者专用仪器也带来了额外的成本。

由于 PSI 手术期间无须使用髓内和髓外定位杆或 CAS 所需的额外设备，因此手术步骤可能得以简化。

然而，手术并没有变得更简单，因为外科医师必须控制手术的每个步骤，以便在必要时进行调整。最近一篇文献综述表明，PSI 减少了股骨假体轴向力线 0.4° 的偏差，减少了 7 min 的手术时长，以及大约 90 mL 的术中失血量。

> **小结**
>
> PSI不能弥补外科医师经验上的不足。

35.4 术后注意事项

关于传统器械和 PSI 之间影像学结果的差异仍存在争议。目前，众多研究对传统手术与 PSI 进行比较，其中包括来自不同制造商的多系统随机对照试验。一项荟萃分析的汇总数据显示，对于 PSI，力线对位不齐＞ 3° 的相对风险（relative risk，RR）显著降低（RR = 0.79，P = 0.013）。

只有 2 项研究发现使用 PSI 后，冠状平面中单个组件的异常值显著减少。其他 4 项随机对照试验结果表明，使用 PSI 后，冠状面和矢状面的异常值明显增多。使用 PSI 后异常值增多也见于胫骨假体的放置。关于假体旋转，个别研究的结果有所不同。大多数的 PSI 研究发现，PSI 能够使胫骨和股骨假体的旋转异常值显著减少，而其他报告则认为不存在显著差异。

> **小结**
>
> 汇总数据显示PSI出现假体力线对位不良的风险显著降低。

35.5 临床结果

已发表的关于 PSI 临床结果的研究仍然很少。经过 2 年的随访，PSI 显示出与传统器械相当的临床结果。有人指出，PROMs 代表了最佳的主观评价的临床结果。然而，TKA 术后没有一个最佳的疗效评测工具。除了 PROMs 在 PSI TKA 上相似的结果外，由于其他评分缺乏区分力度，各种评分均未能捕捉到变化，而不是缺乏变化（如地板效应、天花板效应）。这些研究中的 PROMs 在手术 2 年后未能检测到患者的主观变化。另外，目前还缺乏与使用 PSI 相关的 TKA 假体寿命和临床证据的可靠数据。

35.6 讨论

术前计划是避免二次截骨的关键步骤，而二次截骨可能造成假体角度的偏差，尤其是胫骨假体的旋转角度。过度的胫骨旋转偏差可以用多增加的 2 mm 胫骨截骨来解释，因为胫骨组件的旋转参数随着胫骨截骨的平面改变而变化。建议避免二次截骨，并在计划 PSI 手术步骤时考虑到这一点。另外，对于胫骨旋转异常值没有明确的共识，既往认为 8° 的胫骨内旋是可接受的“极限”。

可以说，大多数研究主要由经验丰富的外科医师进行，他们可能比手术量较小的外科医师或住院医师更容易适应新的手术技术，这也导致 PSI 的普遍适用性受到质疑。

由于 PSI 的简单性，其可以为经验不足的外科医师带来额外价值。基于 TKA 的经验、PSI 的使用和可能存在的学习曲线，一个新的假体系统植入的结果可能存在潜在偏差，尤其是在创伤后骨关节炎及存在金属植入物残留的情况下。

研究中的术后放射学测量也可能存在一些问题。各种分析被用来客观地评估股骨和胫骨假体术后冠状面和矢状面的力线情况。大多数研究使用传统的全长立位 X 线片，只有一小部分研究使用 CT 扫描。PSI 的制造商提供了一套规划工具。技术人员建议的计划设置应得到手术外科医师的批准。

PSI 在 TKA 中是一个实用的工具，其在未来也可能拥有巨大潜力。

> **要点回顾**
>
> - PSI基于MR或CT，两种成像方式都可以使用。在使用PSI之后，假体的力线对位及放置位置的异常值显著减少。PSI与传统手术相比，并没有临床或功能改善的证据。两种手术技术在失血量、输血率和手术时间方面也没有明显差异。
> - PSI是否可能对经验不足的外科医师有所帮助仍然是一个悬而未决的问题。当PSI用于TKA时，外科医师应该担负起相关责任。最后，外科医师在手术期间应决定是否在整个手术过程中遵循PSI算法。

参考文献

扫码查看

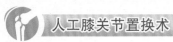

第 36 章

患者个性化部分和全膝关节置换术的最新进展

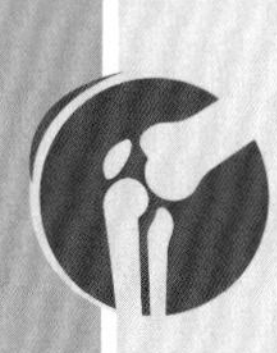

Roland Becker 和 Mahmut Enes Kayaalp

要 点

- 患者个性化关节置换术（patient-specific arthroplasty，PSA）在单髁关节置换术和 TKA 中都适用。
- PSA 基于 MRI 和 CT 的数据，为单个患者个性化定制关节假体和手术器械。
- 所有手术工具均为一次性使用，节省手术室的存储空间。
- PSA 实现了完全个性化的膝关节置换。
- 迄今为止，PSA 与标准膝关节置换术的术后临床结果相当。
- PSA 是一种表面置换术，与标准的非定制假体相比，截骨量明显减少。
- 使用 PSA 的 TKA 可根据患者的解剖、形态和下肢对线来获得与患者膝关节的最佳匹配。

36.1 概述

PSI 和 PSA 是部分和全膝关节置换术的技术创新之一，在过去 10 年中越来越流行。PSI 通过使用个性化截骨模块和非定制关节假体来提高假体在全部 3 个平面上放置的精度。然而，非定制关节假体并不能适配所有患者的解剖结构。因此，PSA 提出了结合患者个性化解剖结构和对线方面的进一步发展。

> **小结**
>
> PSA同时使用个性化手术器械和假体是目前最具个性化的膝关节置换方案。

根据术前成像，股骨与胫骨假体的大小、形态都是个性化的。这项创新的主要目标是使假体更好地适配患者的解剖结构，通过提高假体放置的准确性来简化膝关节置换术，并在时间和成本性价比方面提高手术效率。理论上，手术成本的降低源于术中所需器械和器械包的减少，这变相减少了灭菌负担。另一个关于 PSA 的争论是其可以减少手术时间，但实际上这一点还没有得到证实。PSI 被证实可使每位患者的手术时间平均减少 5 min。显然，该结果的临床价值和经济价值是可质疑的。额外的 CT 拍摄成本、一次性截骨模块的生产成本，以及个性化假体定制所产生的费用大大超过了上述节省的成本。

截骨模块和假体是基于术前 CT 和 MRI 定制的，大多数公司都有他们自己特定的拍摄方案，这些方案包括髋关节、膝关节和踝关节的扫描，以分析下肢力线的情况。

MRI 在软组织分析方面更具优势，其扫描关节软骨的能力使基于软骨表面的器械设计成为可能。CT 则更适用于骨骼的成像，由于 CT 对关节软骨的扫描能力不足，所以在放置器械前应去除所有软骨组织。一项比较在 MRI 与 CT 指导下 PSI 准确性的荟萃分析显示，使用 MRI 指导 PSI 的冠状面偏离值更小。MRI 的另一个优点是患者不会有电离辐射暴露的风险。然而，MRI 与 CT 指导的 PSI 在矢状面和冠状面的假体放置方面并无差异。

这些发现基于 7 项随机研究，共 259 例患者。CT 和 MRI 均是目前 PSI 的常用手段。

> **小结**
>
> MRI与CT在PSI上的应用并不存在准确性差异。

PSI 的一个主要问题是，假体设计相关的术前计划是在器械厂家工程师的参与下进行。在任何情况下，外科医师都有责任使假体与患者的解剖结构相匹配，有报告称，工程师和外科医师规划的假体与患者解剖结构的匹配性存在显著差异。这项回顾性研究表明，工程师的设计方案与最终股骨和胫骨假体的放置位置有 20% 和 51% 的差异，而当外科医师参与这一过程时，这一比例降低为 13% 和 27%。

本章讨论患者个性化膝关节置换术的重点方面，包括 UKA、BKA 和 TKA。

36.2 患者个性化 UKA

部分膝关节置换术越来越受到膝关节外科医师的青睐，手术数量也越来越多。然而，假体的植入也极具挑战性，只替换一个间室需要更精确地匹配患者的解剖结构。交叉韧带和侧副韧带的张力调整强烈依赖于股骨胫骨内外侧髁的形状。PSA 提供了更加个体化的假体，定制的 UKA 假体可以在各个维度进行调整，以获得最优的个体解剖适配。精准的软组织张力维持依赖于骨解剖形状的保护。但不充分的截骨有引起间室过度填充的潜在风险。

> **小结**
>
> 当使用基于CT的PSI技术时，细致的骨骼准备是很重要的，以免截骨不够导致的膝关节过度填充。

◆ **36.2.1 患者个性化内侧 UKA 的手术技术** 需要对骨骼进行细致的准备（图 36.1）。使用软骨刮匙将骨骼上所有残余软骨去除（图 36.2），否则，截骨模块的放置偏差和截骨误差有可能导致间室的过度填充。去除软骨后，在关节内插入个性化的股骨胫骨间隔垫以评估关节的稳定性，该间隔垫具有 3 种尺寸（图 36.3）。将胫骨截骨导向器固定在垫片上，确定胫骨截骨（图 36.4）。将胫骨髓外力线杆固定在截骨模块上，作为胫骨冠状面和矢状面对线的辅助参考。用钉固定后，进行胫骨垂直和水平截骨（图 36.5）。仔细去除股骨髁上的残余软骨，以便正确放置定制的股骨截骨导向器（图 36.6）。在截骨导向器下方插入一个小的间隔垫，间隔垫的背侧面应与股骨髁的背侧面齐平。间隔垫有助于确定截骨导向器的正确位置。截骨导向器的中心要与股骨髁的中心对齐。截骨导向器上的两个钻孔须落在股骨内侧髁的中心线上。考虑到上述方面，假体大概率可在股骨内侧髁中心放置（图 36.7）。将股骨截骨导向器牢牢固定在股骨髁上，进行股骨后髁截骨（图 36.8）。不需要进行远端截骨或斜形截骨，因此股骨髁的大部分骨量得以保留。

小结

在股骨内侧髁中心画一条基准线，以实现股骨截骨导向器的正确3D放置。

在股骨处不需要进一步截骨。接下来，使用胫骨模板制备胫骨平台，其大小、形状与截骨后的胫骨表面完全匹配（图 36.9）。研究表明，使用 PSI 时，假体的骨覆盖明显更好。

额外的钻孔可以使假体与骨骼固定得更牢固（图 36.10）。用骨水泥将假体与骨骼固定，手术结果展示见图 36.11。

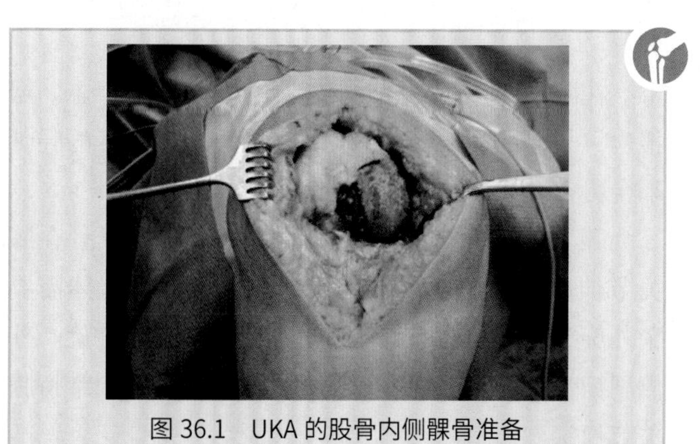

图 36.1　UKA 的股骨内侧髁骨准备

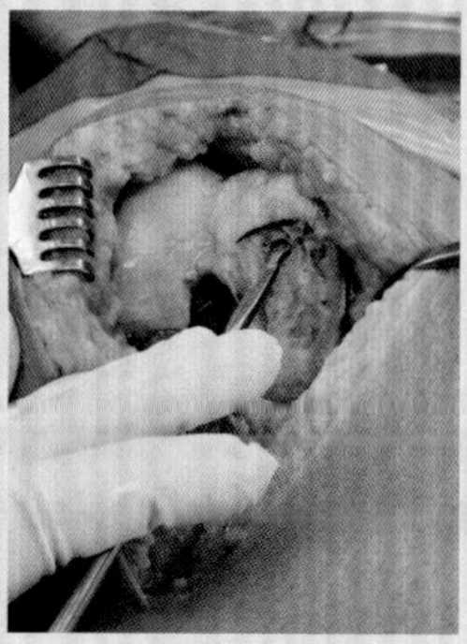

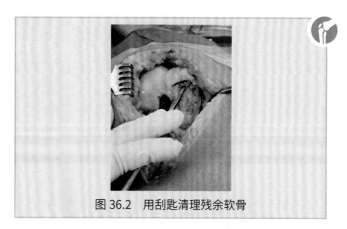

图 36.2　用刮匙清理残余软骨

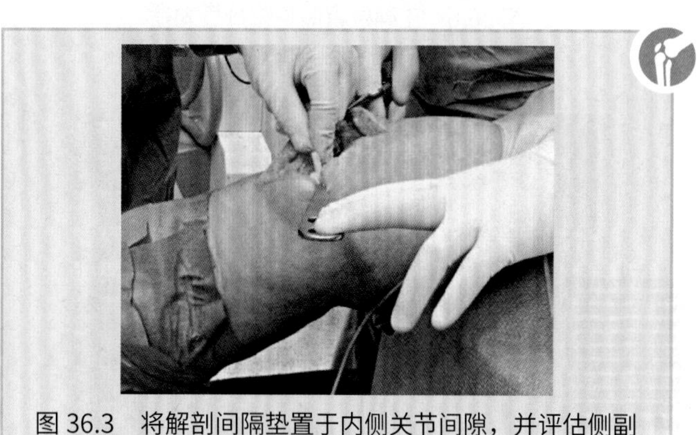

图 36.3　将解剖间隔垫置于内侧关节间隙，并评估侧副韧带张力

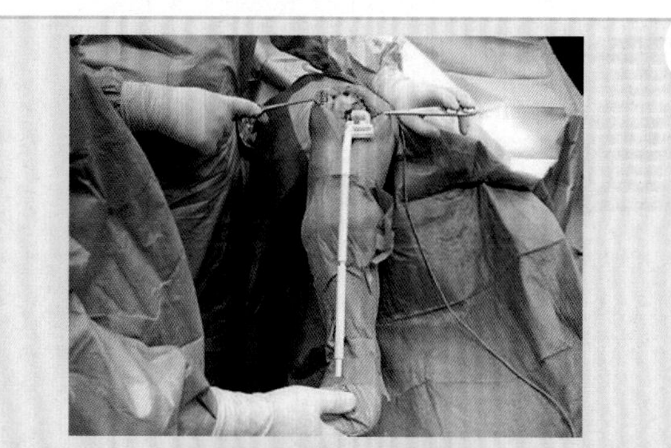

图 36.4　将截骨导向器固定在间隔垫上，髓外力线杆用于最终参考

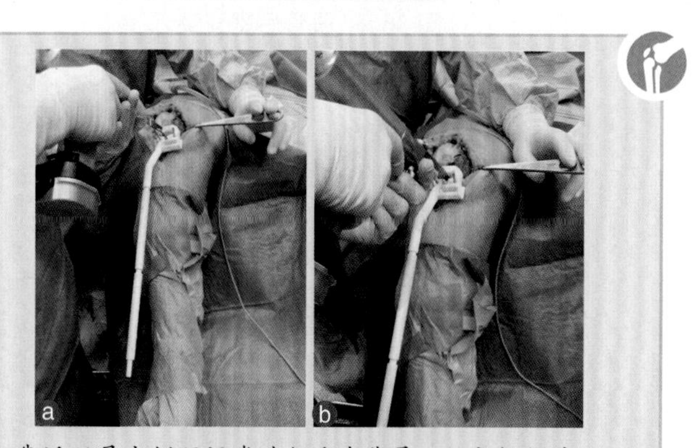

a. 靠近胫骨内侧髁间嵴进行垂直截骨，保留摆锯片，以防水平截骨时误伤胫骨嵴；b. 进行水平截骨。截骨块应与胫骨底座的大小、形状相匹配

图 36.5　胫骨垂直和水平截骨

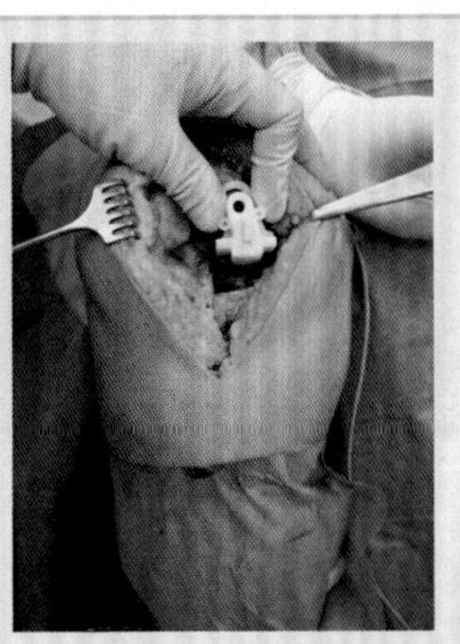

股骨截骨导向器置于股骨髁上，间隔垫的背侧应与股骨髁的背侧齐平

图 36.6　正确放置股骨截骨导向器

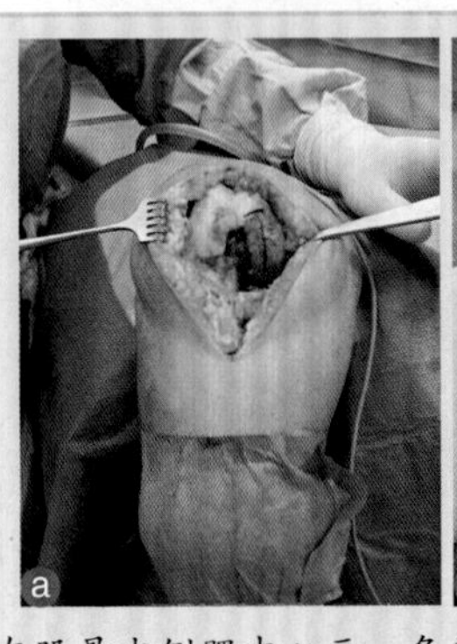
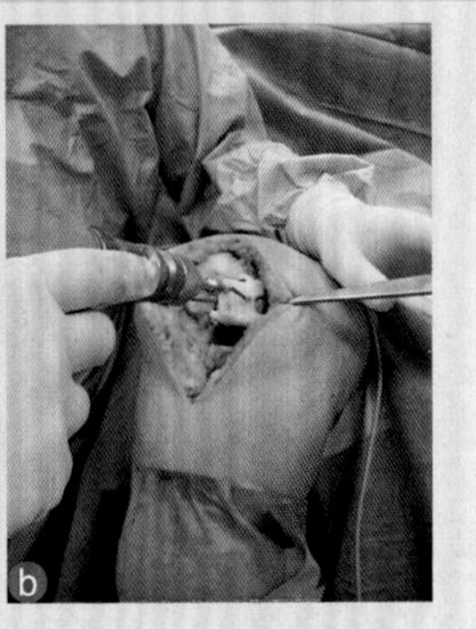

a. 在股骨内侧髁中心画一条基准线，以帮助正确放置股骨截骨导向器；b. 用两根钉子固定股骨截骨导向器

图 36.7　在股骨内侧髁中心放置假体

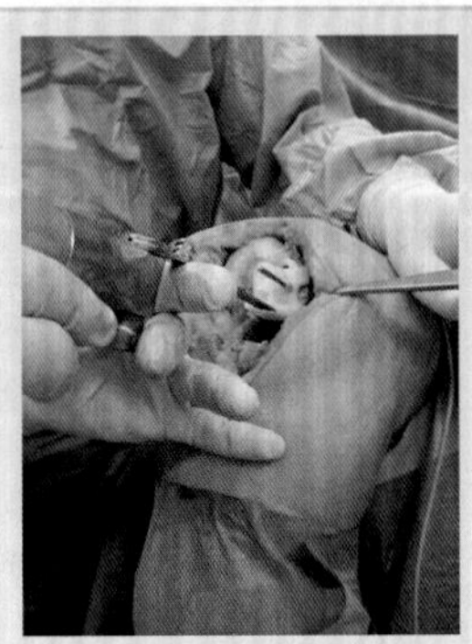

图 36.8　股骨后髁截骨

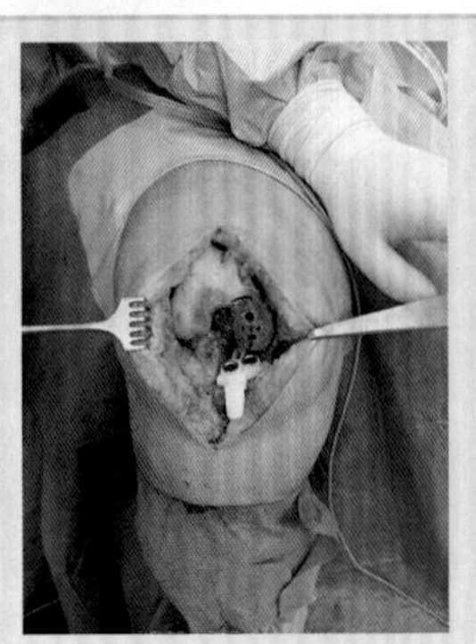

图 36.9　胫骨底座须与胫骨平台的形状吻合，最后进行假体固定准备

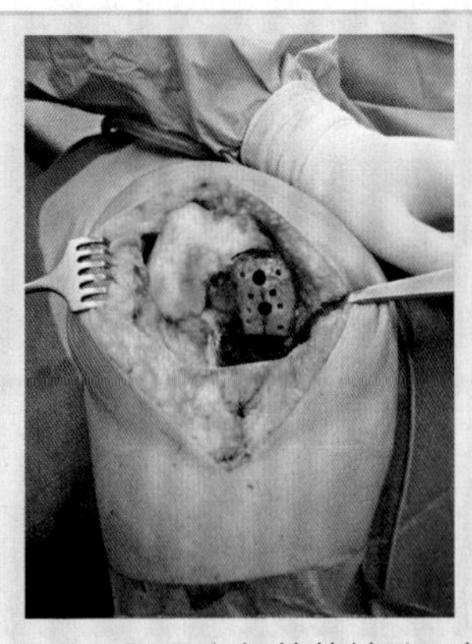

图 36.10　股骨与胫骨上额外的钻孔可加强假体的固定

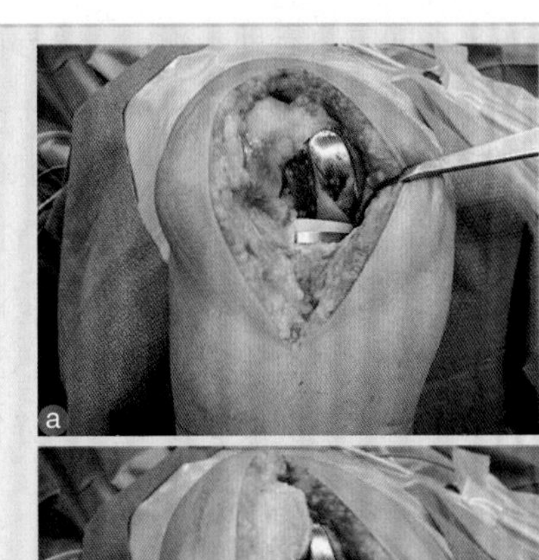
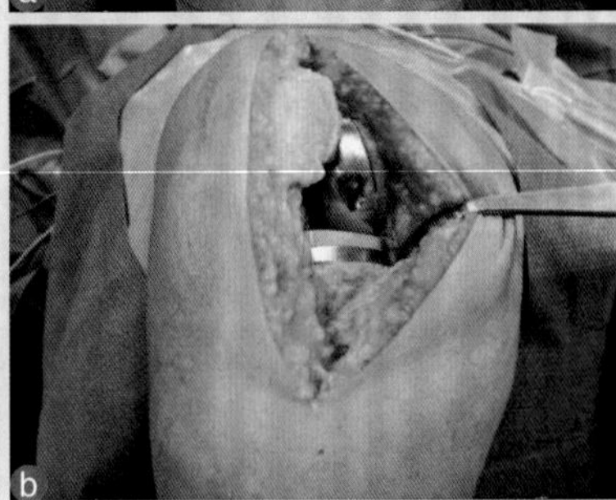

a. 假体放置后的术中视图；b. 假体放置后并复位髌骨后的术中视图

图 36.11　手术结果展示

◆ 36.2.2　患者个性化外侧 UKA 的手术技术

手术步骤类似于个性化的内侧 UKA，但由于髌骨的活动性较低，暴露外侧间室更为困难。皮肤切口应稍偏外侧。必须特别注意股骨和胫骨假体的正确放置。

在胫骨侧，外侧胫骨结节是一个可靠的标志。据报告，与标准假体相比，使用 PSI 可获得更好的胫骨平台覆盖。

膝关节屈曲 90° 定位股骨假体。由于股骨在膝关节伸展的最后 20° 具有“旋锁”机制，假体需要稍外旋放置，因为胫骨在接近伸直时会发生外旋。外侧副韧带处于张力之下，内、外侧副韧带共同维持膝关节稳定。

36.3 患者个性化双间室膝关节置换术

双间室膝关节置换术取代了髌股间室和一侧胫股关节（图 36.12）。双间室骨关节炎的发病率高于预期。在一组连续的 259 例患者中，59% 的患者表现为三间室骨关节炎，是 TKA 的适应人群，28% 的患者表现为双间室骨关节炎，4% 的患者表现为单间室骨关节炎。双间室膝关节置换术的理想适应证是一侧胫股关节（内侧或外侧）发生Ⅳ级骨关节炎，并伴有进展期骨关节炎髌骨轨迹损害。

人体测量学显示个体间膝关节的解剖差异较大。最近对双间室膝关节置换术的假体生存率分析表明，标准非定制假体的尺寸与患者解剖结构并不匹配，已有假体早期松动和不良预后的报告。因此，需要采用更加个性化的方式进行双间室膝关节置换术。

很显然，规格有限的非个性化假体无法匹配成千上万种各不相同的膝关节。人体测量学研究表明，膝关节的内外侧尺寸、内外侧股骨髁的半径、滑车沟间距、内外侧股骨髁的中心都具有高度个体化的差异。

PSA 假体可与目标患者的膝关节解剖结构精准匹配，使术后的膝关节运动更贴近生理状态，并完美适配骨骼（图 36.13）。

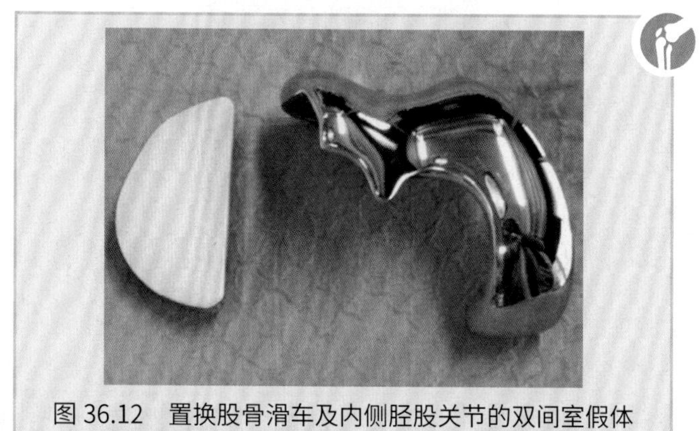

图 36.12　置换股骨滑车及内侧胫股关节的双间室假体

理想的适应证是Ⅳ级的内侧或外侧胫股关节骨关节炎和髌股关节骨关节炎（尤其是外侧髌股关节，图 36.14）。

> **小结**
>
> 当其中一侧胫股关节受累合并髌股关节受累时，可考虑双间室膝关节置换术。

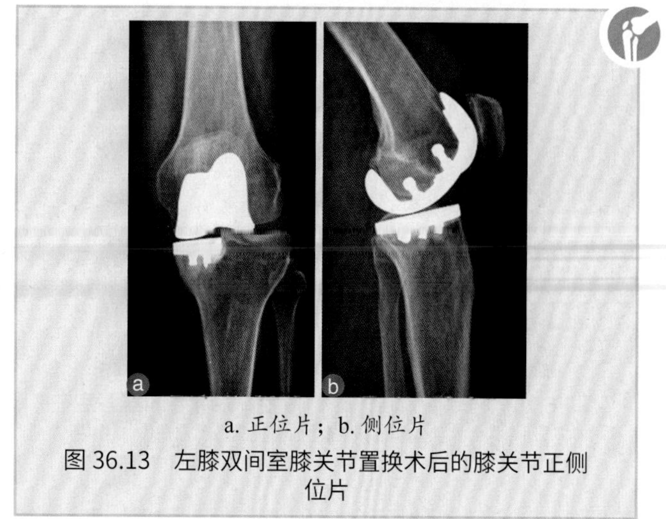

a. 正位片；b. 侧位片

图 36.13　左膝双间室膝关节置换术后的膝关节正侧位片

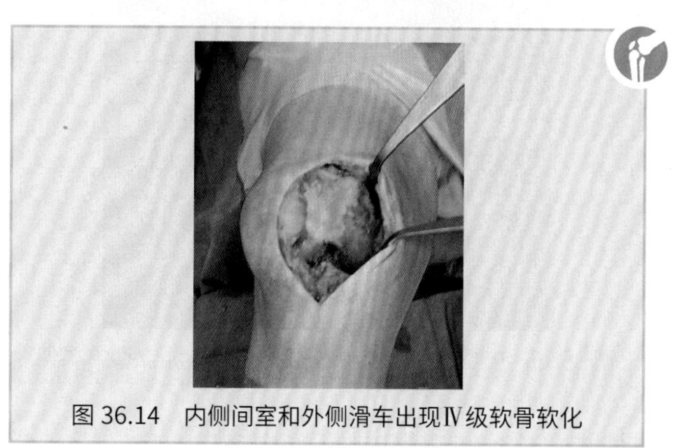

图 36.14　内侧间室和外侧滑车出现Ⅳ级软骨软化

由于两个十字韧带均得到保留，术后膝关节运动可贴近自然生理状态。

◆ 双间室膝关节置换术的手术技术

标准的手术入路与 TKA 相似。去除两个受累间室的软骨，如滑车与一侧胫股间室软骨。在胫股关节间隙中插入一个间隔垫，根据 I-Uni 技术测量空间，将胫骨截骨板固定在间隔垫上，髓外力线杆核验对线（图 36.15）。根据 I-Uni 技术在胫骨平台上进行垂直和水平截骨（图 36.16），胫骨夹置于内侧平台上，做放置胫骨假体的骨骼准备（图 36.17）。放置股骨截骨导向器，进行股骨前后截骨（前方即滑车，股骨后内侧髁截骨，图 36.18），无须进行股骨远端截骨。骨骼上的骨钉和钻孔可加强假体固定（图 36.19）。在骨水泥固定假体之前，放入试模进行检验（图 36.20，图 36.21）。

手术只需很少量的器械，以及一次性截骨导向器、间隔垫和股骨试模（图 36.22）。

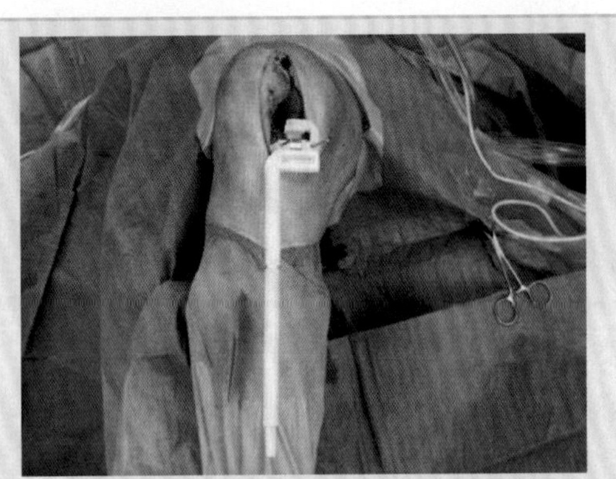
图 36.15　与单髁置换一样，将胫骨截骨导向器固定在间隔垫上

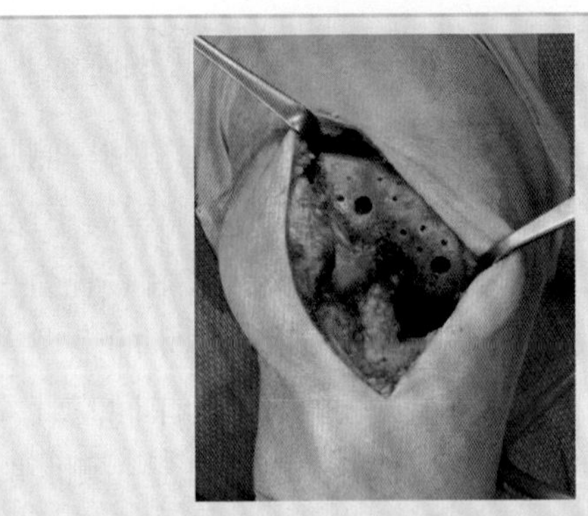
图 36.19　额外的钻孔可使骨水泥更稳定

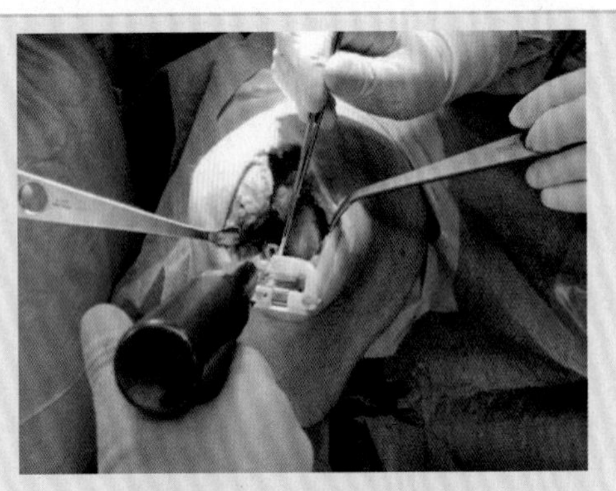
图 36.16　在胫骨平台上进行垂直截骨，方法与 UKA 类似

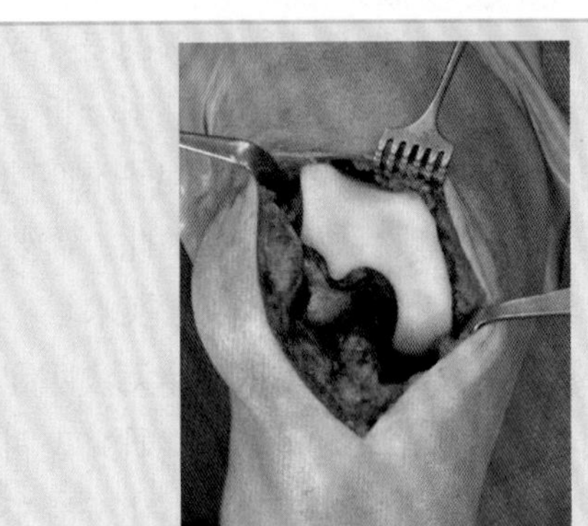
图 36.20　放置股骨试模，在内侧胫股间隙放置间隔垫以评估韧带张力

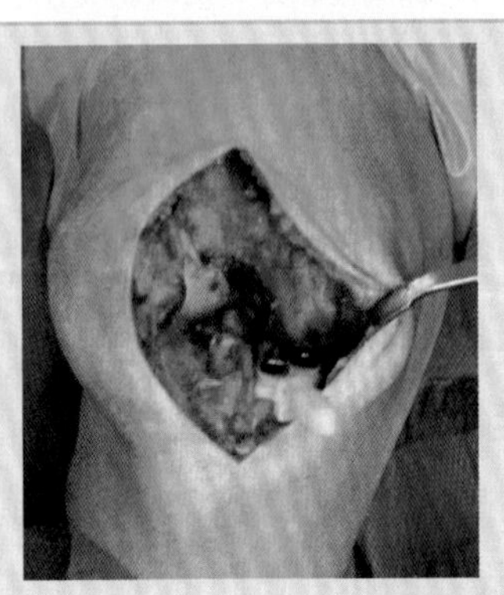
图 36.17　将胫骨底板置于胫骨内侧平台

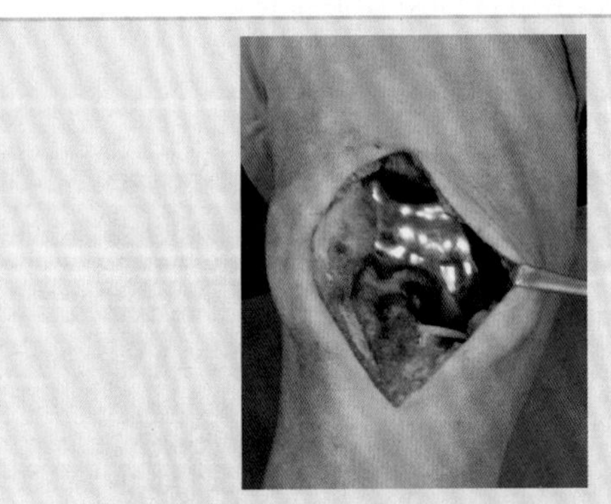
图 36.21　骨水泥固定双间室假体

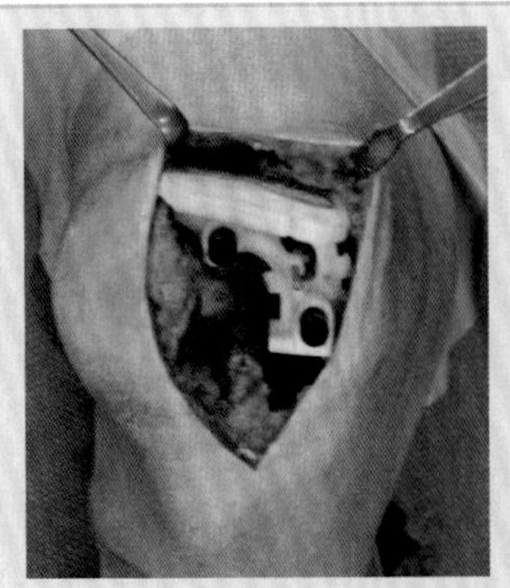
图 36.18　将股骨截骨导向器置于股骨上，进行股骨前方截骨和后内侧髁截骨

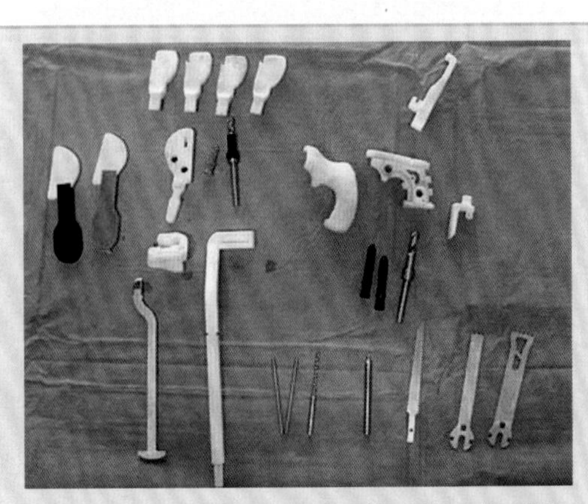
图 36.22　双间室膝关节置换术的手术器械

36.4 患者个性化 TKA

患者个性化 TKA 于 2013 年问世，其股骨和胫骨假体可精确地覆盖骨面，厂商的手术计划提供了每个步骤的详细截骨量信息，每次截骨后应核对截下来的骨块，以便迅速发现任何不匹配的情况（图 36.23），最佳的假体匹配避免了假体过大或过小。在股骨髁增加一道切口，以减少股骨总体截骨量，并提高假体的适配性。在 2016 年，继发行了后十字韧带保留型假体后，又发布了后稳定型假体。

患者个性化 TKA 所需的截骨量明显少于标准化 TKA 手术（图 36.24）。所需手术器械的量也相对较少，截骨导向器和假体试模都是一次性的（图 36.25）。

◆ 手术技术

PSA 的手术入路与常规手术入路并无差异，由术者来决定是股骨优先截骨还是胫骨优先截骨。

笔者的手术步骤与常规手术步骤相同，先是在股骨远端截骨，然后进行胫骨截骨，再进行股骨剩余截骨，最后处理胫骨平台。这种手术步骤可以在股骨剩余截骨进行之前，获得满意的伸直间隙。使用该顺序在后续的步骤中很容易调整股骨远端和胫骨截骨。

与之前介绍的单髁置换与双髁置换不同，PSA 在放置截骨导向器之前，无须去除股骨与胫骨上的骨赘与软骨。第一个股骨截骨导向器用于定位股骨内侧髁和外侧髁的骨性标志（图 36.26），股骨远端截骨导向器可根据这两个参照点放置。在这一步需要钻两个钉孔，用螺钉固定股骨前后髁截骨的导向器（图 36.27）。股骨内、外侧髁分别进行远端截骨（图 36.28）。股骨远端截骨后，再进行胫骨截骨。需要去除内、外侧胫骨平台上的残留软骨，以便获得合适的骨性参照（图 36.29）。胫骨截骨后，所有胫骨与股骨上的骨赘都应被去除，特别是股骨后髁骨赘，因为其容易导致伸直受限。使用间隔垫来测试伸直间隙，注意不要过度填充伸直间隙，会导致术后伸直受限。

将膝关节屈曲 90°，使用屈曲间隔垫并结合之前放置第二个截骨导向器时预留的钻孔，确认第四个股骨截骨导向器的旋转与屈曲间隙大小（图 36.30）。接下来进行 3 次截骨。有一个是额外的后斜形截骨，能够保留股骨侧额外的骨质（图 36.31）。所有截骨完成后，放置股骨与胫骨假体试模，完全去除骨赘后，测试韧带张力（图 36.32）。在胫骨平台上调整胫骨假体试模，用中央钻和凿子完成最后的胫骨平台准备。在一切骨处理完成后，使用骨水泥固定假体（图 36.33）。

髌骨表面置换可以通过使用不同尺寸的圆顶状髌骨假体进行。髌骨表面置换不是定制的，因为植入假体的滑车也不是患者个性化定制的。

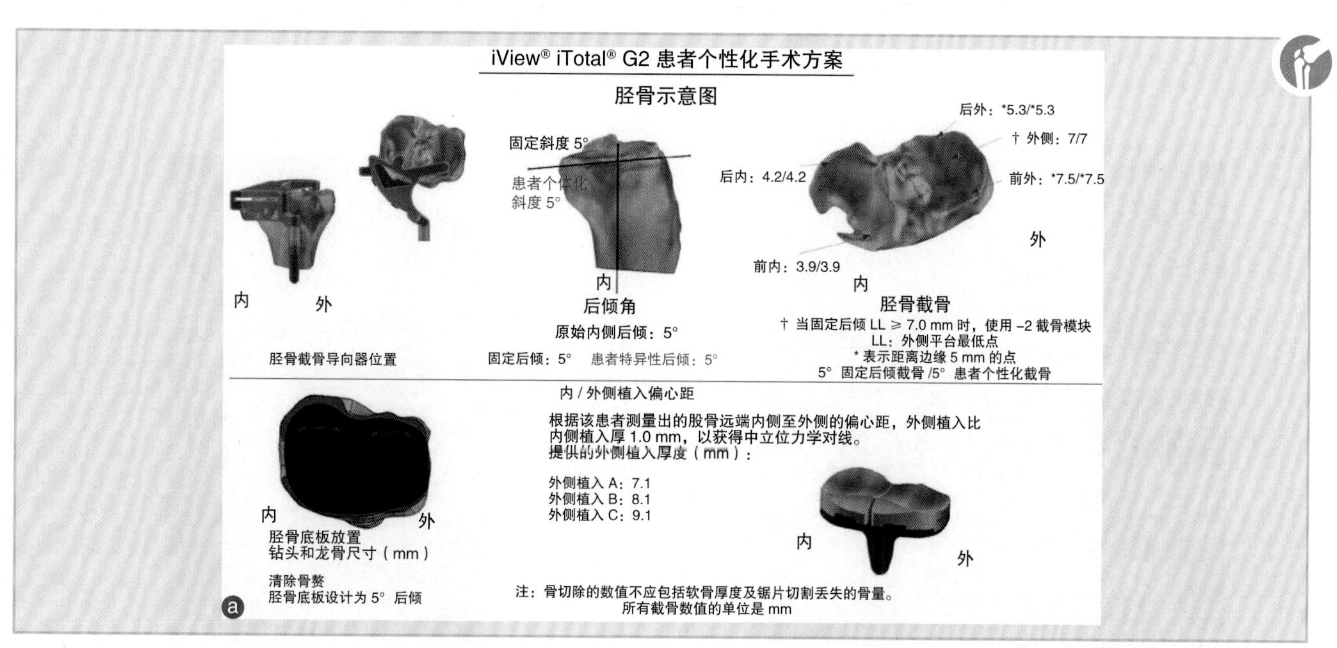

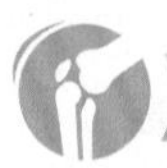

iView® iTotal® G2 患者个性化手术方案

股骨示意图

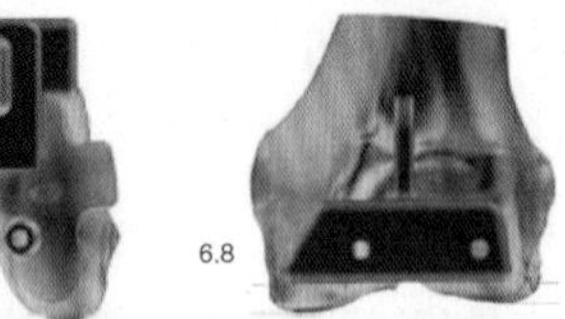

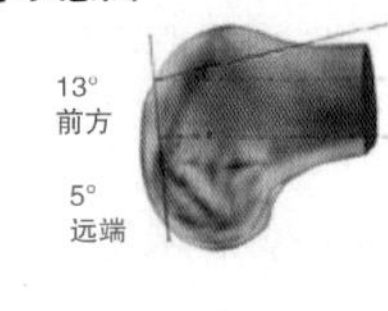

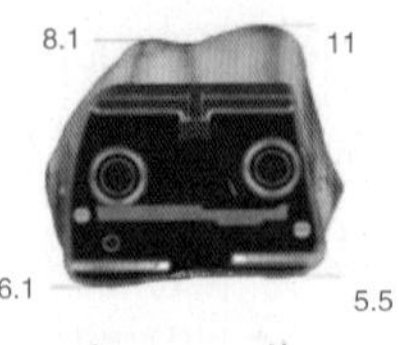

计划假体放置

骨赘去除后

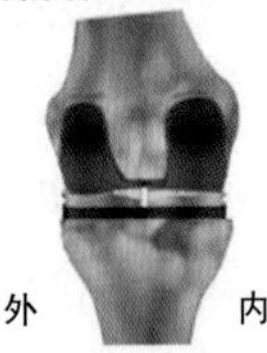

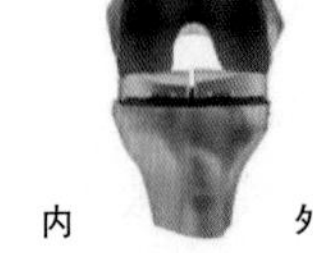

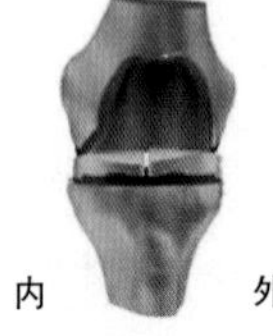

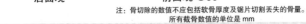

a.TKA 的胫骨截骨手术计划；b.TKA 的股骨截骨手术计划。每一次截骨的截骨量均会给出，可以用卡尺验证截下的骨块

图 36.23 TKA 的胫骨和股骨截骨手术计划

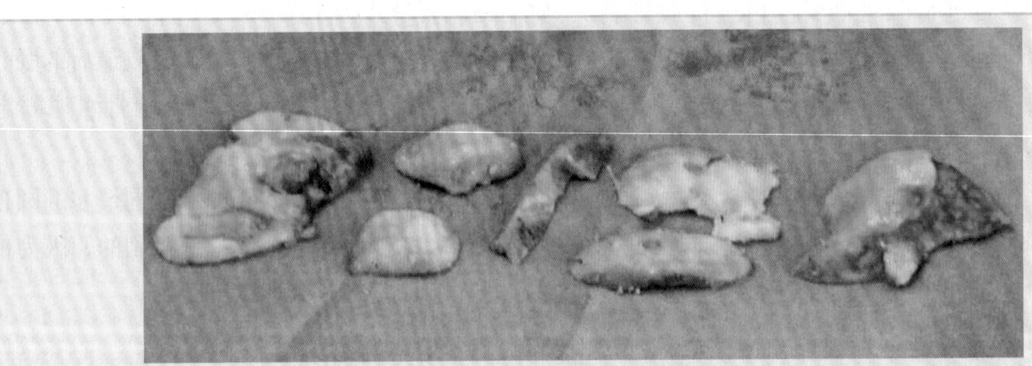

图 36.24 植入准备中所需截除的全部骨块

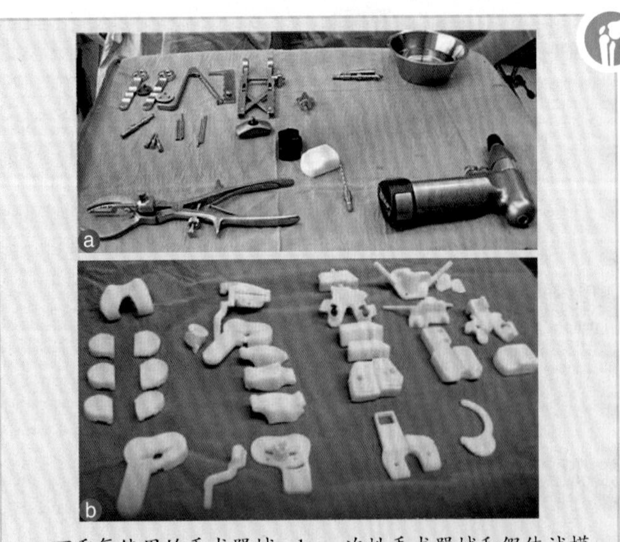

a. 可重复使用的手术器械；b. 一次性手术器械和假体试模

图 36.25 所需手术器械

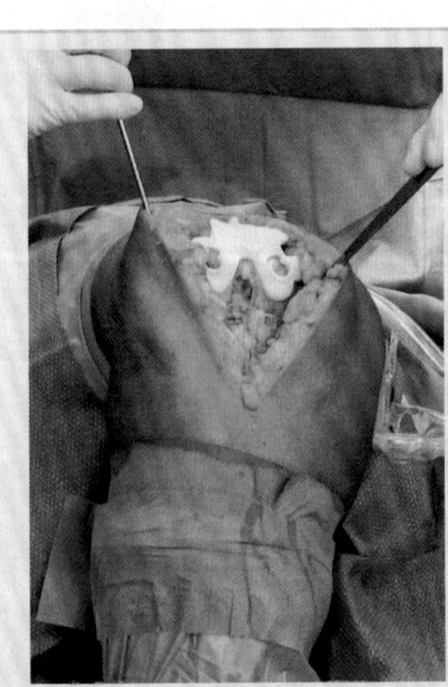

在此阶段，无须清除骨赘，将其作为参考

图 36.26 第一个截骨导向器放置于股骨

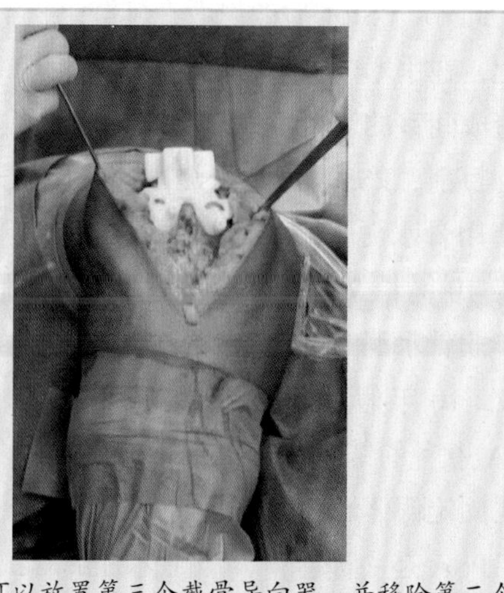

在此阶段，可以放置第三个截骨导向器，并移除第二个截骨导向器

图 36.27　第二个和第三个股骨截骨导向器就位

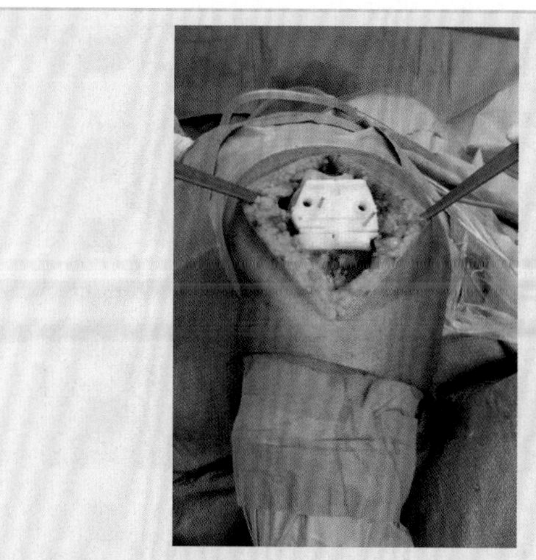

用于进行股骨前后髁及前方斜形截骨，截骨模块可进行微调，以调整旋转

图 36.30　第四个股骨截骨模块

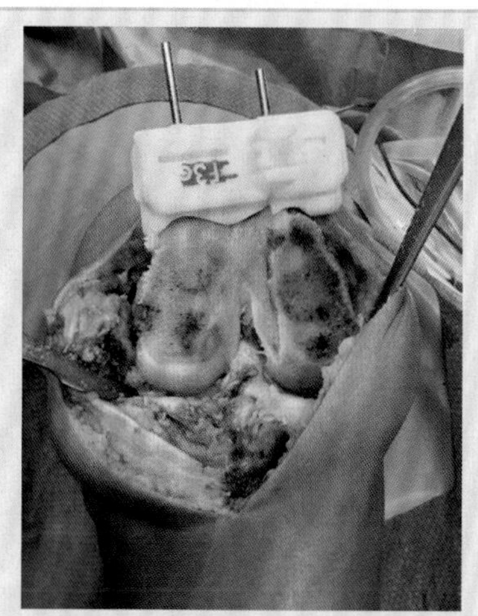

图 36.28　股骨远端截骨已完成，分别截除股骨内外侧髁两部分

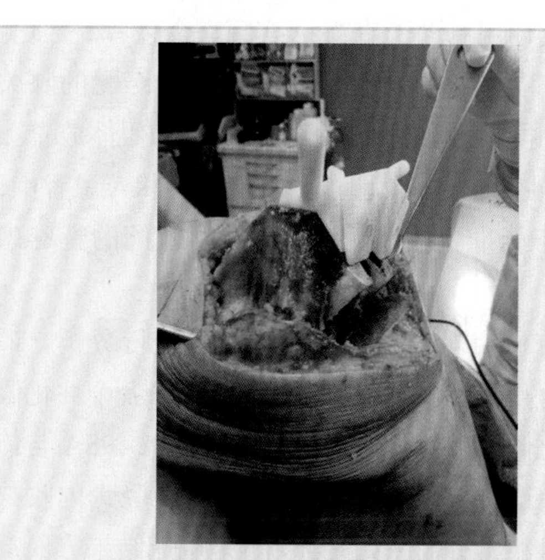

图 36.31　斜形截骨模块就位

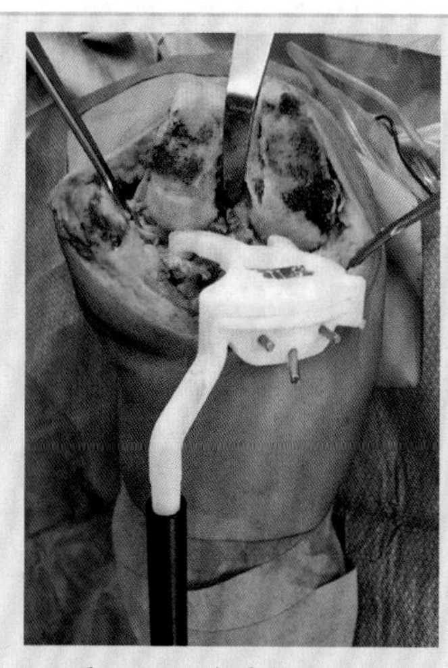

髓外力线杆用于最后评估截骨模块的后倾、力线内外翻和旋转

图 36.29　在胫骨平台上放置胫骨截骨模块

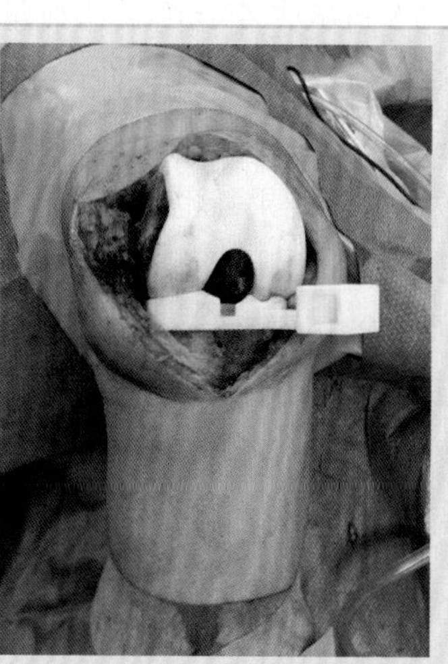

可选 3 种不同厚度的胫骨假体，以保证合适的韧带稳定性

图 36.32　放入假体试模

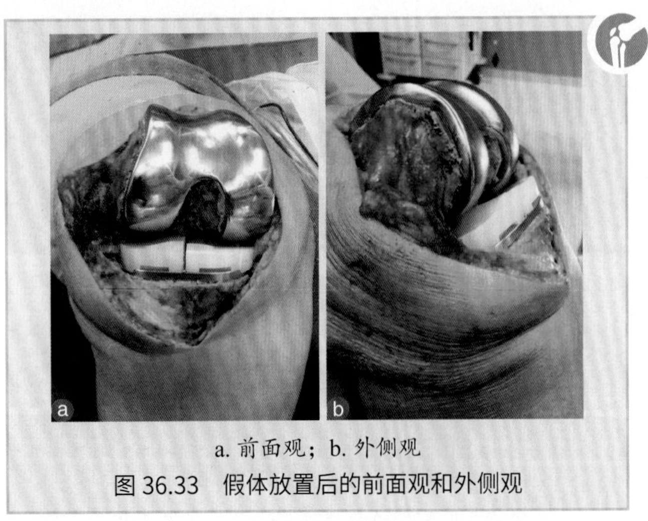

a. 前面观；b. 外侧观

图 36.33 假体放置后的前面观和外侧观

36.5 讨论

PSA的使用有助于使TKA实现完全患者个性化。在存在发育异常或内外侧髁尺寸显著不匹配的膝关节中，PSA技术可有利于进行骨骼准备和假体放置。然而，问题是PSA技术是应该用于所有TKA患者中，还是仅用于标准化假体无法获得合适匹配的特殊患者中。

很少有研究对PSA后的临床结果进行分析。最近，一项对尸体膝关节运动学的研究对患者个性化假体与标准化假体进行了比较。该研究指出，PSA与传统TKA相比，主动股骨后滚、主动股骨胫骨内收与被动内外翻稳定方面并无显著差异。临床结果方面，也没有显示出PSA具有明显优势。一个连续的系列报告指出，PSA可减少45 mL的出血量及0.39天住院时间，但这些结果的临床相关性存在疑问。

PSI则有较多文献报告。一项系统综述指出，PSI既不能改善临床结果，也不能改善假体放置的整体准确性。另一项纳入了近2900例患者的PSI疗效荟萃分析显示，PSI可使股骨胫骨对线不良的风险显著降低。然而，PSI似乎增加了矢状面上胫骨对线不良的风险。PSI也可轻微减少手术时间与出血量。

此外，PSI术后的患者在麻醉下松解的风险增加。因此，在手术中仔细检查伸屈间隙是非常重要的，以免造成间室的过度填充，导致关节僵硬。

目前，PSI采用骨水泥固定。研究表明，无论是否使用骨水泥，UKA都有很好的假体生存率。一项纳入10篇论文和1199个膝关节病例的荟萃分析指出，非骨水泥UKA患者的5年假体生存率为90% ~ 99%，10年假体生存率为92% ~ 97%，与骨水泥UKA患者的结果相当。然而，目前的标准是使用骨水泥固定假体。

PSA是一种新颖、个性化的膝关节重建法。更多的数据将有助于更好地了解其临床和功能表现。根据目前的数据，并没有常规使用PSA技术的理由。

要点回顾

- PSA是完全个性化的TKA。截骨模块和假体都是为单个患者设计和制造的。假体可以为UKA、BKA和TKA制备。这种新方法可以非常接近地模拟膝关节3D解剖。假体可完全覆盖骨床并保留原本的关节线。
- 器械使用的数量大大减少。手术必须非常精确地进行，并特别注意截骨导向器的牢固放置。否则，截骨过少会导致关节间室过度填充。3种不同厚度的衬垫选择可确保膝关节的稳定性。

参考文献

扫码查看

第 37 章

全膝关节置换术中的导航

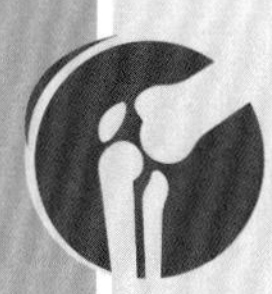

Francesco Poggioli, Norberto Confalonieri 和 Alfonso Manzotti

要 点

- 一些研究显示，TKA 中＞ 3° 内翻或外翻的对线不良可导致假体的生存率降低，正确的对线与临床结果改善相关。
- 一些研究已经表明，即使是经验丰富的外科医师，传统的手工导板系统在截骨过程中也可能产生潜在的错误。
- 对于初学者和使用计算机导航病例较少的医师，持续的反馈有助于减少切割和韧带平衡误差，特别是对于年轻的骨科医师。对结果进行量化评估，可以帮助建立标准化的手术流程。

37.1 概述

尽管在假体的设计、材料和生物力学方面不断改进，但对 TKA 不满意的患者比例基本上没有改变。在最近的一项研究中，20% 的患者对“您对膝关节置换术有多满意？”这个问题给了否定答案。相比之下，在 1995 年，该比例为 19%。假体位置正确无疑是满意的原因之一，事实上，这是良好和令人满意的长期疗效的基本要求。

遵循这个目的，20 世纪 90 年代末，自主机器人诞生。根据术前 CT 扫描的精心设计和预先定位标记，这些系统能够独立进行截骨。由于术前和术中准备的困难及高昂费用，该手术几乎被彻底放弃。

几年后，计算机和数字影像与立体定向技术相结合，推动了 CAS 或导航技术的发展。它的目的是让外科医师执行最好的和可重复的操作，这些构成了所有机器人手术所围绕的原则。

使用计算机辅助导航已被证明是 TKA 中准确定位股骨和胫骨组件的一个有价值的工具，可以实现机械轴中立的目标，并避免旋转对线不良。此外，它减少了切割误差，缩短了学习曲线。

本章的目的是在这个吸引人的领域首次介绍 TKA 导航的基础知识和这些方法的必要步骤。

> **小结**
>
> TKA组件的正确定位对患者的满意度至关重要。CAS确实为外科医师提供了坚实的支持，以实现机械轴的中立，并避免旋转对线不良。

37.2 什么是计算机辅助手术

CAS 包括从简单的术前数字化规划到半自动机器人的一大组设备。单纯的导航是一个辅助系统，可以使外科医师获得更好的信息以在虚拟空间中工作。

目前，导航是科学文献支持较多的领域。

CAS 的开发是为了在关节置换的各个阶段协助外科医师，进行标准化手术和控制手术假体植入。虽然它可应用于多个领域，但是可能是成本高昂和系统的用户友好性导致导航仍然没有得到充分利用。

目前，应用最广泛的领域是膝关节和髋关节置换手术，但也有可用于交叉韧带手术、膝关节截骨手术、脊椎手术和创伤的软件。

市场上有不同的系统，主要分为以下两大类。

（1）系统在手术前即获取数据，通常是通过螺旋 CT 扫描。它们对数据进行处理，准备手术计划和软件，并在手术前输入手术室专用计算机。

（2）在手术中，系统在感知阶段获取上述内容。

这些系统也可以分为封闭系统和开放系统。封闭系统是专用的，它们的软件只能应用一家骨科制造商的产品，因此只能用于植入一种类型的假体；开放系统可以使用不同的软件程序，包括竞争对手开发的软件程序，它们提供了更多的选择。

由于市场原因，目前大多数系统都是封闭系统，只允许植入单一类型的假体。第一组系统包括 BrainLab（BRAINLAB AG Olof-Palme-Straße 981829，Munich Germany）、Praxim（OMNI 生命科学，East Taunton，MA）、Medtronic（Medtronic Parkway，Minneapolis，Minnesota 55432-5604，USA）等；第二组系统包括 Stryker、Galileo（Endoplus）和 Orthopilot（Aesculap Braun，图 37.1）。

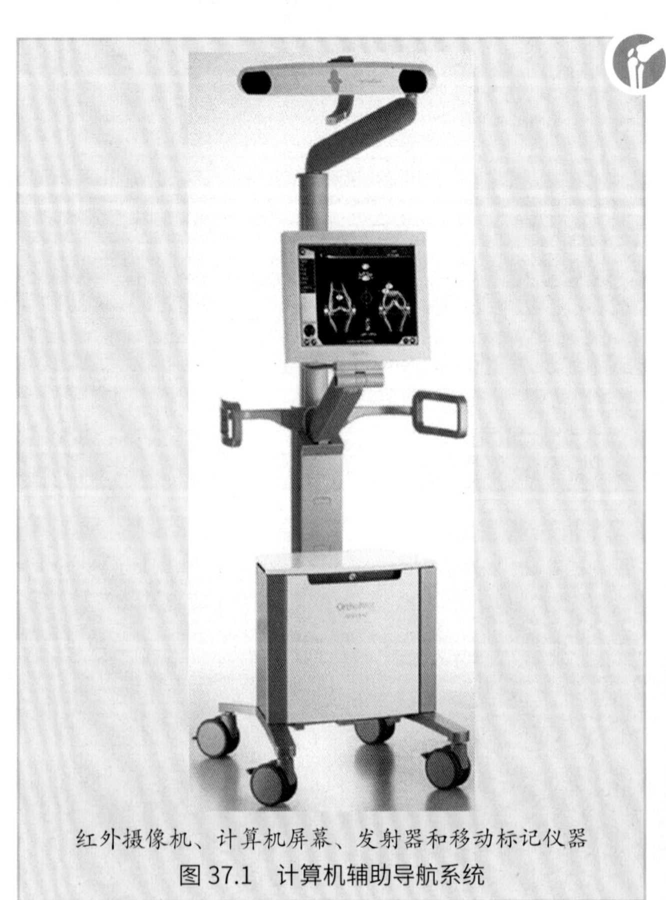

红外摄像机、计算机屏幕、发射器和移动标记仪器

图 37.1 计算机辅助导航系统

小结

CAS包括一大组设备，可分为封闭和开放两种系统。这些系统被进一步分成在术前阶段获取数据的系统和在手术过程中获取全部数据的系统。目前，使用最多的领域是膝关节和髋关节成形术，但也有可用于交叉韧带手术、膝关节截骨手术、脊椎手术和创伤的软件。

37.3 导航的基本概念

计算机辅助 TKA 的首要目标是获取患者的生物学和形态学数据。

既往需要通过 CT 扫描或 X 线收集数据，而现在则可以在手术室直接获取。例如，关节的机械轴和旋转中心可以通过固定和移动示踪器及肢体运动获得。这可能是因为引入了衍生自其他工业应用的光学参考系统（或电磁 / 基于超声的参考系统）。这种技术涉及在一个 3D 系统中，使用术中摄像机来获取标记物，类似于全球定位系统中的卫星系统。该系统需要至少 3 个固定的、从计算机可见的非共线点来获取“虚拟参考点”。经典定义的标记是发光二极管，可以是相同的二极管向相机方向主动发光或是被动地把从相机发出的光反射回去。计算机通过这些虚拟参考点来登记所有解剖和设备标志，然后采用软件中的模型来处理程序。

该模型既包括对手术操作的具体参考（干预的类型、假体的类型等），也包括一个“通用”的解剖模型，从该模型中可以提取到对于特定病例导航的必要参考。采用两种方法实现患者解剖与计算机模型的配对：通过骨隆起（上髁、胫骨平台边缘、髁间隆起等）获取精确的解剖参考或获取大量表面点来勾画轮廓（骨形态）。计算机一旦对获取的数据进行处理，就能在手术中提示切割模板的正确位置，以纠正关节畸形和韧带平衡。

小结

导航系统需要至少3个固定的和非共线点，并在术中使用摄像机，用于在3D系统中捕获标记物，类似于GPS的卫星系统。

37.4 为什么在 TKA 中使用导航

目前 TKA 的 10 年中位生存率为 80% ~ 95%。一些研究者指出，在对线不良或韧带不平衡的情况下，该生存率会显著下降。

几项研究表明，与膝关节机械轴相差不超过 3°的假体组件可以降低异常磨损和假体过早失效的风险（10 年生存率降低约 20%，韧带不稳定在早期失效中起重要作用）。许多研究表明，使用传统髓内和髓外系统的 TKA 患者，73% ~ 82% 获得了准确的对线。导航可与外科医师“交谈”，可以实时纠错。最近的研究表明使用计算机辅助对线确实产生了比手工引导技术更好的结果。这些计算机辅助系统已被证明可以改善股骨冠状轴、矢状轴和胫骨冠状轴的机械学对线。据报告，导航植入的假体，术后机械学对线在 3° 内翻或外翻的比例分别为 96% 和 100%。

那么，为什么在 TKA 中使用 CAS 呢？首先，因为它增加了胫骨近端截骨的准确性，并提供不依赖于髌股轨迹的侧副韧带延长和缩短的能力，以利于确定股骨组件的大小，后者可提供膝关节全范围运动时适当的韧带张力。其次，借助最现代化的软件，CAS 有助于韧带平衡，而这是成功的关键部分。通过配备传感器的牵引器获取屈曲和伸直时的关节间隙，可以继续通过计算机识别进行韧带释放或截骨。最后，重要的点是评估髌骨轨迹。同样在使用导航的情况下，在髌骨上安装了一个传感器，可以测试不同屈伸角度时各阶段髌骨侧向滑动及其与膝关节系统的关系。众所周知，TKA 也改变了正常的髌股关节运动学，经常导致髌股关节紊乱和 TKA 失败。更重要的是，髌骨制备及相关组件定位进一步影响了表面置换时的髌骨轨迹。

小结

传统的髓内和髓外TKA系统能在73%~82%的病例中获得正确的对线。CAS增加了胫骨近端切割的准确性，有助于韧带平衡，并帮助实现正确的髌骨轨迹。

37.5 为什么导航对年轻外科医师很有用

实施 TKA 手术需要很长的学习曲线。TKA 假体的器械，如截骨导向器和截骨模块是不同的，外科医师需要熟悉每一种不同的器械形式。

研究还表明，与手术量大的医院（> 200 例 / 年）相比，手术量小的医院（1 ~ 25 例 / 年）接受 TKA 的患者术后 5 年和 8 年的翻修风险更高。计算机辅助对线的 TKA 影像学结果明显优于徒手操作技术。这些计算机辅助系统已被证明可以改善机械学对线和减少异常值。这两种结果都可能降低 TKA 的翻修率。使用 CAS 减少了切削块稳定性和锯片晃动对最终结果的影响。最近的研究也表明，计算机导航可以在关节置换手术中发挥缩短学习曲线的作用。研究显示计算机引导下的 TKA 对线效果和临床结果优于传统手术技术，即便术者具有丰富的经验。最后，导航能让年轻的外科医师使用一种源自数学算法的“通用语言”，并由计算机处理，还允许最有经验的外科医师以最快且具有教育性的方式解释复杂的韧带平衡和关节生物力学机制，以及其与不同的类型假体方案的关系。

小结

TKA手术具有很长的学习曲线，在手术量小的医院（1～25次例/年）接受TKA的患者在5年和8年时早期翻修的风险更高，与手工引导技术相比，使用CAS进行TKA可获得更好的影像学结果。

37.6 （CAS）TKA 导航：手术技术

导航不会强行改变手术技术。事实上，它在手术过程中扮演着助手的角色，就像“吉米尼蟋蟀（Jiminy Cricket）”，在操作的每个阶段都会帮助你。它也被解释为一种提供实时数字数据，并具有修正可能性的手段。这也是对不同假体方案的韧带和关节生物力学复杂的机制最快的教学方式。导航系统由硬件和软件组成，并在手术的所有阶段进行交流。导航的膝关节置换术第一步是让计算机能够与外科医师“交流”，这开始于确定重建虚拟空间所需的骨性标记。

在根据术者的偏好完成关节切开后，需要将股骨传感器安置在红外摄像机（在使用反射发光二极管的情况下）能够识别到的位置。一般来说，这是通过参考骨干轴倾斜 60° ~ 70° 来实现的。

在胫骨内侧垂直于胫骨轴的相同距离将第二枚螺钉插入胫骨。在体表安装一个支撑，并使用穿孔橡胶结扎线固定到脚背，以允许附上反射式发光二极管，而无须任何皮肤切口。反射式发光二极管连接在螺丝上（图 37.2）。

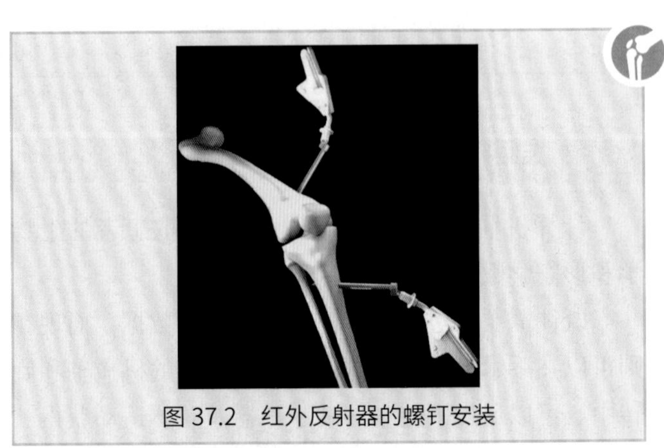
图 37.2　红外反射器的螺钉安装

然后开始进行数据采集。第一阶段包括一个动态阶段，以获得髋关节、膝关节和踝关节的旋转中心。股骨在空间上进行大范围的旋转、环形和屈伸运动。所产生的截锥形可识别肢体的机械轴。接下来，通过踝关节的屈伸运动来确定其中心位置。采用同样的方法，再增加屈曲时内旋和外旋来识别膝关节中心（图 37.3，图 37.4）。

第二阶段添加了静态点产生的额外数据。随后，将脚背上的“移动”二极管应用于探针，检测胫骨平台磨损最少和最深的点以获取截骨厚度；检测股骨内外侧髁的最低点和股骨上皮质，确定假体的大小；检测股骨内外上髁以确定股骨旋转。收集内外踝和踝关节中心的触诊和关节活动的数据（图 37.5，图 37.6）。

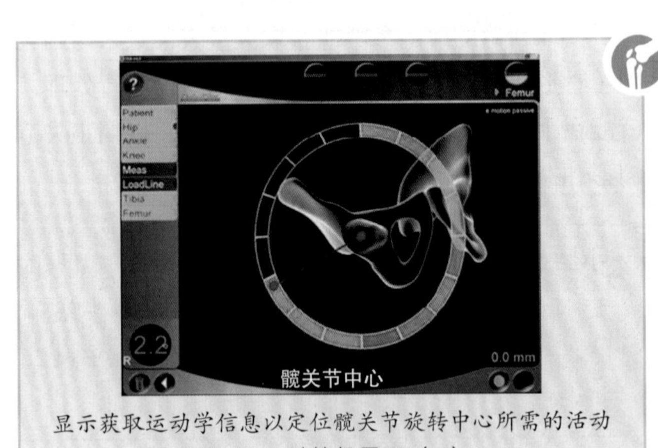

显示获取运动学信息以定位髋关节旋转中心所需的活动

图 37.3　计算机界面（一）

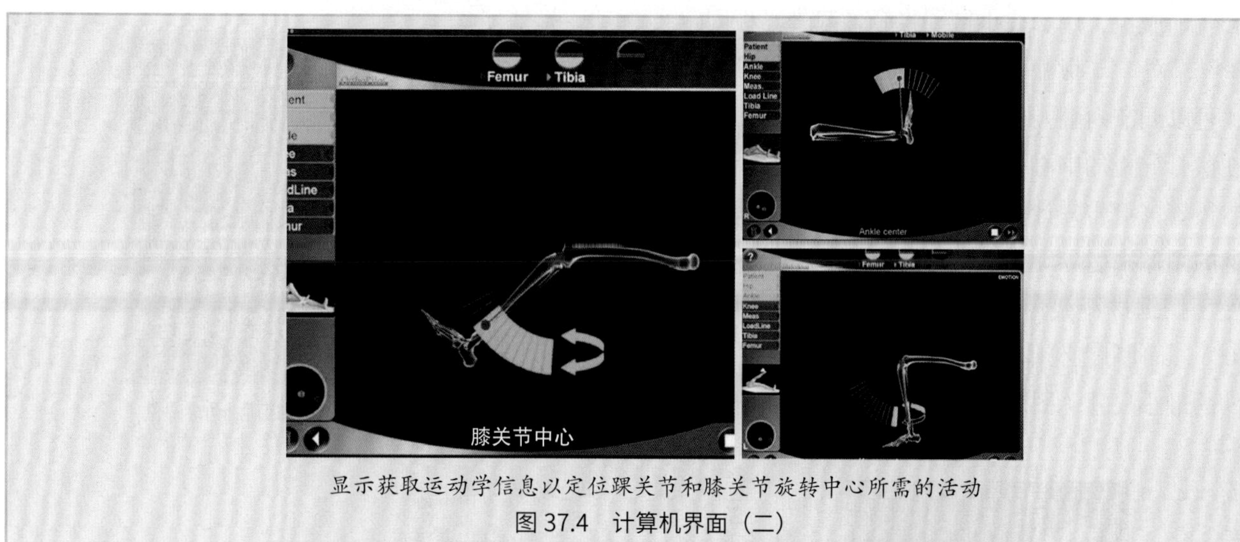

显示获取运动学信息以定位踝关节和膝关节旋转中心所需的活动

图 37.4　计算机界面（二）

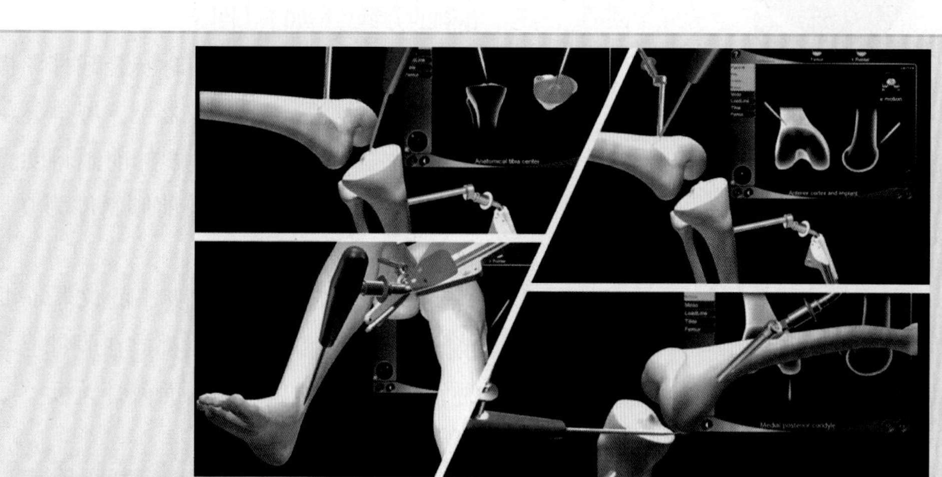

显示获取胫骨内侧和外侧关节表面、股骨关节表面、前皮质和后髁线、踝关节中心

图 37.5　计算机界面（三）

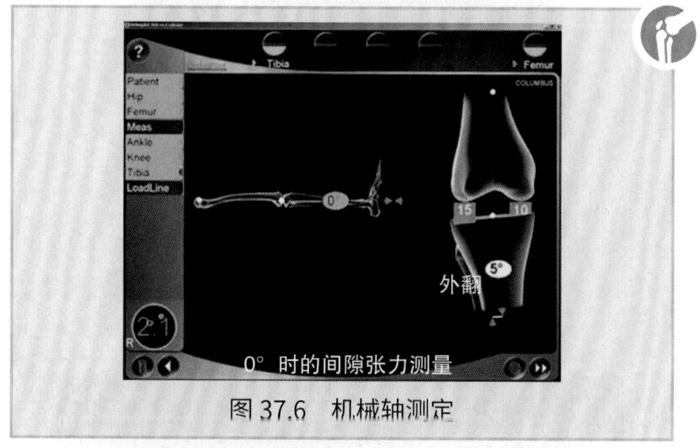

图 37.6　机械轴测定

膝关节置换术的成功基于以下 5 个关键支柱。

（1）正确的机械轴。

（2）恢复关节线。

（3）屈伸间隙平衡。

（4）软组织平衡。

（5）正确的髌股关节运动学。

如前所述，一个中立的机械轴是要达到的首要目标。我们的技术规定先矫正胫骨。截骨量由简单、可靠的最小截骨量规则决定：假体厚度（mm）- 畸形程度 = 截骨量（股骨和胫骨，图 37.7）。

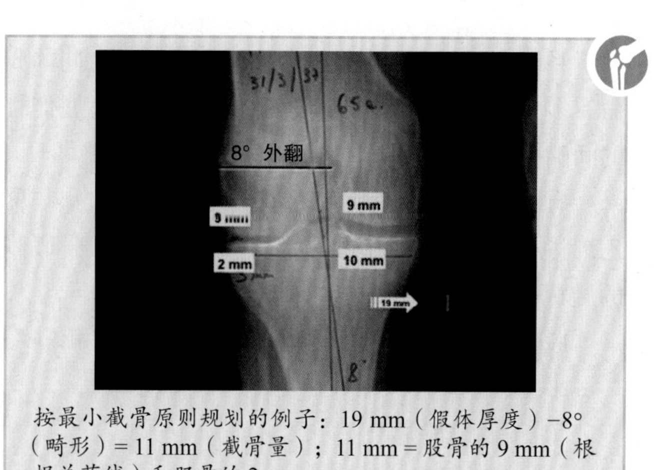

按最小截骨原则规划的例子：19 mm（假体厚度）−8°（畸形）= 11 mm（截骨量）；11 mm = 股骨的 9 mm（根据关节线）和胫骨的 2 mm

图 37.7

胫骨前脱位，用 2 枚小钉子将胫骨截骨导板固定于胫骨结节处。导板配备了三螺钉系统，通过微测量运动，可以调节内翻 / 外翻、切割高度和后倾角。

在截骨导板的中心有另一个支撑允许连接反射式发光二极管，可告知计算机它的空间位置，进而通过屏幕上的图像来引导导板的正确方向。

使用摆锯进行截骨，内翻 / 外翻为 0° ，后倾斜度为 0° ，而厚度必须不少于 8 mm，对应于胫骨假体组件的最小尺寸（图 37.8）。

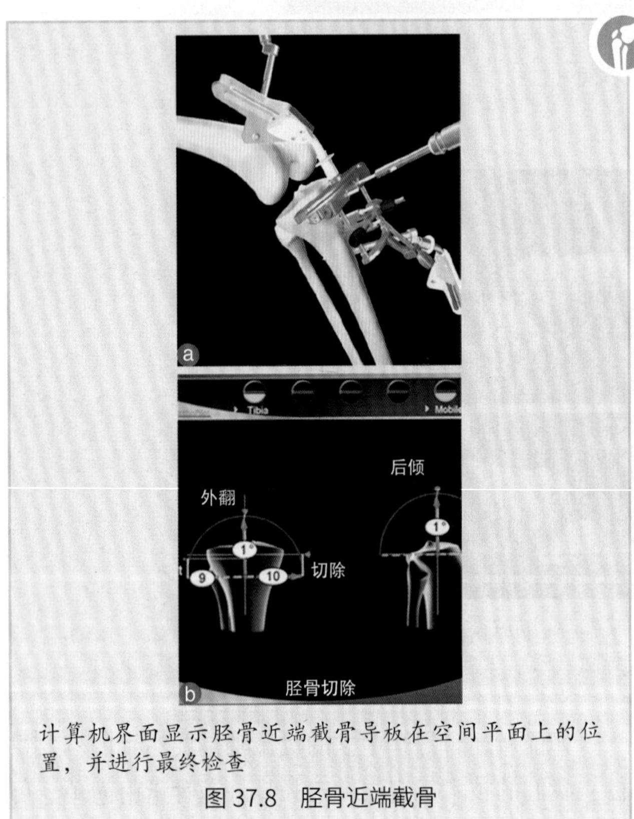

计算机界面显示胫骨近端截骨导板在空间平面上的位置，并进行最终检查

图 37.8　胫骨近端截骨

此时，可以切换到股骨截骨和股骨假体相对旋转的计划。

系统会告诉我们远端骨骺和股骨机械轴之间的成角有多大。此外，我们还可以知道内外侧隔室屈伸时的间隙有多大（图 37.9）。

有了这些数据，就可以规划股骨假体的大小、聚乙烯衬垫的厚度、关节线水平、伸展间隙、股骨假体的旋转和屈曲间隙。

股骨截骨前，最根本的是韧带软组织的平衡。

平衡可以通过以下方式实现。

（1）调整截骨。

（2）聚乙烯垫片的厚度。

（3）假体的大小。

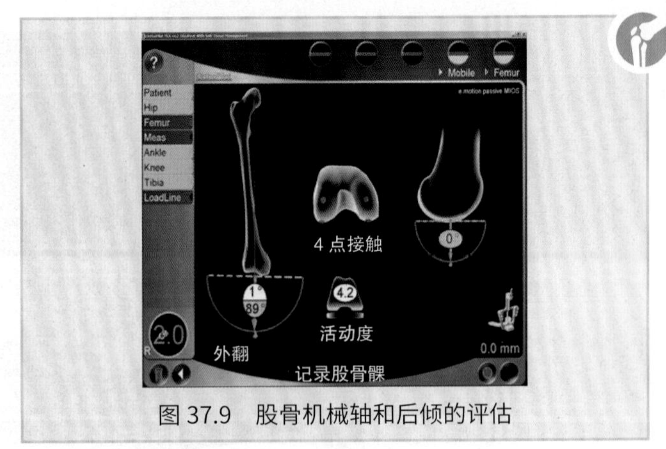

图 37.9　股骨机械轴和后倾的评估

（4）韧带松解。

（5）中央铰链。

我们的方案总结如下（图 37.10，图 37.11，表 37.1）。

（1）膝关节屈曲到 90° 时安装截骨导板。再次将反射式发光二极管连接到仪器上，屏幕显示正确的内翻 / 外翻位置，以及侧位投影的前倾斜度。用钉子固定导向器，在内翻 / 外翻及前倾斜度为 0° 的位置行股骨远端截骨。

（2）用于测定股骨假体大小的仪器（由计算机提供数据的验证）和外旋仪器都放在股骨上。在股骨上钻两个中心孔，然后安装斜面截骨导板。

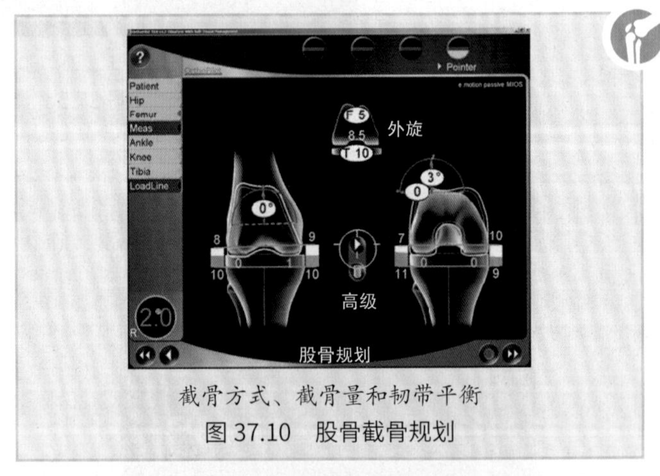

截骨方式、截骨量和韧带平衡

图 37.10　股骨截骨规划

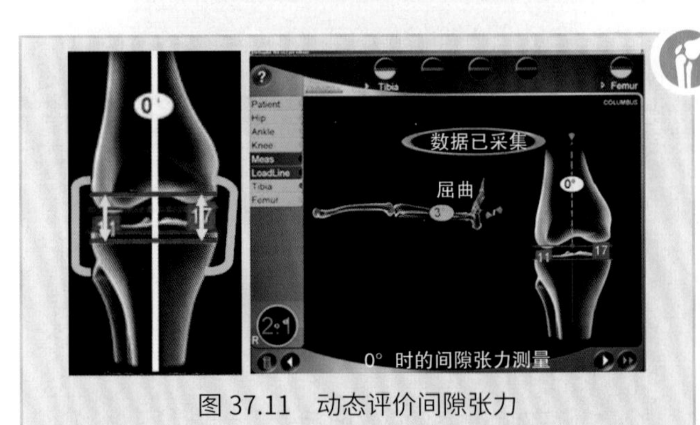

图 37.11　动态评价间隙张力

表 37.1　动态评价间隙张力

	伸直间隙平衡	伸直间隙紧张	伸直间隙松弛
屈曲间隙平衡	完美	松解后关节囊； 增加股骨远端截骨，使用相同厚度的聚乙烯垫片； 去除骨赘和股骨后髁	股骨远端填充； 增加胫骨倾斜角度，并增加聚乙烯垫片的厚度； 减小股骨假体尺寸，并增加聚乙烯垫片的厚度
屈曲间隙紧张	使用小号股骨假体而保持聚乙烯垫片厚度不变； 使用 CR 假体时松解 PCL； 增加胫骨后倾斜度，使用相同厚度的聚乙烯垫片	维持聚乙烯垫片厚度不变的情况下增加胫骨截骨量	减小股骨假体尺寸，并增加聚乙烯垫片的厚度； 股骨远端填充、增加胫骨近端截骨和（或）增加胫骨后倾角度
屈曲间隙松弛	增加胫骨截骨、减少胫骨后倾斜度，并使用更厚的聚乙烯垫片； 在使用相同厚度聚乙烯垫片的情况下增加股骨假体的尺寸； 增加股骨远端截骨，使用更厚的聚乙烯垫片	增加股骨远端的截骨并增加聚乙烯垫片的厚度； 增加股骨假体的大小和（或）填充股骨后髁，并使用相同厚度的聚乙烯垫片	增加聚乙烯垫片的厚度

（3）另一个重要的步骤是评估髌骨轨迹。即使在这种情况下，放置在髌骨上的传感器也能够评估髌骨在不同程度的活动度下与植入物相关的所有阶段的滑动。

（4）应用测试韧带平衡、髌骨轨迹、胫骨托旋转和聚乙烯垫片厚度的组件。在屈曲和伸直两种情况下，可以在屏幕上看到安装假体后下肢力线的矫正情况，还可以通过力线杆进行外部检查。

（5）最后一步是检查在运动状态下植入物的稳定性。

37.7 计算机辅助手术的未来

计算机辅助外科手术基本上朝着两个方向发展：一是简化导航技术，使外科医师更容易获得导航；二是改进软件技术，使其能够为外科医师提供越来越准确的数据。

许多公司已经意识到，推广这种方法的障碍是操作技术的复杂性，有时与新的并发症和较长的手术时间有关。因此，我们对现有软件进行了改进，缩短了采集时间，因为可以在不影响系统准确性的前提下采集更少的参考点。而根据我们的经验，手术时间的整体延长不超过 10 min。

另外，还需要注意开发简化程序的新工具。事实上，已经有人提出这样的追踪器，不再需要放在固定于骨骼上的锚定装置上，而只需用透明薄膜粘在皮肤上，这明显有利于缩短手术时间和减少潜在的并发症。

作为重大技术改进的一部分，目前人们关注的是新软件的创建，该软件还可以用于单间室和髌股关节成形术的导航。

小型植入物的手术是 CAS 新技术发展的最佳领域，如半主动机器人在单间室和双单间室关节成形术植入物中的使用，一些报告已经在文献中发表。

导航可以帮助外科医师的另一个非常重要的领域是翻修手术。至今，因为膝关节假体翻修的同时面临着诸多困难，如骨量流失、恢复韧带平衡问题和恢复正常关节线等，所以它仍是一个要求很高的过程。

尽管数据有限，但是在处理这些复杂病例方面，CAS 在理论上可以提供许多优势，特别是与专用软件的开发相结合的时候。.

要点回顾

导航绝对是一个正在进化的领域，如果它能朝着正确的方向进化，将会使骨科医师使用一种通用的语言——数字的语言，同时推动手术向更现代化的方向发展。

参考文献

扫码查看

第 38 章

全膝关节置换术中股骨、胫骨和髌骨假体的最佳尺寸

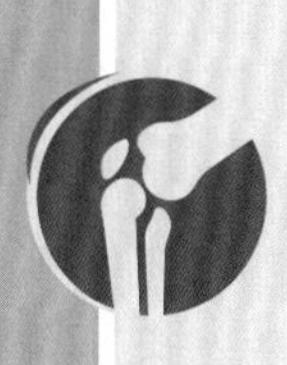

Michel Bonnin, Tarik Ait Si Selmi 和 Jean Langlois

要 点

- 讨论了股骨和胫骨假体最佳尺寸的重要性。
- 假体过大和过小对 TKA 术后的临床和功能预后均有显著影响。
- 假体不匹配存在不同的原因。
- 前后位假体大小异常是常见的外科错误，应该避免。
- 必须考虑到制造商的限制，如前后和内外侧尺寸之间的不匹配，以及胫骨假体和股骨假体尺寸之间的不匹配。外科医师应该了解不同尺寸间可能的组合选择。
- 过大的假体通常会导致 TKA 术后持续的疼痛，并导致活动度受限。
- 正确的大小是保证软组织袖套最佳功能的重要因素。

38.1 概述

初看起来，由于现代 TKA 的假体尺寸范围广泛，选择合适尺寸的假体似乎是一个简单的任务。但是，在实际手术中，假体大小的选择不仅取决于膝关节的解剖结构，还取决于一些技术上的考虑，如韧带平衡、髌骨轨迹和假体的位置，这就增加了手术的复杂性（表 38.1）。因此，最近的文献表明尺寸错误是 TKA 失败的常见原因。

> **小结**
>
> 假体不匹配可能由解剖结构、假体设计或手术技术引起。

如果 TKA 是单纯的表面置换手术，“最佳尺寸”应该被理解为“最佳塑形”，也就是完美地再现原生膝关节的 3D 形状。然而，“当代”TKA 在许多方面都背离了这个理想主义的概念。TKA 很难再现人体膝关节高度变化的轮廓，并且尺寸的范围仍然太有限。因此，在手术过程中，外科医师需要在假体尺寸方面做出妥协，才能使假体与截骨面尽可能匹配，并避免假体悬挂。

本章旨在描述优化假体尺寸，并聚焦于骨和假体的最佳匹配度。

> **小结**
>
> 主要目的是避免在手术中股骨或胫骨假体过大，以防假体突出。

表 38.1 股骨和胫骨假体的正确尺寸取决于解剖学、假体设计和手术技术

股骨远端尺寸	解剖学
胫骨近端尺寸	
胫骨 / 股骨不匹配的可能性	假体设计
相邻尺寸的增量	
股骨假体旋转	手术技术
胫骨假体旋转	
屈曲平衡	
前参考及后参考	
截骨水平	
髌股轨迹	

38.2 在 TKA 中是否会经常出现假体偏大

尺寸错误（大多数是过大）的频率和后果最近才被研究。据报告，目前可用的假体存在悬挂的比例很高（图 38.1）。2010 年，Mahoney 和 Kinsey 在手术中测量了 Scorpio 后交叉稳定性（Stryker Orthopaedics，Mahwah，New Jersey）的股骨周围的假体悬挂情况。据报告，在他们的患者中，76% 的患者至少有一个区域的股骨悬挂＞ 0，40% 的男性患者和 68% 的女性患者超过了 3 mm。过大的部分主要出现在组件的前远端和远端区。同样，使用 CT 扫描测量 HLS-Noetos 假体（Tornier SA，Montbonnot，France），Bonnin 等报告在 2013 年患者股骨前远区悬挂＞ 0 的比例有 66%，这一比例在女性中更高。在胫骨上，他们报告 92% 的女性和 80% 的男性在外侧平台存在前后的悬挂，平均超过（3.2 ± 2.7）mm，在胫骨的内侧也有 81% 的女性和 40% 的男性存在悬挂，女性平均悬挂是（1.9 ± 2.7）mm。

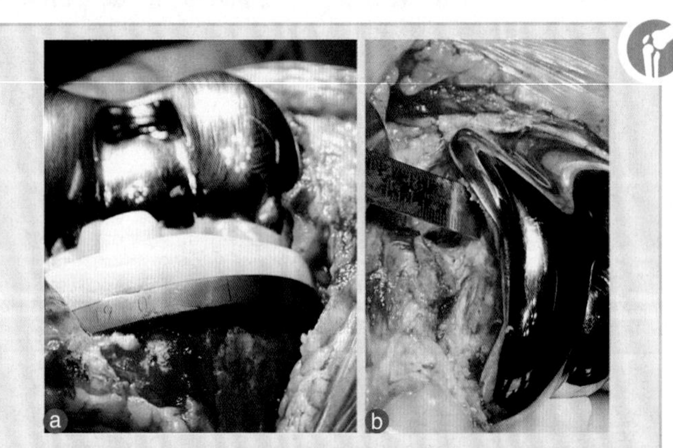

a. 胫骨假体的前内侧；b. 股骨假体的外侧缘。a、b 两图所示位置假体突出清晰可见

图 38.1 一个尺寸过大导致疼痛的 TKA 术后翻修的病例

> **小结**
>
> 在TKA中，假体突出频繁发生。

38.3 假体偏大会影响 TKA 效果吗

研究表明，没有假体悬挂的患者术后疼痛和功能及最终活动范围的改善都明显更大。Mahoney 和 Kinsey 发现在股骨假体有至少 1 个区域悬挂≥ 3 mm 的膝关节，术后 2 年发生临床明显疼痛的风险比没有悬挂的膝关节高出 90%。他们还证明，悬挂区域越多，

残留疼痛的风险就越高，在股骨有至少 4 个区域存在悬挂≥ 3 mm 的患者，发生临床重要疼痛的概率是同等年龄、在任何区域均没有悬挂的患者的 2 倍。

Bonnin 等报告股骨假体过大的患者随访时疼痛评分明显低于股骨假体正常或股骨假体过小的患者。此外，这些患者疼痛水平的改善程度较低，KOOS 较差，术后屈曲程度较低。无悬挂组术后疼痛评分改善为 43 ± 21 分，4 个区域存在悬挂组是 31 ± 19 分（$P = 0.033$）。关于 KOOS，改善结果分别是 36 ± 18 分和 25 ± 13 分（$P = 0.032$）。线性回归分析证实在股骨前后方（$P = 0.004$）、股骨远端（$P = 0.003$）、胫骨内外侧（$P = 0.012$）尺寸过大的患者中疼痛评分改善较差，膝关节屈曲程度较低（图 38.2）。在股骨远端（$P = 0.022$）和后方（$P = 0.010$）尺寸过大时，膝关节屈曲亦受限（图 38.3）。利用结构方程模型发现 2 个潜在变量“假体匹配”和“术后结果”呈负相关（$P = 0.005$，图 38.4）。胫骨前后过大也降低了术后疼痛评分（$P = 0.006$）和屈曲程度（$P = 0.024$）。

虽然大多数股骨前后位尺寸过大是由于技术错误，但是它的后果不应被忽视。如果后髁截骨过多或过少，那么“屈曲间隙”会受到影响，假体尺寸过大会导致疼痛或僵硬（图 38.5），过小则会造成屈曲松弛（图 38.6）。屈曲受限也可能继发于股骨后髁截骨过多导致的偏距减少。这些情况在使用前参考技术进行股骨截骨时可能会遇到。在滑车切除不足或过多的情况下，截骨过多导致皮质骨切迹，改变了“前方间隙”，而截骨不足则导致髌股关节过度填充。当采用后参考技术进行股骨截骨时，可能会遇到这些情况。

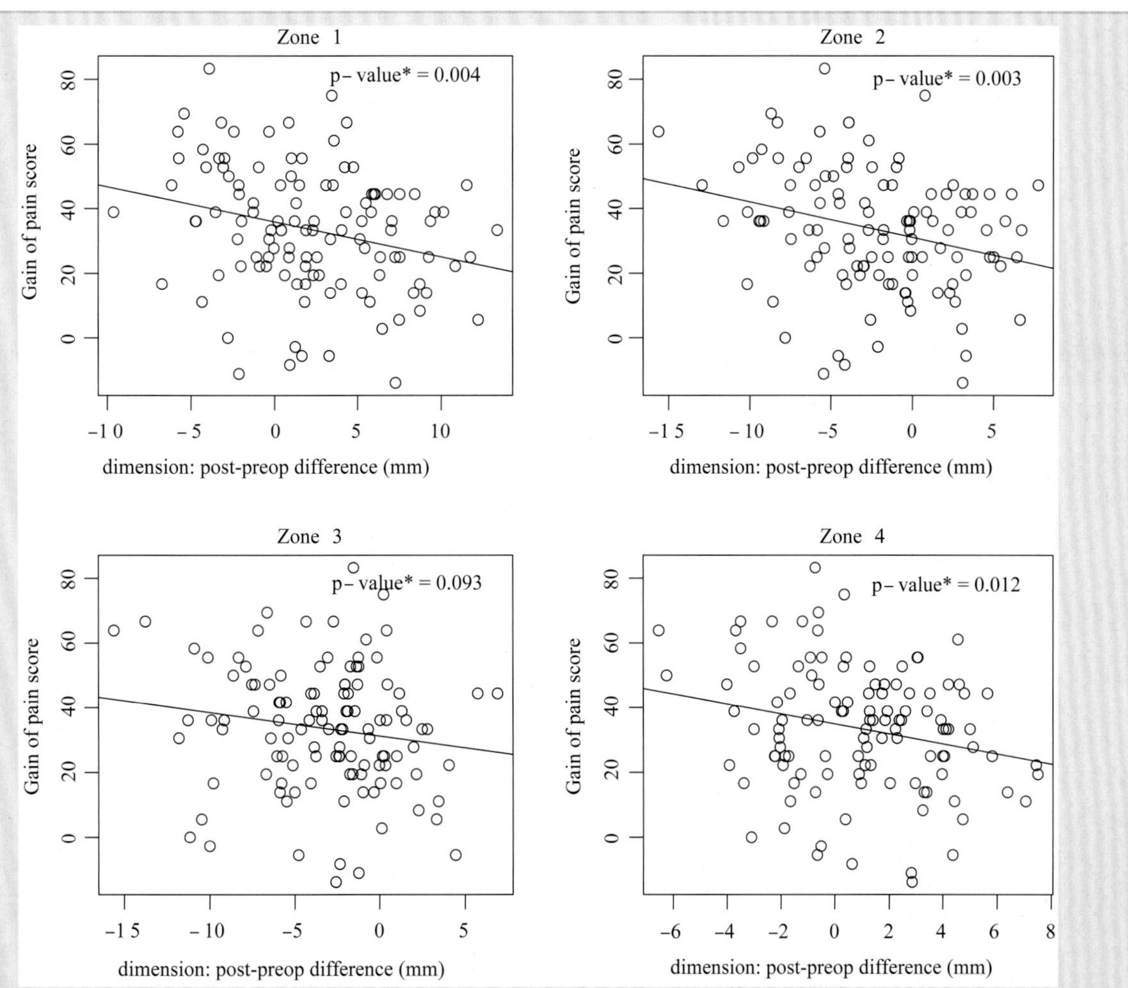

这些散点图显示了在 TKA 的 4 个区域中，假体大小和疼痛评分的增加之间存在线性相关性。dimension：post-preop difference（mm）轴代表假体和术前膝关节之间的尺寸差异（单位为 mm），正数表示假体在该区域的悬挂，负数表示假体覆盖不足；Gain of pain score：疼痛评分的增加；Zone 1：区域 1；Zone 2：区域 2；Zone 3：区域 3；Zone 4：区域 4；p-Value：P 值

图 38.2 TKA 的 3 个区域散点图（一）

（摘自参考文献 [1]）

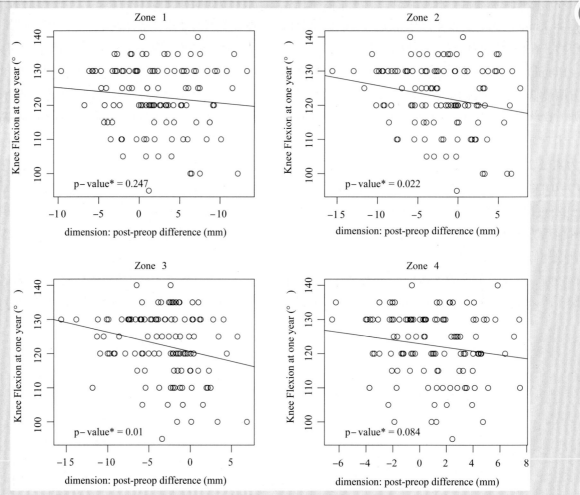

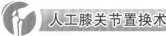

这些散点图显示了假体大小和术后 1 年测量的膝关节屈曲之间的线性相关性，dimension: post-preop difference（mm）轴代表假体和术前膝关节之间的尺寸差异（单位为 mm）；Knee Flexion at one year：术后 1 年测量的膝关节屈曲度。Zone 1：区域 1；Zone 2：区域 2；Zone 3：区域 3；Zone 4：区域 4；p-Value：*P* 值

图 38.3　散点图（二）

（摘自参考文献 [1]）

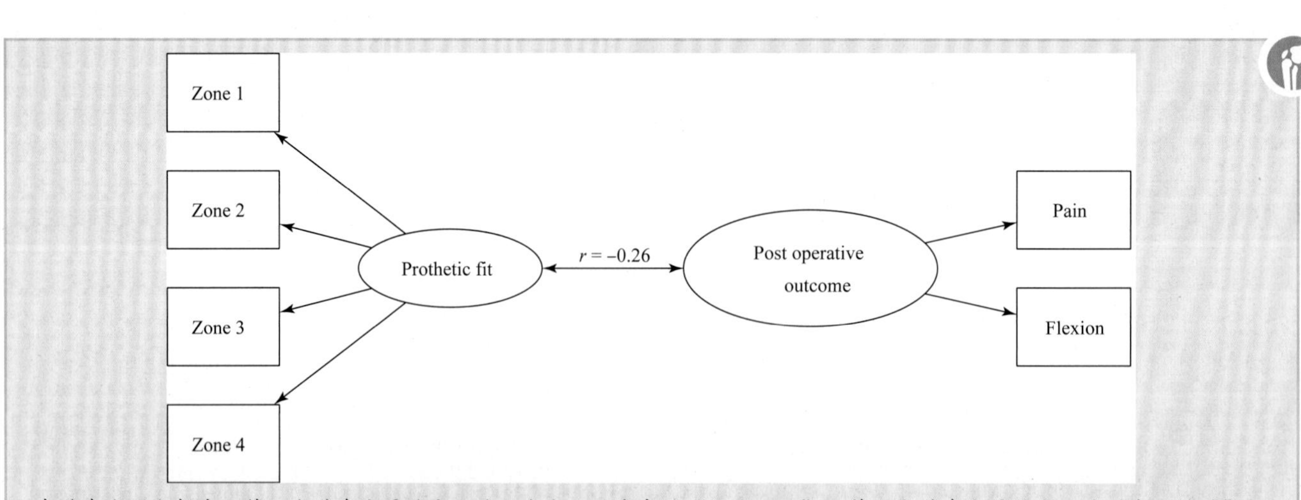

在潜在类别分析中，第一个潜在变量被定义为 4 个定义区域中的“假体匹配”；第二个潜在变量被定义为“术后结果”，包括术后疼痛评分和膝关节屈曲。“假体匹配”和“术后结果”这两个潜在变量被发现呈负相关（$r = -0.26$，$P = 0.005$）。Zone 1：区域 1；Zone 2：区域 2；Zone 3：区域 3；Zone 4：区域 4；Prothetic fit：假体适合；Post operative outcome：术后结果；Pain：疼痛；Flexion：屈曲

图 38.4　散点图（三）

（摘自参考文献 [1]）

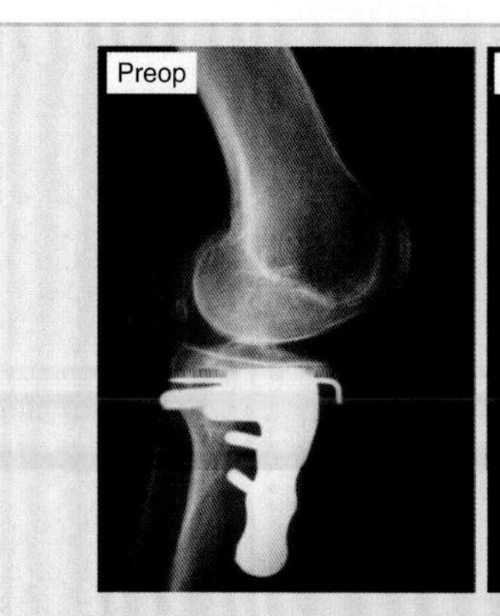

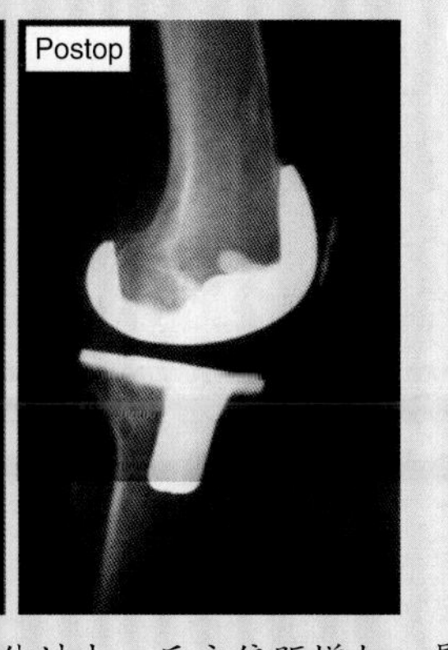

后髁切除不充分导致股骨假体过大，后方偏距增加，导致膝关节僵硬和疼痛。Preop：术前；Postop：术后

图 38.5

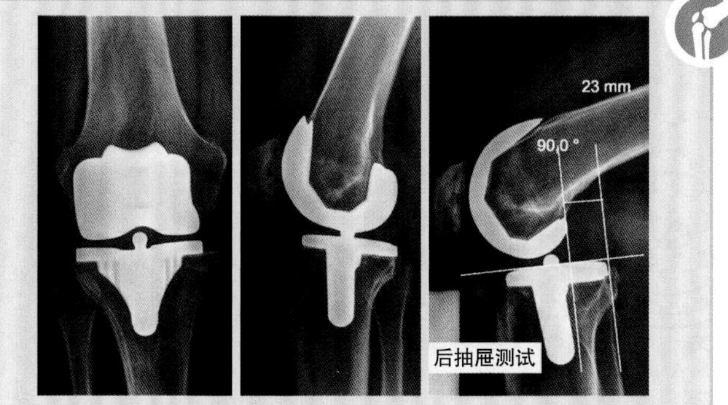

该患者股骨和胫骨的假体尺寸都过小，后髁过量截骨引起的屈曲不稳，导致膝关节疼痛

图 38.6

> **小结**
>
> 假体悬挂可能导致TKA术后明显的疼痛和僵硬。患者获得的KOOS改善较少。

38.4 假体偏大在 TKA 中为什么会经常出现

一个外界的观察者惊讶地发现，在我们这个技术高度发达的世界，将假体组件与被切除骨的轮廓匹配是多么困难，以及外科医师错过目标的频率是多么高。这种现象有几种（非排他性的）解释。

◆ 38.4.1　制造业的局限性

历史上，由于工业原因，TKA 的设计和尺寸范围一直受到限制。由于合金的硬度较高，铬钴的制造是一个复杂的过程，而且在 20 世纪 70 年代，机器加工几乎是不可用的。该工艺传统上基于成形技术，这解释了制造商不愿开发过于昂贵的尺寸系列的原因。例如，在出现全髁膝关节置换的前 10 年，只有一个尺寸的股骨可用。我们对膝关节解剖的了解也很有限，主要是基于有限数量标本的尸体测量。从 20 世纪 90 年代开始，以 CT 扫描为基础的形态测量分析在数百名受试者中成为可能。在 21 世纪前 10 年，大量人群的 MRI 或 CT 扫描提供的形态测量分析达到了 1000 人。最近，该数据库用于针对患者的仪器检测，并提供了来自不同人洲的数千份扫描结果。

> **小结**
>
> 历史上，由于可用的假体组件尺寸很少，需要进行更频繁的妥协。由于大量的CT和MRI数据库，不同尺寸的组件数量得到了增加。

◆ 38.4.2　解剖变异

TKA 最初是在西方国家为西方人群设计的，而现在是一种世界范围的手术，因此需要解决一些解剖结构与原始针对人群不同人群的问题。特别是 TKA 在亚洲人群中使用时发现在股骨远端和胫骨近端的形状上存在差异。在 20 世纪 80 年代和 90 年代，基于膝关节的形状在不同人群和患者的体型中是完全一致的假设，TKA 尺寸的范围在原始设计的基础上等比例增加。直到 2003 年，Hitt 等才在骨科学界引入了“长宽比”的概念（图 38.7），并随后由其他研究人员证明，股骨远端和胫骨近端的形状在人群中有很大程度的差异，这取决于性别、种族、形态和大小。根据这些发现，一些制造商在他们的股骨型号范围内开发了额外的“窄版”，也称为“性别膝”。

新定义的“梯形”比率表明，股骨远端“矩形 - 梯形”的变异具有最根本的重要性，大多数假体悬挂出现在梯形股骨中，假体过于矩形（图 38.8）。与股骨远端骨形态相比，许多股骨假体过于矩形，直到最近假体在设计上才开发出更多解剖学上的梯形股骨假体（图 38.9，图 38.10）。

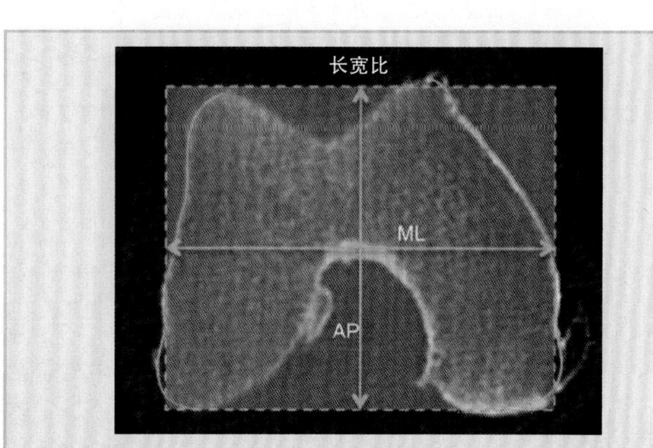

图 38.7　“长宽比”量化股骨远端窄而大的形状

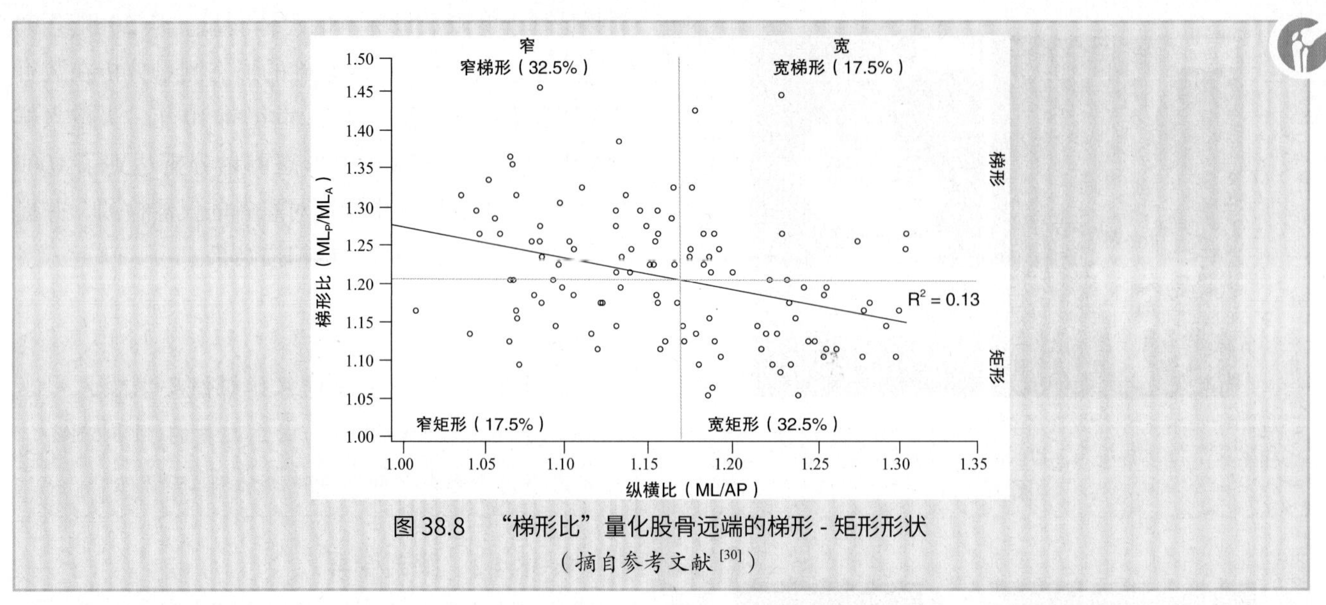

图 38.8 “梯形比”量化股骨远端的梯形 - 矩形形状

（摘自参考文献[30]）

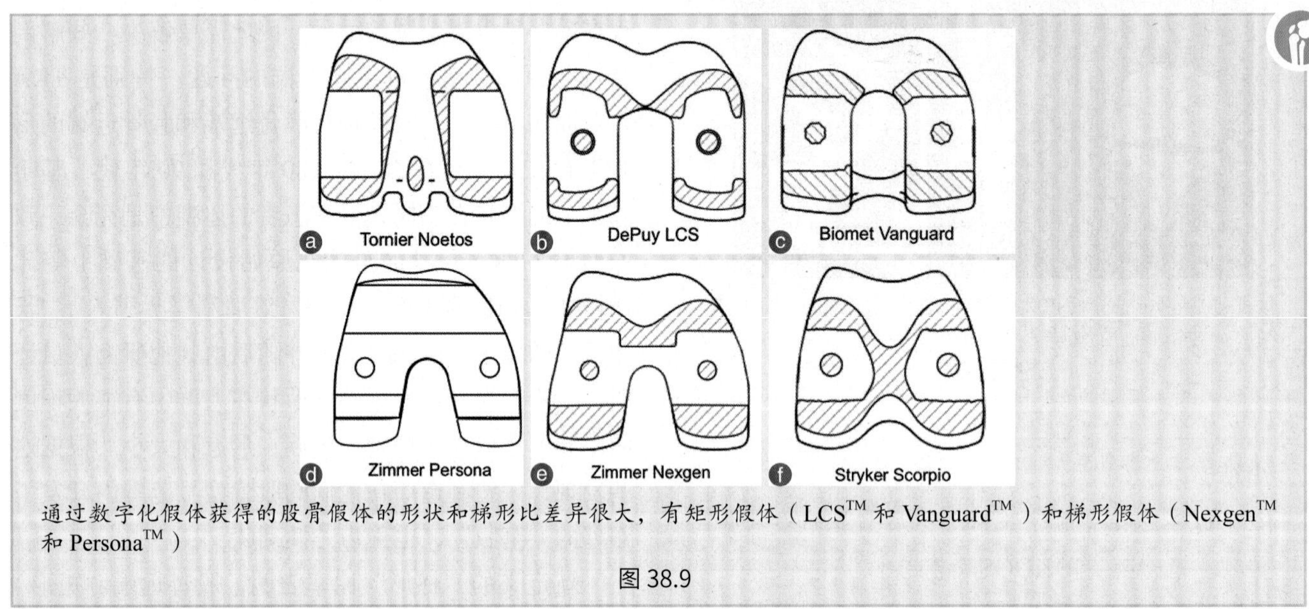

通过数字化假体获得的股骨假体的形状和梯形比差异很大，有矩形假体（LCS™ 和 Vanguard™）和梯形假体（Nexgen™ 和 Persona™）

图 38.9

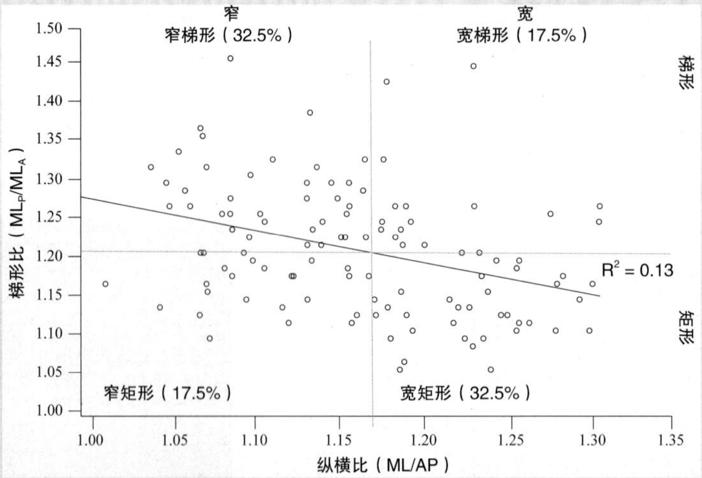

窄 宽

窄梯形（32.5%） 宽梯形（17.5%）

窄矩形（17.5%） 宽矩形（32.5%）

梯形 矩形

R^2 = 0.13

梯形比（ML_P/ML_A）

纵横比（ML/AP）

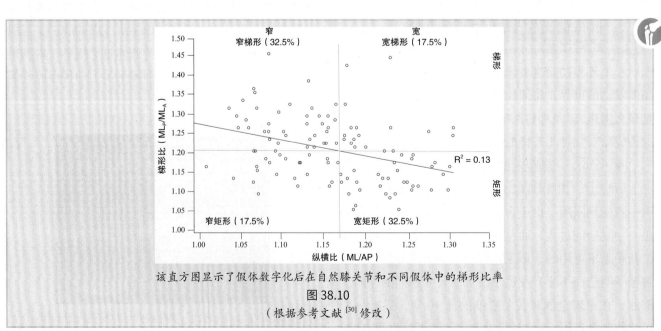

该直方图显示了假体数字化后在自然膝关节和不同假体中的梯形比率

图 38.10

（根据参考文献[30]修改）

小结

梯形性定义了股骨的矩形-梯形变异性。形状上呈梯形的股骨中假体大部分显示为悬挂状态。

◆ 38.4.3　假体的旋转对尺寸的影响

在过去的几十年里，TKA 手术技术不断发展，尤其是假体的旋转。在早期，大多数教科书教导需要将股骨组件与后髁线对齐，但后来的研究表明股骨外旋可以改善髌股轨迹和韧带平衡。因此，大多数器械引入了一定程度的股骨外旋，这改变了后髁的切除水平并影响了假体的大小。任何后髁截骨减少都可能增加股骨的前后径，并增加假体的大小。当使用“内髁参考”技术进行旋转定位时，这种现象可能特别明显（图 38.11）。相反，任何截骨的增加都可能使外科医师被迫减少假体的大小。手术技术不同，结果也不同：后参考技术有前部皮质切迹的风险，前参考技术有屈曲松弛的风险。股骨后髁的外旋截骨也会引起截骨厚度和宽度的不对称，外旋 5° 时差距可达 12 mm。这种不对称可能造成外髁假体悬出和（或）内髁覆盖不足。不对称的程度取决于参考的旋转轴（图 38.11）。

在胫骨侧，胫骨后缘是历史上的旋转参考轴，但已证实这一标志可引起胫骨假体内旋，导致髌骨疼痛和不稳定。尽管对胫骨的最佳旋转标志没有一致的意见，但大家普遍同意将胫骨假体相对胫骨后缘外旋放置。然而这种轻微的调整也会影响骨 - 假体的匹配。外科医师通常不得不妥协，即缩小内侧平台和（或）悬挂后外侧平台（图 38.12）。胫骨平台的不对称和长宽径比率的可变性也会给同时获得良好的旋转对线和最佳的骨覆盖带来困难，因此可能导致胫骨假体过大。

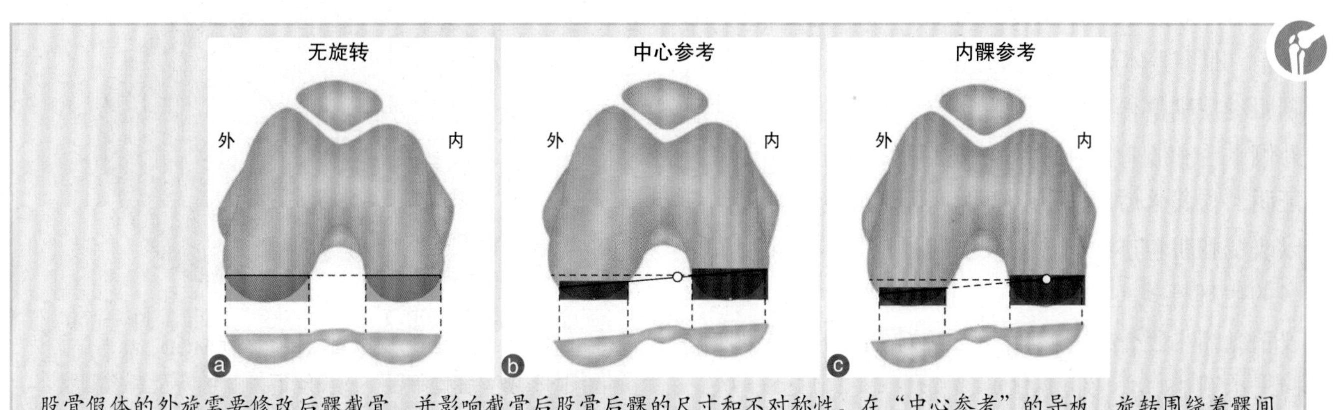

股骨假体的外旋需要修改后髁截骨，并影响截骨后股骨后髁的尺寸和不对称性。在“中心参考”的导板，旋转围绕着髁间切迹进行，导致内侧截骨过度而外侧截骨过少。使用“内髁参考”时，旋转围绕内侧髁进行，主要导致外侧截骨不足

图 38.11

（摘自参考文献[39]）

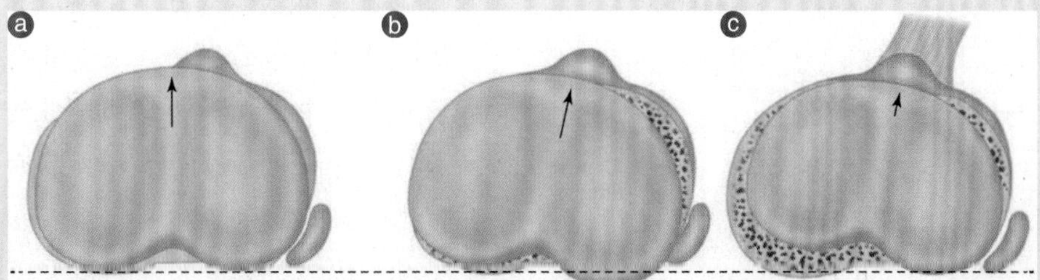

a. 这个大小对称的胫骨平台与胫骨后缘对齐；b. 如果外科医师试图将胫骨假体参照胫骨结节对齐，就会出现后外侧突出；c. 为了防止这种突出，外科医师可以缩小胫骨假体，但这种选择会减少内侧骨覆盖，并可能导致股骨和胫骨大小不匹配

图 38.12　TKA 中定位胫骨托遇到困难的说明

（摘自参考文献[4]）

38.5 TKA 中为什么假体过大会导致疼痛

任何假体悬挂在股骨或胫骨处都会产生软组织撞击，造成残余疼痛和僵硬。这可能累及内侧副韧带、髂胫束、腘肌腱、髌腱和髌内外侧支持带等多种解剖结构。然而，由于金属假体周围软组织的成像具有挑战性，这些撞击的诊断很困难，因此它们在 TKA 术后残留疼痛中的作用被大大低估。

在全髋关节置换术（THA）中，1995 年 Trousdale 描述了第一例髂腰肌撞击，在 TKA 中，1995 年 Barnes、Scott 和 1997 年 Allardyce 等描述了腘肌腱和外侧髁之间的疼痛撞击。一般来说，关于 TKA 术后假体悬挂对残余疼痛的影响的研究只是近 10 年的事情，我们可以猜测这种撞击的真实发生率在很大程度上被低估了。

考虑到软组织撞击在 TKA 中的作用，假体的“最佳尺寸”应该从 3D 角度来理解，而不是传统的 2D 视角，即将假体与截骨轮廓相匹配。从这个角度来看，腘肌腱特别值得关注，因为它位于关节内且与胫骨后外侧平台和股骨髁外侧缘密切接触。最近的体外试验证明，与截骨后胫骨平台轮廓匹配良好的胫骨假体可以改变腘肌轨迹，而尺寸较小的胫骨假体则保持了更多的生理模式（图 38.13）。根据这些发现，我们建议稍微缩小胫骨部分的尺寸，以免在后外侧与腘肌腱撞击（图 38.14，图 38.15）。

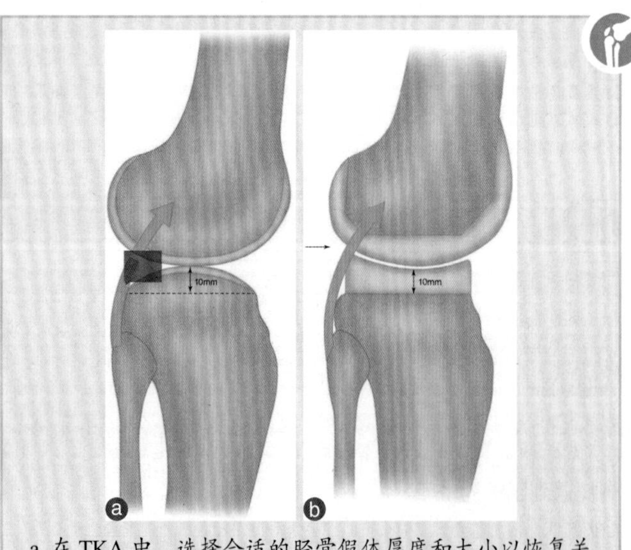

a. 在 TKA 中，选择合适的胫骨假体厚度和大小以恢复关节线，并匹配截骨表面的轮廓；b. 聚乙烯的上层一般位于胫骨平台后外侧区域的上方，从而导致潜在的撞击风险

图 38.13

（摘自参考文献 [52]）

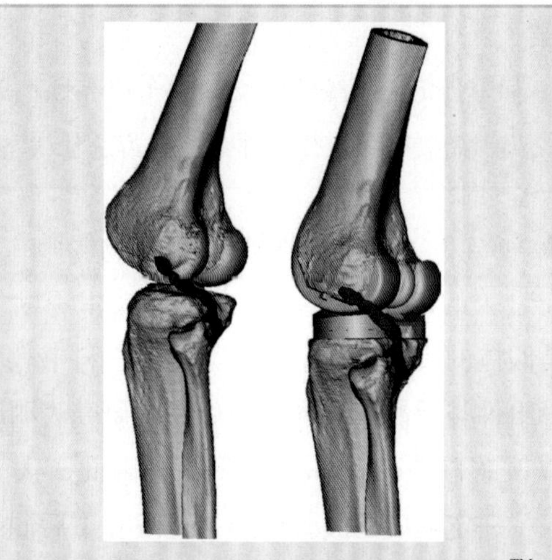

腘肌横跨胫骨平台的后外侧。使用 MIMICS™ 软件（MaterializeT）进行骨重建，并叠加假体模型（STL 文件）

图 38.14　TKA 植入“看似正常”的假体前后，对膝关节 3D 重建

（摘自参考文献 [52]）

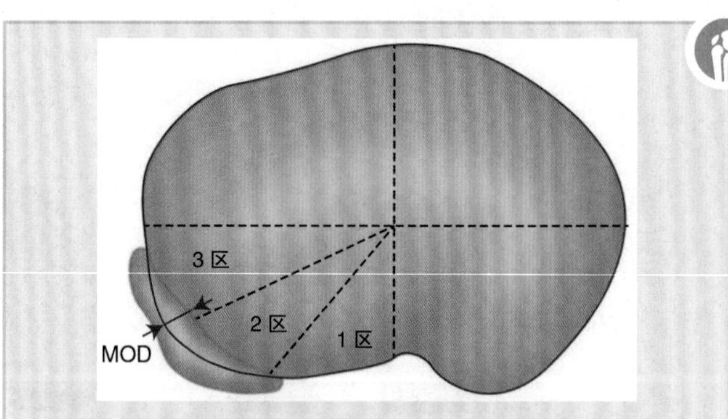

分别测量后外侧象限 1 区（0° ～ 30°）、2 区（30° ～ 60°）和 3 区（60° ～ 90°）的最大重叠距离（MOD，红色箭头）

图 38.15　胫骨平台（皮质轮廓为蓝色）及其被腘肌覆盖的区域（灰色）

（参考文献 [52] 中使用 MatLab™ 获得的测量结果）

要点回顾

确定TKA假体大小是一项复杂的任务，不仅受骨骼尺寸的影响，还受外科医师对假体定位和韧带平衡选择的影响。当使用间隙平衡技术时，外科医师必须意识到屈曲时的韧带平衡可能会显著影响假体的大小。相反，当使用前参考系统时，股骨尺寸的调整可能会影响后髁的截骨量和屈曲时的平衡。股骨和胫骨尺寸不匹配的可能性也非常重要，否则，股骨的大小可能会受胫骨大小的限制，反之亦然。最后，最优的尺寸源于综合考虑，需要对一些术中决策的结果有清晰的理解，而这些决策应该尊重一些指导方针。

- 应避免股骨和胫骨内外侧任何的假体悬挂。即使是在测试中观察到明显很小的悬挂，也需要重新截骨，并且将假体缩小一个尺寸。
- 在前倒角截骨水平的股骨髁-滑车交界处是假体过大的高风险区域。在试验中必须仔细检查该区域，如有必要，可以考虑修改截骨，以缩小股骨假体。
- 不应忘记“前方间隙”，这个区域的任何过度填塞都可能导致膝前疼痛。这个前方间隙在髌骨和滑车处都必须得到重视。
- 由于后髁的截骨量会影响最终的假体尺寸，使用间隙平衡技术的外科医师必须注意外侧髁的截骨量。在一些患者中为了避免侧向脱垂，会减少外侧髁截骨，这可能会导致股骨悬挂，因为外侧髁前后径的增加导致股骨尺寸过大，以及切除的后髁与假体后髁之间不匹配。
- 在定位和调整胫骨托尺寸时必须注意：避免胫骨的任何前后悬挂，因为它可能与周围软组织产生撞击导致疼痛，以及避免假体的任何内旋异常。
- 建议后外侧角的胫骨托尺寸稍小，保留2～3 mm未覆盖的“安全边缘”，避免任何腘肌撞击。
- 容许胫骨-股骨错配的数量取决于假体的设计，过度的错配可能是危险的，建议遵循制造商的指南。某些情况下，必须妥协并调整股骨的大小，以适应胫骨的大小（反之亦然）。
- 必须精确重建髌骨的前后径，这需要在截骨前后用卡钳测量。必须避免髌骨过度填塞。
- 测量假体的大小非常关键，不能完全依赖测量器，主观视觉评价试模测试的骨-假体匹配性至关重要。无论是什么类型的假体和器械，在测试时都可能出现尺寸不理想的情况。这种情况下，应该考虑缩小尺寸。
- 试图将假体与截骨后的皮质轮廓相匹配（2D分析）是一种过于简化的过程。在选择合适的尺寸时，外科医师应该从3D角度考虑，避免与软组织袖套的撞击。

参考文献

扫码查看

第 39 章

膝关节置换术中假体的最佳固定：骨水泥型和非骨水泥型

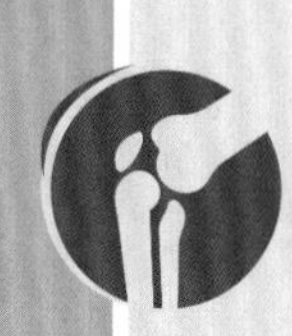

Reha N. Tandogan, Senol Bekmez 和 Metin Polat

要 点

- 骨水泥固定提供了假体即时的初始稳定性，有助于填补小的缺损，提供局部抗生素，并可作为关节磨损碎屑的屏障。尽管存在地域差异，在大多数膝关节置换术中都采用骨水泥固定。
- 非骨水泥型 TKA 的新型植入物因具有几何形状的龙骨和更好的表面特性有了更好的结果。现代非骨水泥型假体具有与骨水泥设计相似的临床结果和生存率。
- 非骨水泥型假体对具有骨关节炎和良好骨量的年轻患者最为适用，然而也有报告称，对于老年患者和炎症性关节病的患者也有良好的效果。膝单髁置换术的固定也有同样的趋势，骨水泥固定是主流，人们对非骨水泥固定也越来越感兴趣。
- 与非骨水泥型 TKA 相比，骨水泥型 TKA 具有更高的生存率，在世界范围内应用更广泛。

39.1 概述

膝关节置换术的长期功能结果取决于植入物与骨的最佳和持久固定。骨水泥固定广泛应用于 TKA 和 UKA，它仍然是最广泛使用的固定形式。几十年来，骨水泥固定提供了优良的初始稳定性，但它伴随着骨水泥界面在某个时间点失效的风险。髋关节非骨水泥设计的成功使非骨水泥植入在 TKA 中得以应用，但结果喜忧参半，早期设计的结果更糟。新一代非骨水泥型假体采用改进的表面涂层和更好的设计，使得非骨水泥型 TKA 获得了不错的短期效果，然而，这些植入物的长期耐久性尚未被证实。

本章回顾了膝关节置换术中固定方法的现有知识和未来趋势。

39.2 骨水泥固定

骨水泥（聚甲基丙烯酸甲酯，polymethyl methacrylate，PMMA）广泛应用于骨科植入物的固定。PMMA 由液态 MMA 单体和粉末状 MMA- 苯乙烯共聚物组成，向化合物中添加二氧化锆（zirconium dioxide，ZrO_2）或硫酸钡（barium sulfate，$BaSO_4$），使其不透明。骨水泥不是黏合剂，而是与松质骨交叉形成微互锁。一旦聚合完成，固定的初始稳定性极好，立即负重和全关节运动是可能的。

骨水泥聚合发生放热反应，温度可达 82 ℃ ~ 86 ℃。但由于骨水泥层薄、表面积大及血液循环的冷却作用，该值在体内较低，据报告，在全髋关节置换术中该值低于 48 ℃，远远低于 56 ℃的蛋白质变性水平。PMMA 在固化期可引起短暂性低血压，这种副作用在低血容量患者中可能会加重，并可能导致心律失常和心肌缺血。

与非骨水泥固定相比，TKA 中的骨水泥固定更为常见。据报告，不同的植入物设计均具有良好的临床结果和超过 95% 的生存率。骨水泥固定提供了即时的初始稳定性，有助于填补小的缺损和覆盖不完美的截骨，骨水泥还可作为关节磨损碎屑的屏障，防止颗粒到达骨水泥界面，除此，也可以提供局部抗生素。

骨水泥的使用也有几个缺点：需要延长手术时间（如使用止血带，还要加上止血带的使用时间）来准备骨表面，等待骨水泥聚合和清除多余的骨水泥；来自残留骨水泥颗粒和关节外撞击作用于胫骨衬垫上的第三体也可能是一个问题；骨水泥界面可能会在某个时间点失效并导致无菌性松动。其他被提出的缺点是深静脉血栓（deep vein thrombosis，DVT）风险增加、脂肪栓塞、聚合过程中发生的热坏死，以及为磨损颗粒提供了额外的界面。

◆ 39.2.1 表面处理

骨水泥技术对于获得良好的临床疗效非常重要。骨水泥深入小梁骨有助于避免微运动，增加假体的寿命。精确的截骨对于获得平坦的表面和避免植入物在负载下翻动非常重要。当胫骨截骨向远端移动时，松质骨的质量降低。因此，应该去除最少的骨量以获得足够的屈伸间隙。骨表面应清除所有的碎片和血迹，并彻底干燥。Majkowski 在松质骨模型中表明，尽管骨水泥的渗透不受影响，活动性出血使骨水泥界面的抗剪强度降低了 50%。因此，即使骨水泥进入骨的深度不受影响，骨水泥界面中血液的存在也会带来固定不良和假体早期失败的风险。

在 TKA 过程中，通常使用气压止血带减少术中出血以获得更好的手术视野。气压止血带的使用可能会影响骨水泥的渗透。Pfitzner 等发现使用止血带后骨水泥套厚度增加（13 mm *vs.* 14.2 mm），但在 90 个病例中，这一差异无统计学意义。然而，使用止血带与术后疼痛明显增高相关。Liu 等也比较了使用止血带和不使用止血带患者的骨水泥套厚度，结果显示无显著差异。

Vertullo 和 Nagarajan 进行了一项单盲随机研究，比较了使用止血带和不使用止血带的 TKA 骨水泥渗透情况，亦没有发现任何显著差异。如果手术在没有止血带的情况下进行，无论是否使用肾上腺素浸泡海绵，低血压麻醉均有助于实现无血的视野（图 39.1）。这对于改善手术视野和骨水泥渗透都很重要。

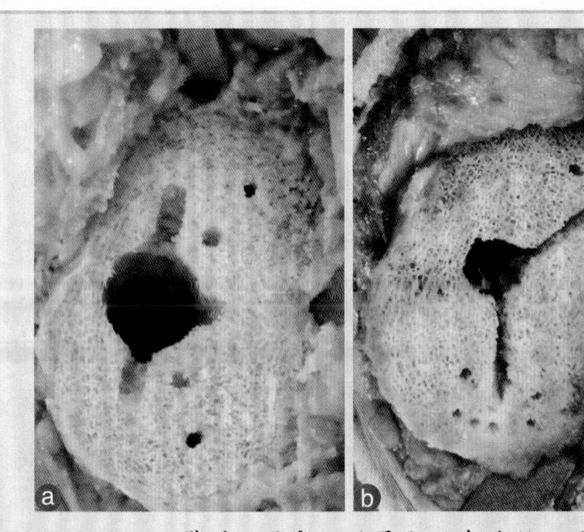

使用大腿止血带并不是良好的骨水泥渗透所必需的。a. 使用止血带的患者；b. 处于低血压麻醉状态且未使用止血带的患者，请注意进行类似的表面准备

图 39.1　经脉冲冲洗和干燥后的胫骨表面

清洁干燥的松质骨表面无碎片、血液和骨髓等元素，是获得良好骨水泥渗透的重要条件。松质骨表面的清洁可以使用注射器手动完成，更常见的是使用一次性脉冲高压灌洗系统（图 39.2）。在 TKA 和 UKA 中，与注射器冲洗相比，脉冲冲洗已被证明能增加骨水泥的厚度和对松质骨的渗透。加压过滤二氧化碳射流也被用于 TKA 中的骨表面准备，所提到的优点是比脉冲冲洗有更好和更干燥的骨表面清洁效果，仅有少数发表的研究结果以摘要形式报告了足够的骨水泥渗透和良好的临床结果。

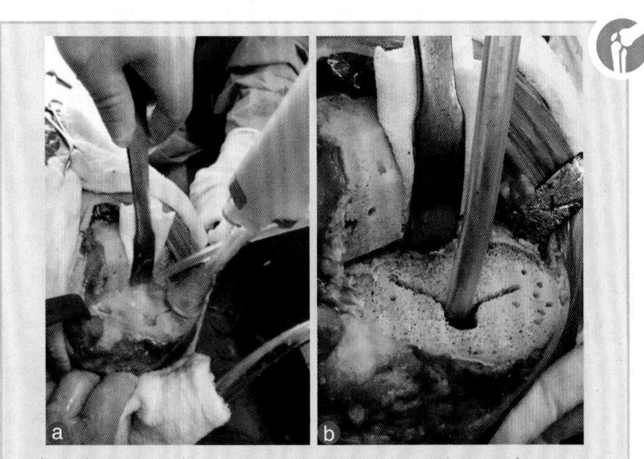

清除表面的所有碎片、血液和脂肪，为骨水泥渗透做好准备

图 39.2　脉冲冲洗清洗后的胫骨表面

硬化骨阻碍骨水泥向小梁的渗透交叉。在硬化骨中钻多个孔利于骨水泥与骨交叉渗透，以备广泛应用（图 39.3）。与 2 mm 的钻孔相比，4.5 mm 的钻孔在 2 年内显示出更少的放射透光线和更好的骨水泥渗透性。但较大的钻孔会增加应力集中的风险，因此应谨慎使用。

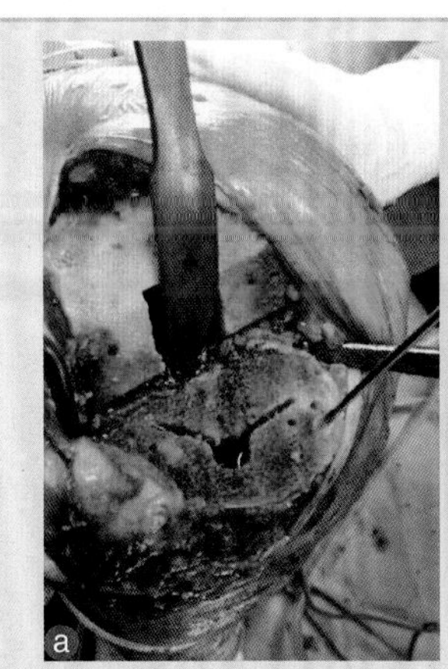

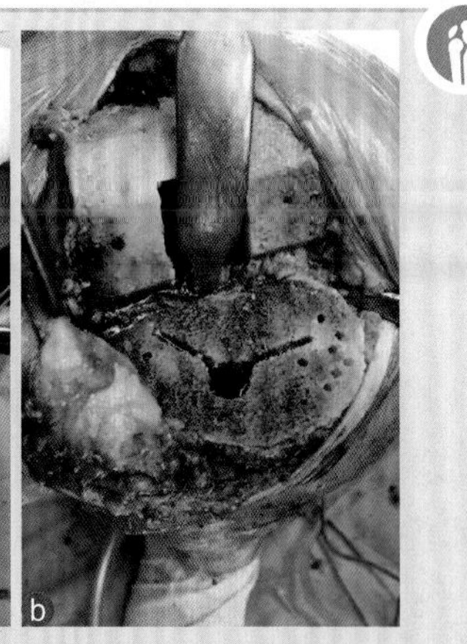

在硬化骨上钻多个孔，以提高骨水泥的渗透性

图 39.3

小结

在骨水泥固定前必须有清洁干燥的松质骨表面。这可以在不使用止血带的情况下实现，前提是进行了低血压麻醉。

◆ 39.2.2　骨水泥技术

骨水泥在松质骨中的渗透受骨水泥黏度、骨孔隙度和应用过程中的压力梯度的影响，稳定固定所需的最低骨水泥渗透量尚不清楚。一项研究指出，在拉出测试中，1.5 mm 是失效的临界点。其他研究表明，骨水泥至少需要有 2 mm 的渗透深度以实现与骨小梁的微连锁。TKA 过程中理想的骨水泥渗透深度被认为是 3 ~ 4 mm，深度超过 5 mm 可能对松质骨造成热损伤。

小结

TKA过程中，骨水泥渗透深度应为2～4 mm。

Vanlommel 等使用假骨模型分析了各种胫骨骨水泥的组合。当骨水泥应用于假体下表面，并在骨表面用手指充填时，可获得最佳的效果；当使用骨水泥枪时，骨水泥渗透过量。

小结

最好的固定是通过双重固定技术实现的，在这种技术中，骨水泥被涂在骨和假体上。

很少有研究分析股骨侧的骨水泥技术。固定良好的股骨假体中经常在后髁上可见透光线，因为在该区域很难获得骨水泥渗透。一项在开孔假骨上的研究发现，当骨水泥放置在股骨前侧、远端和股骨假体后髁时效果最佳。股骨后髁不应放置骨水泥，因为这可能导致骨水泥滞留在后间室，从而引起屈曲受限和聚乙烯磨损。

骨水泥的涂抹可以用抹刀 / 手指充填或骨水泥枪（图 39.4）。手指充填通常会产生 2 ~ 3 mm 的骨水泥渗透，而骨水泥枪的使用则会产生 4 ~ 7 mm 的骨水泥渗透。

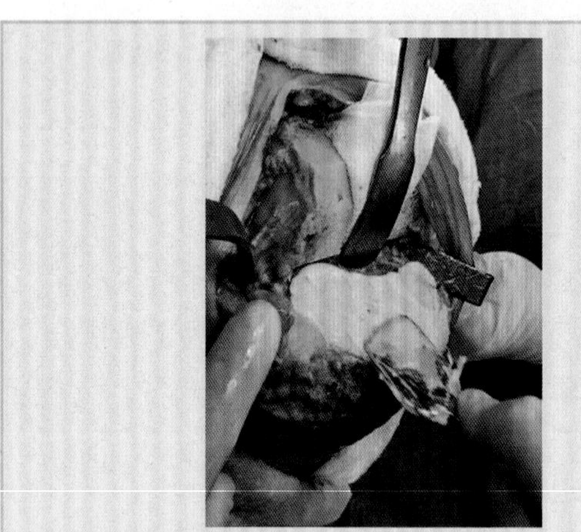

用抹刀涂抹骨水泥可获得更均匀的渗透压力

图 39.4　骨水泥的涂抹

小结

骨水泥的涂抹可以用抹刀/手指充填或骨水泥枪。手指充填通常会产生2～3 mm的骨水泥渗透，而骨水泥枪的使用则会产生4～7 mm的骨水泥渗透。

与全髋关节置换术不同，在 TKA 中使用骨水泥加压枪是有争议的。骨水泥技术的临床结果已经在几项研究中进行了分析。Ritter 对 363 例患者进行 1 ~ 3 年的随访后发现，使用脉冲冲洗和骨水泥枪较注射器冲洗和手指充填骨水泥相比，胫骨下透光线更少。Lutz 的研究表明，当使用骨水泥枪时骨水泥的渗透率翻了 2 倍，导致辐射透光线减少（笔者是将低黏度骨水泥与标准黏度骨水泥进行比较）。

Kopec 等对 82 例 TKA 患者胫骨侧采用真空搅拌加压与手动搅拌加压的效果进行比较。在某些区域（但不是胫骨假体周围的所有区域）水泥渗透情况略胜一筹，但差异太小，不具有临床意义。短期的随访结果亦无差异。可以得出结论，对于大多数患者来说，手指充填足以在绝大多数患者中获得足够的骨水泥渗透。一些学者主张在致密的硬化骨中使用骨水泥枪。

在一项对比研究中，与脉冲冲洗联合人工充填骨水泥相比，单纯加压骨水泥技术的渗透效果更差。该研究表明，与注射器冲洗联合加压枪相比，脉冲冲洗联合手指充填可使骨水泥渗透效果提高 4 倍，界面强度提高近 12 倍。笔者得出结论，高压冲洗的效果比骨水泥枪加压的效果更好。

另一种增加骨水泥渗透率的方法是通过在胫骨近端固定器械时形成的孔使用套管施加负压。根据外科医师的偏好和灵活性，可以单独或使用单包（40 g）骨水泥进行固定。冷却骨水泥会增加工作时间，但也延迟了固化。

小结

脉冲冲洗有助于增加骨水泥对松质骨表面的渗透。不需要使用加压的骨水泥枪。

◆ 39.2.3　骨水泥类型

高黏度骨水泥与较低的骨水泥渗透率和早期失败有关，应避免使用。标准和低黏度骨水泥通常用于 TKA。如果使用骨水泥枪，需要两包 40 g 的低黏度骨水泥，如果可以，进行真空搅拌。即使使用相同的技术，不同类型的骨水泥也可能有不同的渗透深度。Walden 公司在 3 种骨水泥类型中采用手指充填，其渗透深度为 2.8 ~ 3.7 mm。骨水泥的品牌似乎不影响 TKA 的结果和患者生存率。Birkeland 等分析了挪威登记的 26 000 余例患者，比较了不同类型的骨水泥。在这一大型队列研究中，没有发现不同类型的骨水泥之间的临床差异。

◆ 39.2.4　表面骨水泥固定与完全骨水泥固定

胫骨托完全和表面骨水泥固定是有争议的。胫骨假体完全骨水泥固定的支持者声称，生物力学显示该方法有更好的稳定性、更少的微运动，以及能有效封闭关节内颗粒。而拥护表面骨水泥固定者则称该方法固定的假体具有足够的稳定性，胫骨近端有更大的负荷，可以避免骨质流失，利于翻修。一些生物力学研究表明，在完全骨水泥固定胫骨托的患者中，稳定性增加，微运动和应变减少。其他生物力学研究表明，只要在松质骨表面达到足够的骨水泥渗透，胫骨托的表面骨水泥与完全骨水泥固定之间没有差异。如果需要进行翻修手术，完全固定的胫骨托可能导致假体取出困难和骨丢失。完全骨水泥固定胫骨也可能引起胫骨托下近端骨吸收。有限元分析表明，不固定胫骨干的表面骨水泥技术产生的骨吸收最少。

衬垫类型对胫骨骨水泥的影响具有争议。Luring 等发现，使用形合的旋转平台衬垫设计，胫骨表面骨水泥固定后微运动和抬升增加，其表示活动平台关节增加了胫骨 - 骨水泥界面的旋转剪切力，主张完全骨水泥固定。相反，Rossi 发现 70 例患者使用活动平台 TKA 和表面骨水泥固定的早期效果良好，没有出现影像学松动。

外科医师还应了解胫骨假体的设计和器械的安装。一些胫骨器械是为龙骨压配准备而设计的，而另一些则在龙骨周围留下一个空间做骨水泥套（图 39.5）。对于预留了骨水泥套空间的龙骨，仅做表面骨水泥固定是一个错误，因为这将在龙骨周围留下空隙（图 39.6）。

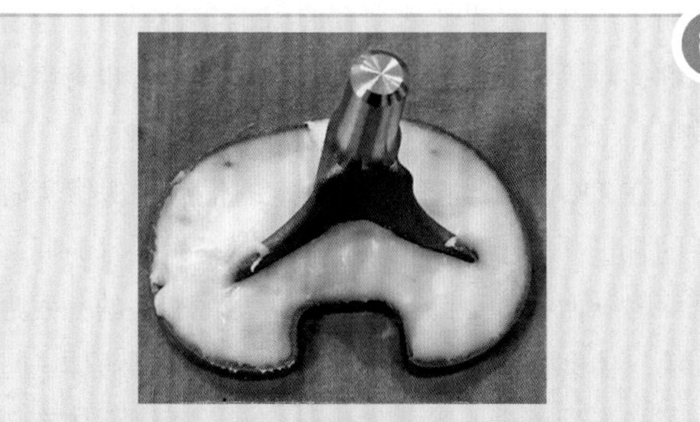

这种植入物实现了龙骨周围的压配植入，因此，在假体表面使用骨水泥，而龙骨周围避免使用

图 39.5

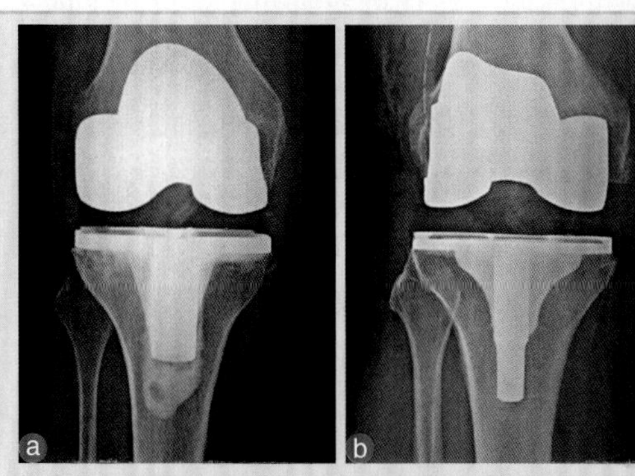

a. 该植入物的龙骨（Zimmer Next-Gen）允许使用骨水泥套，并且已完全固定；b. 该胫骨的龙骨（Smith&Nephew Genesis 2）是为压配植入物而设计的，只进行表面骨水泥固定

图 39.6　胫骨表面与完全骨水泥固定

骨水泥表面固定与完全固定植入物相比，在功能预后或假体生存方面没有显著的临床差异。Galasso 等比较了 232 例采用胫骨托完全或表面骨水泥固定的 TKA 患者，8 年累积生存率为 97.1%，临床效果及无菌性松动率无差异。Schlegel 对 10 ~ 12 年随访的患者进行配对分析，得出了类似的结论，即使在类风湿患者中无菌性松动率也相似。

总之，只要在胫骨托下建立 3 mm 的骨水泥套，且龙骨设计适合所对应的技术，表面或完全骨水泥固定胫骨的临床结果是相同的。

小结

胫骨表面骨水泥与完全骨水泥固定之间无菌性松动率无差异。

◆ 39.2.5　假体表面和设计特性

骨水泥还必须与植入物牢固地互锁。增加骨水泥 - 植入物界面的表面粗糙度有利于初始稳定性。Pittman 等已经证明，常见的表面处理，如喷砂，产生的界面强度类似于等离子喷涂、多孔涂层植入物。因为担心旋转载荷期间的失败，笔者主张避免宏观表面纹理。

在胫骨托下增加外周唇缘或骨水泥囊，通过减少植入时金属下骨水泥的逸出以增加骨水泥渗透。Vertullo 等已经证明，与没有唇缘的植入物相比，外周唇缘显著增加了骨水泥套外周部分的骨水泥渗透。但这种效应只在骨水泥套周围 5 mm 处存在，而在骨水泥套的中心部分则是相等的。

据报告，由于骨水泥界面上的高应力，高屈曲设计的股骨假体早期失败率较高。生物力学研究表明，在股骨假体前翼下方增加钻孔以增加骨水泥渗透，可降低松动的风险。

◆ 39.2.6　含有抗生素的骨水泥

在初次 TKA 中向骨水泥添加抗生素是有争议的。

无论抗生素类型如何，骨水泥中的抗生素的洗脱都是相似的，第一周的洗脱量很高，随后的洗脱量急剧下降。这种慢性低剂量洗脱可能不足以杀死病原菌，并可能导致抗生素耐药。每包标准骨水泥中最多可添加 2 g 的抗生素，而不会影响其机械性能。然而，抗生素必须是耐热的，才能承受高温。庆大霉素、妥布霉素、红霉素、克林霉素、苯唑西林、头孢呋辛、万古霉素、林可霉素、黏菌素和替考拉宁可与骨水泥混合以达到抗菌的效果。在感染的膝关节中，高于 2 g 的剂量可用于制作间隔器，这种情况下机械强度并不重要。

抗生素使用的支持者认为，降低深部感染率是主要优势。反对在初次 TKA 中使用抗生素者则指出，其缺点包括全身毒性风险、过敏反应、机械强度降低、费用高昂及耐药菌株的出现。骨水泥中的抗生素过敏罕见，但是已有报告。肾毒性的报告出现在间隔器中使用大剂量抗生素时，但用于初次 TKA 使用的剂量则非常罕见。Randelli 表明，需要深部感染率下降 1.2% 才能证明在初次 TKA 中常规使用抗生素的合理性。

使用含抗生素的骨水泥更多的是基于实践的指导，而非科学证据。登记数据和前瞻性随机研究也显示出相互矛盾的结果。芬兰登记的结果显示，在初次 TKA 中使用含抗生素的骨水泥，其深部感染减少。相反，来自澳大利亚和加拿大的登记数据显示，其与不含抗生素的骨水泥相比并没有差异。最近一项荟萃分析纳入了 7 项髋、膝关节置换术的随机对照研究，结果显示使用含有抗生素的骨水泥可降低深部感染率。该研究发现庆大霉素优于头孢呋辛，还讨论了抗生素骨水泥的性价比。

基于抗生素骨水泥对深部感染率影响的有限证据，一些外科医师主张在高风险患者中选择性使用抗生素。这些患者包括糖尿病患者、免疫功能低下患者、病态肥胖患者及有膝关节周围骨折或感染病史的患者。负载抗生素的骨水泥在膝关节翻修和已知感染的关节中的作用是毋庸置疑的。抗生素的剂量取决于配方，但每包标准的骨水泥不应超过 2 g，以防机械性失败。

小结

初次TKA中常规使用抗生素骨水泥存在争议，在有危险因素的特定患者中应该优先使用抗生素骨水泥。

39.3 非骨水泥固定

宿主骨与假体直接骨整合的概念颇具吸引力。然而，非骨水泥型 TKA 设计的早期失败率较高，导致最初不受欢迎。早期采用螺钉或销钉固定的非骨水泥型胫骨假体设计，其表面骨传导性能较差，增加了失败和松动的概率。螺钉孔也是碎片材料的通道，增加了骨溶解的风险。骨溶解是颗粒碎片的炎症反应，有时可能导致灾难性的囊性病变。虽然骨溶解的原因是多方面的，在骨水泥和非骨水泥型 TKA 中都可见，但它在 20 世纪 90 年代早期的非骨水泥设计中更常见。与旧的设计相比，新型的全多孔涂层无骨水泥设计降低了骨溶解率。金属支撑的髌骨导致了灾难性的失败，并被停止使用，这导致早期放弃了非骨水泥技术。胫骨部分较高的失败率导致使用混合固定技术，其中股骨使用非骨水泥固定，胫骨托使用骨水泥固定。混合技术获得了更好的结果，使人们对非骨水泥型假体重新产生兴趣。

新型植入物具有几何形状的龙骨和更好的骨整合表面特性，使得非骨水泥型 TKA 有了更好的结果。使用活动衬垫被认为是减少植入骨界面应力的一种优势，然而，在现代 TKA 设计中固定衬垫也取得了类似的结果。现代非骨水泥型假体与骨水泥型假体植入表现出相当的临床结果和生存率。非骨水泥型假体最适用于患有骨关节炎和骨量良好的年轻患者。也有报告称，对于老年患者和炎症性关节病患者也有良好的效果。

在 TKA 中，非骨水泥固定的优点是保留年轻患者的骨量并易于翻修。其他优点是缩短手术时间、降低深静脉血栓的风险、避免与骨水泥相关的并发症，如第三体磨损和骨水泥滞留。非骨水泥型假体一旦建立了初步骨整合，除非发生骨溶解，否则假体有望在很长时间内保持固定。但对于初始稳定性极好的骨水泥型假体而言，情况并非如此，在长期随访中松动是一个明确的风险。这在许多研究中都得到了证实，包括 Cochrane 数据库对 5 个随机对照试验的综述，其中包含了 297 例患者。这篇综述的结论是，尽管骨水泥型假体在前两年内移位较少，但在长期随访中出现无菌性松动的风险更高。RSA 研究显示非骨水泥型假体在术后第一年存在早期移位，然后稳定下来，如果获得骨整合，则不会有进一步的移位。

非骨水泥型种植体较为昂贵，且需要精确的截骨和完美的韧带平衡，因为不能用骨水泥来填补微小的缺陷以提供初始的稳定性。在老年患者中，鉴于使用非骨水泥型假体与骨水泥型假体的临床结果相似，非骨水泥设计成本增加的合理性似乎很难得到证明。

> **小结**
>
> 非骨水泥固定可为年轻患者提供持久的固定并保存骨量，然而，增加的费用却令人望而却步。

◆ 39.3.1　初始稳定性和骨整合

Crook 测量了在循环载荷作用下骨水泥固定和非骨水泥固定胫骨托的初始稳定性。尽管非骨水泥固定的胫骨托表现出更多的微运动，但在所有测试位置的微运动均 < 150 μm，笔者得出结论，这种差异不具有临床意义。已发现骨密度与非骨水泥型 TKA 中的移位有关。Anderson 对 92 例非骨水泥固定胫骨假体患者进行了为期两年的研究，发现术前胫骨骨的密度低与放射立体分析测定的假体移位之间存在显著相关性。

> **小结**
>
> 由于非骨水泥固定植入物的微运动增加，骨水泥固定植入物在植入后第一年的初始稳定性更好。微运动在第一年后趋于平衡，在长期随访中，非骨水泥固定植入物的微运动可能较少。

◆ 39.3.2　衬垫类型

大部分的报告均为关于非骨水泥型 TKA 采用了活动衬垫或韧带保留的设计。这是由于考虑到在固定型衬垫及立柱设计的后稳定型假体中，高应力会被传导到骨 - 假体界面。然而，最近报告显示采用羟基磷灰石涂层的后稳定型固定平台设计，在没有出现骨溶解或松动的情况下取得了良好的效果。英格兰和威尔士的国家联合登记数据显示手术 4 年后固定平台后稳定型假体术后翻修的风险增加。如果选择非骨水泥固定，应首选非限制性活动衬垫或韧带保留型固定型衬垫的假体。

◆ 39.3.3　患者年龄

考虑到持久固定的可能性，非骨水泥型假体非常适合年轻患者。最近一项针对 60 岁以下骨关节炎患者的研究综述显示，Franceschetti 发现骨水泥和非骨水泥型假体在临床结果和松动方面没有显著差异。两种固定方法均可见 < 2 mm 的透光线。平均随访 8.6 年（范围 5 ~ 18 年），大多数研究报告的生存率超过 90%。

Kim 等比较了相同设计的骨水泥和非骨水泥型假体（Zimmer Next-Gen CR）在 55 岁以下患者双侧 TKA 中同时应用的结果，在至少 16 年的随访中，临床结果相似。两组均无股骨假体松动，骨水泥组胫骨假体生存率为 100%，非骨水泥组为 98.7%。

虽然非骨水泥型假体被提倡用于骨量良好的年轻患者中，但在老年患者中也获得了良好的结果。Newman 报告了 134 例非骨水泥型 TKA 的良好预后，4 年生存率为 98.6%，并且在 75 岁以上的患者中没有进展性放射透光线或下沉。

◆ 39.3.4　肥胖

肥胖似乎并不是非骨水泥型 TKA 的禁忌证。在一项包含 298 例病态肥胖患者 TKA 的多中心回顾对照研究中，与非骨水泥型植入物相比，骨水泥型植入物的翻修率（13% *vs.* 0.7%）和无菌性松动率（6% *vs.* 0）更高。笔者实际上主张对病态肥胖患者使用非骨水泥型植入物。Lizaur-Utrilla 的另一项研究发现，171 例肥胖和非肥胖（BMI < 30）患者的非骨水泥型 TKA 的 7 年生存率和临床结果相似。相反，在对 100 个匹配的膝关节随访 9.2 年的比较研究中，Jackson 等发现接受非骨水泥型 TKA 治疗的肥胖患者预后较差，尽管两组植入物生存率相似。

> **小结**
>
> 在中期随访中，患者年龄和肥胖不影响非骨水泥型TKA的疗效。

◆ 39.3.5　非骨水泥型髌骨植入物

非骨水泥固定髌骨是有争议的。早期的研究表明使用金属背板髌骨会增加并发症的发生率和灾难性的失败。这是早期设计中锁定机制差、聚乙烯薄、轨迹不良和股骨接触少所致。新一代的羟基磷灰石涂层和更厚的聚乙烯植入物在短期随访中显示出更好的效果。然而，问题仍然存在，一项研究报告在随访 5.5 年的 30 名患者中，钽背板髌骨假体的骨折率为 20%。

出于这些考虑，非骨水泥型 TKA 通常不进行髌骨表面置换或使用骨水泥型全聚乙烯髌骨假体。

> **小结**
>
> 不建议进行非骨水泥型髌骨表面置换。

◆ 39.3.6 炎症性关节炎

考虑到骨质量和骨整合失败的风险，通常不提倡对炎症性关节炎患者采用非骨水泥固定 TKA。然而，许多学者报告了在炎症性关节炎患者中取得的良好结果和可接受的生存率。假体的大小很重要，胫骨托应尽可能覆盖截骨表面，以防骨质疏松所导致的假体下沉。Buchheit 等报告了 55 例类风湿性关节炎患者 6 年生存率为 97%，该组病例中仅有 1 例胫骨托松动。Sharma 在类风湿性关节炎患者中使用低接触应力的活动衬垫植入物，16 年的生存率为 94%。Woo 等报告了类风湿性关节炎患者非骨水泥型 TKA 10 年的结果，179 例膝关节患者中 12% 的股骨和 24% 的胫骨可见＜2 mm 的透光线，但仅发现 1 例松动。尽管由于软组织发育不良、挛缩和多关节受累，类风湿性关节炎患者的功能预后低于骨关节炎患者，但非骨水泥系统的生存率似乎不受影响。

◆ 39.3.7 混合固定

非骨水泥型 TKA 中胫骨假体植入的失败率较高，因此引入了混合固定，即不使用骨水泥固定股骨，而使用骨水泥固定胫骨。混合型 TKA 的结果好坏参半，一些较早的研究报告失败率更高，而较新的研究报告结果较好。Duffy 报告混合型 TKA 15 年的翻修率为 27%，主要是股骨假体，并建议不要使用它。相反，其他研究报告了混合固定的良好临床结果。McLaughlin 回顾了 16 年来 148 例混合型 TKA 的结果，报告只有 1 例发生了无菌性松动，植入物生存率为 99%。Pelt 等使用 Maxim 或 Vanguard 系统（Biomet）比较了 111 例骨水泥型 CR TKA 和 174 混合型 TKA，两组患者 7 年的膝关节 KSS 和植入物存活的情况相似，混合膝关节的股骨假体生存率为 99.2%，有趣的是，透光线在骨水泥型股骨假体中更为常见。Yang 报告了 235 个例 5 种不同设计的混合型 TKA，在 10 ~ 15 年的随访中，股骨和胫骨的假体生存率分别为 92% 和 95%，作者得出结论，他们的结果与骨水泥型假体没有区别。Lass 等比较了 60 例混合型 TKA 和 60 例非骨水泥型 TKA，随访 5 年，两组患者的胫骨假体临床结果相似，生存率均为 96%。在非骨水泥型胫骨假体中，透光线较少，提示一旦骨整合完成，固定是持久的。

小结

早期非骨水泥设计胫骨部分的高无菌性松动率引出了混合固定的概念：非骨水泥固定的股骨与骨水泥固定的胫骨相结合。

◆ 39.3.8 表面涂层

39.3.8.1 羟基磷灰石

羟基磷灰石是一种骨传导材料，广泛用于非骨水泥型全髋关节置换术的固定。添加羟基磷灰石涂层改善了全膝关节植入物的固定效果。Voigt 和 Mosier 在一项包括 926 例 TKA 患者在内的 14 项试验的荟萃分析中表明，在胫骨托背面的金属上添加羟基磷灰石涂层可以改善固定效果和耐久性，这对 65 岁以上的患者尤其有帮助。然而，使用有或没有羟基磷灰石涂层的胫骨托，在功能结果方面并未显示出差异。

一些研究表明，使用羟基磷灰石涂层在 TKA 中具有良好的长期生存率和预后（表 39.1）。使用相同植入物并采用水泥固定的对比研究表明，非水泥型植入物的表现同样良好，有时甚至优于水泥型植入物。

表 39.1 羟基磷灰石涂层非骨水泥型 TKA 的生存率

作者	年份	假体类型	患者数量	随访时间（年）	生存率	注释
Cross	2005	固定型衬垫 CR	1000	10	99.0%	
Tai	2006	固定型衬垫 CR	118	5 ~ 12	97.5%	2 个胫骨托翻修术
Beaupré	2007	固定型衬垫 CR	75	5	100%	术后 6 个月时非骨水泥组疼痛水平高于骨水泥组，5 年后持平
Epinette	2014	活动衬垫 PS	270	15 ~ 22	97.1%	
Prudhon	2017	活动衬垫 PS	100	11	95.4%	结果和生存率与骨水泥型假体相似
Melton	2012	固定型衬垫 CR	325	10	96.0%	2.3% 无菌性松动

注：CR：后交叉韧带保留型；PS：后稳定型

39.3.8.2　多孔钽

另一种改善胫骨固定的方法是使用高度多孔的钽植入物，也被命名为骨小梁金属（Zimmer-Biomet，Warsaw，IN，USA），这种新开发的金属具有与天然骨相似的弹性模量，以及高度的骨传导性。在一项涉及 6 项研究 977 例患者的荟萃分析中，与骨水泥型假体相比，多孔钽一体式胫骨假体的功能评分更高、放射透光线更少、手术时间更短。然而，两组在活动度、功能评分、并发症、再手术和松动率方面均无明显差异。金属小梁植入物的耐久性已在长期研究中得到证实。在最初可长达 2 年的移位之后，这些植入物显示了良好的固定，在 10 年内没有松动，使其成为在年轻患者中一个有吸引力的选择。几项使用一体式钽胫骨假体的研究显示，在 5 ~ 11 年内很少因为松动而翻修（表 39.2）。早期失败的报告出现在高个、肥胖的男性患者中，假体发生下沉，所以这类假体的患者选择标准仍在不断更新。这种新开发的植入物的成本仍然令人望而却步。

39.3.8.3　其他表面涂层

最近有其他多孔骨诱导涂层被用于非骨水泥型 TKA 植入物。Regenerex（Regenerex Biopharmaceuticals，USA）是一种新型的多孔钛结构，具有接近正常小梁骨的 3D 多孔结构和生物力学特性。Biofoam（MicroPort Orthopedics Inc.，Arlington，TN，USA）是一种多孔网状钛材料，其压缩模量与天然骨相似。Tritanium（Stryker Orthopedics，Kalamazoo，MI，USA）是一种使用 3D 打印技术制造的高度多孔钛表面涂层。这些涂层已经取得了令人鼓舞的早期结果，但还需要更长时间的随访来确定它们的价值和证明其花费的合理性（表 39.3）。

> **小结**
>
> 改进表面涂层的现代非骨水泥型设计假体与骨水泥型假体的效果相当。

表 39.2　一体式钽胫骨假体的生存率

作者	年份（年）	假体类型	患者数量（例）	随访时间（年）	生存率（%）	注释
Henricson	2016	固定型衬垫 CR	21	10	95.5%	无松动导致的翻修，1 例因感染而翻修
DeMartino	2016	固定型衬垫 CR	33	11.5	96.9%	无松动或骨溶解导致的翻修
Niemelainen	2014	全是钽块植入体	1143	7	97.0%	无松动导致的翻修
Pulido	2015	固定型衬垫 PS	132	5	96.7%	无松动导致的翻修
Gerscovich	2017	固定型衬垫 CR	58	10.2	96.5%	2 例胫骨翻修
Kwong	2014	固定型衬垫 PS	115	7	95.7%	无松动导致的翻修

注：CR：后交叉韧带保留型；PS：后稳定型

表 39.3　新型多孔涂料的研究成果

作者	表面涂层	年份（年）	假体类型	患者数量（例）	随访时间（年）	生存率（%）	注释
Winther	Regenerex	2016	固定型衬垫 CR	61	2	n.a.	与等离子喷涂植入物的临床结果相似
Waddell	生物泡沫塑料	2016	固定型衬垫 CR	104	2	n.a.	1 例可见胫骨透光线，无松动导致的翻修
Harwin	高度多孔钛	2017	内轴膝 CR	219	4.4	99.5%	结果和生存期与周围磷灰石涂层假体相似
Nam	高度多孔钛	2017	固定型衬垫 CR	38	1.4	n.a.	早期结果与相同设计的骨水泥型假体相似

注：CR：后交叉韧带保留

◆ 39.3.9 非骨水泥型 TKA 的临床结果和生存率

非骨水泥型与骨水泥型 TKA 的大宗病例和登记数据报告的结果存在矛盾。早期的登记数据更倾向于骨水泥型假体，其翻修率较低，生存率较高。然而，最近系统综述和登记研究中对现代植入物的数据显示两者有类似的结果。第 13 次英国和威尔士的全国联合报告包括 737 759 名患者，显示与骨水泥型假体相比，非骨水泥或混合型膝关节假体的使用率有所下降。在该数据库中，非骨水泥或混合型膝关节假体的使用率从 2003 年的 9.5% 下降到 2016 年的 2.7%。12 年内非骨水泥假体的累积翻修率仍高于骨水泥假体（4.74% *vs*. 3.82%）。瑞典的膝关节置换登记系统 2016 年年度报告显示，多年来非骨水泥型假体的使用率没有显著变化。然而，骨水泥型假体占关节置换术的 90% 以上。1995 年以前，非骨水泥型胫骨假体的累计翻修率高于骨水泥型胫骨假体，但这可能是由于旧的非骨水泥型假体设计方面的失败，并不能反映当前假体的性能。

在 3568 例 TKA 的荟萃分析中，Mont 等发现两种假体固定方式的生存率相当。非骨水泥型 TKA 的 10 年生存率为 95.6%，而骨水泥型 TKA 的 10 年生存率为 95.3%。在 20 年的随访中，假体生存率分别下降到 76% 和 71%。使用或不使用螺钉固定之间没有观察到差异。Petursson 等比较了挪威关节置换登记数据中 4585 例混合型 TKA 和 20 095 例骨水泥型 TKA，以任何原因导致的翻修风险作为评价的主要终点。骨水泥型 TKA 组 11 年生存率为 94.3%，混合型 TKA 组 11 年生存率为 96.3%。根据植入物类型的不同，混合型 TKA 的表现等于或优于骨水泥型 TKA。澳大利亚骨科协会国家关节置换登记处 2016 年年度报告发现，混合型 TKA 组 15 年随访的累计翻修率低于骨水泥和非骨水泥型假体（6.6%、7.3% 和 8.1%）。限制性是另一个需要考虑的因素，因为在固定型衬垫后稳定型假体中，骨水泥固定的翻修率低于非骨水泥固定。Wang 等对 TKA 中骨水泥和非骨水泥固定的登记数据进行了比较荟萃分析，固定方法对感染率无影响。合并的登记数据显示非骨水泥固定的翻修率更高，尽管无菌性松动率类似。

区域差异也在使用非骨水泥型假体时起作用。北欧国家的一项分析显示，在丹麦，非骨水泥型假体的使用率（22%）高于挪威（14%）和瑞典（2%）。这种差异可能是多种因素造成的，包括培训、手术理念、假体的可获得性和费用报销。

可以从登记表数据中得出几个结论。尽管使用新一代非骨水泥型假体在专业中心取得了良好的效果，但在全世界范围内，骨水泥固定仍是比较常见的。在两项登记研究中，混合固定被证明优于骨水泥或非骨水泥固定。非骨水泥和混合型假体在移动衬垫和后交叉保留设计中表现更好，而骨水泥固定在固定型衬垫后稳定型假体中更持久。具有更好几何形状和涂层的新假体可以改善非骨水泥固定的结果，但这并没有反映在登记数据中，因为通常报告的结果是旧的设计。

小结

骨水泥型TKA固定仍然是最常用的固定类型。非骨水泥和混合型假体在可移动衬垫和十字架保持设计下表现更好，而骨水泥固定对于固定型衬垫后稳定型假体更耐用。

39.4 骨水泥型膝单髁置换术

骨水泥固定能更好地预测 UKA 的固定效果和生存率。移动式和固定式 UKA 在 10 年的随访中都有很好的临床效果。然而，如果不考虑特定设计系列，基于登记的研究表明，UKA 的生存率低于 TKA。Niinimäki 等报告了 4713 例芬兰登记的 UKA，UKA 的 5 年生存率为 89.4%，10 年生存率为 80.6%，15 年生存率为 69.6%；TKA 的相应生存率分别为 96.3%、93.3% 和 88.7%。英国国家联合登记处也报告了类似的结果，12 年的 UKR（内侧或外侧）翻修率是所有类型膝关节置换术的翻修率的 2.9 倍。

Epinette 等在一项多中心法国髋关节和膝关节学会的研究中对 418 例翻修 UKA 回顾性分析了失效模式。80% 的假体是固定平台，85% 的假体是骨水泥固定。最常见的原因是无菌性松动，其中 48% 发生在前 5 年。胫骨组件的松动比股骨组件更常见。这突出了适当的手术技术的重要性，包括精确的截骨，良好的对齐 / 定径，以及手术中特别是胫骨侧的骨水泥固定。外科医师的经验和手术量是 UKA 成功的重要因素。登记研究表明，随着手术数量的增加，生存率增加，翻修率降低。

有限的暴露和工作窗口增加了 UKA 术后腔室骨水泥残留的风险。放置胫骨假体时应避免过量的骨水泥；大多数外科医师会在胫骨上涂上一层薄薄的骨水泥，但只将骨水泥放置在胫骨托前半部分，以防骨水泥滞留在后髁间。股骨植入物的后髁也是如此，在种植体的周围只放置一层薄薄的骨水泥，避免骨水泥滞留在难以到达的后髁间（图 39.7，图 39.8）。目前的器械系统通常包括弯曲钩和牙签状器械，用于清除后髁间和内侧副韧带附近多余的骨水泥。生物力学研究显示，与骨碎片相比，骨水泥颗粒的磨损率明显较高。因此，应尽一切努力避免在 UKA 残留骨水泥颗粒（图 39.9）。

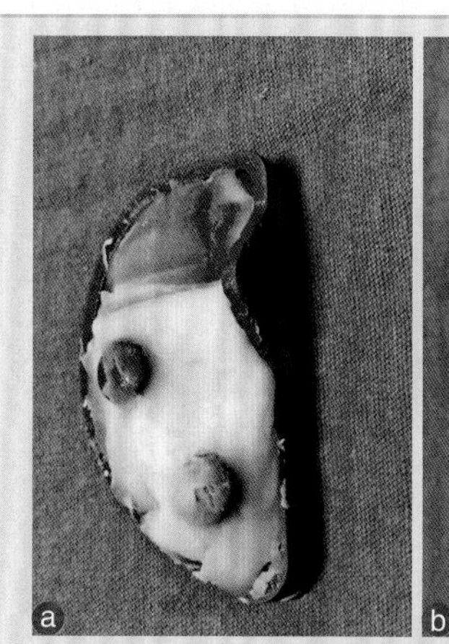

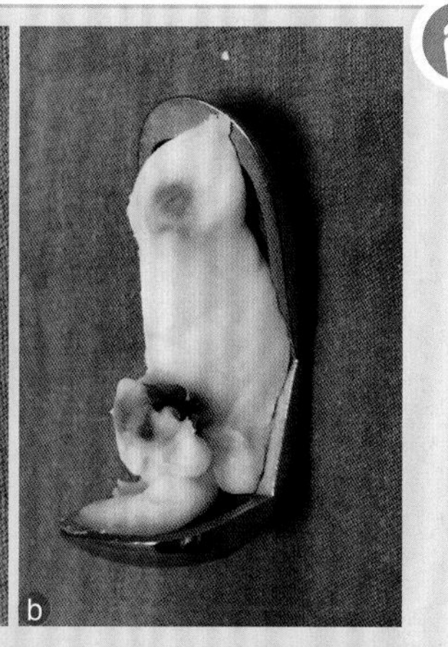

非常薄的骨水泥放置在胫骨植入物的后 1/3 和股骨髁的后腔，避免骨水泥滞留在后腔室

图 39.7

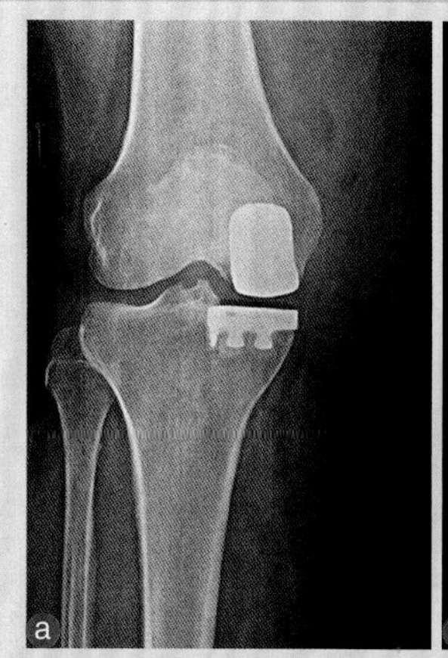

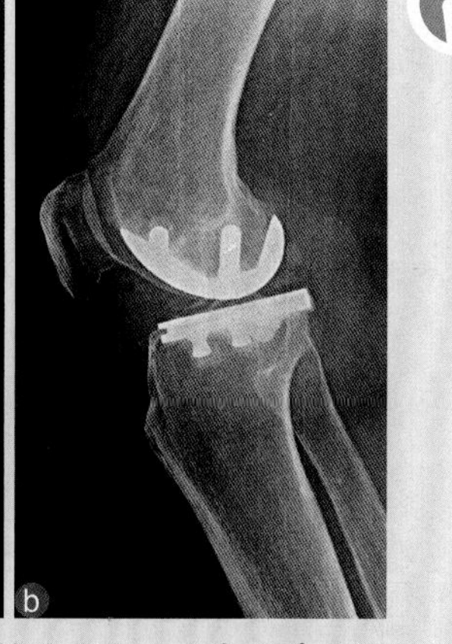

骨水泥被放置在骨头上和种植体下方，注意股骨后髁下有少量的骨水泥

图 39.8　骨水泥固定型衬垫内侧 UKA（Zimmer，ZUK）

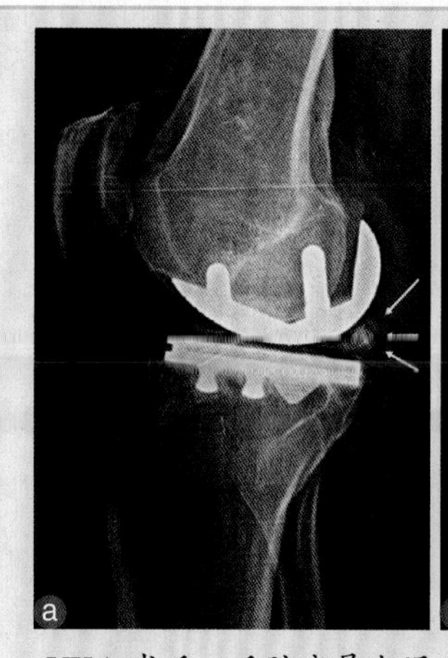

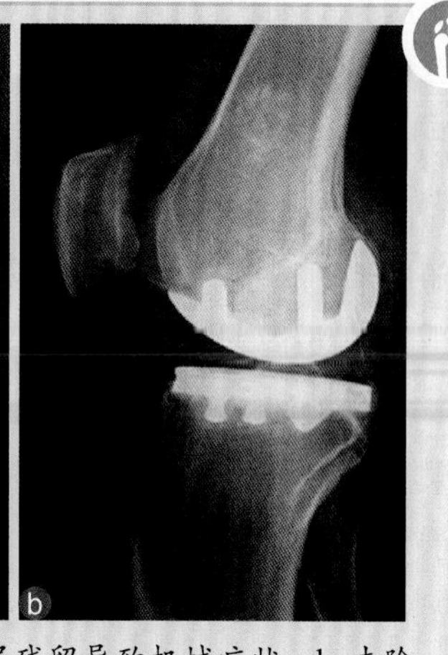

a.UKA 术后，后腔室骨水泥残留导致机械症状；b. 去除游离骨水泥颗粒后症状消退

图 39.9　避免骨水泥颗粒残留

在皮质骨中添加多个钻孔可增加骨水泥的渗透性和 UKA 中假体的稳定性。应避免在没有骨水泥交叉的情况下，将骨水泥固定到平面上。脉冲冲洗在 UKA 中也很重要，以确保足够的骨水泥渗透。高压灌洗在骨水泥渗透方面优于注射器冲洗。Jaeger 等已经证明，尽管两种技术都能满足骨水泥套的要求，但脉冲冲洗会增加骨水泥渗透距离和体积。这些作者还表明，当脉冲冲洗用于 UKA 时，在尸体骨生物力学测试中下沉较少。脉冲冲洗也有助于降低骨水泥和骨之间的界面温度。对尸体的研究表明，与注射器冲洗相比，脉冲冲洗标本的界面温度显著降低（21 ℃ *vs.* 24 ℃）。然而，这两个水平都远低于热损伤的阈值。

总之，骨水泥固定仍是 UKA 的“金标准”。细致的手术技术，注重精确的尺寸、截骨、韧带平衡和骨水泥技术是确保成功结果的必要条件。

小结

骨水泥固定仍然是UKA的“金标准”。

39.5　非骨水泥型膝单髁置换术

非骨水泥固定也被用于 UKA，具有与 TKA 非骨水泥固定相同的优缺点。非骨水泥设计需要一个金属胫骨托，这一做法因需要更大范围的胫骨截骨，并可能牺牲支持植入物的致密软骨下骨而受到批评。然而，Walker 已经证明，当使用金属支撑植入物时，金属胫骨托显示出优于全聚胫骨组件的负荷分布。如果使用移动轴承设计，金属支撑的植入物也是必要的。早期的非骨水泥设计每隔 10 年翻修率就会增加，因此逐渐失宠。设计和表面涂层的改进导致了非骨水泥固定的复兴。初步稳定性通过压合植入得到改善，随后通过骨长入 / 生长到多孔表面提高了二级稳定性（图 39.10）。

多项研究表明，非骨水泥型 UKA 的中期随访结果良好。Blaney 报告了 238 例非骨水泥内侧移动轴承牛津膝关节评分 UKA。随访 5 年，无患者出现进展性放射透光或松动，累积生存率为 98.8%，只有 7 例需要翻修。Liddle 等在一项多中心研究中报告了 1000 例移动轴承非骨水泥型 UKA 患者 6 年的随访结果，1.9% 的膝关节需要翻修，然而，没有 1 例是胫骨组件或股骨组件松动。假体生存期 6 年有效率为 97.2%，72 例膝关节骨 - 种植体界面部分透光（8.9%），无完全透光性。作者没有找到非骨水泥型 UKA 的具体禁忌证，但发现了非骨水泥型假体的固定优于骨水泥型假体的放射学证据。

RSA 偏移分析是预测松动的重要工具。所有的非骨水泥型假体在前 3 个月出现移位，直到 1 年后稳定，2 年后的移位预示着失败。Kendrick 等在同一牛津膝关节评分移动衬垫 UKA 的比较研究中，比较了 43 例使用 RSA 的骨水泥和非骨水泥型假体的移位情况。在非骨水泥型假体中，股骨和胫骨的透光度明显较低。

最近的一项荟萃分析评估了包括 1199 个膝关节的 10 项非骨水泥型 UKA 的结果。5 年的生存率从 90% 到 99%，10 年的生存率从 92% 到 97%。翻修最常见的原因是未处理侧骨关节炎进展。结果发现，骨水泥型假体的并发症和翻修率相似。Van der List 等对 10 309 例非骨水泥型 TKA 与 2218 例非骨水泥型 UKA 的生存率进行了系统比较，结果显示 UKA 的预后更好。无菌性松动在非骨水泥型 TKA 中更为常见（25%），而在 UKA 中较少（13%）。在本研究中，非骨水泥型 UKA 的 5 年、10 年、15 年生存率分别为 96.4%、92.9% 和 89.3%。

综上所述，在现代设计的非骨水泥固定 UKA 中已经显示出良好的中期结果。一旦使用非骨水泥型假体实现持久固定，无菌性松动是不可预测的，其他失效模式如对侧室骨关节炎进展、脱位（移动型衬垫）和聚磨损（固定型衬垫）等成为一个问题。需要长期随访研究来证实非骨水泥固定的持久性。

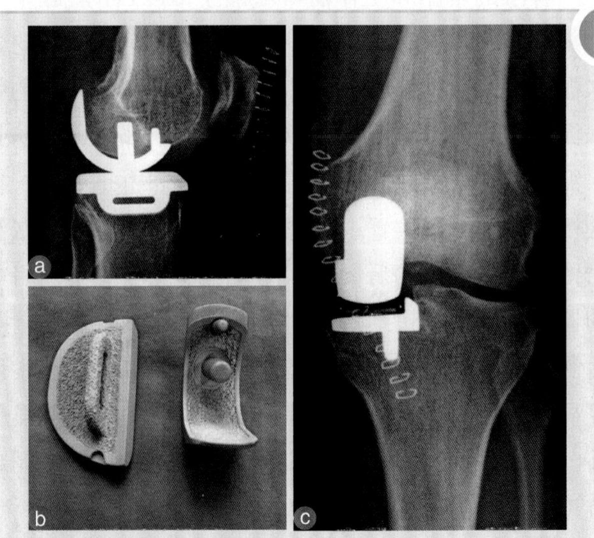

请注意，表面有多孔涂层，带有龙骨和钉子，以确保初始稳定性（带有多孔等离子喷涂和羟基磷灰石涂层的牛津部分膝关节假体，Zimmer-Biomet）

图 39.10　非骨水泥型可移动支撑体 UKA

（此图由安卡拉大学 Burak Akan 副教授提供）

小结

采用现代设计的非骨水泥固定技术在UKA中取得了良好的中期效果。一旦使用非骨水泥型假体实现持久固定，其他失效模式，如对侧室骨关节炎进展、脱位（移动轴承）和聚磨损（固定型衬垫）是翻修的决定因素。

要点回顾

骨水泥固定仍然是膝关节置换术中应用最广泛的技术。细致的手术技术包括精确的骨切割、脉冲冲洗，以及在植入过程中避免血液进入界面，对于获得足够的骨水泥渗透是很重要的。早期的非骨水泥设计失败率不可接受，尤其是胫骨和髌骨组件。较新的非骨水泥型假体，其表面涂层得到改善，孔隙率增加，其骨水泥固定的短期和中期效果相当。非骨水泥型假体可能是对具有良好骨储备的年轻患者一个有吸引力的选择。然而，非骨水泥型假体更为昂贵，且目前尚未证实其在生存和预后方面优于骨水泥固定。

参考文献

扫码查看

第 40 章

全膝关节置换术中的切口缝合

A. Schiavone Panni, M. Vasso, M. Vitale, G. Toro,
M. Rossini 和 K. Corona

要 点

- 切口并发症的危险因素分为患者相关因素、手术相关因素和软组织相关因素。
- 理想的切口缝合是解剖缝合（分层缝合）。
- 关节囊的缝合从“L”形切口的内侧角开始。
- 关节囊使用不可吸收缝线以保证持久的抗拉强度。
- 初次行 TKA 时使用皮肤钉可缩短关闭切口的时间，并可降低感染风险。
- 交互式敷料的使用可降低感染的发生率。

40.1 概述

高年资膝关节外科医师通常会让经验相对较少的住院医师完成手术切口缝合。显然，这并不意味着准确和精细的切口缝合不重要。顺利的切口闭合有助于减少并发症（包括伸肌功能不全、伤口渗漏和假体周围感染），还可以改善术后膝关节功能，并减少手术时间和成本。

为了预防切口并发症，以下3个关键点需要注意。

（1）与患者相关的危险因素，如静脉曲张、肥胖、血管条件差和糖尿病。

（2）手术切口闭合要细致。

（3）术后护理要合适。

> **小结**
>
> 预防切口并发症的关键是考虑术前风险因素及患者的选择，另外也需要优化切口闭合和术后护理。

40.2 切口并发症的危险因素

TKA术后发生切口并发症的术前危险因素通常与患者相关：高龄、糖尿病（主要是由于胶原合成障碍）、结缔组织病、类风湿性关节炎、外周血管疾病、慢性肾功能衰竭、吸烟、营养不良、肥胖、使用类固醇或免疫抑制药物（会减少成纤维细胞增殖）及化疗。

> **小结**
>
> 影响切口愈合的患者相关危险因素包括高龄、糖尿病、结缔组织病、类风湿性关节炎、外周血管疾病、慢性肾功能衰竭、吸烟、营养不良、肥胖、使用类固醇或免疫抑制药物。

局部危险因素包括既往瘢痕和皮肤切口、创伤后营养不良性皮肤、既往皮肤有放射史或接受过化学治疗、血肿，以及浅表和深部感染。

> **小结**
>
> 局部危险因素包括既往瘢痕和皮肤切口、创伤后营养不良性皮肤、既往皮肤有放射史或接受过化学治疗、血肿等。

既往有学者评估了与手术处理和技术相关的切口愈合不良的危险因素，包括切口的位置和长度、手术时间、止血带的使用、软组织处理、髌骨表面置换、髌骨外翻、缝合线的类型和用于切口闭合的缝合材料（表40.1）。

> **小结**
>
> 膝关节外科医师可以通过切口的位置和长度、手术时间、止血带的使用、软组织处理、髌骨表面置换、髌骨外翻、缝合线的类型和缝合材料来影响伤口愈合。

表40.1 切口并发症的危险因素

	危险因素
患者相关因素	·年龄 ·糖尿病 ·结缔组织病（如类风湿性关节炎） ·外周血管疾病 ·慢性肾功能不全 ·吸烟 ·营养不良 ·肥胖 ·服用类固醇类或免疫抑制剂 ·化疗
膝关节相关因素	·既往瘢痕和皮肤切口 ·创伤后营养不良性皮肤 ·既往皮肤有放射史或接受过化疗 ·血肿 ·皮肤浅层和深层感染
手术相关因素	·切口位置 ·切口长度 ·手术时间 ·止血带的使用 ·软组织处理 ·髌骨表面置换 ·髌骨外翻 ·缝线类型和缝合材料

髌旁内侧切口应比中线切口更符合皮肤张力线，所以理论上会减少术后早期膝关节屈伸时的皮肤张力。但是，膝前部皮肤的血液供应主要来自内侧，因此，内侧切口会导致较大面积的氧合障碍。此外，偏内侧的皮肤切口需要准备较大的皮下区域，这会增加可能的出血和伤口愈合不良的风险。

建议小心处理切口远端的皮肤，该处皮肤可能比近端皮肤的缺氧程度高得多。

止血带的使用在骨科非常广泛，但其作用仍有争议。多项研究表明，应尽可能降低止血带充气压力和使用时长，以预防切口并发症。最好是不使用止血带。

比较公认的是高止血带压力比低止血带压力更容易导致切口组织缺氧。另外，在切口闭合和包扎前松开止血带比闭合后松开更好。

不使用止血带对术中出血增加的作用尚未完全阐明。但较大的血肿与切口愈合不良有关，如红斑、边缘皮肤坏死、蜂窝织炎、感染、明显的腿部肿胀、深静脉血栓形成、僵硬和疼痛。

小结

如使用止血带，应尽量缩短其使用时间和充气压力。

手术时长是另一个重要因素。研究表明，缩短手术时间可减少 TKA 术后的并发症，尤其是降低假体的周围感染率。

研究表明，与传统 TKA 相比，微创免髌骨外翻技术可以使患者更早地恢复活动范围、早期出院和减轻疼痛，并且可以避免切口并发症。

40.3 优化切口闭合

传统上，伤口闭合是逐层完成的，有多种不同的缝合材料可供使用。常规缝合方法是单纯间断缝合（knotted sutures，KTS），外科医师每一针缝线都需要多次打结。

关节囊缝合从“L”形切口的内侧角开始，然后间断缝合关节囊的近端部分，最后缝合远端。

从切口中间开始缝合皮下层，这样可将切口一分为二。接着再分别缝合每半部分，直到切口完全闭合。

皮肤缝合优选皮肤钉。

最近推出了单向或双向倒刺缝线。此类缝线可进行连续缝合，无须打结。此外，双向倒刺的特征允许从切口中心开始同时向两端缝合，从而减少手术时间。使用免打结倒刺缝线（knotless barbed sutures，KBS）的其他优势包括增强生物力学的强度、增加抵抗关节切开术灾难性失败的耐力，以及更防水的闭合。Zhang 等最近的综述证实，与 KTS 相比，使用 KBS 闭合切口和皮下组织可提供类似的术后功能且并发症更少。但 Campbell 等表明不应使用 KBS，因为这样会增加发生切口并发症的风险，包括浅表和深部感染、伤口裂开、缝合脓肿、皮肤坏死、严重积液、关节纤维化和瘢痕形成（表 40.2）。

表 40.2　TKA 常用的缝合线和切口闭合的方式

层次	缝线	优点	缺点
关节囊	可吸收	· 完全吸收 · 更好的生物相容性	· 缝线强度随时间降低
	不可吸收	· 持久的抗拉强度	· 不可吸收 · 生物相容性低
	须打结	· 节省费用	· 缝线张力不均匀
	免打结	· 省时 · 缝线张力合适 · 更少的伤口渗液	· 昂贵
皮下组织	可吸收	· 完全吸收 · 更好的生物相容性	
	不可吸收	· 节省费用	· 费时 · 出现外来异物反应
	须打结	· 节省费用	· 费时
	免打结	· 省时 · 紧密缝合	· 费用高 · 并发症多
皮肤	可吸收	· 完全吸收 · 较少的术后疼痛和更好皮肤氧合	· 费时
	不可吸收	· 完全吸收 · 较少的术后疼痛和更好皮肤氧合	· 费时 · 需要拆线 · 术后疼痛

续表

层次	缝线	优点	缺点
皮肤	皮肤钉	·皮肤浅层并发症少	·需要拆钉 ·术后疼痛
	粘贴式	·亲肤 ·无须更换敷料 ·改善切口愈合环境	·昂贵

40.4 技术要点和技巧

有术者喜欢在患者深屈膝关节（100° ~ 120° ）时缝合切口，认为这种体位可以避免软组织拉伸并减轻患者的不适感，还能防止伸膝装置和皮肤的短缩。相反，在完全伸膝位缝合切口可能会导致软组织错位，使得膝关节屈曲时伸肌装置张力过大，还会导致术后活动度减少和膝前区疼痛。Cerciello 等最近的系统评价认为，与完全伸膝位相比，深屈位闭合切口不影响术后膝关节的活动度、功能结果（KSS、VAS 评分）、疼痛或并发症的发生率。关于屈膝闭合伤口可增加肌肉力量的发现有待进一步研究确认。

与不放引流管相比，初次行 TKA 时放置引流管没有额外优势。尽管放置引流管能够预防术后血肿形成，而血肿是细菌的肥沃土壤，但同时引流管腔也可能成为细菌逆行定植的通道，引起深部感染。放置引流管可以降低由关节积血导致的二次手术的风险。尽管放置引流管能够减少术后瘀斑及更换敷料的次数，但是许多研究表明放置引流管的患者失血量更大，术后需要输血的风险更高。

最后，有许多材料可用于皮肤缝合：组织黏合剂、皮肤钉和缝线。其中皮肤钉是手术室中最快、最经济的 TKA 切口闭合技术，但与组织黏合剂和缝合技术相比，其可导致住院时间明显延长。

◆ 40.4.1 关节囊缝合

关节囊的缝合对于切口愈合至关重要，只有密封的关节囊才能防止伤口渗漏。此外，还需尽可能地恢复伸肌装置。

髌骨内侧入路通常采用“L”形切口（图 40.1）。切口形成的角度是一个很好的标志，以便在缝合时更好地对位关节囊。闭合关节囊通常先于伸膝位，在“L”形切口的顶点缝第一针，保证肌腱对合并使其尽可能完美，然后膝关节屈曲至 100° ~ 120° ，在第一针向近端和远端以 1.5 cm 的间隔进行缝合。应当采用可吸收的 2 号编织缝线间断缝合关节囊，也可选择不可吸收的 2 号编织缝线（图 40.2 ~图 40.4）。

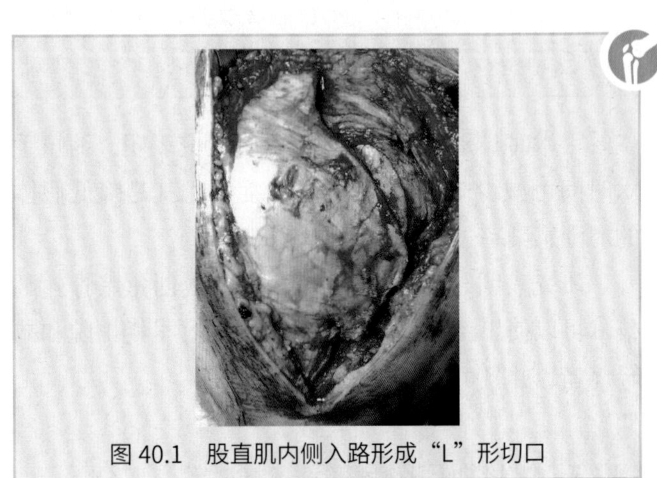

图 40.1 股直肌内侧入路形成“L”形切口

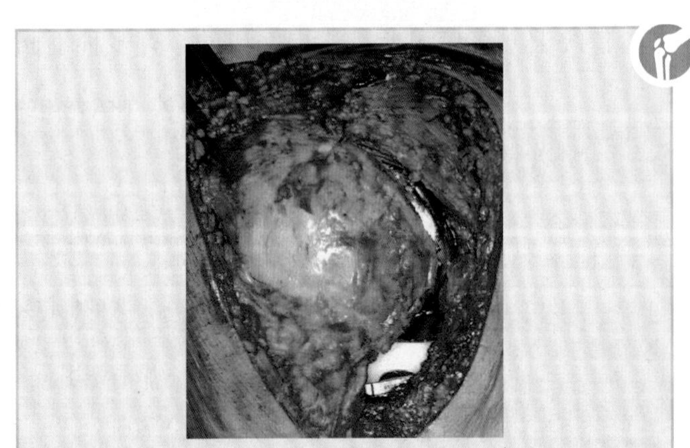

图 40.2 不可吸收的 2 号缝线在“L”形切口成角处缝合关节囊

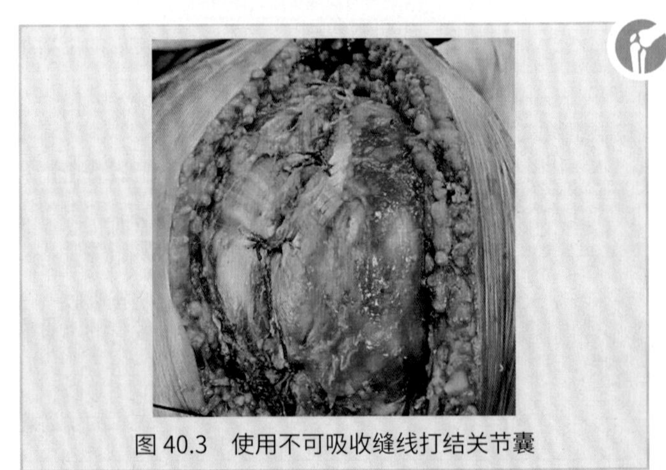

图 40.3 使用不可吸收缝线打结关节囊

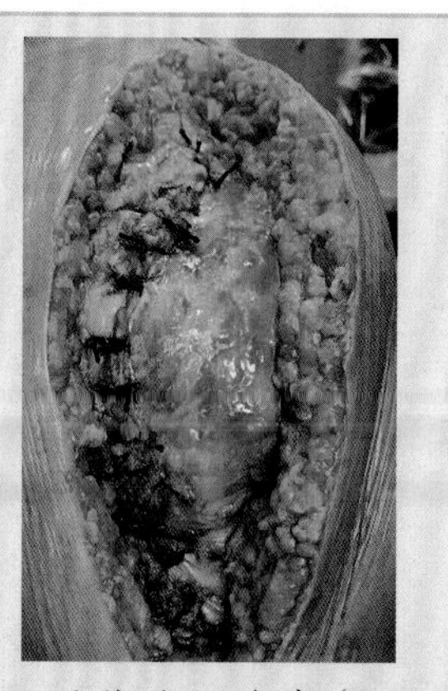

间断使用 2 号可吸收编织缝线（VICRYL®, Ethicon, Johnson & Johnson Medical N.V., Belgium）缝合关节囊，穿插不可吸收的 2 号编织缝线（PROLENE®, Ethicon, Johnson & Johnson Medical N.V., Belgium）对股内侧肌附着处进行缝合

图 40.4

◆ 40.4.2　皮下层闭合

皮下层的缝合取决于该层的厚度。肥胖患者可能需要两层缝合，以尽量减少皮下血肿。通常使用可吸收的 2-0 号编织缝线间断缝合，也可以使用该缝线做连续缝合。

◆ 40.4.3　皮肤闭合和伤口敷料

皮肤层选择皮肤钉或缝合线缝合仍然是一个有争议的话题。不过最近的两项荟萃分析表明，皮肤钉对应着较低的手术部位感染率和较高的术后疼痛水平。通常推荐在初次 TKA 中使用皮肤钉。对于翻修手术或对镍过敏的患者，应使用缝线。通常选用不可吸收的单股 2-0 号缝线。

可用于初次 TKA 的切口敷料类型很多。

Sharma 等将敷料分为三类：①被动型敷料（材料仅用于保护）；②活性敷料（材料促进伤口愈合并创造湿润伤口环境）；③交互式敷料（材料可促进伤口愈合，既能创造湿润的伤口环境，又能与伤口床相互作用，表 40.3）。

与一般敷料相比，活性敷料的伤口并发症更少，渗液缓冲能力更好。不过活性敷料能否较一般敷料有更低的手术部位感染率尚不清楚。

手术室用于初次置换的含银抗菌敷料是一种柔软、无菌的无纺布垫或带状敷料，由羧甲基纤维素钠和银离子组成。敷料中的银离子具有抗菌功效。该敷料可吸收大量伤口渗液和细菌，并形成一种柔软的、有黏性的凝胶，紧密贴合伤口表面，保持伤口湿润，同时能够清除切口上无活力的组织（自溶性清创）。湿润的环境和抗菌功效协助身体修复并有助于预防切口感染。一般来说，伤口在 14 天内不需要更换敷料，之后会移除皮肤钉（或单股缝合线）。

表 40.3　常用伤口敷料（adapted from Shama et al.）

分类	类型	产品和厂家
被动型敷料	·纱布 ·可吸收棉垫	Zetuvit E（Hartmann），Mesorb（Monlyke），Sorbact absorbent pads（ABIGO），Interpose（Smith & Nephew），Steripad（Johnson & Johnson）
被动型敷料	浸渍纱布	Parafin gauze：Jelonet（Smith & Nephew），3% bismuth tribromophenate：Xeroform（DeRoyal）
	胶布	Hypafix（Smith&Nephew），Mefix（Monlyke），Micropore（3 M）
	绷带	ACE（3 M）
	织物（岛状敷料）	Mepore（Monlyke），Primapore（Smith&Nephew），Cutiplast（Smith&Nephew），Cosmophor E（Hartmann），Microdon（3M）
活性敷料	薄膜	Opsite（Smith&Nephew），Sorbact（ABIGO），Tegaderm plus pad（3M），Opsite visible（Smith & Nephew）
	水凝胶	Comfeel，Duoderm（Convatec）
	水胶体	Aquacel（Convatec）
	海藻酸	Tegaderm alginate（3M）
	泡沫	Mepilex border（Monlyke）
交互式敷料	·抗菌敷料 ·生物材料敷料 ·蛆虫疗法 ·负压 ·切口理疗	Aquacel Ag（Convatec）

要点回顾

切口闭合技术必须省时、经济、耐用、抗微生物且美观。需要强调的是，关节囊缝合是该过程中最重要的一步。

- 用不可吸收和可吸收缝线交替缝合关节囊。
- 在肥胖患者中，皮下应分两层封闭以减少无效腔。
- 在初次TKA时推荐使用皮肤钉。如果是翻修手术或对镍过敏的患者，使用缝合线。

参考文献

扫码查看

第 41 章

全膝关节置换术放置引流管的利与弊

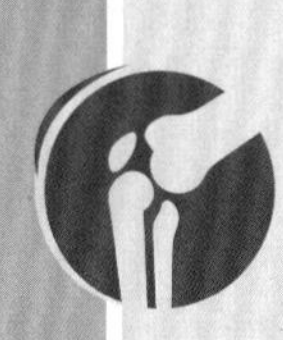

Bernhard Christen

要 点

- 系统综述表明 TKA 术后使用闭式引流可预防皮肤瘀斑和术后血肿。
- 引流管组与无引流管组的血栓栓塞事件和假体周围感染的发生率无差异。
- 引流管组的失血量和输血需求明显高于无引流管组。
- 夹闭引流与非夹闭引流或无引流相比，没有任何优势。
- 术后使用氨甲环酸（TXA）和密封敷料能够弥补不放引流的劣势，同时也适用于放置引流的患者。

41.1 概述

TKA术后患者存在明显的失血，若未系统地使用TXA，术后可能需要输血。

切口引流的作用仍然存在争议。引流管被认为可以有效地减少血肿形成。理论上，较少的血肿可减少术后疼痛、肿胀和感染的发生率。然而，闭式负压引流系统也会增加出血，因为其破坏了闭合且无引流切口的填塞作用。

尽管有些研究表明TKA术后无须放置引流管，但放置引流管仍然很常见。

本章回顾了目前关于TKA术后放置引流管和不放置引流管的文献，讨论其对伤口愈合、血肿发生、失血量和输血率、术后血栓栓塞事件、术后早期功能、假体周围感染和经济的影响。

41.2 切口愈合和血肿

TKA中放置引流管比较公认的优势是减少换药次数。在其他比较研究中，放置引流管可以减少敷料的重量。

与无引流管组相比，引流管组的切口周围皮肤瘀斑面积更小，血肿也更少，伤口的术后渗漏也少。这些研究没有评估TXA对有无引流管患者术后切口愈合的影响（图41.1，图41.2）。

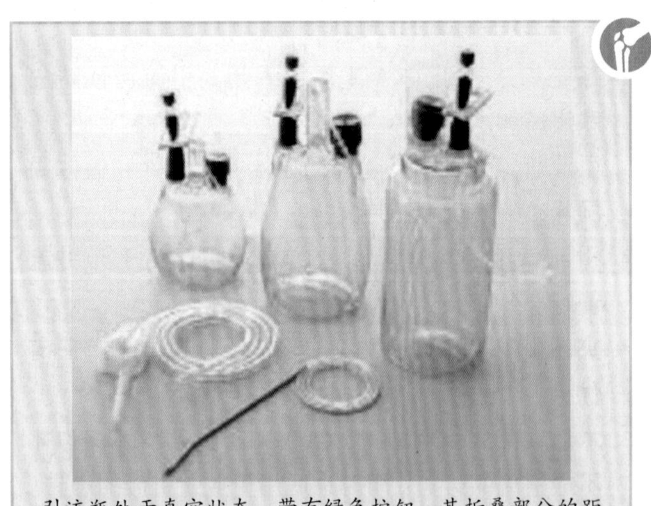

引流瓶处于真空状态，带有绿色按钮，其折叠部分的距离越短，表明负压越大。引流系统包括一个无菌管和一个带有穿刺针以穿过软组织和皮肤的引流管

图41.1 各种闭式创面引流系统

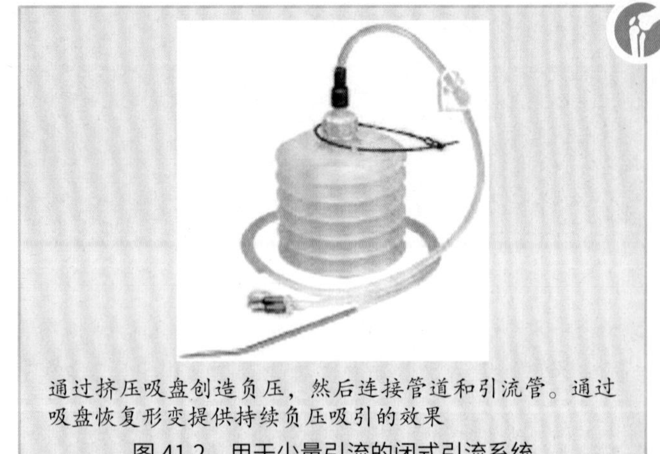

通过挤压吸盘创造负压，然后连接管道和引流管。通过吸盘恢复形变提供持续负压吸引的效果

图41.2 用于少量引流的闭式引流系统

41.3 术后功能和住院时间

随着TKA术后快速康复理念的盛行，比较有无引流管对患者早期术后功能和住院时间影响的研究逐渐受到关注。Wang等进行了一项包含80例患者的前瞻性随机研究，发现TKA术后放置引流会影响术后早期康复，包括术后活动度减少、主动抬腿能力减弱和住院时间延长。上述结论被Sharma等的一项包含120例患者共计135例TKA的研究所证实，其中无引流管组59例，引流管组61例。

小结

放置引流管会延迟早期康复，如术后活动度减少和主动抬腿能力减弱。

41.4 失血量和输血率

TKA术后失血大部分发生在术后的几个小时内。有研究显示，37%的引流液来自术后2 h内，55%来自术后4 h内。Zamora-Navas等（1999）发现90%的术后引流发生在术后24 h内。考虑到维持引流管可能增加细菌定植的风险，建议在手术后24 h移除引流管，不过证据尚不充分。

几项比较研究证实引流管组的失血量多于无引流管组。该结论被一项系统综述和荟萃分析证实。Tai等发现无引流管患者的血红蛋白水平下降少于有引流管的患者。失血量增加导致引流管组患者的输血率高于无引流管组。

> **小结**
>
> 放置引流会增加失血量和输血率。

◆ 41.4.1　引流管夹闭

理论上短期夹闭引流管可以减少失血，减少换药次数，以及减少瘀斑的风险。Shen 等、Tsumara 等、Raleigh 等和 Stucinskas 等发现通过临时夹闭引流管能够减少引流量。文献报告夹闭引流管组患者的总引流量为 297 ~ 807 mL，非钳夹组为 586 ~ 970 mL。Kiely 等（2001）发现夹闭与否对引流没有影响。一项纳入随机对照研究的荟萃分析表明，只有当夹闭引流管超过 4 h 时，失血量才可能减少。减少失血的同时也抵消了引流的优势。此外，长时间夹闭引流管与不放置引流管区别很小。另一项荟萃分析纳入了 9 项随机对照试验，共包括 850 例 TKA 患者，证实了临时夹闭引流管超过 4 h 可显著减少失血、血红蛋白下降和术后输血次数。两组患者术后关节活动度、伤口相关并发症及深静脉血栓形成均无明显差异。

目前大部分研究表明，夹闭组和非夹闭组患者的术后血红蛋白水平无显著差异。仅有 Raleigh 等（2007）研究发现夹闭组患者的血红蛋白水平更高。Shen 等发现两组患者的输血率类似。而 Tsumara 等和 Stucinskas 等的研究表明夹闭组的输血率稍低于非夹闭组。Eum 等的研究中并没有发生输血事件。

Jung 等在一项纳入 100 例 TKA 患者的研究中发现，当术中使用稀释的肾上腺素溶液时，夹闭引流管组和非夹闭引流管组患者在总失血量、术后血红蛋白或血细胞比容降低方面没有差异。Wu 等（2017）证实了这一点，该研究随机纳入 121 例患者，其中夹闭组 60 例，松止血带前静脉内注射 10 mg/kg 的 TXA，结果显示夹闭组的引流量显著少于非夹闭组，但血红蛋白水平、血细胞比容、伤口相关并发症、术后关节活动度、VAS 评分、血栓栓塞和住院时间没有差异。

> **小结**
>
> 大部分研究显示夹闭对失血量并无影响。

◆ 41.4.2　氨甲环酸

无论 TKA 术后是否放置引流管，外科医师应选择系统性使用 TXA 以减少失血。根据 7 项系统评价和荟萃分析的结果，使用 TXA 可将 THA 和 TKA 患者的失血量降低近一半，因此也减少了输血的需要。Wang 等的一项纳入 60 例 TKA 的双盲对照研究同样表明，关节腔内注射 500 mg TXA 能够减少术后失血，减少血红蛋白丢失，以及降低输血率。与无引流管组相比，引流管组术前 1 h 和术后 12 h 应用 1 g TXA 可减少换药和切口淤血（该研究共纳入 120 例患者，共计 135 例 TKA），但延长住院时间，术后血红蛋白水平没有差异。作者认为 TKA 术后使用闭式引流没有任何优势，可以放弃。使用 TXA 是安全的，没有研究表明局部或静脉注射 TXA 会增加血栓栓塞事件的发生，因此作者认为可以系统性使用 TXA。

> **小结**
>
> 不论使用何种给药途径，TXA均可减少失血。

◆ 41.4.3　血栓栓塞事件

血栓栓塞是 TKA 术后最常见的并发症之一。由于相关的发病率和死亡率增加，应引起重视。TKA 术后放置引流理论上可以减少术后膝关节肿胀，并可能降低深静脉血栓形成和栓塞的风险。然而，所有比较引流管组和无引流管组深静脉血栓发生率的研究均未发现两组存在显著差异。

◆ 41.4.4　假体周围感染

放置引流可以减少术后肿胀、瘀斑和血肿的发生，从而降低 PJI 的风险。但长时间放置引流也会增加细菌定植，从而增加PJI的风险，所以应尽快移除引流管。科学地说，没有证据表明使用闭式引流会增加或降低 TKA 术后 PJI 的风险。一项荟萃分析显示，引流管组的感染发生率为 0.5%，无引流管组的感染发生率为 1.2%，但汇总数据显示无显著差异。在 2013 年的费城共识会议上，88% 的代表认为 TKA 术后使用闭式引流对 PJI 的发生率没有影响。同样也没有结论指出拔除引流管的最佳时机。这在 2018 年的第二次费城共识会议上得到了证实。尽管证据水平仍然有限，但支持率达到 90%（7% 不同意，3% 弃权）。

> **小结**
>
> 是否放置引流管与感染的发生无关。

要点回顾

- 在一项Cochrane系统综述中，36项随机或半随机对照研究比较了所有类型的择期和急诊骨科手术（包括5464例患者，共计5697例切口）放置闭式引流管或不放置引流管的差异，发现两组患者在切口感染、血肿、切口裂开、再次手术发生率方面无差异。放置引流增加输血率，而不放置引流增加换药次数及皮肤瘀斑。
- 一项荟萃分析包含了18项研究，纳入了3495例THA和TKA患者，共计3689处切口，发现放置引流会增加THA和TKA后的输血率，且无其他益处。
- 文献没有明确支持TKA术后放置引流的益处，也没有强烈反对放置引流。
- 围手术期静脉注射TXA可显著减少TKA术后的失血。与具有密封作用的新型切口敷料结合使用，TXA将减少瘀斑和术后血肿的发生率，无须放置引流管，并能够优化术后康复计划，包括患者早期活动和膝关节早期锻炼。
- 不使用引流管可节省引流材料本身的花销及重复换药的支出，并可将输血的经济风险降至最低。事实上，Bjerke-Kroll等计算出每个THA的引流成本为538美元，每个TKA的成本为455美元。

参考文献

扫码查看

第 42 章

全膝关节置换术后的镇痛管理

Alexander Zeh

要 点

- 术后急性疼痛是 TKA 的一个重要问题，会导致患者出现术后慢性疼痛和心理压力，如焦虑和无助等。
- TKA 术后镇痛应包括多模式镇痛方案，最好在手术进行时即开始。
- 有效镇痛对于早期康复和患者满意度至关重要。
- 患者自控镇痛是多模式镇痛方案的有效组成部分。
- 有几种方案可供补充使用，如皮质类固醇、加巴喷丁和普瑞巴林，但尚未最终评估。
- 目前，有从硬膜外麻醉转向周围神经阻滞（peripheral nerve block，PNB）和局部浸润麻醉（LIA）的趋势。
- 目前，TKA 术后选择何种类型的 PNB 尚未达成共识。
- 没有足够的证据对 TKA 术后选择 PNB 或 LIA 或联合方案进行镇痛做出结论性推荐。
- 多模式镇痛包括组合使用不同作用机制的镇痛剂，可起到叠加或协同作用，同时最大限度地减少剂量依赖性不良事件。

42.1 概述

疼痛是一种涉及多个器官系统的复杂且多因素的感受。国际疼痛研究协会（International Association for the Study of Pain，IASP）将疼痛定义为“与真实或潜在组织损伤相关的不愉快的感觉和情绪体验”。我们必须认识到疼痛始终是一种主观感觉。

术后疼痛仍然是 TKA 术后的主要问题，尽管采用当前先进的镇痛疗法，一些患者仍可能出现严重的术后疼痛。严重的急性术后疼痛常见于年轻、肥胖的女性和患有中枢神经系统疾病的患者。术前膝关节或者其他部位的疼痛可能导致中枢痛觉过敏。

TKA 术后有效的疼痛管理至关重要。术后疼痛影响患者康复及总体满意度。

除了患膝术前疼痛、身体其他部位术前疼痛、容量超负荷、心理压力症状（如焦虑和无助等情绪），术后急性疼痛也是导致慢性手术疼痛的预测因素之一。

目前多模式镇痛被用于评估不同的疼痛机制，并最大限度地减少麻醉剂用量，以减少麻醉剂的副作用，如恶心、呕吐和镇静。其目的是提高患者对早期功能锻炼的参与度和患者的满意度，以加速康复。这不仅会降低住院成本和住院时间，还可以促进患者早期康复和减少麻醉剂的摄入。

骨科手术中的多模式镇痛方案包括术前和术后的口服与静脉用药，如阿片类和（或）非阿片类镇痛药物，以及结合多种局部镇痛方案。有效的镇痛管理应尽早在手术开始时实施。

评价 TKA 术后镇痛治疗有效性的研究使用不同方法来评估疗效。一般来说，分析不同治疗方案吗啡的用量可以用来评估治疗方案的镇痛潜力。阿片类药物经常被转化为静脉注射吗啡的当量，以增加不同研究结果的可比性。

术后镇痛的研究使用多种不同剂量形式的阿片类药物，如静脉注射或肌注芬太尼、羟考酮、氢吗啡酮、舒芬太尼，以及多种非甾体类抗炎药，如布洛芬、塞来昔布和对乙酰氨基酚类，包括加巴喷丁等药物。有效镇痛应在术前即开始实施。

有多种疼痛评分系统用来评价治疗效果，如 VAS 评分（范围为 0 ~ 10 分或 0 ~ 100 分）、言语疼痛评分（verbal pain score，VPS）和 WOMAC 评分量表，这些量表可以用来汇报术后即刻至术后 72 h 内的疼痛等级。

不同的镇痛药物和疗效评估方法及较小的样本量都使得术后疼痛管理方案的制定变得复杂。因此，目前尚未建立全球公认的 TKA 术后镇痛“金标准”方案。

> **小结**
>
> 作为多模式镇痛的一环，有效的疼痛管理应尽可能在手术时即开始。

42.2 术前患者宣教

术前患者宣教（preoperative patient education，PPE）能够提高 THA 和 TKA 的术后效果。

McDonald（2004）的一项荟萃分析纳入了 9 项研究共计 782 名参与者，发现与常规护理相比，术前宣教在改善髋关节或膝关节置换手术术后疗效方面的证据不足。

> **小结**
>
> 术前宣教并未改善TKA的疗效。

特别是没有结论支持术前宣教在术后疼痛和功能改善方面的作用。随后另一项分析 THA 和 TKA 术后宣教疗效的荟萃分析支持了这一说法，术前患者宣教除了显著减少患者术前焦虑，没有发现有其他效果。但该研究的结论受到研究异质性的影响。

有人指出迫切需要设计合理的随机对照研究，以得出有效结论。

42.3 口服或静脉全身镇痛

◆ 42.3.1 术后常规使用非甾体类抗炎药

非甾体类抗炎药能够减少阿片类药物的使用，常推荐用于术后镇痛。常规非甾体类抗炎药包括酮洛芬、吡罗昔康、替诺昔康、对乙酰氨基酚和双氯芬酸。它们应与强效阿片类药物（如羟考酮、氢吗啡酮或丁丙诺啡）联合使用。

目前没有证据推荐将非甾体类抗炎药和局部镇痛药联用。

使用常规非甾体类抗炎药应考虑患者特定的风险特征，如出血性疾病、胃十二指肠溃疡病史、心血管疾病、阿司匹林敏感性哮喘及肝肾功能。

既往研究表明，术前使用传统非选择性非甾体类抗炎药会增加出血的风险。传统的非选择性非甾体类抗炎药能可逆地抑制环氧合酶（COX），并干扰血小板功能。选择性 COX-2 抑制剂的抗血小板作用低于传统的非选择性 NSAIDs。因此，选择性 COX-2 抑制剂可能是多模式镇痛的更好选择。此外，选择性 COX-2 抑制剂可能与较低的胃肠道不良反应和较低的心血管风险有关。

有人担心选择性 COX-2 抑制剂会干扰骨愈合过程。目前，没有证据证实选择性 COX-2 抑制剂对膝关节置换术的不良影响。它们对骨愈合的潜在负面影响可能是骨折术后治疗的一个问题。

建议将对乙酰氨基酚和其他强效镇痛药物联合使用，用于 TKA 术后镇痛，而不是单独使用。

◆ 42.3.2　阿片类药物

强效口服阿片类药物（如羟考酮、氢吗啡酮或丁丙诺啡）较弱阿片类药物（如曲马多）更适用于 TKA 术后镇痛。它们应与其他非阿片类镇痛药联合使用，以减少阿片类药物的用量和相关的副作用，如镇静、头晕、恶心、呕吐和便秘。

由于药代动力学较差、注射相关的疼痛及患者不适，目前没有证据推荐使用肌注。

骨科手术常使用阿片类药物，多达 40% 的骨关节炎患者在手术前已经服用过阿片类药物。由于阿片类药物的副作用及其潜在的药物成瘾性，以及术前使用阿片类药物与较高的术后发病率和死亡率及较差的 TKA 术后疗效相关，因此 TKA 术后使用阿片类药物应遵循严格的指征。应特别注意术前已经服用过阿片类镇痛药物的患者，术后应关注继续服用阿片类药物的风险。

这些均特别强调了 TKA 术后多模式镇痛方案在减少阿片类药物使用中的重要性。

尽管术后 3 个月被认为是停止服用止痛药的合适时机，但目前还没有一个明确的结论指出 TKA 术后具体何时停止服用止痛药。

> **小结**
>
> TKA术后长期使用阿片类药物存在风险，因此使用镇痛药物尤其是阿片类药物不应超过3个月。

◆ 42.3.3　患者自控镇痛

推荐使用患者自控镇痛，较其他固定的阿片类镇痛方案具有改善患者疼痛控制和提高患者满意度的优势。

尽管已有很多不同的镇痛方法，但很多临床研究指出自控镇痛仍然是 TKA 术后多模式镇痛治疗常用的一个组成部分。

自控镇痛能够帮助患者对疼痛进行良好的控制，有助于减少焦虑，而焦虑又会反过来减少疼痛体验。自控镇痛相当大的优势是立竿见影的效果和患者的自控性。

但是，患者必须能够理解并遵守用药原则。

用于自控镇痛的首选阿片类药物应具有起效迅速、作用持续时间中等且治疗范围广的特点，如哌腈米特或吗啡。

自控镇痛的管理很复杂，需要监测患者的依从性及疼痛等级，以确定负荷剂量、推注剂量、锁定间隔和输注量的个性化设置。最佳剂量是能够持续有效的镇痛而不产生客观或主观副作用的最小剂量。

> **小结**
>
> 自控镇痛仍然经常被当作多模式镇痛的一部分。

42.4　持续硬膜外镇痛

持续硬膜外镇痛（continuous epidural analgesia，CEA）在 TKA 术后被广泛使用，包括连续硬膜外输注（continuous epidural infusion，CEI）、患者自控硬膜外镇痛（patient-controlled epidural analgesia，PCEA）或间歇性硬膜外推注（intermittent epidural bolus，IEB）。CEI 或 PCEA 联合局部镇痛或局部麻醉药物是 TKA 术后镇痛的标准方案之一。

事实上，CEA 经常被当作其他方案的对照来研究 TKA 镇痛策略的效率。

Choi 等（2003）的结论是 CEA 可能有助于缓解下肢关节置换术后的疼痛。他们发现与全身镇痛或长效脊髓镇痛相比，其益处可能仅限于术后早期（4 ~ 6 h）。根据荟萃分析他们推测硬膜外输注局部麻醉剂或局部麻醉剂 - 麻醉剂混合物可能比单独使用硬膜外麻醉剂的效果更好。

CEA 的缺点之一是难以评估潜在的术后神经功能障碍，因此需要仔细调整剂量以防下肢感觉和运动的全部阻滞。与 PNB 相比，局部脊髓麻醉的严重并发症发生率更高，因此周围神经阻滞技术逐渐成为主流趋势。

CEA 和全身镇痛药物在恶心、呕吐或呼吸抑制等方面的差异并没有统计学意义。与全身镇痛相比，硬膜外镇痛的镇静发生率较低，而尿潴留、瘙痒和低血压的发生率更高。有人指出，硬膜外镇痛的罕见并发症发生率、术后发病率或死亡率、功能结果或住院时间尚无定论。其他人也证实了与 PNB 相比，硬膜外镇痛的尿潴留、瘙痒和低血压等不良反应的发生率更高。

Anderson 等（2010）发现，与 TKA 术后采用罗哌卡因的 CEA 联合静脉注射酮咯酸相比，关节周围和关节内浸润注射多种镇痛药物在缓解术后疼痛和减少吗啡用量方面存在优势。同时，他们指出，CEA 的概念各不相同，没有一个 CEA 的"金标准"可以被用来与其他治疗方案进行比较，因为他们研究中的硬膜外方案可能不是最佳的。

总之，应注意 PNB 或局部浸润 / 关节内浸润的镇痛方案在减轻疼痛、减少阿片类药物消耗，甚至是关节屈曲功能方面优于 CEA 或与 CEA 类似。

目前 TKA 术后镇痛方案的趋势向 PNB 和关节周围 / 关节内浸润方向发展，可以避免制动和 CEA 的不良反应。

> **小结**
>
> 硬膜外麻醉目前逐渐被LIA或PNB所取代。

42.5 周围神经阻滞

局部镇痛尤其适用于 TKA，以获得最佳的镇痛效果及避免全身使用阿片类药物的不良反应。中枢神经阻滞（central neuraxial blockage，CAN）即脊髓和硬膜外镇痛，可提供不错的术中麻醉和术后镇痛效果。

但 CAN 也有副作用，如尿潴留、瘙痒和低血压。近年来，PNB 因具有更确切的效果、较少的不良反应及适度的麻醉效果而逐渐成为 TKA 术后最佳的镇痛方案。

多项研究表明 PNB 的镇痛效果与 CAN 类似，与自控镇痛相比，PNB 可以促进患者康复、减少住院时间、减少阿片类药物的使用，甚至在术后 0 ~ 24 h 有更优的镇痛效果。值得注意的是，一项荟萃分析显示只有低或中等级别的证据表明 PNB 在减轻疼痛、减少住院时间及减少吗啡用量方面存在优势。不过也有证据表明，PNB 的镇痛效果可能不如 CEA。

> **小结**
>
> TKA术后使用PNB可缓解术后疼痛，并减少阿片类药物的使用。

根据特定的阻滞、经验和神经定位方法，0 ~ 67% 的阻滞失败率应该引起注意。

一份综述分析了 1990 年—2017 年的 28 项临床研究，其中 17 项研究中的 1538 例患者报告了不同 PNB 的镇痛效果［其中 9 项研究使用单次股神经阻滞（single-injection femoral nerve block，sFNB），7 项研究使用持续经导管股神经阻滞（continuous catheter-based femoral nerve block，cFNB），7 项研究使用 CEA，1 项研究使用闭孔神经阻滞］。上述方法与自控镇痛（$n = 9$）进行了比较，其中静脉使用吗啡 1 项，闭孔阻滞 2 项，安慰剂 / 假阻滞 4 项，CEA 2 项，或上述不同组的组合。这项荟萃分析说明了 TKA 术后镇痛效果的异质性非常显著。

作者认为由于方法学和样本量小的影响，该研究证据水平很低。就预防心血管疾病、预防低血压、降低死亡率、防止深静脉血栓形成或减少失血而言，无法给出首选何种镇痛方案的结论。针对此类问题的研究较少且包含的研究中缺乏相应的结果参数也反映了该结论。

总之，尽管该综述并未得出显著差异，作者仍然认为局部镇痛可减少术后疼痛和阿片类药物的消耗（28 项研究中的 21 项）。

一般来说，由于研究的异质性、治疗组中的患者数量少或缺乏足够数量的研究，使得难以评估不同镇痛方案对减轻疼痛或减少阿片类药物使用的潜能，如内收肌管阻滞（adductor canal block，ACB）和坐骨神经阻滞（sciatic nerve block，SNB）。

关于 TKA 术后 PNB 导致跌倒的讨论存在争议。虽然一些回顾性研究无法证明 PNB 会增加跌倒的风险，但一项荟萃分析显示，使用罗哌卡因进行下肢持续 PNB 的患者跌倒次数更多。PNB 的潜在风险包括血管穿刺和出血、神经损伤和局部麻醉剂的全身毒性（local anesthetic systemic toxicity，LAST）。超声引导下 PNB 可降低血管穿刺风险。麻刺感、疼痛感或针刺感等神经症状在术后可能持续数周或数月。

小结

股神经阻滞是否增加跌倒风险仍需进一步讨论。

TKA 术后 PNB 镇痛通常以 FNB 的形式，包括 sFNB、cFNB、ACB，以及 FNB 与 SNB 联合应用。一项荟萃分析结果显示，与仅使用 FNB 相比，联用 FNB 与 SNB 并没有优势。SNB 通常在 TKA 术后与 FNB 联用。FNB 可减轻膝关节前部和内侧的疼痛。因此，SNB 是一种重要且有效的 TKA 术后镇痛补充方案。有证据表明 FNB 与 SNB 联用比单独使用 FNB 更有效。然而，一项荟萃分析显示 TKA 术后联用 FNB 与 SNB 并不比单用 FNB 更有效。

小结

TKA术后PNB镇痛通常以FNB的形式，包括sFNB、cFNB、ACB，以及FNB与SNB联合应用。

TKA 术后使用 cFNB 镇痛的基本原理是其长效镇痛效应。不过荟萃分析结果显示，与 sFNB 相比，cFNB 并没有优势。此外，实施 cFNB 更耗时且有创。

FNB 因为有着较好的镇痛效果及去阿片类药物作用而成为 TKA 术后的标准 PNB 方案。但有学者担心其对股四头肌力量的负面影响可能会延迟患者康复，并增加术后早期跌倒的风险。

ACB 是 TKA 术后镇痛的替代方案，能选择性阻滞感觉神经而不影响运动功能。与 FNB 一样，ACB 可单次或连续阻滞。ACB 可完全阻滞膝关节内侧、前侧和外侧区域的感觉，包括从髌骨上极到胫骨近端的区域。最新的荟萃分析表明，与 FNB 相比，ACB 具有类似的镇痛潜力，对肌肉力量的影响很小，并且能够提高活动能力。

但 ACB 仅在术后 24 ~ 48 h 提供较好的功能恢复，患者的满意度并没有差异，没有证据表明 ACB 可以预防术后跌倒，住院时间也没有减少。

但由于研究异质性问题，如药物成分、浸润技术，以及同时进行的其他疼痛治疗和结果变量，Koh 等（2017）无法证明上述结论的重要性或形成特定的共识。

TKA 术后使用 PNB 可以减轻术后疼痛和减少阿片类药物的使用。尽管目前尚无关于 TKA 术后 PNB 镇痛方案的最佳方案，但 FNB 被认为是 TKA 术后多模式疼痛管理的可靠且有效的方法。研究结果表明，sFNB 和 cFNB 镇痛效果类似。此外，FNB 与坐骨神经阻滞联用可能更具优势。与 FNB 相比，ACB 可提供类似的镇痛效果并减少对股四头肌肌力的负面影响，因此可作为替代治疗。

需要更多后续研究证明何种 PNB 对于 TKA 术后镇痛效果更好。

小结

没有证据表明TKA术后何种PNB的镇痛效果最好。

42.6 关节周围 / 关节内浸润镇痛及持续关节腔内浸润镇痛

LIA 已经成为 TKA 术后镇痛的替代方案，可有效缓解疼痛，减少阿片类药物的使用，并且感染率和麻醉毒性均较低。

LIA 可分为关节周围或关节内注射用药，后者可在术中或术后进行。此外，通过关节腔内置管可延长 LIA。

关节周围浸润通常覆盖皮下组织和关节囊，后者包括了后关节囊、骨膜、内外侧副韧带周围的深层组织及脂肪垫。LIA 有很多方式，不同研究中 LIA 浸润部位、剂量和药物的差异很大。

Seamgleulur 等（2016）年的一项荟萃分析纳入了 38 项研究，以评估 LIA 在 TKA 术后早期的效果。其中 28 项研究将 LIA 与不注射或注射安慰剂进行比较，10 项研究将 LIA 与不注射或注射安慰剂且同时使用全身或局部镇痛技术进行比较。在这 28 项研究中，术中关节内注射有 11 项，术后关节内注射有 3 项。12 项研究进行了术中关节周围注射，其中 4 项研究同时使用关节内置管。以下药物和剂量被报告使用：罗哌卡因 190 ～ 400 mg，左布比卡因 150 mg，布比卡因 30 mg-150 mg-300 mg 或 2 mg/kg，吗啡 1 ～ 5 mg，氯胺酮 0.25 ～ 0.5 mg/kg，双侧和单侧 TKA 患者被纳入荟萃分析。此外，LIA 还使用了其他几种药物：肾上腺素、双氯芬酸、酮咯酸、倍他米松、吗啡、氯胺酮、地塞米松和甲泼尼龙。罗哌卡因（2.0 mg/mL）- 酮咯酸（30 mg）- 肾上腺素（10 μg/mL）的混合物用生理盐水稀释至 150 mL，被广泛报告使用。LIA 操作时的具体用量取决于添加的物质和生理盐水中的具体溶液。这导致该类研究会存在很大的异质性，加上不同学者对 LIA 的理解和认识不同，故无法形成统一概念。

特别是在考虑使用混合药物时，因为不同药物的配伍意味着产生了新的药物，出于法律原因，医师应提前与药剂师沟通混合剂的使用事宜。

有研究证明，LIA 镇痛效果优于安慰剂或空白对照组，并能带来更好的关节活动度和更短的住院时间，且能减少系统性阿片类药物带来的副作用，如恶心和呕吐。

该荟萃分析表明，关节周围浸润镇痛效果明显优于关节内浸润。仅关节周围浸润能在术后 24 h 提供更好的镇痛效果，并减少阿片类药物的使用，且患者的关节活动度更好。另一项荟萃分析结果证实了这一结论。

一项包含 1338 例患者的荟萃分析显示，与安慰剂组相比，关节内浸润镇痛效果显著。术后 48 h 静息痛评分显著降低，术后 72 h 阿片类药物消耗量显著减少。但该荟萃分析存在方法上的局限性，因为其中两项研究不符合纳入标准，另外两项研究进行术后关节腔内浸润，还有一项研究未在术中使用 LIA。其他荟萃分析未能汇总所有纳入的研究，或者由于纳入标准而未能纳入所有可用的研究。

然而，另一项荟萃分析结果显示关节腔周围浸润 24 h 后的 VAS 评分降幅很小（0.89），在排除了两项仅在 LIA 组中使用阿片类药物的研究后，关节腔周围浸润 48 h 的 VAS 评分降幅消失。

此外，针对不同物质、不同剂量和给药部位的选择无法得出结论，大剂量局部麻醉剂的使用目前是安全的。三项研究中测量的血浆浓度均低于毒性水平，但增加药物剂量是否能够带来更好的镇痛效果仍待研究。

小结

关于LIA选择何种物质和剂量尚无定论。

通过放置导管连续 LIA（continuous LIA，CLIA）是否会在缓解疼痛和减少阿片类药物使用方面更具优势的问题仍未得到解决。有一项荟萃分析仅纳入两项研究，比较了传统 LIA 与 CLIA 后发现，CLIA 能够在术后 48 h 内减轻休息和活动时的疼痛，但由于研究数量少且异质性很大，无法得出有效结论。

在纳入的 735 例接受 LIA 的患者中，有 4 例报告了感染，其中 3 例是 CLIA。

后关节囊浸润能否缓解疼痛尚未有结论。上述荟萃分析并未给出答案。Pinsornsak 等（2017）报告 TKA 术后进行 LIA 时选择后关节囊浸润，对于缓解疼痛和减少阿片类药物的使用并无差别。他们认为，局部麻醉剂可能因为仰卧位的重力作用能够渗入后关节囊。因此，额外进行后关节囊浸润并没有优势，故不建议使用，避免可能的风险，如血管内注射麻醉剂和神经损伤。

小结

与不进行后关节囊浸润的LIA相比，后关节囊浸润并无优势。

PNB 对 TKA 术后镇痛有效，但是 PNB 联合 LIA 是否更有益则尚无定论。根据 Seangleulur 等进行的荟萃分析结果（2016），将 PNB 联合 LIA 几乎没有任何获益，这可能是由于局部镇痛技术的高效率。

一项荟萃分析比较了 LIA 或 SNB 作为 FNB 辅助手段的效果，该分析纳入了 7 项临床试验，但没有发现结论性的差异，因此得出结论，LIA 可代替 SNB 作为 FNB 的辅助手段。

为了增加局部麻醉作用的持续时间，脂质体布比卡因（LB）也用于 LIA。脂质体布比卡因是一种酰胺局部麻醉剂，使用 DepoFoam® 技术将其制成装载在水室中的布比卡因囊泡。颗粒的结构类似于蜂窝，包含许多内部水室，这些水室包含封装的布比卡因。与标准的局部麻醉剂溶液相比，这种高性价比的麻醉剂可以提供更持久的镇痛效果。

Mont 等（2017）进行了一项前瞻性随机试验，比较了脂质体布比卡因与标准布比卡因对 TKA 术后进行 LIA 的影响，发现脂质体布比卡因能够大幅减少阿片类药物的使用。有证据表明，减少阿片类药物的使用及降低住院成本能够弥补 LIA 的高成本。

然而，荟萃分析无法得出关于 TKA 术后使用脂质体布比卡因进行 LIA 的结论。

关于 LIA 与类固醇联合使用是否可以通过减少前列腺素的产生和增加血管舒张来减轻手术疼痛，由于研究数量少及结果和结局参数的异质性，目前的荟萃分析对于联用 LIA 和类固醇的结论并不明确。

关于 LIA 的几个问题，如导管放置、浸润部位和体积、使用物质和剂量，由于不同荟萃分析的侧重点不同，尚未得出统一结论。

事实上，LIA 作为 TKA 术后多模式镇痛的一部分，至少能在术后长达 24 h 内提供有效镇痛，因此可以成为替代方案，如 PNB。

> **小结**
>
> LIA是有效疼痛管理的一部分。

42.7 LIA 和 PNB 的比较及组合

TKA 围手术期外周疼痛管理方案仍存在争议。相较于 PNB，LIA 能够减轻对股四头肌功能的影响以实现早期功能锻炼。

LIA 是 TKA 术后局部 PNB 方案中的一种，所以 LIA 经常与 FNB 比较。LIA 的效果与 sFNB 相近，但不如 cFNB，原因可能是神经阻滞的持续作用。

尽管结论不一，并且 Mei 等荟萃分析的结果也没有提供定论，但 FNB 和 LIA 的整体疗效还是有目共睹的。

如前所述，尚无证据表明 TKA 术后 FNB 与 SNB 联用优于单独使用 FNB。

尽管结果相互矛盾，荟萃分析评估 FNB/SCB 与 FNB/LIA 的镇痛效果发现并无差异。Nagafuchi 等开展了一项评估 FNB/SCB 与 FNB/LIA 镇痛潜力的前瞻性研究（2015），但证据等级很低。仅纳入了 17 例患者。并且在该研究中关节周围浸润和关节内浸润被联合使用，作者使用了 70 mL 进行皮下 / 关节周围浸润，且仅评估 24 h 内的结果参数（疼痛评分）。

目前，关于 TKA 术后局部镇痛选择 PNB 或 LIA 或两者组合，尚无证据推荐。

42.8 皮质类固醇

类固醇用于 TKA 术后的方案包括关节周围 / 关节内浸润或全身（通常静脉注射）。

TKA 术后使用类固醇镇痛的具体机制尚不清楚。推测类固醇能够减少进入脊髓的伤害性输入。此外，类固醇可能通过抑制参与调节伤害感受的 C- 反应蛋白从而起作用。围手术期单次使用低剂量的皮质类固醇可显著降低 TKA 术后的炎症因子。

Koh 等（2013）将 269 例 TKA 的患者随机分为两组，一组术前 1 h 使用地塞米松（10 mg）和术毕使用雷莫司琼（$n = 135$），另一组仅使用雷莫司琼（$n = 134$）。作者评估了患者术后恶心、呕吐的发生率、疼痛程度和阿片类药物的消耗。在 72 h 评估期内，联合用药组术后恶心、呕吐的发生率更低。联合用药组在 6 ~ 24 h 期间的疼痛更轻且阿片类药物的使用量更少。两组患者在切口愈合和假体周围感染方面并无差异。

其他关于皮质类固醇减轻 TKA 术后疼痛的研究仅涉及每组约 25 例患者的较小样本，并且研究之间的异质性较大，如皮质类固醇的类型、剂量（如单一剂量地塞米松 4 ~ 25 mg 静脉注射）、给药方案和同步镇痛方案。这些增加了评估 TKA 术后皮质类固醇镇痛效果的难度。

此外，医师还须考虑围手术期使用皮质类固醇的潜在感染风险。

> **小结**
>
> 目前，尚无证据推荐TKA术后全身使用皮质类固醇进行镇痛。

42.9 加巴喷丁

加巴喷丁和普瑞巴林是加巴喷丁类药物，作用于钙通道的 α2δ 亚基，上述钙通道亚基参与调节神经递质释放。两者都属于抗癫痫药物组，也用于治疗神经痛和广泛性焦虑症，主要通过降低神经元兴奋性发挥作用。

加巴喷丁和普瑞巴林用于治疗术后急性疼痛，并作为 TKA 术后的补充镇痛治疗。加巴喷丁通常在术前使用，但也可在术后使用。

Zhai 等（2016）的荟萃分析主要探讨加巴喷丁对 TKA 急性术后疼痛的影响，共纳入了 6 项试验，共计 769 例患者。纳入研究的给药剂量为术前使用 400 ~ 600 mg 加巴喷丁和术后使用 200 ~ 1200 mg 加巴喷丁。术中镇痛方案不同，包括局部浸润镇痛、全身镇痛和脊髓镇痛。术后镇痛也存在差异，包括对乙酰氨基酚、塞来昔布、自控镇痛、其他非甾体类抗炎药及吗啡。加巴喷丁组患者在 24 h 和 48 h 休息时的 VAS 评分差异分别为 –3.47 和 –2.25。运动时的 VAS 评分没有发现显著差异。两组患者术后 24 h 和 48 h 经自控镇痛消耗的吗啡用量并无差异。

该荟萃分析的一个局限性是纳入了一项非随机对照试验研究。此外，有一项研究的样本量很少，其中治疗组只有 29 例患者，对照组也只有 7 例患者。有一项研究中患者的平均年龄为 36 岁，对于 TKA 手术来说不太合理，可能影响结果。

Han 等（2016）的荟萃分析纳入了部分相同的研究，认为加巴喷丁组患者和对照组患者术后 12 h、24 h 和 48 h 的 VAS 评分没有显著差异，两组患者术后膝关节屈曲角度也没有差异。

两个研究团队都认为纳入研究的数量和患者病例数不足，针对 TKA 术后镇痛选择何种剂量的加巴喷丁及使用时间都未达成共识。

有一项关于普瑞巴林治疗 THA 和 TKA 有效性的荟萃分析，该研究纳入了 4 项 TKA 研究，共计 510 例患者。普瑞巴林的用法为术前和术后每日使用 150 mg 或 300 mg。其中只有一项研究表明普瑞巴林组和对照组之间的吗啡消耗量存在显著差异。同时，只有一项研究报告了普瑞巴林在改善患者术后 24 h 运动状态下 VAS 评分的优势，只有两项研究报告了关节屈曲角度的结果，表明普瑞巴林能够改善患者术后 48 h 和 72 h 的关节屈曲角度，但临床相关性较低（术后 72 h 屈曲角度分别改善了 2° 和 7°）。

小结

目前，针对TKA术后是否额外使用加巴喷丁和普瑞巴林辅助镇痛，尚无推荐意见。

要点回顾

多模式镇痛是指联合使用不同作用机制的镇痛药，以利用不同药物之间的叠加或协同作用，最大限度地减轻大剂量、单一镇痛药的副作用。基于证据的多模式镇痛有其特定程序，包括全身镇痛药（如阿片类药物、对乙酰氨基酚、非甾体类抗炎药）、椎管内镇痛（脊髓、硬膜外和脊髓/硬膜外联合）、局部浸润和 PNB。

参考文献

扫码查看

第 43 章

如何处理膝单髁置换术中的并发症

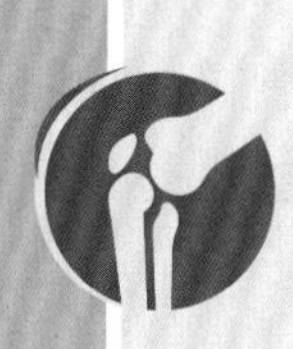

Roland Becker

要 点

- 发生于术中或术后的并发症均直接或间接与手术有关。
- 每个膝关节间室（内侧、外侧及髌股间室）置换手术都有其特定的并发症。
- 最常见的并发症是骨折、副韧带损伤和不适当的假体放置。
- 仍有少数患者在 UKA 术后出现不明原因的疼痛，其发生率明显高于 TKA 术后。
- TKA 相比 UKA 更容易因术中及术后早期出现并发症而需要翻修，但 UKA 中长期翻修率似乎更高。

43.1 概述

并发症是不可预测的事件，它使得手术变得更加困难。并发症的发生可能会延长康复时间，具有降低预后的潜在风险。并发症不同于手术失误，失误是由手术过程中的错误判断或计划和实施之间的分歧造成的，但有时两者很难区分。

UKA 的并发症通常可以分为术前、术中及术后，但大多数发生于术中及术后（图 43.1）。

UKA 要求较高，因为假体放置必须考虑骨骼形态和膝关节软组织。准确的假体放置是非常重要的，以保持所有韧带和关节囊的生理功能。

手术中最常见的并发症和失误包括内外侧胫骨平台骨折、内外侧副韧带损伤、截骨失误、假体位置不良或骨水泥技术不良。一些并发症可能在术中或术后早期并不明显，但会在患者的活动范围、临床预后和疼痛方面产生负面影响，这主要是软组织处理不当造成的。一项队列研究针对 246 例 UKA 术后并发症的发生率进行了分析，发现 2.5% 发生在 UKA 手术中，7% 发生在术后。

瑞典膝关节置换登记系统关于 UKA 失败的分析显示，内侧 UKA 失败中无菌性松动占 3.4%，外侧间室骨关节炎进展占 1.92%。相比之下，外侧 UKA 失败的 2.38% 是由于无菌性松动，2.66% 是由于内侧间室骨关节炎进展。

UKA 术后无菌性松动多发生在胫骨侧。翻修手术有两种选择，一种是保留 UKA，通过更换松动的部件来翻修 UKA；另一种是翻修为 TKA。但前者相较后者再次翻修的发生率高（图 43.2）。

> **小结**
>
> 无菌性松动是UKA最常见的并发症。

其他非植入假体相关的手术并发症包括出血、心肌梗死、血栓栓塞、神经损伤和感染。在 UKA 中发生这些并发症的风险低于 TKA。

本章将讨论内侧、外侧和髌股单间室关节置换术的并发症和可能的解决方案。

> **小结**
>
> 手术中最常见的并发症为截骨不良、骨折及骨水泥并发症。

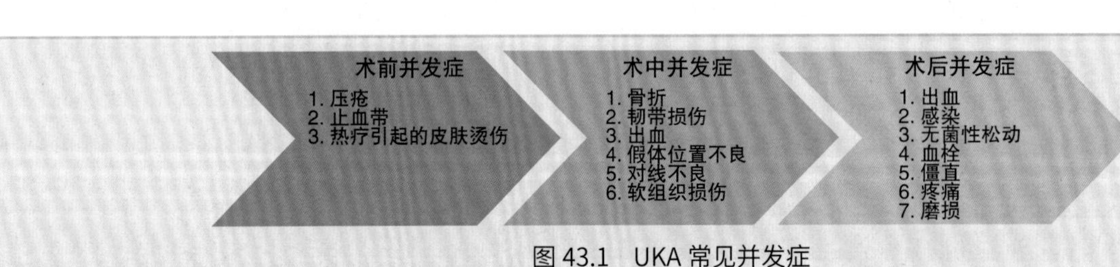
术前并发症
1. 压疮
2. 止血带
3. 热疗引起的皮肤烫伤
术中并发症
1. 骨折
2. 韧带损伤
3. 出血
4. 假体位置不良
5. 对线不良
6. 软组织损伤
术后并发症
1. 出血
2. 感染
3. 无菌性松动
4. 血栓
5. 僵直
6. 疼痛
7. 磨损

图 43.1 UKA 常见并发症

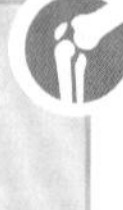

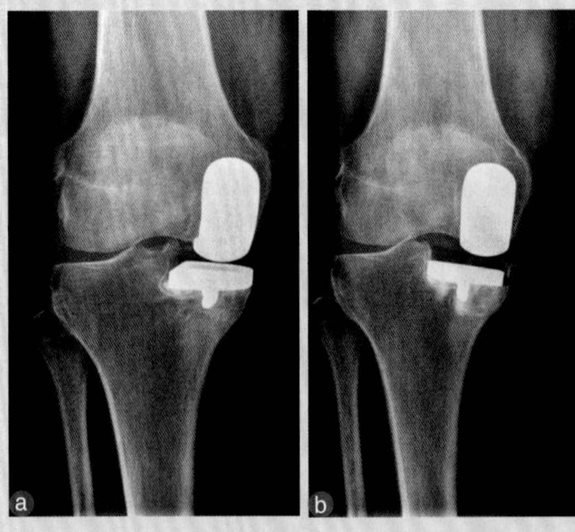

a.UKA 术后胫骨假体无菌性松动，由于胫骨在准备过程中出现少量骨丢失，因此进行了胫骨假体翻修；b. 胫骨假体翻修后的 X 线片

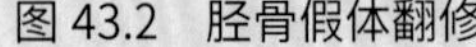
图 43.2 胫骨假体翻修

43.2 内侧膝单髁置换术

内侧 UKA 最常见的并发症是关节线改变、内侧胫骨平台骨折、内侧副韧带损伤，以及由骨水泥技术不佳导致的早期无菌性松动。

内侧胫骨平台骨折通常是在胫骨假体放置过程中引起的，特别是胫骨假体的设计可能部分导致了该并发症的发生。大多数胫骨假体为了提高稳定性设计有一个龙骨。龙骨位于胫骨平台中心的假体会增加骨折的风险，其他胫骨假体的龙骨则更偏外侧，靠近胫骨隆起。

> **小结**
>
> 内侧UKA最常见的并发症是关节线改变、骨水泥技术不佳、内侧副韧带损伤，以及内侧胫骨平台骨折。

导致内侧胫骨平台骨折的原因主要有 4 种：一是置入胫骨假体时打击过度。二是靠近胫骨棘的垂直截骨可能会削弱胫骨内侧平台（图 43.3）。一项尸体研究采用了 6 对匹配的新鲜冷冻胫骨。对后倾角为 10° 的胫骨平台开槽，深度从 8 mm 加深至 10.7 mm 时，骨折载荷从 3.91 kN（2.35 ~ 8.50 kN）降低到 2.62 kN（1.08 ~ 5.04 kN）。三是放置胫骨截骨板的钉孔可能会引起应力集中，从而导致胫骨平台骨折。通常这些骨折在手术后不久即发生。最后，报告显示胫骨平台外翻会增加内侧平台骨折的风险。

通过对比骨水泥型及非骨水泥型 UKA，发现非骨水泥型 UKA 骨折载荷（1.6 kN）要明显低于骨水泥型（3.7 kN）。

第二种假体失败模式与骨准备有关，可能发生在胫骨龙骨开槽时。需要注意不要削弱背侧皮质骨，这是稳定胫骨假体的重要结构（图 43.4）。

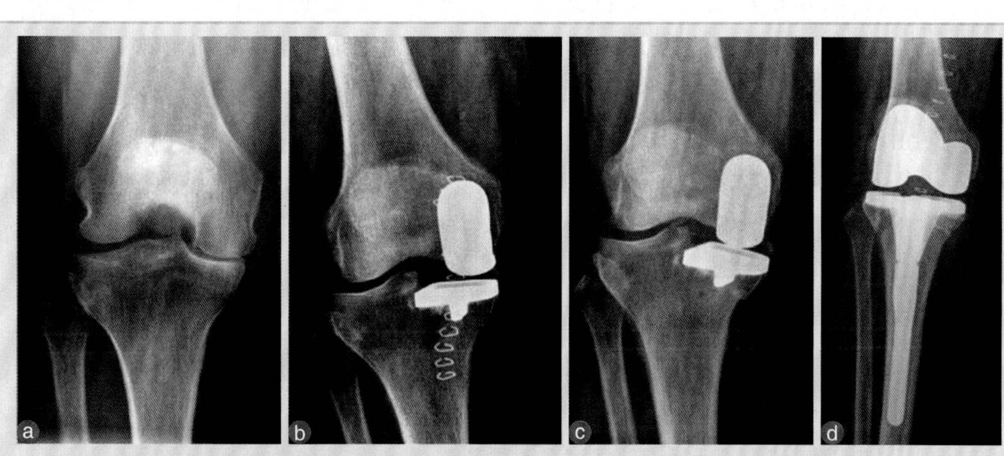

a.45° 负重位片（Rosenberg 位 X 线片）显示内侧关节间隙狭窄；b.UKA 术后正位 X 线片显示胫骨内侧皮质骨中断；c. 术后 5 天发生胫骨骨折和脱位；d. 使用带柄的胫骨假体进行 TKA 翻修

图 43.3　胫骨假体进行 TKA 翻修

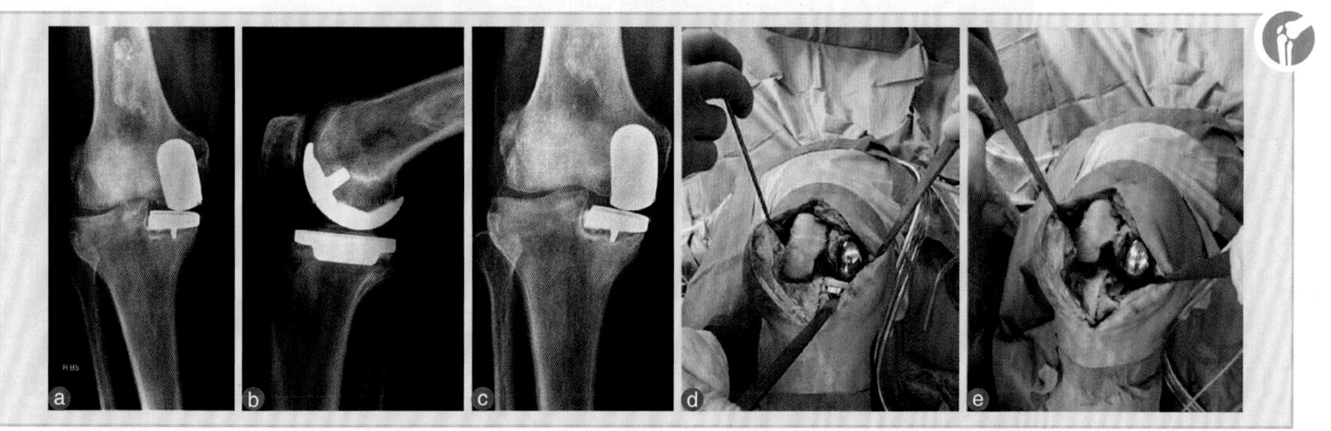

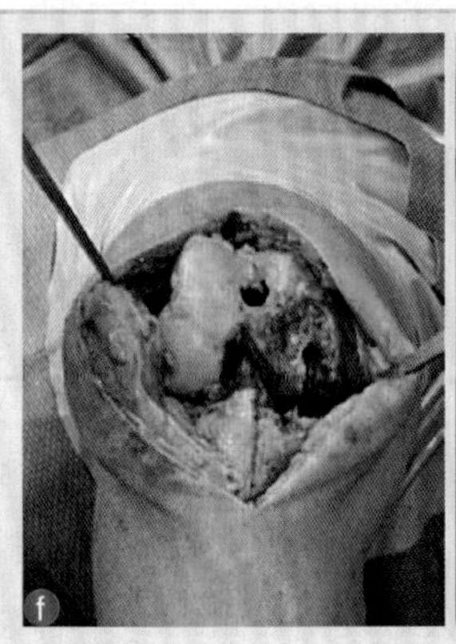

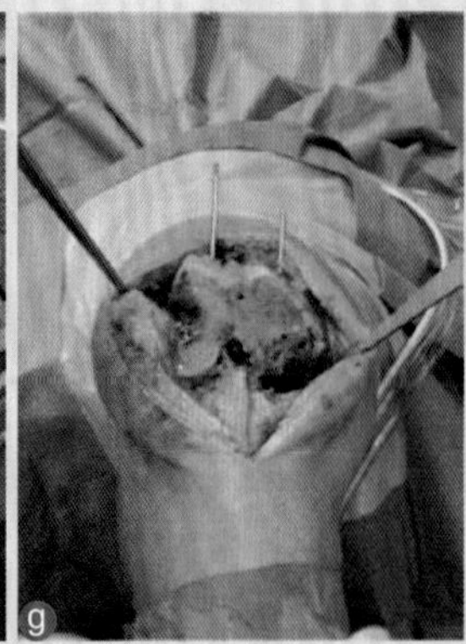

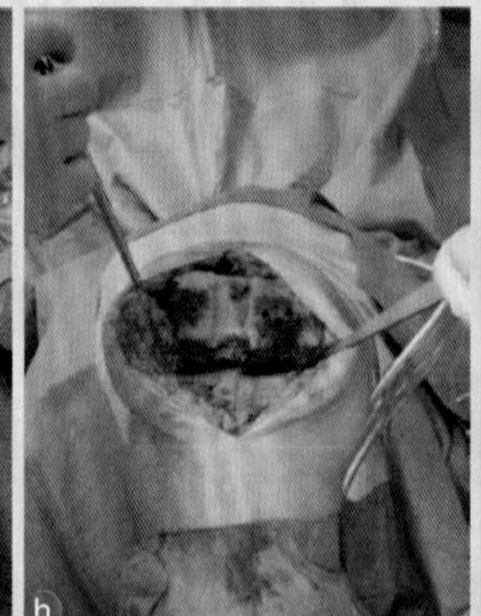

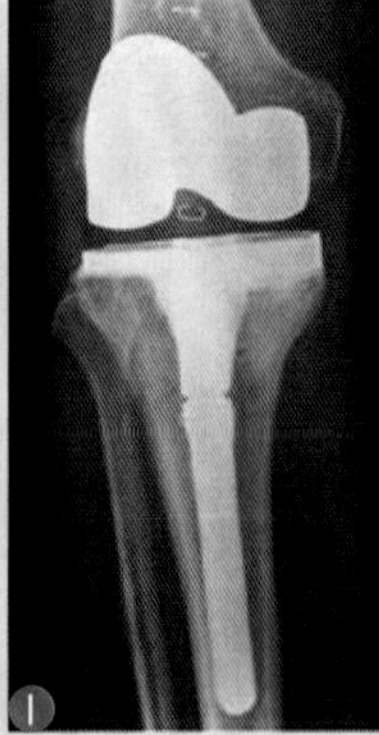

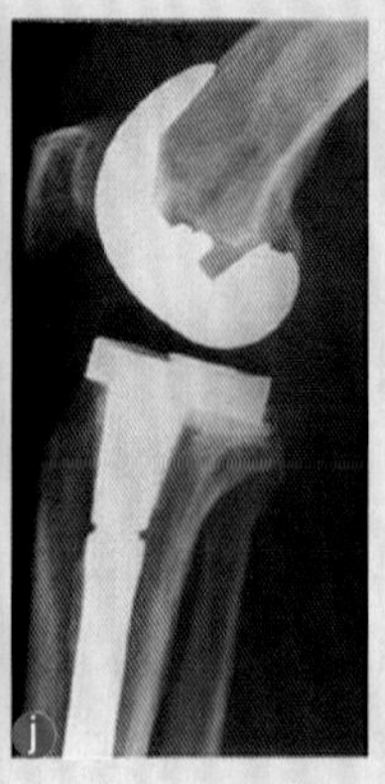

a、b.UKA 术后的正位和侧位 X 线片显示胫骨假体无菌性松动；c. 随着假体移位，无菌性松动增加；d. 翻修术中显示胫骨假体松动，可轻松取下；e. 仅有靠近胫骨棘的部分骨水泥固定良好；f. 股骨假体被移除，显示内侧髁骨缺损；g. 股骨远端截骨完全切除了股骨远端的缺损；h. 完成股骨准备后，仅在内侧髁后方留下轻微的骨缺损；i、j.TKA 翻修术后的正侧位 X 线片，在胫骨平台内侧使用 5 mm 的垫块

图 43.4　假体失败模式

对于骨折有不同的治疗方案。可以使用螺钉来固定骨折，但使用这种方法的前提是胫骨假体固定良好，但实际情况往往并不如此。一项生物力学研究中比较了使用螺钉与角稳定钢板固定骨折后的负荷情况。2 枚 6.5 mm 空心螺钉的最大负荷为 1.5 kN（0.27 ~ 3.51 kN）。当使用角钢板（Königsee Implante GmbH，Germany）固定时，其承受的负荷［2.64 kN（0.45 ~ 5.65 kN）］明显更高。

另外一种方法是翻修为全膝关节，并且使用带柄的胫骨假体以获得足够的稳定性。

假体位置不良或尺寸不合适，尤其是胫骨假体如果出现这些问题可能会导致早期下沉和松动（图 43.5）。胫骨假体的稳定性依赖于皮质骨。女性患者多存在骨质疏松，可能导致无菌性松动的风险增加。

骨水泥技术也可能对假体的生存率产生影响，但在尸体研究中发现，仅在假体上涂抹骨水泥与在假体和骨床上同时涂抹骨水泥并无差异。在使用止血带时，骨水泥套的厚度可能会增加。在 UKA 和 TKA 中使用骨水泥前采用脉冲冲洗是必要的，这样可以明显提升骨水泥的渗透性并增强界面强度。

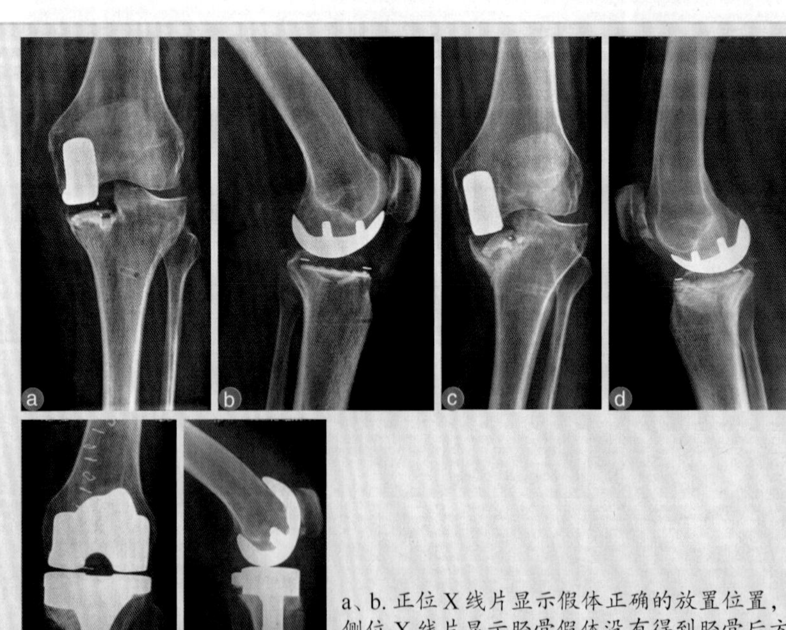

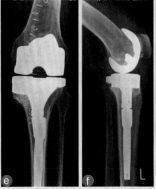

a、b. 正位 X 线片显示假体正确的放置位置，侧位 X 线片显示胫骨假体没有得到胫骨后方皮质骨的支撑；c、d.1 年后，胫骨平台塌陷；e、f. 在胫骨部位使用内侧垫块和延长杆进行 TKA 翻修

图 43.5　使用聚乙烯胫骨假体进行 UKA 术后的正、侧位 X 线片

固定和活动平台 UKA 表现为不同的失效模式。活动平台早期失效常与衬垫脱位有关，而固定平台的晚期失效可能由磨损引起。两者在翻修率方面没有明显差异。然而，衬垫脱位是活动平台 UKA 最常见的并发症，这是软组织不平衡或胫骨假体后倾角度不合适导致的（图 43.6）。活动平台 UKA 因衬垫脱位再手术率约为 0.2%。

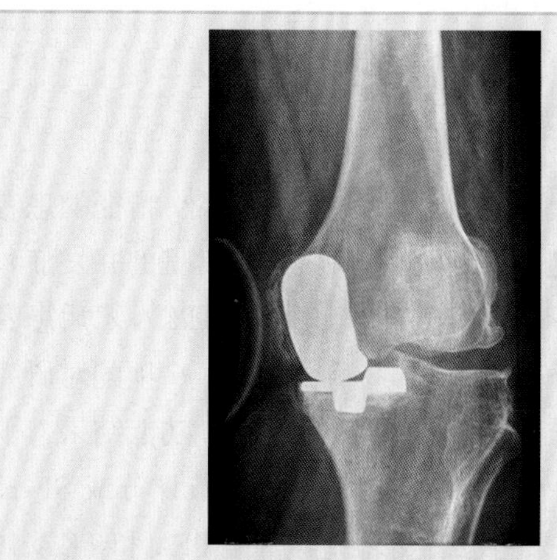

左膝前后应力 X 线片显示活动衬垫脱位，内侧间室完全塌陷

图 43.6　左膝 X 线片

当需要将 UKA 翻修为 TKA 时，通常可以使用初次 TKA 假体（图 43.7a ~ 图 43.7c）。内侧股骨假体最初应保持在原位，并可作为股骨截骨的参考。在去除假体后，股骨的缺损可被截骨部分包容，或可使用从外侧髁取下的松质骨填充。手术关键点是胫骨部位，手术中总是会发现骨量的丢失，可能需要增加外侧平台截骨量。使用内侧垫块有助于避免增加外侧平台的截骨量。推荐使用带柄的胫骨垫块来提高初次 TKA 假体的稳定性。

小结

当使用垫块时，胫骨假体应使用髓内杆。

一项随访时间为 8 ~ 17 年的研究对比了由 UKA 翻修来的 TKA 与初次 TKA 的临床结果，结果显示翻修组的患者不满意程度更高，活动范围更小。笔者所在的机构也进行了类似的研究。翻修组使用了更厚的聚乙烯衬垫，经过近 5 年的随访发现其活动范围较小，KSS 显示膝关节功能较差。但是，从 UKA 翻修为 TKA 比初次 TKA 的翻修有着更好的结果。

为了防止出现外侧负重增加，应避免内侧间室过度填塞。当内侧胫骨平台截骨量不足导致关节线抬高和膝外翻时常发生这种情况（图 43.8）。

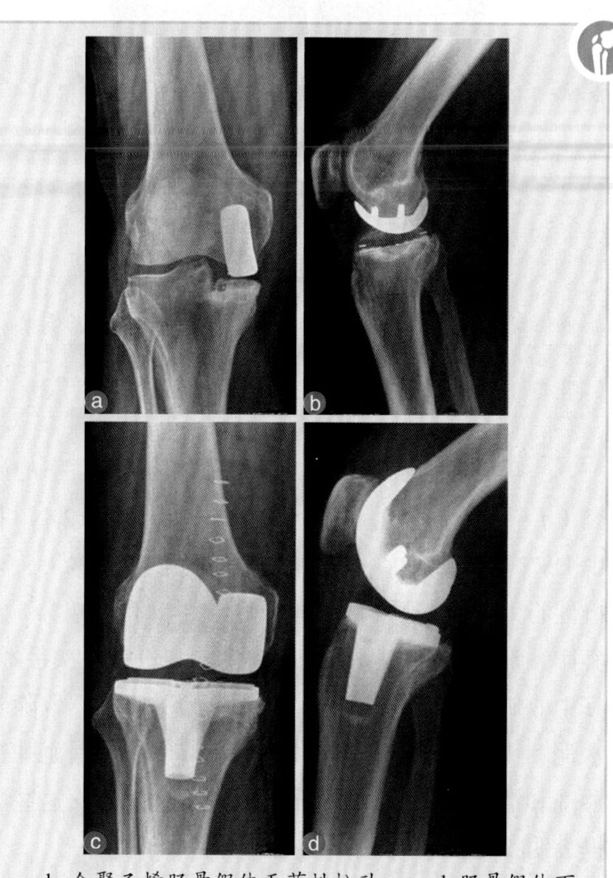

a、b. 全聚乙烯胫骨假体无菌性松动；c、d. 胫骨假体下方有硬化性骨反应，使用初次 TKA 假体进行了翻修。一般来说，需要增加胫骨侧的截骨量，以减少胫骨平台内侧的缺损，这导致使用了更厚的衬垫

图 43.7　UKA 翻修为初次 TKA

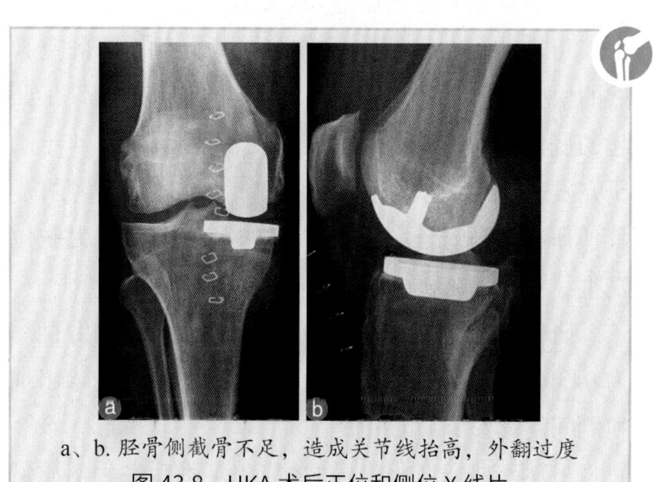

a、b. 胫骨侧截骨不足，造成关节线抬高，外翻过度

图 43.8　UKA 术后正位和侧位 X 线片

当内侧副韧带受损时可能会引起对线不良。这种情况下禁止进行活动平台 UKA，因为可能会引起胫股关节的过度矫正至外翻和半脱位。当无法实现良好的软组织平衡时，应考虑行 TKA（图 43.9）。

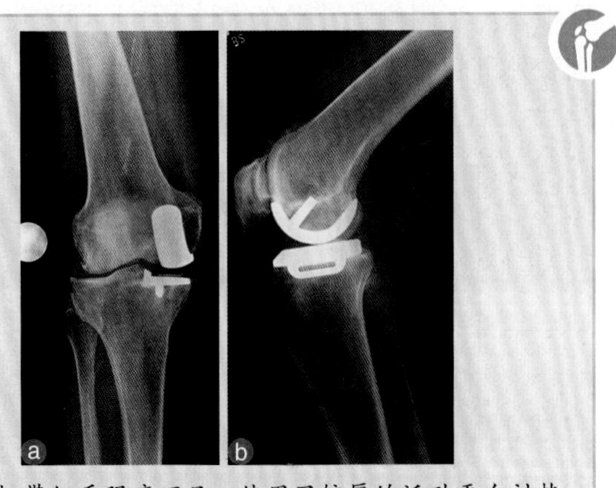

内侧副韧带似乎强度不足，使用了较厚的活动平台衬垫导致膝关节外翻和股骨胫骨半脱位

图 43.9 活动平台 UKA 后正位（a）和侧位 X 线片（b）

一项针对 UKA 术后 90 天并发症及死亡率的研究（$n = 828$）表明，总并发症的发生率为 12%，其中 DVT 1 例（0.1%）、心肌梗死 3 例（0.31%）、充血性心力衰竭 1 例（0.1%）、心绞痛 1 例（0.1%）、心律失常 3 例（0.31%）。15 例患者需要进行二次手术，其中 6 例需要在麻醉下松解，1 例为关节镜下取除骨水泥和引流管，1 例为二次缝合伤口，3 例因血肿行冲洗和清创手术，1 例因假体周围感染翻修。这些数据表明，UKA 的并发症发生率明显低于 TKA。

43.3 外侧膝单髁置换术

外侧 UKA 的手术量明显较低，但手术效果通常较好。最常见的并发症是 UKA 活动平台的脱位，发生率可高达 15%。脱位风险增加是由于外侧间室天然的松弛性和活动性。因此，为外侧 UKA 设计了凸起的胫骨假体，以增加衬垫的稳定性。随访 4 年的研究发现，再手术率为 4.9%，其中 1.5% 为衬垫脱位。其他研究报告显示，采用凸起的胫骨设计时无脱位发生。

研究显示固定平台外侧 UKA 的 10 年后生存率为 94.4%，15 年后生存率为 91.4%。这些患者未出现内侧间室骨关节炎的进展。

虽然一些研究报告了内侧 UKA 术后的生活质量优于外侧 UKA，但对文献的系统回顾显示内侧和外侧 UKA 的生存率没有差异。

进行胫骨截骨时应小心，截骨应该是非常保守的，因为大多数骨缺损是在股骨侧。由于胫骨 - 股骨旋锁机制，在股骨假体定位时需要注意，以免与胫骨撞击。因此，屈曲膝关节时，股骨假体应尽量靠外侧放置。在膝关节屈曲 90° 时放置位置良好的股骨假体，可在伸膝时发生内旋。

> **小结**
>
> 避免在行外侧UKA时胫骨平台的过度截骨。注意股骨假体的放置位置，以免与胫骨撞击。

43.4 髌股关节置换术

满足行单独髌股关节置换术（PFA）指征的患者是较少的。髌股关节腔压力过大是最常见的并发症。PFA 的翻修率显著高于 TKA。PFA 和 TKA 术后患者的加权翻修率分别为 6.34% 和 0.11%。一项配对研究评估了 PFA 和 TKA 术后患者的临床和功能结果，平均随访时间为 9.2 年。虽然牛津膝关节评分或 SF-12 评分在临床结果上没有显著差异，但 PFA 和 TKA 10 年后的生存率分别为 92.3% 和 100%。接受 Avon®-PFA 的患者在随访 10 年和 15 年后的生存率分别为 77.3% 和 67.4%。483 例 PFA 中有 105 例需要翻修，其中 58% 是由于骨关节炎的进展。值得注意的是，所有的翻修手术均为初次 TKA，而且没有使用任何增强组件。

对澳大利亚关节置换登记系统包含的 3251 例 PFA 进行分析，14.8% 的患者需要翻修，原因包括骨关节炎进展（56%）、松动（17%）和疼痛（12%）。

> **小结**
>
> PFA的翻修率高于内侧或外侧UKA。

术后并发症：早期和晚期的并发症包括感染、聚乙烯磨损，以及由胫骨平台骨代谢改变引起的疼痛。

UKA 术后感染的发生率为 0 ~ 1%，明显低于 TKA。假体周围感染的处理与 TKA 相似，包括术后早期冲洗、清创和更换衬垫。然而，感染可能会导致其他间室骨关节炎进展加速。

聚乙烯磨损的发生率不高，在 5 年以上翻修病例中最多占 12%。一些因素会影响聚乙烯磨损，如聚乙烯的寿命。另外，内翻或外翻的下肢力线会增加平台的应力，从而潜在地增加磨损。当股骨假体放置在相对胫骨内翻 –5° ~ + 25° 时，假体形合度高达

70%。推荐胫骨侧厚度不小于 6 mm。

在 UKA 中引入活动平台的概念是为了提高形合度。形合度的增加被认为会减少磨损。事实上，活动平台的磨损（10.7 mg/106 次）较固定平台（7.5 mg/106 次）增加。磨损颗粒量方面也有显著差异。在活动平台中，颗粒总数高出 1/3。但是，固定平台和活动平台 UKA 的磨损模式和颗粒大小是不同的。

有许多患者在 UKA 术后出现不明原因的疼痛。根据英格兰和威尔士国家关节登记系统的数据，在所有失败的 UKA 中，有 23% 的患者因不明原因的疼痛而进行了翻修手术，这一数字明显高于 TKA。有限元分析显示 UKA 术后应力增加 43%。这类患者的疼痛治疗较为困难。一项研究将接受 UKA 翻修为 TKA 的患者分为原因不明的疼痛组和原因明确的疼痛组。根据牛津膝关节评分和 VAS 评分，不明原因疼痛的患者预后明显较差。单光子发射计算机断层成像（SPECT）结合 CT 可以用于评估这类患者。它提供了骨示踪剂摄取和分布的强度值。不同的摄取模式可能有助于确定持续性疼痛的原因。

要点回顾

- 应保持原有关节线。
- 当胫骨平台开槽过深或皮质骨受损弱化时，胫骨平台存在骨折的潜在风险。
- 用于胫骨截骨板固定的钉道可能会引起应力集中，削弱胫骨内侧平台，从而增加骨折的风险。固定钉应尽可能靠近胫骨平台的放置。
- 一种UKA翻修为另一种UKA时应严格考虑适应证，因为这种处理会显著增加再次翻修的可能。为避免这种情况应尽可能翻修为TKA。
- 有许多患者在内侧UKA术后出现不明原因的疼痛，这可能是内侧间室压力增加造成的。
- 内侧UKA术后内侧间室过度填塞，会导致外侧间室超负荷，从而促进骨关节炎的进展，反之亦然。

参考文献

扫码查看

第 44 章

如何处理全膝关节置换术中的并发症

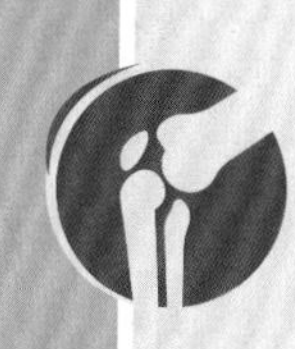

Stephanie Kirschbaum，Philipp von Roth 和 Carsten Perka

要 点

- 为避免血供不足，皮肤切口应在前方纵向切开。
- 如果以前的手术有多个瘢痕，使用最外侧的瘢痕切开。
- 确保膝关节充分暴露。在膝关节挛缩或僵直的情况下，可以考虑股直肌切开术或胫骨结节截骨术，以免损伤伸膝装置。
- 使用拉钩以便更好地暴露和为截骨做准备，以及在截骨时保护韧带和腘窝血管。
- TKA 中严重外翻畸形（≥ 15°）往往需要松解外侧软组织，这是导致腓总神经麻痹的危险因素。如果发生神经损伤，应立即予以治疗。
- 术中如发生韧带损伤，使用更高限制性的假体。
- 截骨面不平整、有严重的骨硬化或在 PS 假体作髁间截骨时，发生假体周围骨折的风险非常高。
- 使用止血带前必须排除相关的动脉硬化或周围动脉闭塞性疾病。

44.1 概述

TKA 中可能会发生各种并发症，涉及皮肤、关节囊、韧带和骨等多种组织。尽管像血管损伤这样的严重并发症很少见，但它们需要及时和仔细的治疗。腘动脉损伤需要与血管外科医师、血管科医师或介入放射科医师进行跨学科合作。神经损伤对外科医师来说是一个很大的挑战，因为大多数神经损伤只有在术后才能被发现。相比之下，韧带损伤更为常见。它们需要及早发现，并需要适当的治疗，以免随后的不稳定。

本章将介绍 TKA 中发生的主要并发症，并阐述其处理策略。

44.2 术中并发症

◆ 44.2.1 手术入路

膝关节前方皮肤和关节囊的血供主要来自膝关节内侧动脉，是股动脉的分支。膝关节内侧入路可导致切口外侧皮肤的血供不良。极偏内侧的皮肤切口会在外侧形成一个很大的皮瓣，此皮瓣在暴露的过程中经常被拉伸并可能被这种机械应力损伤，其后果包括从伤口愈合困难到整个皮肤坏死（图 44.1）。为避免血供不良，皮肤切口应为前方纵向切口。如果以前的手术有多个瘢痕，应该使用最外侧的瘢痕。如果无法避免穿过已有的瘢痕，切口的角度应> 60° ，以降低皮肤坏死和伤口愈合困难的风险。

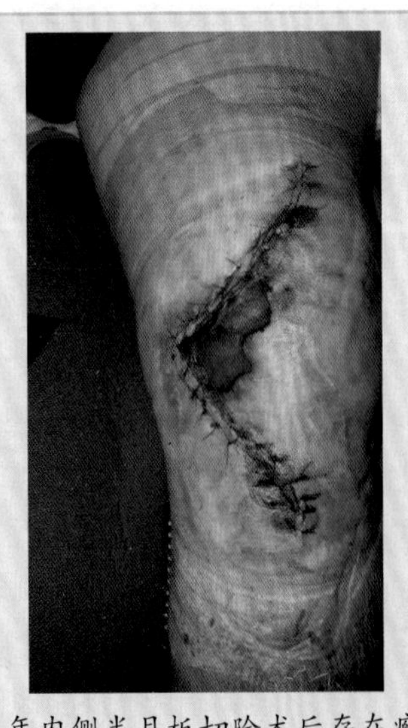

由于在 1973 年内侧半月板切除术后存在瘢痕，外科医师采用了一种不典型的入路，最终采用皮瓣治疗坏死

图 44.1 TKA 术后皮肤完全坏死

> **小结**
>
> 膝关节前方的血供主要来自内侧动脉。

对于非常复杂的瘢痕形成情况，Wyles 等报告了术中激光辅助吲哚菁绿血管造影（laser-assisted indocyanine green angiography，LA-ICGA）显示实际的灌注情况。这可能有助于在复杂的软组织情况下选择最佳的手术入路，并有助于预防伤口愈合方面的问题。

初次手术发生皮肤并发症的风险较低，须与深部伤口感染（发生率为 0.6% ~ 3.0%）区分。手术中的伤口并发症非常罕见。皮肤张力过大，特别是在微创手术时可能会导致皮肤损伤。如果这种情况发生，应尽早进行皮肤清创。

在暴露皮下组织时，应充分暴露关节囊和股四头肌肌腱，以达到良好的膝关节暴露。这在膝关节挛缩和膝关节僵直的情况下可能会有困难。

TKA 最常用的入路是髌旁内侧入路。它可以很好地暴露膝关节，但可能导致伸膝装置的损伤或灌注不良。伸膝装置的血液供应来自膝降动脉、内外侧的膝上动脉和膝下动脉，以及胫前返动脉（图 44.2）。髌旁内侧入路会损害皮肤和伸膝装置的内侧血供，甚至完全切断，这主要取决于近端切口的延伸。显然，血供不足可能会增加术后伸膝装置断裂的风险。

微创股内侧肌下入路或经股内侧肌入路可能会保留近端内侧血供，尤其是股内侧肌下入路对膝上动脉内侧血供的影响较小。但是到目前为止，还没有证据证明这一假设。但这两种入路所带来的膝关节暴露更有限，切口更难以延伸。因此，它们只能用于具有良好软组织延展性的非肥胖患者。瘢痕、肥胖或严重的畸形是相对的禁忌证。

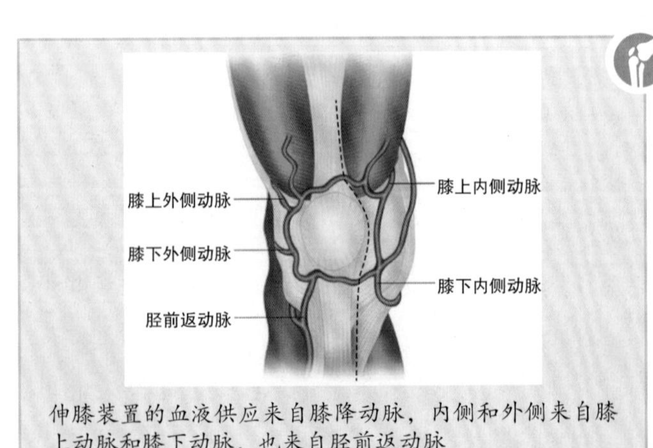

伸膝装置的血液供应来自膝降动脉，内侧和外侧来自膝上动脉和膝下动脉，也来自胫前返动脉

图 44.2

> **小结**
>
> 微创股内侧肌下入路或经股内侧肌入路也许可以保护膝上动脉内侧血供，但两种方法对膝关节的暴露都是有限的。

行股内侧肌下入路可能会损伤内侧穿支血管，这可能导致严重的血肿。如果在经股内侧肌入路时损伤运动神经，可能导致股内侧肌远端萎缩。

对于僵直膝进行手术时，有相当大的风险出现髌腱断裂。这种情况下建议仔细剥离髌腱在胫骨结节止点处的近端和内侧。然而，剥离会削弱伸膝装置的力学性能，增加术后断裂的风险。当处理僵直膝或低位髌骨时，进行“股直肌斜切”可能有助于避免这种灾难性的并发症。这种方法操作简单，不需要修改术后康复程序。如果患者合并低位髌骨，胫骨结节截骨可能是一个选择。截骨术的骨块长度至少为 7 ~ 8 cm，厚度至少为 1 cm，以防出现骨块断裂。为避免骨块二次移位，需至少使用 2 颗螺钉进行固定。由于胫骨干可能阻碍置入螺钉的正确位置，所以可以使用环扎钢丝，因为它们更容易放置并提供稳定的静态固定。

◆ 44.2.2　膝关节暴露

髌腱不仅在关节切开术时有危险，而且在整个手术过程中都有危险。向外侧脱位的髌骨可能导致髌腱损伤。例如，为了获得更多的暴露，插入外侧拉钩，髌腱可能会从胫骨撕脱。股四头肌或髌腱断裂是罕见的（1% ~ 12% 的发生率）。这些都是 TKA 的严重并发症，如果不治疗会导致伸肌功能的丧失。

髌下脂肪垫的完全切除有利于胫骨的暴露和准备，但也可能由于切断胫前返动脉而影响髌腱的血液供应。此外，切除髌下脂肪垫时也可能会对髌腱造成直接损伤。如果既往有外侧半月板切除手术史须谨慎。在这种情况下，由于先前的外侧入路损伤了膝下外侧动脉，可能已经导致伸膝装置的血供不足。过度的外侧松解可损伤膝上外侧动脉，进一步减少了伸膝装置的血液供应。

根据损伤部位和组织质量的不同，可以尝试缝合或重建髌腱。如果进行缝合，应使用钢丝、FiberWire 或 PDS 线进行 McLaughlin 环扎（图 44.3）。使用自体腘绳肌肌腱加强可提供比单纯缝合修复更高的初始稳定性，并允许术后早期活动。但如果髌腱质量较差，直接缝合很少能成功。已有利用自体移植物、同种异体移植物或合成材料进行重建的研究发表，但结果不一。使用聚丙烯补片进行重建似乎效果确切，特别是在已有慢性损伤和伸肌装置功能不足的情况下，在重建髌腱和股四头肌肌腱断裂的短期和中期随访中都显示出良好的效果。

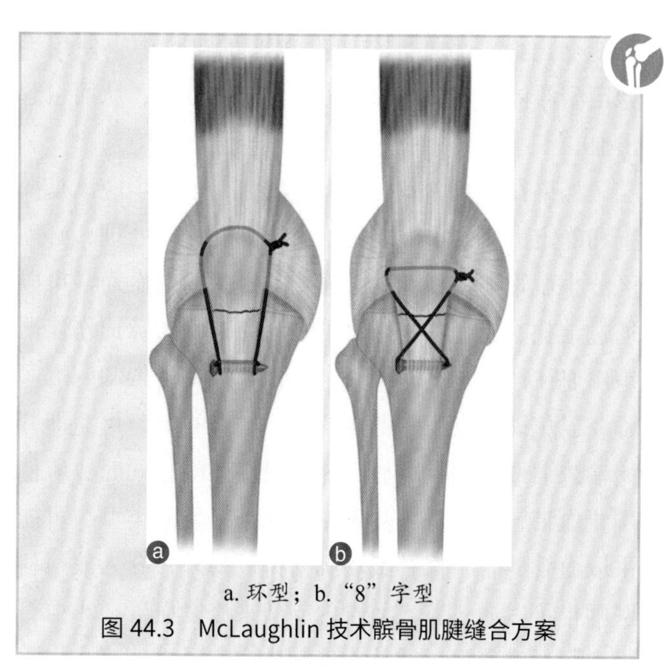

a. 环型；b.“8”字型
图 44.3　McLaughlin 技术髌骨肌腱缝合方案

> **小结**
>
> 如果出现髌韧带断裂，直接修复和环扎加强可能就足矣。如果髌腱质量较差，可以考虑使用自体或同种异体肌腱加强。

44.3　股骨和胫骨截骨

◆ 44.3.1　血管损伤

尽管非常罕见，但是腘动脉损伤是 TKA 的一个严重并发症，报告发病率为 0.11% ~ 0.17%。主要原因是用摆锯、凿子或拉钩直接损伤腘动脉（61%）。间接损伤可由膝关节过度屈曲、过伸或扭转引起（17%），容易出现在动脉硬化的患者中。

使用拉钩可以保护腘窝结构在摆锯截骨过程中不受直接损伤，而且有助于暴露和胫骨截骨。为避免损伤腘动脉，将拉钩放置在靠近胫骨后缘、后交叉韧带（PCL）止点的正中位置至关重要。屈膝时，可在膝关节中心后 1 cm 和外侧 1 cm 处发现动脉。

小结

在屈膝90° 时，腘动脉位于膝关节中心后1 cm和外侧1 cm处。

在切除外侧半月板以更好地暴露胫骨平台的过程中，可能会遇到另一个潜在的出血源。下膝外侧动脉可能会出血。另外，在切除 PCL 的过程中，使用后稳定型假体可能损伤膝内侧动脉末端分支，从而引起出血。

如果在手术中发生出血并发症，第一步应该是探查和确定出血的来源。关于出血并发症的处理，必须区分小血管损伤和腘动脉损伤。轻微的出血通常可以通过结扎、缝合或烧灼血管来治疗。腘动脉损伤伴严重出血往往需要多学科联合治疗。应首先告知麻醉医师，以免即将发生的低血容量，如有必要，可立即开始输浓缩红细胞、凝血因子和氨甲环酸。同时，应使用止血带，避免进一步失血。根据损伤的类型，可能采取血管缝合、修补或动脉搭桥。另外，介入放射科医师也可以通过置入血管内支架来修复血管。小血管出血可通过凝血、结扎或静脉内应用凝血酶来止血。值得注意的是，放置的假体可能会影响介入放射科的操作。目前对于开放和介入方法哪种更为优越尚未达成共识。这两种方法都可以使用，具体的选择取决于损伤的类型和具备的条件。血管损伤治疗成功即可继续完成 TKA。除了前文描述的血管并发症，在股骨和胫骨截骨或准备过程中还可能会发生其他并发症，如神经损伤。

◆ 44.3.2 神经损伤

如果出现了神经损伤，必须将皮神经与混合运动神经或感觉神经或纯运动神经损伤区分开来。采用内侧入路时，常损伤隐神经下支，导致胫骨近端至小腿外侧皮肤感觉减退。此外，有形成神经瘤的风险，这可能导致术后持续疼痛。有时，需要进行翻修手术或切除神经瘤。很少有研究调查这种感觉减退的发生率。Black 等观察到使用内侧皮肤切口时感觉减退的发生率为 27%。因此，术前告知患者这一常见的并发症是很重要的。

小结

在行标准的内侧入路时，可能会发生隐神经下支的损伤，并导致神经瘤的形成。

TKA 中发生的严重神经损伤是一种后果严重但罕见的并发症。文献报告的发病率范围为 0 ~ 9.5%。危险因素包括屈曲挛缩和超过15° 的严重外翻畸形。尤其在严重外翻畸形的情况下，腓神经在行外侧松解时容易被损伤。腓神经包含 L_4 ~ S_2 节段的神经纤维。腓总神经在分成腓深神经和腓浅神经之前走行在腓骨头周围，由于位置浅表，容易受到压力损伤。它常位于腘肌肌腱的正后方，距胫骨边缘 6 ~ 11 mm。腓神经损伤可导致胫骨前肌、趾伸肌、踇长伸肌和腓骨肌功能丧失。因此，患者术后不能背屈足部，主诉足侧面麻木。如果胫神经受到影响，会发生胫骨后肌功能丧失，并伴有足跖屈受限，这种情况下感觉减退发生在足底。矫正严重外翻畸形会增加对外侧软组织和腓神经的张力，这可能导致术后牵拉相关的神经损伤。

小结

矫正严重外翻畸形或行外侧松解可能损害腓神经。

大多数情况下，神经损伤很难在手术中评估，只有在术后才变得明显。因此手术后，在使用局部镇痛之前，应立即检测感觉和运动功能，以排除神经结构的损害。在 TKA 尤其是严重外翻畸形手术中评估神经功能可以使用神经监测，但这一方法较少使用。如果患者术后起初感觉和运动功能完好，而随后出现感觉异常或麻痹，必须紧急排除骨筋膜室综合征，并予以治疗。这包括将患膝关节置于大约 45° 的屈曲位置（图 44.4），采取措施治疗肿胀并松开绷带，还应行进一步的诊断，除了拍摄常规的正侧位 X 线片以排除机械压迫，还应进行超声动态检查，并行 CT 或 MRI 检查以发现血肿造成的神经压迫。如果血肿被确定为压迫的原因应立即予以治疗。理论上，神经压迫也可由胫骨假体突出引起。但目前关于这一现象的文献很少。

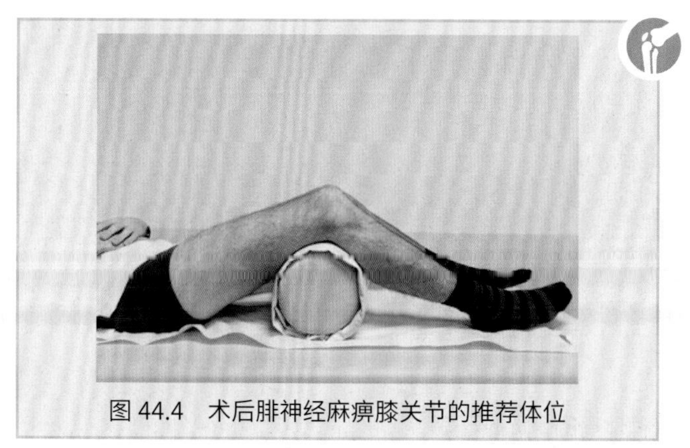

图 44.4　术后腓神经麻痹膝关节的推荐体位

如果不能确定感觉障碍或运动麻痹的原因，应开始保守治疗并应用腓骨夹板。Park 等的一项研究显示，多达 75% 的不完全性神经麻痹患者会完全恢复。另一项研究建议，如果在前 3 个月内没有改善，应根据肌电图的结果进行手术减压。这种方法在文献中存在争议，因为其他研究表明完全恢复需要长达 2 年的时间。

◆ 44.3.3　胫骨和股骨截骨时的韧带损伤

在胫骨和股骨截骨过程中也有意外损伤侧副韧带的风险。据报告，发生率为 1.2% ~ 2.7%。放置拉钩时应确保韧带结构不受锯片的影响（图 44.5）。总之，股骨和胫骨截骨对侧副韧带造成损伤的可能性最大。

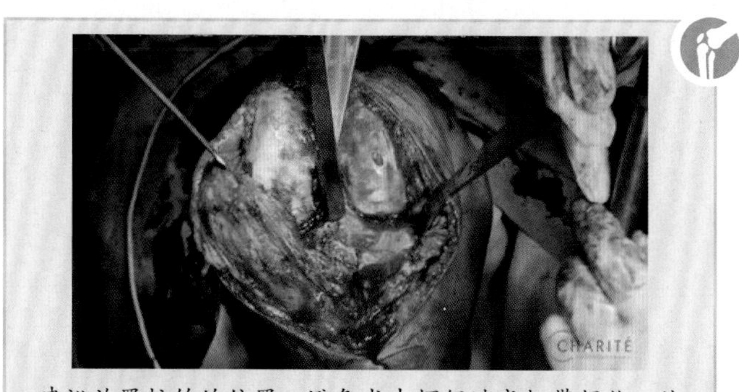

建议放置拉钩的位置，避免术中摆锯造成韧带损伤，使用骨凿保护 PCL

图 44.5

TKA 中内侧副韧带（MCL）损伤的治疗仍是一个有争议的话题。与外侧副韧带（LCL）相比，MCL 血管化良好，具有较好的内在愈合能力。原则上，可以选择术中缝合、重建副韧带或使用限制性假体来治疗。然而，高限制性假体会导致作用在假体 - 骨水泥界面上的剪切力增加，这可能导致生存率的降低。韧带止点的撕脱骨折可以用锚钉或螺钉重新固定。另一种方法是使用股薄肌肌腱或半腱肌肌腱重建副韧带。与未发生 MCL 损伤组相比，中期随访发现接受可靠缝合和重建 MCL 的患者未显示出不足。一般来说，这些重建手术需要更仔细的术后治疗，包括佩戴膝关节支具 6 ~ 8 周和早期患侧部分负重。治疗后在短期随访中经常发现屈曲困难，因此需要更长时间和更高强度的康复治疗。特别是在肥胖患者中，这种支具的使用仍然很困难，因为它往往佩戴不合适。在这种情况下，外科医师可能更喜欢使用限制性假体。如前所述，限制性程度的增加导致假体 - 骨水泥界面上的剪切力更高，使得这些假体的生存率可能相对较低。因此，治疗方法的选择应根据患者的体质、年龄和功能要求而定。

在胫骨平台截骨的过程中，必须对髌腱进行保护，防止锯片造成的意外伤害。此外，在胫骨暴露和准备不充分的情况下，髌骨被迫脱位可导致髌腱断裂。如果手术部位视野有限，应在继续截骨前予以充分暴露。在胫骨截骨过程中，可能会损伤 PCL 或意外截除其止点，后者可以通过在止点前方插入骨凿来避免。在 PCL 损伤或功能不全的情况下，应改用后稳定型假体。

◆ 44.3.4　假体周围骨折

据报告，术中假体周围骨折的发生率为 0.4%。由于安装时需要更大的敲击力，生物型假体术中股骨假体周围骨折的发生率（5.4%）明显高于骨水泥型假体（0.1% ~ 1%）。假体周围骨折的另一个危险因素是严重的硬化症。根据位置、骨质量和骨折块大小，假体周围骨折可采用螺钉或钢板内固定，或使用带延长杆的假体来治疗。

膝关节假体周围骨折存在不同的分类系统。被广泛使用的系统是由 Rorabeck 开发的用于股骨侧骨折系统（表 44.1）和 Felix 开发的用于胫骨侧骨折系统（图 44.6，图 44.7）。从 2014 年开始，基于 Duncan 和 Haddad 的统一分类系统已经建立（表 44.2，图 44.8），其具有良好的观察者间的可靠性。

表 44.1　Rorabeck 等对假体周围骨折的分型

分型	假体	骨折
Ⅰ型	稳定	不移位
Ⅱ型	稳定	移位
Ⅲ型	松动	移位或不移位

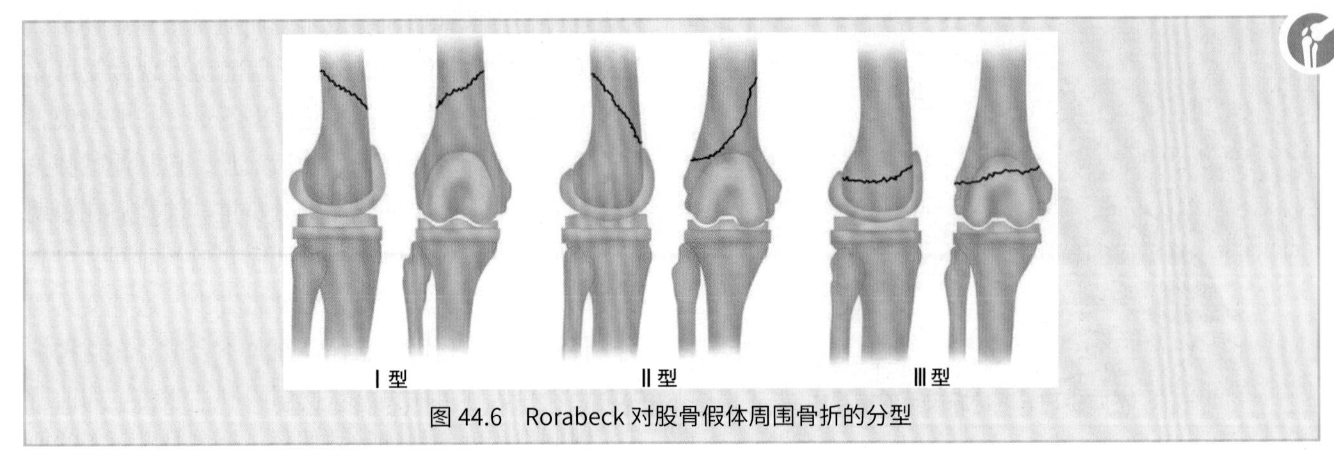

图 44.6　Rorabeck 对股骨假体周围骨折的分型

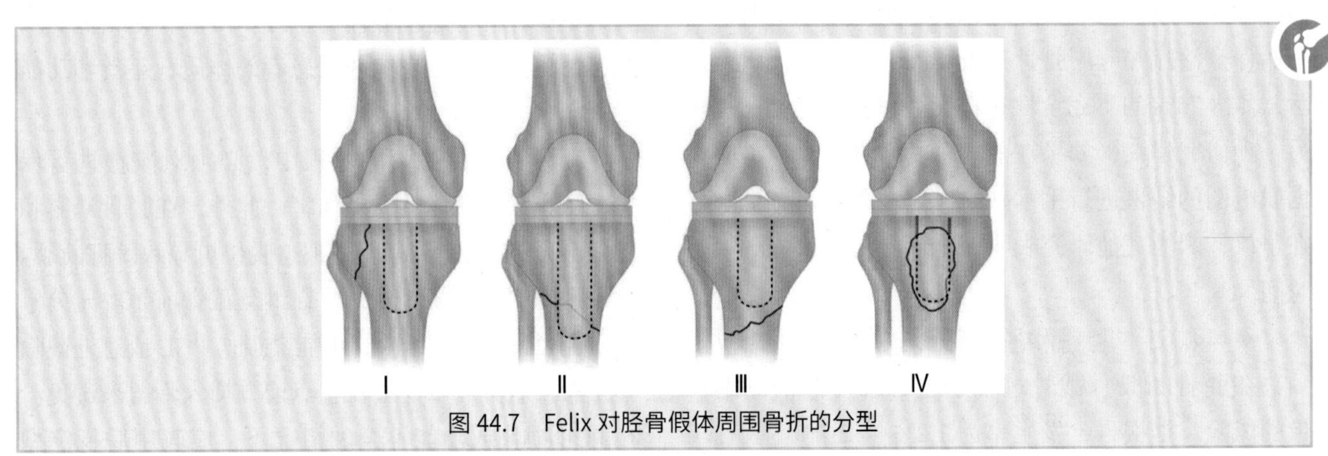

图 44.7　Felix 对胫骨假体周围骨折的分型

表 44.2　Duncan 和 Haddad 的统一分类系统

分型	描述	细分	假体	骨折
A 型	胫骨隆突部位的骨折		稳定	移位或不移位
B 型	骨折累及假体支撑部位或靠近假体的位置	1	稳定	
		2	松动	
		3（骨质量差）	松动	
C 型	骨折线累及假体水平的骨质，但远离假体		稳定	移位或不移位
D 型	假体间骨折——一处骨折影响两个置换的假体		稳定或松动	移位或不移位
E 型	一处置换手术的两侧骨均有骨折		稳定或松动	移位或不移位
F 型	假体置换部位以外区域的骨折		稳定	

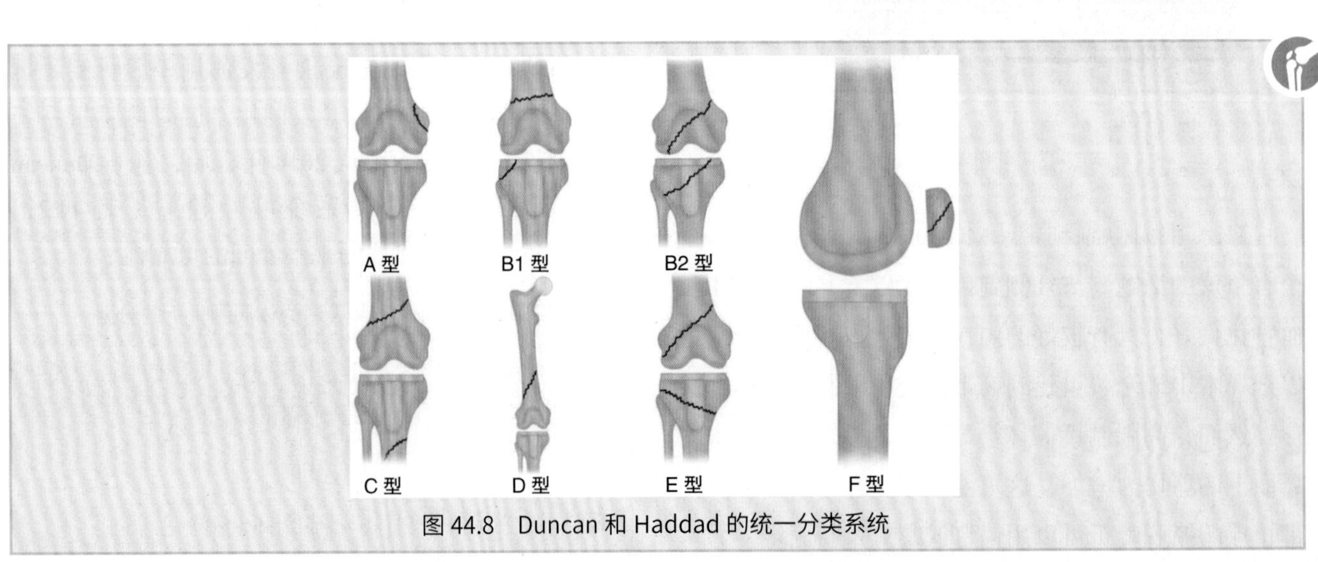

图 44.8　Duncan 和 Haddad 的统一分类系统

假体周围骨折最常发生在手术暴露和骨界面准备期间（39%）。

股骨内侧髁骨折可能发生在后稳定型假体的髁间准备过程中，特别是在比较小且骨质疏松的膝关节中。这是因为在大多数假体设计中，髁间的大小是一致的，通常与股骨假体的大小无关。对于股骨较小的患者，这一假体设计会导致髁间相对尺寸的增加，从而牺牲部分股骨髁骨量，增加了骨折的风险。然而，有时髁间准备不充分，留下皮质骨在后髁也可能导致骨折。

> **小结**
>
> 假体周围骨折最常发生在股骨侧膝关节的准备过程中。

发生率位居第二的假体周围骨折（33%）是在安装试模时出现的。在安装最后假体的过程中，骨折发生率显著降低（19%）。试模通常由金属制成，因此非常坚硬，这可能导致假体周围骨折。由塑料制成的试模在此方面具备优势。最后安装骨水泥假体时也有骨折的风险（图 44.9）。如前所述，如果截骨表面没有被清理干净或有严重的骨硬化，假体周围骨折的风险会增高。

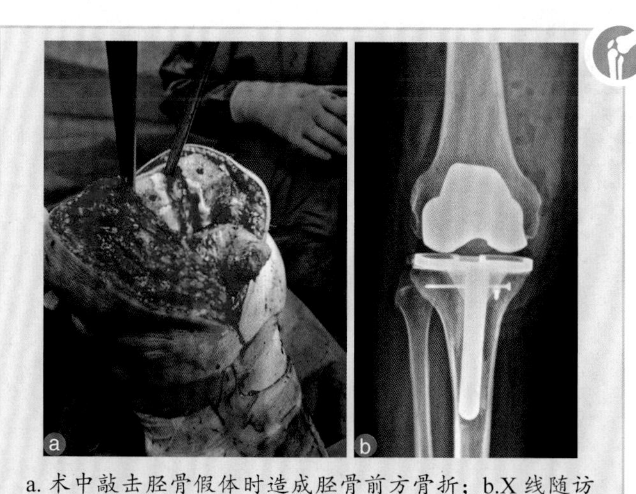

a. 术中敲击胫骨假体时造成胫骨前方骨折；b.X 线随访显示使用螺钉重新固定骨折

图 44.9　胫骨前方骨折

> **小结**
>
> 发生率位居第二的假体周围骨折发生在放置胫骨假体时。

治疗假体周围骨折有不同的方法。治疗假体周围骨折总是具有挑战性的，并且不存在某种方法可以解决所有类型的假体周围骨折。治疗方案的选择取决于骨折的类型和部位，更需要对患者的年龄、体质和功能需求进行判断。松动的假体应予以更换。如果假体仍然固定良好，可以通过进行额外的内固定来治疗，但也有一些例外。如果骨折位于假体柄的顶部附近或骨质量很差，可能需要对稳定的假体进行翻修，以满足骨折愈合的生物力学要求。在少数病例中，由于假体柄充满髓腔，同时存在非常薄的皮质骨，所以用螺钉进行内固定是不可能的。如果两侧均有骨折，或者由于其他生理或心理原因，患者无法实现部分负重，进行骨内固定也可能不成功，这种情况下需要进行翻修。

在股骨准备过程中另一个潜在的并发症是产生股骨前皮质切迹。生物力学研究发现这是股骨髁上骨折的危险因素。研究表明，切迹厚度超过 3 mm 被认为会降低骨强度，但这些数据尚未被临床研究证实。不考虑临床相关性，切迹的出现表明假体植入过伸位或植入过于靠后，这会改变假体的生物力学特性。

44.4　假体安装和切口缝合

◆ 44.4.1　止血带加压下涂抹骨水泥

最后假体安装时也会出现并发症。止血带的使用可以改善外科医师的视野，因此可以缩短手术时间。此外，骨面出血减少可改善骨水泥的粘连，延长假体的存活时间。出于这些原因，一些外科医师在整个手术过程中都在使用止血带。这是否能显著减少术中及术后的出血量仍存在争议。大多数研究发现，这些患者会由大腿严重疼痛导致活动和康复延迟。在使用骨水泥的同时使用止血带也可以改善骨水泥的质量，减少总失血量，并且由于减轻了疼痛症状，术后恢复的速度显著加快。很少有研究探讨止血带对术后深静脉血栓（DVT）形成的影响。Yi 等在一项荟萃分析中观察到使用止血带后 DVT 的发生率较高［风险比（*HR*）：2.63］，但无统计学意义。然而，使用止血带前必须排除相关的动脉硬化（图 44.10）或周围动脉闭塞性疾病，否则，可能会出现硬化血管损伤或动脉栓塞。如果已知有血管搭桥、循环系统紊乱或严重的动脉硬化，就不应该使用止血带。如有必要，TKA 术前应咨询血管科或者血管外科医师。

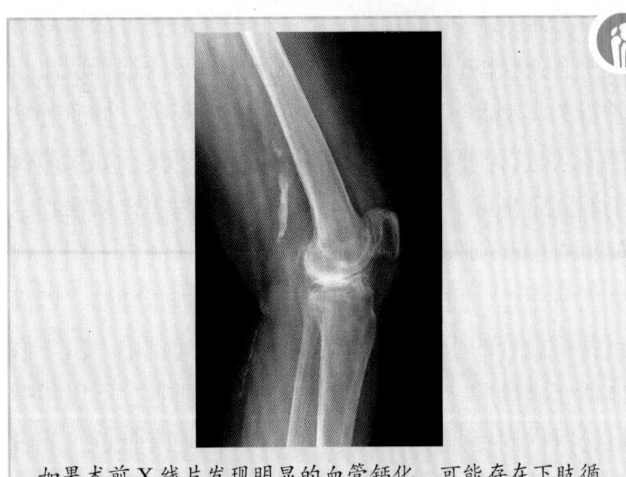
如果术前X线片发现明显的血管钙化，可能存在下肢循环障碍。这种情况下，手术前应咨询血管外科医师，术中不应使用止血带

图44.10　术前X线片

◆ 44.4.2　手术结束前

在闭合切口之前，应对屈伸间隙进行最后的检查，必要时进行内侧或外侧松解以进行轻微矫正。然而，这里需要注意的是，止血带固定了股四头肌和股外侧肌，这可能会给人造成平衡不足的印象。因此，在应用止血带前，应在试模安装后进行软组织平衡和髌骨轨迹检查。否则，被止血带固定的股外侧肌可能会造成髌骨轨迹不良的假象，导致外侧松解过度。而当止血带松开后，外侧过松可导致不稳定和持续性疼痛。

一旦骨水泥硬化，就可以冲洗膝关节，逐层缝合伤口。多项研究发现，在术后3个月的随访中，屈膝缝合伤口显示出明显更大的活动范围，并大大减少了膝关节前方疼痛。然而，亦有其他研究未能证实这一观察结果。

缝合时,关节囊缝合后可在关节内注射氨甲环酸，以减少出血量。氨甲环酸还可用于静脉给药。由于各国对氨甲环酸的许可不同，在此很难给出一般性的建议。但联合应用（静脉和关节内）与对照组相比，术后出血明显减少，血红蛋白水平下降较少，因此术后输血率也较低。这一点非常重要，因为初次TKA的失血量可达1.8 L，可能需要输血。有研究表明，同种异体血液的输注可增加假体周围感染的风险。然而，高感染率是否仅与同种异体输血有关仍有争议。一般来说，需要手术后输血的是已有心脏疾病和多种并发症的患者。BMI较高、糖尿病和类风湿性关节炎引起的免疫抑制也被认为是假体周围感染的危险因素。

参考文献

扫码查看

第 45 章

全膝关节置换术中的畸形矫正

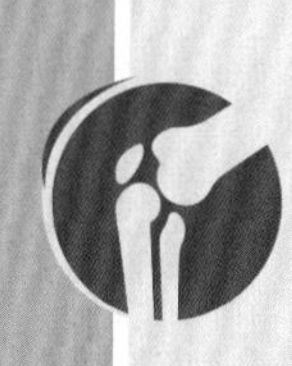

Arun Mullaji 和 Taufiq Panjwani

要 点

- 严重的内翻和外翻畸形使 TKA 具有挑战性。
- TKA 的目的是纠正对线异常，并实现屈伸间隙的平衡。
- 关节外畸形应与关节内畸形加以区分，两种畸形的手术策略不同。
- 关节外畸形可能需要通过截骨来矫正股骨或胫骨的骨性力线。
- 切除所有骨赘和松解后方关节囊可以解决一般的屈曲挛缩。
- 外翻膝应注意内侧软组织，股骨远端和胫骨近端的截骨量应尽量少。
- 笔者根据畸形程度和矫正度数对外翻膝进行了分类。

45.1 概述

TKA 的目标除耐用性外，还包括准确恢复肢体对线、最佳软组织平衡和良好的活动范围。术前计划的重要性再怎么强调也不为过。适当的患者选择及全面的体格检查和影像学检查是术前计划的重要组成部分。

在这一章中，笔者将根据过去 25 年近 16 000 例 TKA 的经验重点介绍膝关节畸形的矫正原则。

45.2 手术计划

计划进行 TKA 的患者术前需要进行 X 线片检查（传统或数字）。笔者对所有病例进行了下肢全长负重位 X 线片、膝关节负重前后位 X 线片、膝关节侧位和 Skyline 位 X 线片检查。这些 X 线片有助于评估膝关节畸形的类型和程度、关节间隙丢失和骨丢失的程度、外侧或内侧松弛的程度、骨赘的分布和大小、游离体的存在、关节外畸形或病变的存在、既往手术的后遗症，以及患者的总体骨质量。术前 X 线片在计划手术操作、假体大小和特殊需求，以及预测外科医师可能遇到的操作困难方面也是非常重要的。

上述 X 线片是诊断膝关节关节炎和规划 TKA 最常用的影像学检查。重要的是在患者负重时拍摄 X 线片，因为仰卧位可能会低估关节炎、关节畸形和不稳定的程度（图 45.1）。评估股骨和胫骨骨赘的范围、骨缺损程度、胫骨和股骨内外侧的截骨量，以及假定的胫骨中心位置，这些都可以在负重膝关节前后位 X 线片上规划。

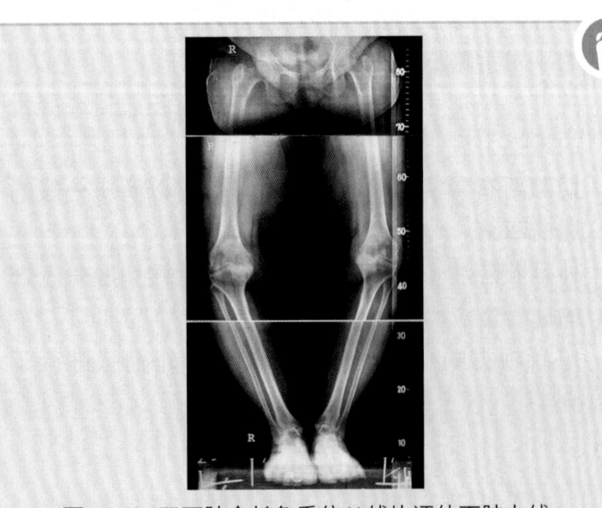

图 45.1　双下肢全长负重位 X 线片评估下肢力线

侧位 X 线片可以很好地评估后侧骨赘和胫骨平台后倾（图 45.2），还可以评估髌骨相对于关节线的位置，特别是在行胫骨高位截骨术后的病例中，经常观察到低位髌骨及胫骨后倾角度和（或）关节线的改变。

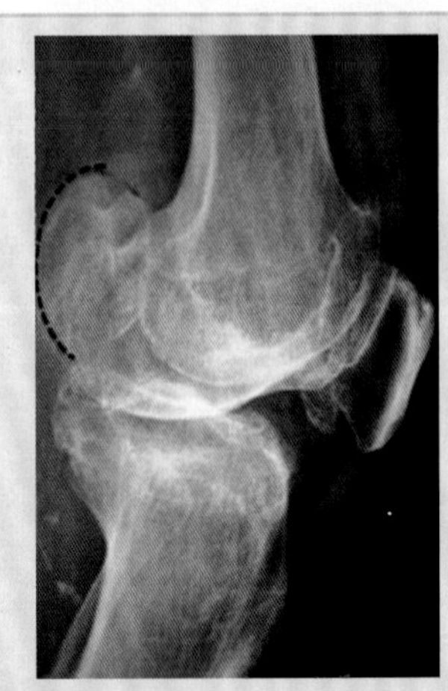

侧位 X 线片提供关于胫骨后倾、髌骨位置（Insall-Salvati 指数）、后方骨赘及游离体的情况

图 45.2　X 线侧位片

笔者对所有计划行 TKA 的患者常规拍摄下肢全长负重位 X 线片。它有助于准确估计术前膝关节畸形，如 HKA 角，这可能在标准的膝关节正位 X 线片中被严重低估（图 45.3）。HKA 角定义为股骨机械轴（股骨头中心到膝关节中心）与胫骨机械轴（膝关节中心到胫骨远端中心）之间的夹角。

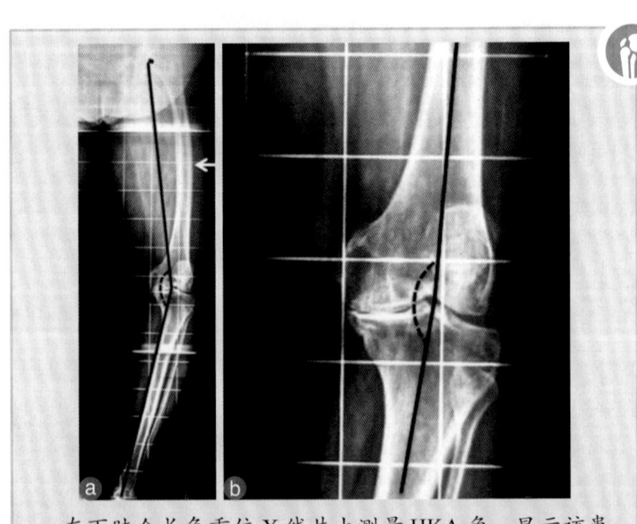

a. 在下肢全长负重位 X 线片上测量 HKA 角，显示该患者畸形约为 20°，关节外畸形是股骨在冠状面上严重的前弓（箭头）所致；b. 在标准的膝关节正位 X 线片上测量解剖轴夹角（股骨胫骨角），内翻畸形仅为 4°

图 45.3　术前膝关节畸形在标准的膝关节正位 X 线片中被严重低估

对下肢全长负重位 X 线片的评估包括以下 5 点。

（1）基于 HKA 角的肢体畸形或对线异常。

（2）股骨远端外翻矫正角（valgus correction angle, VCA）决定了股骨远端在冠状面截骨的外翻角，以使股骨假体垂直于机械轴（图 45.4）。此外，VCA 越大，就越需要广泛的软组织松解，并且可能需要行截骨矫形。

（3）评估股骨或胫骨侧的关节外畸形和行截骨矫形的必要性。

（4）应力性骨折，既往外伤。

（5）髋关节疾病或髋关节置换术后的情况。

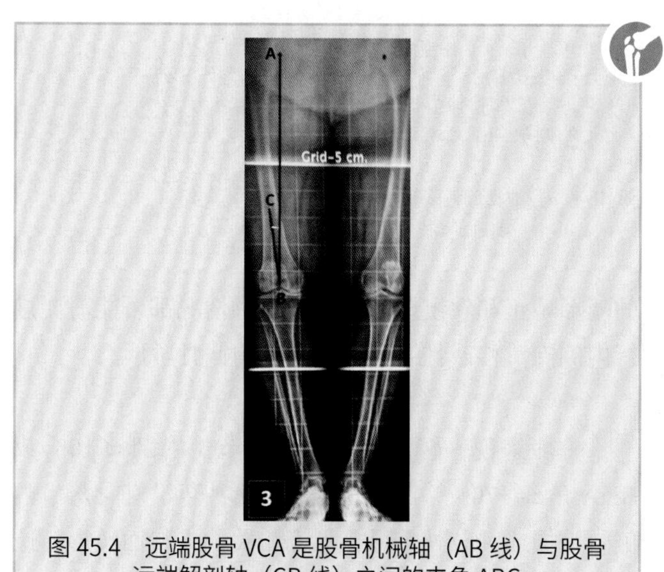

图 45.4　远端股骨 VCA 是股骨机械轴（AB 线）与股骨远端解剖轴（CB 线）之间的夹角 ABC

笔者认为，下肢全长负重位 X 线片为 TKA 的规划提供了不可或缺的信息。因此，建议把它作为 TKA 术前的常规检查。

CT 扫描很少用于 TKA 的常规计划，在评估股骨或胫骨扭转畸形时可能需要进行 CT 检查。MRI 扫描也很少被使用，可能有助于确认应力骨折线。

只有在完整的体格检查和严格的 X 线片评估后，外科医师才能对患肢的畸形和术中的潜在挑战有更好的了解。

45.3 内翻畸形

内翻畸形是 TKA 中最常见的畸形，这些患者 HKA 角＜ 180°。内翻畸形的内侧骨赘可引起内侧软组织结构挛缩和功能缩短，MCL 浅层不挛缩，因此不需要松解。后侧骨赘也发挥同样的作用，并使后方关节囊紧张，从而导致屈曲挛缩，且妨碍深度屈膝。外侧软组织结构也可能出现延长和薄弱，特别是在严重的内翻畸形中。

内翻膝行 TKA 的挑战包括恢复肢体对线、平衡内侧和外侧软组织张力、平衡屈伸间隙，以及恢复内侧骨缺损。严重的内翻畸形可能与关节外畸形及股骨和胫骨旋转不良相关，这使得 TKA 在技术上具有挑战性。

膝关节的稳定性和功能涉及膝关节周围各种软组织结构的动态相互作用。充分了解这些结构的病理解剖学对于 TKA 术后恢复最佳对线、平衡和运动非常重要。

在麻醉状态下查体时需要注意内翻畸形的 3 个主要临床特征：①畸形的可矫正程度（僵硬、部分可矫正、完全可矫正或不稳定）；②相关矢状面畸形（固定屈曲或过伸）；③外侧软组织的松弛程度（轻度、中度或重度，图 45.5）。畸形的可矫正程度决定了内侧软组织的松解量，以达到矫正和软组织平衡的目的。同样，内翻畸形膝关节外侧软组织的松弛的程度决定了内侧软组织松解的程度，以平衡内侧和外侧软组织间隙。任何相关的矢状面畸形都需要评估胫骨和股骨远端截骨量及后方软组织松解量，以实现畸形矫正和屈伸间隙平衡。

术前影像学特征通常有助于预测手术的难度。应仔细评估内翻膝的 5 个影像学特征，具体如下。

（1）畸形程度（通过下肢全长 X 线片测量）。

（2）外侧松弛程度（基于关节张开角度和胫骨外移程度）。

（3）关节外畸形（VCA 用于评估股骨冠状面弓形，胫骨平台角用于评估胫骨内翻）。

（4）内侧骨质丢失（轻度、中度、重度）。

（5）骨赘（轻度、中度、重度）。

根据受累关节炎的严重程度和膝关节畸形的程度，可能存在上述部分或全部特征。

◆ 45.3.1　内翻膝的手术技巧

TKA 常用的两种基本技术是测量截骨和间隙平衡技术。笔者的所有患者均使用间隙平衡技术与 PS 假体。手术方案根据患者内翻膝的临床和放射学特征量身定制。内翻膝手术采用序贯系统的手术技巧，以实现畸形的完全矫正和软组织平衡。然而，内侧软组织结构的松解需要谨慎评估，以免过度矫正或不稳定。

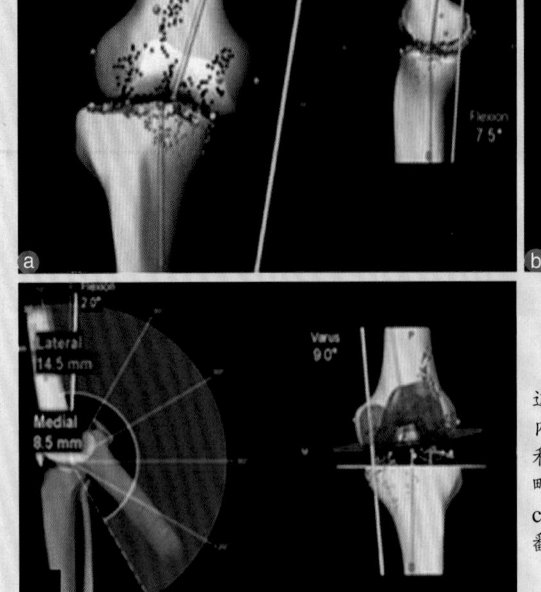

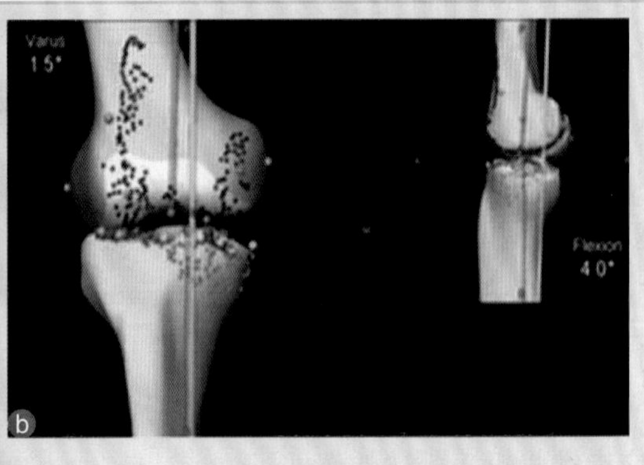

这里显示的是计算机导航屏幕截图图像。a. 最大内翻畸形（在尽量伸直时给予膝关节内翻应力）和最大矢状面膝关节畸形（屈曲）；b. 最大内翻畸形矫正（在尽量伸直时给予膝关节外翻应力）；c. 最大外侧软组织松弛（在伸直时给予膝关节内翻应力）

图 45.5 膝内翻畸形骨关节炎行 TKA 时需要注意的 3 个主要临床特征

手术的第一步是去除关节周围的所有骨赘，这不仅释放了紧绷的软组织结构，而且有助于避免不必要的软组织松解。去除所有骨赘后，外科医师可以准确地评估残余畸形和软组织松紧的程度及可能所需的真正的软组织松解。根据畸形是否完全可矫正、部分可矫正、僵直或不稳定，可能需要进一步的软组织松解以矫正畸形。大部分可矫正的畸形，通过去除骨赘以及进行初步的软组织松解术（特别是针对 MCL 深层的松解，以便暴露因胫骨前脱位而受影响的膝关节），可以得到完全矫正。然而，对于僵直膝或者膝关节内外侧软组织严重失衡的情况，内侧松解可能需要对胫骨近端附着的后内侧关节囊进行广泛的松解，对后内侧关节囊进行部分切开。有时可以考虑截骨，可能需要对胫骨进行缩容截骨。相反，对于冠状面和（或）矢状面不稳定的膝关节进行软组织松解应谨慎。

手术的第二步是评估外侧软组织结构相对于内侧结构的松弛程度。要做到这一点，最好的方法是施加内翻应力，在伸直间隙中放置间隙垫以确定外侧副韧带（LCL）的松弛情况。虽然内翻畸形可以通过内侧软组织松解矫正，这可在伸直时放入间隙垫后施加外翻应力所显示的正确力线得到证明。但由于过度的外侧软组织松弛（这可能只在内翻应力下表现出来），内外侧软组织平衡可能仍然难以实现。同样，对于关节外畸形，即使广泛的内侧松解，也不可能达到最佳的畸形矫正和软组织平衡。这两种情况都可能需要进行内侧髁滑移截骨或关节外畸形的截骨矫形。

◆ 45.3.2 关节畸形不超过 10°

一般来说，轻度畸形的膝关节（内翻＜ 10° 或 HKA 角＞ 170° ~ 180° ）有少量甚至没有骨赘、内侧骨缺损或关节外畸形，且无相关的矢状面畸形，这样的膝关节很容易矫正，只需在暴露膝关节后初步松解深层 MCL，就足以脱出胫骨以暴露胫骨近端，然后进行标准的截骨。然而，这些畸形偶尔可能伴有轻度至中度的外侧松弛或相关的矢状面畸形。过度的外侧松弛可以通过后内侧关节囊松解来处理；合并的屈曲畸形可能通过彻底的后方清理（骨赘切除和关节囊松解）即可矫正，增加股骨远端截骨量可作为最后的手段来矫正屈曲畸形。当存在过伸畸形时，胫骨近端和股骨远端的截骨应当保守，并且避免后方的软组织松解。

◆ 45.3.3 关节畸形为 10° ~ 20°

这种内翻畸形通常伴有轻度至中度的外侧松弛、内侧骨缺损、矢状面畸形或关节外畸形。骨赘的程度从轻度到中度不等。尽管这些畸形大多可以通过标准手术轻松解决，但相关的股骨（冠状面弯曲过度呈弓形）或胫骨（胫骨近端内翻）关节外畸形可能会增加畸形矫正和软组织平衡的难度。这种关节外畸形的存在不仅需要更多的内侧软组织松解来实现肢体对线和间隙平衡，还需要切除后内侧关节囊及进一步的胫骨缩小截骨或半膜肌胫骨止点松解。在较少的情况下，即使采取多种方法也不能达到手术目的（由于关节外畸形或过度外侧松弛伴或不伴过度内侧紧张），可能需要行内侧髁滑移截骨术（sliding medial condylar osteotomy，SMCO）。这种情况下，通常可以通过术前 X 线片预测是否需要 SMCO，X 线片上通常表现为关节外畸形，而关节内畸形程度较轻，且膝关节外侧过度松弛（外侧张开角）、胫骨外移和骨赘较少。如果骨赘较多，骨赘切除即有助于畸形矫正，而无须过度内侧松解。

◆ 45.3.4　关节畸形超过 20°

在 TKA 中，严重的内翻畸形会带来诸多挑战，包括严重的关节外畸形、严重的外侧松弛、内侧骨质丢失，以及中度至重度矢状面畸形。软组织松解的程度由使用张力装置评估的软组织紧张度确定。根据前文描述的技术，进行广泛的、逐步的分级软组织松解（骨膜下剥离 MCL 深层、后内侧关节囊和半膜肌肌腱）。首先要切除胫骨后内侧和股骨内侧髁的骨赘。在合并过度的外侧松弛或引起过伸畸形的情况下，胫骨平台截骨时参考外侧仅截除 6 ~ 7 mm 的厚度。在胫骨内侧骨缺损的情况下，截骨线通常经过胫骨内侧上方，而截不到骨质。可通过增加 1 ~ 2 mm 截骨来减少骨缺损的大小。通过增加截骨可以减小胫骨表面积，使用更小的胫骨假体，这反过来有助于进一步缩容截骨，有利于进行畸形矫正和（或）内外侧软组织平衡。

股骨远端按照股骨 VCA 进行截骨，这一角度是由术前下肢全长 X 线片确定的，此角度在个体之间显示出很大的差异。远端截骨的厚度取决于股骨髁内侧骨缺损的程度和屈曲挛缩的严重程度。如果内侧髁出现明显的骨缺损，或过伸畸形，或严重不稳定，则必须减少截骨的厚度。如果存在明显的屈曲畸形，则可能需要从股骨远端截除额外的骨量，因为单纯去除后方骨赘和松解后方关节囊粘连并不能改善这种畸形。当股骨冠状面弓形畸形严重时，应使用短髓内导杆避免股骨远端的错误截骨，或使用计算机导航绕过股骨关节外畸形精确制定截骨线。

术中使用间隔块在伸膝时评估内外侧间隙平衡，任何的不平衡可以通过额外的软组织松解和截骨来解决。通常情况下，屈曲间隙可能比伸直间隙大（由于广泛的软组织松解），这时可能需要增大股骨假体，屈曲 2° ~ 5° 放置，并向后平移以达到平衡。如果屈曲间隙仍然大于伸直间隙，则需要额外切除股骨远端，并使用更厚的衬垫。

尽管存在股骨和胫骨关节外畸形及过度的外侧松弛，上述的截骨和软组织松解技术仍可使大多数严重内翻畸形的膝关节在接受 TKA 术后保持良好的力线和软组织平衡。然而，在少数固定畸形病例中，即使进行了广泛的内侧软组织和后囊松解，内侧紧绷可能仍然存在，因此可能需要进行 SMCO（图 45.6）。这一方法将股骨髁内侧骨块向远端移位，并在骨水泥固化后使用松质螺钉进行固定。极少数情况下，在严重的外侧软组织松弛和不稳定时，可能需要使用限制性假体。

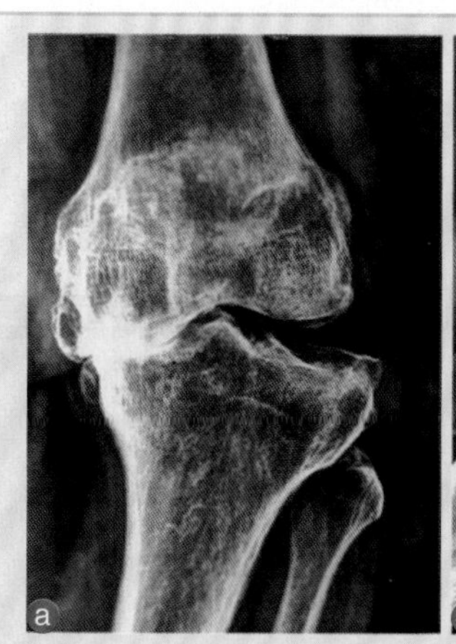

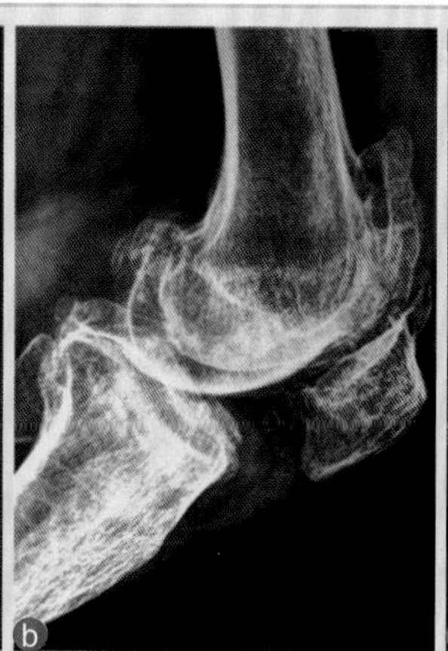

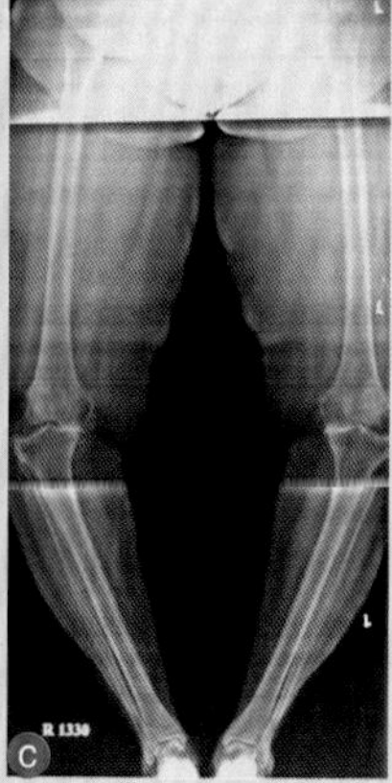

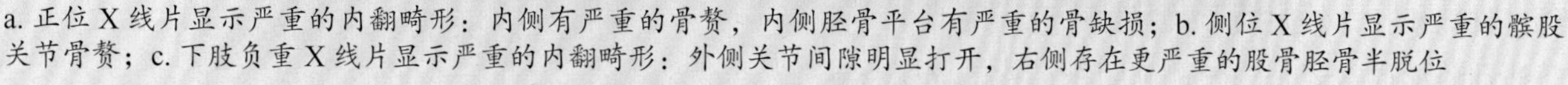
a. 正位 X 线片显示严重的内翻畸形：内侧有严重的骨赘，内侧胫骨平台有严重的骨缺损；b. 侧位 X 线片显示严重的髌股关节骨赘；c. 下肢负重 X 线片显示严重的内翻畸形：外侧关节间隙明显打开，右侧存在更严重的股骨胫骨半脱位

图 45.6　股骨和胫骨关节外畸形及过度的外侧松弛

部分病例中，即使在胫骨截骨后，胫骨内侧骨缺损可能仍然较大。骨缺损根据其大小和位置进行相应处理。通常情况下，深度＜ 5 ~ 10 mm 的胫骨内侧骨缺损用骨水泥填充，而深度≥ 10 mm 的缺损则用自体骨植骨填充（通常使用髁间截下的骨）。首先，应用摆锯将骨缺损部位缓慢地修整成阶梯切割状的缺损。其次，将骨块塑成与缺损相匹配的形状。如果骨块较大，通常将移植物打压固定或使用 2 mm 克氏针 / 松质螺钉固定（图 45.7）。固定物应与胫骨表面平行，避开胫骨假体的柱或柄。最后，对于＞ 10 mm 的较大内侧骨缺损，通常使用胫骨延长杆。极少数情况下，显著的股骨内侧骨缺损可能需要使用金属垫块和延长杆。

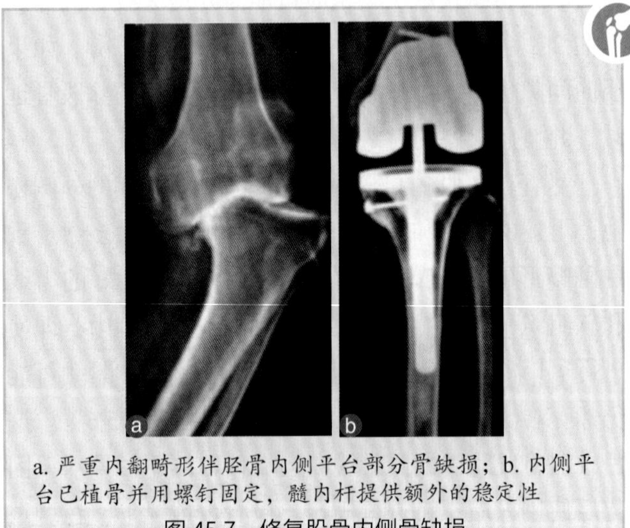

a. 严重内翻畸形伴胫骨内侧平台部分骨缺损；b. 内侧平台已植骨并用螺钉固定，髓内杆提供额外的稳定性

图 45.7 修复股骨内侧骨缺损

45.4 外翻畸形

外翻膝在接受 TKA 的关节炎膝关节中并不常见，在文献报告中，外翻膝的发病率低于 10%。与内翻膝相比，它涉及一系列明显不同的病理解剖结构变化和手术挑战。外翻膝 TKA 术后恢复最佳肢体对线和间隙平衡是一个非常大的挑战，原因为：首先，外科医师可能对手术技术和软组织松解不太熟悉，因为与内侧相比，外侧可松解的软组织结构较少；其次，矫正畸形后腓总神经麻痹的风险较高，尤其是长期外翻膝合并屈曲畸形；最后，外翻膝常发生股骨外侧髁发育不全、股骨和胫骨外旋畸形及髌骨轨迹不良。

外翻畸形通常表现为外侧软组织结构的紧张，这可能与内侧结构不同程度的松弛有关。髂胫束、后外侧关节囊和腘腓韧带均可能会发生挛缩（图 45.8）。笔者不认为 LCL 发生了挛缩和缩短。术者应了解膝关节屈伸不同位置的软组织结构紧张的情况，以便在松解过程中遵循标准的、渐进的手术步骤，避免出现不平衡或不稳定。本质上，LCL 和腘肌肌腱在屈、伸两种情况下都是紧绷的，髂胫束和后外侧关节囊仅在伸膝时是紧绷的，腘腓韧带仅在屈膝时是紧绷的。

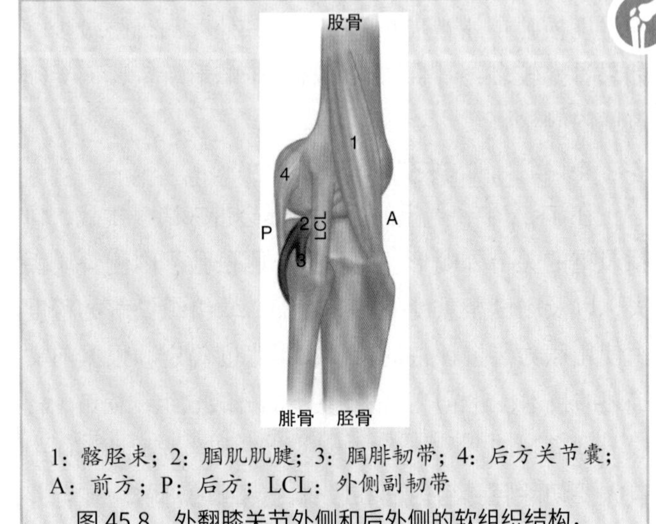

1：髂胫束；2：腘肌肌腱；3：腘腓韧带；4：后方关节囊；A：前方；P：后方；LCL：外侧副韧带

图 45.8 外翻膝关节外侧和后外侧的软组织结构，在 TKA 中可能需要予以松解

外翻膝关节可能存在股骨外侧髁后方（及远端）的不对称磨损或发育不全，以及股骨后外侧髁和（或）胫骨的过度磨损。以股骨后髁为参照放置截骨导板时，可能会导致股骨外侧髁后方截骨过多，从而导致股骨假体过度内旋和髌骨轨迹不良。使用 Whiteside 线作为参考也有很大的风险，尤其是存在髌骨轨迹不良和外侧滑车沟磨损时。因此，在严重外翻畸形中，笔者首选通髁线（TEA）作为判断股骨旋转的标志。膝外翻畸形通常合并髌骨轨迹不良、胫骨外旋畸形和扁平足（图 45.9）。

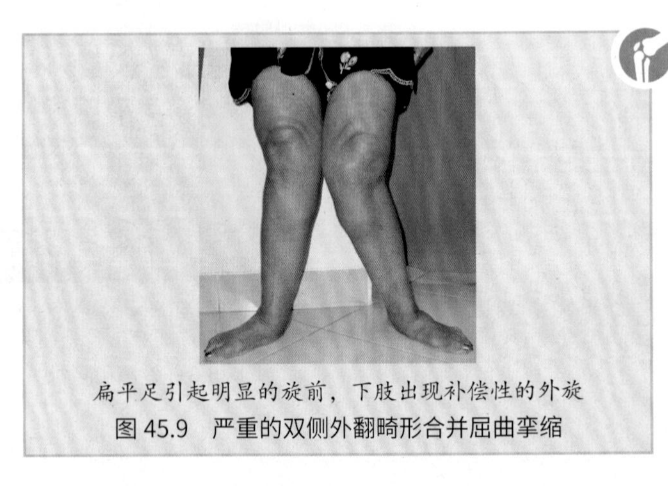

扁平足引起明显的旋前，下肢出现补偿性的外旋

图 45.9 严重的双侧外翻畸形合并屈曲挛缩

外翻膝畸形具有不同的类型，每种畸形所采用的手术技术也不相同。笔者根据外翻畸形的严重程度和可矫正程度，相关的屈曲、过伸或关节外畸形，以及 MCL 的状态将外翻膝关节分为 6 种类型（表 45.1）。

表 45.1　外翻膝关节的类型

1 型	外翻可矫正，无合并畸形，MCL 完整
2 型	不可矫正的外翻畸形，无合并畸形，MCL 完整
3 型	外翻畸形合并过伸畸形，MCL 完整
4 型	外翻畸形合并屈曲畸形，MCL 完整
5 型	严重的外翻畸形，MCL 不完整
6 型	外翻畸形合并关节外畸形

在麻醉状态下予以内翻应力，大多数膝外翻是可矫正的。1 型典型的外翻膝畸形是在伸膝时出现，在屈膝时消失；2 型是指外翻畸形在伸膝和屈膝时都难以矫正，最有可能与股骨外侧髁发育不全有关（图 45.10）；3 型的膝关节存在过伸畸形；4 型的膝关节由于后外侧结构挛缩可能存在梯形屈曲间隙（图 45.11，图 45.12）；5 型指任何长期严重的外翻畸形都可能发展为 MCL 的损伤。

◆ 外翻膝的手术技巧

笔者基于外翻膝分型遵循标准化的步骤处理外翻膝。

经典的髌旁内侧入路适用于大多数轻度至中度畸形的外翻膝关节。对于严重的外翻合并髌骨轨迹不良，外侧髌旁入路可更好地显露外侧软组织结构。有时，由于难以进入膝关节内侧，需要进行胫骨结节截骨术，这可能会带来髌腱力量减弱和骨不连的风险。

交叉韧带切除后，将膝关节向前半脱位，内侧不予松解或仅进行少量松解。任何松解都会引起内侧软组织结构的进一步松弛，使内外侧软组织的平衡更加困难。在进行任何外侧软组织松解之前，应去除胫骨及股骨外侧和后外侧的所有骨赘。这有助于降低后外侧囊的紧张度。对于具有固定屈曲挛缩的严重外翻畸形，骨膜下剥离腓骨头有助于显著减少 LCL 的紧张度，并在畸形完全矫正后降低腓总神经拉伸的风险。

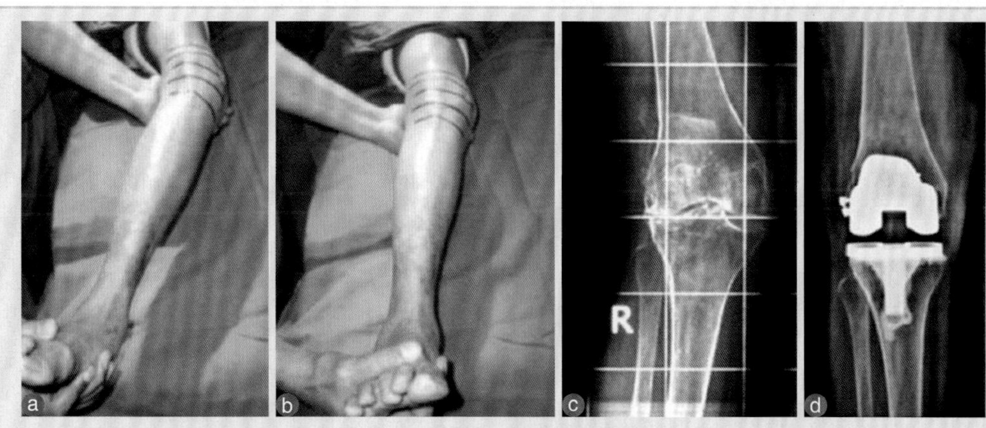

a、b. 临床照片显示麻醉状态下患者施加外翻应力时的最大外翻畸形，予以内翻应力时外翻畸形得到部分纠正；c、d. 手术前后的影像表示通过韧带替代型假体和股骨外侧髁截骨重建了膝关节力线

图 45.10　2 型外翻畸形

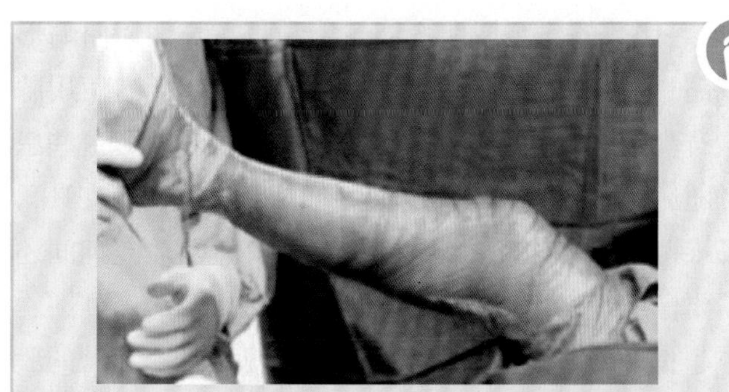

图 45.11　TKA 术前严重过伸畸形（3 型外翻畸形）

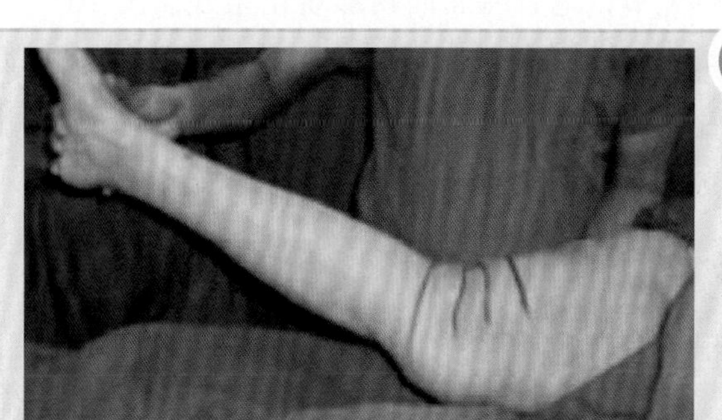

图 45.12　严重外翻畸形且无法完全伸直的膝关节（4 型外翻畸形）

PCL 切除后，在膝关节完全伸直的情况下先松解髂胫束有助于减少外侧张力。通常情况下，髂胫束可以从 Gerdy 结节处松解，也可以通过在膝关节水平处开多个小切口（拉花）来延长髂胫束，使膝关节处于完全伸直状态，并施加内翻应力以感受紧绷的髂胫束。完全伸直时，可通过松解后外侧关节囊进一步减少外侧张力。从围绕的纤维组织中松解腘肌肌腱和腘腓韧带可减少屈曲时的外侧张力。腘腓韧带为腘肌肌腱下缘至腓骨头的菲薄韧带结构，其是通过沿着膝关节后外侧在腘肌肌腱下方进行电切来实现松解的。

严重外翻畸形或合并不稳定 / 过伸畸形都需要尽可能减少截骨量。膝关节股骨远端截骨的 VCA 差异很大，因此必须根据术前下肢全长 X 线片对每个病例进行个体化治疗。极少数情况下，当外侧软组织松解不能纠正畸形或达到内侧 - 外侧软组织平衡时，可采用外侧髁滑移截骨术（lateral epicondylar osteotomy，LEO）。

外翻膝关节内侧过度松弛的另一种治疗方法是通过 MCL 胫骨止点深埋、MCL 折叠缝合或内侧髁截骨术缩短内侧软组织结构。笔者在必要时会在计算机导航下对外翻膝行 LEO。然而，这些手术很少被使用，仅用于最严重和最僵硬的外翻膝关节。在某些罕见的情况下，当 MCL 功能不全并导致严重不稳定时，可能需要使用限制性假体（有较高的立柱和较深的髁间盒），但必须尽力平衡软组织，以免过度负荷后导致立柱的磨损和断裂。

严重的外翻膝伴屈曲畸形在术后具有较高的腓神经麻痹风险。虽然这可能是暂时的，因为在完全矫正外翻和屈曲畸形时，神经会受到拉伸，但它可能会使患者残疾并给患者造成相当大的痛苦，导致术后恢复延迟。对于严重外翻合并明显固定屈曲畸形（≥ 20°）的膝关节，笔者将屈曲畸形矫正至残留＜ 10°，术后 48 h 内将膝关节置于枕头上保持屈曲状态，以免过度拉伸神经，并在术后使用物理治疗（偶尔使用特殊支具）逐步纠正。

45.5 屈曲畸形

膝骨关节炎中的屈曲畸形可能是由髁间的骨赘机械性阻挡了膝关节的完全伸直，并且后方骨赘导致后关节囊紧张使得畸形进一步加重。在长期罹患此病的患者中，这些骨赘与继发性挛缩和软组织结构缩短有关，如后关节囊、后斜韧带、半膜肌（内翻膝）和腘腓韧带（外翻膝）缩短，这些都加重了畸形。在严重的情况下，腘绳肌和腓肠肌也可能受到影响。炎症性关节炎、神经系统疾病、血友病或长期不活动的患者中屈曲畸形较少见，这类屈曲畸形主要是单纯软组织挛缩引起的，其骨赘较少。

处理屈曲畸形的第一步是清除所有骨赘。首先，需要切除胫骨内侧、后内侧和股骨内侧骨赘；其次，再切除股骨后方骨赘。当后方骨赘太大时，只有在胫骨截骨后或通过初步徒手股骨后髁截骨才能更容易地暴露和清除骨赘。在进行股骨远端截骨之前，清除后方骨赘是很重要的，它降低了股骨远端被过度截骨的风险，并消除或减少了软组织松解的需要，从而降低了屈曲中段不稳定的可能性。任何保留的后方骨赘都将导致伸直间隙被低估。

很少情况下，在完全清除骨赘后，如果屈曲畸形仍然存在，则需要进行后方软组织（后关节囊、腓肠肌内侧和外侧头）松解。笔者在股骨后髁处使用弧形宽骨凿，将附着的软组织轻轻剥离。

后续对屈曲间隙进行评估时，通常会发现所获得的伸直间隙比屈曲间隙小得多。这种不匹配可以通过调整股骨假体的大小和位置来解决。增大型号、向后移动和轻微屈曲股骨假体通常有助于缩小屈曲间隙并使其与伸直间隙平衡。尽管采取了上述所有措施，当使用试模进行评估时，轻微的屈曲畸形可能持续存在。我们通过切除股骨远端 2 ~ 3 mm 来解决此问题，但应谨慎进行，因为从股骨远端过度切除可能会导致关节线抬高和屈曲中段不稳定。

术后治疗取决于术中所达到的矫正程度和残留的屈曲挛缩情况。术后残余屈曲挛缩＜ 5° 可通过常规物理治疗进行处理。在手术结束时，任何可纠正的 5° ~ 10° 的残余屈曲挛缩，特别是在长期屈曲畸形或超过 20° 的患者中，将需要在术后 48 h 内使用膝上石膏夹板，使膝关节得到最大程度的矫正。这些患者随后可能需要在走路时使用推膝夹板或长膝支具，以维持屈曲挛缩的矫正。这些患者在术后康复期间还需要仔细观察屈曲挛缩有无复发迹象。

长期屈曲挛缩的患者另一个常见特征是显著的股四头肌无力。通常在术前不明显，在术后屈曲挛缩矫正后就会显露出来。这可能需要长时间的物理治疗，以加强股四头肌的力量。大多数术前固定屈曲畸形＞20° 的患者，在最初的 2 ～ 4 周内行走时需使用推膝夹板，每天 3 次，每次 30 min，同时对股四头肌进行电刺激以增强其力量。

45.6　过伸畸形

在接受 TKA 的关节炎患者中，过伸畸形相当少见，发生率不足 5%（图 45.12）。在既往发表的一篇文章中，接受 TKA 的膝关节过伸的发生率为 3.9%。过伸有时见于外翻畸形和韧带松弛，如风湿性关节炎、胫骨高位截骨术和脊髓灰质炎等神经肌肉疾病。笔者研究显示，78% 的膝关节过度伸展患者有原发性骨关节炎，58% 的肢体存在明显的内翻畸形，42% 的肢体存在外翻畸形。过伸畸形所面临的挑战包括相关的冠状面畸形（内翻或外翻）、骨形态异常（如胫骨平台的前倾）和内外侧不稳定。这可能会导致膝关节难以保持稳定、平衡，并且，术后畸形有复发的可能。对于 TKA 中的过伸，已经提出了许多可行的外科技术：后关节囊折叠、侧副韧带向近侧和后侧移位、使用较厚的衬垫来平衡伸直间隙、切除少量股骨远端和胫骨近端骨、缩小股骨假体尺寸、使用股骨远端垫块，以及使用限制性假体。大多数情况下，减少胫骨和股骨截骨及使用较小的股骨假体和较厚的衬垫，通常可以获得稳定和平衡的膝关节。

◆ 45.6.1　病理解剖学

在进行 TKA 时，需要考虑过伸膝关节的某些特征：后关节囊过度拉伸；交叉韧带和副韧带减弱；后方软组织结构类似于“吊床”，需要通过拉开两端使其绷紧。当伴有膝关节外翻畸形时，髂胫束可能会出现挛缩。如果髂胫束向前移位可能会加重过伸畸形。薄弱的后方软组织结构会导致更大的伸直间隙。因此，标准厚度的胫骨近端和股骨远端截骨将进一步扩大伸直间隙，导致屈伸间隙严重不匹配。较大的伸直间隙将需要非常厚的衬垫。因此，TKA 矫正过伸畸形的一个关键原则是在胫骨近端和股骨远端尽可能减少截骨，特别是后者，并注意严格避免后侧软组织结构的任何松解。过伸可能因骨性因素而加重，如胫骨后斜减小甚至前倾，胫骨平台前外侧或内侧及股骨远端发生严重磨损或骨丢失。先前操作不当的高位胫骨截骨术也可能导致胫骨前倾。这些情况下，外科医师应该避免参照原有的胫骨后倾。

应特别注意膝关节过伸畸形且合并有骨性畸形和肌肉退变的患者，如患有脊髓灰质炎等神经肌肉疾病。如果使用标准假体或单纯内外翻限制假体，神经肌肉疾病患者在 TKA 术后存在较高的概率出现复发的过伸和不稳定。这些患者使用铰链膝关节假体可能会得到更好的治疗。我们的大多数患者往往体重超标，由于股四头肌无力，他们通过身体前倾将体重压在膝盖上，导致过度伸膝以锁定膝关节。

◆ 45.6.2　手术技术

需要切除的骨量与畸形的严重程度成反比：膝关节反张越大，切除的骨量越少。在笔者的研究中，胫骨近端和股骨远端受累较少侧切除的平均厚度约为 6.5 mm。最初笔者通常不会切除超过 6 mm 的胫骨和股骨。固定截骨板的钉子予以保留，以便当最薄的间隔器不能插入伸直间隙时予以进一步截骨。一般来说，这些膝关节都很松弛，因此必须非常谨慎地进行松解。为使机械轴恢复到 180° ，可能需要进行内翻膝的内侧松解和外翻膝的外侧松解。后方关节囊不予以松解。在股骨远端和胫骨近端截骨后，使用间隔器来评估完全伸直时的内外侧软组织的稳定性，同时评估冠状面的力线情况。将“四合一”截骨导板放置在股骨远端时，用相同厚度的间隔器评估屈曲间隙，以实现膝关节屈伸平衡。使用标准的骨性标志进行旋转对齐。评估前方切迹并适当调整以免出现切迹导致的并发症。如果屈伸间隙相同，“四合一”截骨板的大小就确定了。如果存在 1 ～ 2 mm 的屈伸间隙差距，则可轻微调节截骨板的位置（前提是不发生切迹）。较大的屈伸间隙差异需要增大股骨假体的尺寸，或者更有可能的是缩小“四合一”截骨板 / 股骨假体的尺寸。一旦间隙平衡则可进行“四合一”截骨。在膝关节完全伸直和 90° 屈曲时，使用试模重新检查下肢力线和屈伸间隙平衡的情况。通过遵循这些基本原则，绝大多数的过伸膝关节都可以使用常规的膝关节假体来处理，而不需要使用限制性假体。

从 45 例 TKA 的数据来看，92% 的 TKA 使用 12.5 mm 以下的衬垫，其余 8% 的 TKA 使用 15 mm 厚度的衬垫。笔者没有使用＞ 15 mm 厚度的衬垫，也不需要使用限制性假体。目标是在手术结束时达到 2° ～ 5° 的轻微伸直不足。胫骨近端和股骨远端切除的厚度、软组织松解的程度、股骨假体的大小，以及是否需要额外的手术（如髁上截骨）都取决于过伸畸形的严重程度和内外翻畸形的类型。术后第一天，患者允许完全负重行走和膝关节屈曲。鼓励患者在膝下放置枕头 2 周，以使后方软组织结构收紧。对于术前严重过伸且术后膝关节过伸接近 0° 者，采用长腿膝关节支具行走 2 周。手术后一般不需要固定。因此，矫正此类膝关节的关键因素包括减少胫骨近端和股骨远端的截骨量及避免施行后方松解。

◆ 45.6.3 计算机辅助及机器人辅助技术

计算机辅助导航系统使外科医师能够识别即使是最轻微的过伸，并预先警告其停止常规的切除和松解，这两者都应该逐步进行。这时需要重新进行评估，而不是直接截除过多的骨量。计算机辅助导航系统可以精确地量化截骨量，并通过显示冠状面和矢状面力线来限制软组织的松解。其股骨假体规划功能在确定股骨假体的大小和位置以平衡间隙方面特别有价值，同时，它还能对软组织平衡进行评估和可视化处理。

要点回顾

- 全下肢负重的正位和侧位X线片是制订畸形矫正计划的必要条件。如果存在扭转畸形，还需要行CT检查。
- 全下肢X线片可提供畸形部位（位于关节内或关节外）的信息。关节外畸形可以先通过截骨术来矫正。关节内畸形可以在TKA中矫正。
- 外翻膝要小心。建议股骨远端和胫骨近端的截骨量要尽量小，以实现正确的内外侧平衡，并防止使用厚衬垫和抬高关节线。
- 在有严重过伸畸形的患者中应诊断其是否有神经肌肉障碍。

参考文献

扫码查看

第 46 章

全膝关节置换术治疗骨折

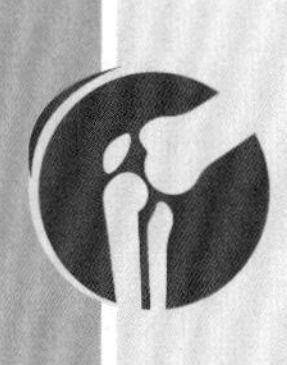

Roland Becker

要点

- 股骨远端和胫骨近端骨折罕见但后果严重，尤其是在老年患者中。
- 股骨远端或胫骨近端 B 型或 C 型骨折是 TKA 的适应证。
- 老年患者 1 年内死亡率高。
- 为了实现早期不受限制的活动，可以考虑采用初次 TKA，特别是对老年患者。
- 对于年轻患者，选择方法有所不同，切开复位和内固定应是首选治疗方法。
- 股骨和胫骨均有 3 个不同的假体固定区域。
- 初次或再次 TKA 术后发生并发症的风险增加。
- 膝关节周围骨折经 TKA 治疗后，临床效果确切。

46.1 概述

随着平均预期寿命的增加，80 岁以上的患者骨折治疗变得更加普遍。由于骨骼质量差、合并并发症和精神状态较差，老年患者的治疗具有挑战性。对这类患者来说，完全负重的早期活动是必不可少的。然而，在粉碎性骨折中，早期活动通常不负重或允许部分负重，而老年患者往往无法接受任何的负重受限。

德国每年有 40 万老年骨折患者接受治疗。最常见的骨折是股骨颈、肱骨和桡骨的骨折。胫骨平台骨折占 1%，但在老年患者中增加到 8%。对 5953 例骨折的分析显示，股骨远端和胫骨近端骨折的发生率分别为 0.4% 和 1.2%。股骨远端骨折多见于女性，胫骨近端骨折多见于男性。这些骨折是由高能创伤引起的，主要是由轴向载荷加上内翻或外翻应力引起的。

为了提高患者的治疗质量，德国在过去 10 年中建立了经过特殊认证的老年创伤中心。这些中心在医院提供了一个特别的“基础设施”，一个由创伤外科医师、老年病专家、物理治疗师、心理学家和经过专门培训的工作人员组成的团队，他们为患者提供了最佳的治疗，特别是在术前、术中和术后。当为老年患者的手术做好充分准备后，术中、术后阶段将会更加成功。研究表明，术后 30 天和 1 年的死亡率可降低 25%。

小结

应当建立老年创伤中心来治疗老年患者的复杂骨折，因为这些患者需要一个由骨外科医师、老年病专家、心理学家及经过专门培训的工作人员和物理治疗师组成的团队来治疗。

老年患者股骨远端骨折 1 年的死亡率为 13.4%。手术延迟 2 天可增加死亡率。年龄较大和限制活动也会显著增加 DVT 的风险。

本章将讨论膝关节周围骨折患者行 TKA 的利与弊。

46.2 AO 分型

AO（Arbeitsgemeinschaft für Osteosynthesefragen）分型是骨折最常用的分类之一，1958 年由瑞士的 Maurice Müller 提出，由 4 个部分数字代码组成。分型的目的是明确骨折的类型和位置。根据骨科创伤协会，每块骨骼都有编号，并被分为 3 个部分：近端、骨干和远端。断端的形态分为关节外骨折（A 型）、部分关节骨折（B 型）和完全关节内骨折（C 型）。胫骨平台 B3 型和 C 型骨折的发生率分别为 34% 和 17%（图 46.1）。

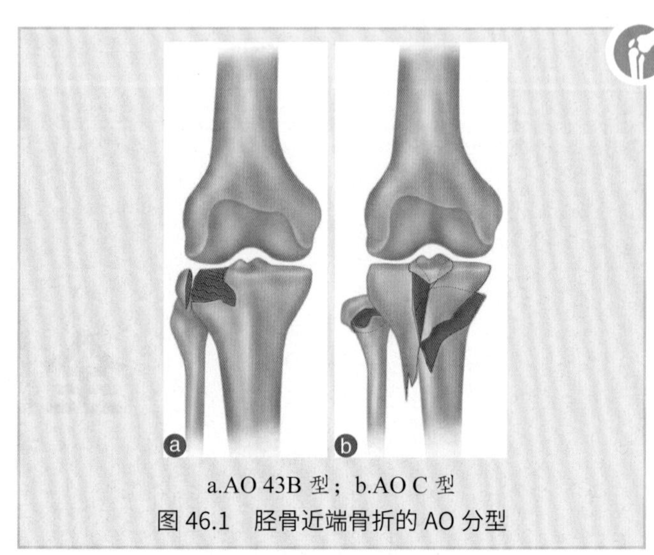

a.AO 43B 型；b.AO C 型

图 46.1　胫骨近端骨折的 AO 分型

表 46.1　骨折内固定或 TKA 治疗老年患者的利与弊

	内固定	假体
术后活动	12 周不负重	立即
翻修手术	是，继发骨关节炎	是，感染性或无菌性松动
入路	内侧和（或）外侧入路	正中皮肤切口，髌旁入路
感染风险	低	高
翻修	TKA	关节置换术失败后治疗困难

46.3 全膝关节置换术的适应证

胫骨平台骨折继发早期骨关节炎的概率较高。10 年后 98% 的患者发生骨关节炎，接受 TKA 的风险是年龄和性别匹配人群的 3.5 ~ 5.3 倍。

胫骨平台骨折后早期骨关节炎的不良预后因素为外翻（＞5°）或内翻（＞4°）畸形，关节面压缩＞2 mm。考虑到这些数字，切开复位内固定（open reduction and internal fixation，ORIF）很难准确地恢复关节线。通常在影像监视下复位骨折，但有 37% ~ 83% 存在＜5 mm 的错位。为了更准确地减少残留错位，使用 3D 计算机断层扫描技术变得越来越流行。

小结

早期骨关节炎分别出现在内翻（>4°）和外翻（>5°）畸形中，关节受压>2 mm。

生物力学负荷分析显示，水平行走时胫股关节负荷达到体重的 240%，上楼梯时达到 360%，下楼梯时则达到体重的 360%。复杂骨折后的内固定术不能提供这样的稳定性以允许关节立即负重。锁定钢板提供了卓越的强度，由于其具有弹性，可促进骨折更好愈合。但是，不负重需要 9 ~ 12 周。在某些情况下，为了允许早期完全负重，可以考虑 TKA。

TKA 治疗膝关节周围骨折的主要适应证：①老年患者；②膝中重度骨关节炎；③依从性差；④多种并发症（如阿尔茨海默病、骨质疏松）；⑤关节内粉碎性骨折；⑥复合型骨折；⑦膝关节不稳定。

选择 ORIF 或 TKA 均有各自的优缺点，应该根据个人情况做出决定（表 46.1）。

46.4 股骨远端骨折

股骨远端关节外和关节内骨折（AO 33.3A 型 ~ AO 33.3C 型）很难恢复解剖的关节表面（图 46.2）。这些骨折可以用锁定钢板或 TKA 治疗。使用锁定钢板后，至少需要不负重 9 ~ 12 周。生物力学研究着眼于锁定钢板提供的稳定性。钢板畸形、断裂和螺钉近端或远端切割是主要并发症（图 46.3）。由于无法在行走时减少负重，这些失败经常发生在老年患者中。

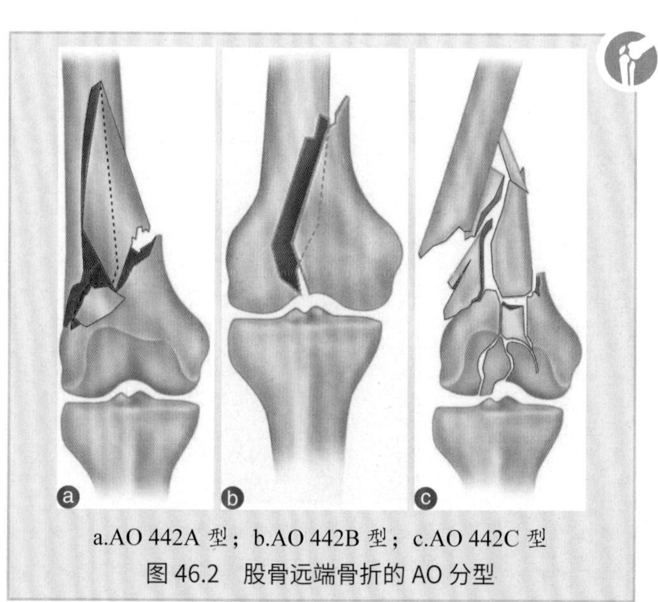

a.AO 442A 型；b.AO 442B 型；c.AO 442C 型

图 46.2　股骨远端骨折的 AO 分型

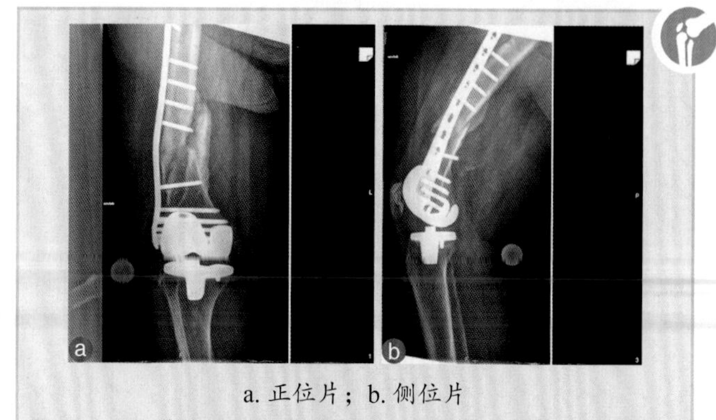

a. 正位片；b. 侧位片

图 46.3　X 线片显示膝关节假体上方股骨远端骨折的锁定钢板固定失败

当考虑 TKA 时，需要考虑使用翻修假体，包括使用假体柄、垫块、袖套和锥形垫块。某些情况下，可能需要使用整个股骨远端假体（案例报告见图 46.4 ~ 图 46.8）。

股骨和胫骨固定有 3 个区域：关节内、干骺端和骨干固定（图 46.9）。3 个区域中有 2 个需要应用于固定。锥体或袖套可能有助于提高稳定性，但 B 型或 C 型骨折不能提供使用这些假体所需的骨量。初始的稳定性通过骨干固定来实现。

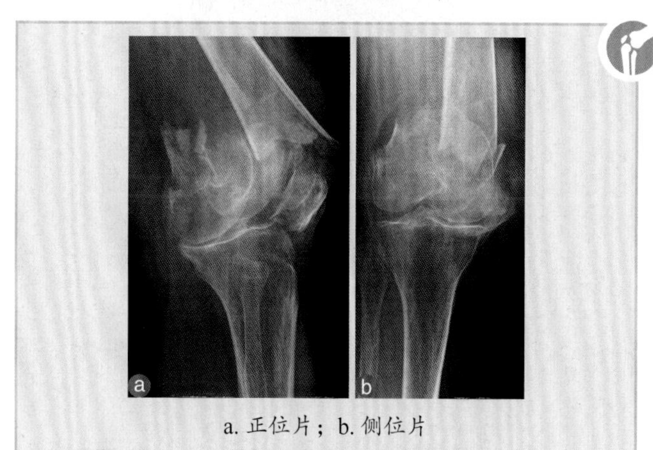

a. 正位片；b. 侧位片

图 46.4　88 岁女性 AO 43 C3 型骨折的 X 线片

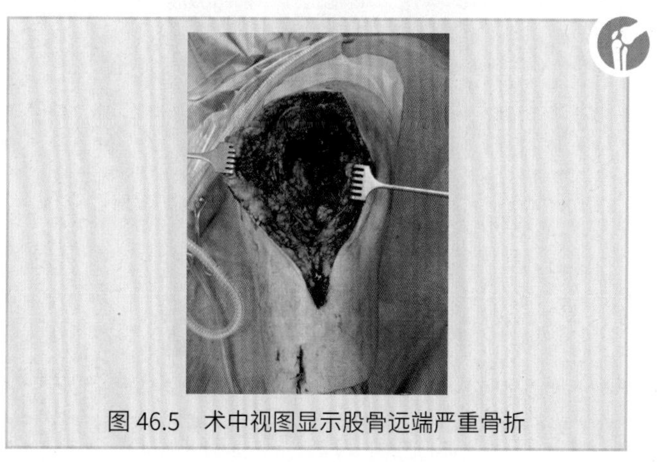

图 46.5　术中视图显示股骨远端严重骨折

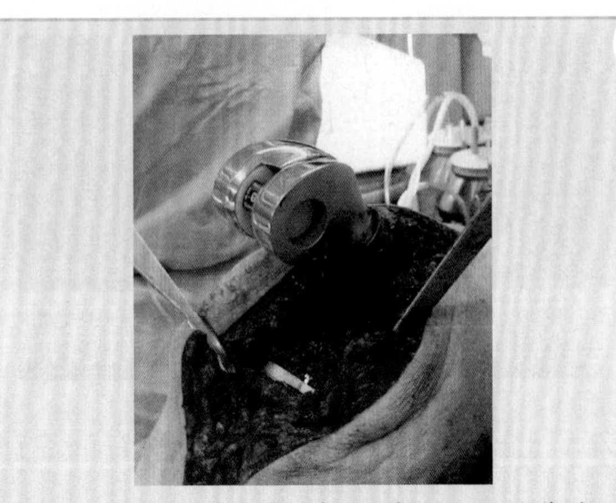
股骨远端假体用于膝关节重建，胫骨假体已经安装到位，两个假体将会被连接，不需要韧带
图 46.6　旋转铰链膝

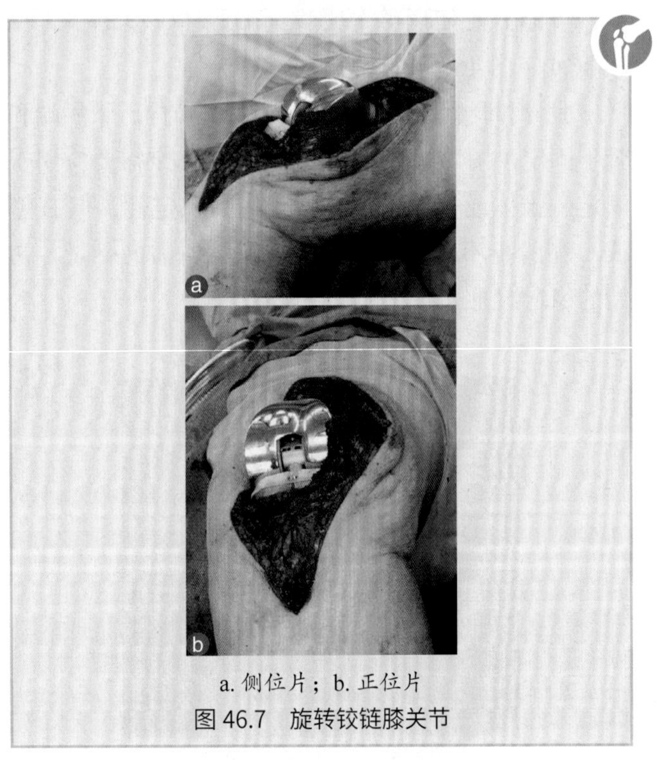
a. 侧位片；b. 正位片
图 46.7　旋转铰链膝关节

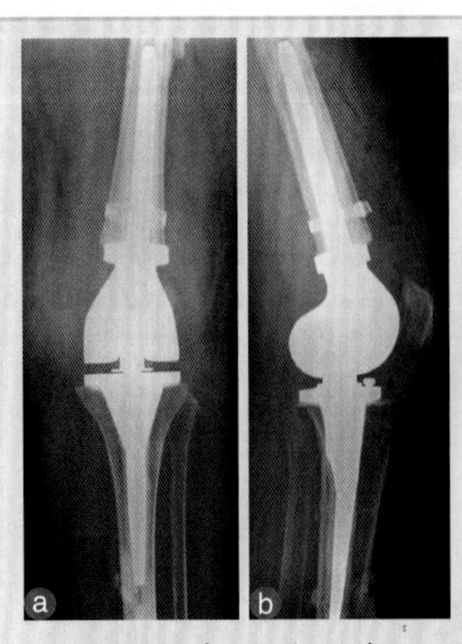
a. 正位片；b. 侧位片
图 46.8　TKA 植入后的 X 线片

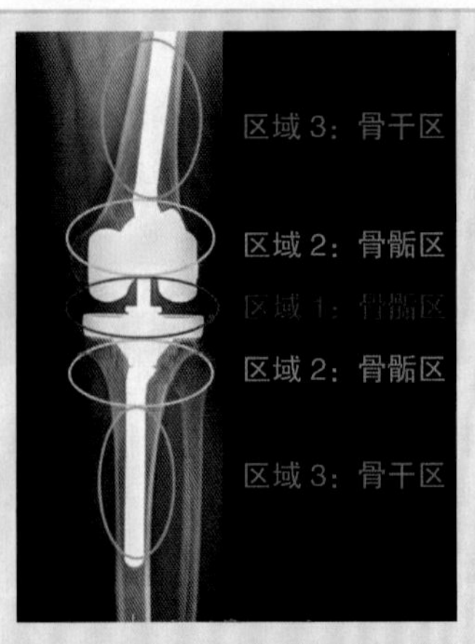

骨干区、干骺区、骨骺区 / 关节内区
图 46.9　股骨和胫骨固定的 3 个区

小结

有3个区域用于固定假体，分别是关节内及骨骺区、干骺区、骨干部。

病例 1：一位 75 岁的女性股骨远端骨折，为 AO 43C 型。基于患者有明显的骨质疏松、粉碎性骨折（累及干骺端）及高龄等因素，对其进行了 TKA。股骨假体仅在骨干活动固定。行股骨远端整体置换。植入旋转铰链膝关节假体。这种类型的骨折缺少常用的骨性标志。关节线的水平可以通过测量对侧股骨的长度来计算（图 46.10）。髌骨在关节线上的位置是第二个重要的标志，对于膝关节拥有良好功能至关重要。关节线抬高可增加髌股关节的压力。根据文献综述，关节线抬高与较差的预后有显著的相关性。根据综述结果，关节线抬高不应超过 4 mm。

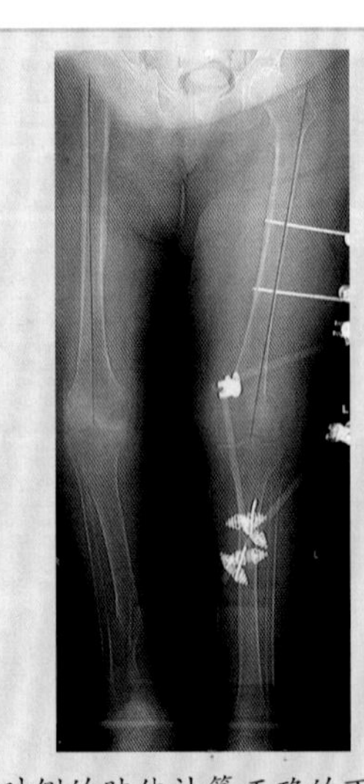
根据对侧的肢体计算正确的下肢长度
图 46.10　CT 扫描可用于手术计划

假体在横断面上的正确放置可以参考股骨远端背侧平坦的皮质骨（图 46.11）。

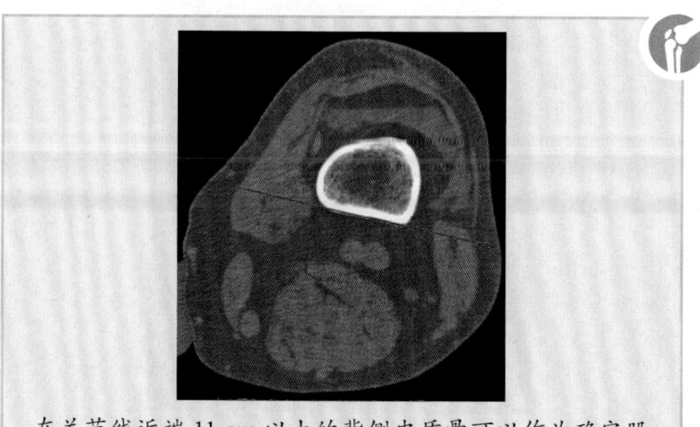

在关节线近端 11 cm 以上的背侧皮质骨可以作为确定股骨旋转的参考

图 46.11

46.5 胫骨近端骨折

胫骨近端骨折可影响内侧、外侧或内外侧间室。

对于胫股关节单侧间室的骨折，可考虑行初次 TKA。股骨侧假体无须使用延长杆，胫骨侧需要垫块和延长杆（图 46.12）。侧副韧带通常完好无损，可以使用非限制性假体。对于较小的缺损，特别是年轻患者，可以考虑单髁置换（病例 2）。

病例 2：一名 54 岁女性从自行车上摔下，胫骨外侧平台骨折（AO 41.B2 型）。骨折延伸到胫骨干骺端（图 46.13）。骨折最初采用锁定钢板进行内固定治疗（图 46.14）。术后有明显的行走时胫骨外侧平台疼痛和不稳定，继而进行了翻修手术——UKA。外侧 UKA 被认为是治疗创伤性骨关节炎的成功选择。因为无菌性松动的风险增加，其适应证必须严格把控。

更严重的胫骨平台骨折在考虑重建关节线时要求很高。对于老年患者，TKA 可作为首选以获得早期的活动。胫骨部分的固定是该手术具有挑战性的部分。然而，首要的目标应该是保存尽可能多的骨量，如病例 3 所示。

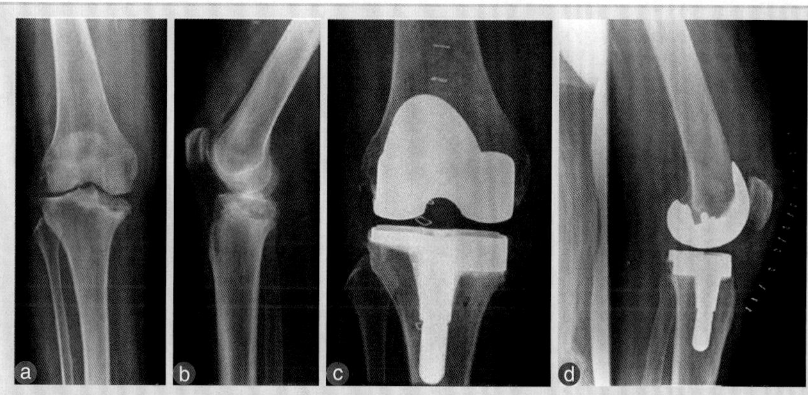

胫骨内侧平台骨折，翻修手术采用初次股骨假体及带有 10 mm 内侧垫块和短髓内杆的假体进行 TKA。a. 胫骨内侧平台骨折的正位 X 线片；b. 胫骨内侧平台骨折的侧位 X 线片；c. 翻修手术采用的初次股骨假体；d. 带有 10 mm 内侧垫块和短髓内杆的假体

图 46.12　X 线片

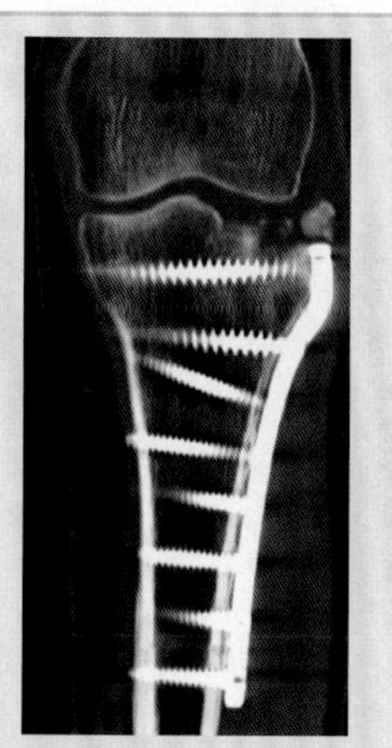

图 46.13　54 岁女性胫骨平台外侧骨折，平台塌陷 12 mm，使用锁定钢板进行骨固定

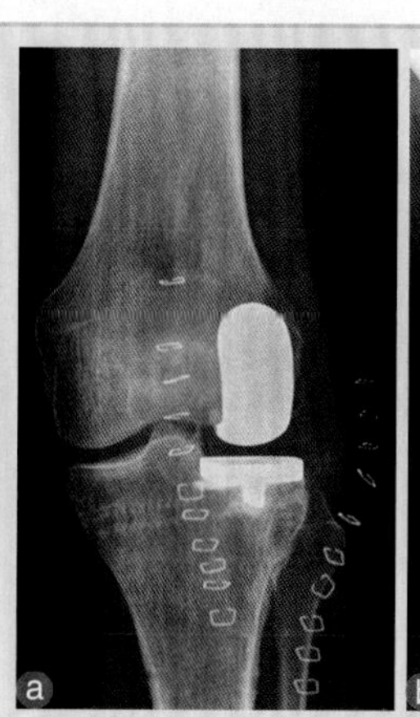

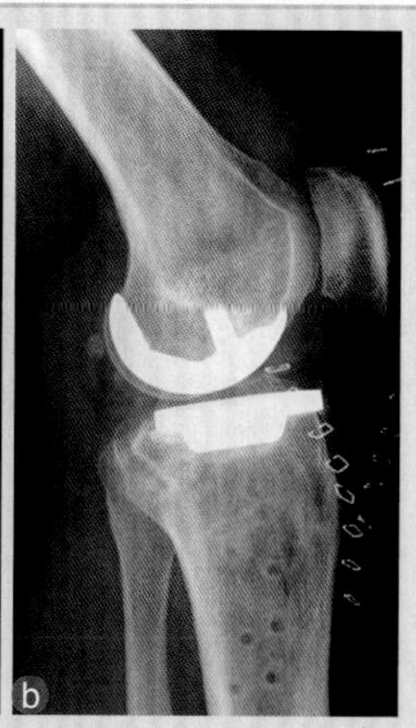

a. 正位片；b. 侧位片

图 46.14　行外侧 UKA 翻修后的 X 线片

病例 3：一位 78 岁男性，从梯子上摔下，胫骨近端粉碎性骨折（AO 41 C3 型，图 46.15）。最初使用外固定支架稳定骨折（图 46.16）。采用旋转铰链膝关节。将胫骨近端骨折碎片尽可能解剖复位，并用 4 颗松质骨螺钉固定，以获得胫骨干骺端的支撑。胫骨结节没有骨折，整个伸膝装置保存完好。以内踝之间的距离为参考，确定关节线的正确位置。

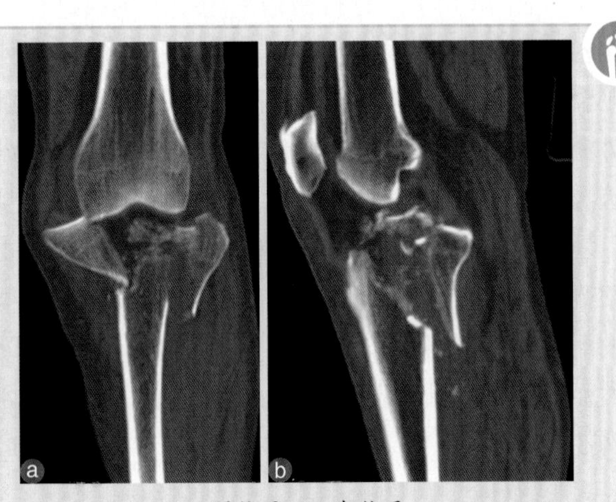

a. 冠状面；b. 矢状面

图 46.15　冠状面和矢状面 CT 扫描显示胫骨平台粉碎性骨折（AO 41 C3 型）

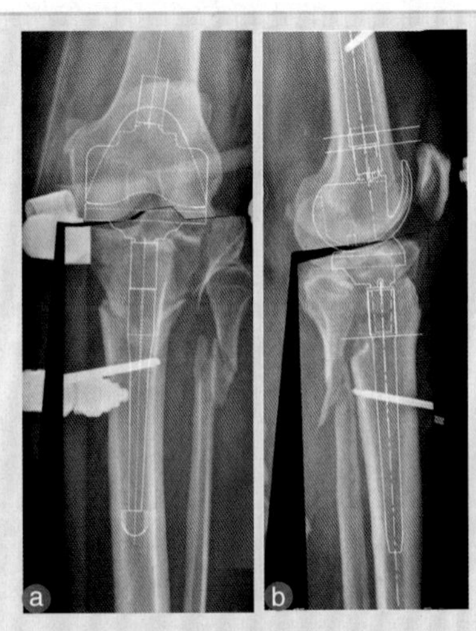

a. 正位片；b. 侧位片

图 46.16　使用外固定架临时固定后左膝的正位和侧位 X 线片

以髌骨的位置为参照确定关节线的最终位置。Caton-Deschamps 指数的定义为髌骨关节面的长度和关节面下棘与胫骨平台（在 TKA 中为内衬）前缘之间长度的比值（正常指数为 1.06）。最后，将股骨和胫骨假体进行骨水泥固定，并将假体相互连接。建议患者前 9 周全负重时拄拐（图 46.17，图 46.18）。

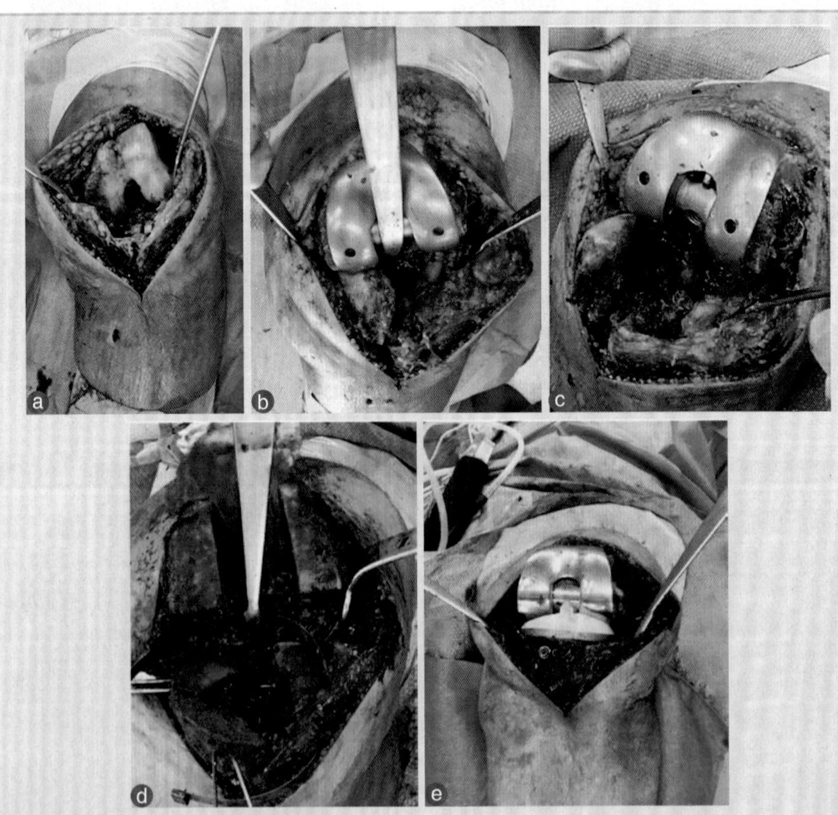

a. 术中图像显示打开膝关节后的手术部位；b. 在股骨侧安置股骨假体；c. 在胫骨平台侧为假体放置做好准备；d. 使用克氏针进行胫骨平台的骨折固定，随后使用 4 mm 空心螺钉替代；e. 植入铰链假体后的最终位置

图 46.17　胫骨近端粉碎性骨折假体置换

替代方法可能是使用整个胫骨近端假体，然而，伸肌装置会被分离并重新附着到假体上，这增加了伸肌装置功能不全的风险。

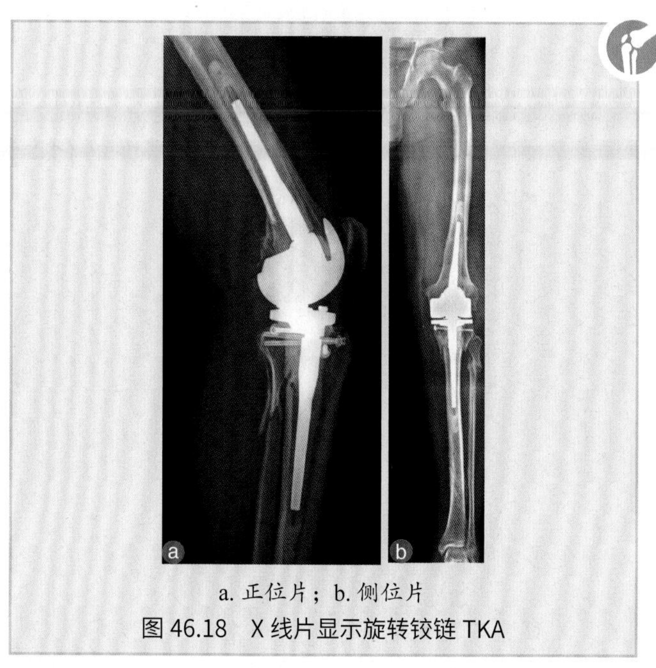

a. 正位片；b. 侧位片

图 46.18　X 线片显示旋转铰链 TKA

46.6 结果

膝关节周围骨折后进行 TKA 可能在手术期间具有较高的并发症发生率，但报告的结果与初次 TKA 相比无明显差异。在胫骨平台骨折后进行 TKA 的总体并发症发生率更高，且翻修主要发生在术后 2 年内。在 15 年的随访中，固定良好的假体，显示了与初次 TKA 相似的结果。

对骨质疏松性骨远端股骨骨折后进行 TKA 的结果进行回顾性研究发现，30 天和 18 个月的死亡率分别为 3.34% 和 18.4%。平均活动时间是 3.9 天，出院时间是 16.6 天。

在关节活动度和恢复独立下床活动方面，TKA 术后的患者似乎优于 ORIF 后。Hart 等在 70 岁及以上患者中未发现 TKA 和 ORIF 在翻修或深部感染方面存在差异。然而，ORIF 的骨折不愈合率为 18%。所有患者在 TKA 术后都能行走，但 1/4 的患者在 ORIF 后表现出轮椅依赖。

ORIF 后，40% 的患者诉持续疼痛，40.6% 的患者在 1 年后出现骨关节炎。据报告，在 30% ~ 79% 的病例中，ORIF 后复位丢失。

在干骺区不稳定的情况下，锥形垫块可以提供额外的固定。15 例患者 24 个月的随访报告显示未发生无菌性松动，平均膝关节评分和功能评分分别为 73.2 ± 20.2 和 68.3 ± 20.2。所有的患者都在术后第一天就可以完全负重活动。

小结

膝关节周围骨折在初次TKA术后可实现全负重下的早期活动。

54 例平均年龄为 82 岁（55 ~ 98 岁）的患者进行了关节置换。住院时间为 15 天，手术后的中位生存期为 1.7 年。

283 例年龄为（76 ± 9.8）岁的股骨远端骨折患者在关节置换手术后，1 年的死亡率为 13.4%。

要点回顾

- TKA适用于膝关节周围的B型和C型骨折。手术应在老年创伤中心进行，骨外科医师、老年专科医师、经过专门培训的工作人员和物理治疗师组成一个团队工作。
- 仔细规划很重要，因为常用的解剖标志缺失，需扫描对侧下肢作为参考。
- 外科医师必须提供有更高限制的假体、垫块、袖套或锥形垫块。
- 目标应该是让老年患者尽早进行完全负重活动，以减少并发症，如DVT或肺部疾病。

参考文献

扫码查看

第 47 章

部分或全膝关节置换术后的血栓栓塞症的预防

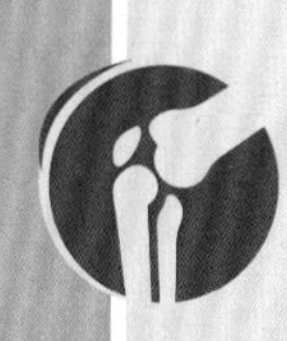

Murat Bozkurt 和 Alper Deveci

要 点

- 肺栓塞（PE）是医院死亡中最常见的可预防原因。
- 在 TKA 术后没有对静脉血栓栓塞（VTE）进行预防的情况下，深静脉血栓（DVT）的发生率可达 47%，TKA 是最高风险因素。
- UKA 术后 DVT 发生的风险低于 TKA。
- 机械性预防 VTE 最重要的优点是无出血风险。
- 当静脉相位血流（VPF）调节的膝关节下加压装置和阿司匹林联合应用时，超声检查（USG）无症状 DVT 的发生率为 0。
- 华法林可能因抑制蛋白 C 而导致短暂的高凝状态。
- 低分子肝素（LMWII）在短期治疗和长期预防中都不会增加出血的风险。
- 美国骨科医师学会（AAOS）和美国胸科医师学会（ACCP）已经推荐使用阿司匹林来预防 TKA 术后 VTE。推荐剂量为 325 mg，每日 2 次，持续 6 周。
- 利伐沙班的总体 VTE 发生率低于阿司匹林，但在症状性 VTE 中没有观察到差别。
- 阿哌沙班比依诺肝素更能有效地降低 TKA 术后的 VTE。

47.1 概述

VTE 涉及广泛，包括从无症状的 DVT 到严重的肺栓塞（PE）。PE 是导致医院死亡的最常见的可预防因素。膝关节置换术后综合的 VTE 预防方案显著降低了症状性 PE 的发生率。据报告，现在膝关节置换术后 VTE 相关的 PE 发生率为 0.4%。由于这些致命的血栓栓塞问题，建议在 TKA 术后行常规的血栓预防。然而，最合适的 VTE 预防方法目前仍存在争议。在 TKA 术后没有对 VTE 进行预防的情况下，有文献报告 DVT 的发生率达到 47%。这种情况下，TKA 属于最高风险因素。

> **小结**
>
> 据文献报告，在没有预防的情况下，TKA 术后深静脉血栓的发生率可达47%。

关于 UKA 术后 DVT 和 PE 的发生率还没有足够的数据。然而有报告称，UKA 发生 DVT 的风险低于 TKA。Schmidt-Brekling 等报告无症状 DVT 的发生率为 0.9%。他们没有发现症状性 DVT 形成。另一项研究显示症状性 DVT 在 TKA 患者中的发病率为 1%，在 UKA 患者中的发病率为 0.64%。UKA 术后 VTE 事件的发生率非常低。

UKA 和 TKA 相比，前者的恢复时间更快，且 UKA 是一种更微创的手术。基于这些原因，UKA 术后血栓栓塞事件的发生率非常低。

目前的 VTE 预防方案通常包括早期活动、使用机械压缩装置和药物预防。即使 VTE 的发生率显著降低（特别是在药物预防方面），出血、伤口问题和手术部位感染也是潜在的风险。因此，把握出血和血栓形成之间的平衡是很重要的。

47.2 VTE 中的机械预防

AAOS 和 ACCP 都推荐在接受 TKA 的患者中使用机械加压装置来预防 VTE。这种方法最重要的优点是没有出血的风险，但其重要的缺陷是可能给皮肤和伤口带来问题，并且有报告称其有效性低于药物预防。

机械加压预防包括不同的技术，如弹力袜、足泵、膝关节以下的序贯加压装置、膝关节以下的不对称加压装置、膝关节以上的对称加压装置和膝关节以下的静脉相位血流（VPF）调节加压装置。在这些方法中，VPF 调节膝关节以下加压装置是最适用的方法。据报告，当 VPF 调节的膝关节以下加压装置与阿司匹林联合使用时，USG 诊断无症状 DVT 的发生率为 0。患者接受阿司匹林和仅在住院期间进行加压预防后，无症状 DVT 的发生率为 23%。目前，循证证据推荐，除了药物预防，还可以持续使用 VPF 调节膝关节以下加压装置。此外，这些设备在 TKA 中预防 VTE 时的使用时间仍不清楚。

> **小结**
>
> 机械预防VTE可以使用弹力袜、足泵、膝关节以下的序贯加压装置、膝关节以下的不对称加压装置、膝关节以上的对称加压装置和膝关节以下的静脉相位血流（VPF）调节加压装置。

47.3 VTE 的药物预防

◆ 47.3.1 华法林

华法林通过抑制肝脏合成维生素 K 依赖的凝血因子（因子Ⅱ、因子Ⅶ、因子Ⅸ和因子Ⅹ）而发挥作用。华法林是一种在 TKA 中被临床广泛应用的抗凝药物。TKA 术后使用华法林预防时，VTE 的发生率报告为 1.12%。事实上，与华法林相关的手术部位感染、切口问题和出血并发症的发生率并不高。但是关于华法林的应用还存在其他的一些重要问题。首先，INR 值在过程中达到治疗水平需要较长的时间，这个时间为 24 ~ 36 h；其次，由于蛋白 C 的抑制，华法林可能会出现短暂的高凝状态；最后，需要常规监测，以将 INR 维持在治疗水平。此外，华法林可能会产生药物 - 药物和药物 - 食物的相互作用，导致不可预测的药代动力学，这可能对治疗范围和出血风险产生不利影响。如今，由于这些缺点，华法林已经很少用于 TKA 术后 VTE 的预防。就有效性和可靠性而言，治疗窗口相当狭窄。

小结

华法林通过抑制肝脏合成维生素K依赖的凝血因子（因子Ⅱ、因子Ⅶ、因子Ⅸ和因子Ⅹ）而发挥作用。它是一种在TKA中被临床广泛应用的抗凝药物。在TKA术后用华法林预防VTE时，VTE的发生率报告为1.12%。

TKA 术后 INR 水平经常不在预定的目标范围内。研究表明，INR 高于目标范围的患者更容易发生假体周围感染。最近的一项研究也表明，关节置换术患者在华法林启动后 INR 的快速上升与症状性 VTE 的风险增加相关。华法林作为 VTE 预防药物产生的相关风险可能超过潜在的好处，特别是在使用现代外科技术、机械预防 VTE、早期活动和替代药物预防的情况下。

◆ 47.3.2 低分子肝素

LMWH是肝素通过化学方法和酶去极化获得的，分子量为 4000 ~ 5000 Da。与肝素一样，LMWH 的主要作用是激活抗凝血酶 - Ⅲ。因此，它可以抑制因子Ⅱ a、因子Ⅸ a、因子Ⅹ a。LMWH 的剂量 - 反应关系比肝素具有更好的可预测性和安全性。LMWH 可降低肝素诱导血小板减少的风险。使用 LMWH 可降低肝素治疗的一种潜在的严重并发症，它可导致血小板聚集及静脉与动脉血栓形成的风险。LMWH 适用于医院环境外的延长血栓预防。

小结

LMWH是肝素通过化学方法和酶去极化获得的，分子量为4000～5000 Da。与肝素一样，LMWH的主要作用是激活抗凝血酶-Ⅲ。因此，它可以抑制因子Ⅱa、因子Ⅸa、因子Ⅹa。

研究表明，无论是在短期治疗还是长期预防中应用 LMWH 都不会增加出血的风险。文献中有大量关于在 TJA 患者群体中应用 LMWH 的数据。LMHH 是预防 VTE 的有效药物。然而，这一结论与关于手术伤口和出血并发症的报告是相互矛盾的。在实施 TKA 术后的患者中，与单独使用阿司匹林相比，使用 LMWH 的手术部位出血发生率更高。报告显示 LMWH 较华法林抗凝效果更好，且导致 DVT 的风险更低。在行 TKA 后的患者中，使用依诺肝素（40 mg/d）10 ~ 14 天后，VTE 和 PE 的发生率分别为 1.3% 和 1%。同时，症状性 DVT 的风险为 1.8%。这些数据在延长抗凝（27 ~ 35 天）后则进一步降低。

◆ 47.3.3 阿司匹林

阿司匹林不可逆地结合并灭活血小板上的环氧合酶。单独使用阿司匹林在药物预防方面一直存在争议。阿司匹林因其手术相关问题少、出血率低和成本低而成为首选。数据显示 DVT 和 PE 的发生率分别为 0.6% 和 1.2%，大出血的发生率为 0.3%。

阿司匹林每日 2 次，每次 325 mg 是最常用的给药方案。最近有人研究了低剂量阿司匹林的疗效。Parvizi 等开展了一项前瞻性的交叉研究，比较了标准风险患者应用阿司匹林 325 mg 每日 2 次和 81 mg 每日 2 次的有效性。他们认为，低剂量方案在预防 VTE 的效果方面并不比高剂量方案差。虽然在理论上，低剂量阿司匹林方案可以降低胃肠道不适和潜在出血并发症的风险，但胃肠道出血事件的发生率与高剂量组没有差异。除了预防 VTE 的有效性和安全性，阿司匹林还被证明可以降低医疗成本。

小结

阿司匹林不可逆地结合并灭活血小板上的环氧合酶。阿司匹林因其手术相关问题少、出血率低和成本低而成为首选。数据显示DVT和PE的发生率分别为0.6%和1.2%，大出血的发生率为0.3%。

据报告，与使用剂量适当的华法林相比，使用阿司匹林的患者假体周围感染率更低，进一步支持了成本效益。

许多发表的结果表明与新一代口服抗凝药物相比，阿司匹林在疗效和可能的局部并发症方面类似。在 Colleoni 等的一项随机对照研究中，300 mg 阿司匹林组和 10 mg 利伐沙班组在并发症和疗效方面没有显著差异，这两种方法均被报告认为是成功的。在出血风险方面，阿司匹林和依诺肝素的出血风险相似，两者的出血风险都比使用利伐沙班的患者低。

因此，越来越多的文献表明阿司匹林在预防 VTE 方面并不逊色于其他药物。使用阿司匹林的主要问题是每天应该服用多少剂量。总的来说，使用低剂量（81 mg/d）和高剂量（325 mg/d）的阿司匹林在疗效和并发症方面没有差异。

小结

许多发表的结果表明，与新一代口服抗凝药物相比，阿司匹林在疗效和可能的局部并发症方面类似。推荐剂量为325 mg，每日2次，持续6周。

另一个问题是预防的持续时间。AAOS 和 ACCP 已推荐 TKA 术后使用阿司匹林来预防 VTE。推荐剂量为 325 mg，每日 2 次，连续 6 周。

◆ 47.3.4 利伐沙班

利伐沙班是口服Ⅹa 因子抑制剂，是一种耐受性良好的药物。在评估其药代动力学和药效学特性时，剂量范围相当宽（5 ~ 80 mg）。利伐沙班的药物 - 药物相互作用的机会很少，不需要进行常规监控。建议在 TKA 术后连续使用，10 mg/d，共 15 天。使用利伐沙班后 VTE 的总体发生率低于阿司匹林，但并未观察到在症状性 VTE 的发生中存在差别。

小结

利伐沙班是一种口服Ⅹa因子抑制剂，具有良好的耐受性。建议在TKA术后使用，10 mg/d，共15天。

◆ 47.3.5 达比加群

达比加群是一种口服直接凝血酶抑制剂。建议在 TKA 术后使用 12 ~ 15 天（150 mg/d）预防 DVT 和 PE，在美国目前仅被批准用于非手术治疗。在世界其他地区，关节成形术后使用达比加群预防 VTE 被认为是安全的。达比加群具有最小的药物 - 药物相互作用，并具有可预测的药代动力学和药效学特性。不需要进行常规监测。

小结

达比加群是一种口服直接凝血酶抑制剂。建议在TKA术后使用12～15天（150 mg/d）预防DVT和PE。

◆ 47.3.6 阿哌沙班

阿哌沙班也是一种口服Ⅹa 因子抑制剂。以每日 2.5 mg 的剂量使用 12 ~ 15 天，用来预防 VTE。在 ADVANCE-1 研究中，将阿哌沙班（每日 2 次，每次 2.5 mg）与依诺肝素（每日 2 次，每次 30 mg）在 TKA 术后预防 VTE 的效果进行了比较。阿哌沙班和依诺肝素的主要研究终点 VTE 的发生率相似（分别为 8.99% 和 8.85%）。在第二项研究 ADVANCE-2 中，阿哌沙班（每日 2 次，每次 2.5 mg）与依诺肝素（每日 1 次，每次 40 mg）对 TKA 术后 VTE 的预防效果。结果表明，阿哌沙班在降低 TKA 术后 VTE 方面比依诺肝素更有效。

小结

阿哌沙班也是一种口服Ⅹa因子抑制剂，建议以每日2.5 mg的剂量使用12～15天，以预防VTE。

要点回顾

- ACCP和AAOS发布的指南都推荐联合使用机械预防和药物预防。有越来越多的临床证据表明，对具有标准风险分层的患者，使用阿司匹林作为药物预防安全有效。直接因子Ⅹa和直接凝血酶抑制剂可有效降低VTE的发生率，但可能会增加出血和伤口并发症的发生率。
- 尽管已有关于血栓预防的指南（如ACCP和AAOS发布的指南），但仍有相当一部分的骨科患者没有得到充分的VTE预防。由于口服给药的便利性及其简化患者术后管理的潜力，这些新药物将有可能取代目前在临床实践中使用的更传统的抗凝药物。
- 一个安全有效的VTE预防策略需要全面了解AAOS和ACCP发布的指南。VTE预防应进行个体化治疗，以平衡安全性和有效性。了解VTE的危险因素和各种VTE预防方案，对于外科医师在实践中开发一种安全有效的VTE预防流程至关重要（表47.1，表47.2）。

表 47.1　2011 年 AAOS 指南

编号	推荐	等级
1	我们不推荐对接受择期髋关节或膝关节置换术的患者进行常规的术后超声筛查	强烈
2	对于已经处于 VTE 高风险的择期行髋关节或膝关节置换术的患者，医师可以通过明确其既往是否有 VTE 来进一步评估 VTE 的风险	有限
	目前的证据尚不清楚除既往 VTE 史外的因素是否会增加择期行髋关节或膝关节置换术的患者发生 VTE 的风险，因此，我们无法就常规评估这些患者的相关因素给出支持或反对的建议	没有定论
3	接受择期髋关节或膝关节置换术的患者有发生出血和出血相关并发症的风险。在缺乏可靠证据的情况下，本工作组的意见是对患者进行已知的出血疾病评估，如血友病，以及是否存在活动性肝病，这些会进一步增加出血和出血相关并发症的风险	共识
	目前的证据尚不清楚除已知的出血障碍或活动性肝病外的因素是否会增加这些患者出血的概率，因此，我们不能给出支持或反对使用它们来评估患者出血风险的建议	没有定论
4	我们建议患者在接受择期髋关节或膝关节置换术前停用抗血小板药物（如阿司匹林、氯吡格雷）	中等
5	我们建议使用药物和（或）机械压缩装置来预防接受择期髋关节或膝关节置换术患者的 VTE，这些患者发生 VTE 或出血的风险不会超过手术本身的风险	中等
	目前的证据尚不清楚哪种预防策略（或策略）是最佳的或次优的。因此，我们不能推荐或反对这些患者的特殊预防	没有定论
6	在缺乏可靠证据的情况下，本工作组认为，接受择期髋关节或膝关节置换术的患者，以及既往也有 VTE 患者，应接受药物和机械加压装置预防	共识
7	在缺乏可靠证据的情况下，本工作组认为，接受择期髋关节或膝关节置换术且患有已知的出血障碍（如血友病）和（或）活动性肝病的患者，建议使用机械加压装置预防 VTE	共识
8	在缺乏可靠证据的情况下，本工作组认为患者在择期髋关节和膝关节置换术后应尽早活动。早期活动成本低，对患者的风险小，符合目前的临床实践	共识
9	我们建议在接受择期髋关节或膝关节置换术的患者中使用硬膜外麻醉（如椎管内、硬膜外和蛛网膜下腔）以帮助限制失血，尽管有证据表明硬膜外麻醉不影响 VTE 的发生	中等
10	对于同时接受择期髋关节和膝关节置换术，且合并药物预防 VTE 禁忌证和（或）已知存在 VTE 风险的患者，是否需要置入下腔静脉（IVC）滤器以预防 PE，目前的证据还没有提供明确的指导。因此，我们不能给出支持或反对使用滤器的建议	没有定论

表 47.2　2012 年 ACCA 指南（第九版）

推荐	等级
对于接受 THA 或 TKA 的患者，以下任一种药物应使用 10 ~ 14 天，而不是不提供抗血栓预防措施	
LMWH	1B
磺达肝癸钠	1B
阿哌沙班	1B
达比加群	1B
利伐沙班	1B
LDUH	1B
剂量调整的 VKA	1B
阿司匹林	1B
IPCD	1C

第 47 章

续表

推荐	等级
对于接受骨科大手术（THA、TKA 或髋部骨折手术）并接受 LMWH 作为血栓预防的患者，应在术前 12 h 或术后 12 h 开始使用该药物，而不是术前 4 h 或术后 4 h	1B
对于接受 THA 或 TKA 的患者，无论是否使用 IPCD 或治疗时长如何，LMWH 都应优先于其他替代药物，包括以下药物	
磺达肝癸钠	2B
阿哌沙班	2B
达比加群	2B
利伐沙班	2B
LDUH	2B
剂量调整的 VKA	2C
阿司匹林	2C
在接受骨科大手术的患者中，血栓预防应在门诊 2B 期从手术当天起延长至 35 天，而不是仅延长 10 ~ 14 天	2B
对于接受骨科大手术的患者，建议在住院期间使用抗血栓药物和 IPCD 的双重预防措施	2C
对于接受骨科大手术且出血风险增加的患者，建议采用 IPCD 或不进行预防，而不是药物治疗	2C
对于接受骨科大手术且拒绝注射或不配合注射的患者，应使用阿哌沙班或达比加群（如果不可用，就使用利伐沙班或剂量调整的 VKA），而不是替换预防方式	1B
在接受骨科大手术的患者中，对于出血风险增加或药物和存在机械血栓预防禁忌证的患者，不建议使用 IVC 滤器进行一级预防	2C
在骨科大手术后，无症状患者在出院前不需要进行多普勒超声检查或 DUS	1B

注：1B：强推荐，中等质量证据；1C：强推荐，低质量证据；2B：弱推荐，中等质量证据；2C：弱推荐，低质量证据；DUS：多普勒超声；IPCD：间歇充气加压装置；LDUH：低剂量普通肝素；LMWH：低分子肝素；THA：全髋关节置换术；TKA：全膝关节置换术；VKA：维生素 K 拮抗剂

参考文献

扫码查看

第 48 章

如何避免全膝关节置换术后的典型并发症

James F.Fraser 和 Antonia F.Chen

要 点

- 关节纤维化是 TKA 术后的常见并发症。
- 适当的手术技巧可最大限度地减少术后僵硬。
- 麻醉下手法松解应在术后 6 ~ 12 周内进行。
- 严重的关节纤维化病例可能需行开放或关节镜手术。
- 神经血管损伤是 TKA 术后罕见但严重的事件。
- 术前有外翻畸形会增加患者发生神经麻痹的风险。
- 通过支持性护理治疗神经麻痹。
- 血管损伤需要早期发现和干预，以获得最佳预后。

48.1 概述

TKA 通常是一种安全的手术，患者满意率高，但骨科医师必须意识到还有许多潜在的问题，如假体周围感染和深静脉血栓（将在其他章节中介绍）。膝关节僵硬也是 TKA 术后最常见的并发症之一，其原因包括关节纤维化、术中髌股 / 股胫间室过紧或顺应性降低。

关节纤维化和神经血管损伤可在术后早期发生，往往需要及时发现和干预，以确保患者预后良好。

本章将对 TKA 术后关节纤维化和血管神经损伤的发生率、诊断和治疗进行综述。

48.2 关节纤维化

TKA 术后的关节纤维化是一种相对常见且可能使人衰弱的并发症。虽然关节纤维化的确切临床定义尚未形成共识，但大多数研究将其描述为总活动度（ROM）＜ 60°，屈曲＜ 75°，或屈曲挛缩＞ 15°。这种僵硬会给患者的日常生活带来挑战，因为很多情形需要达到最低屈曲度，如上下楼梯（屈曲 83°）、无须手扶坐椅子（屈曲 93°）及坐位系鞋带（屈曲 106°）。

> **小结**
>
> 关节纤维化被描述为总ROM＜60°，屈曲＜75°，或屈曲挛缩＞15°。它会给患者的日常活动带来挑战，因为上下楼梯（屈曲83°）、无须手扶坐椅子（屈曲93°）和坐位系鞋带（屈曲106°）时必须达到最低屈曲度。

现今文献中，在初次 TKA 术后有 1% ～ 7% 的患者会出现需要干预的关节纤维化。TKA 术后关节纤维化的原因很难确定，通常是多因素的。

术后关节 ROM 的最佳预测因素是术前关节 ROM。必须警告术前僵硬的患者，他们术后发生僵硬的风险较高。大多数学者认为术后僵硬有个体化的生物学倾向，其他与关节纤维化相关的患者因素包括复杂的局部疼痛综合征、糖尿病、白色人种和吸烟。手术因素也可导致术后僵硬，包括假体旋转不良或型号过大。

> **小结**
>
> 术前关节ROM是预测术后关节ROM的最佳指标。

具体来说，为实现适当的无痛活动，充分伸直是非常重要的。缺乏伸直会导致髌股接触压力增加，并可能出现症状。

为避免术后僵硬，手术时应切除骨赘并适当松解软组织。

在初次手术时，假体的大小和位置应该适当。

根据包括 1445 例患者在内的 24 项随机试验，持续被动运动（CPM）机在防治 TKA 术后僵硬方面无效，不宜使用。最近的荟萃分析也得出结论，CPM 机不能改善 TKA 术后的最终 ROM 或结局，因此这些设备在许多中心已经失宠。然而，术后仍应立即进行积极的物理治疗和运动，避免僵硬。

> **小结**
>
> CPM机不能有效防治TKA术后的僵硬。

骨科医师必须在 TKA 术后的几周内仔细监测患者的关节纤维化。虽然干预的决策必须根据每个患者的具体情况而定，但大多数外科医师一致认为，6 周时关节屈曲＜90° 应引起对临床上显著僵硬的关注。这些患者至少需要密切观察和正规的物理治疗。如果这些微创干预在术后 6 ～ 12 周未能使屈曲＞ 90° 或总 ROM ＞ 60°，则通常需要更积极的治疗。

> **小结**
>
> 膝关节外科医师必须在TKA术后的几周内仔细监测患者的关节纤维化。虽然干预决策必须根据每个患者的具体情况而定，但大多数外科医师一致认为在6周时屈曲＜90° 应引起对临床上显著僵硬的关注。

关节纤维化最常见的干预措施是麻醉下的手法松解（manipulation under anesthesia，MUA）。按照以下方式进行 MUA 已被证实安全有效（图 48.1 ～图 48.4）。给予适当的麻醉后，将患者置于仰卧位。外科医师先测量膝关节的活动范围以检查被动 ROM，然后用双手或外科医师胸部的重量对胫骨近端施加温和的压力，迫使膝关节屈曲超过初始被动 ROM。当软组织挛缩裂开时，可在膝关节内听到捻发音或触及捻发感。外科医师必须牢记 MUA 的预期目标 ROM（通常基于术前 ROM），并注意勿将膝关节推到该范围之外。一些外科医师主张将屈曲力导向胫骨干近端 1/3 处，避免长杠杆力臂可能导致的股骨髁骨折。虽然通常伸直的增益有限，但可以使用类似的技术来打破可能导致的屈曲挛缩粘连。外科医师准确地记录手术后的 ROM 及 MUA 前和术后的照片至关重要，通常有助于指导患者及其物理治疗师对手术后的预期。

MUA 后患者平均可恢复 30° ~ 35° 的总 ROM（表 48.1）。MUA 已被证实在增加屈曲相对于伸直方面更有效，一项研究报告平均屈曲增加了 36°，而伸直仅改善 6°。

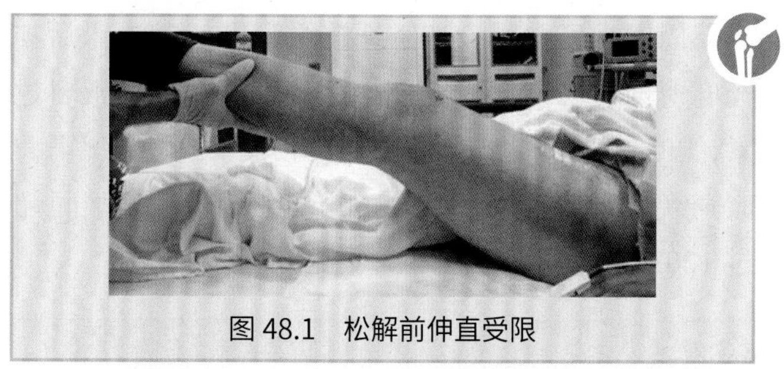

图 48.1　松解前伸直受限

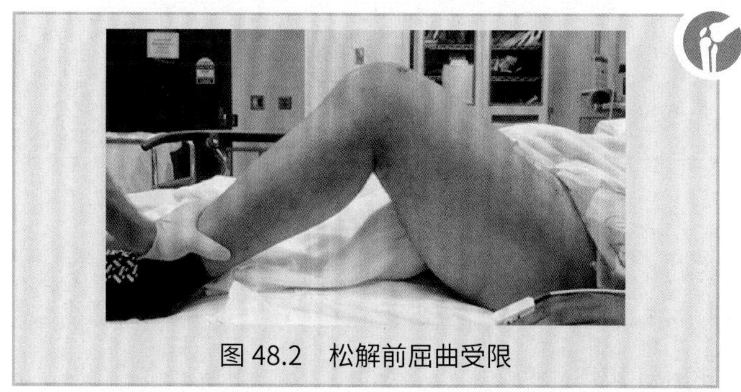

图 48.2　松解前屈曲受限

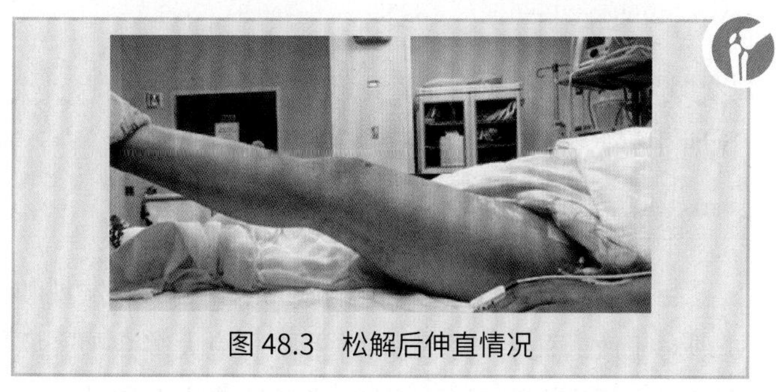

图 48.3　松解后伸直情况

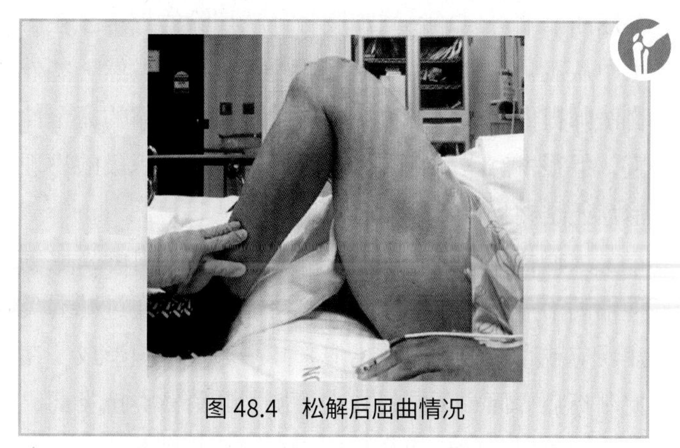

图 48.4　松解后屈曲情况

早期发现关节纤维化是关键，因为与手术 12 周后再进行 MUA 相比，12 周内进行 MUA 可改善关节 ROM，提高 KSS。然而，后期行 MUA 仍应考虑，因为另一项研究报告 TKA 术后 12 周以上进行 MUA 的患者预后良好。提倡在 MUA 后进行积极的多模式物理治疗。

表 48.1　关节纤维化患者的平均 ROM

时间周期	ROM（°）
TKA 术前（主动 ROM）	102
TKA 切口闭合后（被动 ROM）	111
TKA 后，MUA 前（主动 ROM）	70
MUA 期间（被动 ROM）	110
MUA 后即刻（主动 ROM）	94
MUA 后 6 个月（主动 ROM）	97
MUA 后 12 个月（主动 ROM）	101
MUA 后 60 个月（主动 ROM）	105

MUA 的一种罕见但严重的潜在并发症是医源性假体周围骨折（0.2% 的病例），这可以通过上述描述的谨慎技术避免。虽然大多数患者在 MUA 后获得了成功的结果，但高达 17% 的患者需要再次行 MUA 来治疗复发性僵硬，其后续成功率仅为 59%，其余 41% 的患者在二次 MUA 失败后需要手术干预。

通过审慎的手术技巧和积极的术后治疗，伴有固定屈伸挛缩的患者可以获得最佳的治疗效果和 ROM。对于屈曲受限的患者，通过仔细切除可能阻碍深度屈曲的后侧骨赘，可以获得更大的 ROM。术前屈曲挛缩可以通过增加股骨远端切除的骨量或在手术中从股骨后方进行后关节囊松解改善。虽然一些外科医师提倡使用动态夹板实现术后屈曲挛缩的完全伸直，但很少有文献指导外科医师应决定用积极的物理治疗还是夹板治疗屈曲挛缩。

人们提出在行 MUA 时和 MUA 后即刻可采取多种辅助治疗。这些辅助治疗策略通常试图通过减弱炎症反应或直接抑制胶原生成来减少瘢痕组织形成。在控制炎症方面，不同报告支持使用非甾体类抗炎药、关节内注射可的松或全身使用类固醇。最近的一项比较研究表明，在 MUA 后，关节内注射或不注射可的松结果没有差异。目前，还没有其他的比较研究证明一种抗炎策略优于另一种策略。最近的一项研究表明，破坏细胞外胶原的形成可以抑制瘢痕增生，并改善关节创伤性损伤后的活动范围。其他文献支持有限的新型辅助疗法，包括肉毒杆菌毒素注射、硬膜外留置导管、放射治疗和白细胞介素 -1 受体拮抗剂。

难治性关节纤维化的外科疗法包括关节镜或切开松解粘连和（或）翻修手术。最近的研究报告，患者行关节镜下粘连松解术后的平均 ROM 增加了 36°（18° ~ 60°），切开松解粘连术后也有类似的改善，改善幅度为 19° ~ 43°。通常适用于其他干预措施无效的僵硬膝。当可矫正的假体旋转不良或假体过大时，行 TKA 翻修术的平均仅增加了 25°。最近一项研究报告，在涉及侧副韧带挛缩的严重关节纤维化病例中，在进行低剂量照射治疗后，通过对旋转铰链膝行翻修术，总 ROM 平均增加了 57°，屈曲挛缩减少了 28°。

> **小结**
>
> 对于单独治疗无效的关节纤维化病例，在麻醉下进行手法治疗预期可平均增加 30° ~35° 的ROM。在需要行关节镜或切开松解粘连的难治性病例中，预期可获得类似的效果，ROM平均增加了36°。

尽管大多数针对术后僵硬的干预措施总体效果良好，但骨科医师必须了解术前和术中可能与关节纤维化相关的因素。如果僵硬在术后成为一个问题，早期发现和干预通常可以获得令患者满意的结果。虽然复发性关节纤维化病例可以通过手术干预成功治疗，但必须尽一切努力避免这种极端和潜在的病态出现。

48.3 神经损伤

幸运的是，初次 TKA 的神经损伤较为罕见，发生率仅为 0.3% ~ 1.3%（表 48.2），最常见的神经损伤是腓总神经麻痹。TKA 术后神经麻痹的危险因素包括术前外翻畸形、屈曲挛缩（≥ 20°）、年龄较小、BMI 较高。类风湿性关节炎也与 TKA 术后神经麻痹相关，其发生率高达 17%。由于"双卡压"现象，既往或现有的神经麻痹或神经损伤的临床病史也可能使患者在 TKA 术后更易发生腓总神经麻痹。这一理论认为，周围神经在其运动轨迹的某一处受到压迫或损伤后，可能对第二次损伤更敏感，即使第二次损伤单独来看可能不会引起任何神经损伤。一个经典的例子是从脊柱发出的神经根同时受到手臂或腿部周围神经中同一神经纤维的压迫。TKA 术后神经麻痹的医源性原因可能包括硬膜外镇痛、敷料过紧，以及长时间或高压止血带的使用。一般情况下，应避免止血带压力超过 300 mmHg 和持续时间超过 120 min。

> **小结**
>
> 神经损伤是初次TKA的罕见并发症，发生率为0.3%~1.3%，最常见的神经损伤是腓总神经麻痹。

表 48.2 TKA 术后腓总神经麻痹的发生率

研究	TKA 的数量（例）	神经麻痹的发生率（%）
Rose（JBJS，1982）	2626	0.9
Asp（CORR，1990）	8998	0.3
Idusuyi（JBJS，1996）	10 361	0.3
Schinsky（JOA，2001）	1476	1.3
Park（JOA，2013）	7405	0.5

与关节纤维化一样，术后神经麻痹的早期发现和处理对于改善患者的预后非常重要。绝大多数神经麻痹是在术后即刻通过仔细的神经系统检查发现的。骨科医师必须在 TKA 术后进行详细的神经系统检查，这是常规检查的一部分，尤其是在硬膜外麻醉或椎管

内麻醉消失后。对于严重外翻畸形或屈曲挛缩的病例，必须提高怀疑指数，在术前访视时应预先警告患者这种潜在的并发症。

> **小结**
>
> 严重外翻畸形患者术后发生腓总神经麻痹的风险增加，应在术前意识到该风险。

一旦发现神经损伤，早期处理应包括去除任何压迫性敷料和停止硬膜外镇痛，并应立即屈曲膝关节以减少腓总神经的张力。如检测到足下垂，踝足矫形器（ankle-foot orthosis，AFO）对于帮助行走和防止马蹄足挛缩至关重要。除了这些早期干预，与大多数神经麻痹一样，术后神经麻痹的基本治疗策略就是简单的观察。基线肌电图和（或）神经传导检查可能有助于评估损伤的程度和监测神经随时间的恢复情况，尽管这些研究在周围神经损伤中的效用和时间存在争议。

> **小结**
>
> 一旦发现腓神经麻痹，应通过去除压迫敷料、使用踝足矫形器（防止马蹄足挛缩）和观察进行治疗。

50% 或更多的神经麻痹病例通常可以完全恢复（表 48.3）。初始损伤的程度是神经最终恢复的最佳预测指标。当初始为不完全性损伤时，完全恢复的概率为 75%。当初始为完全性损伤时（即神经分布无运动或感觉功能），仅能观察到 20% 的病例完全恢复。幸运的是，绝大多数（86%）的瘫痪是不完全性的。神经功能的最大限度恢复通常发生在损伤后 6 ~ 12 个月，但神经功能的改善可以持续 2 年以上。最后，需要注意的是，即使患者神经功能没有完全恢复，其 KSS 也与没有瘫痪的患者相似。术后持续 2 ~ 3 年甚至更久的足下垂可通过肌腱转位来治疗。

虽然 TKA 术后神经损伤是一种罕见的并发症，且通常可通过观察和支持治疗来处理，但骨科医师仍需警惕。因为尽管这种并发症的发生率较低，他们仍需了解神经麻痹的危险因素，并在术后早期识别可能存在的神经功能障碍。通过适当的处理，大多数病例可以部分或完全恢复。

> **小结**
>
> 神经恢复的时间和程度取决于初始损伤的严重程度。75%的不完全性神经麻痹患者可以完全恢复，而完全性损伤仅有20%可以完全恢复。

表 48.3　TKA 术后腓总神经麻痹患者的完全恢复情况

研究	完全恢复的病例（%）	平均随访时间（范围，年）
Rose（JBJS，1982）	9	0.5 ~ 7
Asp（CORR，1990）	50	5.1
Idusuyi（JBJS，1996）	50	3.9
Schinsky（JOA，2001）	68	1.5
Park（JOA，2013）	68	2.5

48.4　血管损伤

TKA 术中血管损伤比神经损伤更少见，仅发生在 0.03% ~ 0.17% 的病例中（表 48.4）。虽然腘动脉区域的血管直接撕裂亦有报告，并可在术中直接修复，但 TKA 术后绝大多数血管损伤涉及假性动脉瘤。这些假性动脉瘤的形成是动脉壁损伤的结果，可能是 TKA 术中胫骨半脱位所致，可导致局部搏动性血管充血和随后的血栓形成。这些可能会引发远端肢体的血流阻塞。假性动脉瘤通常位于腘动脉，但膝状血管也有报告。

> **小结**
>
> TKA术后血管损伤非常罕见，发生率为0.03%~0.17%。

表 48.4　TKA 术后血管损伤的发生率

研究	TKA 的数量（例）	血管损伤的发生率（%）
Rand（JOA，1987）	9022	0.03
Calligaro（JVS，2003）	13 618	0.17
Geertsema（JOA，2012）	2026	0.15
Troutman（JVS，2013）	26 374	0.14
Ammori（JOA，2016）	7937	0.09

第 48 章

骨科医师必须了解 TKA 术后血管损伤的危险因素。广泛的屈曲挛缩、预先存在的外周血管疾病及术前检查脉搏微弱或无法触及是 TKA 术后发生急性肢体缺血的危险因素。关于 TKA 患者的适当筛查和管理存在争议，但如果远端脉搏无法触及，应在术前考虑进行血管外科会诊。血管外科文献报告，踝臂指数＜0.40 的患者需要进行高级血管成像和（或）血管造影。关于术前 X 线片上发现血管钙化的重要性存在争议，在某些系列研究中，超过 30% 的 TKA 患者存在血管钙化。虽然一项研究显示，术前 X 线片存在血管钙化的患者围手术期缺血并发症没有增加，但一项新的研究驳斥了这些发现，并报告术前 X 线片显示血管钙化的患者动脉血栓形成和伤口延迟愈合的风险增加。最近的文献表明，使用止血带并未显著改变这类人群的伤口愈合问题或 VTE 的风险。

TKA 术后血管损伤虽然罕见，但具有潜在的破坏性，可能导致神经麻痹、筋膜间室综合征、截肢和死亡。为了避免这些并发症，早期发现和干预至关重要。血管损伤可表现为缺血、出血或两者兼有。

幸运的是，大多数血管损伤的病例可以在术后通过仔细的脉搏检查被立即发现。还可以进行血管外科会诊和高级影像学检查，如多普勒超声、计算机断层扫描（CT）血管成像或血管造影，然后可以确诊。在一项大型系列研究中，57% 的病例在术后立即得到诊断，37% 的病例在术后第 1 ~ 5 天得到诊断，其余 6% 的病例在术后第 6 ~ 30 天得到诊断。其他研究也有延迟诊断的报告，发现和治疗延迟与预后欠佳相关。

小结

TKA术后的血管损伤虽然罕见，但具有潜在的破坏性，可能导致神经麻痹、筋膜间室综合征、截肢和死亡。为避免这些并发症，早期发现和干预至关重要。

TKA 术后急性肢体缺血的治疗选择包括开放手术或血管内手术。轻微损伤均可通过非手术治疗取得成功，但大多数病例需要进行血管成形术、血栓切除术或搭桥术。传统意义上，开放手术一直是急性血运重建的“金标准”。最近，微创血管内手术也取得了成功。

若早期发现和干预，大多数患者在血管损伤后将完全恢复（表 48.5）。据报告，有 22% ~ 43% 的病例会发生筋膜间室综合征，需要行筋膜切开术。同时有 12% ~ 22% 的病例可出现神经麻痹，最常见的是足下垂。虽然罕见，但约有 7% 的病例进行了截肢。

血管损伤是 TKA 术后极其罕见的并发症。不幸的是，这是一个潜在的严重并发症，如果发现延迟或处理不当，可能导致截肢。高达 50% 的病例对外科医师提起过诉讼。为了避免该类不良结局，骨科医师必须警惕这种潜在并发症，并在术后急性期密切监测患者的血管损伤迹象。

表 48.5　TKA 术后血管损伤的结局

研究	案例数目（例）	完全康复（例）	并发症 / 截肢（例）
Rand（JOA，1987）	3	1	2/2
Calligaro（JVS，2003）	18	12	6/0
Parvizi（JOA，2008）	11	8	3/1
Geertsema（JOA，2012）	3	3	0/0
Troutman（JVS，2013）	37	33	4/0
Ammori（JOA，2016）	7	3	3/1

要点回顾

避免TKA术后并发症需要了解关节纤维化和神经血管损伤。手术应使用合适的假体，适当进行软组织松解，尽量缩短止血带使用时间，并小心地使胫骨相对于股骨半脱位，避免这些并发症。通过恰当的临床警觉和患者监测，可以在术后数小时或数周内发现并处理此类并发症。早期发现和治疗常可使患者完全康复，患者满意度高。延误诊断和不当治疗可导致不良结局，包括永久性残疾、截肢，甚至死亡。

参考文献

扫码查看

第 49 章

全膝关节置换术中的感染预防

Shane C. Eizember, Erick R. Kazarian 和 Antonia F. Chen

要 点

- 手术部位感染（SSI）和假体周围感染（periprosthetic joint infection，PJI）是 TKA 术后严重且可怕的并发症，可导致显著的发病率和再次手术。
- 尽管人们努力减少感染，但初次 TKA 的 PJI 发生率为 0.5% ~ 1.9%，翻修 TKA 的 PJI 发生率为 8% ~ 10%。到 2020 年，全关节置换术（TJA）导致的 PJI 给医疗系统造成超过 16.2 亿美元的损失。
- 可改变的术前感染危险因素包括糖尿病、营养缺乏、肥胖、吸烟、炎性关节炎，以及甲氧西林敏感金黄色葡萄球菌（MSSA）和耐甲氧西林金黄色葡萄球菌（MRSA）定植。
- 降低感染风险的术中技术包括皮肤准备和铺单、手术服和手套、抗菌剂、手术室交通、伤口冲洗、伤口闭合与敷料，以及手术时长。
- 影响感染风险的术后因素包括留置导管、伤口引流、输血和牙科手术。
- 外科医师应注意利用可改变的危险因素，最大限度地降低 PJI 的风险。

49.1 术前危险因素

在 TKA 中可以调整几个危险因素来预防感染，包括糖尿病、营养缺乏、肥胖、吸烟、炎性关节炎和 MSSA/MRSA 定植。

◆ 49.1.1 糖尿病

糖尿病患者 TJA 术后发生 PJI 的风险显著高于非糖尿病患者。

因为糖尿病损害先天免疫系统和适应性免疫系统，并影响吞噬功能。一项对 1214 例 TKA 患者的前瞻性研究发现，糖尿病患者的深部感染发生率增加。目前有多种指标用于诊断糖尿病，其中血糖和糖化血红蛋白是最常见的。许多骨科医师利用糖化血红蛋白水平来对糖尿病患者的感染风险进行分级。众所周知，随着围手术期糖化血红蛋白水平的升高，感染风险也会增加。一些研究试图建立与 PJI 风险增加相关的糖化血红蛋白阈值，临界值范围为 7% ~ 8%。一项多中心回顾性研究纳入 1645 例平均糖化血红蛋白水平为 6.6% 的糖尿病患者，结果发现，糖化血红蛋白阈值为 7.7% 时可以预测 PJI。

围手术期的血糖水平也被认为是一个可改变的危险因素。术前血糖水平＞ 194 mg/dL 会导致术后最高血糖水平和围手术期平均血糖水平升高，这与 PJI 的风险增加相关。使用变异系数评估的血糖变异性增加也与 SSI 和 PJI 的感染率增加相关。术后血糖水平与 PJI 的关系呈线性增加，最佳截断值为 137 mg/dL，提示术后血糖控制至关重要。

最近，其他高血糖标志物被用来评估 PJI 的风险。术前血清果糖胺水平＞ 292 μmol/L 的 TJA 患者发生深部感染的风险显著增加。糖尿病和非糖尿病患者术后采用胰岛素皮下注射方案均可安全控制高血糖。当患者空腹指尖血糖水平＞ 140 mg/dL 或餐后血糖水平＞ 180 mg/dL 时开始使用胰岛素。

对于择期 TKA 患者，应努力降低其术前糖化血红蛋白和果糖胺水平，控制围手术期血糖水平及其波动。

小结

术前血红蛋白A1c阈值范围为7%～8%，与PJI风险增加相关。术前血糖水平＞194 mg/dL、血清果糖胺水平＞292 μmol/L，术后血糖波动增加与PJI风险增加相关。术后血糖值和PJI的关系呈线性上升，最优阈值为137 mg/dL。胰岛素皮下注射可安全控制术后高血糖。

◆ 49.1.2 营养不足

营养状况对于优化手术效果和预防术后感染越来越重要。营养不良对应的营养标志物和数值见表 49.1。与正常范围的患者相比，白蛋白、前白蛋白和转铁蛋白低于正常范围的 TKA 患者的伤口并发症和感染发生率较高。在一项对 6593 例患者的回顾性研究中，维生素 D 缺乏也与较高的感染率相关。淋巴细胞总数＜ 1500 /mm³ 的患者 TJA 术后发生主要伤口并发症的风险增加了 5 倍。一家机构用白蛋白和前白蛋白水平进行营养不良筛查，提出低白蛋白血症似乎是最有效的标志物。

简单的实验室检查可以帮助识别营养不良的患者，并采取适当的饮食治疗或转诊给营养师。表 49.2 列出了一家机构的营养干预计划，并在干预后 6 ~ 12 周进行了实验室随访研究。

表 49.1 营养不良的标志物

白蛋白	＜ 3.5 g/dL
前白蛋白	＜ 18 mg/dL
血清总蛋白	＜ 6.0 g/dL
总淋巴细胞计数	＜ 1500 /mm³
铁	＜ 45 μg/dL
血清转铁蛋白	＜ 200 mg/dL
25- 羟基维生素 D	＜ 30 ng/mL

小结

营养不良的TKA患者伤口并发症和感染发生率较高。术前应评估营养不良的标志物，对于指标较低的患者，应给予相应的补充。

◆ 49.1.3　肥胖

肥胖的患病率正在上升，并成为一个日益沉重的医疗问题。肥胖可分为严重肥胖（BMI > 35 kg/m^2）、病态肥胖（BMI > 40 kg/m^2）和超级肥胖（BMI > 50 kg/m^2）。多项研究表明，在 TKA 中，BMI 的增加与伤口感染率的增加相关，提出的机制包括无效腔增加和伤口愈合障碍。严重肥胖、病态肥胖和超级肥胖患者在接受 TKA 时的感染率高于非肥胖患者，其中超级肥胖患者的感染风险显著高于所有组。在一项对 8494 例 TJA 患者的研究中，BMI > 50 kg/m^2 的患者与 BMI < 50 kg/m^2 的患者相比，感染的比值增加了 21.3。与正常体重（BMI < 25 kg/m^2）相比，病态肥胖（BMI > 40 kg/m^2）与 PJI 风险增加有关。

表 49.2　营养不良患者的补充措施

蛋白质补充	每日 1 g/kg，持续 10 ~ 14 天
补铁	324 mg，口服，每日 3 次，持续 3 ~ 4 周
维生素 D	除非缺乏，每日 800 IU； 若< 20 ng/dL，则每周 50 000 IU，持续 8 周； 若为 20 ~ 30 ng/dL，则每天 5000 IU，持续 3 ~ 6 个月
维生素 C	每日 500 mg，持续 2 周
硫酸锌	每日 220 mg

美国髋膝关节外科医师协会建议，对于 BMI > 40 kg/m^2 的患者，应考虑推迟 TKA，并开始实施治疗，如向营养师推荐结构化的减肥计划，可以减轻体重并改善身体健康评分。此外，在关节置换术前应考虑转诊给减重外科医师，尽管外科干预减重可能不会显著降低并发症的发生率或改善临床结局。

小结

严重肥胖、病态肥胖和超级肥胖患者的感染率均高于非肥胖患者。美国髋膝关节外科医师协会建议对BMI>40 kg/m^{2}的患者应考虑推迟TKA。

◆ 49.1.4　吸烟

吸烟和尼古丁与微血管疾病和组织氧合降低相关。尼古丁会增加碳氧血红蛋白的水平，导致组织氧合降低。尼古丁还会增加儿茶酚胺的水平，导致组织氧合不良。研究发现，香烟烟雾会改变间充质细胞和成纤维细胞，减少生长因子，增加自由基。一项对近 8 万例 TJA 患者的回顾性研究显示，与既往吸烟者和非吸烟者相比，当前吸烟者发生伤口并发症和深部伤口感染的风险增加；与非吸烟者相比，当前吸烟者因感染再次手术的可能性更大；当前吸烟者和既往吸烟者发生伤口并发症和 PJI 的风险均增加，但既往吸烟者发生伤口并发症和 PJI 的风险显著低于当前吸烟者。

尼古丁被肝脏广泛代谢成几种代谢物。70% ~ 80% 的尼古丁被转化为可替宁，因此可替宁被确定为最重要的代谢物。可替宁可在血液、尿液、唾液或头发中被检测到。戒烟情况可通过血清可替宁测定结果进行确认，测定值见表 49.3。可替宁检测可提高术前吸烟者自我报告的戒烟率，并有助于识别那些仍在吸烟的人。患者应在手术前 4 ~ 6 周戒烟，以恢复免疫功能。戒烟计划已被证明可以增加 TJA 术前的护理价值，并且仍然是一个重要的公共卫生问题，骨科医师可以促进其改变生活习惯。

表 49.3　按吸烟状态划分的血清可替宁水平

不吸烟者	< 3 ng/mL
被动烟草暴露	3 ~ 8 ng/mL
主动烟草使用（截止）	> 8 ng/mL
主动烟草使用（峰值）	200 ~ 800 ng/mL

小结

当前和既往吸烟者发生PJI的风险均增加，既往吸烟者发生PJI的风险显著低于当前吸烟者。可替宁可在术前测定，以确保患者戒烟。

◆ 49.1.5　炎性关节炎

与骨关节炎患者相比，炎性关节炎患者在 TKA 术后感染的风险增加。其中许多患者正在使用影响伤口愈合并可能使其易被感染的复杂药方，包括改善病情抗风湿药、TNF-α 抑制剂等生物制剂和糖皮质激素。美国风湿病学会和美国髋膝关节外科医师协会提出了在 TJA 之前应该停用哪些药物及停用多久的建议。如表 49.4 所示，传统改善病情抗风湿药和重度系统性红斑狼疮特异性药物应在术前以当前剂量继续用药。生物制剂应在术前暂停用药 1 个疗程，并在该特定药物的给药周期结束时进行手术计划的制订。

表 49.4 术前应继续使用的改善病情抗风湿药和重度系统性红斑狼疮特异性药物

改善病情抗风湿药
甲氨蝶呤
柳氮磺胺吡啶
羟氯喹
来氟米特
多西环素
重度系统性红斑狼疮特异性药物
霉酚酸酯
硫唑嘌呤
环孢素
他克莫司

托法替尼术前应至少停药 7 日。生物制剂通常在缝线 / 缝合钉拆除后重新开始使用，并且没有会导致 SSI 的临床证据，SSI 通常发生在术后 14 日内。如果成年人患者的糖皮质激素每日剂量＜ 15 mg，则应继续使用当前日剂量的糖皮质激素。否则，如果患者每日服用＞ 15 mg，则应接受应激剂量的糖皮质激素治疗。

与患者的风湿科医师就围手术期管理中这些药物的使用进行沟通，对于实现最佳疗效至关重要。

小结

炎性关节炎患者在TKA术后发生PJI的风险增加。根据美国风湿病学会和美国髋膝关节外科医师协会提供的围手术期用药建议，继续使用甲氨蝶呤，每日剂量低于15 mg的患者无须使用应激剂量类固醇。

◆ 49.1.6 MSSA 和 MRSA 定植

金黄色葡萄球菌是全球医院中主要的医疗相关病原体，是导致疾病和死亡的重要原因。在一般人群中，MSSA 的鼻腔定植率为 20% ~ 36.4%，而 MRSA 的鼻腔定植率为 0.6% ~ 6%。

金黄色葡萄球菌和凝固酶阴性葡萄球菌是 TJA 术后导致 PJI 最常见的病原菌，占病原菌的 50% 以上。多项研究表明，金黄色葡萄球菌鼻腔定植与 SSIs 相关，术前治疗可降低感染率。金黄色葡萄球菌定植增加的危险因素包括糖尿病、肾功能不全和免疫抑制。筛查技术（如鼻拭子快速聚合酶链反应）可识别 MSSA 和 MRSA 携带者，并可在 MRSA 阳性患者中针对性、预防性地使用万古霉素。实施全机构范围的筛查和去定植计划显著降低了术后 SSI。给予双侧鼻腔莫匹罗星治疗，治疗包括 5 天，每天 2 次。另外，一些机构采用通用的去定植方案，而非筛查和去定植方法，据报告，85% 的患者依从性良好。一项在单中心进行的研究发现，当实施通用的去定植方案时，TJA 患者的总 SSI 率和金黄色葡萄球菌引起的 SSI 率显著下降，医院成本也降低。然而，使用莫匹罗星可能导致耐药，一项研究显示耐药率高达 3.3%。另一种可能降低抗生素耐药性的治疗方案是术前 5 天在双侧鼻腔使用 5% 聚维酮碘鼻拭子，每天 2 次，研究发现能显著减少 MSSA 和 MRSA 的定植，可作为一种成本较低的莫匹罗星替代方案。

小结

TKA患者术前应进行金黄色葡萄球菌筛查，阳性患者给予鼻内莫匹罗星治疗。

49.2 术中预防感染

在 TKA 时，也可以利用术中技术来降低感染的风险，包括皮肤准备和铺单、手术服和手套、抗菌剂、手术室交通、伤口冲洗、伤口闭合与敷料，以及手术时长。

◆ 49.2.1 皮肤准备和铺单

术前皮肤准备可减少皮肤细菌数量。如有必要，应尽可能在手术临近时使用电动理发器对术区进行脱毛，而非采用剃须刀片，因为剃须刀片会刺激皮肤。在预防 TJA 患者的浅表和深部感染方面，术前使用氯己定 - 酒精清洁患者皮肤的效果优于单独使用聚维酮碘。应考虑对皮肤进行双重准备，因为铺单时可能会发生污染。一项研究发现，与未接受第二次准备的患者相比，铺单后再次应用手术消毒液的患者，浅表 SSI 的发生率显著降低。对于手术部位附近皮肤有活动性溃疡的患者，不应进行择期关节成形术。

经碘等抑菌剂浸渍的纱布已被证明可减少手术期间的细菌增殖。与未使用粘连性切口敷料的患者相比，碘伏浸渍的粘连性切口敷料显著减少了手术部位的细菌定植。

> **小结**
>
> 应尽可能在手术临近时使用电动理发器脱毛。氯己定-酒精可作为手术消毒液，以降低感染的可能性。碘伏浸渍的粘连性切口敷料可减少手术部位的细菌定植，应加以应用。

◆ 49.2.2　外科手套和手术服

外科手套可能是伤口污染的来源。一项包括1226 例初次 TKA 的研究发现，肉眼可见的手套穿孔后，浅表 SSI 的风险较高。定期更换手套是降低手套穿孔发生率和细菌污染的有效方法。应考虑在铺单后或手术时间较长时更换手套，以减少细菌污染。

TKA 时常使用外科排气服，但支持降低感染风险的证据存在争议（图 49.1）。与常规隔离服相比，使用排气服时，菌落形成单位数量显著减少。然而，在使用排气服时，64% 的病例观察到伤口污染证据，而使用标准隔离服时，60% 的病例观察到伤口污染证据。一篇系统综述发现，全身排气服降低了手术污染和深部感染率，而现代手术头盔系统未能减少 TJA 期间深部 SSI 的污染。

◆ 49.2.3　抗生素

术前预防性使用抗生素可有效降低 SSI 的发生率。常规预防性抗生素应包括基于体重的第一代头孢菌素，如头孢唑林。若有 β- 内酰胺过敏者，可使用万古霉素或克林霉素。目前，携带 MRSA 者应考虑使用万古霉素，克林霉素的使用应受到限制，因为克林霉素可导致艰难梭菌结肠炎。美国疾病控制与预防中心（Centers for Disease Control and Prevention，CDC）建议，预防性使用抗生素的时机应该是在手术切口时，使血清和组织中达到药物杀菌浓度。指南表明，大多数抗生素应在手术后 1 h 内给药，万古霉素和氟喹诺酮类抗生素应在 2 h 内给药。术前抗生素的使用应根据体重而定，并应根据体重进行调整。如果术中有大量失血（＞ 2000 mL）和大量液体复苏（＞ 2000 mL），预防性用药的两个半衰期后（4 h 后）也应重新给药。术后抗生素的用药时间不应超过 24 h，对于清洁病例，CDC 建议患者仅在术前接受 1 剂抗生素，但这点存有争议。

含有抗生素的聚甲基丙烯酸甲酯骨水泥（ABX-PMMA）已被用于帮助降低 PJI 的风险。然而，目前尚无确凿证据表明初次 TKA 中常规使用 ABX-PMMA 可降低后续 PJI 的风险。一项包含 8 篇文章和近 3.5 万例患者的系统综述表明，ABX-PMMA 并没有降低 PJI 的发病率，而且在每年实施约 1000 例 TKA 的某中心，ABX-PMMA 每年导致 155 000 ~ 310 000 美元的额外费用。对于高危患者，如患有免疫抑制性疾病（如糖尿病、类风湿性关节炎、系统性红斑狼疮）或既往有 PJI 史，ABX-PMMA 的益处可能超过抗生素给药的成本及其他不良反应（如肾毒性）。

局部抗生素的使用（如外用万古霉素粉末）已被用于减少 PJI（图 49.2）。一项对 744 例患者进行的回顾性研究发现，在关节囊闭合前于切口内使用 2 g 万古霉素粉末可预防初次 TKA 患者的 PJI，并有预防初次 THA 和 TKA、THA 翻修术患者 PJI 的趋势。

> **小结**
>
> 术前预防性使用抗生素可有效降低SSI的发生率，推荐使用头孢唑林等第一代头孢菌素，且应在手术切口后1 h内给药。抗生素的持续时间在术后不宜超过24 h。目前，尚无明确证据表明ABX-PMMA可降低PJI的发生率，应考虑其获益和风险。可考虑在关节囊闭合前将万古霉素粉末应用于手术创面，以降低感染风险。

◆ 49.2.4　手术室交通

TJA 期间的手术室交通和开门与手术室空气中颗粒物的数量相关，这可能会增加患者发生 PJI 的风险。一项对 124 个外科手术的研究表明，菌落形成单位的水平与在场的人数和开门的次数显著相关。在 6717 次开门中，77% 被认为是不必要的。开门导致了两种机制的污染率增加：①它与手术期间的工作人员数量有关；②它产生了空气湍流，扰乱了手术室内的正层流。

在 30 例骨科手术中收集的数据表明，细菌计数方面，交通流量与手术室中在场的人数之间存在显著的正相关。交通流量、在场人数和手术持续时间可以解释 68% 的细菌计数差异。

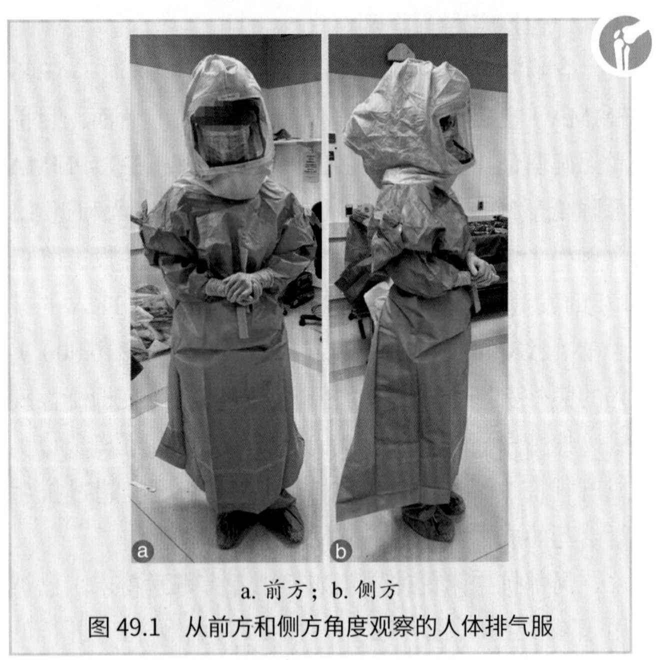
a. 前方；b. 侧方
图 49.1　从前方和侧方角度观察的人体排气服

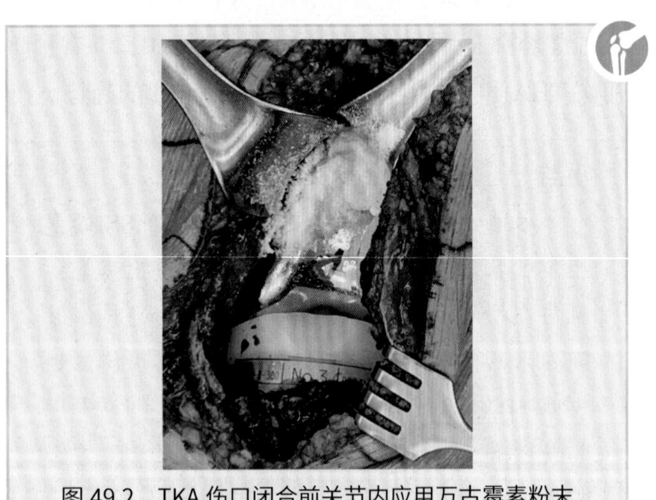
图 49.2　TKA 伤口闭合前关节内应用万古霉素粉末

人们提出了许多策略来减少手术室交通，包括限制到场人数（图 49.3），对手术室人员进行关于手术室交通和感染风险的适当教育，以及在 TJA 期间尽量减少工作人员轮转。手术室交通应保持在最低限度，以减少空气污染和 PJI 的风险。

小结

手术室交通和开门与空气中颗粒物的数量相关，应保持在最低限度，以降低PJI的风险。

◆ 49.2.5　伤口冲洗

TJA 中冲洗是为了减少细菌负荷与继发 SSI。CDC 和世界卫生组织建议在切口关闭前用稀释的聚维酮碘进行术中冲洗。对包括普通外科和骨科手术在内的 7 项随机对照试验进行的荟萃分析表明，在清洁和清洁 - 污染的手术中，用聚维酮碘水溶液进行切口冲洗可显著降低 SSI 的发生率。一项回顾性研究发现，688 例使用 0.35% 聚维酮碘溶液灌洗的初次 TJA 患者与 1862 例未使用相同灌洗方案的历史对照组患者相比，术后急性深部感染显著减少。伤口冲洗的压力（高压脉冲灌洗 *vs.* 低压脉冲灌洗）并未显示对感染风险有影响，尽管大多数研究都是在创伤性开放性伤口中进行的。在冲洗中添加抗生素（如多黏菌素或杆菌肽）存在争议，并且似乎没有显著差异。CDC 的结论是，与不冲洗或生理盐水冲洗相比，抗生素冲洗伤口在减少 SSI 方面既无益处也无危害。鉴于目前的数据及当前对抗生素耐药性、成本费用和超敏反应的担忧，不推荐在 TKA 中采用抗生素冲洗。

小结

聚维酮碘水溶液冲洗切口伤口已被证明可降低PJI的发生率，冲洗的压力和添加抗生素在预防感染方面似乎没有显著差异。

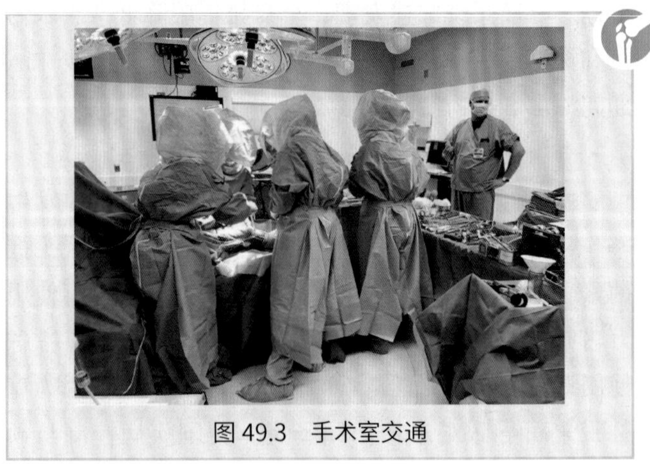
图 49.3　手术室交通

◆ 49.2.6　伤口闭合和敷料

手术伤口的闭合和术后敷料可能会影响感染率。缝合钉、缝线和黏合剂可用于 TJA 的缝合，然而，没有一种方法被证明能始终降低 PJI 的风险。在一项对 187 例 TJA 进行的盲法、前瞻性随机对照试验中，使用皮肤钉、皮下 3-0 单孔缝线或 2- 氰基丙烯酸酯缝合，各组间的感染率无差异。尽管 TKA 伤口引流时间有延长的趋势，但在最初 24 h 内，使用 2- 氰基丙烯酸酯缝合伤口组的引流量减少。使用缝合钉的缝合速度明显快于使用 2- 氰基丙烯酸酯或缝线。

使用预防性负压创面治疗，如切口负压辅助关闭（Vacuum assist closure，VAC）技术，与常规初次TKA术后使用标准敷料相比，深部感染率没有显著差异。

一项对33例TKA的前瞻性分析发现，与常规干敷料相比，负压创面治疗在伤口愈合或成本方面没有改善，在伤口渗漏方面也是如此。与标准纱布敷料相比，封闭敷料或含银敷料已被证明可降低伤口并发症、SSI和PJI的发生率，应常规使用。一项对240例TKA患者进行的前瞻性随机对照试验发现，在控制混杂变量后，与抗菌敷料和纱布带相比，使用含银敷料与SSI减少独立相关。保持干燥的敷料应保留至少48 h，通常放置1周。尽量减少不必要的换药可以减少反复暴露于周围空气中的病原体，并最大限度地促进伤口愈合。

小结

在评估缝合钉、缝线和黏合剂时，没有一种伤口闭合方法能够始终降低PJI的风险。负压创面治疗并未被证明能显著降低PJI的风险。封闭敷料或含银敷料已被证明可以降低伤口并发症和PJI的发生率，应予以使用。

◆ 49.2.7　手术时间延长

TKA手术时间的延长与SSI和PJI的增加相关。一篇包含11 840例初次TKA的综述发现，与手术时间< 85 min的病例相比，手术时间> 121 min的病例SSI发生率和PJI发生率显著较高。与无感染的病例（105 min）相比，合并PJI病例的平均手术时间更长（135 min）。多因素分析显示，手术时间每增加15 min，PJI增加18%，SSI增加11%。一项对905例患者的回顾性研究发现，与无SSI的TKA相比，合并SSI的TKA平均手术时间显著延长。延长手术时间可能是手术复杂的结果，然而，在不影响手术的情况下，应尽力调控以减少手术时间。

小结

应努力缩短手术时间，因为较长的手术时间与PJI的发生率增加相关。

49.3　术后危险因素

术后管理的差异已被证明会影响围手术期感染率，包括留置导尿管、伤口引流、输血和牙科手术。

◆ 49.3.1　留置导尿管

Foley导尿管在围手术期的应用一直存在争议，但对于部分患者而言已成常规。从理论上讲，长期留置导尿管可能会增加患者发生尿路感染及随后病原体血行传播至假体植入物的风险。然而，欠佳的术后膀胱管理可能会导致术后尿潴留（postoperative urinary retention，POUR）。Zhang等进行了一项随机对照试验，比较了下肢TJA患者留置导尿管和间歇性直插导尿的尿路感染和POUR的发生率。该研究表明，在不增加尿路感染发生率的情况下，术后48 h内拔除留置导尿管在预防POUR方面优于间歇性直插导尿。Wald等回顾性分析了35 904例接受各种外科手术的患者，发现留置导尿管超过48 h与尿路感染发生率翻倍相关。然而，在椎管麻醉下接受关节成形术的患者可能根本无法通过Foley导尿管获益。Miller等证明，在椎管麻醉下进行THA的患者中，导尿组与对照组在尿潴留、尿路感染或住院时间方面没有统计学差异。虽然目前尚不清楚尿路感染发生率的增加是否对应PJI的增加，但导尿时间延长会导致住院费用和时间的增加。因此，如果使用Foley导尿管，应在术后尽快拔除。

小结

术后留置导尿管超过48 h与尿路感染发生率增加相关。在椎管麻醉下接受关节置换术的患者可能根本不能从导尿中获益。

◆ 49.3.2　封闭式负压引流

尽管有越来越多的争议，术后使用封闭式负压引流仍然是可行的。理论上，封闭式引流的优势包括改善疼痛和减少血肿。然而，引流管增加了对污染的暴露，因为已知引流管尖端的细菌定植会发生在最初24 h内，尽管没有明确的证据表明培养阳性的引流管尖端会导致早期PJI。Parker等对3495例接受TKA的患者进行了一项荟萃分析，这些患者接受了放置和不放置伤口引流管。他们发现两组的感染率、伤口血肿或伤口并发症无差异，然而，用引流管处理的伤口对输血的需求明显更大。此外，两组在肢体肿胀、静脉血栓形成或住院时间方面无差异。Parker 等对骨科手术中引流管的使用进行了 Cochrane 数据库系统回顾，汇总了 36 项研究的数据，包含 5464 例接受各种骨科手术的患者，包括 THA、TKA、肩部手术和髋部骨折手术等。他们发现伤口感染、血肿、裂开或再次手术的发生率在有和没有闭式引流的伤口之间无统计学差异。他们还发现，有引流管的患者需要输血的频率更高，而无引流管的患者更换敷料和出现瘀斑的频率更高。

小结

TKA术后是否使用引流管在感染率、伤口血肿或伤口并发症方面没有任何差异。术后引流管的使用明显增加了对输血的需求。

◆ 49.3.3 输血

历史上，给 TJA 患者进行输血是广泛存在的，高达 70% 的患者在 TJA 术后接受输血。

同种异体输血与术后感染相关，尽管许多研究因统计学功效不足而无法得出结论。Friedman 等对 12 000 例 TJA 术后接受异体输血、自体输血和未接受输血（终点为术后感染）的患者进行了汇总分析。他们发现，在不输血组和自体输血组之间，术后感染率无显著差异。接受异体输血的患者上呼吸道感染、下呼吸道感染、肺部感染和伤口炎症 / 感染的发生率（9.9%）高于自体输血组和未输血组（7.9%）。两组的骨关节感染、尿路感染或其他感染的发生率无显著差异。Innerhofer 等也同样证明了接受异体输血的 TJA 患者的感染率（12%）高于仅接受自体输血的患者（1.2%）。

Newman 等使用多变量分析证明，使用的异体输血总数和美国麻醉医师协会（American Society of Anesthesiologists，ASA）评分＞ 2 能显著预测术后感染，而单独的异体血暴露并不表明会发生术后感染。虽然某些术后患者可能需要输血，但通过保持低输血阈值来减少术后患者的自体血暴露是很重要的。Hebert 等进行了一项关于危重症患者输血需求的随机对照临床试验，以确定在危重症患者中宽松性和限制性输血策略是否产生了相同的死亡率。在限制性输血策略中，患者在血红蛋白浓度＜ 7.0 g/dL 时进行输血，所需范围为 7.0 ～ 9.0 g/dL。宽松性输血组患者在血红蛋白＜ 10 g/dL 时进行输血，期望范围为 10.0 ～ 12.0 g/dL。在本研究中，病情较轻和 55 岁以下的患者在采用限制性输血策略时死亡率显著降低。

此外，限制性输血策略使输注的红细胞单位数量减少了 54%。在有严重心脏病的患者中，观察到的死亡率无差异。关于危重症患者输血需求试验的结论是使用血制品将血红蛋白维持在 7.0 ～ 9.0 g/d。虽然该试验关注的是危重患者，但对于并发症通常少于该研究人群的骨科患者来说，采用类似的限制性输血策略可能是合理的。

小结

采用限制性输血策略（目标血红蛋白浓度为7.0～9.0 g/d）时的死亡率低于宽松性输血策略（目标血红蛋白浓度为10.0～12.0 g/d）。

◆ 49.3.4 牙科手术

与牙科操作相关的一过性菌血症可能通过血源性种植造成 PJI。常规牙科保养引起的菌血症很常见。刷牙后菌血症的发生率可能高达 44%，牙线清洁者的发生率为 41%，咀嚼后的发生率为 17%。然而，这些细菌引起的菌血症程度相当低（1 ～ 32 CFU/mL），引起临床重要菌血症所需的菌血症程度尚不清楚。

Berbari 等对 339 例髋、膝关节 PJI 患者和 339 例未感染患者进行了前瞻性病例对照研究。他们的研究发现，在初次手术后 6 个月至 2 年进行牙科手术与 PJI 风险增加无关。另一项病例对照系列研究使用了医疗保险当前受益人数据，结果显示了类似的结果，牙科操作与 PJI 风险增加没有关联。然而，实例证据表明牙科手术后发生 PJI 的现象仍然存在。

因此，AAOS 和美国牙科协会（American Dental Association，ADA) 为接受牙科手术患者的管理制定了适当的使用标准，将病例摘要分为“不太适合（R）”、“可能适合（M）”或“适合（A）”。2016 年的修订版确定，常规预防性使用抗生素为不太适合。根据这些指南，对于免疫功能低下、糖化血红蛋白＞ 8%、有 PJI 病史的患者，在涉及牙龈操作的牙科手术中使用抗生素通常是适合的，或者可能适合。

> **小结**
>
> 牙科手术后的一过性菌血症较为常见，但临床意义尚不明确。AAOS和ADA不建议在常规牙科操作后进行常规抗生素预防。

参考文献

扫码查看

第 50 章

全膝关节置换术后的康复

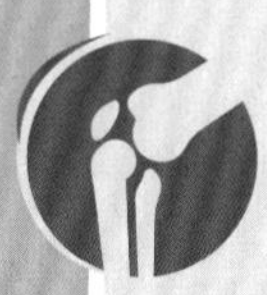

Robert Prill, Robert Schulz, Gesine Seeber 和 Roland Becker

要 点

- 对于 TKA 术后的康复治疗，目前还缺乏共识。
- 关于预康复计划的证据目前还比较薄弱。无论是短期康复还是长期康复计划都没有用处。
- 术后物理治疗应在 TKA 术后立刻开始，采用多模式干预措施。
- 积极的干预措施有望减少康复时间并取得更好的结果。
- 关于连续被动运动（CPM）、冷疗和 TKA 术后功率自行车有效性的证据有限。
- 神经肌肉电刺激应与主动运动相结合。
- 手动淋巴引流术对活动度增加的帮助超过减轻肿胀。

50.1 概述

◆ 50.1.1 膝关节置换术后的个人目标

物理治疗师的工作在患者接受 TKA 之前的很长一段时间就已经开始。治疗的类型取决于几个主要因素，如患者的一般健康状况、动机和活动水平。患者康复可在住院、门诊或者在家里进行，具体选择因患者的社会情况和一般健康状况及动机而不同。除了物理治疗，对患者进行指导的健康教育项目可能是额外的手段。当物理治疗成功时，手术可能会被推迟，甚至可能变得不必要。

终末期膝关节骨关节炎患者在年龄、体重、并发症、生理和心理状况方面表现出广泛的差异。每个患者都表现出与活动水平相关的个体因素，对康复计划具有决定性的作用。正确判断一个治疗结果的成功与否并不容易。患者的期望是一个非常重要且需要考虑的方面。

虽然部分患者会在疼痛减轻及部分简单日常生活活动的能力恢复时感到满意，但另一部分患者可能会期望完全恢复并重新融入他们的日常生活。

◆ 50.1.2 治疗评估

患者评估非常重要。尽管有许多不同的评分可供选择，但是，应该对重要的领域进行评估。根据类风湿性关节炎临床试验的结果测量（outcome measures in rheumatoid arthritis clinical trials，OMERACT），所有研究对 TKA 之前和之后的评估都需包括疼痛、功能、满意度、翻修、不良反应和死亡等方面。此外，经济方面 / 成本、日常参与度及膝关节的活动范围（如果可能）也应当报告。在住院期间，上述一些领域的评估记录可能与物理治疗师不太相关，因为有其他专业人员负责患者的文件和报告。虽然在物理治疗的日常临床实践中，所有相关的报告都不是强制性的，但这些领域仍然是制定治疗管理策略的主要来源。外科医师和物理治疗师在关心的核心领域和常用的结果测量方面缺乏共识，如疼痛和功能及部分满意度等核心领域通常是物理治疗师特别关心和在意的领域。患者满意度通常是通过标准化的 PROMs 来报告的，如 WOMAC、OKS 及 KOOS。疼痛主要是通过使用 VAS 或数字疼痛评分量表来评估和报告的。与评估膝关节和一般身体功能最相关的参数目前已被广泛讨论。一些通过使用问卷，包括身体功能的子领域来评估身体功能，而另一些则报告体格检查结果。关于后者，在行走能力和对称性方面，如下肢力量和站立时的负荷或从坐到站的转移似乎是更准确的身体功能结果参数。

50.2 术前治疗和锻炼

术前康复的概念被越来越多的人所接受。其目的是提高功能能力和表现，以满足手术前的最佳先决条件，以应对手术期间和早期康复期的压力相关因素。这个概念的想法如图 50.1 所示。

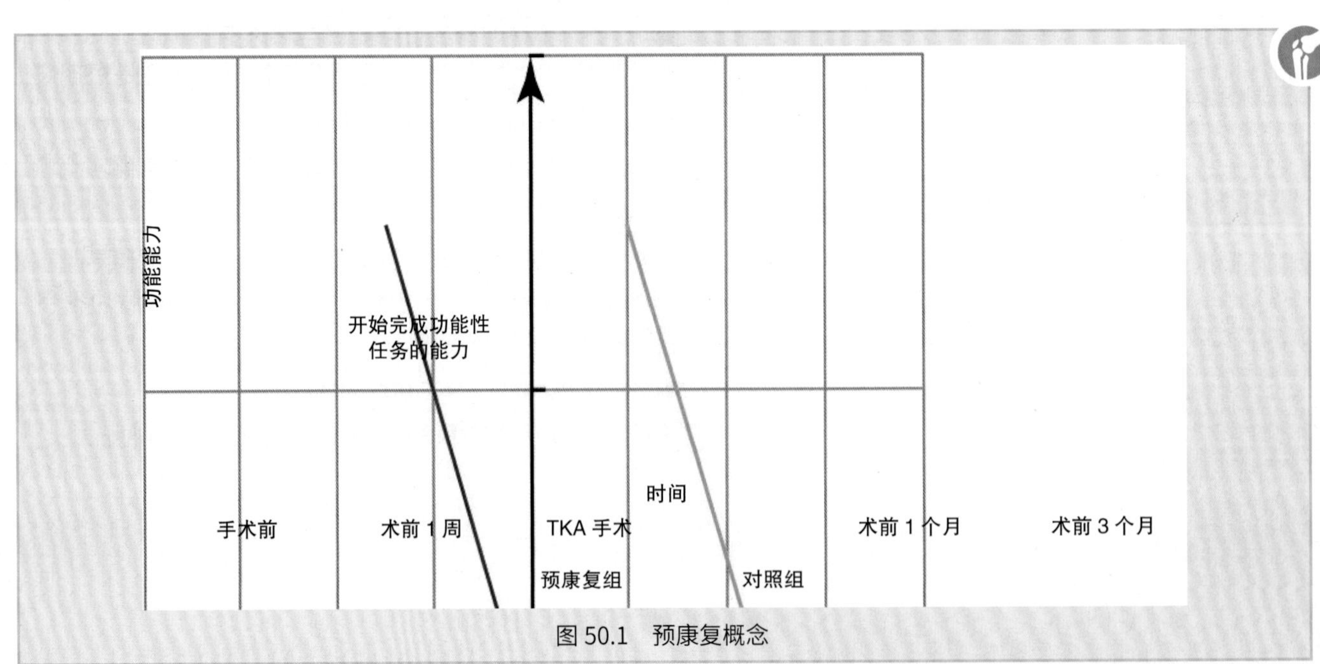

图 50.1 预康复概念

小结

术前康复对于提高患者的手术准备工作和术后早期阶段具有重要意义。

一般来说，术前康复应关注那些在 TKA 术后功能和生活质量提升可能较低的物理参数。术前康复可以在物理治疗师的初始指导后于家中进行，也可以在门诊物理治疗师持续监督下进行，重点是加强肌肉练习，特别是核心稳定训练、下肢力量加强和牵伸训练、加强上肢力量为拐杖行走做准备、步态和上下楼梯训练、下肢牵伸、台阶训练、有氧训练和本体感觉训练。

小结

术前康复应关注功能和生活质量参数，这些参数在TKA术后提高缓慢。

然而，目前的文献还没有证据表明术前康复计划可以改善临床和功能结果。术前患者教育似乎也是如此。缺乏证据的原因很可能是现有研究的治疗有效性不足和方法学质量较低。一项 12 周的 TKA 术前康复计划在治疗 3 个月和 6 个月后评估发现康复组与对照组相比并没有改善。有趣的是，干预组中 20% 的参与者取消了手术，因此被排除在统计比较之外。取消可能是由于参与者的膝关节相关问题得到改善，这是身体干预成功的结果。但这一结果对于终末期骨关节炎的治疗比术前康复更有意义。

小结

目前，对进行术前康复仍缺乏认同，其中一个原因可能是既往研究的设计不恰当。

关于术前康复计划，使用与康复过程中类似的训练类型来恢复股四头肌的力量、膝关节的活动范围、步态和爬楼梯的能力是合理的。事实上，大多数 TKA 术前康复计划均包括下肢的强化、伸展和楼梯训练。

有一些证据表明，髋关节强化在终末期膝关节骨关节炎和 TKA 术后是有用的，所以术前康复计划针对臀中肌和臀大肌的重点实施就显得非常重要。需要特别指出的是，运动应在适当的强度和持续时间内进行。少于 4 周的术前康复计划似乎没有效果，但是持续时间超过 8 周的计划参与者坚持度会逐渐降低。

小结

臀肌增强练习在终末期骨关节炎和TKA术后都是有用的。

尽管术前康复的理念听起来很合理，通过单个试验也发现术前康复取得了良好的结果，特别是在改善疼痛和功能方面，但目前的证据仍未能为其在临床广泛应用提供理由。因此，未来研究需要注重研究方法的质量，以及更好的治疗有效性，以便最终确定术前康复是有益还是无效。

50.3 术后治疗和锻炼

术后物理治疗应在 TKA 术后立即开始。具体的管理策略及其所对应的治疗类别和数量，取决于患者的临床情况和术后平均住院时间，这在不同医院和国家之间存在显著差异。此外，必须考虑患者个体和手术相关等因素。一旦患者出院，就会有不同类型的康复项目和类别，包括住院或门诊康复及家庭康复项目。近年来，门诊康复有逐渐增加的趋势。

小结

出院后的康复有不同的理念，如门诊或家庭康复。

◆ 50.3.1 多模式康复计划

有证据表明，在住院期间就需要给予早期多模式康复。只关注干预措施的项目并不能涵盖康复的所有方面。例如，步行能力是 TKA 术后固定的相关结果。一项单独的步行 - 技能训练项目较其他物理治疗干预项目在 6 min 步行能力上能取得更好的结果。然而，这类步态训练项目并不能提升爬楼梯测试、定时站立测试、“8”字形步态测试、肌肉功能指数、膝关节活动范围或 KOOS 等结果。而这些结果中的部分却是整体主动康复结果非常关注的。

多模式康复计划能更快速地实现功能节点，减少并发症，缩短住院时间，并减少第 1 个月的花费，但关于其最佳强度、频率和康复时间需要开展更多的研究。由于康复方案缺乏一致性，在实际报告的术前和术后护理之间存在着很大的差别。有监督的物理治疗似乎比标准化的家庭项目更有效（图 50.2）。

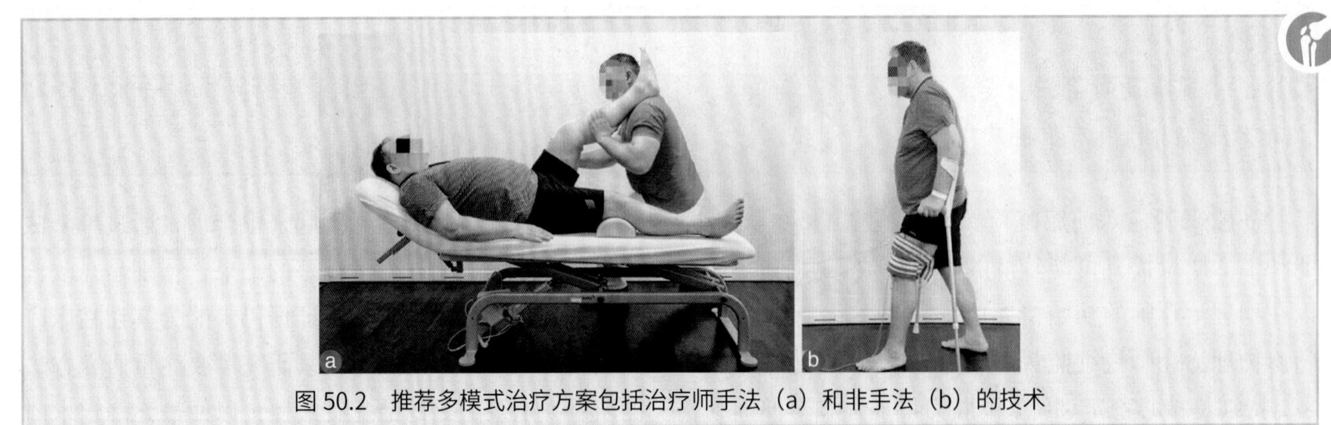
图 50.2 推荐多模式治疗方案包括治疗师手法（a）和非手法（b）的技术

◆ 50.3.2 主动物理治疗计划

主动康复计划将减少康复的时间，同时提升效果。系统性回顾和荟萃分析显示了在门诊患者接受地面或水下功能康复后下肢肌肉增强的证据。Henderson 等对住院患者在康复期间开展主动物理治疗的作用进行了系统回顾，重点是减轻疼痛、提高活动力、增加活动度，以及减少住院时间。积极的物理治疗计划已被证明可以缩短住院时间。此外，积极的康复干预方案对改善疼痛、增加体力活动和关节活动范围也很有帮助。本体感觉神经肌肉易化的被动、主动和抗阻等训练方式似乎也能积极地影响 TKA 患者，特别是在一些步态参数上（图 50.3）。

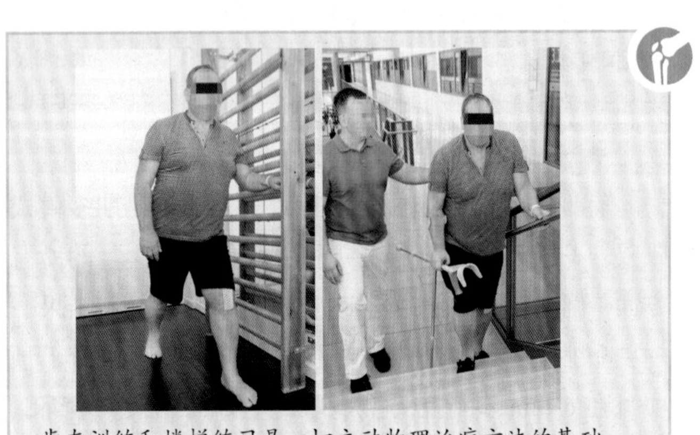
步态训练和楼梯练习是一切主动物理治疗方法的基础，并且可以根据使用的辅助器械级别不同而有所不同

图 50.3 步态训练和楼梯练习

> **小结**
>
> 主动物理治疗方案，如改善活动范围和肌肉功能非常重要。患者应在术后立即开始。

◆ 50.3.3 持续被动运动

CPM 是临床上常见的用于预防静脉血栓栓塞症和膝关节粘连的方法，同时它还能改善 TKA 术后膝关节活动范围和疼痛。但包含了荟萃分析的 Cochrane 综述发现 CPM 对静脉血栓栓塞的预防并没有直接的作用。此外，Harvey 等评估现有的关于短期应用 CPM 的文献也未发现其对膝关节的主动屈曲、疼痛、功能、生活质量或不良事件的发生产生影响。因此，可以得出结论：在标准化的 TKA 管理计划中不必实施 CPM。

> **小结**
>
> 没有证据表明CPM对TKA术后结果有益处。

◆ 50.3.4 冷疗

冷疗在术后最初的几天应用，旨在减少疼痛、失血量和肿胀，并促进早期功能的恢复。有研究发现根据 VAS 评分，术后 48 h 内冰敷，患者失血量和短期疼痛显著减轻，而在术后 24 h 或 72 h 时未发现类似的效果。冰敷的使用强度和持续时间仍然值得讨论，主要依赖于个体的认知。有一些证据表明，单独冷疗（即使用 17 ℃的中等冷却温度）可以与步行等运动计划结合使用。Michel 等研究表明与对照组相比，步行联合冷疗增加了约 67% 的步行时间，也增加了 57% 的步长。此外，适度的冷疗还可以显著降低行走过程中的疼痛水平。在 1 ~ 10 的数字评分量表中疼痛水平的 1、2 分的变化是否有临床意义仍然是值得商榷的。也有一些研究报告了使用计算机辅助冷疗的临床证据。住院治疗期间的长时间（每天 4 ~ 6 h）应用对疗效似乎更确切。计算机辅助冷疗似乎对减少阿片类药物的使用最有效，而对活动度的影响仍值得商榷。

> **小结**
>
> 冷疗推荐17 ℃中等冷却的温度。

◆ 50.3.5　功率自行车

功率自行车是膝关节病变患者常见的一种治疗方法。在一项对 159 例 TKA 术后患者进行的随机对照试验中发现，基于低阻力的功率自行车练习，每周 3 次，共 3 周，术后 2 周开始，对患者康复过程中的满意度并没有效果。因此需要更多的研究来分析功率自行车对 TKA 术后临床结果的影响。

> **小结**
>
> 功率自行车对TKA术后康复的效果尚不清楚。

◆ 50.3.6　手动淋巴引流

TKA 后，由手术导致的严重组织损伤所产生的生理炎症反应，可使许多患者因间质液体过多而出现严重的膝关节肿胀。当液体负荷超过淋巴系统的运输能力时，蛋白质停留在组织间隙，导致残留水肿、局部缺血，进而出现疼痛增加和功能受限。在严重水肿的情况下，手动淋巴引流可能是有益的，原因是它能增强淋巴系统的运输能力。目前关于 TKA 术后手动淋巴引流的文献很少。最近两项随机对照研究评估了 TKA 术后手动淋巴引流的效果。Pichonnaz 等发现人工淋巴引流对减轻水肿没有作用。但是这些学者发现干预组在术后 3 个月的被动膝关节活动范围更大。这些结论与其他研究一致，他们也发现手动淋巴引流对改善膝关节肿胀没有效果，但术后 4 天膝关节被动活动度增加（图 50.4）。这些结论是重要的，因为活动范围的增加与疼痛、功能结果、自我满意度和生活质量的改善都有直接相关性。但是手动淋巴引流的长期影响结果目前仍未完全清楚。

> **小结**
>
> 淋巴引流对消肿和改善活动度均有积极的影响。

◆ 50.3.7　神经肌肉电刺激

股四头肌无力和肌肉功能下降是膝关节术后常见的问题。神经肌肉电刺激（NMES）是改善力量和减轻疼痛的一种额外的方法。关于这种方法的证据等级较低。研究报告显示 NMES 组与对照组相比在最大主动等长收缩或耐力方面并没有显著的优势。NMES 与高强度运动结合时似乎有短期益处。在 NMES 和训练干预 6 周后运动和神经肌肉刺激组股四头肌激活

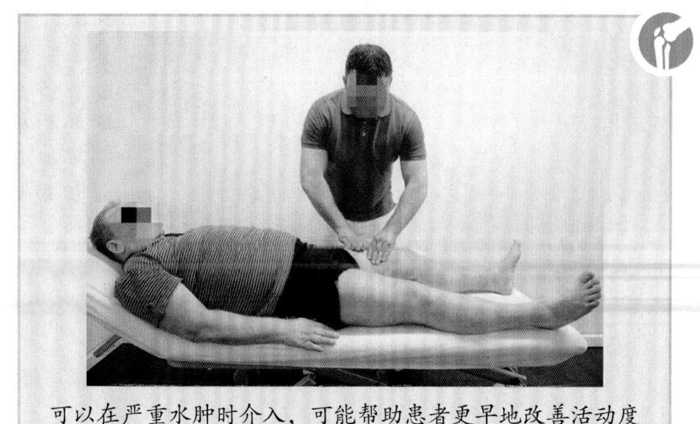

可以在严重水肿时介入，可能帮助患者更早地改善活动度

图 50.4　手动淋巴引流技术

明显更好，但在 12 周时没有观察到这一现象。这两项研究都存在较高的偏倚风险。在常规使用 NMES 联合术后高强度训练之前，还需要对持续时间、频率、强度和不良事件等参数进行更多的研究（图 50.5）。

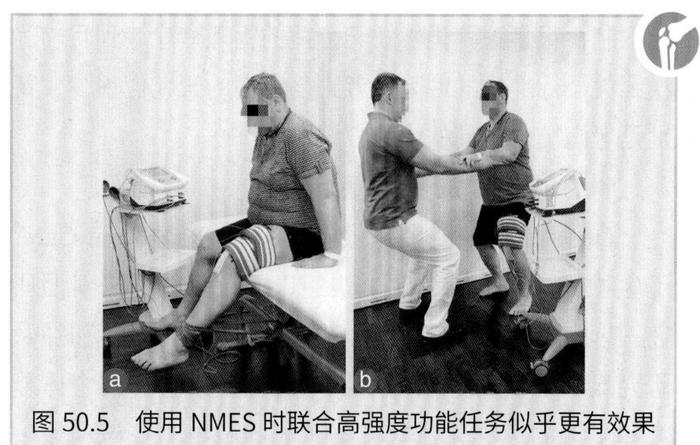

图 50.5　使用 NMES 时联合高强度功能任务似乎更有效果

50.4　其他措施

维生素 D 的作用不仅限于钙代谢，还影响炎症过程和肌肉骨骼功能。25- 羟基维生素水平 $<$ 40 nmol/L 就会被认为有维生素 D 缺乏症。研究发现，在一组表现为晚期膝关节骨关节炎的老年患者中，24% 的人有维生素 D 缺乏症。维生素 D 缺乏的患者术前膝关节功能评分显著降低。因此有学者提出低维生素 D 摄入量和血 25- 羟基维生素 D_3 水平下降可能与更高的骨关节炎发生风险和进展有关。它也可能是 TKA 术后功能恢复低下的部分原因。因此，对于出现维生素 D 缺乏的患者，可以考虑在术前和（或）术后 TKA 康复过程中补充维生素 D。

50.5　康复计划

◆ 50.5.1　标准康复计划

表 50.1 总结了从术后第 1 天开始的住院期间早期

表 50.1　标准康复计划

	第 1 天	第 2 天	第 4 天	第 8～10 天
床上活动	心肺运动，手动淋巴引流，等长收缩	被动/主动活动度（住院期间目标：0/0/90），辅助练习	活动度，增强：小角度蹲、外展练习、开链 NMES	
起床	转移和短距离行走	对称性负重练习		平衡练习
高强度的物理治疗（30 min）	具体治疗强度取决于患者的情况			
步态练习		3× 最大走路能力（时间或者距离）	增加走路距离	增加走路速度
		如果可能可以结合冷疗		
爬楼梯			技术	增加负荷
出院				是，取决于患者的情况
出院后康复				如果有组织的，出院后直接开始

康复计划。特别是与快速康复计划相结合时，活动甚至应该从手术当天开始。主动运动可以改善血液循环，从而减少肿胀和 DVT 的风险。但是由于时间和工作人员的限制，很多医院仍然缺乏合适的物理治疗。到目前为止，关于标准化的住院患者康复方案的研究也很少，特别是考虑结合不同的治疗方案时。

◆ 50.5.2　加速康复计划

Den Hertog 和团队开展了一项针对 Joint Care®（生物医学欧洲分公司）快速康复项目的随机对照研究。基于美国 KSS、WOMAC 两项 PROMs 和住院时间，研究显示了良好的结果。该项目侧重于患者的个体能力和早期的标准化活动方案（表 50.2）。在该项目中实施了一种积极和竞争的态度，如“是的，你可以”，在增强患者物理活动时显示出了更好的刺激效果。手术当天即开始活动和常规形式的康复治疗，接受 2 h 的聚焦日常生活活动（activities of daily living，ADL）的标准化强化物理治疗，以及个体化管理，这个项目的进展令人印象深刻。2 h 的高强度物理治疗包括步行运动、改善被动活动范围、下肢肌肉增强和呼吸训练。患者在出院后再接受 18 天的高强度治疗。出院计划在术后第 6 天。

表 50.2　加速康复计划

	0 天	2 天	6 天	24 天
起床	是			
小组治疗	是			
高强度的物理治疗（2 h）	是			
爬楼梯		是		
出院			是	
出院后康复			是	结束

注：即使有一些证据表明快速康复计划项目有益，如果在长期随访中发现存在缺点，其益处也不能阐明

要点回顾

- 康复的类型、持续时间和强度仍有争议。术前康复可能是一项更关注患者术前病情的概念，以便更好地识别和治疗功能的缺陷，但对术后结果并没有明显的改善。这仍然需要进一步的研究来证实。
- 可以在住院或门诊进行康复治疗。近年来，门诊康复变得越来越受欢迎。TKA术后患者的早期活动是非常重要的。淋巴引流有助于减少肿胀和改善活动范围。CPM和冷疗对临床结果的积极作用尚未得到证实。然而，好的科学研究却很少。有多种康复计划正在被使用，尤其是快速康复计划获得越来越多的关注。

参考文献

扫码查看

第 51 章

如何进行部分或全膝关节置换的术后评估——测量结果确实重要！

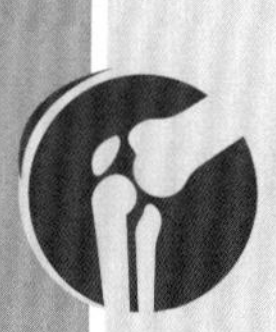

Cornelia Lützner, Toni Lange 和 Jörg Lützner

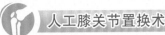

51.1 健康结果的测量

健康结果的测量是临床实践和医学研究的基础。确定、量化和评估患者的健康状态及其变化在临床诊断、治疗过程和预后问题中至关重要。在一种药物治疗或干预开始时，重点在于健康结果，即个人、群体或人群的健康变化，这可以归因于所应用的程序。重要的是要理解结果是变化的指标，通常需要在干预前后进行重复测量。结果包括结果领域（测量内容）、测量工具（如何测量特定领域）和测量时间点。例如，在膝关节置换术中，通常报告的结果是疼痛（领域），在术后 1 年（时间点）用 Likert 量表（测量工具）测量。

小结

结果包括结果领域（测量内容）、测量工具（如何测量特定领域）和测量时间点。

在开始结果测量之前，应明确定义该领域，随后，应选择最合适的测量工具。

膝关节骨关节炎（OA）是一种慢性疾病，可引起膝关节疼痛、功能下降、畸形，对患者的生活产生重大影响。膝关节置换术是一种择期手术，目的是重建关节，缓解症状。几十年来，膝关节置换术后的结果测量主要基于临床医师的评估，如受损的躯体功能，以及物理测量，如 ROM 和关节稳定性。这些结果可以通过患者的明显障碍及其改善情况来简单定义。

为了评估手术的有效性，手术和技术结果更值得关注，如并发症、不良事件、再次手术、翻修、死亡率和假体生存率。与此同时，关注的焦点转变为以患者为中心的方法上。20 多年前，Kantz 等主张针对最受疾病和治疗影响的人，即患者本身的独特视角，对结果进行评估。如今，以患者为中心的结果 [高于所有其他健康相关生活质量（health-related quality of life，HRQoL）的评估结果] 已被广泛报告，并成为结果评估的一个组成部分。

51.2 关注的结果

膝关节置换术的主要目的是缓解疼痛和改善躯体功能。除了上述传统结果，还有更多值得关注的变量。Wilson、Cleary 的概念模型说明了健康状况的各方面是如何相互关联的。

该模型由健康相关变量和情境因素（环境和个体特征）组成，其范围包含从生物学和生理变量到健康或疾病对个体在环境中的影响及其对生活质量（QoL）的影响（图 51.1）。

在将该模型应用于膝关节 OA 时，以下因素或可导致膝关节置换术的可能结果。在膝关节 OA 患者中，软骨逐渐磨损，导致炎症、积液、骨赘和骨量缺损（生物学和生理学变量）。患者的主要症状是疼痛、肿胀和僵硬（症状状态）。在 OA 的后期阶段，日常活动，如行走、爬楼梯或从椅子上起立会受到负面影响（功能状态）。患者活动减少，他们可能会丧失参与运动或娱乐活动、旅行、购物和自理的能力，还可能会失去社会联系或变得依赖援助。

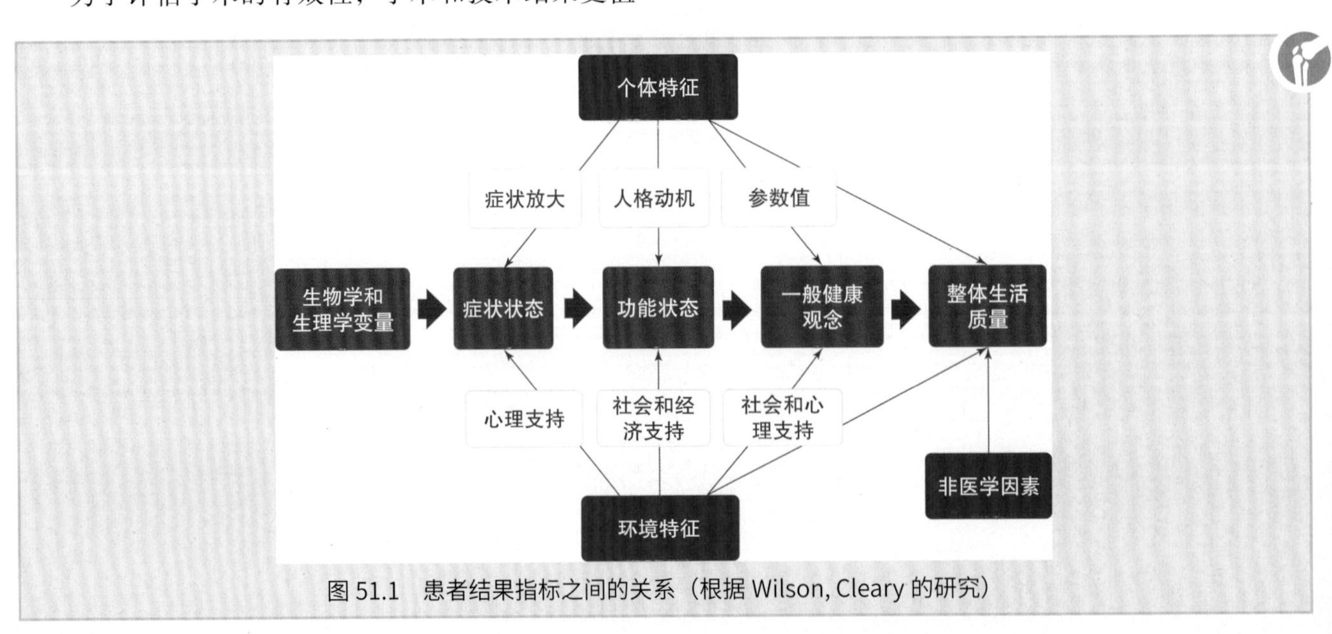

图 51.1 患者结果指标之间的关系（根据 Wilson, Cleary 的研究）

所有这些都是导致抑郁症等精神疾病易感性增加的原因。OA 的严重程度会影响患者的膝关节功能，但除此之外，患者的个性（应对行为）和环境特征（家人或朋友的支持、工作或居住环境的适应性）也很重要。在对所有这些变量的评估中，患者实现了对其 HRQoL 的评估。HRQoL 被定义为个人健康状况的多维结构，代表个人对疾病及治疗如何影响其生活的生理、心理和社会方面的看法。这反过来又影响个人对生活环境的满意程度。为了对 HRQoL 进行有意义的评估，需要评估多个领域（也称为维度）。在何种情况下，哪些领域是重要的问题仍不清楚。此外，非医疗因素（如患者的经济状况或居住国）也对患者的总体生活质量起作用。Wilson、Cleary 的模型提出了许多可能的结果，但没有任何优先排序。

恰当的结果选择是健康结果测量中最具挑战性的决策之一。存在两个主要问题。

（1）哪些领域最重要？

（2）哪些测量工具可用并适合测量它们？

如今，医学思维和实践的循证方法强调患者的困境、权利和偏好，以获得对干预或治疗的共享决策。这一过程引起了从临床医师角度向患者角度测量结果的转变，这不仅揭示了无数可能的结果，而且还揭示了伴随这些结果的众多测量工具。

小结

膝关节OA影响各种健康相关变量和环境因素。膝关节置换术会导致这些变量的改变。为了恰当地反映这些变化，应充分选择感兴趣的领域和最合适的测量工具。

51.3 当前的标准化策略

◆ 51.3.1　核心结果集

为了实现临床试验中测量程序的国际统一化，OMERACT 就膝关节 OA 所需的最低限度结果指标达成了共识。这个所谓的核心结果集定义了测量的内容。它是一套公认的标准化结果领域，应在所有临床试验中进行测量和报告。因此，这些领域并不是试验唯一可能的终点，而是作为一组可靠的、固定的报告结果，这保证了研究和广义结果结合的兼容性。4 个结果领域——疼痛、躯体功能、患者总体评估和关节影像（对于 1 年或更长时间的研究）被确定为膝关节 OA 治疗的核心结果。遗憾的是，这种核心结果集并未在骨科研究中得到广泛应用。在一篇关于临床试验和 TKA 的系统综述中，Lange 等发现只有 4% 的研究报告了所有领域。最近，OMERACT 发表了一份初步的新核心结果集，包括：关节疼痛、功能或称为功能性能力、患者满意度、翻修手术、不良事件和死亡。同样，这些领域仅作为评估的最低限度结果，其他任何感兴趣或未来重要的结果都可以额外评估。

核心领域的识别并不能解决工具异质应用的问题。Lange 等发现，在最近 100 项关于 TKA 的研究中，总共使用了 111 种不同的测量工具，这使得研究间的比较变得非常困难，甚至可能无法实现。迄今为止，还没有就任何测量工具达成共识。如何将一套明确定义的测量工具整合到现有的核心结果集中将是下一个挑战。

◆ 51.3.2　ICHOM 标准集

OMERACT 致力于协调临床试验结果，而国际健康结果测量联盟（International Consortium for Health Outcomes Measurement，ICHOM）是一个非营利组织，旨在通过以标准化的方式测量和报告常规治疗中的患者结果，改变世界范围内的医疗保健系统。为了实现全球标准，他们正在为目前 21 种疾病或人群制定所谓的“标准集”。ICHOM 并不局限于应该测量的内容，还推荐测量工具、时间点和相关危险因素，并且对髋、膝关节 OA 的标准集的建议并不特定于某种治疗方法。

ICHOM 标准集包括以下几点。

（1）基线数据（如年龄、性别、体能活动、并发症）。

（2）疾病控制（治疗进展、手术需要、矫形手术）。

（3）治疗的急性并发症（死亡率、30 天内入院、再次手术）。

（4）患者报告的健康状况（疼痛、功能、工作状态、HRQoL、结果满意度）。

评估疼痛的推荐测量工具是数字疼痛等级量表；对于躯体功能的评估，推荐使用膝关节损伤和 OA 结果评分——躯体功能简表（knee injury and osteoarthritis outcome score physical function short form，KOOS-PS）；对于 HRQoL 的评估，推荐使用 EuroQol，包括 5 个维度和 3 个水平的评分（EQ-5D-3L）或 SF-12。

推荐的随访应每年进行一次，持续尽可能长的时间。与核心结果集一样，ICHOM 标准集应作为可评估结果的最低标准，但仔细检查发现，与体格检查或影像学检查相关的一些有用结果显然缺失。

◆ 51.3.3　应考虑哪些结果

在考虑结果测量时，区分不同的方法是有帮助的（图 51.2）。

（1）临床医师对患者健康状况的评级，包括生理参数和影像学测量。

（2）患者报告结局（patient-reported outcomes，PROs）。

（3）患者报告的体验。

（4）基于表现的结果。

（5）医疗保健机构常规收集与结果相关的指标（评估组织的表现）。

最后一种方法可评估医疗保健的质量、安全性和有效性，本文不做进一步讨论。

患者报告的体验旨在捕捉患者对流程问题的观点，如等待时间、参与决策、对护理计划和路径的了解或沟通质量。患者报告的体验主要评估信息，以启动质量改进。然而，这些体验也可能影响患者对治疗或干预、身体健康甚至 HRQoL 的满意度，因此应被视为对其他结果评估的有益补充（图 51.3）。

在 UKA 或 TKA 的背景下，回答哪些结果需要考虑的问题是有困难的，而且无法令人满意，当然也没有整体性的答案。对 OMERACT 和 ICHOM 推荐的评估领域进行比较，结果显示两者在评估疼痛、躯体功能和患者总体评估 / 总体满意度方面的范围是一致的。

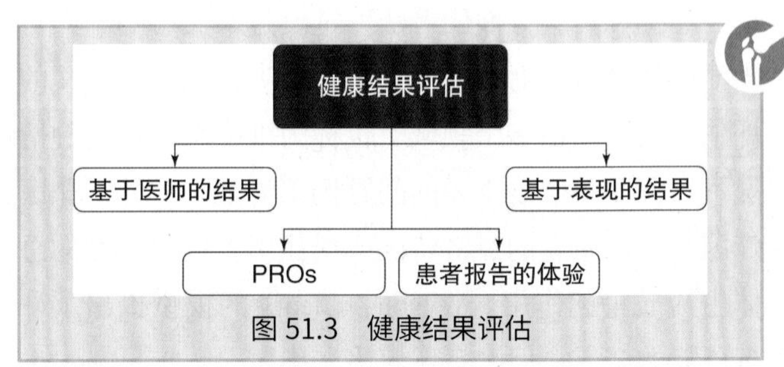

图 51.3　健康结果评估

此外，HRQoL 有许多领域需要考虑，躯体功能有许多子领域，包括体格检查及影响这些结果的各种因素。最终，患者的期望应该得到满足，而这对主要目标，即患者对干预的满意度有显著影响（图 51.4）。

小结

长期以来，基于临床医师的结果[（clinician-based outcome，CBO），ROM、关节稳定性、不良事件、死亡率、假体生存率]一直是评估的主要焦点。与此同时，广泛多样的PROs已成为国际推荐的标准化测量的组成部分。

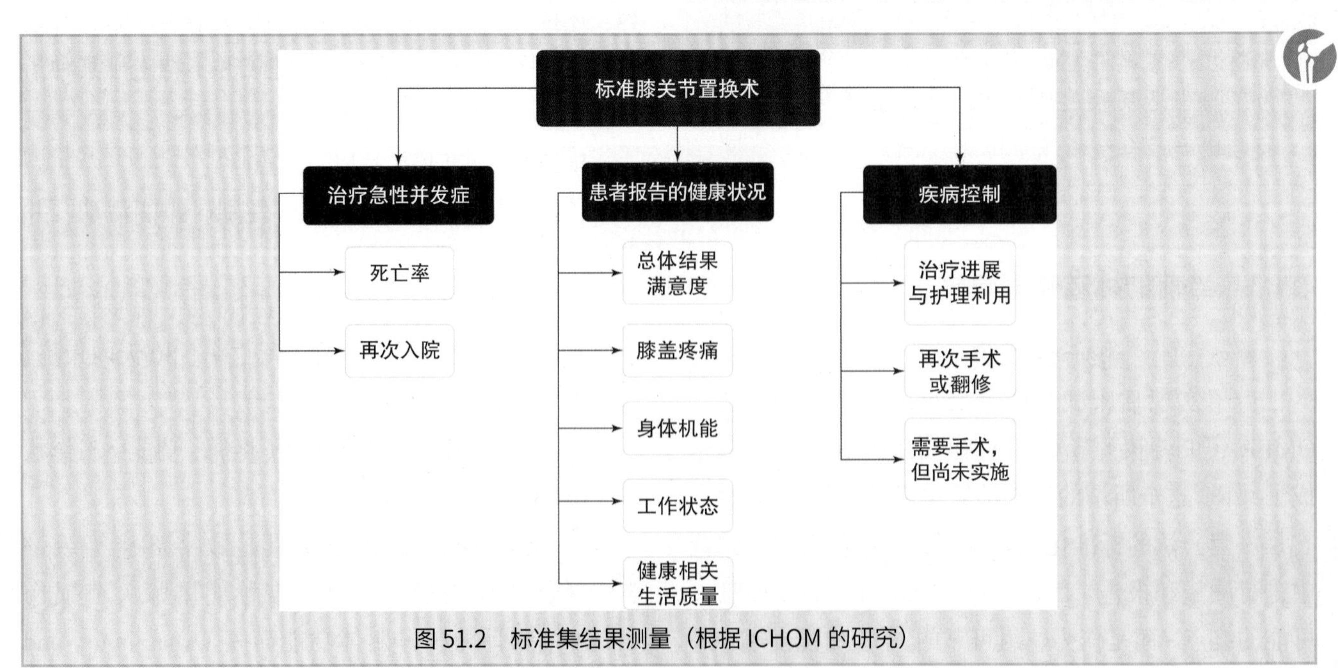

图 51.2　标准集结果测量（根据 ICHOM 的研究）

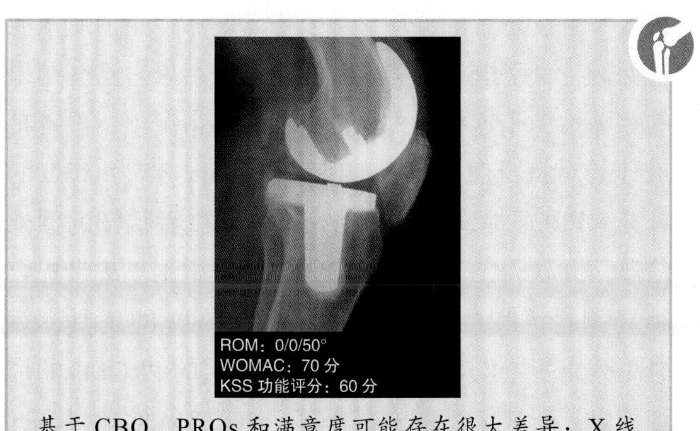

基于 CBO、PROs 和满意度可能存在很大差异：X 线片、ROM 和 WOMAC 显示结果令人失望，但患者非常满意

图 51.4

◆ 51.3.4　传统结果

多年来，关于膝关节置换术的报告主要是传统结果，如翻修和假体存留等。不良事件包括手术和非手术不良事件，报告较少。这些结果可以在研究中选定的患者人群中获得，也可以在关节置换术登记系统中，从不同地区或全国范围内未经选择的患者人群中获得。瑞典膝关节置换登记系统是自 1975 年以来第一个收集数据的全国性登记系统。如今，关节置换登记系统遍及世界各地，是关于生存率和翻修原因的重要信息来源。由于患者数量众多且观察周期长，这些登记系统可以解答许多问题。然而，其中大多数只能提供基础数据（如假体是否翻修），而不能提供关于功能状态或 PROs。

国际关节置换登记协会（International Society of Arthroplasty Registries，ISAR）最近对关节置换登记系统中 PROs 指标进行了调查，发现只有 2 个国家的登记系统（英格兰和威尔士国家关节置换登记系统、荷兰关节登记系统）和另外 6 个地区的登记系统收集了所有患者的 PROs。在许多登记系统中，假体的表现没有考虑假体之外的其他因素，这些因素可能会影响假体生存率，如外科医师和患者自身。这可能是偏倚的一个来源，尤其是在较小的登记系统和较少使用的假体中，因此这些数据必须谨慎解读。

◆ 51.3.5　基于临床医师的结果

医师通过几个临床参数来衡量被认为与健康相关的属性，以评估患者的健康状况。膝关节稳定性、ROM、肌力、下肢序列和影像学测量（如下肢力线或植入物位置）属于 OA 患者的报告结果。在评估这些结果时，临床医师依赖于一系列的测试和测量——所有这些测试和测量都是从临床医师的角度观察和判断的——即基于 CBO。大多数 CBO 评估参数是直接且长期的，因此被认为是客观的。然而，结果的客观性不是由应用者决定，而是由可靠性决定，许多研究报告了 CBO 数据间的巨大差异。此外，CBO 与对患者重要的结果不一定相关。例如，对 TKA 的满意度主要取决于是否实现患者的期望，而不仅仅取决于达到特定的客观阈值，如膝关节屈曲超过 90° 的能力。因此，仅凭 CBO 不足以评估干预的成功程度，还应结合患者的观点进行衡量。

51.4　活动度

改善膝关节 ROM 是大多数膝关节置换术后患者的重要目标。为了进行日常生活活动，膝关节 ROM 必须达到 0° ~ 105°，膝关节大约需要屈曲 65° 才能行走，屈曲 80° 才能走楼梯，屈曲 105° 才能轻松地坐起。用量角器测量膝关节屈伸 ROM 是“金标准”。但据报告，评估者内和评估者间的可靠性差异很大，相关系数由高至低。当手术使用导航系统时，可在术中更精确地测量 ROM，但最终获得的 ROM 往往偏小。因此，这些测量可用于比较植入物的技术，但不能用于结果评估。目前使用智能手机应用程序测量 ROM 是一种趋势。在推广使用之前，需要评估此类应用程序的准确性和精确度。

51.5　关节稳定性

膝关节稳定性是膝关节置换术后患者的另一个重要目标。这需要分为被动稳定性（主要由侧副韧带和交叉韧带的状态决定）和主动稳定性（主要由伸膝装置和股四头肌肌力决定）。松弛度可以由临床医师手工测试，但并不十分精确，也可以使用仪器来测量。虽然前后松弛度有一个公认的标准（KT1000），但没有同类用来测量内外侧松弛度的仪器，这可以通过应力 X 线检查来评估，但内外侧松弛度取决于膝关节的屈曲程度（如屈曲中段不稳定），并且个体之间存在差异，因此很难确定标准。此外，不同患者对是否稳定的感知也不同，不仅取决于韧带的松弛度，还取决于伸膝装置。因此，尽管报告的松弛度是 KSS 常用的指标，但其结果是主观的，需要谨慎解读。最后，TKA 术后的患者往往对松弛的膝关节给予更好的评分，导致确定标准变得更加困难。

51.6 影像学

X 线片是评估 OA 及分析 UKA 和 TKA 术后假体位置和下肢力线的基本诊断工具。基于 X 线片的术前计划是必不可少的，并可评估术后手术的准确性。应评估以下参数：下肢力线、股骨和胫骨假体的位置（内翻、外翻位置，胫骨后倾角，股骨假体屈曲度，股骨后髁偏心距和关节线）、股骨或胫骨假体的尺寸偏小还是偏大、髌骨位置（髌骨高度、倾斜度和对线），以及髌骨表面覆盖的位置。这些参数应与术前计划进行比较，在后期的检查中，应分析 X 线片中松动征象（假体位置改变、透亮线）、聚乙烯磨损和骨溶解情况。对于应在何时进行 X 线检查，目前尚无结论性建议。如果初始植入物位置和固定正确，且患者无主诉，那么在术后 5 年进行复查似乎是合适的，但如果出现主诉，则应更早进行影像学检查。

> **小结**
>
> 膝关节ROM、关节稳定性和X线片是膝关节置换术后基于CBO的评估标准。CBO不一定与对患者来说最重要的结果相关，因此应同时伴有PROs。

51.7 患者报告结局

2006 年，美国食品药品监督管理局提出了一份关于如何在医疗产品开发中使用 PROs 的指导文件。PROs 的定义是由患者直接报告，临床医师或其他任何人不解读患者的反应，涉及患者健康、生活质量或与保健 / 治疗相关的功能状态方面的结果。这些结果的相关性源于这样一种观点：在众多情况下，患者是最佳的对自身健康状况的唯一评判者。作为 CBO 的补充，PROs 提供了关于治疗效果和患者认知的额外信息，并获得了患者健康状态的综合视图。患者报告结局测量（PROMs）是用于评估 PROs 的工具，表 51.1 列出了 UKA 和 TKA 中经常使用的 PROMs 的详细信息。所述工具的选择是基于 ICHOM 的建议与近期临床试验和注册的 PROMs 文献综述。PROMs 主要分为通用量表和特定疾病量表，并进一步分为单维单项量表（一个项目测量一个领域）、单维复合量表（若干项目测量一个领域）和多维复合量表（若干项目测量若干领域）。这些量表面临的挑战是确保有效、可靠和可比性的结果。因此，PROMs 应提供必要的（方法上的）质量水平，并应测试其可靠性、有效性和对变化的反应性。

> **小结**
>
> 患者是自己健康状况的最佳判断者。PROMs记录了患者对各个方面的评估，不能由其他人直接衡量。PROMs分为通用工具和特定疾病工具。

◆ 51.7.1 通用患者报告结局测量

通用工具应对任何影响健康状况的情况敏感。通用工具的优点是可以比较不同疾病的治疗效果。但通用型量表不能直接显示功能变化，只能显示其对一般健康状况的影响，应辅以特定疾病量表。膝关节置换术中常用的评估工具包括 SF-36、SF-12 和 EQ-5D。

表 51.1 广泛报告和（或）推荐的 PROs 衡量标准

工具名称	类型	项目和领域的数目	领域
膝关节协会临床评分系统（KSS）[a]	特定疾病、多维复合量表	12 个项目，5 个领域	疼痛、ROM、关节稳定性、影像学、功能
2011 年膝关节协会膝关节评分系统（KSS，2011 版）	特定疾病、多维复合量表	34 个项目，8 个领域	疼痛、ROM、关节稳定性、影像学、满意度、期望、功能、体育活动
WOMAC[a, b]	特定疾病、多维复合量表	24 个项目，3 个领域	疼痛、僵硬、功能
OKS[a, b]	特定疾病、多维度复合量表	12 个项目，2 个领域	疼痛、功能

续表

工具名称	类型	项目和领域的数目	领域
牛津膝关节评分 - 活动和参与问卷（OKS activity participation questionnaire，OKS-APQ）	特定疾病、单维复合量表	8 个项目，1 个领域	更高水平的活动和运功参与
KOOS[b]	特定疾病、多维复合量表	42 个项目，5 个领域	疼痛、僵硬、功能、运动 / 娱乐功能、膝关节相关生活质量
KOOS-PS[c]	特定疾病、单维复合量表	7 个项目，1 个领域	功能
加州大学洛杉矶分校（University of California at Los Angeles，UCLA）活动评定量表[a, b]	通用、单维单项量表	1 个项目，1 个领域	体育活动
EQ-5D[b, c]	通用、多维复合量表	5 个项目，5 个领域	活动能力、自理能力、日常活动、疼痛 / 不适、抑郁 / 焦虑
EQ VAS[b, c]	通用、单维单项量表	1 个项目，1 个领域	总体健康
健康调查简表 36 条（SF-36）[a, b]	通用、多维复合量表	36 个项目，8 个领域	生理机能、生理角色、生理疼痛、总体健康、活力、社会功能、情感角色、心理健康
SF-12[b, c]	通用、多维复合量表	12 个项目，8 个领域	生理机能、生理角色、生理疼痛、总体健康、活力、社会功能、情感角色、心理健康

a. 目前报告是最为广泛使用 / 推荐的测量工具；b.15 个国家 / 地方登记系统使用的测量工具；c.ICHOM 推荐的测量工具。

◆ 51.7.2　SF-36

SF-36 是目前应用最广泛的 HRQoL 评估工具。SF-36 由 36 个项目组成，使用 8 个多项目领域来衡量健康：生理机能、生理角色、生理疼痛、总体健康、活力、社会功能、情感角色、心理健康。完成 SF-36 大约需要 5 min，并根据 8 个量表对答案进行评估，以确定得分，该得分可合并为两个汇总分值：生理成分评分和心理成分评分。这两个分值的计算比较复杂，使用的是一般人群的常模评分。SF-36 已被翻译成多种语言，并在测量性能上进行了评估。

◆ 51.7.3　SF-12

SF-12 是 SF-36 的简化版，其开发目的是用更少的条目重现 SF-36 的生理和心理健康评分。它包含了来自 SF-36 的 12 个条目中的部分内容，8 个维度中每个维度的 1 ~ 2 个条目。

◆ 51.7.4　EQ-5D

EQ-5D 由 EuroQoL 集团开发，旨在提供一种简单、通用的健康状况指标。EQ-5D 3 级版本（EQ-5D-3L）于 1990 年问世，由 EQ-5D-3L 描述系统和 EQ 视觉模拟量表（EQ VAS）两部分组成。EQ-5D 描述系统包括 5 个领域（活动能力、自理能力、日常活动、疼痛 / 不适和焦虑 / 抑郁），分为 3 个等级（没有问题、一些问题和极端问题）。

答案可以转换为一个单一的汇总指数，范围从 0（最差的总体健康状况）到 1（最好的总体健康状况）。EQ VAS 在垂直视觉模拟量表上反映患者的自评健康状况。EQ-5D 已被翻译成不同语言，并进行了心理测量学测试。

> **小结**
>
> 通用PROMs测量健康状况的数个领域，以评估疾病、病情或治疗对总体健康的影响。它们在不同疾病和状况之间具有可比性。这些工具在测量的项目范围和领域方面有很大差异（如SF-36 *vs.* EQ-5D）。

◆ 51.7.5　特定疾病的患者报告结局测量

针对膝关节 OA、UKA 或 TKA 患者，有诸多特定的测量工具可用。最常用和推荐的测量工具是 WOMAC、KSS、OKS、KOOS，以及 UCLA 活动评定量表。

◆ 51.7.6　WOMAC

WOMAC 是第一个广泛使用的评估髋、膝关节置换术后治疗结果的指标。它测量 3 个领域的 24 个项目：5 个疼痛问题、2 个关节僵硬问题、17 个日常生活能力问题。最初的 WOMAC 有 2 种回答选项：一种是视觉模拟量表（10 cm）；另一种是 Likert 量表，有 5 种可能答案（无、轻度、中度、重度、极重度）。WOMAC 已被翻译成不同语言，并进行了测量特性测试。

◆ 51.7.7　OKS

OKS 已广泛应用于膝关节 OA 和膝关节置换术，由疼痛和躯体功能相关的 12 个项目组成，采用 5 分制进行评分。OKS 通常呈现出一个汇总评分报告，但最近引入了疼痛（OKS 疼痛成分）和功能（OKS 功能成分）之间的区别。OKS 有不同的语言版本，并在测量特性方面进行了广泛的测试。

◆ 51.7.8　KOOS

KOOS 于 1998 年开发并发布，作为评估患者对膝关节及其相关问题意见的工具。KOOS 由 42 个项目组成，涵盖 5 个领域：疼痛（9 项）、症状（7 项）、日常生活能力（17 项）、运动和娱乐功能（5 项），以及膝关节相关生活质量（4 项）。为了保证内容的有效性，WOMAC 的问题被纳入了完整和原始的表格中，因此，WOMAC 评分可以从 KOOS 中计算出来。答案通过 Likert 5 分制量表给出。KOOS 已经通过验证并翻译成不同语言。

◆ 51.7.9　KSS

KSS 是由美国膝关节协会开发的一种基于 CBO 和 PROs 的双重评分系统。它被细分为膝关节评分和功能评分。膝关节协会的膝关节评分（knee society knee score, KS-KS）是根据患者报告的疼痛、临床医师报告的 ROM、关节稳定性和力线不良进行计算的，最高为 100 分。膝关节协会功能评分（knee society function score, KS-FS）由步行距离、爬楼梯和助行器组成，最高为 100 分。KSS 也可以报告为最高 200 分的综合评分。

◆ 51.7.10　UCLA 活动评定量表

UCLA 活动评定量表是为评估关节置换术后疗效而开发的单项测量工具。它将身体活动水平从 1（完全不活动）到 10（定期参加剧烈运动）进行分级，可以根据临床医师或患者报告进行评估。UCLA 活动评定量表被广泛应用于关节置换研究中，并允许在时间层面（手术前后）和研究之间进行比较。

51.8　单项满意度结果测量

OARSI、ICHOM 和 ISAR 建议对膝关节置换术后的整体满意度进行评估。因易于应用和分析，单项问卷用以评估结果非常有吸引力。ISAR 建议使用措辞如下：“您对右 / 左膝关节置换术的结果有多满意？”，回答有 5 个选项（非常不满意、不满意、中立、满意和非常满意）。

51.9　期望及其实现

实现期望值被证明是膝关节置换术结果满意度的关键指标。患者的观点由许多因素决定，如患者报告的功能、症状对患者的重要性或他们对不同治疗方案的担忧。Mancuso 等引入了美国特种外科医院膝关节手术期望调查表（the hospital for special surgery knee surgery expectations survey, TKR Survey），旨在通过自我管理工具系统地评测患者的期望值。TKR Survey 是一种由患者报告的量表，包括症状、步行距离、日常功能、工作和心理健康等 19 个项目。为了在术前评估患者的期望，人们制定了两种回应格式：患者既可以指出期望的重要性（非常、有点、一点、不重要、不适用），也可以评价期望的程度（完全、很多、中等、略有改善、不适用）。为了测量术后期望的实现程度，Mancuso 等建议患者比较他们术前的期望值和他们感知的满意度（完全、有点、一点也不）。在新的或修订的 PROMs 中也承认了测评期望实现的重要性。

51.10　新进展

UKA 和 TKA 背景下健康结果评估的批评者关注的是接受膝关节置换的年轻患者比例增加，以及他们对工作、运动和娱乐活动的期望。这些要求与目前的结果评估不一致，因此有必要开发新的 PROMs 和对已建立的 PROMs 进行调整。进展的例子有牛津膝关节评分 - 活动参与问卷（OKSactivity participation questionnaire，OKS-APQ），包括评估更高活动水平的项目，以及新的膝关节协会膝关节评分系统，其中包括评估期望实现和满意度的项目。表 51.1 给出了这些 PROMs 的进一步细节。

小结

特定疾病工具反映了膝关节OA和膝关节置换术的具体问题，如行走能力、稳定性和日常生活活动。最常用的膝关节专用工具是KSS、KOOS和OKS。这些量表的适用范围差异较大。

51.11 基于表现的结果

基于表现的结果是另一种结果衡量指标，它提供了患者真实功能能力的客观评测。PROs 反映的是患者自己对其功能能力的感知，而基于表现的结果评估的是患者完成直接观察任务的能力，如走路、爬楼梯或从椅子上站起来。这些结果指标由观察者评估、标准化，并根据时间、计数或距离对结果进行量化。在特定情况下评估体力活动时，患者的真实表现会显现出来，以确保结果可以在患者和时间之间进行比较。基于表现的结果与基于临床医师或患者报告的评估是互补的。有人提出，有必要将 PROs 和基于表现的结果相结合，以充分描述膝关节置换术后患者躯体功能的变化。这些测试的缺点是只关注非自然环境中的单一躯体功能，且执行耗时。在 UKA 和 TKA 的背景下，基于表现的测试报告主要是步行测试、坐立测试、楼梯通行测试、跳跃测试和几项多活动的测评。2013 年，OARSI 发布了一套基于表现的测试共识，用于被诊断为髋、膝关节 OA 或关节置换术后的患者。推荐的 5 项测试是 30 s 坐立测试、40 m 快速步行测试、爬楼梯测试、6 min 步行试验和起立 - 行走计时测试。

◆ 51.11.1　30 s 坐立测试

30 s 坐立测试（the 30 s chair-stand test，30 s CST）代表坐 - 立活动，需要腿部力量、动力和耐力。要求患者双手交叉放在胸前，从椅子上（标准座椅高度约 46 cm，无扶手）站起，持续 30 s，计算患者达到完全站立姿势的次数。最低报告标准应包括座椅高度及使用任何适应装置（如扶手、手的使用）和辅助装置（如助行器）。

◆ 51.11.2　40 m 快速步行测试

40 m 快速步行测试（the 40 m fast-paced walk test，40 m FPWT）评估快速行走和行走中改变方向的能力。患者在不跑步的情况下以尽可能快的速度行走 4 × 10 m 的距离，并记录完成试验所需的时间。最低报告标准应包括使用任何辅助装置（如助行器）。

◆ 51.11.3　爬楼梯测试

爬楼梯测试（stair-climbing test，x-step SCT）由 OARSI 推荐，但无任何规范。该测试评估了上下楼梯的能力，需要腿部力量、动力和耐力。患者被要求爬一段楼梯（几个台阶，未定义），测量所用时间。最低报告标准应包括楼梯数量、台阶高度，以及扶手和助行器的使用情况。

◆ 51.11.4　6 min 步行试验

6 min 步行试验（the six-minute walk test，6MWT）是使用最为广泛的基于表现的结果指标之一，测试腿部力量、动态平衡、有氧能力和长距离步行活动能力。要求患者在平坦步行区以尽可能快的速度走 6 min，不要跑步。最低报告标准应包括辅助器具使用情况和必要休息的持续时间。6MWT 具有良好的重测信度，并能响应 TKA 术后的变化。

◆ 51.11.5　起立 - 行走计时测试

起立 - 行走计时测试（the timed up-and-go test，TUG）包含多种活动，如坐 - 立活动、短距离步行、步行时改变方向，以及这些活动之间的转换。要求患者从椅子（标准座椅高度约 46 cm，有扶手）上站起，步行 3 m，转身，走回椅子并坐下，然后测量完成本试验所需的时间。最低报告标准应包括辅助器具（如手杖）的使用情况。TUG 具有出色的组内和组间评估者的可靠性，也对 TKA 术后的变化有响应。

小结

基于表现的结果是直接观察到的任务，如行走、爬楼梯或从椅子上起立。这些任务由观察者评估、标准化，并根据时间、计数或距离对结果进行量化，从而确保在患者和时间之间进行比较。

51.12 活动测量

随着接受膝关节置换的年轻患者的增多，他们对体能活动的期望增加，以及在运动促进健康、积极的运动预防并发症的背景下，体能活动成为术后测量的一项主要结果。体能活动的测量方法不同，可分为主观工具和客观工具两大类。PROMs，如 UCLA 活动评定量表，被认为是主观的，而客观仪器是身体活动监测器，如计步器和加速度计。市面上有各种各样的这类监测器，已经进行了各种研究来验证和比较它们的性能。如今，大多数智能手机都可以用于活动测量。这些监测器的可能结果变量包括每日步数、步幅步频（步数 / 分）、行走时间（h/d）、直立时间（h/d）、躺卧时间（h/d）、坐 - 立动作、加速度计活动计数或代谢当量。虽然活动监测器的使用要求高、价格高、对患者依从性要求高，但如果希望获得客观可靠的数据，则应首选活动监测器（图 51.5）。

一个测量工具应该测量它所要测量的领域（效度）。效度可分为内容效度、结构效度和效标效度。内容效度是测量工具反映它应该测量领域的程度。例如，如果 PROMs 评估领域 ADL，它应该评估目标人

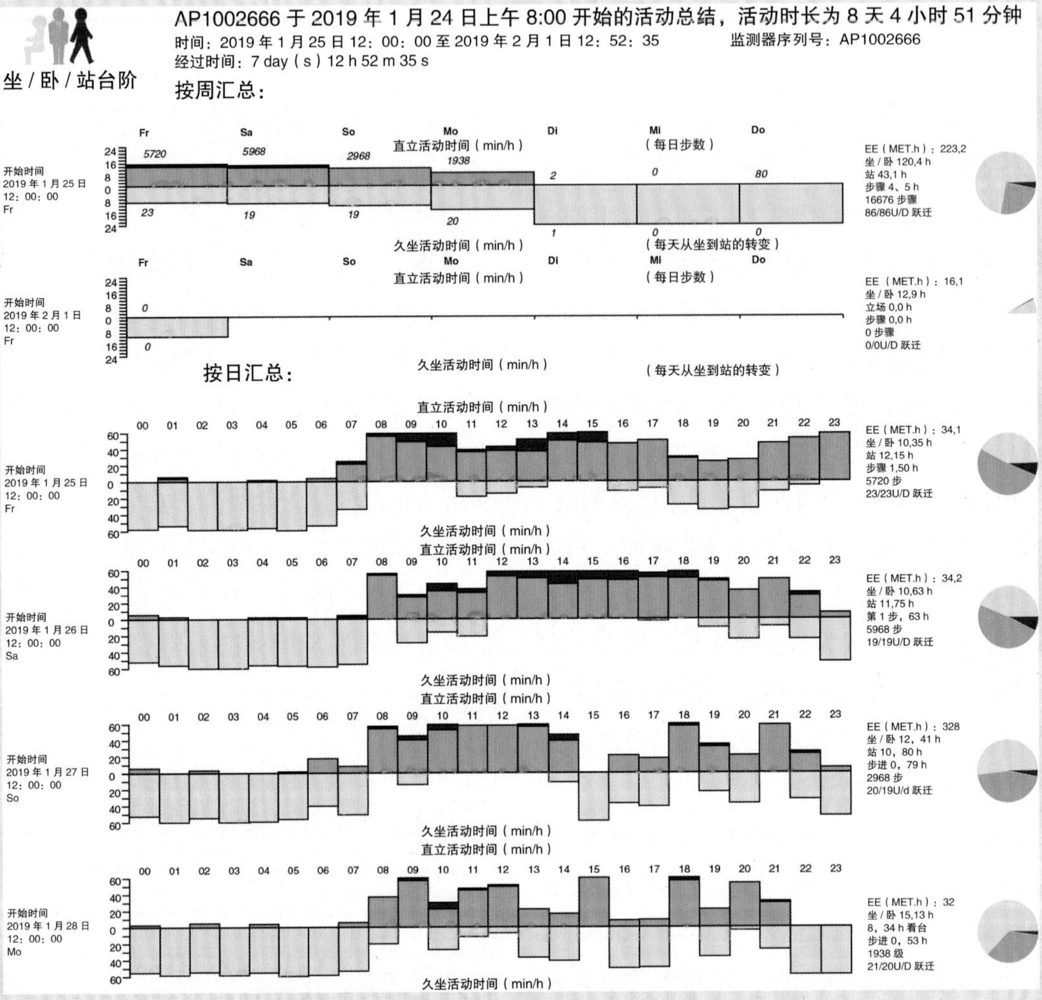

坐 / 卧 / 站台阶

AP1002666 于 2019 年 1 月 24 日上午 8:00 开始的活动总结，活动时长为 8 天 4 小时 51 分钟
时间：2019 年 1 月 25 日 12：00：00 至 2019 年 2 月 1 日 12：52：35　　监测器序列号：AP1002666
经过时间：7 day（s）12 h 52 m 35 s
按周汇总：

开始时间 2019 年 1 月 25 日 12：00：00 Fr
Fr　Sa　So　Mo　Di　Mi　Do
直立活动时间（min/h）　（每日步数）
5720　5968　2968　1938　2　0　80
23　19　19　20　1　0　0
久坐活动时间（min/h）　（每天从坐到站的转变）
EE（MET.h）：223,2
坐 / 卧 120,4 h
站 43,1 h
步骤 4，5 h
16676 步骤
86/86U/D 跃迁

开始时间 2019 年 2 月 1 日 12：00：00 Fr
Fr　Sa　So　Mo　Di　Mi　Do
直立活动时间（min/h）　（每日步数）
0
0
久坐活动时间（min/h）　（每天从坐到站的转变）
EE（MET.h）：16,1
坐 / 卧 12,9 h
立场 0,0 h
步骤 0,0 h
0 步骤
0/0U/D 跃迁

按日汇总：

开始时间 2019 年 1 月 25 日 12：00：00 Fr
直立活动时间（min/h）
久坐活动时间（min/h）
EE（MET.h）：34,1
坐 / 卧 10,35 h
站 12,15 h
步骤 1,50 h
5720 步
23/23U/D 跃迁

开始时间 2019 年 1 月 26 日 12：00：00 Sa
直立活动时间（min/h）
久坐活动时间（min/h）
EE（MET.h）：34,2
坐 / 卧 10,63 h
站 11,75 h
第 1 步，63 h
5968 步
19/19U/D 跃迁

开始时间 2019 年 1 月 27 日 12：00：00 So
直立活动时间（min/h）
久坐活动时间（min/h）
EE（MET.h）：328
坐 / 卧 12，41 h
站 10，80 h
步进 0，79 h
2968 步
20/19U/d 跃迁

开始时间 2019 年 1 月 28 日 12：00：00 Mo
直立活动时间（min/h）
久坐活动时间（min/h）
EE（MET.h）：32
坐 / 卧 15,13 h
8，34 h 看台
步进 0，53 h
1938 级
21/20U/D 跃迁

图 51.5　ActivPal ™监测器的活动图表

51.13　测量特性和实际问题

◆ 51.13.1　基于共识的测量特性

医学研究和卫生保健结果的可比性是循证医学不可或缺的，因此，结果（应测量什么）及其工具（应如何测量结果）需在定义、使用和报告方面保持一致。测量工具的方法学质量影响结果的可比性，这也是为何需要满足特殊要求。基于共识的健康测量工具选择标准是一项根据国际多学科专家小组达成的共识提出的倡议，提供测量特性的分类、术语和定义。在此共识中，确定了 3 个测量属性：信度、效度和反应性（图 51.6）。

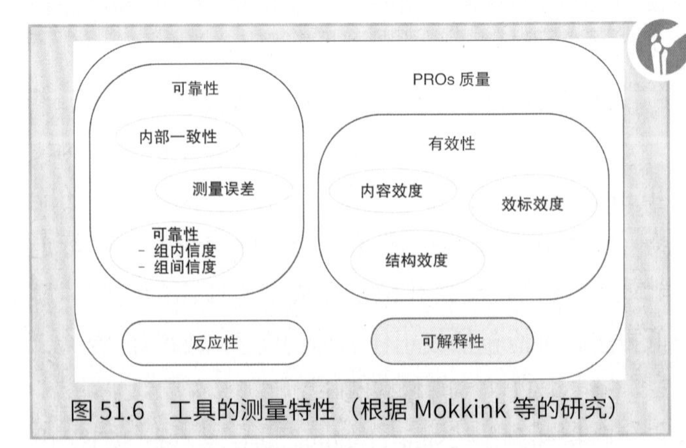

图 51.6　工具的测量特性（根据 Mokkink 等的研究）

群代表性日常活动的损害。

效标效度是测量工具符合“金标准”的程度，只有在结果符合“金标准”的情况下才适用。若无可用的

“金标准”，结构效度反映了测量工具与测量同一领域的其他工具之间的关系。如果这种相关性较低，结构效度也会较低。

此外，由不同的观测者和（或）在不同时间点进行的测量应产生相似的结果（可靠性）。可靠性概括了评估者间和评估者内的可靠性，以及内部一致性。评估者间可靠性指的是两个或两个以上观测者测量结果的可重复性，而评估者内可靠性指的是同一观察者在不同时间测量结果之间的一致性。内部一致性描述了同一领域不同项目的相关程度。此外，还必须考虑到患者评分中的系统性和随机误差（测量误差），该误差不能归因于真正的变化。

最后，测量工具应能够检测到结果（反应性）随时间的相关变化。如果最小重要差异大于最小可检测的变化和测量误差，则表示高水平的反应性。这意味着使用该工具可以检测到相关变化，并且这种变化并非由测量误差引起。

对于实际问题（实用性、可解释性、可行性和可接受性）可能需要更多要求。

◆ 51.13.2　实际问题

在选择领域和相应的测量工具时，除了方法学质量和与其他研究的可比性，还需要考虑实际问题。虽然 PROs 可以通过邮寄调查进行评估，但 CBO 和基于表现的结果需要与患者直接接触，因此需要更多的临床资源。在选择 PROMs 时，需要考虑问卷的复杂性和问题的数量。HRQoL 可使用包含 36 个问题的复杂 SF-36 或仅包含 5 个问题的 EQ-5D 进行测评。膝关节功能可使用 KOOS（包含 42 个问题）或 OKS（仅包含 12 个问题）进行评估。所有这些评分都是经过验证的，经常用于膝关节置换结果的评测，并进行了不同的测量特性测试。应当考虑到，问卷的可接受性部分取决于其范围，尤其是当合并不同的 PROMs 时。

由于膝关节置换术后需要一定的恢复时间，因此测量结果的时机很重要，因为大多数改善发生在术后 6 个月内。与之后的时间点相比，12 个月时评估的结果之间仅有微小差异。然而，有些期刊对发表论文要求至少进行 2 年的随访。

> **小结**
>
> 关节ROM、稳定性和影像学等基于CBO仍然是膝关节置换术后的重要结果。这些结果应附有患者报告的有关膝关节特定问题（疼痛、症状、ADL、运动）和一般问题（HRQoL）的结果。此外，基于表现的结果和客观测量的身体活动可以生成患者能力的整体图景。最后，应评估患者对干预结果的满意度。

51.14　结果解读

对测量结果的任何解读都取决于外科医师和患者对成功膝关节置换的定义。成功是多方面的，在 UKA 和 TKA 术后康复无并发症的情况下，包括疼痛缓解、躯体功能恢复、假体长期生存率、HRQoL 改善和期望值的实现，最终都归结为对手术结果的满意程度。此外，医疗保健提供者想知道一项干预措施是否成功，而且是否具有成本效益，是否应用得当，有几个概念可以解释结果。

对于一些工具，已经建立了阈值将测量结果转化为成功的类别（如优秀、良好、一般或差）。阈值也可用于检测对手术满意或功能改善的患者。例如，对于 OKS，已经评估了几个阈值与患者术后满意度结果的关系。

年龄较大、BMI 较低、术前症状严重及期望术后无疼痛的患者已被证明需要更大幅度的改善才能在膝关节置换术后达到满意的效果。

另一种将测量结果转化为有临床意义结果的方法是最小临床重要差异（minimal clinical important difference，MCID）。MCID 的定义是“……在被认为重要的患者之间要测量的最小构造差异……”。在 TKA 的背景下，MCID 已被用于评估 OKS、KSS、KOOS、WOMAC、SF-12 和 SF-36。例如，OKS 的 MCID 被描述为 5 分，据报告 KSS 各分项的 MCID 在 KS-FS 为 6.1 ~ 6.4，KS-KS 为 5.3 ~ 5.9。

结果测量解读的另一个概念是将患者分为应答组和无应答组。2004 年，OMERACT-OARSI 倡议提供了一套标准，允许将治疗后的症状变化转化为单一变量。这些所谓的应答标准区分为应答者和无应答者，即对应用的治疗有或没有满意应答的患者。对于疼痛、功能和患者整体评估领域，定义了相对和绝对变化的反应。该标准可以应用于 WOMAC，具体如下：应答者为疼痛和功能分项评分改善 50% 以上，且绝对变化超过 20 分的患者。应答者标准已在许多髋、膝关节 OA 的研究中应用。

为了比较不同治疗方法对健康状况的益处，通常采用的方法是估算质量调整生命年（QALYs）。QALYs 通过测量 HRQoL 随时间变化来量化干预所获得的益处。1 个 QALY 相当于在可能的最佳健康状态下生活 1 年，而死亡被认为相当于 0 年。此外，对于成本 - 效益的评估，可以估计每个 QALY 的成本。要计算 QALY，只能使用产生单一分数的工具，通常使用情商指数。研究表明，TKA 是最具成本效益的干预措施之一。根据医疗体系的不同，成本差异很大。据报告，在德国每个 QALY 的成本约为 1650 欧元，美国约为 6600 美元。英国最近的一项研究估计，每个 QALY 的成本约为 2100 英镑，远低于每个 QALY 2 万 ~ 3 万英镑的门槛，超过这个门槛，国家健康和保健卓越研究所将不推荐此药物或治疗。

小结

成功的膝关节置换术通常取决于这些因素：无并发症和再次手术、疼痛缓解、躯体功能和HRQoL改善、达到预期及假体长期生存率。有几种方法可将测量转化为有意义的结果，如阈值、MCID、应答者和非应答者的识别，或QALYs。

要点回顾

- 膝关节置换术的主要目标是缓解疼痛、改善躯体功能及假体长期生存率。传统上，这些结果仅由医师通过检查、测试和影像学结果进行评估。如今，各种结果受到了进一步关注，衡量标准也从临床医师的角度转向了患者的角度。
- 结果测量分为CBO、PROs、患者报告的体验和基于表现的结果。关节ROM、稳定性和X线片是膝关节置换术前后的标准CBO。仅靠CBO是不够的，应辅以PROs。
- 在膝关节置换术的背景下，PROs反映疼痛、行走能力、日常生活活动、身体活动、满意度、期望值、期望实现和健康相关的生活质量。PROs通过通用或特定疾病的工具进行测量。
- 最常用的通用量表是SF-36、SF-12和EQ-5D，常用的特定疾病工具是WOMAC、KSS、OKS、KOOS和UCLA活动评定量表。
- 在决定一个结果（测什么、如何测及何时测量）时，需要考虑实际问题。CBO需要与患者直接接触，PROs可以通过邮寄或在线调查进行评估。较短的问卷可提高患者的接受度，但减少了分析的可能性。所使用的测量工具应达到最低的方法学质量，以确保与其他研究的可比性。测量的时间点应足以回答研究问题（长期随访中假体的生存率）。

参考文献

扫码查看

第 52 章

膝单髁置换术后的功能——你能期待什么？

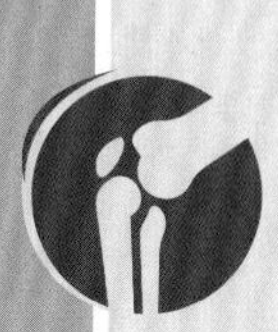

Michael C. Liebensteiner

要 点

- 与 TKA 相比，UKA 在理论和概念上的优势是保留了骨量与双交叉韧带，且在多数情况下手术创伤更小。
- 在关节活动度和患者报告结局方面，UKA 是否比 TKA 提供了更好的短期或长期功能还存在争议。
- 根据两篇文献，可以谨慎地得出结论，UKA 患者在重返和参与运动方面可能比 TKA 患者更好。

52.1 概述

UKA 意味着保留骨量与双交叉韧带，在大多数情况下，是一种比 TKA 创伤更小的手术方式。

人们可能会问，与 TKA 相比，UKA 的这些理论和概念优势是否也提供了更好的膝关节功能。

本章是在对文献和作者研究进行全面分析的基础上完成的。在 183 篇研究结果中，有 19 篇文章提供了 UKA 术后功能结果的相关信息。

52.2 关节活动度

6 项研究调查了 UKA 术后的关节活动度，随访时间为 2 ~ 9 年。其中 5 篇文章比较了 UKA 和 TKA，1 项研究比较了 UKA 和胫骨高位截骨术在关节活动度方面的差异。其中，比较 UKA 和 TKA 的研究报告了相互矛盾的结果。3 篇文章发现 UKA 治疗患者的活动度更好，2 篇文章报告并无此类益处。在报告 UKA 活动度较好的文献中，UKA 的优效性范围为 4° ~ 20° 。

与胫骨高位截骨术相比，UKA 患者的膝关节活动度与之相当。综上所述，UKA 术后的关节活动度良好。关于 UKA 相对于经典 TKA 和胫骨高位截骨术是否会带来更好的关节活动度，文献并未达成共识。

小结

关于UKA是否比TKA和胫骨高位截骨能提供更好的活动度，文献尚未达成共识。

52.3 重返运动

其他人从重返运动的角度研究了 UKA 的功能结果。Hopper 等报告 UKA 组的运动回归率为 96.7%，TKA 组为 63.6%。两篇文章都发现，患者在 UKA 术后比在 TKA 术后更早重返运动，其中高尔夫、保龄球和游泳是最受 UKA 患者欢迎的活动。

小结

UKA患者较TKA患者更早重返运动。

52.4 患者报告结局

许多研究人员使用患者报告结局指标来验证 UKA 术后的功能。3 篇文献使用了 WOMAC，该指数包括 WOMAC 疼痛、WOMAC 僵硬和 WOMAC 功能 3 个分量表。后两个分量表应提供关于 UKA 术后功能的充分信息。此外，WOMAC 总分也应该足够，因为上述两个分量表构成了总分的绝大部分。Lyons 等比较了术前和术后 WOMAC 总分和各分量表的变化，报告了 5606 例 TKA 和 279 例 UKA 之间无差异。TKA 和 UKA 患者术前和术后的 WOMAC 总分变化分别为 22 分和 19 分。两组患者术后 WOMAC 评分均较术前提高了 25 分。Sweene 等也研究了术前和术后 WOMAC 评分的变化（317 UKA *vs.* 425 TKA），尽管根据年龄和性别分层，但两组之间没有差异。Noticewala 等的研究包含 128 例 TKA 和 70 例 UKA，发表了相互矛盾的数据。作者报告，与接受 TKA 的患者相比，UKA 患者的 WOMAC 功能明显有更大改善（34 分 *vs.* 26 分）。

6 个研究组应用 OKS 来确定 UKA 和 TKA 的疗效。OKS 是一个由患者报告的 12 项结果测量指标，主要包括膝关节功能方面的问题。在 6 篇文献中，有 4 篇指出，从术前到术后不同时间点的 OKS 变化来看，UKA 与 TKA 相比没有任何益处。例如，Sweeney 等报告，在调整了年龄和性别后，假体类型（TKA/UKA）并非术后 6 个月 OKS 的显著预测因素（$P = 0.8$）。比较基于 OKS 的 UKA 和 TKA 患者的基线和术后评估，分别从 23.3 分和 21.4 分变化到 38.2 分和 35.5 分。UKA 组和 TKA 组之间没有显著差异（$P = 0.22$）。

其余两项研究报告 UKA 患者的 OKS 改善程度高于 TKA。Walker 等仅开展了外侧 UKA，这使得可比性欠佳。在后者的研究中，UKA 和 TKA 后的平均 OKS 分别为 43 和 37（$P = 0.023$）。

在上述关于 UKA 患者报告的功能结果（WOMAC、OKS）的研究概要中，似乎大多数文献都报告 UKA 与 TKA 相比没有优势（6 篇 *vs.* 2 篇）。

> **小结**
>
> 与接受TKA的患者相比，UKA患者没有显示出更好的患者报告的功能结果（WOMAC、OKS）。

其他人使用患者报告的 Tegner 评分来研究 UKA 的结果。Krych 等比较了 183 例内侧 UKA 和 57 例高位胫骨截骨术，报告在 5 年随访期间，UKA 患者的 Tegner 评分较高。Yim 等研究了 50 例内侧 UKA 和 55 例高位胫骨截骨术，结果发现两组在术后 3 年的 Tegner 评分无差异。没有发现应用 Tegner 评分来比较 UKA 和 TKA 的文献。

52.5 步态分析

Jones 等研究了步态参数对 UKA 患者的影响。术后 1 年，他们发现 UKA 患者比 TKA 患者有更多的生理步态模式（地面反作用力的几个方面）和更高的最高行走速度。

52.6 局限性

当对 UKA（*vs.* TKA）的功能结果进行文献分析时，人们会遇到几个潜在的局限性。首先，内侧 UKA 的适应证通常是单纯的内侧间室骨关节炎，伴或不伴髌股关节骨关节炎。并非所有文章都精确说明 TKA 患者的适应证是内侧间室骨关节炎还是外侧间室骨关节炎，或者两者兼有。这可能意味着一些比较 UKA 和 TKA 的文章存在相关的混杂因素。其次，许多文章并未精确说明是否所有的 UKA 病例都是内侧 UKA，因此，可以合理推测，其中可能也包括一些外侧 UKA 的病例。最后，其他混杂因素，如 BMI、年龄或体力活动的基线差异可能存在于其中一些文章中。

52.7 笔者的研究

笔者的一个研究项目前瞻性地比较了内侧 UKA 和 TKA 术后的步态特征和伸膝肌力，两组都实施了相同的标准化手术入路。术前和术后 8 周使用 3D 运动分析系统（VICON，Oxford，UK 和 AMTI，Watertown，Ma，USA）进行 3D 步态分析，采用 4 节段下半身标记模型（图 52.1）。

我们还在术前和术后 8 周应用等速测力计（Con-Trex® MJ，CMV AG，Suurich，Switzerland）分析伸膝力矩（图 52.2）。

最终获得了 15 例内侧 UKA 和 17 例 TKA 患者的完整数据集。两组患者在年龄、BMI、性别、治疗侧别和骨关节炎分期方面无基线差异。

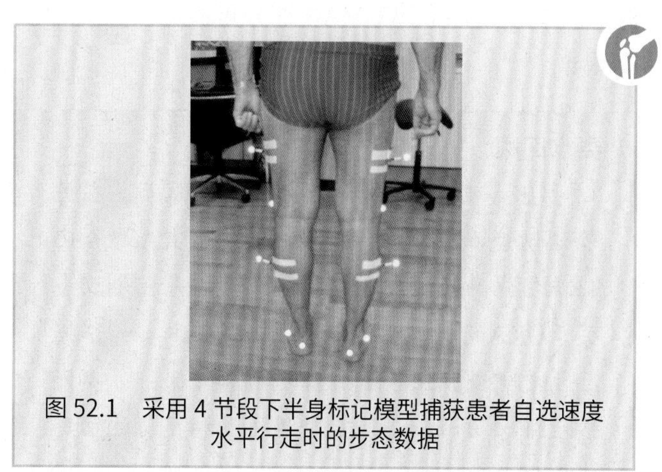

图 52.1 采用 4 节段下半身标记模型捕获患者自选速度水平行走时的步态数据

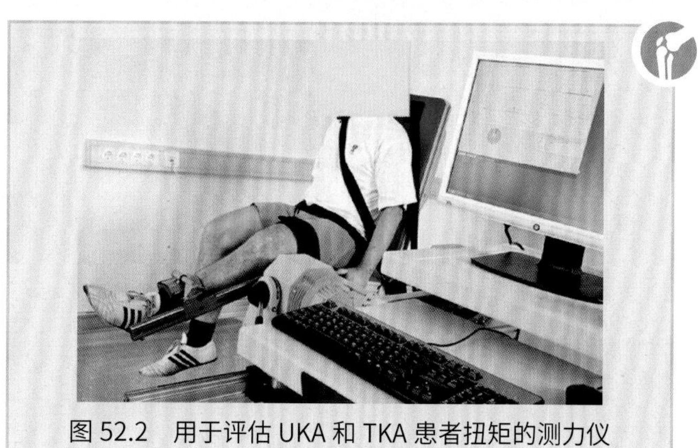

图 52.2 用于评估 UKA 和 TKA 患者扭矩的测力仪

TKA 和 UKA 术前患肢伸膝力矩峰值分别为 52.75 N·m 和 56.46 N·m，术后 8 周伸膝力矩峰值分别为 39.60 N·m 和 41.13 N·m，随时间的变化具有统计学意义（$P = 0.004$），但对于因素组或时间 × 组间的交互作用没有统计学意义。对于时空参数、膝关节矢状面运动学和膝关节正位运动学，我们没有观察到手术组的显著影响，也没有任何时间 × 组间的交互作用。

我们的研究有一个局限性，即步态分析只在两种情况下进行。进一步的术后测量将会增添更多的信息。此外，在不同的步行速度和（或）倾斜度（如跑步机）下进行测试也将有益。

本研究机构未发表的数据比较了基于功能量表（假设 1）、WOMAC 总量表（假设 2）和关节活动度

（假设 3）的 UKA 和 TKA 的功能结果。我们分析了来自联邦州关节置换术登记系统（WOMAC 评分）和临床常规（活动度）的数据。关于假设 1 和假设 2，WOMAC 量表的改善量不受手术组的影响（$P = 0.608$ 和 0.392）。关于假设 3，我们发现 ROM 数据没有显著的时间 × 组间交互作用（$P = 0.731$）。

综上所述，接受 UKA 或 TKA 治疗膝骨关节炎的患者在活动度和 WOMAC 评分量表的改善方面没有差异。

要点回顾

UKA可获得良好的功能结果。然而，在关节活动度和患者报告结局方面，UKA是否比TKA提供的短期或长期功能更好仍存在争议。关于UKA的其他竞争方案（如截骨术），证据甚至更少或相互矛盾。基于两篇文献，可以谨慎地得出结论，UKA后重返运动和参与运动可能比TKA后更好。

参考文献

扫码查看

第 53 章

全膝关节置换术后的效果——可以期待什么？

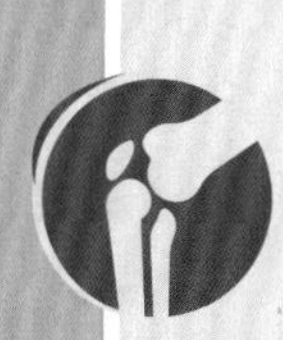

José M. H. Smolders 和 Gijs G. van Hellemondt

要 点

- 通过 PROMs 来评估和预测患者不满意的方法仍有不足。
- TKA 术后患者不满意的最常见原因是残留疼痛和功能受限。
- 不满意的其他预测因素是术前疼痛、效果未达到预期和关节置换术前合并的慢性疾病较少。
- 提高满意度（并提高膝关节置换术效果）的措施包括恰当的手术技术，以及通过共享决策过程解决术前和术后疼痛，并进行术前预期咨询。

53.1 概述

早些年关节置换术的主要目标是缓解关节炎疾病的严重疼痛。在这方面，关节置换术总体上已经取得了巨大的成功。

更具体地说，TKA 已被证明是一种可靠的治疗方法，对 90% 的患者可以达到减轻疼痛、改善生活质量的效果，总体上是一种非常成功、相对低风险的手术，具有良好的远期预后：初次骨水泥 TKA 的 10 年生存率为 96.9%。然而，44% 的患者称术后 3 ~ 4 年仍存在不同程度的疼痛，仅有 42.9% 的患者认为在所有日常活动中达到了“遗忘膝”的效果。此外，约有 1/5 的患者对初次 TKA 的效果表示不满意，7.4% 的患者在初次 TKA 术后接受了再次手术治疗，18% 的患者计划再次手术，27% 的患者膝关节存在问题。

这凸显出了 TKA 总体治疗成功和术后较高不满意率之间的矛盾。TKA 术后患者不满意的最常见原因是残留疼痛和功能受限，但文献中对于什么是成功的，TKA 尚无明确的定义。

> **小结**
>
> TKA术后患者不满意的最常见原因是残留疼痛和功能受限。44%的患者称在术后3～4年仍有不同程度的疼痛，仅有42.9%的患者认为在所有日常活动中达到了“遗忘膝”的效果。7.4%的患者在初次TKA术后接受了再次手术治疗，18%的患者计划再次手术，27%的患者膝关节存在问题。

53.2 如何定义一个成功的全膝关节置换术

基于衡量的不同因素，有数种方法来定义一个成功的 TKA。TKA 术后，外科医师通常比患者更满意。多数研究都是外科医师报告的，然而众所周知的是，患者和外科医师的关注点和优先事项是不同的。

登记数据主要报告翻修率，很少涉及效果评价。如果使用了 PROMs，那么在总体定义效果和成功上，达到患者期望值和满意度将各占比多重？

通用的膝关节评分（KSS，OKS）有上限效应，并不能捕捉到患者重要特定活动的困难或不满意。尽管目前有多种膝关节评分系统，但是还没有一个系统获得全球公认。众所周知，达到患者的期望值与更好的绝对临床效果和更高的术后临床评分相关。我们如何衡量这一点呢？例如，满足患者术前对步行能力或者休闲活动的预期并不影响术后的 KOOS。最大膝关节屈曲角度被广泛用作评估膝关节置换术后的预后指标。获得更高的术后屈曲角度并超过平均范围，患者会获得更正常的感觉，但并不是更高的满意度。KSS 无法评估达到高屈曲后患者功能预后的任何变化。在 KSS 满分（KSS=100）的患者中，仅 66.1% 达到“遗忘膝”的标准。此外，Robertsson 等发现部分牛津膝关节评分 -12 膝关节评分低的患者表示术后非常满意，反之亦然（图 53.1）。这说明了现有的健康预后问卷效用有限，敦促学者们谨慎使用标准工具来评估满意度。

> **小结**
>
> TKA术后外科医师通常比患者更满意。通用的膝关节评分，如KSS或OKS存在上限效应，并不能捕捉到患者重要特定活动的困难或不满意。

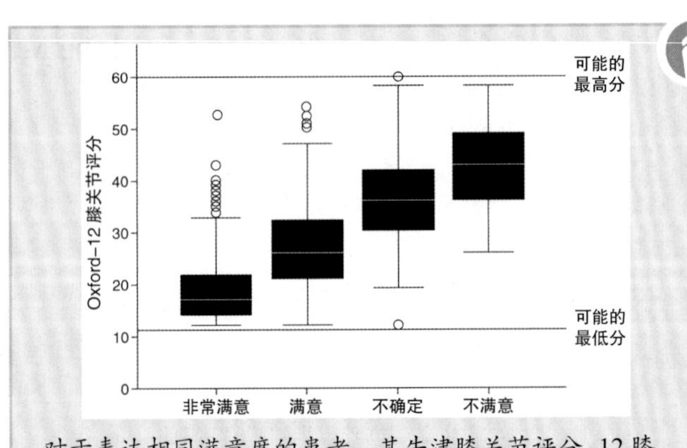

对于表达相同满意度的患者，其牛津膝关节评分 -12 膝关节评分的得分呈现为一个箱形图，白线为中位数，黑色框为 25% 的中位数范围，水平线之间为 95% 的区间范围，圆圈为异常值。水平实线表示可能的最好（最高）和最差（最低）分数

图 53.1

53.3 膝关节置换术后的功能情况与期望值之间的关系

有几项使用自我报告结果的研究表明，患者发觉自己在 TKA 术后比术前更有体力进行活动。当将这些自我报告结果与基于加速计的客观结果进行比较时，后者结果显得更差。直到 TKA 术后 6 个月时，患者体力活动水平才能恢复到术前水平，这意味着患

者术后的体力活动与术前相比仍有不足。与健康成年人相比，TKA 术后 1 年时患者的起立 - 行走计时测试（TUG）时间延长，行走速度减慢 18%，爬楼梯速度减慢 51%，股四头肌力量减弱近 40%。与健康成年人相比，TKA 术后 1 年患者报告称在跪、蹲、侧移、转弯、急停、负重、拉伸、进行下肢强化锻炼、打网球、跳舞、园艺和参与性活动方面有困难。另外，关注老年患者群体时，TKA 术后患者所报告的许多局限性在既往无膝关节疾病的老年群体中也存在。约 40% 的 TKA 术后功能欠佳可归因于衰老的正常生理影响。

> **小结**
>
> 与健康成年人相比，许多患者TKA术后1年报告称在跪、蹲、侧移、转弯、急停、负重、拉伸、进行下肢强化锻炼、打网球、跳舞、园艺和参与性活动方面有困难。约40%的TKA术后功能欠佳可归因于衰老的正常生理影响。

53.4 在期望值管理时，年轻患者是一个特殊分组吗

在文献中，对于年轻患者的定义（分界点低于 55 岁或 60 岁？生物学年龄或实际年龄？）及年龄对患者满意度的影响尚未达成共识。与传统观点相反，Culliford 等和 Goudie 等对当下外科医师给越来越年轻的患者进行 TKA 的说法提出质疑，因为 TKA 的平均年龄（95% *CI*）并没有改变。然而，随着膝关节置换术比例的上升，接受膝关节置换术的年轻患者的数量也在增加。总体上，在接受 TKA 的患者中，有 13% ～ 14% 年龄在 60 岁以下。当研究这一年轻人群时，其结果似乎最糟糕。登记数据显示，55 岁以下年龄组的植入物生存率较低，10 年累计翻修率为 9% ～ 11%（国家联合登记处，2016）。该组的疼痛缓解情况与整个人群相当，91% 的患者在术后 2.6 年内感到满意。55 岁以下患者术后 1 年的总体不满意（或不确定）率为 25%。作者确定了术前 OKS、术后 OKS 改善不佳和膝关节僵硬程度是该年龄组手术效果的重要预测因素。只有 66% 的患者术后感觉膝关节正常，47% 的患者没有跛行，50% 的患者能够参加他们最喜欢的运动或其他身体活动。其他报告的症状包括爬楼梯困难（54%）、僵硬（41%）、上下汽车困难（38%）、一定程度的疼痛、肿胀 / 僵硬及研磨 / 噪音（全部 33%），以及从椅子上站起坐下困难（31%）。

> **小结**
>
> 在接受TKA治疗的患者中，有13%～14%年龄低于60岁。登记数据显示，55岁以下年龄组的假体生存率较低，10年累计翻修风险为9%～11%。只有50%的患者术后能够参加他们喜欢的运动。

53.5 确定不满意的原因

来自 3 个不同国家的 3 个登记研究报告的不满意率非常一致，约为 18%。不满意的最重要原因是残留疼痛和功能受限。术前的静息痛是不满意的一个危险因素，应重视获取更详细的慢性疼痛病史、止疼药物的类型和数量。

> **小结**
>
> 术前静息痛是TKA术后不满意的一个重要危险因素，应重视获取更详细的慢性疼痛病史、药物的类型和数量。

更多患者因其疼痛缓解而感到满意（87%），而非其身体功能改善（80%）。满意度还与术前疼痛、身体功能和自我健康感知有关。术前患者特异性因素（如残疾程度、抑郁和焦虑程度）比手术变量（如植入物类型、承载能力、髌骨表面置换和微创入路）对预后的影响更大。“灾难化”的消极心理可能会导致更糟糕的主观结果，可以通过适当的心理咨询进行干预。另一个明显的关系是术前疾病的慢性程度，患者的患病时间越长，术后的满意度越高，而创伤后或骨坏死的患者满意度最低（图 53.2）。相反，Baker 等在他们的登记研究中发现，主要诊断为骨关节炎的患者 TKA 术后满意度低于其他主诊断的患者。

此外，患者对术后健康状态期望值的无法满足是导致不满意一个非常重要的危险因素。未达到期望值导致术后不满意的风险比为 10.8。相比之下，术后因并发症需再入院的不满意风险比为 1.9，术前静息痛

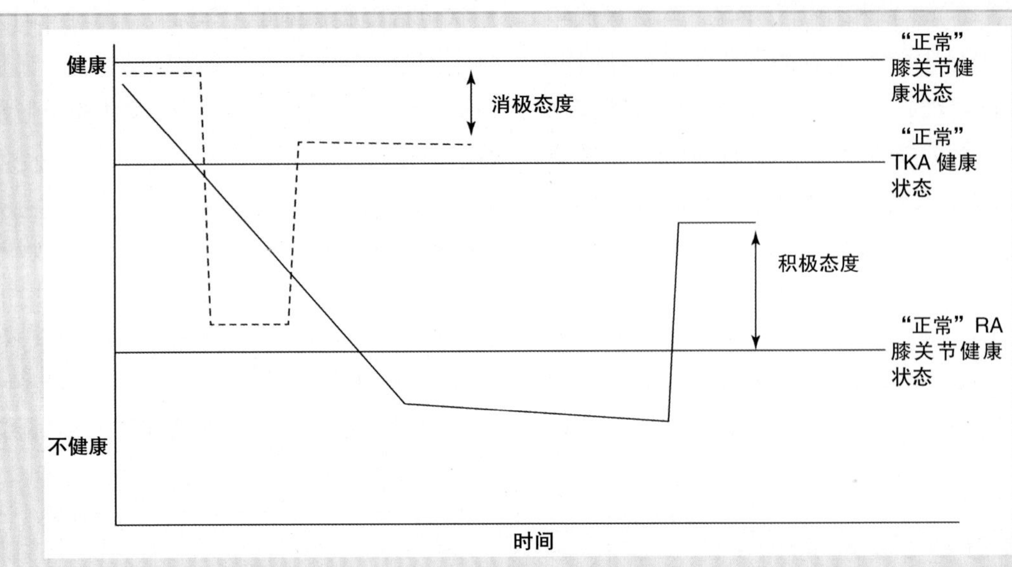

该图显示，慢性疾病状态，如类风湿性关节炎患者的健康处在低水平的黑线，TKA 令患者回到了“正常”健康的水平，因此术后患者在健康上感受到积极的获益。而近期发病的患者，如缺血性坏死（图中虚线），会将他们的 TKA 结果与正常的健康状态相比较，因此感受到的是获益不足

图 53.2　满意度与患者对健康的感知水平相关

的风险比为 2.5。患者通常对膝关节置换术抱有很高的期望（图 53.3）。例如，41% 的人期望能够进行高尔夫球和跳舞等活动，而实际上在术后 5 年内只有 14% 的人能够进行这些活动（图 53.4）。尽管风险比为 10.8，但未达到期望值并非必然会导致不满意。更加复杂的是，满足期望值的患者也并非一定满意。

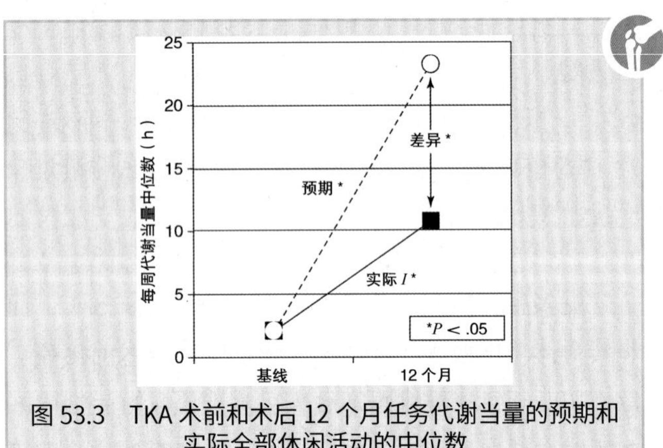

图 53.3　TKA 术前和术后 12 个月任务代谢当量的预期和实际全部休闲活动的中位数

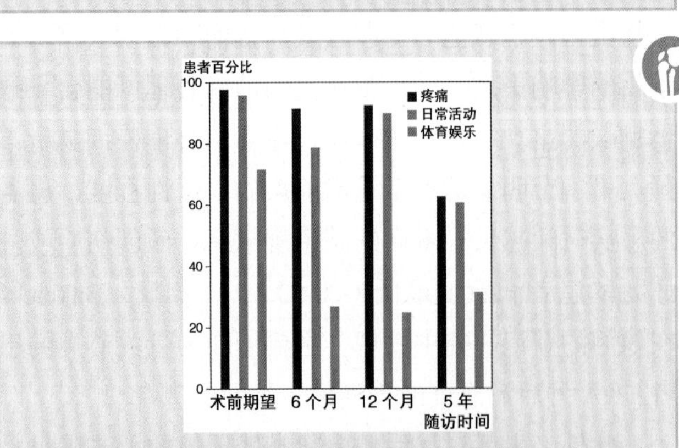

术前高期望值患者（n=80）[（明显）疼痛减轻，（明显）更好的日常生活活动，（明显）更好的运动和娱乐功能（运动 / 娱乐）]，以及在 3 个不同的随访时间报告满足期望值的患者百分比

53.4

53.6 手术适应证

疼痛和术前影像学骨关节炎分期并非绝对的手术指征。

虽然有几项关于适应证的手术指南，但是仍然未能明确获得最佳术后效果的临界值和范围。目前已知的是与术前、术后 PROMs 评分呈正相关。此外，疼痛和功能丢失既与抑郁和孤立有关，也与关节损伤的严重程度有关。根据与手术预后相关的术前标准来决定 TKA 的“理想”时间，其证据有限。这使得在日常实践中，现行指南对于个体化改善预后的帮助较小。

小结

疼痛和术前影像学骨关节炎分期并非绝对的手术指征。虽然有几项指南可用，但是未能给出关于最佳手术指征和手术时机的答案。

53.7 如何提高患者的期望及改善预后

为了解决术前期望值的问题，医师应首先均衡地评估保守治疗（疼痛药物、物理治疗、减肥、团体咨询）和有创性治疗，乃至观察治疗。在骨科临床实践中，只有 10% 的骨关节炎患者接受了标准的非手术治疗方案，这意味着 90% 的患者在进行手术前没有尝试正规的保守治疗。

> **小结**
>
> 在骨科临床实践中，只有少部分骨关节炎患者接受了标准的非手术治疗方案。尽管这里面涉及个人医保系统的因素，但是相当一部分患者在进行TKA术前并没有接受过正规的保守治疗。

应该鼓励患者列出他们在 TKA 术后的期望和目标，包括疼痛、运动、休闲活动和工作。外科医师必须清楚地知道实现患者期望的相对可能性。当患者的期望和外科医师的作用不相匹配时，外科医师应该告知患者其期望实现的可能性。

显然，年轻的患者期待在接受 TKA 术后可以继续进行体力工作。例如，建筑业或农业。询问患者的期望是患者咨询的一个重要组成部分，也是共享决策的一部分。共享决策的过程有助于跨越被动的知情同意，转向更协作的、以患者为中心的手术体验。通过对保守治疗和有创性治疗方案（包括仅进行观察的方案）进行平等评估，共享决策为患者提供了在健康决策环境中表达他们个人价值观和目标的机会。为了有效地使用共享决策这类以患者为中心的方法，理解其中的相关因素尤为重要。

> **小结**
>
> 应该鼓励患者列出他们对TKA术后的期望和目标，包括疼痛、运动、休闲活动和工作。外科医师必须清楚地知道实现患者期望的相对可能性。

影响患者决定进行膝关节置换术的因素如下：与医师的关系；对手术（包括麻醉）、恢复、结局和疼痛的恐惧；术后功能情况；心理方面，包括沮丧、恐惧、让他人失望和自我形象；以及社交网络，获取信息和感知压力。在决策辅助手段的协助下，可以减少患者的决策冲突。

由于乐观的患者术后恢复较好，故患者的精神状态和手术时间可能在共享决策中发挥作用。最近一项前瞻性研究的结果显示，术前的焦虑和抑郁与 TKA 术后的不满意相关。有几种方法可以减少心理因素对 TKA 结果的影响，提高满意度，其中包括心理评估和治疗，提高患者的自我效能，以及疼痛管理（不仅仅用麻醉性镇痛药剂）。Van Onsem 等描述了一种新型患者满意度的预测模型，也可以作为外科医师和患者评估手术风险和收益的有效工具。经验证，基于个体差异，该工具有助于挑选出可能在膝关节置换术后获益的患者。

参考文献

扫码查看

第 54 章

小型膝关节假体植入术后的功能

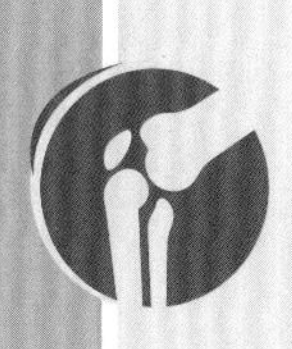

Bert Boonen and Nanne P. Kort

要 点

- UKA、BKA 和 PFA 都有其非常明确的适应证。当外科医师遵循这些适应证时，这些手术都会产生良好到极好的功能结果。
- 关于功能结果的数据呈现，目前对于使用哪种 PROMs 和（或）功能评分还没有明确的共识。
- 内侧 UKA 术后的功能效果优于 TKA，其功能持续改善至术后 6 个月乃至 2 年以上，并长期功能良好。
- 固定平台和活动平台的内侧 UKA 在假体生存率和功能结果方面均没有差异。
- 内侧 UKA 的最佳生存率需严格遵守假体对位的“安全区”。胫骨假体悬挂＞ 3 mm，关节间隙抬高＞ 2 mm 将导致功能结果较差。
- 高 BMI、软骨钙沉着或髌骨高度异常不是内侧 UKA 的禁忌证。部分厚度软骨缺损和固定屈曲畸形＞ 10° 是禁忌证。
- 外侧 UKA，术后外翻对线 3° ~ 7° 可获得最佳的功能结果。总体上，接受内侧 UKA 的患者比接受外侧 UKA 的患者更满意，但假体生存率相似。
- 当严格遵守手术适应证时，PFA 可获得良好的临床效果。
- 非连接式 BKA 的功能结果和生存数据均优于一体化股骨假体的 BKA。
- BKA 与 TKA 功能结果的证据对比存在不一致性。

54.1 概述

本章描述了小型膝关节假体植入术后患者的膝关节功能。更具体地说，本章描述了 UKA、BKA 和 PFA 术后所期望的膝关节功能。

54.2 UKA

UKA 是一种关节表面置换手术，采用假体治疗受累的退变间室，而未受累的间室则被保留。UKA 最常见的指征是胫股内侧间室的前内侧骨关节炎。与 TKA 相比，UKA 的一个显著优势是，由于保留前交叉韧带，关节运动学和膝关节的稳定性更接近于自然的膝关节运动学。

> **小结；**
>
> UKA非常接近自然的膝关节运动学。

手术中，绝大多数膝关节的前交叉韧带显示功能健全，尽管结构上可能有部分损伤。此外，胫骨内侧平台上的关节软骨磨损、硬化骨暴露，从前内侧缘向后延伸一定距离，但不会到后缘。胫骨平台后方会有部分区域保留全层软骨。同样，股骨内侧髁远端关节面软骨磨损、硬化骨暴露。股骨后髁保留有全层软骨。外侧间室的关节软骨虽然经常发生纤维化，但保持有完整厚度。MCL 长度正常，后关节囊挛缩。

产生上述标准的大多数研究都是由开发牛津 UKA 的牛津小组完成的。这些标准虽然被广泛接受，但是主要适用于牛津 UKA 的理念：一个相匹配的、自由活动的半月板垫片，可以在形合的球形股骨和扁平胫骨表面自由滑动和旋转。在膝关节整个运动范围的所有位置均可保持这种形合度。但并不适合将这些适应证推广到其他类型的 UKA 中，其尚缺乏高质量的研究证据支持。

54.3 PFA

早在 1979 年就已有应用 PFA 的报告。单独的严重髌股关节炎是 PFA 的典型指征。最新的证据表明，PFA 应仅限于滑车发育不良的患者，这些患者的髌股关节炎是髌骨不稳定和轨迹不良导致的，而不是退行性或年龄相关的疾病。

目前与 TKA 的结果相比，现有的 PFA 假体还不够可靠，无法常规使用。存在的设计缺陷是一个常见问题。近年来引入了新设计的假体，试图更准确地模拟正常的膝关节解剖，并试图重建髌股关节的功能，新设计假体的生存率更高。PFA 翻修的原因之一是胫股关节骨关节炎的进展。Vandenneucker 等发现单独的 PFA 改变了自然的胫股运动学。在髌骨厚度增加的情况下，其影响变得更加明显。他们建议如果髌骨厚度足够，可适度增加髌骨的切除量，以防过度填充。

当比较滑车假体的 onlay 和 inlay 设计时，inlay 设计理论上的优势并未导致更高的临床效果评分。同一项研究中发现使用 inlay 设计滑车组件的患者明显更少发生胫股关节骨性关节炎的进展。因此笔者得出结论，inlay 设计假体可能会改善单独 PFA 术后的长期效果和假体生存率。而对生存率和可能失效的机制原因分析不在本章讨论的范围。

> **小结**
>
> 目前有onlay和inlay两种设计，两者之间的优越性尚不清楚。

54.4 BKA

BKA 包括髌股关节和胫股关节内侧或外侧间室的置换。该手术的目的是恢复自然的膝关节运动学并保留骨量，特别是对于年轻的患者。提出这种类型的手术是为了弥合 UKA 和 TKA 之间的差距。历史上，有两种设计类型的股骨假体被用于双间室关节置换术：老式的胫股和髌股组件是一体式的固定设计，新式的假体采取非连接设计，两个部分可独立分开放置。外科医师在植入一体式股骨假体时可能需要在冠状面位置上进行妥协，以最好地重建内侧和髌股关节间室。使用该设计的假体效果欠佳。

> **小结**
>
> 在双间室关节置换术中使用现成组件的效果不佳。

即使是最近引入的 PSI 技术，假体的定位仍具有挑战性，20% 的股骨假体旋转对线不佳。在这方面，非连接的组配式设计更适合重建患者的个体特征。通常这种手术有明确的适应证：屈曲≤ 90°，屈曲挛缩＜ 5°，内翻≤ 10°，外翻≤ 15°，前交叉韧带完整。

> **小结**
>
> 应用患者特异性关节置换术时，仍有20%的股骨假体旋转对线不佳。

54.5 功能结果如何

总体上说，关节置换术的目的是减轻疼痛和恢复功能。因此，关节置换术后评估这些参数是合理的。然而关于深入了解这些参数和呈现结果的最佳方法，仍存在着相当大的争论。临床医师正在努力解决以下问题。例如，应该评估哪些方面的疼痛（如与活动相关的疼痛、夜间疼痛或休息性疼痛）和功能类型（如爬楼梯、购物、上车或打高尔夫球）。此外，这些问题还往往与文化和背景有关。

基本问题是，结果指标是一个人为构建的概念，因为每个人的生活和健康都在不断变化，总是受到许多因素的影响，而不仅仅是特定的疾病或其治疗。

因此，在目前的文献中报告使用了多种评估方法。可以根据谁做出判断分为：单纯临床医师、单纯患者、“第三方”，以及上述三者中两个或两个以上的混合。在早期研究中，不良事件如感染和假体存活等是关注的主要问题。随着假体设计和不良事件控制的改善，这些问题的重要性下降，注意力转向医师管理的工具，而最近又转向了 PROMs。

因为公认患者和临床医师的观点不一致，所以临床医师管理的工具受到了广泛的批评。因此，近年来关于关节置换术的研究经常使用 PROMs 来评估不同的领域。患者对自己的疼痛、功能、健康相关生活质量、社会参与、心理健康和对卫生保健干预结果的满意度进行评分。PROMs 的缺点是，它们只反映了患者的感知，因此代表了经常受到社会、经济和心理因素影响的主观测量。此外，越来越多的证据表明，疼痛是许多 PROMs 结果的主要决定因素，因为患者无法区分疼痛和功能残疾。最后，PROMs 存在上限效应，限制了其在不同类别患者中确定真实功能情况的能力。

关节置换术后患者常规使用的 PROMs 包括牛津膝关节评分、西安大略和麦克马斯特大学骨关节炎指数、膝关节协会临床评分系统、EuroQol EQ-5D、膝关节损伤和骨关节炎结果评分。

> **小结**
>
> 最常用的PROMs是牛津膝关节评分、西安大略省和麦克马斯特大学骨关节炎指数、膝关节协会临床评分系统、EuroQol EQ-5D和骨关节炎结果评分。

除了根据判断者的不同进行分类，评价标准可以是通用的，也可以是关节专用的。通用的评价标准的结果反映了整体的疼痛、功能和幸福感。关节专用的评价标准指用于评估针对关节干预的有效性（如关节置换术）。

世界卫生组织于 2001 年提出了国际功能、残疾和健康分类。国际功能、残疾和健康分类（ICF）为功能评估提供了一个理论框架。该框架将功能分为 3 个独立的领域：损伤、活动限制和参与限制。研究表明，国际功能、残疾和健康分类中的损伤、活动限制和参与限制领域之间的关系并不简单。其他因素，如自我效能感和并发症作为这些变量之间关系的独立决定因素。

最近，人们的注意力也转向了基于行为的测试（performance-based tests，PBT）。从高端光学运动捕捉系统到可穿戴运动传感器，有各种测量工具可用于关节置换术后基于实际功能的评估。

> **小结**
>
> PBT可能对未来的患者评估至关重要。

在 ICF 模型中，PROMs 与患者对其功能性能力的信念和经验有关，而对患者进行 PBT 可验证患者能够做什么，而不是患者认为自己能做什么。它们捕获了一种与单独的 PROMs 不同的实际功能情况。因此，PBT 和 PROMs 提供了不同的信息，这两种方法被认为是互补，而不是相互竞争的。因此，理想情况下，应该使用联合的结果测量来评估结果。到目前为止，对于包括 PROMs 和 PBT 在内的这些措施，在特定患者类别中应该使用哪种标准还没有明确的共识。

54.6 UKA 术后的功能结果

在目前的文献中，UKA 术后的功能结果主要是使用 PROMs 进行评估和报告。本节可分为七个小节。

UKA 术后的一般功能结果将在第一节中进行讨论。假体的类型、力线、患者因素和康复类型对功能结果的影响将在单独的章节中进行讨论。UKA 患者一般比 TKA 患者更年轻。在最后一节中，我们将简要评估外侧 UKA 术后的功能结果。文献汇总见表 54.1 和表 54.2。

通过 PROMs 测量，UKA 术后患者的短期功能结局优于 TKA 术后患者。使用来自英国关节登记（the national joint registry，NJR）的数据，共有 3519 例 UKA 患者与 10 557 例 TKA 患者相匹配。与接受 TKA 的患者相比，平均 6 个月的 PROMs 显示 UKA 患者更有可能获得良好的预后和高度的满意，报告并发症的可能性更低。

UKA 术后的功能恢复需要超过 6 个月，甚至长达 2 年。如前所述，需要更具挑战的评价问卷来区分现有标准之外的改善情况。在 Kleijn 等的研究中使用了一种基于加速计的评价系统（动态膝关节系统），该系统客观地测量了日常生活各种行动中的步态功能。该测试由胸部、骨盆、左大腿和双膝以下 5 个固定在患者身上的小型运动传感器组成。

表 54.1 UKA 术后短期功能结果、长期功能结果、假体力线和功能结果

	短期功能结果	长期功能结果	假体力线和功能结果
Liddle 等	3519 例 UKA 患者与 10 557 例 TKA 患者进行匹配：UKA 的 OKS 为 37.7（95% *CI*：37.4 ～ 38.0）；TKA 的 OKS 为 36.1（95% *CI*：35.9 ～ 36.3）。UKA 更可能获得良好的预后（*OR*：1.59，95% *CI*：1.47 ～ 1.72，$P < 0.001$）和高满意度（*OR*：1.27，95% *CI*：1.17 ～ 1.39，$P < 0.001$）		
Friesenbichler 等	TKA 患者而非 UKA 患者，股四头肌肌力低于对照组（$P < 0.05$）。对比 TKA，UKA 的步态更好（$P < 0.01$），能更好地自我报告疼痛（$P < 0.05$）、功能（$P < 0.01$）、僵硬（$P < 0.05$）		
Pandit 等		1000 例 UKA 的 10 年结果：平均 OKS 为 40（SD 9；2 ～ 48）：79% 极好或好的结果	
Winnock de Grave 等		平均 OKS 为 43.3（7 ～ 48），在 5.5 年随访中，94.6% 的患者显示出极好或好的结果	
Walker 等		11 年随访临床结果好或极好，OKS 为 39.9，KSS 为 89.3，平均活动度为 122°	
Kim 等			246 例患者的 5 年随访：胫股角、膝关节评分、功能评分和关节活动度没有明显差异（$P > 0.05$）
Gulati 等			与力线值在正常范围内对比，力线异常的患者如股骨内外翻在 −10° ～ −7.5° 和 7.5° ～ 10° 范围（$P = 0.242$），股骨屈伸 −10° ～ −7.5° 和 7.5° ～ 10° 范围内（$P = 0.445$），胫骨内翻至外翻 −5° ～ −2.5° 和 2.5° ～ 5°（$P = 0.327$），胫骨后倾 −5° ～ −2.5° 和 2.5° ～ 5°（$P=0.777$）的 OKS 没有显著差异

续表

	短期功能结果	长期功能结果	假体力线和功能结果
Chau 等			术后 5 年，伴有假体较大悬挂的患者（>3 mm）OKS（P=0.001）和疼痛评分（P = 0.001）显著更差
Kamenaga 等			UKA 术后 2 年，胫骨假体的旋转角度与 OKS 的恢复情况呈显著负相关
Chatellard 等			559 例内侧 UKA 存在几种失败情况，然而，与较差的功能评分相关的唯一因素是关节线抬高超过 2 mm

注：OKS：牛津膝关节评分；TKA：全膝关节置换术；UKA：膝单髁置换术；KSS：膝关节协会评分

当患者执行一组 29 个测试项目时，这些传感器测量与身体和躯干的方向及运动模式相关的加速度。通过算法计算 4 种聚类得分，即运动、转移、上举和移动、上升和下降，并自动将聚类得分与健康受试者的控制联系起来。这些分数被加权，并合并成一个整体的动态膝关节测试分数，范围为 0 ~ 100。这类功能测试可以提供关节置换术后更详细的功能信息。

UKA 术后长期随访的功能结果令人满意，在 10 年随访的最大随访研究中（1000 例牛津微创的 3 代内侧 UKA），79% 的膝关节报告了极好或良好的结果。

在讨论 UKA 术后的临床结果时，一个关键的评论是大多数研究是使用牛津内侧 UKA 假体完成的。此外，长期功能结果通常由牛津小组本身报告，尽管研究通常质量足够，但可能存在利益冲突而造成的偏见。

表 54.2　活动垫片对比固定垫片，患者因素和功能结果，康复和功能结果

	活动垫片对比固定垫片	患者因素和功能结果	康复和功能结果
Sebilo 等	720 例患者，平均随访 62 个月：固定和活动假体 KSS 的改善无显著差异（分别为 30.7 分和 30.5 分）。两组患者的屈曲活动度分别为 118.3° 和 114°（n.s）		
Parratte 等	最短随访时间 15 年。KSS 为 82（SD：2，范围：55 ~ 100）相对于 81（SD：2，范围：66 ~ 100）无差异，P = 0.84。固定垫片组平均活动膝关节屈曲从术前的 120° ±7°（范围：100° ~ 150°）到末次随访的 129° ±4°（范围：115° ~ 150°）。活动垫片组平均活动膝关节屈曲从术前的 115° ±8°（范围：105° ~ 145°）到末次随访的 127° ±6°（范围：110° ~ 145°，P=0.85）		
Murray 等，Plate 等		2438 例 UKA 按 BMI 分组：BMI < 25（n=378），BMI：25 ~ 30（n=856），BMI：30 ~ 35（n=712），BMI：35 ~ 40（n=286），BMI：40 ~ 45（n=126），BMI：≥ 45（n=80）。平均随访 5 年（范围 1 ~ 12 年），各组间 KSS 无显著性差异。746 例 UKA 术后平均 OKS 为 37（SD：11），与 BMI（n.s）无关	
Hamilton 等		在 94 例 UKA 的 1 年、2 年和 5 年的随访中，部分厚度软骨损伤的患者 OKS 和 KSS 显著降低	
Kumar 等		10 年随访结果显示，有软骨钙质沉着病（87 例）和无软骨钙质沉着病（996 例）放射学体征的患者之间 OKS 和 OKS 变化无显著差异	

续表

	活动垫片对比固定垫片	患者因素和功能结果	康复和功能结果
Ali 等		在 1000 例 UKA 中，平均随访 6.1 年：高活动量组的最终 OKS 和 KSS-F 显著优于低活动量组（OKS：45 *vs.* 40，KSS-F：95 *vs.* 78），而 OKS 和 KSS 的变化没有差异	
Chen 等		803 例 UKA，2 年随访：26 例（3%）患者合并严重固定屈曲畸形（fixed fexion deformity，FFD）。重度 FFD 组的膝关节协会功能评分和膝关节评分分别比对照组低（10 ± 4）和（10 ± 2）分（P =0.017 和 P =0.001）。重度 FFD 组的 OKS 和躯体项目评分分别比对照组低（5 ± 1）分和（7 ± 2）分（P =0.033 和 $P < 0.001$）	
Jorgensen 等			55 例患者队列。渐进式阻力训练组与单独在家训练组的腿部伸展能力没有差异。步行速度和 KOOS：组间无差异（6 min 步行测试 P=0.63，KOOS $P > 0.29$）

注：KSS：膝关节协会评分；OKS：牛津膝关节评分；UKA：膝单髁置换术；BMI：体重指数；KOOS：膝关节损伤和骨关节炎的预后评分

◆ 54.6.1　假体类型对功能结果的影响

关于假体的类型，可以区分固定垫片和活动垫片 UKA。Sebilo 等的一项研究比较了 940 例患者中来自不同制造商的 UKA，发现不同假体设计类别的临床结果或假体生存率之间没有显著差异。他们使用生物力学特征对假体进行分类：髁切除（455/836，占 54%) 和髁表面置换（381/836，占 46%）；全聚乙烯胫骨组件（356/910，占 44%) 和金属支撑胫骨组件（554/910，占 56%，48 例固定和 506 例活动）。

在一项回顾性研究中，比较了 77 个活动垫片 UKA 和 79 个固定垫片 UKA，两组患者的平均膝关节社会功能和膝关节评分具有可比性。在最后的随访中，考虑因任何原因进行的翻修手术，没有发现固定垫片和活动垫片之间的生存率差异。

关于再手术率，在 Ko 等进行的一项研究中，活动垫片和固定垫片 UKA 的总体再手术率相似。在本研究中，固定垫片和活动垫片假体的总体并发症的发生率也相似。

◆ 54.6.2　假体力线对功能结果的影响

当讨论力线的影响时，可以区分为肢体的力线和假体单个组件的力线。股骨和胫骨的解剖轴之间的角度（胫股角）经常被用来描述肢体的力线。

Kim 等回顾了 246 例内侧 UKA 患者，他们在术后随访了至少 5 年。他们的结论是，UKA 术后的胫股角对中期临床评分没有显著影响，但术后胫股角度和假体的失败率之间存在显著相关性。他们发现，当胫股角在外翻的 4° ~ 6° 时，假体的生存率最好。

关于适当的假体力线，Gulati 等已经对 211 例牛津 UKA 假体进行了研究，并随访了 4 年。他们的结论是，由于采用球形股骨假体，牛津 UKA 可以容忍 10° 的股骨力线异常和 5° 的胫骨力线异常。

胫骨假体的悬挂会引起疼痛。Chau 对 160 例 UKA 进行了研究，以确定最大可接受的凸出程度。他们的结论是，外科医师必须避免胫骨假体凸出 3 mm 及 3 mm 以上，因为会严重影响结果。Chatellard 等研究了 559 例内侧 UKA 并得出结论，平均 10 年生存率为 83.7%。降低假体使用寿命的因素包括关节线高度改变超过 2 mm，胫骨假体倾斜 > 3° ，后倾 > 5° 或后倾改变 > 2° ，胫骨和股骨组件之间力线分歧超过 6° 。残留内翻为 5° 或以上也与假体失败相关。然而，唯一与较差功能评分相关的因素是关节间隙抬高超过 2 mm。

◆ 54.6.3　患者因素对功能预后的影响

表 54.2 总结了术前和术后阶段的证据。下面分别讨论这两个阶段。

54.6.3.1　术前阶段的患者特征

患者的高 BMI 一直被认为是 UKA 的禁忌证。最近的大型队列研究表明，BMI 的增加与失败率的增加无关，也与手术获益的减少无关。因此，既往把 BMI > 30 kg/m^2 作为 UKA 的经典禁忌证，在现代 UKA 设计或技术中可能并不合理。

另外，软骨部分厚度缺损的患者在术后 1 年、2 年和 5 年的功能预后明显低于软骨全层缺损的患者。在 Hamilton 等的研究中，膝关节软骨部分厚度缺损的患者，1/4 的结果为一般或较差，1/5 的患者 OKS 未能达到临床显著改善水平（基线 4 分或以上），其比例是软骨全层缺损膝关节的 2 倍。虽然两组间假体生存率没有差异，但软骨部分缺损的膝关节再手术率高出 3 倍。此外，他们还发现一些部分厚度缺损的患者取得了良好的结果，但不能确定是哪些患者，并且在这种情况下 MRI 并没有帮助，存在误导性。

根据 Kumar 等一项包含 88 例患者的研究，软骨钙化症不影响 UKA 术后的功能结果和生存率。因此，术前软骨钙化症的放射学证据不应被视为 UKA 的禁忌证。

髌骨高度影响 UKA 术后的预后。Naal 等针对一组 83 例 UKA 的患者，探讨了这一问题。UKA 术后，Blackburne-Peel 指数显示髌骨高度显著下降，而 Insall-Salvati 比值并没有显著下降。髌骨高度与临床结果参数之间只有微弱且不一致的相关性。因此，基于他们的结果，髌骨高度似乎并非一个单独且严格的患者选择标准。

54.6.3.2　术后阶段的患者特征

术后期间，高活动量不会损害牛津 UKA 的结果，而且可能改善结果。因此活动不应受到限制，也不应被视为禁忌证。这结论是基于 1000 例第 3 代水泥型牛津单髁，使用生存分析、OKS 和 KSS 结果得出的。

在部分患者中，FFD 在术后可能持续存在。UKA 术后 > 10° 的 FFD 与明显较差的功能结果相关。

54.7　康复类型对功能结果的影响

关于 UKA 术后特异性康复方案的研究还很少。Jorgensen 等将 40 例患者随机分为进行性阻力训练（每周 5 天在家运动和每周 2 天进行性阻力训练）和对照组（每周 7 天在家运动）。结论表明，每周 2 天的渐进式阻力训练结合每周 5 天的家庭运动在改善手术屈曲方面并不优于每周 7 天的家庭运动。

与 TKA 相比，UKA 的一个优势是比 TKA 有更大的活动度改善。最近一项关于这一主题的荟萃分析纳入 900 多例患者，结果显示 UKA 对比 TKA 有更好的关节屈曲度（效应估计值：11.33；*CI*：7.92，14.73；$P < 0.000001$）和总活动度（效应估计值：6.42；*CI*：1.84，11.00；$P = 0.006$）。然而，报告称，很大一部分患者在 UKA 术后无法跪下。Jenkins 等进行了一项涉及 60 例 UKA 患者的研究，以确定单一的物理治疗干预是否能改善 UKA 术后的跪姿能力。结果显示，UKA 术后 6 周针对跪姿能力所给予的物理治疗干预，是术后 1 年患者报告的跪姿能力的单一预测因素。本研究结果提示，建议和指导跪姿锻炼应作为 UKA 术后康复计划的一部分。

54.8　外侧 UKA

外侧 UKA 的使用率低于内侧 UKA。在 265 例植入双凹垫片的半球形外侧牛津 UKA 中，平均 OKS 为 40/48（SD：7.4）。当把任何原因进行的翻修均定义为失败时，这些患者的 8 年生存率为 92.1%。

关于外侧 UKA 术后的肢体力线，术后 3° ~ 7° 的外翻力线与外侧 UKA 的最佳短期功能结果相关。

45 例患者中，绝大多数（98%）在外侧 UKA 术后恢复了体育运动和娱乐活动。恢复运动情况与患者的年龄或性别无关。其中 2/3 的患者达到了高活动水平。患者参与的运动大多是低至中等冲击的运动，而高冲击的运动大多被放弃。

当比较外侧 UKA 和内侧 UKA 时，内侧 UKA 患者的 PROMs 平均得分优于外侧 UKA 患者。一项包含 558 例患者的大型研究结果显示，接受活动垫片 UKA 治疗的患者，内侧 UKA（90%）和外侧 UKA（83%）的假体生存率相似。

54.9　PFA 术后的功能结果

2015 年，Van der List 等发表了一项大型的荟萃分析，包括 12 项Ⅱ级研究和 45 项Ⅲ级或Ⅳ级研究（表 54.3）。他们认为 PFA 的生存率合理，功能结果良好。在一项针对 70 例患者（79 例侧膝）的小型研究中，Leadbert 等调查了患者爬楼梯和进行日常活动的能力。71 例膝关节（90%）在日常活动和爬楼梯中没有疼痛。

表 54.3 翻修率、短期和长期功能结果及其与 OA 程度的关系

	翻修率和长期功能结果	短期功能结果	OA 程度与 FO
Van der List 等	系统综述：9619 例 PFA 中 900 个翻修病例：5 年、10 年、15 年和 20 年的 PFA 生存率分别 91.7%、83.3%、74.9% 和 66.6%。 2587 例 PFA 的功能结果，总得分为最高分的 82.2%。KSS 和膝关节功能评分分别为 87.5% 和 81.6%		
Leadbetter 等		79 例 PFA：平均随访 3 年（范围：2 ~ 6 年），84% 的膝关节 KSS ＞ 80 分。90% 的 PFA 在日常活动和爬楼梯时没有疼痛	
DeDeugd 等			75 例 PFA，平均随访 3 年（范围：2 ~ 10 年）。Iwano Ⅱ ~ Ⅳ级组较 Iwano Ⅰ级组有更加明显的 KSS 疼痛评分（P =0.046）、KSS 功能（P =0.02）、UCLA（P =0.046）和 Tegner（P =0.008）改善。Ⅱ ~ Ⅳ级组患者 PFA 术后报告的疼痛情况明显改善（P =0.04）

注：FO：功能结果；OA：骨关节炎；PFA：髌股关节置换术；KSS：膝关节协会评分；UCLA：加州大学洛杉矶分校患者活动量评分

DeDeugd 等研究了髌股关节炎分级与 PFA 术后功能结果的关系。他们的结论是，对于髌股关节骨关节炎影像学分级较低的患者应慎行 PFA。

54.10 BKA 术后的功能结果

在讨论 BKA 的功能结果时，区分组配式非连接股骨假体和一体式股骨假体很重要。文献结果存在矛盾，特别是与 TKA 进行比较时（表 54.4）。

Thienpont 和 Price 回顾了所有同行评议发表的关于 BKA 的文献，在约 10 年的随访观察中，模块化假体 BKA 获得了良好到优秀的结果。其功能和生物力学性能均优于 TKA。但据报告，现代一体式的股骨假体 BKA 早期失败和翻修率高（17 年因影像学松动或疾病进展的翻修率为 54%），建议不要使用这种假体。在纳入的研究中，BKA 的生存率一般不如 TKA。

自上述研究发表以来，其他几位学者将 BKA 与 TKA 进行了比较，其结果与 Thienpont 等的研究基本一致。在一项针对 24 例患者（31 个侧膝）的小规模研究中，Chung 和 Min 对比膝关节伸肌和屈肌扭矩，腘绳肌 / 四头肌比例，位置感觉和体能，发现在术后 6 个月和 12 个月时 BKA（内侧 UKA 和 PFA）与 TKA 并无显著差异。

Engh 等研究了 50 例接受 BKA（一体式股骨假体）或 TKA 治疗的患者。术前，术后 1 个月、4 个月、12 个月和 24 个月分别进行了 KSS、牛津问卷调查、X 线片和功能测试。功能测试包括步态分析、爬

表 54.4 BKA 与 TKA 的 FO

	Thienpont 等	Chung 等	Engh 等	Yeo 等	Parratte 等
FO BKA *vs.* TKA	综述全部经同行评议发表的文献。±10 年的随访结果显示，组配式假体的 BKA 获得好到极好的结果，其功能和生物力学性能优于 TKA	31 例侧膝：15 例组配式 BKA 对比 16 例 TKA。在术后 6 个月、12 个月，膝关节伸肌和屈肌扭矩，腘绳肌 / 股四头肌比例，位置感及体能无明显差异。仅 TKA 术后的加强爬楼试验比 BKA 更好	25 例 TKA 与 25 例一体式 BKA 对比：两组取得相等的 KSS（2 年平均分为 93.6 *vs.* 92.6，P = 0.43）和牛津评分（2 年平均分为 43 *vs.* 41，P = 0.35）	26 例组配式 BKA 与 22 例 TKA：在术后 5 年，BKA 组与 TKA 组相比，在功能评分方面没有显著差异	34 例 BKA 与 3 例 TKA：在平均（3.8 ± 1.7）年的随访中，BKA 组发生 FJS 的概率显著高于对照组（*OR*：4.64；95% *CI*：1.63 ~ 13.21；P =0.007，Chi2 检验）。BKA 组的膝关节平均屈曲范围显著＞ TKA 组（130° ±6° *vs.* 125° ±8°；P =0.03）。BKA 组的膝关节和功能 KSS、TUG 试验和 UCLA 评分的平均值显著高于对照组（P ＜ 0.04，上述 4 组对比）

注：BKA：双间室膝关节置换术；TKA：全膝关节置换术；FJS：遗忘膝评分；KSS：膝关节协会评分；TUG：起立 - 行走计时测试；UCLA：加州大学洛杉矶分校患者活动量评分

楼梯、弓步法和坐立分析。术后 2 年 BKA 组和 TKA 组在临床评分和功能测试方面取得了相同的结果。

Yeo 等分析了 48 例患者的结果，他们随机分为非连接 BKA 或 TKA 组。术后随访 5 年，BKA 组与 TKA 组相比，结果评分没有显著差异。

Parratte 等确实发现，BKA 组患者（34 例）达到遗忘膝关节状态［遗忘膝评分（FJS-12）为 100/100 和 5 个 KOOS 分量表］的比例显著高于 TKA 组。两组患者术后平均伸直角度无显著差异，而 BKA 组患者的平均活动度和膝关节屈曲角度明显＞TKA 组。BKA 组的膝关节和功能 KSS、TUG 和 UCLA 的平均值显著高于 TKA 组。

要点回顾

•UKA、PFA和BKA都有其明确的适应证。当外科医师遵循这些适应证时，所有的手术都能产生好到极好的功能结果，尽管患者在关节置换术后对高冲击运动会出现功能限制。

•在某些情况下，手术本身的技术要求可能会很高。目前文献中的结果可能被高估了，因为大多数学者是外科医师，他们非常相信特定类型的假体，而且通常是高端用户。

•在描述小膝关节假体植入术后的功能结果时，对于使用哪些PROMs和功能测试尚未达成明确的共识。

参考文献

扫码查看

第 55 章

部分或全膝关节置换术后的运动

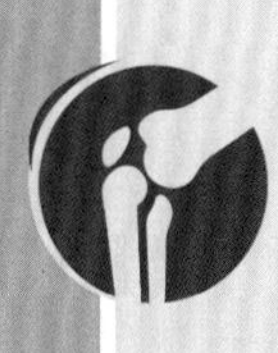

Caroline Hepperger, Christian Fink, Christian Hoser,
Elisabeth Abermann 和 Peter Gföller

要 点

外科医师和患者越来越关注膝关节置换术后的运动。医师经常被患者问及膝关节置换术后所能参与的运动活动和运动等级。然而，膝关节置换术后参加运动是否安全及是否有积极作用这个问题仍然存在着高度的争议。一些关于膝关节置换术后运动的研究已经发表，但是结果存在争议。在 UKA 和 TKA 术后，进行体育活动是有可能的。UKA 术后患者的运动恢复率较高，恢复运动的时间也比 TKA 术后的患者更快。UKA 患者似乎比 TKA 患者更经常参与运动。

55.1 概述

目前，膝关节置换术后的运动在外科医师和患者中越来越受到重视。膝关节置换术的适应证包括更年轻和更活跃的患者。患者恢复运动的期望在决定是否接受手术时变得更加重要。

> **小结**
>
> TKA术后能否运动在患者决定是否接受手术时变得越来越重要。

因此，医师经常面临患者关于膝关节置换术后能参与哪些类型的运动及运动的强度水平的问题。目前大多数的推荐是基于外科医师的经验，而非证据。患者对膝关节置换术后有许多不同的期望，但是术后参与活动是常见的目标。此外，外科医师对部分膝关节置换术和 TKA 术后的运动存在争议，对于膝关节置换术后参加运动是否安全或者是否具有积极作用也充满争议。一些研究表明由于运动而导致假体磨损和松动增加，但也有研究表明调整后的体育活动可以减少磨损和松动。总的来说，膝关节置换术后患者的运动活动相关研究报告是非常少的。TKA 术后患者的期望受个人经验和社会环境影响，同时存在地域的差异。以往的研究表明，TKA 术后患者进行的运动类型取决于所在的地区。在高山地区，滑雪和登山是 TKA 患者的主要运动，相反，在低地地区的研究发现，游泳和骑自行车占主导地位。

> **小结**
>
> 膝关节置换术后参加运动的安全性及是否有积极的作用的问题存在高度争议。

55.2 部分膝关节置换术后运动

一些关于部分膝关节置换术后运动的研究已经发表，其中大多数是比较术前和术后状态的横断面研究。

Fisher 等开展了一项研究纳入了 76 例患者，对他们在接受活动平台单髁膝关节置换术（UKA）后平均随访了 18 个月。术后发现，39 例（59%）患者参与了运动 *vs.* 术前 42 例（64%）患者参与了运动。93% 的患者在 UKA 术后恢复了他们以前的运动。另一项研究也发现了类似的结果，显示 94.8% 的 UKA 患者恢复了运动。患者术后平均参加了 3 项不同的运动项目，相比于术前，则是 5 项运动。

UKA 术后最受欢迎的运动是徒步旅行、骑自行车和游泳。诸如慢跑、足球、越野滑雪和高山滑雪等高强度运动的参与度显著下降。此外，游泳、跳舞和徒步旅行也有所下降。

整体上在 UKA 术后患者的运动频率没有变化。但是术后最少运动持续时间有所减少（术前 66 min *vs.* 术后 55 min）。老年患者比年轻患者更经常参加运动活动。可能的原因是退休可以允许老年患者有更多的时间花在体育活动上。相反，一项研究纳入 159 例内侧 UKA 患者，结果显示更年轻（＜ 65 岁）的群体参与运动的频率高于年龄较大的患者。其中术后运动增加了 10%（74% 术前 *vs.* 84% 术后）。徒步旅行、自行车、游泳是术后运动增加最常见的项目。

> **小结**
>
> 患者在UKA术后能够重返运动并规律地参与运动。徒步旅行、骑自行车和游泳是UKA术后最常见的运动。

Walker 和他的同事们开展的一项研究显示，外侧 UKA 6 个月后，77.8% 的患者恢复了活动。在术后 35.4 个月的随访中，运动恢复率达到 97.6%。结果观察到术后高强度的运动显著减少，而低强度运动显著增加。Hopper 和 Leach 通过邮寄问卷调研了 121 名接受 TKA 和 UKA 治疗患者的运动参与情况。在手术之前，34 例患者中有 30 例（88.2%）参与了低强度的运动，而在术后 34 例患者中有 29 例（85.3%）参与了低强度运动。在这一组中没有观察到与性别或年龄相关的差异。患者术后平均参加了 1.4 种不同的低强度运动。术后运动的平均频率也有所增加（术前每周 3.2 次，至术后每周 3.4 次），但没有统计学意义（$P = 0.727$）。24.1% 的 UKA 术后患者在运动活动中有疼痛。平均而言，患者恢复运动的时间大约在治疗后 3.6 个月。

> **小结**
>
> 在一些研究中，高强度的运动减少而低强度的运动增加。

其他关于恢复运动和体育参与的研究也观察到类似结果。重返运动的比率为 80.1% 到 > 100%。更详细的内容见表 55.1。

> **小结**
>
> 重返运动的回归率为80.1%到100%。

一些研究调查了患者 UKA 术后的 Tegner 活动水平，但结果存在争议。虽然大多数研究发现 Tegner 活动水平从术前到术后都有所提升，但 Yim 等则发现了下降（术前 3.2 *vs.* 术后 2.6）。

> **小结**
>
> 研究显示通过Tegner活动水平来评估UKA术后患者的运动水平仍存在争议。

55.3 全膝关节置换术后运动

已有大量关于 TKA 术后运动的研究发表，其中大多数是横断面研究。但是有两项干预性研究调查了滑雪和徒步旅行对 TKA 患者的影响。

Bradbury 等调查了 160 例患者的运动活动，随访

表 55.1　部分膝关节置换术后患者重返运动

研究	研究人群	RTS (%)	运动	pre-op（n）	post-op（n）	RTS（%）
Fisher 等（2006），英国	患者例数：76 例 平均年龄：64 岁 随访时间：18 个月	93	游泳	13	12	92.3
			高尔夫	10	10	100
			跳舞	6	5	83.3
			保龄球	3	3	100
			自行车	4	3	75
			徒步旅行	3	3	100
			慢跑	1	1	100
			健身房	1	1	100
			壁球	1	1	100
Pietschmann 等（2013），德国	患者例数：131 例 平均年龄：65.3 岁 随访时间：4.2 年	80.1	自行车	45	44	97.8
			游泳	17	14	82.4
			健身	9	10	> 100
			徒步旅行	13	13	100
			高山攀岩	8	3	37.5
			高尔夫	3	3	100
			体操	14	12	85.7
			高山滑雪	17	7	41.2
			越野滑雪	2	2	100
			足球	4	0	0
			网球	3	0	0
			乒乓球	1	1	100
			（北欧）步行	4	10	> 100
			其他	5	4	80
Walton 等（2006），澳大利亚	患者例数：150 例 平均年龄：71.5 岁 随访时间：≥ 12 个月		走路	77	88	> 100
			游泳	23	27	> 100
			高尔夫	21	15	71.4
			草地滚球	20	19	95
			自行车	19	20	> 100
			徒步旅行	18	10	55.5
			钓鱼	11	10	90.9
			网球	8	3	37.5
			健身房工作	7	8	> 100

注：RTS：重返运动；pre-op：术前；post-op：术后；n：患者数目

时间为 5 年。结果显示术前 1 年参加定期锻炼的患者中有 77% 继续在术后参加运动。

Argenson 等对 455 例 TKA 患者进行的一项前瞻性研究显示，运动恢复率为 86%。术后最常见的运动是徒步、远足、游泳、骑自行车、锻炼和打高尔夫球。

Huch 和同事对 600 余例进行关节置换术后 5 年的患者进行了评估。在 5 年的随访中，34% 的患者在 TKA 术后有参与运动。关节置换术后不参加体育活动的原因是谨慎、身体其他部位疼痛和关节置换术部位疼痛。超过 16% 的患者报告存在来自于置换关节的疼痛。

相反，Chang 等的一项研究表明，TKA 术后患者不参加体育活动的原因并不局限于膝关节置换的问题。脊柱或其他关节的症状、存在医学并发症、缺乏动力或运动设施是 TKA 术后不参加运动的原因。

Münnich 等在 TKA 术后随访显示，患者的活动水平从术前的 62.5% 增加到术后 2 年的 91.5%。此外，可以明显观察到疼痛的减轻。一项对 396 例患者的观察性研究表明，TKA 患者的平均活动水平与术前相似（UCLA 得分术前为 4.5 分，术后为 4.8 分）。中等水平活动的频率和体育活动的类型有所增加。

Dahm 等回顾了 1630 例患者，平均随访时间为 5.7 年。平均而言，患者的 UCLA 得分为 7.1 分，这与体育活动有关。只有 11%（145 例患者）表示参与剧烈运动 / 体力劳动。16% 的患者报告参加了膝关节协会“不推荐”的运动项目。

小结

术后最常见的运动是步行、游泳和骑自行车。

Lutzner 及同事的一项研究报告称，TKA 术后患者的身体活动有所提高。1/3 的 TKA 患者获得了积极的生活方式。研究小组报告称，术前的活动水平和患者的特征对术后活动有显著的影响。一项横断面研究对 84 例患者进行了平均 8 年的随访，发现步行和骑自行车是这些人群中最受欢迎的运动。用 Tegner 评分测量活动水平，结果显示评分从术前的 1.3 分增加到术后的 3.5 分。Hepperger 等也发现了类似的结果。Tegner 活动水平从术前的 3.1 分显著增加到术后 24 个月的 3.6 分（$P = 0.005$）。术后 6 个月，43% 的患者恢复到与术前相同的水平，35% 恢复到比术前更高的 Tegner 活动水平。术后 24 个月，83% 的患者参与了运动，而术前为 79%。研究组没有观察到在患者在运动偏好方面的变化。术前和术后，患者对低、中和高强度运动的倾向性保持稳定。

一项针对 60 岁以上 TKA 患者的回顾性研究显示，与术前 1 年相比，术后 6 年的运动频率增加了 67%，持续时间增加了 60.6%。患者平均每周进行 3.5 次运动，累计 5.3 h。术后最常见的运动方式是骑自行车（94%）、游泳（76%）和山地徒步旅行（70%）。患者也有参加高强度的运动，如高山滑雪（25%）和舞蹈（26%）。

Bonnin 等研究发现在 75 岁以下的患者中，10% 的患者在 TKA 术后常规参加剧烈运动。Mont 和同事研究显示在 TKA 术后，20% 的患者恢复了高强度运动，包括高山滑雪、单人网球和篮球运动，术后随访 4 年显示了满意的临床和影像学结果。

Lefevre 等调查了 8 名年龄 60 岁以上的黑带柔道运动员在 TKA 术后的运动情况，其中 5 人在 TKA 术后重返柔道赛场。

相比之下，其他研究报告称 TKA 术后体育运动减少了。Hopper 和 Leach 等发现与术前相比，TKA 术后参加低强度运动的比例显著减少（$P = 0.003$）。在 TKA 术后参加运动的种类也显著减少（$P < 0.001$，TKA 术前 1.3 种不同运动 *vs.* 术后 0.7 种不同运动）。在 TKA 组回归体育活动的时间为 4.1 个月。与术前情况相比，术后运动时间显著缩短（$P < 0.001$）。42.9% 恢复运动的患者在运动活动中有疼痛。Chatterji 等评估了 144 例患者术后 1 年的体育活动状态。结果发现运动活跃的患者数量减少（术前 85% *vs.* 术后 75%）。此外，还可以观察到 TKA 术后低强度运动增加，高强度运动减少。

小结

一些研究报告TKA术后体育活动得到改善，而另外有一些研究则报告术后体育活动减少。

其他研究也报告了类似的结果。重返运动的比率（36% 至 89.2%）与术前运动参与的时间密切相关（“日常生活中” *vs.* “手术时”）。表 55.2 总结了更详细的概述。

> **小结**
>
> 重返运动的比率（36% 至 89.2%）与术前运动参与的时间密切相关（“日常生活中” vs. “手术时”）。

目前还缺乏关于对 TKA 术后患者干预研究的证据。然而，至少有两项研究调查了高山滑雪和徒步旅行对 TKA 患者的影响。

> **小结**
>
> 两项研究调查了高山滑雪和徒步旅行对 TKA患者的影响。

高山滑雪对 TKA 患者术后的影响已有研究（图 55.1）。共有 16 例患者在 12 周的时间内每周滑雪 2 ~ 3 次。Pötzelsberger 等证明高山滑雪对步态性能也有好处，可以使腿部之间的负荷在日常活动中分布得更加平衡。滑雪干预可以增加肌肉的质量。在股直肌横断面积（rectus femoris muscle cross-sectional area, RFCSA）方面，干预组的手术侧腿增加了 10%，非手术侧腿增加了 12%。此外，该研究团队还发现滑雪与提高幸福感相关。在中期随访中未观察到假体松动或聚乙烯磨损增加的迹象。因此，该研究团队得出结论，如果 TKA 患者在手术前就具备较好的专业运动能力，那么在术后可以安全地进行休闲高山滑雪运动。

一项随机研究评估了徒步旅行对 TKA 患者的影响（图 55.2）。48 例患者被随机分为干预组和对照组。干预组每周徒步 2~3 次，持续 3 个月，而对照组进行日常生活活动。研究小组表明，经过 3 个月的徒步旅行计划后，干预组在爬楼梯测试中取得了更好的成绩。上楼梯时间从（4.3 ± 0.6）s（前测）减少到（3.6 ± 0.4）s（后测），下楼梯时间从（3.6 ± 0.6）s（前测）减少到（3.2 ± 0.5）s（后测）。此外，干预组在 KOOS 的一些分量表得分上均有显著改善。与对照组相比，参加 3 个月指导徒步旅行计划的 TKA 患者在功能能力和生活质量方面有中度改善。在研究期间，徒步旅行对 TKA 患者没有产生任何急性有害影响。因此，在 TKA 术后，应鼓励患者徒步以改善日常生活活动。

表 55.2　TKA 术后患者重返运动

研究	研究对象	RTS（%）	运动	pre-op（*n*）	post-op（*n*）	RTS（%）
Chang 等（2014），韩国	病例：369 例 平均年龄：68.8 岁 随访：2 年	76	走路	177	221	＞100
			游泳	79	85	＞100
			骑车	60	80	＞100
			徒步	34	22	64.7
			拉伸	17	13	76.5
			体操	14	17	＞100
			羽毛球	9	6	66.7
			跑步	7	5	71.4
			高尔夫	7	2	28.6
			乒乓球	5	3	60
			门球	3	4	＞100
			其他	10	11	＞100
Hopper and Leach（2008），英国	病例：76 例 平均年龄：62.1 岁 随访：21.6 个月	64	游泳	30	23	76.7
			保龄球	17	7	41.2
			高尔夫	17	5	29.4
			跳舞	16	11	68.8
			骑车	15	7	46.7

续表

研究	研究对象	RTS（%）	运动	pre-op（n）	post-op（n）	RTS（%）
Bock 等（2003），澳大利亚	病例：138 例 平均年龄：55.3 岁 随访：74 个月	89.2	走路	97	103	＞100
			骑车	47	20	42.5
			游泳	43	38	88.4
			徒步	28	18	64.3
			滑雪	7	1	14.3
			自由式滑雪	4	2	50
			登山	4	0	0
			网球	2	0	0
			英式足球	3	0	0
			慢跑	2	0	0
			固定自行车	0	7	＞100
			水中慢跑	0	1	＞100
Walton 等（2006），澳大利亚	病例：120 例 平均年龄：71.5 岁 随访：≥12 个月		走路	81	76	92.7
			游泳	22	14	63.6
			高尔夫	15	6	40
			草地滚球	17	13	76.5
			骑车	9	5	55.5
			徒步	8	1	12.5
			钓鱼	14	8	57.1
			网球	11	2	18.2
			健身	9	7	77.8

注：RTS：重返运动；pre-op：术前；post-op：术后；n：患者数目

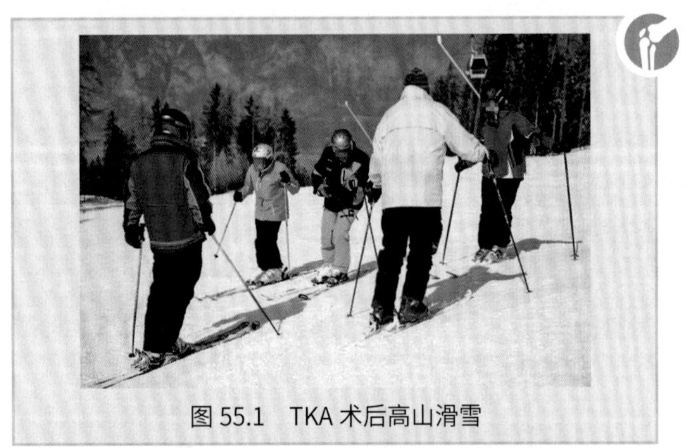

图 55.1　TKA 术后高山滑雪

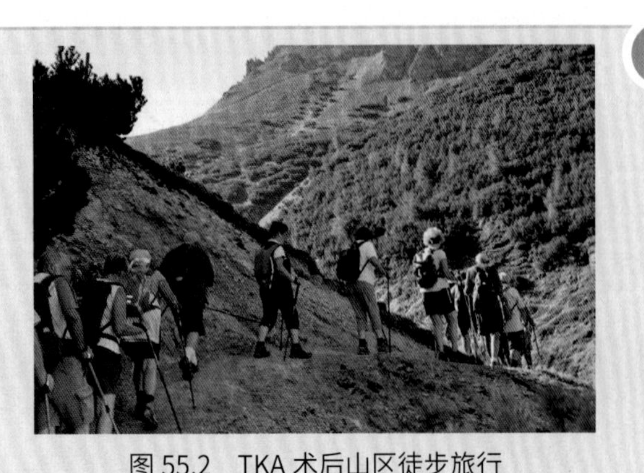

图 55.2　TKA 术后山区徒步旅行

小结

与对照组相比，参加3个月指导徒步旅行计划的TKA患者在功能能力和生活质量方面有中等程度的改善。

55.4 部分膝关节置换术与全膝关节置换术比较

Walton 及同事的一项研究将 TKA 与小切口 UKA 通过自我评估问卷进行比较，显示 UKA 回归运动的比率高于 TKA 组。术后，在 UKA 组中，54% 的患者恢复到与术前相同的运动水平，还有 13% 的患者在术后增加了运动活动。在 TKA 队列中，30% 的患者恢复到与术前相同的运动水平，14% 的患者在术后增加了运动活动。与 TKA 术后的患者相比，UKA 术后的患者更有可能维持甚至超过术前运动水平（P=0.003）。UKA 和 TKA 在恢复运动的时间上没有差异。

另一项研究也显示，UKA 组重返运动的比率

（96.7%）明显高于 TKA 组（63.6%）。并且，TKA 组的平均运动频率有所下降，而 UKA 组则略有增加。此外，TKA 组患者（42.9%）报告术后运动活动疼痛程度高于 UKA 组患者（24.1%）。UKA 组患者比 TKA 组患者恢复运动的速度更快。

> **小结**
>
> UKA组患者比TKA组恢复运动的速度更快。

55.5 UKA/TKA 术后患者对运动活动的关注

UKA 或 TKA 术后参与运动是否安全、是否有积极影响这一备受争议的问题仍然需要在未来进一步研究。

这些建议主要是基于外科医师的经验，而不是基于循证的结果。笔者的印象是，TKA 术后患者的运动活动与其医师的运动活动相关。如果医师个人积极参与某种类型的运动或一般的运动和（或）非常熟悉所参与运动的益处和风险，她（他）更有可能鼓励患者进行更多的活动。

例如，一个从未参加过高山滑雪的医师不会向她（他）的患者推荐这项有潜在危险的活动。一个普遍的共识是在膝关节置换术后 3~6 个月恢复低或中等强度的运动是有希望的且没有任何问题。关于高强度的运动，有几项研究报告了有争议的结果。有研究建议不鼓励患者参加高强度的运动，并且应避免高接触性运动。其他研究报告患者可能在膝关节置换术后恢复高强度的运动，并且成功恢复高强度运动是可能的。干预性研究显示，其对膝关节植入物没有短期有害的作用。然而，高强度运动对 TKA 结果的长期影响还需要明确。不稳定、假体周围骨折或植入物早期无菌性松动的风险只是关于高强度运动影响的少数几个问题。数据表明，假体磨损不是时间的作用，而是使用的作用。Lavernia 等发现通过 UCLA 活动量表评估活动水平较高的患者，其蠕变或变形所涉及的范围更大，病变严重程度也高于活动水平较低的患者。另一项研究得出结论，活动水平似乎不是手术翻修的危险因素。一些研究发现运动患者存在更高的放射学磨损和潜在的假体失败比率。尽管如此，这些研究在中期随访中并没有发现高强度的运动会增加手术翻修率。随访时间的长度可能不适合得出确定的结论。植入物技术的进展、新的手术技术和新型膝关节置换术的生存率对于高运动需求的患者来说是令人鼓舞的。

> **小结**
>
> 一项普遍的共识是在膝关节置换术后的3~6个月恢复到低或中等强度的运动可能没有任何问题。

55.6 推荐

根据文献，我们可以得出结论，在膝关节置换术后进行低和中等强度的运动没有任何问题。此外，对于一些患者，某些类型的高强度运动也可以在膝关节置换术后进行。因此对高强度运动的患者需要高质量的长期随访结果。Kuster 等认为在 TKA 术后，既往的运动经验和患者的运动方式对运动参与起着重要的作用。例如，如果患者选择坡度较小，缓慢走下坡，并使用滑雪杆，膝关节负荷可以减少 20%。因此，如果徒步旅行或滑雪等运动活动是在娱乐基础上，而不是在定期的耐力基础上进行的，它们的危害将减小。表 55.3 列出了总结。

> **小结**
>
> 对高强度运动的患者需要有高质量长期的随访结果。

表 55.3　部分或全膝关节置换术后的运动活动区域差异的比较和膝关节协会的建议（改编自 Healy 等，2008）

运动	膝关节协会推荐（2005）	UK 研究	CHE、DEU、AUT 研究	KOR 研究	AUS 研究
有氧运动			√		
篮球	不推荐		√		
保龄球	允许	√			√
越野滑雪	有经验允许		√		
骑车	允许	√	√	√	√
舞蹈	允许	√	√		

续表

运动	膝关节协会推荐（2005）	UK 研究	CHE、DEU、AUT 研究	KOR 研究	AUS 研究
高山滑雪	有经验允许		√		
步行锻炼	允许		√		
钓鱼					√
高尔夫	允许	√	√	√	√
健身房		√	√		
体操	没有共识		√	√	√
手球	没有共识		√		√
徒步	允许	√	√	√	√
滑冰	有经验允许				
轮滑	没有共识				
慢跑	不推荐	√	√	√	
爬山			√		
越野健走	允许		√	√	√
正常行走	允许		√		
骑马	有经验允许		√		
足球	不推荐				
壁球	意见不一致	√			
固定自行车	允许				
游泳	允许	√	√	√	√
网球 双人网球 单人网球	有经验允许 意见不一致		√		√
排球	不推荐		√		

注：UK：英国，CHE：瑞士，DEU：德国，AUT：奥地利，KOR：韩国，AUS：澳大利亚

要点回顾

在UKA和TKA术后进行体育活动是可能的。UKA术后患者的运动恢复率较高，恢复运动的时间比TKA术后的患者更快。UKA患者似乎比TKA患者更容易参与运动。

参考文献

扫码查看

第 56 章

全膝关节置换术中的金属免疫反应

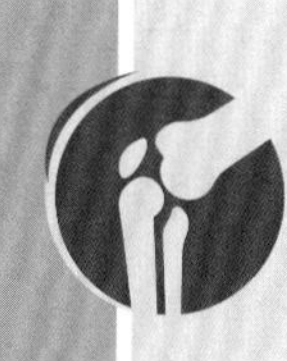

Simon Donell 和 Roland Becker

要 点

- 过敏反应包括Ⅰ型超敏反应，可导致 IgE 抗体介导的急性免疫反应。
- 金属植入物可引起迟发型超敏反应（Ⅳ型），这是一种由细胞介导的，并非针对“无害”物质的异常反应。感染也可导致类似的反应。
- 对于 TKA 患者，尚没有足够的证据支持常规进行斑贴或超敏试验筛查。
- 对金属首饰有严重皮炎反应的患者，有人认为应使用锆、钛或陶瓷材料的 TKA 植入物。
- TKA 术后出现湿疹样皮疹但没有任何关节症状，可以局部使用类固醇治疗。
- TKA 术后疼痛伴持续性滑膜炎的患者应进行全面检查，以排除金属过敏以外的诊断。金属过敏是一种排除性诊断，可能没有皮炎的表现。

56.1 概述

患者常说的过敏是一个有着很强主观性的词，包括食物不耐受和超敏反应。在患者心里，过敏是过敏性休克和死亡的同义词。在骨科领域，“植入物过敏”一词同样不够严谨，造成了人们从根本上误解了人体处理金属和其他异物的免疫学基础。真正的过敏是指Ⅰ型超敏反应，即皮肤或上皮细胞受到抗原（如镍）的刺激后，产生IgE介导的免疫反应，多为急性的局部反应，如荨麻疹，免疫系统会对花粉、食物或金属等“无害”物质变得过于敏感。最严重的情形是可引起全身性反应，即过敏性休克和死亡。Ⅱ型和Ⅲ型超敏反应也是抗体介导的免疫反应，包括IgG或IgM。在Ⅱ型超敏反应中，抗原表达在受疾病影响的靶组织上，比如新生儿溶血。而在Ⅲ型超敏反应中，抗原与靶组织并不相关，Ⅲ型超敏反应主要与免疫复合物沉积的部位有关，比如类风湿性关节炎。与金属植入物有关的最重要的免疫反应是迟发型超敏反应，称为Ⅳ型。这是一种细胞介导的不涉及抗体的免疫反应。在皮肤测试中，皮肤的过敏表现不是急性的反应（Ⅰ型超敏反应），而是会延迟24 ~ 72 h。与其他的超敏反应不同，Ⅳ型并不一定是对无害物质的反应。它也可以是针对感染的免疫反应，有助于抵抗病原体。Ⅳ型超敏反应在皮肤上表现为湿疹样皮炎，这可能是接触金属的结果。

“金属过敏”一词不够准确，导致人们会担心植入物中的金属，如TKA假体，会引起一系列不良反应，并自然而然地将其与术后膝关节疼痛联系起来。需要进一步说明的是，这些患者可能是特异反应，而不是过敏。在过敏反应中，存在IgE介导的对特定物质的超敏反应，例如镍，而特异反应可能是皮肤点刺试验呈阳性，或者对特定过敏原有IgE反应，但没有临床症状。

> **小结**
>
> 对金属植入物最重要的免疫反应是迟发型超敏反应，也被称为Ⅳ型超敏反应，它是一种细胞介导的不涉及抗体的免疫反应。

56.2 金属Ⅰ型超敏反应的患病率

皮肤金属过敏的患病率为10% ~ 15%，体内有金属植入的患者则达到了25%。女性（14%）的发生率显著高于男性（2%）。在一项对比TKA患者与无植入物的对照组研究中，对照组金属过敏的患病率为20%，没有症状的TKA组患病率为48%，而存在植入物不稳定的TKA组患病率高达60%。其他研究也显示，功能良好的关节置换术后患者皮肤对金属过敏的患病率为25%，而术后功能不佳的患者中，该比例高达60%。

然而，只有＜0.1%的患者会表现出症状。镍是人类最常见的致敏物。其他致敏物有铬、钴、铍及含有庆大霉素的骨水泥。金属超敏反应似乎通常发生在术后2个月至2年。

> **小结**
>
> 皮肤金属过敏的患病率为10%～15%，体内有金属植入物的患者患病率为25%，但只有＜0.1%有症状。

对于关节置换术后超敏反应的重要性，德语系国家一些严格的患者管理说明中仍然存在争议，而在英语系国家则更加持怀疑态度。在德国，由于对铬、钴和镍等金属有过敏病史，2009年有4%的TKA患者使用了含涂层的假体。而在英国，截至2017年底，在国家联合注册中心注册的近100万例TKA术中，只有1.2%使用了含涂层的假体，且并未记录是否是因为金属过敏史。在法医学上，了解金属超敏反应、当地的处理规范及何时使用涂层植入物十分重要。

56.3 金属过敏的机制

◆ 56.3.1 过敏的免疫学基础

过敏的过程分为3个阶段：致敏、遇到过敏原时肥大细胞的激活及过敏反应。过敏反应又有早期和晚期2个阶段。致敏是指针对过敏原产生IgE抗体。当CD4 T细胞转化为T辅助细胞2（Th2）后会分泌白细胞介素-4（IL-4），继而使B细胞产生抗原特异性的 IgE。IgE 会与肥大细胞上 IgE 抗体 Fc 部分的特异性受体相结合。IgE 与肥大细胞的结合会保持数月。最初的过敏原接触通常不会引起任何症状。但二次接触后，过敏原会与其特异性的 IgE 结合，最终激活肥大细胞。激活后的肥大细胞会进行脱粒并释放媒介物，如组胺，然后合成新的介质，如白三烯和前列腺素。这些介质引起血管扩张、平滑肌收缩和黏液分泌。具体表现取决于反应部位，并且通常在几分钟内就会发生。活化的肥大细胞会分泌 TNF-α，激活内皮细胞使其分泌黏附因子，促进血液中白细胞的迁移。随着嗜酸性粒细胞、嗜碱性粒细胞、嗜中性粒细胞和 T 细胞的募集，趋化因子如 IL-8 继而生成。这会诱导进一步的炎症反应，即过敏反应的后期阶段。

◆ 56.3.2　Ⅳ型超敏反应的免疫学机制

迟发型超敏反应的作用如下。

（1）向受累部位募集单核细胞。

（2）在受累部位维持单核细胞和巨噬细胞。

（3）激活单核细胞和巨噬细胞，消灭感染部位细胞内的细胞器。

金属颗粒与蛋白结合形成金属肽的半抗原复合物，这些被免疫系统识别为抗原。Th1 淋巴细胞由局部淋巴结产生，分化为 Th1 效应细胞进入血流。通过在抗原位点释放细胞因子，Th1 效应细胞会表达新的黏附因子。这些黏附因子会被巨噬细胞释放的 TNF-α 和 IL-1 激活，继而促进血流中的单核细胞分化。巨噬细胞则被 Th1 效应细胞分泌的巨噬细胞抑制因子保留在该位点。Th1 效应细胞和巨噬细胞之间的扩增环增强了迟发型超敏反应。Th 细胞通过干扰素 γ（IFN-γ）激活巨噬细胞。在 IFN-γ 存在的前提下，TNF-α 和 IL-2 促进巨噬细胞的激活。活化的巨噬细胞会上调细胞表面的Ⅱ类主要组织相容性复合体（major histocompatibility complex，MHC）的表达。巨噬细胞也是一种高效的抗原提呈细胞（antigen processing cells，APC），可将其Ⅱ类 MHC 上的抗原传递给 Th 细胞。然后 Th 细胞会分泌更多的细胞因子，进一步激活巨噬细胞。Th 细胞的持续活化对细胞因子的产生和免疫反应的控制十分重要。当抗原被移除后，这些反应也会减弱。在感染中，巨噬细胞会消灭细菌。在金属诱导的超敏反应中，金属颗粒会通过血液和肾脏排出。

有研究表明，金属过敏患者在关节置换术后，体内 IFN-γ 和 IL-6 水平升高。然而，也有研究发现在有关节症状的镍过敏的关节置换患者中，IFN-γ 水平极低，IL-17 表达显著升高，但在术后关节功能良好的镍过敏患者中，IL-17 水平并没有明显升高。

无菌性淋巴细胞为主的血管炎相关病变（aseptic lymphocyte-dominated vasculitis-associated lesions，ALVAL）和金属对金属的髋关节植入物诱发的假性肿瘤也被认为是Ⅳ型超敏反应。ALVAL 中的炎症细胞以淋巴细胞和血管周围细胞为主。三级淋巴组织的形成似乎可以增强局部免疫反应。如果存在中性粒细胞，就必须考虑感染的可能。每个高倍视野下存在 5 个及以上的中性粒细胞就可考虑为感染。可以推测，这种情况下金属碎片数量的增加会促进免疫反应的增强。有一种观点认为，假体周围细胞的死亡是机体将金属碎片隔离，阻止其进入血液循环的一种方式。

56.4　诊断

对于出现膝关节肿胀和滑膜炎并伴有局部或全身湿疹样皮炎的患者，应考虑金属过敏。但在 TKA 中，在诊断金属过敏之前，需排除其他所有可能导致植入物失败的原因（如感染、无菌性松动、植入物位置不正等）。TKA 中体外淋巴细胞试验的有效性还有待进一步证实。

◆ 56.4.1　斑贴试验

斑贴试验是最常用的一种体内检测方法，灵敏度为 77%，特异度为 71%。“条形”斑贴试验是传统斑贴试验的改进版。在测试致敏原之前，应将试验位置的黏性胶带撕掉。与标准斑贴试验相比，该方法可以将诱导过敏反应的阈浓度降低 30%。

但是皮肤斑贴试验存在几个问题，例如诱发的免疫反应是由皮内朗格汉斯细胞介导的，而金属的超敏反应是由淋巴细胞和巨噬细胞介导的。已有研究表明，一些 TKA 术后斑贴试验阳性的患者并没有任何金属过敏的症状。该试验阳性仅提示有皮肤过敏反应，无法对金属植入物的过敏反应做出判断。一项匹配队列研究显示金属抗原皮肤斑贴试验阳性患者的 TKA 失败风险并不会增加。在平均 5 年的随访研究中，斑贴试验阳性病例的临床结果或疼痛与对照组相比没有差异。

皮肤斑贴试验对预测金属植入物过敏的价值很低。相反，它可能导致之前并无过敏史的患者对金属过敏。尽管如此，Mitchelson 等建议，对植入物中金属成分有过敏史的患者应提供别的植入物以供选择（见后文）。

> **小结**
>
> 皮肤斑贴试验对预测金属植入物过敏的价值较低。

◆ 56.4.2 金属超敏试验

另外还有 3 种体外超敏试验。

（1）淋巴细胞转化试验（lymphocyte transformation test，LTT）

（2）改进的淋巴细胞刺激试验（modified lymphocyte stimulation test，mLST）

（3）白细胞移动抑制试验（leucocyte migration inhibition test，LMIT）

56.4.2.1 LTT

LTT 是将抗原诱导的 T 细胞增殖，并与未受刺激的基础增殖量比较。T 细胞从全血中分离出来后与待测金属共培养 5 天。用放射性同位素测量淋巴细胞的增殖，因为淋巴细胞含有放射性示踪剂。实验室设定了敏化检测阈值，称为刺激指数（stimulation index，SI），通常 SI＞3。这种方法更适合检测全身性超敏反应，并将皮肤过敏和金属植入物引起的超敏反应区分开来。需注意该检测结果不能孤立于临床影像和其他诊断指标。

56.4.2.2 mLST

mLST 与 LTT 相似，也是通过接触潜在的抗原测量淋巴细胞的增殖。通过离心分离出外周血淋巴细胞（peripheral blood lymphocytes，PBL）。将 PBL 与 $NiCl_2$、$CoCl_2$、$CrCl_3$ 或 $Fe_2(SO_4)_3$ 共培养 72 h。在培养的最后 6 h，测量具有放射性的（^3H）胸苷激酶标志物与淋巴细胞的结合情况。以 SI＞2 为阈值。

56.4.2.3 LMIT

“LMIT 是利用移动抑制试验通过评估白细胞在接触已知抗原情况下的活动性判断白细胞的活化。”“胶原蛋白注入试管中或分层平铺于皮氏培养皿后，将白细胞种在胶原蛋白表面，与抗原共同孵育。通过直接观察凝胶基质中的细胞或使用放射性标记的细胞测量闪烁都可以评估白细胞的移动能力”。

56.4.2.4 其他研究

最近，Lionberger 等报告了 32 例 TKA 待翻修的患者，其中 19 例镍过敏。他们从膝关节滑膜中提取细胞计数，发现有 $CD4^+$ 和 $CD8^+$ T 细胞的激活。镍过敏患者 $CD4^+/CD8^+$ T 细胞比值为 1.28，对照组为 0.76。两组之间 $CD8^+$ T 细胞没有差异，但镍过敏组 $CD4^+$ 细胞的数量几乎增加了 2 倍。

骨水泥或庆大霉素（通常掺入骨水泥中）也可能引起超敏反应。Thomas 等研究了 113 例对骨水泥成分过敏的患者，并报告了骨水泥中各个成分过敏的比例（表 56.1）。

表 56.1 骨水泥中各个成分过敏的比例

骨水泥成分	存在过敏反应的患者数（例）	百分比（%）
庆大霉素	19	16.8
过氧化苯甲酰	9	8
对苯二酚	3	2.7
2- 羟基乙基丙烯酸酯	2	1.8
硫酸铜	0	
甲基丙烯酸甲酯	1	0.9
N,N- 二甲基对甲苯胺	0	
至少有 1 种骨水泥成分	28	24.8
金属和骨水泥成分	11	9.7

56.5 临床表现

如果患者在 TKA 术后伤口出现湿疹，应考虑金属过敏。女性比男性更为常见（13∶2）。如果没有相关的滑膜炎和膝关节肿胀，皮肤湿疹应转诊至皮肤科进一步治疗，可能会局部使用类固醇。

如果 TKA 术后出现持续的关节积液和疼痛性滑膜炎，更可能的诊断是不稳定、松动、慢性感染、聚乙烯磨损和复发性关节积血。需要进行详细的临床评估（图 56.1）。然而，如果是使用钴铬假体的 TKA 术后 2 个月至 2 年，患者出现持续性膝关节疼痛、滑膜炎、肿胀、僵硬，尤其是女性，并排除了所有其他可能的诊断，则需要考虑金属过敏。膝盖上的皮炎没有特异性。X 线平片通常没有特异性改变。临床影像与慢性或惰性感染相同。

针对 TKA 术后感染应制订相应的管理方案，但测量血清或尿液中的金属水平没有意义。虽然斑贴试验和 LTT 在临床上很常见，但目前仍没有移植物过

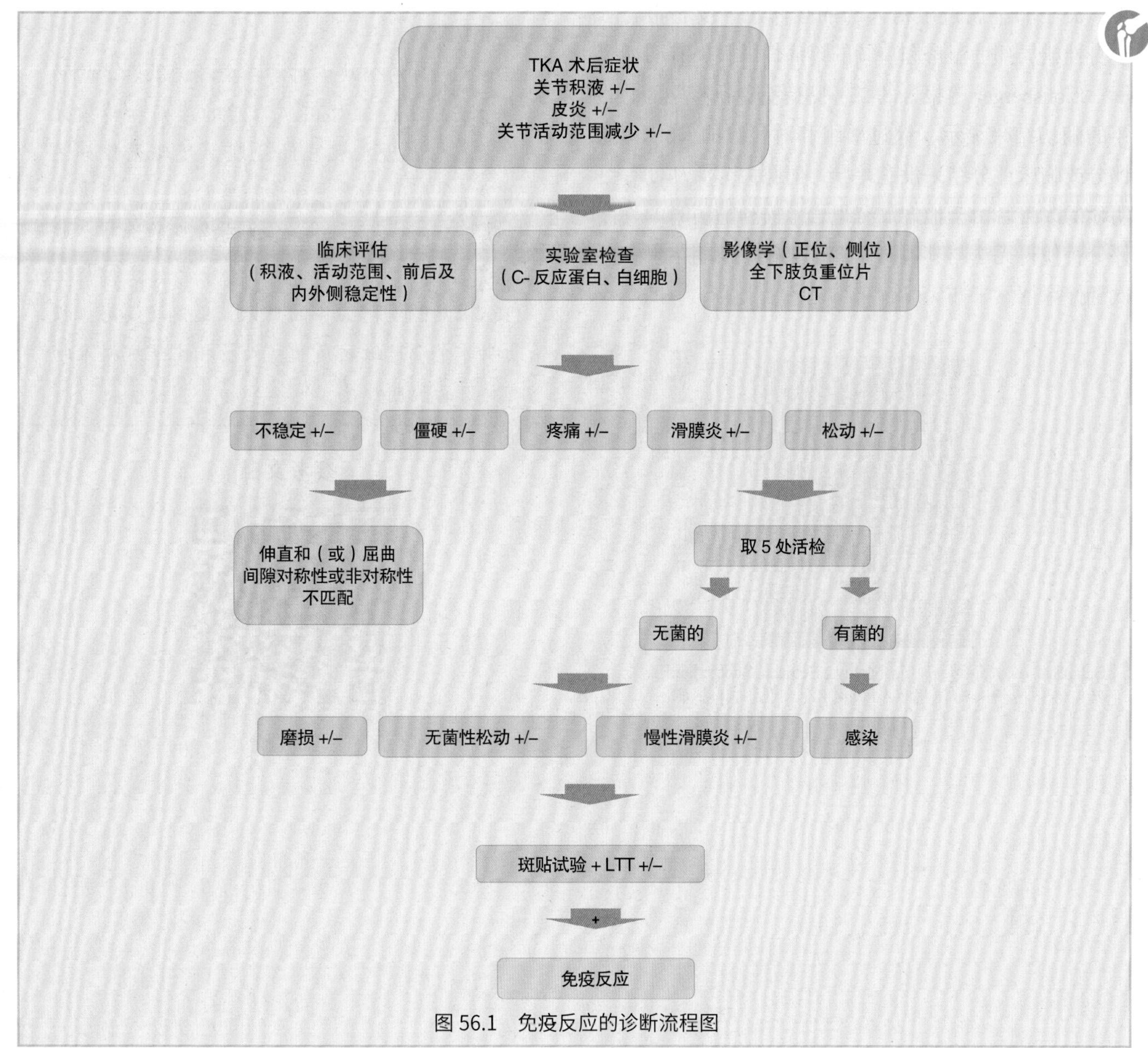

图 56.1　免疫反应的诊断流程图

敏的诊断标准，也没有相应的药物或非手术治疗方法能帮助这些患者。

56.6 植入物的选择

在对患者说明诊断的不确定性及缺乏可供选择的治疗方案后，应考虑移除植入物。将传统的钴 - 铬植入物换成不致敏的金属植入物，如氧化锆（ZrNb）合金（黑金）、钛合金，或由陶瓷制成的假体。尚无证据表明金属过敏患者的翻修率更高。黑金与钴 - 铬成分的股骨假体相比，翻修风险的危险比没有任何差异。12 年随访的研究表明，钴 - 铬组的翻修率为 4.8%，黑金组为 7.7%，两组间没有显著差异。Fa. Lima 公司（San Daniele，Italy）2006 年推出了一种 Delta 陶瓷股骨假体。Delta 陶瓷®由 75% 的氧化铝和 24% 的氧化锆制成。外科医师需要了解 Delta 陶瓷移植物同样需要使用骨水泥固定。因此，也必须排除对骨水泥和庆大霉素的过敏。

钴 - 铬植入物可以通过使用 4 μm 厚度的氮化钛铌 [Ti（Nb）N] 涂层进行钝化（图 56.2）。术后 2 年的随访结果显示有 Ti（Nb）N 涂层的植入物与传统的钴 - 铬植入物相比，没有临床差异。另外在插入有涂层的假体时应格外小心，避免表面划痕和磨损。

全聚乙烯的胫骨假体也是一种选择。一项超过 12 000 例 TKA 的荟萃分析显示，全聚乙烯和金属的胫骨组件之间的翻修率和临床评分没有差异。但是需要注意到全聚乙烯的设计近年来逐渐改善，新推出的植入物效果更好。

关于非金属过敏植入物的翻修几乎没有报告。全身性或局部性湿疹和持续的疼痛性滑膜炎有明显缓解。Lionsberger 等报告的 32 例患者队列研究至少 2.5 年的随访结果显示，镍过敏组和对照组的 KSS 功能评分或临床评分结果没有差异，但膝关节活动度有更明显的改善。由于他们没有报告术前和随访时的具体评分，使得无法与其他研究进行比较。长期结果和再次翻修率依然未知。

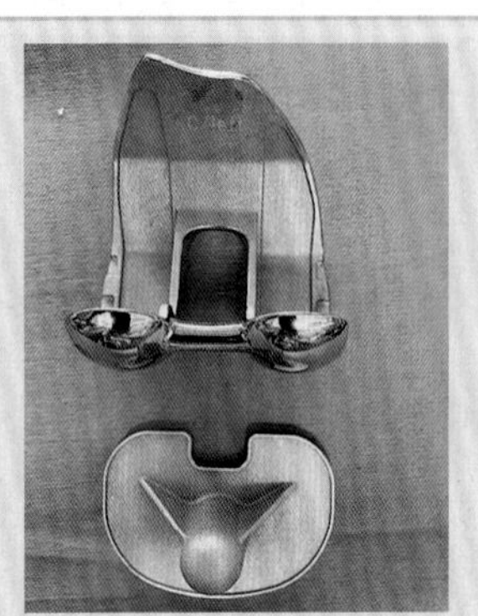

BalanSys® 膝关节系统（Fa. Mathys, Bettlach, Switzerland）。钴 - 铬移植物表面使用氮化钛铌 [Ti（Nb）N] 涂层

图 56.2

要点回顾

虽然目前仍缺少对潜在金属过敏患者的明确管理方法，但对TKA术后的疼痛和持续性滑膜炎仍应进行相应的处理。处理流程如图56.1。金属过敏是一种排除性诊断。当患者出现膝关节疼痛，并排除了所有常见的诊断，就应考虑金属过敏的可能。尤其是女性和初次TKA术后2个月至2年的患者。目前还没有证据表明非金属过敏材质的植入物相比传统植入物有更好的长期疗效。

参考文献

扫码查看

第 57 章

数字支持是否会影响全膝关节置换术的结果？

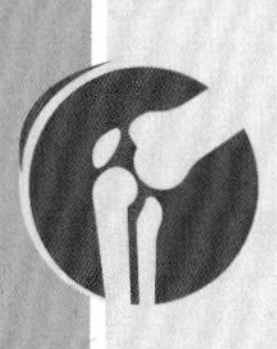

Bernhard Christen

要 点

- 与传统的 TKA 相比，计算机导航的 TKA 在冠状面力线和减少假体位置异常方面具有显著的优势。
- 一些研究也证实了计算机辅助手术（CAS）的矢状面力线和胫骨后倾更为精确。
- 对于纠正股骨和胫骨旋转力线，CAS-TKA 在临床结果（包括患者报告结局测量、功能和患者满意度）方面并未显示出显著的差异。
- 近期研究显示，计算机导航可以提高 65 岁以下患者 TKA 术后的生存率。
- 未来只有通过降低并发症或远期翻修率和（或）改善临床结果和患者满意度，才能使得 CAS-TKA 较高的直接成本（如启动、教育、维护）和间接（如额外的手术时间）成本合理化。
- 术前 CT 扫描可以增加 TKA 旋转对线的准确性，手术机器人可能会克服现有的无图像计算机导航的局限性。

57.1 概述

计算机辅助骨科手术的首字母缩写是 CAOS，CAS 代表计算机辅助手术。

计算机辅助系统分为 3 类：主动机器人系统、半主动机器人系统和被动系统。

半主动机器人系统不执行手术步骤，但会限制工具的放置，如摆锯或钻头。

被动系统主要依赖于固定在患者身体上的被动反射标记和工具上的指针及发送和接收红外光的摄像机（光学跟踪系统，图 57.1）。对目标对象的探测定义了虚拟空间中的点，该指针探测可以由跟踪系统进行三角化。跟踪系统通过三角定位得到每个标记的 x、y 和 z 坐标，并与计算机相连。无图像参考的准确性取决于系统本身及外科医师在选择正确参考点时的专业性。

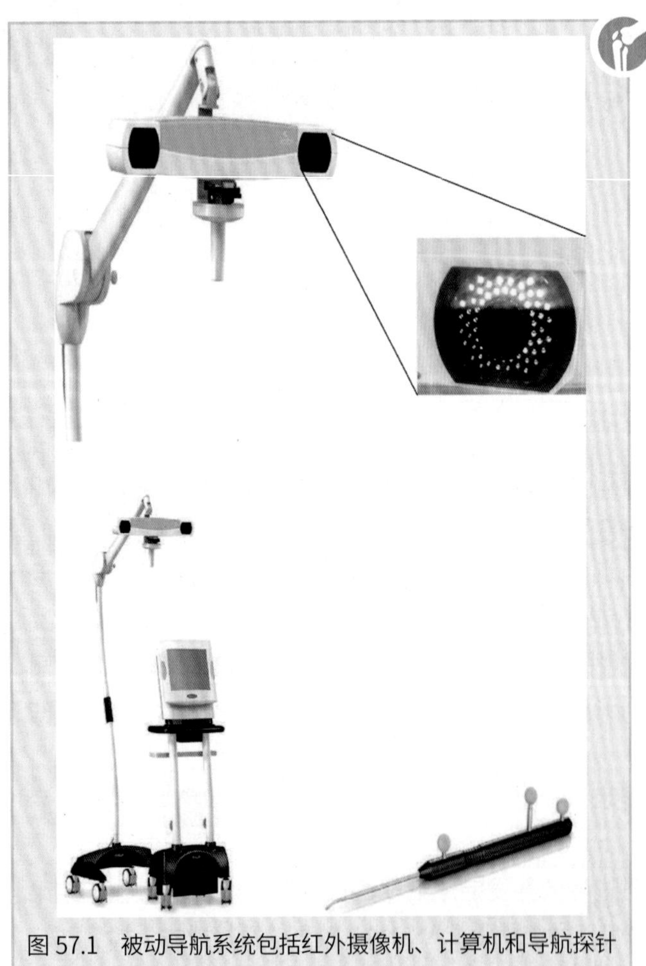

图 57.1 被动导航系统包括红外摄像机、计算机和导航探针

光学跟踪系统的验证研究表明其具有较高的可靠性和准确性，平移误差为 0.25 mm，角误差为 1°。探测方法有两种：运动学和骨形态。

小结

光学跟踪系统的平移误差为0.25 mm，角误差为0.5°。

运动学参考在确定髋关节和踝关节中心时，简单而有用。由于髋关节中心不直接可见，常通过跟踪股骨在圆周运动中旋转来完成。

骨形态方法是使用探针选择骨表面多个匹配点，从而将骨形态数字化（图 57.2）。基于这种点阵云创建出一个虚拟影像。然后进行假体大小、截骨水平和运动学评估。

计算机辅助导航可被划分为“封闭式”或“开放式”系统。封闭式，或称专有系统，仅提供针对特定假体或特定手术技术的支持。开放式系统是通用的，并支持来自不同制造商的各种假体的植入。

根据基于 CT 扫描、透视、超声或无图像的参考方法，计算机导航系统可分为 4 种不同的类型。

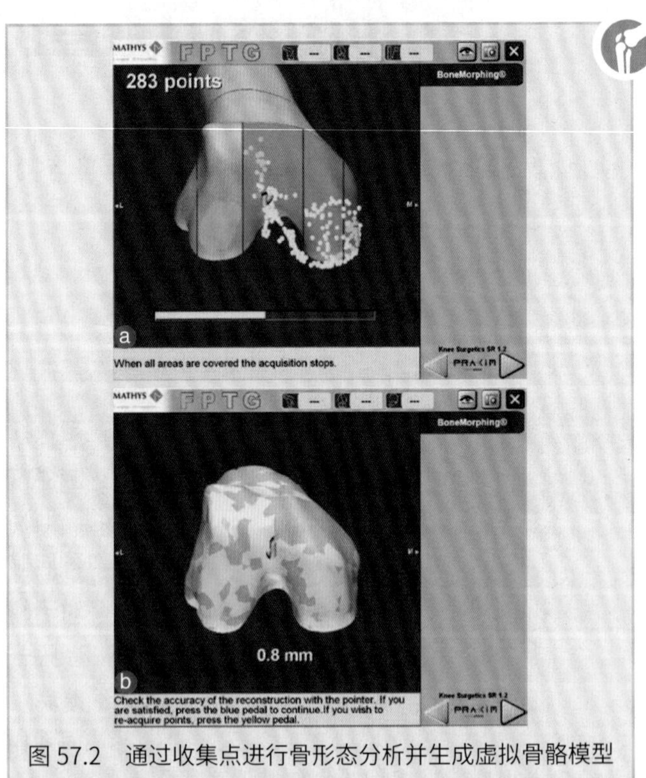

图 57.2 通过收集点进行骨形态分析并生成虚拟骨骼模型

由于需要额外的技术设备且增加设置时间，基于透视或超声波的计算机导航并非很成功，应用较少。基于CT导航的缺点是术前CT扫描增加了辐射剂量。然而因其克服了导航系统旋转对线较弱的缺点，使辐射的缺点显得不那么重要。确定的股骨和胫骨假体的旋转力线可以转移到计算机上，并通过无图像导航与

输入的标记和表面点进行匹配。基于 CT 的导航与无图像方法相结合提高了计算机导航的准确性，这是机器人手术所必备的。最近有研究描述了 CAS-TKA 的当前技术状态。

CAS 最早是在神经外科发展起来的，目的是提高准确性和精密度。Delp 等于 1997 年介绍了 TKA 中的计算机导航，最常用的是无图像导航系统。

> **小结**
>
> 最常用的是无图像导航系统。

计算机导航的主要目标是改善力线和假体定位，减少外部干扰，以延长 TKA 的生存期，因为力线不良、假体位置不当与功能降低和翻修率较高相关。次要目标是改善 TKA 术后的临床结果和功能评分。该技术被认为有用，尤其是存在关节外畸形的情况下。然而，目前只有＜ 5% 的美国外科医师在 TKA 中使用计算机导航。

瑞士的比例从 10 年前的 20% ~ 25% 下降至 2015 年 12.9%。只有在澳大利亚，CAS-TKA 的比例从 2003—2012 年的 2.4% 增加到目前的 22.8%。

在将被动标记固定于骨骼后（一个位于胫骨，一个位于股骨，后者可通过手术切口放入），TKA 中的无图像计算机导航需先校准系统（图 57.3）。输入选定的骨骼标记点，并通过运动学参考定义髋关节中心，系统可提供下肢力线。从这个时间点开始，可以规划每个手术步骤，然后在截骨前后进行验证。因此，其不仅可以控制截骨平面的精度，还可以控制试模和最终植入物的定位。

除了注册过程的内在技术错误，在标记放置方面也可能存在一些错误。对于 x、y 和 z 三轴的每一个坐标，该误差范围通常为 0.1 ~ 1 mm，或 1° 。当骨性标记数字化时，可能会出现其他错误。由于骨骼上覆盖的软组织或软骨，指针可能会未触及骨骼。此外，导航系统可能因反射镜或摄像头脏污而出现故障。如果患者骨量减少严重，放置在骨骼中用来固定跟踪器的探针可能会移动，从而使所有后续的测量都不准确。

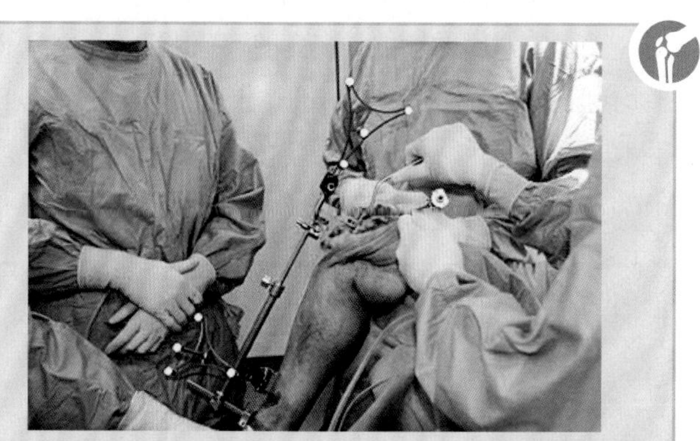

光学追踪器固定在胫骨和股骨上（股骨追踪器杆通过手术切口放入，图中没有光学标记），移动跟踪器置于胫骨截骨导板上

图 57.3

如果仅导航截骨导板，外科医师可能会在截骨过程中由于锯片发生弯曲而出错，尤其是在试图切割骨硬化区域时。即使截骨是准确的，植入过程中骨水泥厚度的差异也可能导致力线异常。这就是为什么必须通过计算机导航检查截骨和植入物的位置，以验证其准确性（图 57.4）。

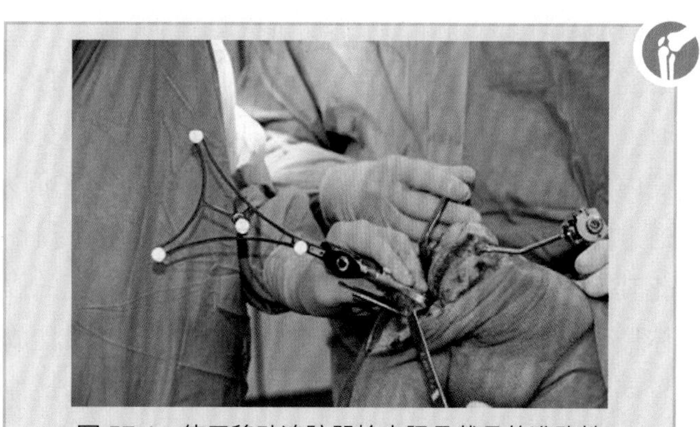

图 57.4　使用移动追踪器检查胫骨截骨的准确性

> **小结**
>
> CAS不仅可以规划截骨和假体的位置，还可以通过系统监测每次截骨，从而在手术期间保证准确性。

随着 TKA 中机器人辅助技术的引入，计算机导航技术已经进入了一个新的领域。机器人的使用使得红外摄像机成为必需品，并且该技术可基于无图像技术或基于 CT 技术。

57.2　CAS-TKA 的学习和指导

众所周知，外科医师学习一种新的技术或方法，会经历一个学习曲线。TKA 的计算机导航也存在学习曲线点。Smith 等比较了一位首次使用 CAS-TKA 的外科顾问医师和一位执行了超过 1000 次 CAS-TKA 的专家的结果。在对 20 例患者使用 CAS-TKA 后，初学者的手术时间与专家的手术时间相等，而前 20

例患者的手术时间明显长于专家的手术时间（手术时间分别为 92 min 和 73 min）。

Nizard 等发现，对于基于 CT 的系统（Navitrack®），学习曲线在 27 例 TKA 术后完成。Jenny 等在一项使用无图像导航系统（OrthoPilot®）的多中心研究中证实了这些结果。他们发现，学习曲线只影响手术时间，对于不熟悉的外科医师，从（118 ± 23）min 开始，30 次 TKA 术后手术时间达到（107 ± 26）min（$P < 0.001$）。对于股骨或胫骨假体植入的准确性、结果或并发症发生率，初学者和经验丰富的 CAS-TKA 中心之间没有显著差异。所有研究都证实，CAS-TKA 的学习曲线很短，从一开始就有准确的结果，在 20 ~ 30 个病例后达到最佳操作时间。除了提高截骨的准确性（这将在本章后文进行广泛讨论），一些研究表明，有经验的外科医师在使用 CAS 进行 TKA 时，提高了软组织平衡的技能。Iorio 等证明，在短期内使用 CAS-TKA 后，大量的膝关节外科医师可以通过常规技术改善假体定位，并且通过计算机导航优化其常规技术，使其更加准确（使用常规 TKA 的假体最佳放置率为 68%，使用 CAS-TKA 的假体最佳放置率为 92%，使用 CAS 后使用常规技术的假体最佳放置率为 82%）。显然，计算机导航甚至对经验丰富的外科医师也有指导效果。Love 和 Kinninmount 表示，在 TKA 中，计算机导航是一种优秀的学习和模拟工具。Khakha 等表明，当使用 CAS-TKA 时，实习生在冠状面力线、失血量和功能评分方面可以达到与骨科顾问医师相同的结果，只有止血带时间不同。Schnurr 等在 662 例顾问医师或受训学员操作的 CAS-TKA 中已经发现了这一点。他们认为两组的截骨误差没有差异，冠状面力线也没有差异。唯一的显著差异是手术时间（学员为 139 min，顾问为 122 min）。

> **小结**
>
> CAS提高了人们对TKA手术的理解，是一个很好的教学工具。

57.3 CAS-TKA 的利与弊

◆ 57.3.1 失血量和输血需求

由于 CAS-TKA 中无须开髓，因此可以预期出血量会比传统 TKA 少。其他方法 CAS-TKA 与传统 TKA 相比没有显著差异。随着现代血液保护技术的发展（如低血压、使用氨甲环酸、无引流），这不应再成为支持或反对 TKA 中使用计算机导航的重要论据。

◆ 57.3.2 栓塞

CAS-TKA 术中去除了髓内定位器械的使用，可减少经食管超声检测的脂肪和骨髓栓塞。其他研究可以用同样的方法证明，最大栓塞负荷在止血带释放后立即出现，并持续 15 ~ 120 s。Bauwens 等在荟萃分析中未发现常规 TKA 或 CAS-TKA 中血栓栓塞事件的任何差异。

◆ 57.3.3 钉道周围骨折

在 CAS-TKA 手术中，在胫骨和股骨处安装光学跟踪器时，需要使用销钉。因此当使用计算机导航时，钉道骨折是一种特殊并发症，发生在钉孔附近。已发表文献中的发病率约为 1%，骨折大多位于股骨远端，但也有报告发生于胫骨。

骨折可能发生在手术期间或术后 12 个月。病因是多因素的，包括骨质疏松症、较大的针径、多次进针和骨热坏死。通过使用具有自钻和自攻设计的较细销钉，并将股骨销钉打入干骺端，可以降低这种严重并发症的发生率。

根据 Cheng 等的荟萃分析，包括 18 项随机对照试验，考虑到所有可能的并发症，CAS-TKA 的并发症发生率与传统 TKA 的并发症发生率没有差异。

◆ 57.3.4 成本和操作时间

成本是与 CAS-TKA 相关的一个重要因素，包括启动成本、培训成本、软件成本、维护和升级成本、额外的手术室时间、学习曲线和通信成本。如果术前需要进行 CT 扫描，费用还会增加。

手术室时间的增加是多变的，范围为 8 ~ 63 min，平均延长时间为 20 ~ 25 min，或平均增加常规 TKA 手术时间的 23%。额外的导航时间在很大程度上取决于学习曲线和过程的标准化。

> **小结**
>
> 据报告，增加的手术时间可达25 min。

据估计，考虑到由于 TKA 中冠状面对力线准确性在 ±3° 以内，使得首次手术后 15 年内因翻修手术减少而产生的额外费用不超过 629 美元，CAS-

TKA 中可以节省成本。Dong 和 Buxton 使用不同的模型计算出，由于导航 TKA 降低了翻修率和并发症，只要每例增加的成本不超过 430 美元，可实现成本节约。

Watters 等将患者个体化的 PSI 与导航 TKA 进行比较，发现 PSI 组患者的手术室时间可以减少 67 min。

◆ 57.3.5　对力线和假体放置的影响

57.3.5.1　精度和异常值

CAS-TKA 降低了异常值，减少了冠状面力线中的标准偏差，提高了 TKA 的精度、准度和可重复性。这可在几项随机对照试验中得到证实。

57.3.5.2　冠状面力线

CAS-TKA 中机械轴和冠状面假体的位置明显优于传统组。根据 Mason 等的荟萃分析，9% 的 CAS-TKA 和 31.8% 的常规 TKA 出现＞3° 的力线异常。其它方面则没有发现显著的差异。

57.3.5.3　矢状面力线

与传统 TKA 相比，CAS-TKA 矢状面力线的改善可以在几项研究中得到证实，然而，在一项包含 41 项随机对照试验或准随机对照试验的荟萃分析中，当以 ±2° 为界限时，导航 TKA 的胫骨后倾角度异常值百分比高于传统 TKA，但当将界限定义为 ±3° 时，这种差异并不显著。

57.3.5.4　旋转对线

临床上，导航手术在通髁线的评估同样具有挑战性。导航无法弥补股骨内上髁和外上髁数字化的观察者组内和组间的错误 。然而，Chauhan 等、Jenny 和 Boeri、Schmitt 等及 Stockl 等发现 CAS-TKA 在旋转对准方面比传统技术更好。其他人无法证实这一点，并发现假体旋转的平均值或异常值百分比没有改善。

没有研究表明胫骨假体的平均旋转度更好或异常值更少。在 Czurda 等的队列研究中，使用 WOMAC 和疼痛评分比较旋转力线异常和术后疼痛的关系，发现导航和非导航 TKA 的慢性疼痛并无明显差异，但两组中慢性疼痛和 CT 扫描的＞3° 股骨旋转异常均有明确的相关性。

> **小结**
>
> CAS 可以显著降低矢状面、冠状面和旋转对线的异常值。

◆ 57.3.6　关节线水平，内外侧和矢状面的稳定性

虽然关节线抬高可能导致中段屈曲不稳定，髌下疼痛和关节活动度减少，但只有少数研究评估了导航 TKA 术后的关节线水平。Luyckx 等表明，内侧关节线抬高 2 mm，明显导致在屈曲 30° 和 60° 时的冠状面不稳定。

Babazadeh 等发现两种技术之间的关节线水平没有差异，基于关节线变化的组间活力度和 SF-12 也没有差异。Song 等使用应力下透视检查前后向和内外侧稳定性，发现导航和常规 TKA 术后 1 年的稳定性无差异，活力度和 KSS 亦无差异。

57.4　临床结果

没有研究发现 CAS 和常规 TKA 之间的临床和膝关节功能评分、生活质量或患者满意度有任何重大差异。Cheng 等分析了 21 项 Ⅰ 或 Ⅱ 级研究，包括 2333 个膝关节。在 3 个月和 6 个月的随访中，他们发现导航组和常规组在并发症、膝关节协会评分或 WOMAC 评分方面没有统计学差异（表 57.1）。

◆ 57.4.1　长期结果

挪威关节置换术登记处报告称，与传统技术相比，导航 TKA（使用活动垫片植入物）在 2 年内的翻修率更高。研究结果归因于导航 TKA 的学习曲线和技术方面，该技术为 TKA 的手术过程引入了新的变量。Baier 等在对 157 例导航组与 188 例常规组 TKA 进行的配对分析中发现，计算机导航组术后 10 ~ 12 年的翻修率明显降低。2015 年，澳大利亚联合登记处公布了术后 9 年非导航患者的累计翻修率为 5.2%，而 CAS-TKA 患者为 4.6%，风险比为 1.05。对于年龄＜65 岁的患者，9 年后常规组 TKA 的翻修率为 7.8%，CAS-TKA 患者为 6.3%，存在显著差异，风险比为 1.13（95% *CI*：1.03　1.25）。该组患者中计算机导航手术明显降低了假体松动率（*HR*：1.38，表 57.2）。

在过去的几年中，通过 5 项荟萃分析和 1 项系统综述进行了 CAS-TKA 与传统 TKA 的对比研究。有趣的是，同年发表的 Bauwens 等和 Mason 等的研究结果并不一致。Bauwens 等报告的 33 项研究包含 3423 例患者，比较了导航 TKA 和常规 TKA，其异

表 57.1 比较 CAS 与常规 TKA 术后的临床结果

研究或亚组	CAS			传统组				平均差异	平均差异
	平均值	标准差	总计	平均值	固定 95% *CI*	总计	比例	固定 95% *CI*	
5.1.1 3 个月									
Bertsch C2007	148.4	21.9	34	151.0	25.6	35	12.4%	-2.60 [-13.83, 8.63]	
Decking R2005	167.7	24.8	27	160.6	22.2	25	9.6%	7.10 [-5.68, 19.88]	
Spencer JM2007	125.2	30.5	30	125.9	32.1	30	6.2%	-0.70 [-16.54, 15.14]	
汇总 (95% *CI*)			91			90	28.2%	1.11 [-6.33, 8.56]	
不均一性：$\chi^2 = 1.31$，自由度 = 2（$P = 0.52$）；$I^2 = 0\%$									
整体效果检验：Z = 0.29（$P = 0.77$）									-100 -50 0 50 100
5.1.2 6 个月									
Matziolis G，2007	149.0	29.0	32	144.0	29.0	28	7.2%	5.00 [-9.71, 19.71]	
Mizu-uchi H，2008	173.2	27.2	37	173.0	26.3	39	10.8%	0.20 [-11.84, 12.24]	
Spencer JM，2007	149.1	24.5	30	151.8	29.8	30	8.2%	-2.70 [-16.50, 11.10]	
Zhang W，2008	158.0	13.0	41	155.0	14.0	41	45.7%	3.00 [-2.85, 8.85]	
Subtotal (95% *CI*)			140			138	71.8%	2.13 [-2.53, 6.79]	
不均一性：$\chi^2 = 0.80$，自由度 = 3（$P = 0.85$）；$I^2 = 0\%$									
整体效果检验：Z = 0.90（$P = 0.37$）									
Total (95% *CI*)			231			228	100.0%	1.84 [-2.11, 5.80]	
不均一性：$\chi^2 = 2.17$，自由度 = 6（$P = 0.90$）；$I^2 = 0\%$									
整体效果检验：Z = 0.91（$P = 0.36$）									
亚组件差异测试：$\chi^2 = 0.005$，自由度 = 1（$P = 0.82$），$I^2 = 0\%$									对照组有利 实验组有利

质性具有统计学差异。主要结论包括两组之间的感染率、血栓栓塞事件或整体机械轴力线方面并没有显著差异，导航 TKA 的手术室时间增加了 23%。关于功能改善和并发症方面，没有明确的证据。然而，在机械轴 3° 或 2° 异常阈值方面，导航 TKA 确实显示出较低的力线异常风险。

当冠状面力线的界定异常值从 0° 增加到 6° 时，笔者发现导航 TKA 的优势降低。尽管 Mason 等进行了类似的研究，但仍有相互矛盾的结果。导航 TKA 可以改善机械轴的异常（导航 TKA 9%，常规 TKA 31.8%，3° 以内），冠状面胫骨和股骨假体力线在 3° 内，胫骨倾斜和股骨屈曲角度在 2° 内。该项研究纳入了对比队列研究，并明确表明这样做可能存在固有的选择偏倚。笔者认为 Bauwens 等的研究可能存在分析和设计错误，并对这些差异做出了解释。

多项随机对照试验研究对比了导航 TKA 和常规 TKA 的中期结果，通过 CT 扫描发现导航可以改善冠状面、矢状面和轴向的力线，但膝关节的临床或功能评分、生活质量或患者满意度没有改善。

小结

尽管CAS假体位置的准确性有所提高，但与常规手术相比，临床结果没有显著差异。

研究表明，无论是在手术室外还是手术期间作为模拟或训练工具，对于学员和经验丰富的外科医师，计算机导航 TKA 均是一个有效的教学工具。即使外科医师由 CAS-TKA 恢复到使用常规技术，对假体放

表 57.2　导航 TKA 和常规 TKA 的中长期生存

研究	随访时间	CAS 更优	传统组更优	无差异
Gothesen 等	2		×	
澳大利亚登记处	12	×（< 65 岁）		
Cip 等	12			×
Baier 等	10	×		
Babazadeh 等				×

置也有显著影响。计算机导航可以帮助学员缩短学习曲线，控制手术错误，提高截骨和冠状面的准确性，对学员和经验丰富的膝关节外科医师均有帮助。

短期和中期随访中，计算机导航和常规 TKA 的假体生存率并没有差异。在澳大利亚，术后 9 年 CAS-TKA 的轻微优势在总体的 TKA 中并不显著，但在 65 岁以下的患者组中，计算机导航的优势明显。这是计算机导航除了改善冠状面力线和减少异常值，首次显示出对比传统手术技术的优势。Baier 等在 2017 年进行了一项配对研究，其结果证实了上述结论。在 2 年后假体的生存率已有差异，并在初次术后 12 年内持续增加，计算机辅助组的效果更好。这种翻修风险的降低具有统计学意义。由于现代假体设计、聚乙烯和骨水泥技术的质量，在长期随访时才能体现的假体生存率的差异似乎合乎逻辑。因此，更年轻的（和更活跃的）患者生存率和翻修率的显著差异可能是计算机导航技术复兴的开始。

由于传统和 CAS-TKA 都依赖于难以在术中定义的骨性标记，无图像计算机导航的主要缺点在于无法更加准确地定义胫骨倾斜度及股骨和（或）胫骨假体的主要旋转力线。如果增加术前 CT 扫描、MRI 或 3D X 线检查，这将进一步增加 TKA 的复杂性和成本。但可以更准确地定义股骨的单屈曲轴及其与后髁连线、胫骨旋转的关系。

57.5　TKA 术中的机器人

在 TKA 术中引入机器人技术是计算机导航复兴的一个原因，因为如果没有光学计算机导航，机器人技术是不可能实现的。如前所述，机器人技术实际上是无图像的（图 57.5），并且基于 CT 扫描（图 57.6）。

无图像机器人技术依赖于在操作过程中收集经典的骨性标记，通过使用数据库生成表面模型来增强该技术。此外，可以保持软组织张力，直到使用导航磨头进行单髁置换的骨显露，或 TKA 术中钻孔以定位传统截骨导板。在这两种情况下，术中在进行骨显露或截骨后的任何时间，都可以使用导航磨头进行微调，以纠正额外的内翻或 1 mm 深的切除。

基于 CT 的技术考虑到所有可见标记点都不可靠，且个体间和观察者间差异较大，因此无法准确估计股骨的单一屈曲轴，也无法准确估计股骨或胫骨和股骨的旋转对线。

基于影像的机器人技术需先对髋、踝中心和膝进行 CT 扫描。通过膝关节所有经典骨性标记，分段进行 3D 重建。这使系统能够创建一个虚拟的膝关节 3D 规划，定义股骨和胫骨的 3D 尺寸和定位。外科医师可以根据计划和自己的理念，在手术前和手术期间随时调整该计划。虽然该系统是封闭的，但如果需要可以应用包括韧带平衡在内的所有外科技术。

开始手术前，必须先校准机器人、红外摄像机和导航仪器。然后，外科医师必须像传统导航系统一样，借助骨钉固定股骨和胫骨标记。通过选择算法定义髋关节中心，内踝和外踝由探针触诊确定。然后根据外科医师首选的技术打开膝关节。为了使解剖结构与 3D CT 相匹配，必须在股骨和胫骨表面标记 40 个点，然后用系统提供的额外 2 ~ 6 个点进行确认，精确度 < 0.5 mm。完成上述步骤后才可以去除骨赘，平衡膝关节。

一旦外科医师同意了规划，在触觉机械臂的辅助下，可以高精度（± 0.5 mm 或 ± 0.5°）地执行主要的股骨和胫骨截骨术。机械臂由外科医师引导，但其活动受限于骨性标记（基于 CT 扫描），一旦超过 ± 0.5 mm 或 ± 0.5°，则会停止工作无法钻孔（UKA）或切割（TKA），从而可防止损坏周围软组织。因为机械臂直接引导 2 mm 厚的锯片，所以 TKA 术中不

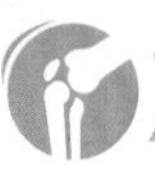

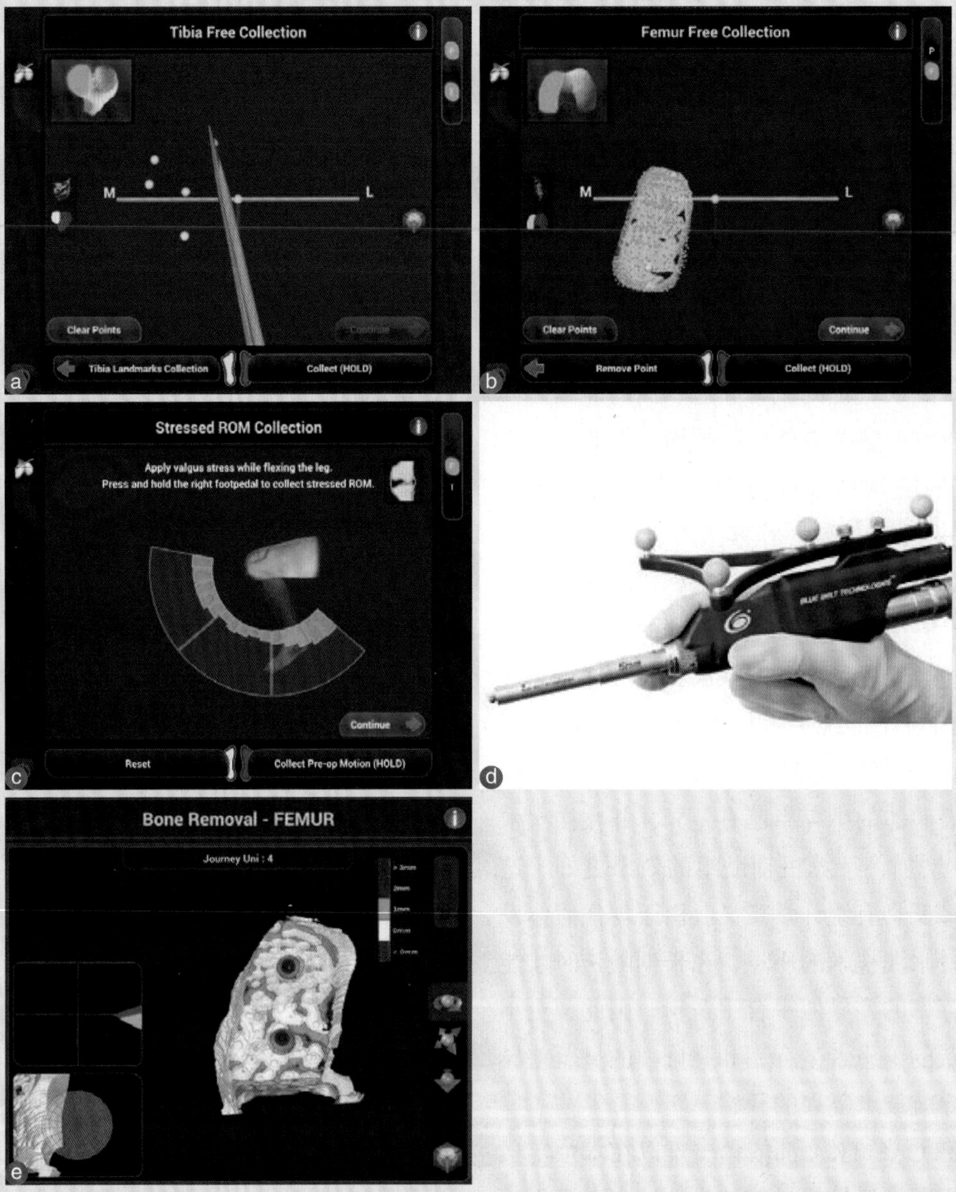

a. 收集骨性标记；b. 创建表面模型；c. 检查软组织张力；d. 导航机器人磨头；e. 骨面导航磨头或钻孔固定传统截骨导板

图 57.5　无图像机器人辅助手术

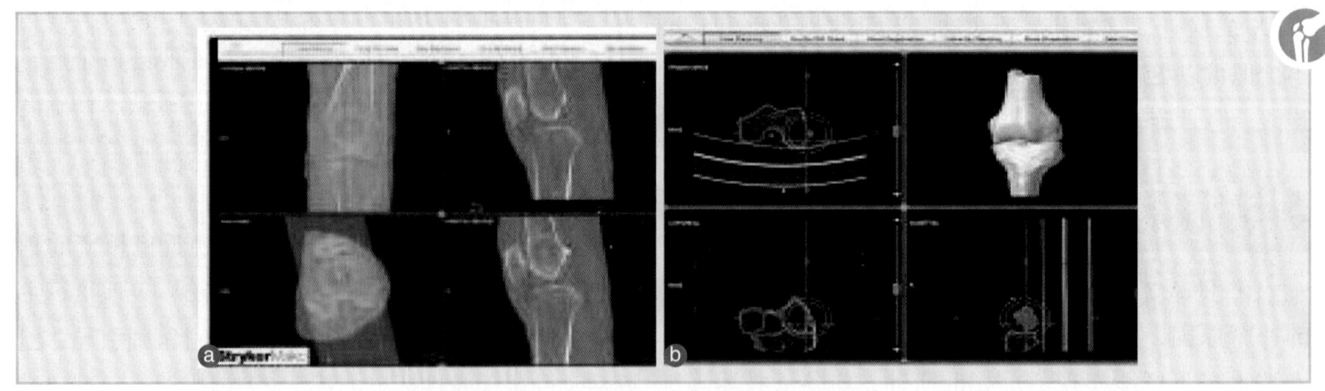

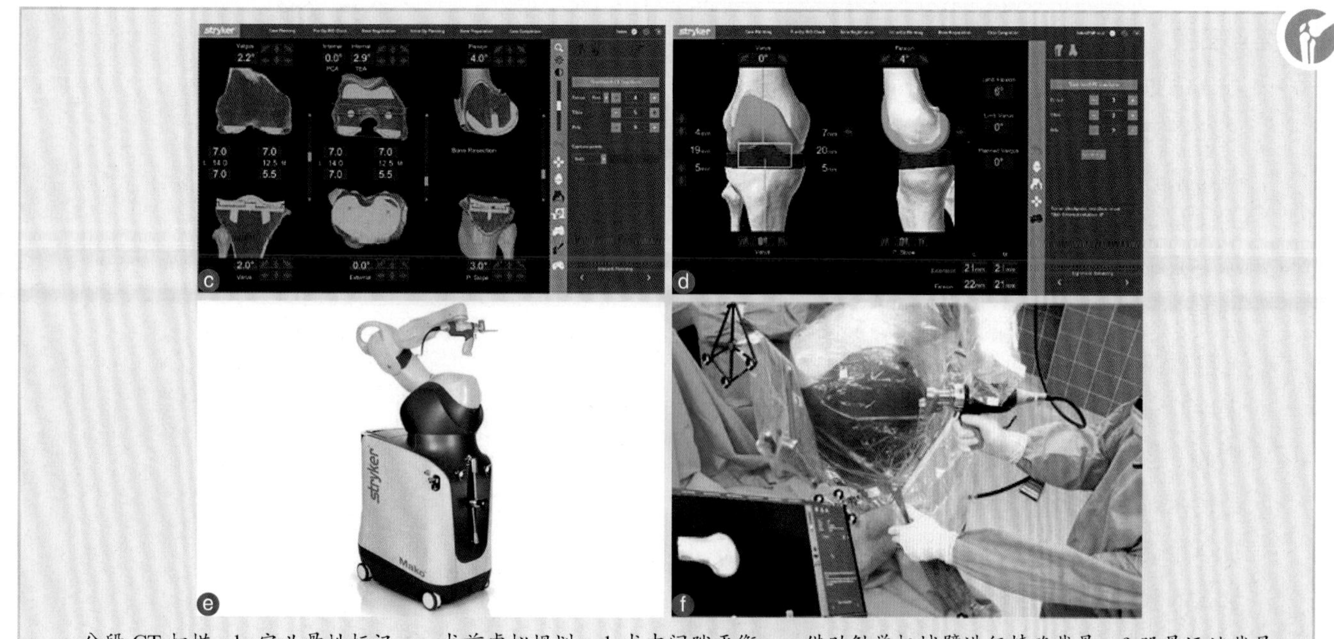

a. 分段 CT 扫描；b. 定义骨性标记；c. 术前虚拟规划；d. 术中间隙平衡；e. 借助触觉机械臂进行精确截骨；f. 股骨远端截骨

图 57.6　基于 CT 的机械臂辅助手术

需要使用截骨导板。厚实的刀片在非常硬化的骨骼上也能提供精确的切割。如果轻轻移动，触觉机械臂将实时跟踪膝关节，同时在屏幕上实时描绘钻头或锯片的位置，显示出剩余的工作范围。绿色表示需切除部分，白色表示正确的截骨水平，红色表示深度误差最大为 0.5 mm。

为了在截骨或磨钻前提高手术计划的准确性，可以考虑到软组织平衡及关节炎较少受累处的原始膝软骨水平，并可以微调参考骨骼的虚拟规划，以准确重建关节几何结构和关节线。在手术的任何时候，都可以通过 3D 导航探头控制骨或骨赘的切除和植入物的定位。

在 UKA 中，所有已发表的研究表明，术后 1 年的早期翻修率有所减少。澳大利亚关节登记中心证实，在 1 年后，这一数值下降至 0.8%，而传统手术组最佳结果为 1.4%。由于该系统仅于 2016 年推出，因此到目前为止还无法证明对 TKA 的影响。关于临床数据，目前仅有学者自行完成的小样本和短期结果的研究。Kholpas 等和 Kayani 等发现，与传统手术相比，机械臂辅助的软组织损伤更少。3 项研究描述了机械臂辅助组在术后 6 个月内的短期随访，其可以减轻疼痛、减少止痛药用量、减少理疗疗程、改善膝关节屈曲度、缩短住院时间和提高预后评分。

> **小结**
>
> CAS对软组织损伤较少，患者术后恢复更快且功能更好。

与传统技术相比，机械臂增强 CAS-TKA 至少在中期临床结果方面显示出明显的优势，包括 PROMs 和患者满意度。只有当翻修率显著降低时，计算机导航（包括 CT 扫描和机器人）额外的直接和间接成本才能在未来得到认可和资金支持。与经典的计算机导航一样，机器人辅助手术必须与传统技术进行比较，以获得临床结果和 PROMs。该基准点不仅可以提升 TKA 术后的满意率，而且在对 TKA 手术满意的患者中，还可以改善其中高要求患者的功能结果。

要点回顾

- 与传统TKA相比，无图像导航提供了更好的定位（冠状面）和长期生存能力。但在临床和结果评分方面，未发现显著差异。因此，CAS与常规技术之间的主要区别在于额外的手术时间（约15 min）及导航系统和处置的成本。
- 无图像导航的主要问题是，该方法与传统技术一样依赖于骨性标记，其是不准确和不可靠的。除澳大利亚，计算机导航在其他国家的使用越来越少。
- TKA中的机器人技术将会促进导航的复兴，机器人操作期间的光学控制是必不可少的。与经典的计算机导航一样，机器人技术需与传统的TKA进行多年的仔细对比，证明其不仅植入物的定位更加精确，而且有更好的临床效果，可减少不满意的结果，降低并发症和翻修率，延长植入物的存活时间，从而使人们接受增加的成本和延长的操作时间。

参考文献

扫码查看

第 58 章

登记系统——有多重要？

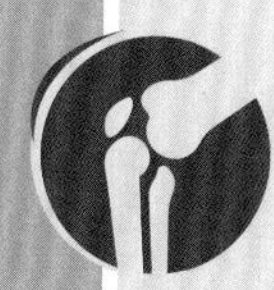

Daniel Guenther

要 点

- 1975 年瑞典启动膝关节置换术登记，首次建立现代膝关节置换术的登记系统。
- 登记数据分为 4 个层次：基础数据、人口统计学和并发症数据、患者报告结局数据和影像学数据。
- 每种类型的登记中心（机构、区域、国家和全球）都有不同的优势和劣势。
- 机构数据库的优势在于有机会收集到影像学数据和实验室样本，以解答特定问题。
- 国家登记处纳入了大量患者，因此具有很高的统计能力。
- 国际关节置换登记协会（ISAR）等协会将国家登记中心连接起来。
- 有效利用优质登记数据能够以较低的社会成本带来更好的健康结果。
- 登记中心是保证质量控制、实现高质量研究和提高成本效益的不可替代的工具。
- 反馈机制应易于识别、实施和分享最佳做法，并发现效率较低的治疗方案。
- 为了回答某些问题，研究人员可能会由随机对照试验转向更基于临床结果的策略，如评估登记数据。

58.1 概述

瑞典膝关节置换术的登记于1975年开始使用，并首次建立了现代膝关节置换术的登记系统。从那时起，在机构、区域、国家和全球范围内登记系统激增。在高病例负荷的单中心和（或）多中心环境中，登记中心提供了一种独特的工具，用于评估各种方法、概念和治疗方案短期和长期的效果。由于优化了数据收集，尤其是在过去10年，多种出版物已完成。

随着现代医学越来越注重个体化，以优化患者结局，随机对照试验可能无法充分反映临床实践。为了获得有价值的结论，太多的变量需要被控制。相反，登记系统的数据提供了假体特异性生存率及患者/技术相关因素对临床结果的影响。本章的目的是概述世界各地现有的登记系统，并阐明其特点和前景。

> **小结**
>
> 登记系统提供了一种独特的工具来评估在单中心和（或）多中心环境下短期和长期的方法、概念和治疗选择。

58.2 历史

现今的质量登记系统源于外科医师希望实现追踪患者的系统，并以详细且有组织的方式记录结果。与单一外科医师的患者队列相比，登记系统的最大优势在于患者的数量增加，确保充分的统计分析，并防止执行偏倚的风险。20世纪70年代，瑞典建立了第一个全国性的关节置换登记系统。此后，包括澳大利亚、比利时、加拿大、克罗地亚、丹麦、荷兰、埃及、芬兰、法国、德国、匈牙利、新西兰、挪威、巴基斯坦、葡萄牙、罗马尼亚、斯洛文尼亚、斯洛伐克、瑞士和美国在内的更多国家都建立了关节置换登记系统。

> **小结**
>
> 与单一外科医师的患者队列相比，登记系统具有更大样本量的巨大优势，确保充分的统计分析，并防止执行偏倚的风险。

58.3 地域分布

在现代的关节置换登记系统中，不仅有国家登记，还有机构和区域登记。

区域登记的例子包括意大利的骨科假体植入登记系统（R.I.P.O）和西班牙的加泰罗尼亚关节置换登记系统。

英格兰、威尔士、北爱尔兰和马恩岛国家联合登记系统（NJR）覆盖了英国的大部分地区，但不包括苏格兰，因为苏格兰有自己的登记系统。

美国是国家、地区和机构关节置换登记"融合"的一个很好的例子。梅奥诊所（Mayo Clinic）、马萨诸塞州总医院（哈里斯联合登记处）和特种外科医院（HSS髋关节和膝关节置换登记处）的登记系统是机构性关节置换登记系统。HealthEast、Kaiser Permanente和密歇根关节置换登记中心协作质量倡议（Michigan Arthroplasty Registry Collaborative Quality Initiative，MARCQI）是区域注册中心。HealthEast于1991年在明尼阿波利斯和圣保罗这两个孪生城市成立，是美国最古老的地区登记机构。凯撒医疗登记系统是一个综合健康系统，主要位于加利福尼亚州，但在全国各地都有医院。MARCQI是密歇根州的一个全州登记系统，于2012年开始，收集了密歇根州95%的择期TKA病例的数据。

从1997年开始，肌肉骨骼结果数据评估和管理系统（the Musculoskeletal Outcomes Data Evaluation and Management System，MODEMS）是美国骨科医师学会（American Academy of Orthopaedic Surgeons，AAOS）的一项倡议，旨在建立一个国家登记系统。由于参与率低和数据不完整，该项目于2000年被AAOS终止。美国关节置换登记系统（The American Joint Replacement Registry，AJRR）于2009年成立，是一个独立的非营利组织，在专业人士、消费者、医疗保健付款人和行业代表的支持下，从所有50个州的医院收集数据。到目前为止，美国关节置换登记系统已经收集了100多万个数据，但它收集数据的比例仍低于美国每年近100万例关节置换术的50%（表58.1）。

> **小结**
>
> 登记系统在机构、区域、国家和全球层面进行。

表 58.1　全球重要登记系统

登记系统	建立（年）	关节	病例数	种类
梅奥诊所	1969	多种	＞100 000	机构
马萨诸塞州总医院（哈里斯联合登记处）	1969	多种	＞100 000	机构
HSS 髋关节和膝关节置换登记处	1978	多种	＞100 000	机构
意大利的骨科假体植入登记系统（R.I.P.O）	2000	多种	＞100 000	区域
加泰罗尼亚关节置换登记系统	2005	多种	＞100 000	区域
凯撒医疗	2001	多种	＞100 000	区域
密歇根关节置换登记中心协作质量倡议	2012	多种	＞100 000	区域
瑞典膝关节置换登记处	1975	膝	＞275 000	国家
芬兰国家关节登记处	1980	多种	＞400 000	国家
挪威关节置换登记处	1987	多种	＞200 000	国家
丹麦膝关节置换登记处	1997	膝	＞150 000	国家
新西兰国家关节登记处	1998	多种	＞130 000	国家
澳大利亚国家关节登记处	1999	多种	＞1 200 000	国家
英国国家关节登记处	2003	多种	＞2 350 000	国家
斯洛伐克国家关节置换登记处	2003	多种	＞40 000	国家
荷兰关节置换登记处	2007	多种	＞250 000	国家
美国关节置换登记系统	2009	多种	＞1 000 000	国家
德国关节置换登记系统	2012	多种	＞1 000 000	国家

58.4 国际协会

多项国际协会旨在汇集国家登记中心的数据。同样，也有区域性协会，如北欧关节置换登记协会（the Nordic Arthroplasty Register Association，NARA），大洲性协会，如欧洲骨科登记网络（the Network of Orthopaedic Registries of Europe，NORE）及全球性协会，如 ISAR。

> **小结**
>
> NARA等区域性协会、NORE等大州性协会及ISAR等全球性协会旨在汇总国家登记数据。

◆ 58.4.1 NARA

NARA 于 2007 年由丹麦、芬兰、挪威和瑞典国家登记中心成立。北欧国家在国家质量登记领域处于世界领先地位，堪称“典范”。该网络的主要目标是进一步改善和促进北欧关于假体手术的研究。NARA 旨在对参与国的患者人口统计数据、一般结果和特定植入物进行分析，并尝试构建一个标准化的“综合病例指标”，用于对比。

◆ 58.4.2 NORE

NORE 是一个国际登记网络，成立于 2015 年，是欧洲骨科和创伤学国家协会联合会（ the European Federation of National Associations of Orthopaedics and Traumatology，EFORT）的常设委员会。NORE 专注于医疗设备监测和关节置换术结果，以支持改善患者护理。这包括了从数据采集（如植入物属性命名法）到数据分析和报告技术，再到评估医疗设备性能的新方法。

◆ 58.4.3 ISAR

ISAR 成立于 2004 年，是一个由成员自愿组成的国际组织。该协会的目标是利用联合的力量，并制定一个框架，支持已建立和即将建立的登记处的活动，包括数据共享、人员间交流和一致性术语。正式会员制要求 80% 以上的国家医院参与，并上报每个单位至少 90% 的病例。数据收集情况必须经过验证。非正式会员包括覆盖率低于 80% 的登记处。目前，ISAR 由 15 名正式成员和 23 名非正式会员组成。

58.5 登记处的质量特征

在过去几十年中，出现了一些重要的注册概念，如数据覆盖率、数据完整性（包括回复率）和数据准确性。

覆盖率是登记系统覆盖目标人口的百分比。每个案例都有许多需要填写的数据字段。数据完整性是指输入的案例所有字段的完整性程度。数据准确性是指输入数据的正确性。

需要定义如何处理缺失的数据。如果使用 PROMs 调查，则必须在所有随访时间报告有效率。调查中的不完整变量或未回复的问题是缺失值，应包含在所有统计分析中。

术语需要明确定义，就像翻修的定义一样。虽然翻修过程的定义一开始可能看起来很明显，但在实施登记系统和理解登记数据时更为微妙。登记系统可能将其定义为任何植入物的更换，或者仅仅是骨固定物的更换。这会影响到，例如，衬垫更换是否会被登记为修订手术。

应公开评估内部有效性和外部有效性的过程。

小结

数据覆盖率、数据完整性（回复率）和数据准确性是登记系统的重要质量特征。

58.6 数据捕获

关节置换登记处通常收集有关植入物的信息，以便计算植入物的翻修风险统计数据。数据采集方法包括纸质表单、基于网络的条目及医院供应链数据的管理文件上传，它们通常包括条形码信息。为了将条形码数据转换为有意义的字段进行分析，应将数据转换为制造商、产品名称和特征信息。特征字段可能包括材料、衬垫界面、表面涂层等。这是通过使用设备库完成的，设备库是目录号、制造商名称、产品名称和功能字段的数据库。随着时间的推移，登记系统开发了自己的数据库，但它们并不完全相同。国际骨科登记协会（ the International Consortium of Orthopaedic Registries，ICOR）正在努力协调这些数据库，并已经取得了很大进展，由此产生的数据将通过 ISAR 专家组提供给所有登记处。需要注意的是，数据库的开发人员必须决定使用哪种植入分类法。例如，假设一家公司选择使用钛制造新版本的钴铬合金植入物，但尺寸和表面涂层完全相同。这两个柄是相同的还是不同的？材料不同，几何形状相同。数据库开发人员在创建标签以报告植入物时必须做出这样的决定。数据库分类法中的不一致会使登记数据的解释复杂化。

58.7 数据分类

登记数据分为 4 个级别。

一级：患者和操作的基本数据（姓名、病历号 / 国家医疗 ID、操作类型、初次 / 翻修、假体数据等）。

二级：患者的人口统计学和并发症数据。

三级：患者报告结局数据。

四级：影像学数据。

58.8 数据报告

几乎所有登记处都在其网站上以 PDF 格式发布年度报告。这些报告提供了有关人口统计学、外科技术和质量评估的信息。随着时间的推移，许多登记处（但非全部）也提供了植入物特定的翻修风险数据。一些登记处已从 PDF 报告转移到在线报告生成系统。

58.9 如何执行一个最佳登记系统

参与中心和个体外科医师的服从性是登记系统成功的关键。达到高度服从性的先决条件是在登记目的和可变内容方面达成行业内共识。一旦做到这一点，就需要采取一些步骤：大多数登记系统目前都是分散的网络数据采集，因此，重点是每个单位都有一个特定的联系人，并对登记系统的网络表单进行特定的培训。应努力记录有限的变量，但仍应充分描述干预和结果。无论使用纸质或网络数据，设计必须“直观”且对用户友好。国家登记中心质量优化的最重要特征是，参与单位能够轻松地在线获得反馈。用户必须先看到登记系统的好处。覆盖率和完整性分析应定期进行并公布，例如每年一次。独立的监控措施是一个验证过程，最终将促进“完整性”。

58.10 讨论

机构、区域、国家和全球登记处的不同结构具有不同的优势和劣势。

成本效益在现代医疗系统中是不可避免的。因此这就需要进行质量控制。特别是机构和区域登记使反馈机制变得简便易行。通过这些系统，我们可以轻松地识别、实施和分享最佳实践，并发现效果较差的治疗方案。有效利用质量登记系统可以以较低的社会成本带来更好的健康结果。

除了成本改善和质量控制，登记中心还提供了一个平台，用于支持和扩大临床研究，在国家登记中心内进行临床试验，并汇集登记中心数据，以有效监控新技术的引进。与随机对照试验相比，国家观察性研究具有一些明显的优势：患者数量多，统计能力强，能够对不常见的并发症进行充分的分析，并且能够避免执行偏倚。随着手术变得越来越个性化，登记系统可以提供一种工具来评估患者的预后，并为未来的治疗提供建议。植入物的生存率可被评估。通过收集关节置换术患者的组织和血液样本，可以建立个体患者遗传特征与关节手术结果的相关性。这可能为理解关节置换效果的决定因素开辟出全新的维度。最近发生的金属对金属大直径球头的灾难就是一个具有说服力的不幸例证。

鉴于此，机构数据库的优势在于有机会包括影像学数据或实验室样本，并添加更多个人数据来解释特定问题。国家登记系统纳入了大量的患者，从而具有很高的统计能力。

未来的目标应该是利用不同的登记机构来回答特定的研究问题，提高质量和成本效益，并最大限度地提高患者的个人结果。

小结

具有高覆盖率和完整性的登记系统具有很大潜力，可被用作卫生经济工具，特别是在登记数据包含PROMs，并且与卫生保健和其他保险及社会费用报销相关的情况下。

要点回顾

登记数据是确保质量控制、实现高质量研究和提高成本效益的不可替代的工具。为了解答某些问题，研究人员可能会从随机对照试验转向更基于临床结果的策略，比如评估登记系统的数据。

参考文献

扫码查看

第 59 章

评估患者最常用的评分

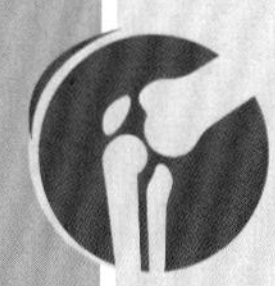

Daniel Guentherr

要 点

- 基线数据收集可以从接受治疗骨关节炎（OA）的任何时间点开始，无论是在膝关节 OA 确诊时，还是在开始新的 OA 治疗方案时，或是在准备手术时。
- 一旦开始收集数据，建议尽可能在可行的情况下每年进行评估并持续多年。
- 建议将疾病特异性 PROMs 与通用 PROMs 相结合。
- 疾病特异性 PROMs 包括 OKS、KOOS、WOMAC 及 HSS 评分。
- KSS 是一种“混合”的疾病特异性测量，它需要患者和临床医师共同回答。
- 常见的通用 PROMs 包括 VAS 评分（疼痛）、EQ-5D、SF-36、SF-12 和退伍军人兰德 12 项健康调查（veterans rand 12-item health survey，VR-12）。
- 基于表现的测试应作为 PROMs 和通用评分的补充，并应在患者每次到门诊就诊时进行评估。
- 推荐基于表现的测试包括 30 s 椅子站立测试、40 m 快节奏步行测试、爬楼梯测试、起立 - 行走计时测试和 6 min 步行测试，以及与膝关节 OA 诊断和膝关节置换术后相关的典型活动测试。
- 临床医师和研究人员应该意识到每项测试的优缺点，以选择合理的测试组合避免重复。
- 一个组织良好和结构化的数据采集时间表可以提高患者和检查人员的满意度，从而保证了数据的完整性和所需的随访。

59.1 概述

我们是否有最佳的测量工具来评估 OA 患者及接受膝关节置换术的患者?

PROMs 是一个持续争论的热门话题，因为目前尚未就最适合使用的测量方法达成共识。文献中提出了多个 PROMs，在临床或研究中或多或少都有应用。每项 PROMs 都有其优缺点，因此基于特定的情况选择合适的 PROMs 是很重要的。另一个需要解决的重要问题是选择正确的时间点来获取患者术前和术后的资料。此外，最重要的是数据采集时应注重标准化以确保可比性。

一般来说，结果测量可以分为 3 个不同的领域。

（1）基于表现的结果指标来跟踪活动能力，如爬楼梯或步行。

（2）针对 OA 和（或）膝关节置换术结果的疾病特异性的测量。这些问卷大部分是 PROMs。还有“混合”的疾病特异性结果量表，这一类需要患者和临床医师共同回答。

（3）评估患者整体健康状况和精神状况的通用结果测量。通用结果测量通常适用于更多样化的疾病，并且也被认为是 PROMs。

在本章中，笔者概述了膝关节置换术基础评估中常用的患者评分，阐明了它们的优缺点，并为读者提供了应在哪些时间点获取数据的指南。

> **小结**
>
> 观察指标可分为3个不同方面：基于追踪身体活动表现的观察指标、基于OA和（或）膝关节置换术的疾病特异性观察指标，以及评估患者整体健康和精神状况的通用观察指标。

59.2 观察指标

◆ 59.2.1 基于表现的评分

OARSI 推荐 30 s 座椅站立测试、40 m 快节奏步行测试、爬楼梯测试、起立 - 行走计时测试和 6 min 步行测试，作为诊断患者膝关节 OA 和膝关节置换术有关的代表性活动测试（图 59.1）。

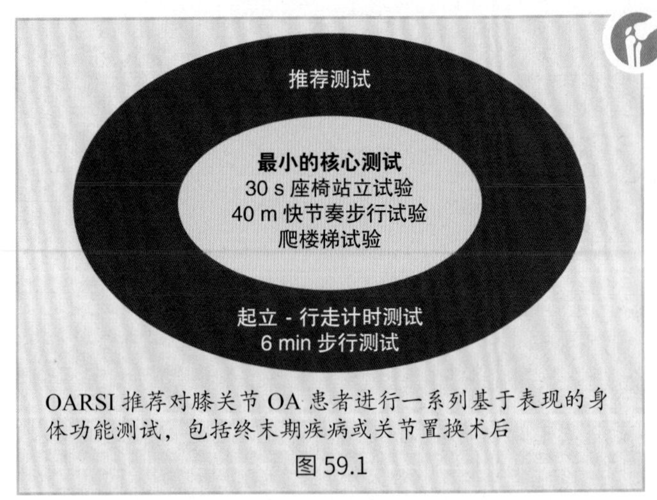

OARSI 推荐对膝关节 OA 患者进行一系列基于表现的身体功能测试，包括终末期疾病或关节置换术后

图 59.1

在这些测试中，30 s 座椅站立测试、40 m 快节奏步行测试、6 min 步行测试和 10 m 快节奏步行测试已经被证明在评估者之间具有较好的可信度和较小的测量误差。所有测试都显示测量误差足够小，提示它们足以评估个体膝关节 OA 随时间的变化。值得注意的是，推荐组中描述的一些测试需要对 OA 患者进行进一步的临床验证。但是这组测试代表了目前被认为是针对 OA 患者的最佳测试。

（1）30 s 座椅站立测试：在 30 s 的周期中可能重复座椅站立的最大次数。

（2）爬楼测试：上下楼梯的时间（以秒计）。

楼梯的数量将取决于个体所处环境的情况。在可能的情况下，建议采用 20 cm（8 in）高的台阶和 9 个台阶的扶梯测试。

（3）40 m（4 × 10 m）快节奏步行测试：4 × 10 m（33 ft），总共 40 m（132 ft）快节奏行走并计时。

（4）起立 - 行走计时测试：穿着普通的鞋子，记录从椅子上站起来，走 3 m（9 ft 10 in），转身并走回椅子上的时间（s），如果需要可以借助助走器。

（5）6 min 步行测试：一种更长距离的有氧步行能力的测试。记录 6 min 内行走的最大距离。

> **小结**
>
> 30 s座椅站立测试、40 m快节奏步行测试、爬楼梯测试、起立 - 行走计时测试和6 min步行测试均被证实测量误差足够小，表明它们足以评估膝关节OA患者随时间的变化。

◆ 59.2.2　疾病的特异性评分

59.2.2.1　PROMs

OKS

OKS 是一种 12 项膝关节专用问卷，最初于 1998 年推出并通过随机对照试验在 TKA 中验证。OKS 由 12 个项目组成：5 个项目评估疼痛，7 个项目评估功能。每个项目的权重为 1 ~ 5 分，总分从 12 ~ 60 分。分数越低，说明结果就越好。OKS 也被用于评估膝关节 OA 的药物和保守干预及其他膝关节的手术类型。有一种更新的评分方法，即每个项目的评分介于 0（最坏结果）~ 4 分（最佳结果）之间，以提供 0 ~ 48 分的总得分。据报告，在 TKA 术前，OKS 存在一些下限效应（7%）。术后 6 个月（14%）和 12 个月（22%）的随访结果提示存在上限效应。

KOOS

KOOS 是 1998 年推出的一种针对膝关节的专用问卷，最初在前交叉韧带重建的患者中得到验证，用于评估膝关节损伤和 OA 受试者短期和长期的症状和功能。KOOS 是一项包含 42 个项目的调查。分数越高，说明结果就越好。KOOS 被广泛应用于更年轻和（或）更活跃的膝关节损伤和膝关节 OA 患者。KOOS 已被验证用于评估 TKA、前交叉韧带重建和创伤后膝关节 OA 的结果。KOOS 也被用于评估其他 OA 干预手段，包括膝关节小手术、保守治疗、营养和药物干预及已发表的基于人群的参考数据。另外，一个简版（KOOS-PS），即源自原始 KOOS 的 7 项问卷，也已被验证。42 个项目中的每一个都具有相同的权重（0 ~ 4 分）。其中含有 5 个分量表，每个分量表测量一个特定的结果：疼痛（9 项）、症状（5 项）、日常生活活动（17 项）、运动和娱乐功能（5 项）及与膝关节相关的生活质量（4 项）。每个分量表的得分单独计算，然后转换为 0 ~ 100 的分数。在针对 TKA 的研究报告中提示 KOOS 量表的一部分内容存在着地板效应和天花板效应。在术前 KOOS 量表里的运动和娱乐评分部分，接受 TKA 患者该项目最差得分的比例达到了 48%。有报告显示 6 个月（疼痛评分占 15%，运动和娱乐评分占 16%）和 12 个月（疼痛评分占 22%，生活质量评分占 17%）存在天花板效应。

WOMAC

WOMAC 量表最初开发于 1982 年，并在 1998 年经验证后被用于评估接受各种治疗的髋关节和膝关节 OA 患者。WOMAC 量表在 1996—1999 年接受了多次后续的修订和更新。WOMAC 是一项包括 24 个项目的问卷调查，其中含有 3 个分量表，分别评估疼痛（5 项）、僵硬（2 项）和身体功能（17 项）。24 个项目中的每一项都有 5 种可能的回答选项，并根据不同的回答可能得到 0 ~ 4 分。WOMAC 总分则是通过对 3 个分量表的所有项目相加来计算的，总分为 0 ~ 96 分，分数越低说明结果就越好。WOMAC 自应用以来已经进行了多项验证性的研究。WOMAC 已被广泛用于评价 TKA 相关临床试验的结果和评估膝关节 OA 药物干预后的反应。它同时也被用于评估多种膝关节 OA 的干预治疗，包括手术和保守治疗。一项更简明的版本（WOMAC-SF）包含了 WOMAC 量表里身体功能分量表的 7 项问卷，已被验证用于评估膝关节 OA 和 TKA 的功能。WOMAC 量表的地板效应非常小，除了在生活质量分量表报告为 14%。据报告在 WOMAC 量表评估 TKA 6 个月时（疼痛分量表为 27%，僵硬分量表为 15%）和 12 个月（生活质量分量表为 17%，疼痛分量表为 30%，僵硬分量表为 27%）时出现了天花板效应。

HSS

首次描述是在 1973 年，HSS 评分已被证明是一种可靠、有效和反馈积极的结果评价指标。HSS 评分评估了 6 个组成部分：疼痛、功能（行走和爬楼梯）、活动范围、肌肉力量、畸形和不稳定。分数越高，说明结果就越好。一个完美的膝盖得到 100 分，一个关节固定的膝盖得到 60 分。HSS 评分是公开获取的，并且在 UKA 和 TKA 的结果研究中得到广泛应用。据报告，其地板效应很小。在术后 2 年时，报告的天花板效应为 17%。

59.2.2.2　混合评分

> **小结**
>
> 每个患者报告的PROMs都有其优缺点。因此，为特定的情况选择合适的PROMs是很重要的。建议将疾病的特异性PROMs与通用PROMs结合使用。

KSS

KSS 是一项膝关节特异性的问卷，于 1989 年推出并验证，用于评估 TKA 的效果。KSS 由两部分组成：膝关节评分（0 ~ 100 分）和功能评分（0 ~ 100 分），总计 200 分。膝关节评分分为疼痛（0 ~ 50 分）和用于评估活动范围、稳定性及力线的膝关节评分（0 ~ 50 分）。得分越高则说明结果越好。由于对临床医师完成评分系统及其有效性方面的批评，评分系统进行了修订（2011-KS 评分）。KSS 包括活动范围和力线测量，这可能在某种程度上促进了它的流行。KSS 也被用于评估其他骨科手术如 PFA 和胫骨高位截骨术。功能分量表（0 ~ 100 分）是基于步行距离（0 ~ 50 分）和爬楼梯的能力（0 ~ 50 分），并去除了使用步态辅助工具（0 ~ 20 分）。疼痛分量表（0 ~ 50 分）和膝关节评分（0 ~ 50 分）是基于活动范围（0 ~ 25 分）和膝关节稳定性（0 ~ 25 分），并根据是否存在屈曲挛缩（0 ~ 15）分、伸展滞迟（0 ~ 15 分）和力线异常（0 ~ 20 分）及上述情况的严重程度扣除分数。因此，分数可能为负值，并且应被转换为 0。2011-KS 对 KSS 进行了扩展，包括患者满意度（5 项，0 ~ 40 分）、期望（3 项，0 ~ 15 分）和功能活动（19 项，0 ~ 100 分），其中功能活动得分又包括功能活动（5 项，0 ~ 30 分）、标准活动（6 项，0 ~ 30 分）、高级活动（5 项，0 ~ 25 分）和可自由支配的膝关节活动（3 项，0 ~ 15 分）。满意度、期望和功能应作为单独的分数进行报告。不建议使用综合评分。初始 KSS 量表应用于 TKA 研究时显示，在 12 个月时膝关节（25%）和功能（43%）分量表的评分存在天花板效应。术前未见有地板效应，TKA 术后 6 个月也未发生天花板效应。

小结

KSS是在膝关节置换术随机对照研究中最受欢迎的结果评价。“混合评分”结果测量的缺点是量表中涉及临床医师的介入和体格检查的要求，增加了人力成本，同时如果医师对手术结果比患者更满意，则有可能产生高估于实际结果的可能。

59.2.2.3 通用分数

VAS 评分（疼痛）

VAS 评分由一条线组成，其终点意味着极端极限。例如“无疼痛”“极度疼痛”。患者被要求在两个终点之间的线上标记他的疼痛水平。“完全没有疼痛”和患者标记之间的距离定义了受试者的疼痛。这项量表工具首次在 1923 年心理学中使用。如果将“轻度”“中度”“重度”等描述性术语添加到 VAS 评分中，这被认为是一个图形评级量表（graphic rating scale，GRS）。通过 VAS 评分量表在两个不同时间点测量的疼痛强度差异反映了疼痛程度的真正差异，这似乎是该工具与其他工具相比的主要优势。由于必须测量“无疼痛”和患者所做的标记之间的距离，因此评分时比评定量表更耗时，也更容易出现测量误差。因此，一种机械 VAS 评分被开发出来，其中受试者在线性疼痛量表上放置一个滑块，而不是在绘制的线上标记一个“十”字。然后，研究者可以直接读取滑块另一边毫米级的疼痛强度（图 59.2）。

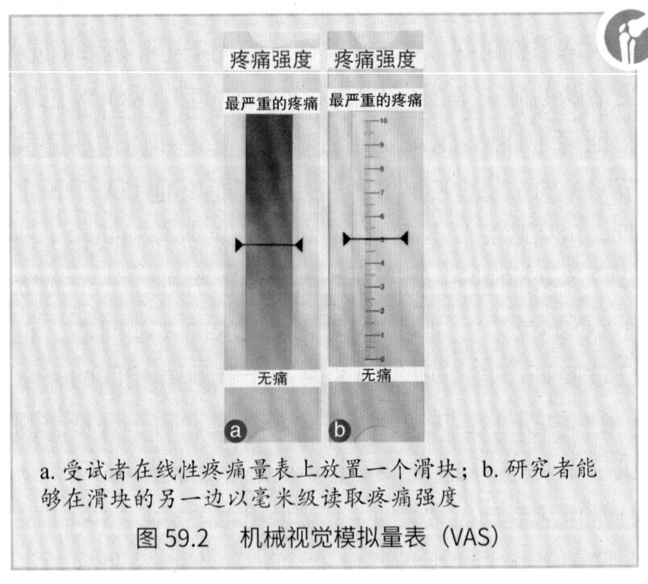

a. 受试者在线性疼痛量表上放置一个滑块；b. 研究者能够在滑块的另一边以毫米级读取疼痛强度

图 59.2 机械视觉模拟量表（VAS）

一些研究表明，该系统与原始的 VAS 密切相关。此外，机械版 VAS 还具有良好的再测信度和同样的效能。

EQ-5D

EQ-5D 是由欧洲生存质量学会开发的一种健康状况的标准化测量量表。EQ-5D 3 级版本（EQ-5D-3L）发布于 1990 年。它由一个描述性系统和一个 EQ 视觉模拟量表（EQ VAS）组成。EQ-5D-3L 描述系统包括 5 个维度：流动性、自我护理、日常活动、疼痛 / 不适和焦虑 / 抑郁。每个维度都有 3 个层次：无问题、轻微问题和极端的问题。EQ VAS 以垂直视觉类比的方式记录了被调查者自我评价的健康状况，其中端点被标记为“最好的可想象的健康状态”和“最糟糕的可想象的健康状态”。有报告在一般人群调查中及在一些患者人群应用时会出现天花板效应。

在 2005 年建立了一个新版本的 EQ-5D（EQ-5D-5L），在 EQ-5D 的 5 维度中包含有 5 个严重程度等级。EQ-5D-5L 仍然由 EQ-5D-5L 描述部分和 EQ VAS 组成。描述性部分包括与 EQ-5D-3L 相同的 5 个维度（活动能力、自我护理、日常活动、疼痛 / 不适和焦虑 / 抑郁）。每个维度现在都有 5 个级别：无问题、轻微问题、中度问题、严重问题和极端问题。这 5 个维度的数字可以组合成一个描述被调查者健康状态的 5 位数字。数字 1 ~ 5 没有算术属性，不应该被用作基本分数。EQ VAS 在一个 20 cm 的垂直视觉模拟量表上记录了受访者的自评健康状况。由 EQ-5D-5L 描述部分定义的 EQ-5D-5L 健康状态，可以转换为一个单一的指数值。

SF-36

SF-36 是一种多用途的简短健康调查问卷，包含有 36 个问题。SF-36 用于成年人（18 岁及以上）。分数经过校准，因此 50 分是平均分数或标准。基于规范的评分可以对过去的 20 年里发表的 19 000 多项研究进行比较。该问卷有 8 个量表，由于它们有共同的身体和心理健康变化，假设它们形成两个不同的集群，包括身体功能、躯体角色和身体疼痛的量表与身体成分相关性最高，对身体部分总结（PCS）测量的评分贡献最大。心理健康、情感职能和社会功能量表与心理成分的相关性最强，对心理部分总结（MCS）的评分贡献最大。活动和一般健康与这两种成分都有相关性。

SF-12

SF-12 是一种多用途的简短调查问卷，包括 12 个问题，均选自 SF-36 健康调查。这些问题被合并、评分和加权，并创建为两个量表，提供对心理和身体功能及与健康相关的整体生活质量的初步了解。SF-12 是一种通用的测量方法，并不针对特定的年龄或疾病组。它被开发是为了提供一个更短的但有效的替代品用以替代 SF-36。SF-12 被加权和汇总，为身心健康提供易于解释的量表。测试包括 12 个问题，范围为 0 ~ 100 分。0 分表示用量表衡量的健康水平最低，100 分表示健康水平最高。

VR-12

VR-12 是一种由患者报告的全球健康测量方法，用于评估患者的整体健康情况。VR-12 包括来自 VR-36 的 12 项原始问题项目。本调查中的问题对应 7 个不同的健康领域：一般健康认知、身体功能、由身体和情绪问题造成的角色限制、身体疼痛、能量 / 疲劳水平、社会功能和心理健康。结果被汇总为包括身体成分得分和心理成分得分的两个分数，提供被调查者身体和心理健康状况之间的重要对比。

小结

通用结果测量一般用于更多样化的疾病，并且都被认为是PROMs。大多数通用PROMs评估身体和心理健康。

59.3　如何在临床实践中使用量表

基线数据收集可以从患者 OA 治疗的任何时间点开始，无论是在诊断 OA 的初始阶段，或是开始新的 OA 治疗方案，还是在准备手术时。一旦开始收集数据，建议尽可能地持续多年。每年的数据收集旨在为比较不同提供者之间的结果提供数据。由于数据收集的时间可能与临床实践中见到患者的时间不匹配，在理想的情况下，患者每年报告关节情况，以获得临床实践之外的数据（例如通过邮件或电子邮件）。ISAR 和 ICHOM 工作组建议联合使用疾病特异性 PROMs 与通用 PROMs。应允许有 2 ~ 4 周的时间窗口来收集这些数据。基于表现的测试应作为 PROMs 和通用评分的补充，并应在患者每次到门诊就诊时进行评估。表 59.1 总结了本章中显示的评分。

小结

年度数据采集旨在为比较不同提供者之间的结果提供数据。在理想的情况下，患者需每年报告关节情况，以收集临床实践之外的数据。应允许有2～4周的时间窗口来收集这些数据。

表 59.1　用于膝关节 OA 和 TKA 患者评估的评分及其属性

结果测量	测量类型	许可 / 开放访问	估计测试时间（min）
30 s 座椅站立测试	基于表现	N/A	0.5
爬楼测试	基于表现	N/A	0.1 ~ 2
40 m（4 × 10 m）快步行走测试	基于表现	N/A	0.5 ~ 5
起立 - 行走计时测试	基于表现	N/A	0.1 ~ 1
6 min 步行测试	基于表现	N/A	6
OKS	疾病相关 PROMs	许可	5
KOOS	疾病相关 PROMs	开放	10 ~ 15
WOMAC	疾病相关 PROMs	许可	10
HSS	疾病相关 PROMs	开放	
KSS	疾病相关混合	许可	10
VAS（疼痛）	不注册	N/A	0.25
EQ-5D	不注册	许可	8
SF-36	不注册	许可	5 ~ 10
SF-12	不注册	许可	2
VR-12	不注册	许可	2

59.4 讨论

评分的方法琳琅满目，本章的目的是在评分的复杂环境中，为选择合适的用于评估膝关节 OA 和置换的评分提供指南和引导。然而，患者报告结局的真实情况是什么样子呢？最近一项荟萃分析显示，一种“混合”结果测量，KSS 是膝关节置换术临床试验登记的研究方案中最受欢迎的结果测量方法。这与上述使用疾病特异性 PROMs 联合通用 PROMs 的建议恰好相反。

原因可能在于，他们相信临床医师参与“混合”测量提供了更客观的结果，并且目前存在关于每个结果测量有效性的混淆。“混合”结果测量的缺点是由于对临床医师介入和检查的要求增加了人力成本，并且如果医师比患者对结果更满意存在高估结果的可能性。

许多研究使用了来自同一类别的多种结果测量方法，这表明每种测量方法的相对优点存在不确定性。传统可能会发挥一定作用。现有的研究可能采用了自我延续的循环，即研究人员继续使用以前曾经使用过的相同的结果测量方法，以确保他们的结果可以与以前发表的研究结果进行比较。最近关注 PROMs 的综述基于科学价值推荐在关节置换术后使用适当的 PROMs。迄今为止，有限的研究客观地比较了 PROMs 与其他“混合”和基于表现的评估结果以评估关节置换术的成功率。

小结

很多研究使用了来自同一类别的多种结果测量方法，这表明每种测量方法的相对优点存在不确定性。最近的综述基于科学价值推荐在关节置换术后使用合适的PROMs。

要点回顾

临床医师和研究人员应意识到每个测试的优缺点，以选择合理的测试组合，防止重复。一个组织良好和结构化的数据采集时间表使患者和检查人员获得高满意度，从而实现完整的数据集和理想的随访。

参考文献

扫码查看